Inhaltsübersicht

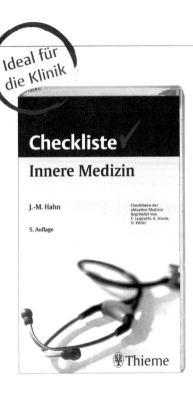
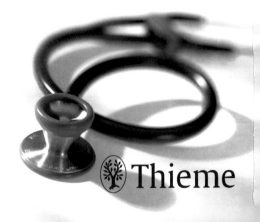

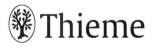

Checklisten
der aktuellen Medizin

Begründet von F. Largiadèr, A. Sturm, O. Wicki

Checkliste XXL
Pneumologie

Joachim Lorenz

mit einem Beitrag von Dennis Nowak

inkl. CD-ROM von Ralf Eberhardt und Felix Herth

3., vollständig überarbeitete Auflage

200 Abbildungen
136 Tabellen

Georg Thieme Verlag
Stuttgart · New York

Zeichnungen: Barbara Gay, Stuttgart; Angelika Kramer, Stuttgart
Umschlaggestaltung: Thieme Verlagsgruppe
Umschlagfoto: Studio Nordbahnhof, Stuttgart

Die Deutsche Nationalbibliothek – CIP-Einheitsaufnahme

*Die Deutsche Nationalbibliothek verzeichnet diese Publikation in der Deutschen National-
bibliografie; detaillierte bibliografische Daten sind im Internet über http://dnb.d-nb.de
abrufbar.*

1. Auflage 1998
2. Auflage 2004

Wichtiger Hinweis:

Wie jede Wissenschaft ist die Medizin ständigen Entwicklungen unterworfen. Forschung
und klinische Erfahrung erweitern unsere Erkenntnisse, insbesondere was Behandlung und
medikamentöse Therapie anbelangt. Soweit in diesem Werk eine Dosierung oder eine Applikation erwähnt wird, darf der Leser zwar darauf vertrauen, dass Autoren, Herausgeber
und Verlag große Sorgfalt darauf verwandt haben, dass diese Angabe dem **Wissensstand bei
Fertigstellung des Werkes** entspricht.

Für Angaben über Dosierungsanweisungen und Applikationsformen kann vom Verlag jedoch
keine Gewähr übernommen werden. **Jeder Benutzer ist angehalten,** durch sorgfältige Prüfung der Beipackzettel der verwendeten Präparate und gegebenenfalls nach Konsultation
eines Spezialisten festzustellen, ob die dort gegebene Empfehlung für Dosierungen oder die
Beachtung von Kontraindikationen gegenüber der Angabe in diesem Buch abweicht. Eine
solche Prüfung ist besonders wichtig bei selten verwendeten Präparaten oder solchen, die
neu auf den Markt gebracht worden sind. **Jede Dosierung oder Applikation erfolgt auf
eigene Gefahr des Benutzers.** Autoren und Verlag appellieren an jeden Benutzer, ihm etwa
auffallende Ungenauigkeiten dem Verlag mitzuteilen.

Geschützte Warennamen (Warenzeichen) werden **nicht** besonders kenntlich gemacht. Aus
dem Fehlen eines solchen Hinweises kann also nicht geschlossen werden, dass es sich um
einen freien Warennamen handelt.

© 2004, 2009 Georg Thieme Verlag KG, Rüdigerstraße 14, D-70469 Stuttgart
Printed in Germany

Unsere Homepage: http://www.thieme.de

Satz: medionet Publishing Services Ltd, Berlin
gesetzt in: 3B2
Druck: Druckhaus Götz GmbH, Ludwigsburg

ISBN 978-3-13-115073-8   1 2 3 4 5 6

Vorwort zur 3. Auflage

Dans les champs de l´observation le hasard ne favorise que les esprits préparés.

Louis Pasteur, 1854

Früher als erwartet war die 2. Auflage dieses Buches ausverkauft und schon nach vier Jahren wurde eine Neufassung notwendig. Am Innovationsbedarf war zu erkennen, welche großen Fortschritte die Pneumologie in dieser Zeit gemacht hat.

Als Beispiel soll die pneumologische Onkologie gelten: Der endobronchiale Ultraschall hat uns ein neues Fenster zum Mediastinum eröffnet und durch die Möglichkeit der präzisen Definition der mediastinalen Tumorausbreitung wurde die Diagnostik in der thorakalen Onkologie erheblich bereichert. In der onkologischen Therapie gewinnen aktuell erstmals Medikamente an Bedeutung, die gezielt in die Signalwege neoplastischer Zellen eingreifen und damit der Möglichkeit einer individualisierten Therapie die Tür öffnen. Im Bereich der pulmonalarteriellen Hypertonie wurden rasch hintereinander mehrere Medikamente verschiedener Wirkprinzipien für die Therapie zugelassen und mit den ersten erfolgreichen Studien über die Kombinationsbehandlung verliert das seltene aber schwere Krankheitsbild den Schrecken einer schicksalhaften, letalen Erkrankung. Zahlreiche andere Beispiele für aktuelle Fortschritte in der Pneumologie finden sich in der neuen Auflage.

Im Vergleich mit der 1. Auflage der Checkliste Pneumologie, die vor 10 Jahren erschien, ergeben sich Parallelen zum Volkswagen „Käfer": Von außen betrachtet sieht sie noch ungefähr so aus wie früher, aber der Inhalt ist schon lange ein anderer. Zahlreiche Menschen haben dazu beigetragen, dieses Buch neu auf den Weg zu bringen.

In diesem Zusammenhang danke ich Herrn Professor Dr. Dennis Nowak, der das Kapitel über die Begutachtung aktualisiert hat sowie Herrn Dr. Ralf Eberhardt und Herrn Professor Dr. Felix Herth, die erstmals didaktisch sehr wertvolles Bildmaterial aus der pneumologischen Endoskopie in Form einer CD beigesteuert haben. Frau Dr. Petra Deuerer sei, in Nachfolge von Frau Dr. Brill-Schmid, sehr herzlich für die engagierte und sorgfältige Bearbeitung von Seiten des Georg Thieme Verlages gedankt. Wertvoll waren auch die Beiträge meiner Kollegen im Klinikum Lüdenscheid, Herr Professor Heiko Alfke und Herr Professor Rolf Larisch, die die Abschnitte zur diagnostischen Radiologie und zur Nuklearmedizin kritisch durchgesehen und korrigiert haben. Ohne die stete Unterstützung und die textkritischen Korrekturen meiner Frau Sabine wäre das Buch so nicht entstanden.

Ich wünsche der 3. Auflage der Checkliste XXL Pneumologie mindestens den gleichen Erfolg, den das Buch in den vergangenen 10 Jahren hatte. Ich hoffe auf viele Leser, die damit ihr Interesse an unserem schönen Fach gewinnen und vertiefen.

Lüdenscheid im Herbst 2008   Joachim Lorenz

Anschriften

Autor

Prof Dr. med. J. Lorenz
Klinikum Lüdenscheid, Klinik für Pneumologie und
Internistische Intensivmedizin
Paulmannshöher Straße 14
58515 Lüdenscheid

Mitarbeiter

Prof Dr. med. D. Nowak
Institut und Poliklinik
für Arbeits-, Sozial- und Umweltmedizin
Klinikum der Universität München – Innenstadt
Ziemssenstraße 1
80336 München

CD-ROM

Dr. med. Ralf Eberhardt
Thoraxklinik am Universitätsklinikum Heidelberg
Abteilung für Pneumologie und Beatmungsmedizin
Amalienstraße 5
69126 Heidelberg

Prof Dr. med. Felix Herth
Thoraxklinik am Universitätsklinikum Heidelberg
Abteilung für Pneumologie und Beatmungsmedizin
Amalienstraße 5
69126 Heidelberg

Vorwort zur 1. Auflage

„Am Anfang und gegen das Ende zu war und ist die Lunge: göttliche Inspiration, Babys erster Schrei, Sprache als geformte Luft, Stakkatostöße des Lachens, erhabene Weisen des Gesangs, glückliches Stöhnen des Liebenden, unglückliches Klagen des Liebenden, Krächzen des alten Weibes, Pesthauch der Krankheit, ersterbendes Flüstern, und danach die luftlose, lautlose Leere."

Salman Rushdie, The Moor's Last Sigh

Dieses Buch soll Pneumologen, Internisten in pneumologischer Weiterbildung und anderen an der Pneumologie interessierten Ärzten und Studenten dienen.

Es setzt das von meinem allzufrüh verstorbenen Kollegen Peter Endres zuletzt 1991 aufgelegte, gleichnamige Werk fort. Gleichwohl wurde unter inhaltlichen und konzeptionellen Gesichtspunkten eine völlig neue Bearbeitung notwendig. Ziel ist es, dem Leser handlungsrelevante Informationen für den ärztlichen Alltag rasch zugänglich zu machen. Dies entspricht dem aktuell überarbeiteten Checklistenkonzept des Thieme Verlages. Daher kann keine umfassende Systematik der Pneumologie erwartet werden. Hierzu muß auf die großen Lehrbücher der Pneumologie verwiesen werden. Um praxistauglich zu sein, mußten die Angaben in manchen Punkten jedoch durchaus weiter konkretisiert werden, als es dem gängigen Lehrbuchniveau entspricht. So war es unvermeidlich, daß sich der Umfang des Buches mehr als verdoppelt hat. An dieser Umfangsvermehrung hat aber auch die rasante Entwicklung der Pneumologie Anteil. Vieles mußte aufgrund neuer Erkenntnisse ergänzt weren; völlig neue Kapitel (z.B. über Magnetresonanztomographie, Chlamydienpneumonie, schlafbezogene Atemstörungen, Lungentransplantation, endobronchiale Interventionen und andere) eingefügt werden. Da ich daran glaube, daß ohne ein Minimum an pathogenetischen und pathophysiologischen Kenntnissen eine erfolgreiche klinische Arbeit nicht möglich ist, konnte auch auf eine gestraffte Darstellung von Grundlagen nicht verzichtet werden.

Konkrete klinisch orientierte Angaben zwingen zur Festlegung und Wertung der einzelnen diagnostischen und therapeutischen Maßnahmen. Hierbei konnte ich mich, soweit verfügbar, an die Empfehlungen der deutschen und internationalen Fachgesellschaften anlehnen. Auch aktuelle „State of the Art"-Übersichten in renommierten wissenschaftlichen Zeitschriften und Monographien waren mir eine Hilfe. Immer wieder war es aber auch unumgänglich, persönliche Erfahrungen aus meiner eigenen klinischen Tätigkeit der letzten zwei Jahrzehnte einfließen zu lassen. In diesem Zusammenhang würde ich mich über kritische Rückmeldungen sehr freuen.

Ich habe zu danken: Zuerst meinen Patienten und Kollegen, die mein klinisches Bild gebildet und gefestigt haben, meiner Familie, vor allem meiner Frau Sabine, ohne deren Unterstützung dieses Buch nicht entstanden wäre, meinem klinischen Lehrer, Herrn Professor Rudolf Ferlinz für seine Förderung und dem Thieme Verlag, vor allem Herrn Dr. Jochen Neuberger für die gedeihliche Zusammenarbeit und Frau Dr. Bettina Hansen für die Betreuung des Projektes.

Lüdenscheid, im Juli 1998

Joachim Lorenz

Inhaltsverzeichnis

Grauer Teil: Grundlagen und Arbeitstechniken

Grüner Teil: Leitsymptome und -befunde

Blauer Teil: Pneumologische Erkrankungen

1 Anamnese und klinischer Befund

1.1 Anamnese

Grundlagen

□ *Beachte:* Die Erhebung der Anamnese ist bei jedem Patientenkontakt notwendig.
► **Gespräch zwischen Arzt und Patient mit folgenden Zielen:**
  • Erhebung von Informationen über die Krankheitsvorgeschichte.
  • Kontaktaufnahme mit dem Patienten.
  • Vertiefung der Patienten-Arzt-Interaktion.
  • Vertiefung der Selbsteinsicht des Patienten.
  • Kennenlernen und Ersttherapie krankheitsbezogener Patientenaffekte.
  • Stellung einer Verdachtsdiagnose und deren Differenzialdiagnosen.

Praktisches Vorgehen

► **Jetzige Anamnese** (aktueller Anlass des Patientenkontaktes):
  • Fragen nach den Hauptbeschwerden und schriftliche Dokumentation in den Worten des Patienten.
  • Klärende und vertiefende Fragen zur Herausarbeitung der Leitsymptome.
  • Stets Abfragen der wichtigsten pneumologischen Leitsymptome Dyspnoe, Husten, Auswurf, Thoraxschmerz.
  • Gegenwärtige Nebenerkrankungen bzw. -symptome.
► **Frühere Anamnese:**
  • Frühere Erkrankungen, Traumen, Operationen.
  • Respiratorische Kinderkrankheiten.
  • Respiratorische Infekte (Angabe der ungefähren Frequenz pro Jahr).
  • Abgelaufene Tuberkulose.
  • Angaben über Schnarchen, Atempausen im Schlaf.
  • Raucheranamnese (Angabe in „Pack years" = Zigarettenpäckchen/Tag × Anzahl der Jahre).
  • Alkohol-, Drogenanamnese.
  • Medikamentenanamnese, Allergien, Unverträglichkeiten.
  □ *Achtung:* Frage nach Röntgenvoraufnahmen nicht vergessen!
► **Familienanamnese:**
  • Gehäuft familiär auftretende Erkrankungen, z. B. allergische Diathese, intrinsisches Asthma bronchiale.
  • Familiär auftretende übertragbare Erkrankungen, z. B. Tuberkulose.
  • Hereditäre Erkrankungen, z. B. Antikörpermangelsyndrome, zystische Fibrose, α_1-Protease-Inhibitor(α_1-Antitrypsin)-Mangel, Morbus Osler.
► **Berufs-, Freizeit-, Hobbyanamnese:**
  • Kontakt mit Dämpfen, Stäuben, Chemikalien.
  • Sportliche Belastungen, Tätigkeiten in großer Höhe, Tauchen.
  • Assoziation von Symptomen mit einer Tätigkeit (z. B. fehlende Symptomatik am Wochenende, im Urlaub).
  • Umgebungserkrankungen am Arbeitsplatz.
► **Reiseanamnese:**
  • Aufenthalt in Regionen erhöhter Erregerresistenz (z. B. Pneumokokkenresistenz in Osteuropa, Spanien).
  □ Übertragbare, regional auftretende Erkrankungen (z. B. Legionellose, pathogene Pilze in Nordamerika, Tropenkrankheiten).
► **Impfanamnese:**
  • Tuberkulin-Status.
  • BCG-Impfung (Zeitpunkt).
  • Impfungen gegen respiratorische Infekte (Pneumokokken, Influenza-Virus).
► Tab. 1.1 führt die wesentlichen Komponenten der pneumologischen Anamnese mit Beispielen auf.

Tab. 1.1 • Komponenten der pneumologischen Anamnese.

Art der Anamnese	Erkrankungsbeispiele
jetzige Anamnese	
► Dyspnoe	s. S. 111 ff.
► Husten	
► Auswurf	
► Thoraxschmerz	
frühere Anamnese	
► Rauchen (Päckchenjahre)	Langerhans-Zell-Histiozytose, RB-ILD (s. S. 315 ff), COPD
► Tuberkulose	Pleuraschwarte, Lungenrundherd
► respiratorische Infekte	AK-Mangelsyndrom, Bronchiektasen
► nächtliche Atempausen, Tagesmüdigkeit	schlafbezogene Atemstörungen, Polyglobulie
► Alkohol, Drogen	Aspiration, HIV, hämatogene Pneumonie
► Allergie, Unverträglichkeit	Asthma
► Medikamente	s. S. 369 ff
► operative Eingriffe am Thorax	restriktive Ventilationsstörung
► Röntgenvoraufnahmen	Lungenrundherd
Familienanamnese	
► hereditäre Erkrankungen	zystische Fibrose, α-1-PI-Mangelsyndrom, Morbus Osler, allergische Diathese, intrinsisches Asthma
► familiär übertragbare Erkrankungen	Tbc, Mykoplasmenpneumonie
Berufs-/Hobbyanamnese	
► Assoziation zw. Symptomen und Tätigkeit	Bäckerasthma
► Umgebungserkrankungen am Arbeitsplatz	Byssinose
► Umgang mit Stäuben, Dämpfen, Chemikalien	Diisozyanat-Asthma
Reiseanamnese	Pneumokokkenpneumonie mit Penicillinresistenz, Lungenmykose durch obligat pathogene Pilze
Sexualanamnese	HIV-Folgeerkrankungen
Impfanamnese	BCG, Influenza, Tuberkulintests

α1PI = α1-Protease-Inhibitor; AK = Antikörper; COPD = chronisch-obstruktive Lungenerkrankung; Tbc = Tuberkulose; RB-ILD = respiratorische Bronchiolitis – interstitielle Lungenerkrankung

Befunde, Wertung

► Die Anamnese leistet unter allen diagnostischen Methoden den wichtigsten Beitrag zur Diagnosestellung.
► In 60–80 % kann die Diagnose allein aufgrund der Anamnese gestellt werden, durch die klinische Untersuchung in 10–15 %, durch technische Untersuchungen lediglich in 10–20 %.

1.2 Inspektion

Grundlagen

► **Prinzip:** Beobachtung des unbekleideten Patienten, womit Rückschlüsse auf Erkrankungsursachen und -folgen getroffen werden können.
► Die Inspektion des Patienten ist bei **jeder** körperlichen Untersuchung indiziert, **insbesondere in Notfallsituationen.**

Praktisches Vorgehen

► In einem mit diffusem Licht gut beleuchteten Raum wird der sitzende Patient mit unbekleidetem Oberkörper von vorne, hinten und seitlich betrachtet.

☐ *Hinweis:* Bereits während der Anamneseerhebung und beim Entkleiden sollte die Gelegenheit zur aufmerksamen Beobachtung genutzt werden.

Befunde

► **Haut und Hautanhangsgebilde:**
  • Zyanose, Plethora, Hautzeichen (z. B. Teleangiektasien, kutaner Lupus erythematodes, Neurofibrome, Sahli'scher Gefäßkranz, Sklerodermie, Lupus vulgaris, Lupus pernio)?
  • Uhrglasnägel und Trommelschlegelfinger?
  • Nikotingefärbte Finger (bei Ex-Rauchern sog. „quitters-nails" = ungefärbter proximaler Teil des Fingernagels)?
► Tremor, Muskelschwäche, motorische Defizite?
► Bewusstseinszustand (CO_2-Retention)?
► **Thorax:**
  • Gynäkomastie?
  • Chirurgische oder traumatische Narben?
  • Trichterbrust (pectus carinatum), Hühnerbrust (pectus excavatum)?
  • Ankylosierende Spondylitis, Kyphoskoliose?
  • Fassthorax?
  • Thoraxasymmetrie (z. B. bei Pleuramesotheliom, pleuropulmonalen Schwielen, Zustand nach Lungenresektion)?
► **Konstitution:**
  • Adipositas (restriktive Ventilationsstörung, Hypoxämie, Obesitas-Hypoventilationssyndrom = Pickwickier-Syndrom)?
  • Kachexie (pulmonale Kachexie, Tumorkachexie)?
  • Leptosomer Habitus (erhöhtes Risiko eines idiopathischen Spontanpneumothorax)?
► **Ruheatmung:**
  ☐ *Hinweis:* Bereits bei der Anamneseerhebung oder Pulspalpation darauf achten, da es zu Veränderungen des Atemmuster und Erhöhung der Frequenz kommen kann, wenn sich der Patient beobachtet glaubt.
  • Atemfrequenz?
  • Dyspnoe beim Entkleiden, beim Sprechen?
  • Husten, Stridor, Aphonie?
  • Einsatz der Atemhilfsmuskulatur?
  • Dyspnoe im Liegen (bei Zwerchfellerkrankungen)?
► **Pathologische Atemtypen** (s. Abb. 1.1):
  • *Kußmaul'sche Atmung:* Vertiefte Atmung mit normaler oder erhöhter Atemfrequenz (bei metabolischer Azidose).
  • *Cheyne-Stoke'sche Atmung:* Starker rhythmischer Wechsel der Atemtiefe mit regelmäßigen Hypopnoe/Apnoe-Phasen (Störung des Atemzentrums bei zentralnervösem Schaden oder schwerer Herzinsuffizienz).
  • *Seufzer-Atmung:* Periodische Atmung mit initial tiefem Atemzug mit regelmäßigen Atempausen (obstruktives Schlafapnoesyndrom, Pickwickier-Syndrom).
  • *Biot'sche Atmung:* Einzelne, unregelmäßige Atemzüge unterschiedlicher Tiefe, „Schnappatmung" (bei schwerer Störung des Atemzentrums).
  • *Ausatembremse* („pursed-lips-breathing"): Exspiration bei fast geschlossenen Lippen zur Kompensation des Bronchialkollaps bei Lungenemphysem.
  • *Verlängerte Exspiration* (bei Lungenemphysem, Asthma bronchiale).

Wertung

► Die Inspektion ist der Grundbaustein der klinisch-physikalischen Untersuchung.
► Stridor, Trommelschlegelfinger, obere Einflussstauung, Kyphoskoliose, Thoraxasymmetrie und pathologische Atemtypen sind entscheidende, diagnostisch wegweisende Befunde.

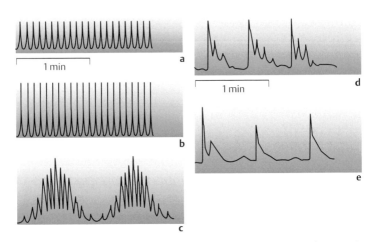

Abb. 1.1 • Spirogramme pathologischer Atemtypen. a) normale Atmung; b) Kußmaul-Atmung; c) Cheyne-Stokes-Atmung; d) Seufzeratmung (Pickwickier-Syndrom); e) Biot-Atmung.

► Die Bedeutung des Konstitutionstyps sollte nicht überbewertet werden. Lediglich extreme Adipositas hat relevante Folgen auf die Atemfunktion.
► Das Obesitas-Hypoventilationssyndrom (periodische Atmung, Zyanose, Adipositas, imperatives Einschlafen) ist eine Blickdiagnose.
► Thoraxdeformitäten sind mit Ausnahme der Kyphoskoliose funktionell wenig relevant.

1.3 Palpation

Grundlagen

► **Prinzip:** Erfassung anatomischer Veränderungen oder atmungsbedingter Vibrationen mit dem Tastsinn.
► Zusatzuntersuchung zur Bestätigung inspektorischer, perkutorischer und auskultatorischer Befunde.

Praktisches Vorgehen

► **Folgende Regionen, anatomische Strukturen müssen untersucht werden:**
  • Trachea in der Supraklavikulargrube (Nachweis einer Trachealverlagerung).
  • Regionale Lymphknoten der Thoraxorgane in der Axilla, der Supraklavikulargrube und der Zervikalregion.
  • *Prüfung von Klopf-, Druck- oder Stauchungsschmerz der thorakalen Wirbelsäule und der Rippen:*
    – Frakturen, Metastasen, Entzündungen.
    – Mondor-Syndrom (strangförmige Phlebitis an der vorderen Brustwand).
    – Tietze-Syndrom (schmerzhafte Rippenknorpelverdickung am Sternalansatz).
  • Beidseitig symmetrische Untersuchung mit der ganzen Handfläche während der In- und Exspiration zur Prüfung auf Nachschleppen einer Thoraxseite.
  • *Prüfung des Stimmfremitus:* Der Patient soll niederfrequente Laute („99") phonieren, gleichzeitig beidseitige Palpation (großflächig) jeweils symmetrischer Lungenanteile.
  • Palpation des Herzspitzenstoßes (Herzverlagerung, hebender Spitzenstoß bei ventrikulärer Dyskinesie).

Befunde, Wertung

► Die Palpation ist die am wenigsten ergiebige klinische Untersuchungsmethode – der menschliche Tastsinn ist nicht ausreichend sensibel.

► Im Rahmen der Pneumologie ist sie essenziell bei Wirbelsäulen- oder Thoraxwand-erkrankungen und zur Erhebung des Lymphknotenstatus.
► **Stimmfremitus:** Sinnvolle Zusatzuntersuchung bei Verdacht auf pulmonale Infiltration oder kleinen Pneumothorax bei nicht eindeutigem Perkussions- oder Auskultationsbefund:
  • Vermehrt über Lungenregionen mit verbesserter Schallleitung (Infiltration), reduziert bei behinderter Schallleitung (Pneumothorax, Erguss, Atelektase).
  • Sonderformen sind ein vermehrter Stimmfremitus durch stenosierendes, zähes Bronchialsekret oder grobes Pleurareiben.

1.4 Perkussion

Grundlagen

► **Prinzip:** Beurteilung thorakaler Resonanzphänomene nach Perkussion mit einem Finger oder den Fingerkuppen 2–4.
► **Charakteristische Merkmale:**
  • Vermehrte pulmonale Luftfüllung verstärkt den Klopfschall, verminderte Luftfüllung reduziert ihn.
  • Thoraxresonanzeigenschaften sind abhängig vom Thoraxdurchmesser, der Brustwanddicke und den Resonanzeigenschaften der Lunge im Perkussionsbereich.
  • Der thorakale Klopfschall bei jungen, schlanken Menschen liegt im Bereich der Resonanzfrequenz des Thorax von etwa 140 Hz.

Indikationen, Kontraindikationen

► **Indikationen:**
  • Jede körperliche Untersuchung bei Verdacht auf pneumologische Erkrankungen.
  • Vorbereitung von Punktionen und Biopsien.
► **Kontraindikation:** Ausgeprägte lokale Klopfschmerzhaftigkeit.

Praktisches Vorgehen

► **Folgende Varianten sind möglich:**
  • *Direkte Perkussion:* Perkussion symmetrischer Thoraxregionen direkt mit den Fingerkuppen 2–4 zur orientierenden und vergleichenden Untersuchung (Lungen-/Zwerchfellgrenze, qualitativer Nachweis einer Dämpfung im Vergleich zur Gegenseite).
  • *Indirekte Perkussion:* Perkussion mit der Fingerkuppe 2 oder 3 und einem Fingerendglied der anderen Hand als Plessimeter. Ziel ist die differenzierende Perkussion (Ausmaß und Grenzen einer Dämpfungsregion, Zwerchfellbeweglichkeit, gefangener Pleuraerguss, partieller Pneumothorax).
► **Vorgehen:**
  • Die direkte Perkussion geht der indirekten voraus.
  • Applikation von lockeren Schlägen mit der Fingerkuppe aus dem Handgelenk heraus mit möglichst identischer Stärke.
  • Die sogenannte laute Perkussion mit festeren Schlägen dient dem Nachweis der relativen Zwerchfelldämpfung (Zwerchfellkuppel, Rezessus) und tiefer gelegener pulmonaler Veränderungen.

Befunde, Wertung

► **Differenzierung der Klopfschalldämpfung:**
  • Der normale pulmonale Klopfschall von Erwachsenen wird als sonor bezeichnet (< 20–160 Hz).
  • Eine erloschene Resonanz tritt bei Luftleere auf (Erguss, Tumor, dichtes Infiltrat). Referenz ist die Dämpfung der Leber (= Maß für die absolute Klopfschalldämpfung).
  • Vermehrte Klopfschallresonanz wird als hypersonor (Emphysem, Pneumothorax) oder bei musikalischem Charakter (Trommel) als tympanitisch (Zyste unter Spannung) bezeichnet: Die Resonanzfrequenz bei Tympanie liegt im Bereich von 180 Hz, Referenz ist hier der luftgefüllte Magen.

➤ Die Perkussion erlaubt eine nähere Charakterisierung von pulmonalen Befunden bis zu einer Tiefe von 5 cm unterhalb der Pleura.

➤ Der intraindividuelle Vergleich (zur Gegenseite) ist zuverlässiger als der interindividuelle.

◻ *Achtung:* Starke Beeinflussung der Befunde durch Körpergröße und Körperbau! CAVE: Vermutung eines Lungenemphysems bei kachektischen oder leptosomen Patienten bzw. einer Klopfschalldämpfung bei Adipositas!

1.5 Auskultation

Grundlagen

➤ Sie gehört zu jeder körperlichen Untersuchung in der Pneumologie.

➤ **Prinzip:** Klinische Beurteilung spontaner oder phonatorisch induzierter Atemgeräusche.

➤ **Entstehungsmechanismen pulmonaler Geräusche:**
- Turbulenzen an anatomischen Engen (Prinzip der Orgelpfeife).
- Schwingungen verengter Atemwege (Prinzip der Mundharmonika).
- Plötzlicher Druckausgleich bei Eröffnung verschlossener Atemwege/Alveolarbezirke (z. B. Knall bei Einblasen von Luft in eine zerbeulte Plastikflasche).
- Luftdurchtritt durch Flüssigkeit („Blubbern").

➤ **Kennzeichen der Geräuscherzeugung und -wahrnehmung:**
- Ein Geräusch (eine unperiodische Tonschwingung) ist gekennzeichnet durch Frequenz, Intensität, Dauer und Qualität.
- Lungengeräusche enthalten Frequenzen von 16 – > 1 000 Hz und werden auf die In- oder Exspirationsphase bezogen.
- Das menschliche Hörvermögen im Tieftonbereich beträgt nur ein Drittel des Hörvermögens im Bereich zwischen 1 000 und 5 000 Hz. Lungengeräusche sind daher schlecht hörbar.
- Die Geräuschamplitude ist eine Funktion der Stärke des erzeugten Geräusches und der Schallleitungseigenschaften der geräuschtransportierenden Medien. Die normale Lunge hat schlechte Schallleitungseigenschaften („Schwamm"). Ist Flüssigkeit oder Gewebe (Ödem, Infiltrat) an der Stelle von Luft, sind die Schallleitungseigenschaften besser. Voraussetzung zur Schallleitung sind offene Atemwege hin zum Auskultationsort.
- Die Geräuschqualität ist eine Funktion der Obertöne. Sie lässt z. B. die Unterscheidung zu, ob der gleiche Ton vom Klavier oder der Violine gespielt wird.
- *Atemnebengeräusche:* Kurzzeitig auftretende (Dauer < 20 ms) werden als diskontinuierlich, Nebengeräusche von längerer Dauer (80–250 ms) werden als kontinuierlich bezeichnet.

Praktisches Vorgehen

➤ Der Oberkörper des Patienten ist entkleidet, ruhige Umgebung.

➤ **Stethoskop:** Pulmonal immer mit der Membran auskultieren (verbesserte Wahrnehmung tiefer Frequenzen). Eine sinnvolle Auskultation ist nur bei Verwendung hochwertiger mechanischer Stethoskope mit kurzem Schlauchsystem (Länge beim Tragen bis maximal zur Nabelhöhe des Untersuchers) oder elektronischer Stethoskope möglich.

➤ **Auskultationsstellen:**
- *Ventral:* Supraklavikulär, Mammillenhöhe, 6. Interkostalraum (medioklavikulär).
- *Dorsal:* Supraskapulär, medial und lateral der Skapula, Skapulaspitze, 8. ICR (mittlere Axillarlinie) und 10. ICR (paravertebral).

➤ **Atmung, Mitarbeit des Patienten:**
- Mit geöffnetem Mund etwas tiefer und schneller als normal.
- Beschleunigte Ein- oder Ausatmung bzw. willkürlicher Husten zur Provokation schwach auskultierbarer Phänomene.
- *Bronchophonie:* Der Patient spricht stimmlos „sechsundsechzig" (flüstern lassen) mehrmals hintereinander (s. a. unten).

Befunde, Wertung

▶ Die pulmonale Auskultation ist die wichtigste klinische Grundlage für Differenzialdiagnose und Verlaufsbeurteilung von bronchopulmonalen Erkrankungen.

▶ Zusammen mit anderen klinischen Untersuchungsbefunden können weitgehende, differenzialdiagnostische Schlüsse gezogen werden (s. Tab. 1.3).

▶ **Vesikuläratmen:**
  • *Kennzeichen:* Normales Atemgeräusch über den Lungenbasen eines Gesunden. Das Geräusch entsteht durch geringgradige Turbulenzen im Bereich der Lappen- und Segmentbronchien (= geringster Gesamtquerschnitt der unteren Atemwege). Der Beitrag weiter zentral entstehender Geräusche am Vesikuläratmen ist demgegenüber gering. Der Schalltransport erfolgt aerogen bis in die kleinen Atemwege, dort findet die Umsetzung in Gewebeschwingungen statt.
  • *Geräusch-Charakteristik:* Spindelförmiges, relativ hochfrequentes Geräusch während der gesamten Inspiration mit Übergang in ein hauchendes frühexspiratorisches, wesentlich leiseres Geräusch, welches im ersten Drittel der Exspiration endet. Inspirations-/Exspirationsverhältnis ≥ 3:1.

▶ **Bronchialatmen:**
  • *Kennzeichen:* Atemgeräusch bei pathologisch verbesserten Schallleitungseigenschaften der Lungen und offenen Atemwege (Infiltration, Pneumonie, Fibrose). Entstehung durch aufgehobene Dämpfungsfunktion des Lungenparenchyms als Folge der Füllung mit Flüssigkeit oder Bindegewebe bei erhaltener aerogener Schallleitung. Hoher Anteil zentraler Atemgeräusche (Turbulenzen an anatomischen Engen).
  • *Geräusch-Charakteristik:* Laut, höherfrequente Anteile als bei Vesikuläratmen, längerer Exspirationsanteil (Inspirations-/Exspirationsverhältnis < 3:1), Exspirationsgeräusch ähnlich dem Inspirationsgeräusch.

▶ **Trachealatmen:**
  • *Kennzeichen:* Physiologisches Atemgeräusch, hörbar über dem extrathorakalen Anteil der Trachea. Entstehung durch Gewebeschallleitung über anatomischen Engen (Stimmlippen, Carina).
  • *Geräusch-Charakteristik:* Sehr lautes, rauschendes Geräusch mit gleicher Charakteristik in In- und Exspiration, während der gesamten Atemphasen hörbar.

▶ **Bronchophonie:** Durch verbesserte Gewebeschallleitungseigenschaften (Infiltration) Übertragung hoher Stimmfrequenzen („sechsundsechzig") bis in die Lungenperipherie. Das normalerweise undeutliche Murmeln wird durch eine verbesserte Transmission der Obertöne klar verständlich.

▶ **Kompressionsatmen:** Bronchialatmen (s. o.) über komprimierter Lunge am Oberrand größerer Pleuraergüsse.

▶ **Ägophonie:** Stimmliche Übertragung von vokalreichen Wörtern mit Verschiebung der Obertöne. Die Worte werden in der Lungenperipherie klar verständlich und erreichen „blökenden" Charakter. Entstehung durch selektive Übertragung der Stimmobertöne durch Infiltrationen der Lunge, insbesondere am Oberrand von Pleuraergüssen.

▶ **Amphorisches Atmen:** Rauschendes, hohl klingendes, lautes in- und/oder exspiratorisches Atemgeräusch. Entstehung durch periphere Turbulenzen in gut ventilierten Lungenhohlräumen (Kavernen).

▶ **Kontinuierliche Nebengeräusche (Giemen, Brummen und Pfeifen):**
  • *Entstehung:* Schwingung der Bronchialwände bei Instabilität oder Obstruktion.
  • *Geräusch-Charakteristik:* Multiple monophone, lang gezogene Brumm- oder Pfeifgeräusche mit ähnlicher Wiederkehr bei jedem Atemzyklus.
  • *Bewertung:*
    – Aus der Tonhöhe kann kein Rückschluss auf den Ursprungsort gezogen werden.
    – Diffuses Vorkommen bei Asthma und Emphysem, lokalisiertes Vorkommen bei subtotaler Bronchusstenose (meist durch Tumor).
    – Rein inspiratorisches oder rein exspiratorisches, monophones Pfeifen oder Giemen wird als Stridor bezeichnet: Inspiratorischer Stridor lässt auf eine extrathorakale (z. B. Tracheomalazie), exspiratorischer Stridor lässt auf eine int-

Anamnese und klinischer Befund

Tab. 1.2 • Lungengeräusche.

Terminologie	Synonyme	Genese	Beispiele
Atemgeräusche			
► vesikuläres AG		periphere Turbulenzen	Normalbefund
► bronchiales AG	Kompressionsatmen (über Pleuraerguss)	zentrale Turbulenzen (fortgeleitet)	Lobärpneumonie
► tracheales AG	pueriles Atmen	zentrale Turbulenzen	Normalbefund
► amphorisches AG		Turbulenzen	Lungenkaverne
► Bronchophonie		Schallleitung verstärkt	Lungenfibrose
► Ägophonie		Schallleitung verstärkt	Lobärpneumonie
kontinuierliche NG			
► Stridor		Wandschwingung	Trachealstenose
► Giemen, Pfeifen, Brummen	„trockenes Rasseln"	Wandschwingung	Asthma bronchiale, Bronchialkarzinom
diskontinuierliche NG			
► grobes Rasseln	„feuchtes Rasseln"	Luft durch Wasser	Lungenödem
► feines Rasseln	Knistern, Crepitatio, Sklero(si)phonie	plötzlicher Druckausgleich	chronische Bronchitis, Pneumonie, Lungenfibrose

AG = Atemgeräusch, NG = Nebengeräusch

rathorakale Atemwegsstenose schließen (z. B. Carina-Syndrom bei Bronchialkarzinom).

– Brummen und Pfeifen bei Asthma bronchiale, Asthma cardiale und akuter Lungenembolie können nicht unterschieden werden.

► **Diskontinuierliche Nebengeräusche (Rasseln):**

• *Entstehung:* Plötzliches Öffnen schlecht ventilierter Lungenanteile bei der Inspiration (feines Rasseln) oder in- und exspiratorische Atemluftbewegung in flüssigkeitsgefüllten Atemwegen (grobes Rasseln).

• *Geräusch-Charakteristik:* Feines Rasseln klingt wie das Reiben von Haaren zwischen Daumen und Zeigefinger direkt am Ohr, grobes Rasseln klingt wie ein Blubbern beim Durchtritt von Luft durch Wasser.

• *Bewertung:*

– Grobes Rasseln findet sich beim Lungenödem, bei der Bronchitis und bei Bronchiektasen (Flüssigkeit oder Sekret in Bronchien).

– Frühinspiratorisches feines oder grobes Rasseln tritt auf bei chronischer Bronchitis.

– Spätinspiratorisches feines Rasseln ist typisch für Pneumonie, Lungenfibrose und Linksherzinsuffizienz. Die Ausdrücke „Sklerosiphonie" (Lungenfibrose), „Crepitatio" (Lobärpneumonie) und „Knistern" bezeichnen das gleiche Phänomen.

– Entfaltungsknistern ist ein physiologisches Phänomen bei Eröffnung schlecht ventilierter Lungenareale nach flacher Atmung.

• Die Terminologie trockenes-feuchtes Rasseln sollte im Interesse der internationalen Nomenklatur nicht mehr verwandt werden: Tab. 1.2 gibt eine Übersicht über die Nomenklatur und Genese der Lungengeräusche mit Beispielen.

1.6 Klinische Differenzialdiagnose

Tabellarische Übersicht der klinischen Differenzialdiagnose

Tab. 1.3 • Klinische Differenzialdiagnose häufiger pneumologischer Erkrankungen.

Erkrankung	Inspektion	Palpation	Perkussion	Auskultation
Asthma bronchiale (Anfall)	Orthopnoe, Volumen pulmonum auctum, Zyanose	Stimmfremitus ↓	hypersonorer KS ZF-Tiefstand, gering beweglich	Exspiration ↑ In-/exspir. KNG „Stumme Lunge"
Lungenemphysem	Thorax in Inspirationsstellung, Sternumbuckel	Stimmfremitus ↓	ZF-Tiefstand, gering beweglich	leises AG, Exspiration ↑ Exspir. KNG
Pneumothorax (total)	Nachschleppen	HSS verschoben, Stimmfremitus ↓	hypersonorer KS	AG aufgehoben
Pneumonie	Tachypnoe, Zyanose	Stimmfremitus ↑	KS-Dämpfung	Bronchialatmen Bronchophonie DKNG (spätinspiratorisch)
Unterlappenatelektase	Nachschleppen	HSS verschoben, Stimmfremitus ↓	KS-Dämpfung	AG aufgehoben
Pleuraerguss	Nachschleppen	Stimmfremitus ↓	KS-Dämpfung	Bronchialatmen + Bronchophonie (Oberrand) DKNG (spätinspiratorisch) AG basal aufgehoben

↓ = vermindert/verkürzt; ↑ = vermehrt/verlängert; AG = Atemgeräusch; KS = Klopfschall; NG = Nebengeräusch; KNG = kontinuierliches NG, DKNG = diskontinuierliches NG; HSS = Herzspitzenstoß; ZF = Zwerchfell

2 Lungenfunktionsprüfung

2.1 Lungenfunktionsprüfung: Übersicht und Glossar

Tab. 2.1 • Glossar klinisch häufig gebrauchter Begriffe der Atemphysiologie.

Begriff	Symbol (Einheit)	Definition
statische Atemvolumina		
Atemzugvolumen	VT (l)	Gasvolumen, das bei Ruheatmung in- oder exspiriert wird
Vitalkapazität	VC (l)	Atemvolumen zwischen maximaler In- und Exspirationsstellung (in- oder exspiratorisch gemessen)
exspiratorisches Reservevolumen	ERV (l)	Gasvolumen, das aus der Atemruhelage noch ausgeatmet werden kann. Atemruhelage: elastische Lungenkräfte (zentripetal) und Thoraxkräfte (zentrifugal) sind im Gleichgewicht
inspiratorisches Reservevolumen	IRV (l)	Gasvolumen, das zusätzlich zum normalen Atemzugvolumen eingeatmet werden kann
Residualvolumen	RV (l)	Gasvolumen, das nach maximaler Ausatmung in der Lunge verbleibt
funktionelle Residualkapazität	FRC (l)	durch Fremdgasmethode gemessenes Luftvolumen, das bei Atemruhelage in der Lunge verbleibt
thorakales Gasvolumen	TGV (l)	durch Ganzkörperplethysmografie gemessenes Luftvolumen, das bei Atemruhelage in der Lunge verbleibt; es beinhaltet auch das nicht ventilierte Volumen
inspiratorische Reservekapazität	IRC (l)	Gasvolumen, das aus der Atemruhelage noch maximal eingeatmet werden kann
Totalkapazität	TLC (l)	Gesamtlungenvolumen nach maximaler Inspiration
Deskriptoren forcierter Ventilation		
forcierte Vitalkapazität	FVC (l)	Gasvolumen, das nach maximaler Inspiration durch maximal willkürliche Exspiration ausgeatmet werden kann
Einsekundenkapazität	FEV_1 (l)	Gasvolumen, das nach maximaler Inspiration innerhalb der ersten Sekunde einer maximal willkürlichen Exspiration ausgeatmet wird
relative Einsekundenkapazität	FEV_1/VC (%)	Gasvolumen, das innerhalb der ersten Sekunde einer maximal willkürlichen Exspiration ausgeatmet wird, angegeben in Prozent der inspiratorischen Vitalkapazität
Atemgrenzwert	MVV (l)	ausgeatmetes Gasvolumen während maximaler Atemmanöver innerhalb eines gewählten Zeitintervalls (z. B. 12 s)
exspiratorischer Spitzenfluss	PEF (l/s)	maximale Atemstromstärke bei forcierter Exspiration
maximaler exspiratorischer Fluss bei x% der FVC	MEF_x (l/s)	Atemstromstärke, bei x% der forcierten Vitalkapazität
maximaler exspiratorischer Fluss zwischen 25–75 % der FVC	MEF_{25-75} (l/s)	Differenz der Atemstromstärke zwischen 25 und 75 % der FVC
maximaler Inspirationsdruck	pi_{max} (mmHg)	von der Atemmuskulatur erzeugter maximaler Sog beim Einatemversuch

Tab. 2.1 • **Fortsetzung**

Begriff	Symbol (Einheit)	Definition
Fluss-Druck- und Volumen-Druck-Beziehungen		
Atemwegswiderstand	RAW (cmH$_2$O/l/s)	Druckdifferenz zwischen Mund und Alveole (transthorakaler Druck), die einen Atemwegsfluss von 1 l/s erlaubt
spezifischer Atemwegswiderstand	Rspez, R/TGV (cmH$_2$O×s)	Atemwegswiderstand, bezogen auf das TGV
Atemwegsleitfähigkeit	G (1/RAW)	Reziprokwert des Atemwegswiderstandes
statische Lungencompliance	C$_{Lstat}$ (l/cmH$_2$O)	Lungenvolumen im Verhältnis zur Druckdifferenz zwischen Pleuraspalt und Alveole (transpulmonaler Druck), in Atemruhe gemessen (→ Lungendehnbarkeit)
dynamische Lungencompliance	C$_{Ldyn}$ (l/cmH$_2$O)	Lungenvolumen im Verhältnis zum transpulmonalen Druck, während der Atemströmung gemessen
Gasaustauschgrößen		
Transferkapazität für Kohlenmonoxid	T$_{LCO}$ (ml/ mmHg/s)	Gasmenge, die pro Einheit Partialdruckdifferenz und Zeit zwischen Alveolargas und Erythrozyt ausgetauscht wird (mit Kohlenmonoxid als Messgas)
arterieller Sauerstoffpartialdruck	p$_a$O$_2$ (mmHg)	Gasdruck von Sauerstoff im arteriellen Blut
arterieller Kohlendioxidpartialdruck	p$_a$CO$_2$ (mmHg)	Gasdruck von Kohlendioxid im arteriellen Blut

2.2 Spirometrie: Übersicht

Grundlagen

► **Messprinzip:** Messung atemabhängiger Volumenschwankungen an der Mundöffnung im zeitlichen Verlauf. Spirografie bedeutet die Aufzeichnung von Volumen-/Zeitdiagrammen zur Visualisierung spirometrischer Messdaten.
► **Die Spirometrie erfolgt durch Geräte mit unterschiedlichen Funktionsprinzipien:**
  • *Trockenspirometer:* Prinzip des Blasebalgs. Direkte, geschlossene Verbindung zwischen Mundstück und Blasebalg mit Übertragung der Balgexkursionen auf eine Registriereinheit.
  • *Glockenspirometer:* Atmung über ein Mundstück in eine gasgefüllte Spirometerglocke, die sich in einem wassergefüllten Gefäß durch atemabhängige Volumenänderungen bewegt. Dies wird über eine Registriereinheit in Kurven umgewandelt.
  • *Pneumotachograf* (s. S. 15): Messung der Gasströmungsgeschwindigkeit pro Zeiteinheit über ein offenes Rohr durch Messung der über die Rohrlänge auftretenden Druckdifferenzen. Diese sind proportional zur Strömungsgeschwindigkeit. Durch Integration der Strömung (Volumen/Zeiteinheit) wird das Volumen bestimmt.
► Da Gasvolumina abhängig von Temperatur und Dampfdruck sind, werden spirometrische Volumina auf „BTPS-Bedingungen" (Körpertemperatur- und -druck, unter diesen Bedingungen wasserdampfgesättigt) korrigiert.
► **Erweiterte Spirometrie** (Bestimmung der FRC und damit des Residualvolumens mittels Fremdgasverdünnung): Da das Produkt aus Gaskonzentration und Gasvolumen in einem geschlossenem Raum bei gleicher Temperatur konstant ist, kann man bei bekanntem Spirometervolumen und Füllung des Spirometers mit einem inerten Fremdgas (z. B. Helium) das Lungengesamtvolumen aller ventilierten Anteile spirometrisch messen.

Indikationen

▸ **Allgemein:** Erfassung von Auswirkungen bronchopulmonaler Erkrankungen auf zeitabhängige Volumenänderungen bei Atmung unter Ruhebedingungen und maximaler Anstrengung.
▸ **Hauptanwendungsgebiete:**
  • Differenzierung restriktiver und obstruktiver Ventilationsstörungen und Beurteilung des Schweregrades.
  • Diagnose der bronchialen Hyperreagibilität und der bronchialen Allergie (Expositionstests).
  • Präoperative Funktionsdiagnostik zur Risikobeurteilung.
  • Pharmakologische Tests der Reversibilität von Einschränkungen (v. a. Bronchospasmolysetest).
  • Längsschnittuntersuchungen im Spontanverlauf oder unter Therapie.
  • Begutachtung von Einschränkungen der Lungenfunktion.
  • Epidemiologische Fragestellungen in großen Kollektiven.

Kontraindikationen

▸ Ausgeprägter Dauerhusten.
▸ Ausgeprägte zerebrale Krampfneigung infolge Hyperventilation.
▸ Starke Ruhedyspnoe mit Tachypnoe.
▸ Stark ausgeprägtes Spirometer-Asthma (Bronchialobstruktion infolge forcierter Atmung).

Praktisches Vorgehen

▸ **Technische Voraussetzungen und Material:**
  • In der Regel ein Pneumotachograf, der parallel die Fluss-Volumen-Kurve aufzeichnet.
  • Nur geeichtes Gerät verwenden!
  • Die grafische Darstellung der Spirogramme ist notwendige Voraussetzung zur Auswertung und zur Qualitätskontrolle.
  • *Verbrauchsmaterialien:* Mundstücke, Nasenklemmen, destilliertes Wasser, Absorberkalk und Reinigungs-/Desinfektionsmaterial.
▸ **Patientenvorbereitung:** Die Atemmanöver müssen dem Patienten zuvor erklärt werden. Vor der eigentlichen Messung Gewöhnung an das Gerät bis zum Erreichen einer ruhigen Spontanatmung ohne Drift.
▸ **Durchführung:**
  • Patient in körperlicher Ruhe und aufrecht sitzender Position, Kontrolle der Dichtigkeit des Mundstückes, Verschluss der Nase mittels Klemme.
  • Zunächst bei langsamer Registrierung konstante Ruheatmung, danach langsame maximale Exspiration, anschließend maximale langsame Inspiration. Bei Erreichen der Vitalkapazität (waagerechte Linie) Umschalten auf schnelle Registrierung und Durchführung der maximal forcierten Exspiration bis zur forcierten Vitalkapazität (Tiffeneau-Manöver), s. Abb. 2.1.
  • Nach drei Manövern dieser Art wird der Versuch mit dem besten Ergebnis verwertet.
  • Zur Qualitätskontrolle ist zu achten auf gleichmäßige Volumina bei Ruheatmung, glatte Parallelkurve bei Erreichen der Vitalkapazität sowie eine glatte, reproduzierbare Kurve beim Atemstoßmanöver.
▸ **Erweiterte Spirometrie:** Nach einer normalen Ausatmung schnelle Umschaltung an das geschlossene System mit dem Fremdgas (Helium). Anschließend tiefe Exspiration zur Bestimmung des exspiratorischen Reservevolumens (ERV), danach mehrminütige Ruheatmung zur vollständigen Mischung des Fremdgases. Stellt sich eine konstante Fremdgaskonzentration ein ist die Messung abgeschlossen:
  • Das Lungenvolumen (funktionelle Residualkapazität, FRC) berechnet sich bei bekanntem Fremdgasvolumen aus dem Spirometervolumen und der Fremdgaskonzentration vor und nach der Messung. Hierbei muss auf eine exakte Sauerstoffstabilisation geachtet werden.
  • Das Residualvolumen errechnet sich aus der FRC nach Abzug des exspiratorischen Reservevolumens.

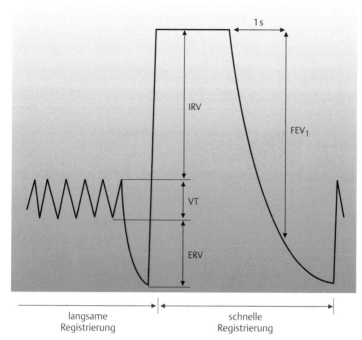

Abb. 2.1 • Schematisiertes Spirogramm. ERV = exspiratorisches Reservevolumen; FEV$_1$ = Einsekundenkapazität; IRV = inspiratorisches Reservevolumen; VT = Atemruhevolumen; Vitalkapazität (VC) = IRV + VT + ERV.

Befunde

► **Durch die Spirografie ergeben sich die statischen und dynamischen Lungenvolumina:**
   • *Statische Volumina:* Atemzugvolumen (VT), inspiratorisches und exspiratorisches Reservevolumen (IRV, ERV), Vitalkapazität (VC), funktionelle Residualkapazität (FRC), Residualvolumen (RV), Totalkapazität (TLC).
   • *Dynamische Volumina:* Forcierte Vitalkapazität (FVC), exspiratorische Einsekundenkapazität (FEV$_1$), bei fortlaufender maximaler Ventilation Ermittlung des Atemgrenzwertes (MVV) = maximales ventiliertes (exspiriertes) Volumen über 10–20 s, bezogen auf 1 min (theoretische MVV).
► Durch Vergleich mit alters-, geschlechts- und gewichtsabhängigen Normwerten ergeben sich typische Befundmuster, die eine Einordnung in die Kategorien Normalbefund, obstruktive Ventilationsstörung, restriktive Ventilationsstörung oder kombinierte Ventilationsstörung erlauben.
► **Typische Befundkonstellationen** (Abb. 2.2 zeigt typische Spirografiebefunde bei Ventilationsstörungen im Vergleich zum Normalbefund):
   • *Obstruktive Ventilationsstörung:*
     – Einschränkung der ventilatorischen Flussreserven.
     – VC normal oder vermindert, TLC normal oder vermehrt, FVC vermindert, VT unverändert, IRV unverändert, ERV unverändert oder vermindert, FEV$_1$ absolut und relativ vermindert, MVV vermindert.
   • *Restriktive Ventilationsstörung:*
     – Einschränkung der ventilatorischen Volumenreserven bzw. Verkleinerung des maximal mobilisierbaren Lungenvolumens.
     – Erniedrigung aller Volumina (VC, FVC, VT, IRV, ERV, RV, FRC, TLC und FEV$_1$), Einschränkung der MVV, jedoch normale oder erhöhte relative Einsekundenkapazität.

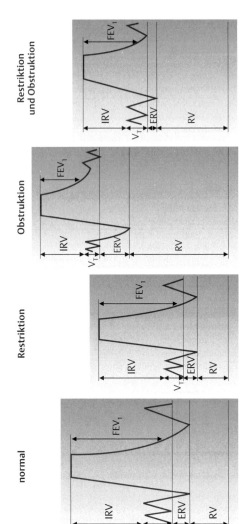

Abb. 2.2 • Typische spirografische Befunde. *Restriktion:* Verkleinerung aller Volumina, FEV_1/VC ist normal; *Obstruktion:* Vergrößerung des Residualvolumens (RV) und der Totalkapazität (TLC = IRV + VT + ERV + RV) auf Kosten des IRV, der VC und der FEV_1; *Restriktion und Obstruktion:* Vergrößertes RV bei Reduktion aller anderen Volumina.

- *Lungenüberblähung:* IRV vermindert, RV erhöht, FRC erhöht, RV/VC stark erhöht. Ein gutes Maß für die ventilatorische Reserve ist die IRC.
- *Kombinierte Ventilationsstörung:* VC vermindert, FEV_1 absolut und relativ vermindert, TLC vermindert.
- Normalwerte sind abhängig vom Geschlecht, vom Gewicht und vom Alter. Sie sind durch integrierte Rechensysteme nach Eingabe der Personendaten heute direkt ablesbar. Die Grenze der Norm ist erreicht, wenn der Normalwert um mehr als 15 % über- oder unterschritten wird.
- *Schweregrade bezüglich der Norm-Abweichung:*
  - 15–35 %: Mäßig.
  - 36–65 %: Mittel.
  - > 65 %: Schwer.
- Eine Bewertung der Patientenmitarbeit sollte obligater Bestandteil des Befundes sein.
► **Residualvolumen:** *Erfassung von nichtventilierten Lungenarealen:* Das durch Fremdgasmethode bestimmte Residualvolumen repräsentiert ausschließlich die ventilierten Lungenanteile (Zysten, Emphysemblasen werden damit nicht erfasst!). Das ganzkörperplethysmografisch gemessene Residualvolumen bezieht diese Volumina mit ein. Je größer die Differenz zwischen beiden Werten, desto mehr nichtventilierte Lungengebiete liegen vor.

Wertung

► Die Spirometrie ist die Basis jeder Lungenfunktionsprüfung und eine grundlegende Diagnosetechnik der Inneren Medizin.
► Sie erlaubt die wichtige Kategorisierung in obstruktive und restriktive Störungsmuster sowie die Erkennung der Lungenüberblähung durch die Fremdgasmethode.
► Die mechanischen Eigenschaften der Atemorgane können indirekt beurteilt werden.
► Die Ergebnisse sind sehr gut reproduzierbar und messtechnisch nur wenig störanfällig.
► Es muss stets berücksichtigt werden, dass alle Parameter mitarbeitsabhängig sind.

2.3 Pneumotachografie

Grundlagen

► **Definition:** Pneumotachografie bedeutet Messung und Darstellung der Gasströmungsgeschwindigkeit über die Zeit.
► **Darstellung der Messergebnisse:** Typischerweise wird die Gasströmungsgeschwindigkeit (Atemfluss in l/s) gegen das geatmete Volumen aufgetragen. Klinisch am aussagefähigsten ist die Darstellung des maximalen, willkürlichen exspiratorischen Flusses über die forcierte Vitalkapazität (FVC) während des Tiffeneau-Manövers.
► **Messprinzip:**
  - Einfachstes Messprinzip ist ein im Atemstrom befindlicher Propeller, dessen Drehgeschwindigkeit zum Atemfluss proportional ist.
  - Zuverlässiger und empfindlicher ist die heute übliche Detektion von Druckdifferenzen, die in einem Rohr über die Rohrlänge proportional zur Strömung auftreten. Diese werden elektronisch verstärkt.
  - Durch Integration kann aus der Strömung (dV/dt) das Volumen (V) berechnet werden. Moderne Pneumotachografen werden daher auch als Spirometer genutzt.

Indikationen, Kontraindikationen

► **Indikationen (ähnlich der Spirometrie):**
  - Differenzialdiagnose Restriktion/Obstruktion.
  - Diagnose der Hyperreagibilität und der bronchialen Allergie in Expositionstests. Flussänderungen nach bronchialer Exposition gegenüber Allergenen oder Bronchokonstriktoren sind jedoch keine diagnostischen Hauptkriterien.
  - Verlaufsuntersuchungen.

- Differenzialdiagnose obstruktiver Atemwegserkrankungen.
- Beurteilung von Flusslimitationen in den kleinen Atemwegen („small airways disease") zur Beurteilung früher Atemwegsstörungen.
- Bronchospasmolysetest.

▶ **Kontraindikationen:**
- Patienten mit Ruhedyspnoe und Tachypnoe (keine verwertbaren Befunde).
- Vorsicht bei hyperventilationsbedingtem Bronchospasmus („Spirometer-Asthma") oder erhöhter zerebraler Krampfbereitschaft.

Praktisches Vorgehen

▶ **Technische Voraussetzungen und Material:**
- Offener, elektronisch arbeitender Pneumotachograf (aufgrund seiner geringen Größe mobil einsetzbar, auch direkt am Krankenbett).
- Das Pneumotachografiesieb sollte beheizt sein, der Flussaufnehmer sollte zwei Druckaufnahmepunkte (mundnah und mundfern) aufweisen.
- Dokumentation der Messwerte und der Kurvenform durch einen Ausdruck.
- Möglichkeit der Referenzwertberechnung nach Eingabe anthropometrischer Daten zur Darstellung der Abweichung zum individuellen Sollwert (der maximal willkürliche Fluss ist abhängig von Alter, Geschlecht und Körpergewicht).
- Einweg-Mundstücke und -Nasenklemmen.
- Gute Reinigungsmöglichkeiten der Geräte.

▶ **Patientenvorbereitung:** Siehe Spirometrie S. 11.

▶ **Durchführung:**
- Tägliche Eichung des Pneumotachografen!
- Messung am sitzenden Patienten, in körperlicher Ruhe ohne Neigung des Kopfes, guter Sitz des Mundstückes, Verschluss der Nase mittels Klemme.
- Zunächst Ruheatmung bis zur Einstellung konstanter Bedingungen, anschließend langsame maximale Exspiration und maximale Inspiration, dann erfolgt eine forcierte maximale Exspiration bis zur FVC.
- Nach mindestens zwei verwertbaren Durchgängen (glatte Kurvenform, keine Drift der Atemruhelage) wird die jeweils beste Messung verwertet.

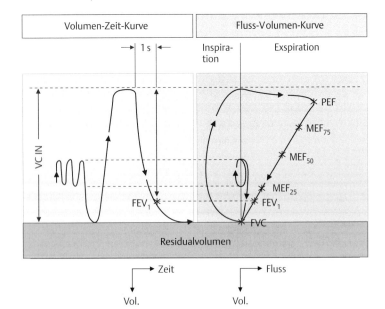

Abb. 2.3 • Die Fluss-Volumen-Kurve in Beziehung zum Spirogramm. PEF = exspiratorischer Spitzenfluss, $MEF_{75,50,25}$ = maximaler exspiratorischer Fluss bei 75, 50, 25 % der FVC.

- Dokumentation als Fluss-Volumen-Kurve mit Darstellung des Inspirations- und Exspirationsschenkels (meist parallele Wiedergabe der Volumen-Zeit-Kurve = Spirogramm).

Befunde

▸ **Gesunde Person:** Bei der forcierten exspiratorischen Fluss-Volumen-Kurve plötzlicher Anstieg der Atemströmung bis zum Spitzenfluss (peak-flow), danach nahezu linearer Flussabfall bis zum Erreichen der FVC (s. Abb. 2.3 und Abb. 2.4a)

▸ **Homogene Obstruktion aller Atemwege** (z. B. Asthma bronchiale): Reduzierter exspiratorischer Spitzenfluss und konkaver Verlauf der Flüsse mit Reduktion von MEF_{75}, MEF_{50} und MEF_{25} (s. Abb. 2.4b).

▸ **Dynamische Obstruktion** (Kollaps der Atemwege infolge forcierter Exspiration, z. B. bei Lungenemphysem): Abrupter Flussabfall nach Erreichen des reduzierten Spitzenflusses, asymptotische Annäherung der Flusskurve an die x-Achse (Volumen). Geringe Differenz zwischen MEF_{75}, MEF_{50} und MEF_{25} (s. Abb. 2.4c).

▸ **Obstruktion kleiner Atemwege:** Ein Hinweis darauf ist eine Flussbeschränkung bei niedrigen Volumina aber normalem MEF_{75}.

▸ **Beurteilung früher Funktionsstörungen bei Zigarettenrauchern** („small airways disease"): Erhöhte Differenz zwischen dem maximalen exspiratorischen Fluss bei 50 und 25 % der FVC (MEF_{25-50}) als ein sensibler Parameter hierfür.

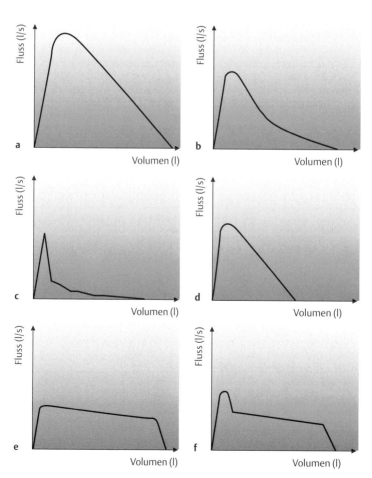

Abb. 2.4 • Typische pneumotachografische Befunde. a) Normalbefund; b) homogene Obstruktion (Asthma bronchiale); c) Emphysem; d) Restriktion; e) fixierte intrathorakale Trachealstenose; f) variable intrathorakale Trachealstenose.

► **Restriktive Ventilationsstörung:** „Miniaturisierung einer normalen Fluss-Volumen-Kurve" mit Erniedrigung aller Flüsse und der FVC (s. Abb. 2.4d).
► **Fixierte, intrathorakale Trachealstenose:** Kastenförmige Form der Fluss-Volumen-Kurve mit Ausfall eines Spitzenflusses und fast konstantem Fluss bis zum Erreichen der FVC (s. Abb. 2.4e).
► **Variable intrathorakale Trachealstenose:** Ausgeprägte exspiratorische Plateaubildung mit Ausbildung eines coupierten Spitzenflusses bei teilweise erhaltenem inspiratorischem Fluss (s. Abb. 2.4f.)

Wertung

► Spirogramm und Flussvolumenkurve werden gerätetechnisch bedingt meist gemeinsam wiedergegeben.
► Die Pneumotachografie ist eine wichtige Zusatzuntersuchung zur Spirografie, da aus der Formanalyse der Fluss-Volumen-Kurve weitergehende Schlüsse gezogen werden können (s. o.).
► Der exspiratorische Flussverlauf bei größeren Volumina (bis MEF_{75}) ist stark von der Patientenmitarbeit abhängig, während die Flüsse im weiteren Verlauf (MEF_{50} und MEF_{25}) weitgehend mitarbeitsunabhängig sind. Die Patientenmitarbeit muss bei der Befundung mit einbezogen werden.

2.4 Ganzkörperplethysmografie

Grundlagen

► **Definition:** Verfahren zur Messung des Residualvolumens (durch Messung des Gesamtlungenvolumens am Ende einer normalen Exspiration, TGV) und des bronchialen Strömungswiderstandes.
► **Messprinzipien:** In einer geschlossenen Kammer werden geringgradige Druck- bzw. Volumenänderungen gemessen:
  • _Druckkonstante Geräte:_ Atmungsbedingte Kompressions- und Dekompressionsvorgänge werden als Volumenschwankungen registriert.
  • _Volumenkonstante Geräte:_ Atmungsbedingte Kompressions- und Dekompressionsvorgänge werden als Druckschwankungen registriert.
  • Die Messwerte werden auf Körpertemperatur und vollständig wasserdampfgesättigte Luft (BTPS-Bedingungen) bezogen.
► **Mögliche Formen der Messung:**
  • _Atemwegswiderstandsmessung:_
    – Nach dem Ohm'schen Gesetz entspricht der Strömungswiderstand derjenigen Druckdifferenz, die eine definierte Strömungsgeschwindigkeit erlaubt ($R = dp/d\dot{V}$).
    – Die Strömungsgeschwindigkeit $d\dot{V}$ (l/s) wird durch einen Pneumotachografen aufgezeichnet. Die thorakalen Atemexkursionen führen im volumenkonstanten Ganzkörperplethysmografen zu Kammerdruckschwankungen p_k (kPa, cmH_2O). Diese Druckdifferenz entspricht der Druckdifferenz zwischen Mund und Alveole.
    – Die fortlaufende simultane Messung von $\dot{V}$ und p_K während eines Atemzyklus ergibt eine Schleife, deren Steigung den Atemwegswiderstand (RAW) repräsentiert (s. Abb. 2.5).
► _Messung des thorakalen Gasvolumens (TGV):_
  • Bei Isothermie ist das Produkt aus Druck (p) und Volumen (V) konstant (p × V = konstant, Gesetz von Boyle-Mariotte).
  • Unter Ruheatmung erfolgt endexspiratorisch ein Verschluss des Atemrohrs. Der Proband führt weiter Atembewegungen durch, was zur Fortführung der atembedingten alveolären Druckschwankungen führt. Bei Ausgleich von Alveolar- und Munddruck unter Verschlussbedingungen werden die Druckschwankungen als Munddruck (ΔP_M) registriert und simultan gegen die Kammerdruckschwankungen (ΔP_K) aufgezeichnet.
  • Bei bekanntem Kammervolumen kann aus der Formel TGV = $\Delta P_K/\Delta P_M$ × Konst. das tatsächliche pulmonale Gasvolumen bestimmt werden.

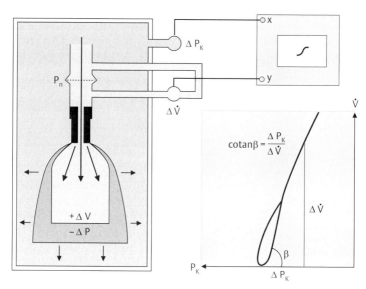

Abb. 2.5 • Bestimmung des Atemwegswiderstandes (RAW) durch Ganzkörperplethysmografie.
$+\Delta V$ = zunehmendes Lungenvolumen; $\Delta\dot{V}$ = Flussänderung am Mund; ΔP_K = Kammerdruckänderung; $-\Delta P$ = abnehmender pulmonaler Druck; $\cotan\beta$ = Cotangens des Winkels β (entspricht RAW, Angabe in kPa/l/s oder cmH$_2$O/l/s.).

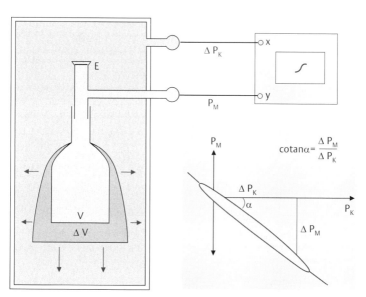

Abb. 2.6 • Bestimmung des thorakalen Gasvolumens (TGV) durch Ganzkörperplethysmografie.
E = elektromagnetisches Verschlussventil; V = TGV; ΔP_M = Munddruckänderung; ΔP_K = Kammerdruckänderung; $\cotan\alpha$ = Cotangens des Winkels α (entspricht TGV zum Verschlusszeitpunkt).

- Das TGV entspricht dabei dem Kotangens des Winkels α zwischen ΔP_M und ΔP_K (s. Abb. 2.6).
► Nach Subtraktion des exspiratorischen Reservevolumens (ERV) kann das Residualvolumen errechnet werden.
► In die Berechnung des TGV gehen ventilierte und nichtventilierte Lungenanteile ein, während in die durch Fremdgasmethode bestimmte FRC nur ventilierte Lungenanteile eingehen. Die Differenz zwischen TGV und FRC ist ein Maß für pulmonal gefangene Luft („trapped air").

Indikationen, Kontraindikationen

▸ **Indikationen:**
- Diagnose und Differenzialdiagnose obstruktiver Atemwegserkrankungen.
- Abklärung von Dyspnoe unklarer Genese.
- Pharmakologische Tests und Provokationstests bei Atemwegserkrankungen.
- Diagnose einer Lungenüberblähung.
- Nachweis pulmonal gefangener Luft (in Verbindung mit der Bestimmung der FRC, s. S. 15, 18).
- Objektivierung von Funktionsstörungen bei gestörter Patientenmitarbeit.
- Funktionsdiagnostik bei Unfähigkeit zur Spirometrie.

▸ **Kontraindikationen:**
- Klaustrophobie.
- Vital bedrohte Patienten.

Praktisches Vorgehen

▸ **Technische Voraussetzungen und Anforderungen an das Gerät:**
- Verzögerungsfreie Messung schneller Atemvorgänge.
- Rasche thermische Stabilisierung.
- Ganzkörperkammer mit schnellem Druckausgleich und hochsensibler Druck-/Volumenmessung, integrierter Pneumotachograf.
- Computer zur Datenverwaltung.

▸ **Patientenvorbereitung:**
- Aufklärung über das Atmen in geschlossener Kammer, Vorbereitung auf die TGV-Messung.
- Atmung in der Kammer bis zur konstanten Ruheatmung nach Temperaturausgleich ohne Drift. Geforderter Fluss > 0,5 l/s.

▸ **Messung:**
- Drei Messdurchgänge mit verwertbaren Resistance-Schleifen bei konstanter Ruheatmung.
- Danach Messung des TGV durch mindestens dreimaligen Verschluss am Ende einer normalen Ruheexspiration.

Befunde

▸ **TGV erhöht:**
- Volumen pulmonum auctum im Asthmaanfall.
- Lungenüberblähung bei Lungenemphysem.

▸ **TGV erniedrigt:** Restriktive Ventilationsstörung.

▸ **Atemwegswiderstand** (erhöht bei inspiratorischem = extrathorakalem oder exspiratorischem = intrathorakalem Strömungshindernis):
- *Gesamtströmungswiderstand R_T* (Gerade zwischen inspiratorischer und exspiratorischer Strömungsumkehr, integrativer Gesamtwert des RAW mit der größten Aussagekraft): Nur erhöhte Werte sind pathologisch: Obstruktion der (zentralen) Atemwege.
- *Inspiratorischer Atemwegswiderstand:* Gerade zwischen Strömungs-Null und inspiratorischem Umkehrpunkt.
- *Exspiratorischer Atemwegswiderstand:* Gerade zwischen Strömungs-Null und exspiratorischem Umkehrpunkt.

▸ **Formanalyse der Resistance-Schleife** (s. Abb. 2.7):
- *Extrathorakale Stenose (Restlumen 8 mm):* S-förmige Deformierung der Schleife bei Überwiegen des inspiratorischen Atemwegswiderstandes (oberer Schleifenteil).
- *Intrathorakale Stenose der Trachea oder im Bereich der Carina:* Erhöhung des exspiratorischen Widerstandes (Abknickung des unteren Schleifenteils).
- *Hauptbronchusstenose:* Muster der inhomogenen Ventilation mit Öffnung der normal geneigten Schleife durch in-/exspiratorische Druckdifferenz.
- *Homogene Atemwegsobstruktion (Asthma bronchiale):* Geneigte, nur gering deformierte Resistance-Schleife mit Verkleinerung des Winkels β.

- *Lungenemphysem:* Golfschlägerartige Deformation des exspiratorischen Schleifenanteils durch in-/exspiratorsiche Druckdifferenz bei Strömungsnull infolge des dynamischen Bronchialkollaps.

Wertung

▸ **Allgemein:**
- Aussagekräftigste Methode zur Beurteilung obstruktiver Atemwegserkrankungen und zuverlässigste Methode zur Bestimmung des Residualvolumens.
- Der RAW korreliert gut mit der Atemarbeit, die zur Überwindung visköser Widerstände aufgebracht werden muss.

▸ **Vorteile:**
- Messung in Ruheatmung, daher mitarbeitsunabhängig.
- Auch bei Dyspnoe einsetzbar.
- Zeitsparende Untersuchung (etwa 5 min pro Messung).
- Gute Reproduzierbarkeit bei einem Messfehler < 5 %.

▸ **Nachteile:**
- Hohe Investitionskosten (> € 25 000,–).
- Die Bewertung erfordert atemphysiologische Kenntnisse.

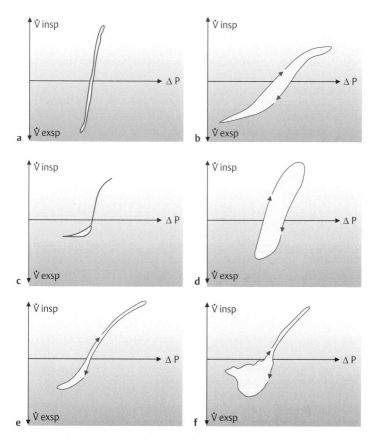

Abb. 2.7 • Typische Resistance-Schleifen. a) Normalbefund; b) extrathorakale Trachealstenose; c) intrathorakale Trachealstenose; d) Hauptbronchusstenose; e) Asthma bronchiale; f) Lungenemphysem.

2.5 Oszillationsmessung

Einfache Oszillationsmessung

▶ **Grundlagen:**

- *Definition:* Messung des Gesamt-Atemwegswiderstandes mithilfe von Luftoszillationen (Schwingungen hoher Frequenz).
- *Messprinzip:*
  - Die Messung erfolgt durch pumpengetriggerte Luftoszillationen, die dem Atemstrom aufgeprägt werden. Der unbekannte Atemwegswiderstand errechnet sich durch das Verhältnis von Wechseldruck/Wechselströmung bei Vergleich mit einem bekannten Widerstand (Mundrohr).
  - In die Messung gehen nicht nur der bronchiale Strömungswiderstand, sondern auch visköse Widerstände des peribronchialen Gewebes mit ein.
  - Aufgrund der Messung der Gesamtwiderstände ist die Normwertgrenze höher als bei der Ganzkörperplethysmografie.
  - Eine Zusatzeinrichtung analysiert die zeitliche Beziehung von Druck- und Strömungsverhältnissen zueinander sowie die Phasenverschiebung ihrer Maxima. Dieser sogenannte Phasenwinkel erlaubt Rückschlüsse auf die Art der Lungenerkrankung.

▶ **Indikationen, Kontraindikationen:**

- *Indikationen:*
  - Grobe Abschätzung des bronchialen Strömungswiderstandes im Rahmen der Basisdiagnostik (z. B. als Zusatz zur Spirometrie).
  - Atemwegswiderstandsmessung am Patientenbett.
  - Arbeitsmedizinische Fragestellungen (mobiler Einsatz ist möglich).
  - Im Rahmen von Bronchospasmolyse- und bronchialen Provokationstests.
- *Keine Kontraindikationen.*

▶ **Praktisches Vorgehen:**

- *Technische Voraussetzungen (Gerät):*
  - Robustes, leichtes und portables (kleine Abmessungen) Gerät.
  - An Verbrauchsmaterial Mundstücke, Nasenklemme und eine Wangenklemme (verhindert das Mitschwingen).
  - Für Zusatzeinrichtungen (Phasenwinkel u. a.) wird ein XY-Schreiber mit Registrierpapier benötigt.
- *Messung:*
  - Tägliche Geräteeichungen sind notwendig.
  - Der Proband atmet ruhig und gleichmäßig über den Referenzwiderstand mit aufrechtem Oberkörper und leicht angehobenem Kopf.
  - Über einen Zeiger wird der Oszillationswiderstand (R_{os}) direkt angezeigt. Die Messung ist beendet bei Einpendeln eines konstanten Wertes.

▶ **Befunde, Wertung:**

- Die Befundung des R_{os}-Wertes entspricht der des bronchialen Strömungswiderstandes in der Ganzkörperplethysmografie (s. S. 18):
  - Durch Erfassung der Gesamtwiderstände sind die Messwerte jedoch generell höher.
  - Bei leichter/mittelgradiger Obstruktion korreliert R_{os} gut mit dem ganzkörperplethysmografisch gemessenen R_{AW}.
  - Bei höhergradiger Obstruktion ($> 7\,cmH_2O/l/s$) ist die Messung unempfindlicher und die Obstruktion wird unterschätzt.
- Die Analyse des Phasenwinkels hat sich in der Praxis nicht durchgesetzt. Die Zuordnung zu bronchopulmonalen Krankheitsbildern ist zu ungenau.
- In Präzision und Aussagekraft ist die Oszillationsmethode dem Ganzkörperplethysmografen deutlich unterlegen, es entfallen die wichtigen Zusatzinformationen durch Analyse der Resistance-Schleife.
- Vorteile liegen im geringen Investitionsaufwand (etwa € 1 500,–), geringen Unterhaltungskosten, einfacher Bedienung, dem mobilen Einsatz und der Möglichkeit der kontinuierlichen Registrierung.

Multifrequente Impuls-Oszillometrie

► **Grundlagen:**

- *Definition:* Messung von Atemwiderständen durch Analyse der Antwort der Atemwege (Relation von Impulsdruck und -strömung) auf Ton-Testsignale multipler Frequenzen.
- *Messprinzip:*
  – Die elektrisch gesteuerte Membranauslenkung eines Lautsprechers für die Dauer von 35 ms erzeugt in den Atemwegen einen impulsförmigen Druck-/Strömungsverlauf. Je nach mechanischer Beschaffenheit der Atemwege entsteht eine charakteristische Druck-/Strömungsantwort (s. Abb. 2.8).
- Am Pneumotachografen angeordnete Sensoren für Strömung (V') und Munddruck (P) registrieren die jeweiligen Signale von Gesamtdruck und Gesamtströmung (Spontanatmungsanteil und überlagertes Impulssignal).
- Zur Ermittlung der Impedanz (Z) muss die Messdatenverarbeitung die Impulssignale wieder von den Atmungssignalen trennen. Nur die Impulssignale gehen in die Berechnung ein. Aufgrund der multifrequenten Impulse (zwischen 5 und 35 Hz) werden die Merkmale des respiratorischen Systems in Form eines Impedanzspektrums (komplexer Atemwegswiderstand über die Frequenzskala) dargestellt.
- Die Impedanz enthält den realen Strömungswiderstand (Resistance R) und einen imaginären Blindwiderstand als Folge des Wechselspiels zwischen kapazitiver und inertiver Energiespeicherung (Reactance X). Die Resistance führt zum Energieverlust, dagegen ergibt sich im negativen Reactancebereich eine kapazitive (Capacitance C) und im positiven Bereich eine inertive (Inertance I) Energiespeicherung.
- Während der Realanteil (Resistance) dem Strömungswiderstand zugeordnet werden kann, spiegelt die Capacitance sowohl die thorakopulmonale Dehnbarkeit wie die periphere Obstruktion (im Bereich der kleinen, funktionell dehnbaren Bronchialabschnitte) wider.
- Die Inertance ist Ausdruck der Massenträgheit der bewegten Luftsäule in den oberen Atemwegen. Bei der Auswertung in der Praxis werden die Messwerte bei bestimmten Frequenzen festgehalten (z. B. R5, X5 bei 5 Hz; R20 bei 20 Hz). Zusätzlich wird der Schnittpunkt des Reactanceverlaufes mit der Null-Achse als Resonanzfrequenz (F_{res}) registriert.
- Eine einfache Darstellung des Funktionsprinzips findet sich in Abb. 2.8.

► **Indikationen:**

- ▢ *Hinweis:* Alle Indikationen sind noch vorläufig, da sich die klinische Anwendung noch in der Entwicklung befindet.
- Früherkennung obstruktiver Atemwegserkrankungen aufgrund der hohen Sensitivität des Verfahrens.
- Funktionsmessungen bei Kindern ab einem Alter von 2 Jahren (Messung in Ruheatmung bei geringen Anforderungen an die Kooperation).
- Bettseitige Lungenfunktionsmessung bei Verdacht auf obstruktive Ventilationsstörung (z. B. bei schwerkranken oder monitorpflichtigen Patienten).
- Inhalative Provokationstestung (spezifisch mit vermuteten Allergenen, unspezifisch).
- Lokalisation von Atemwegsobstruktionen (zentral, peripher, extra-/intrathorakal).

► **Praktisches Vorgehen:**

- *Position des Patienten:* Aufrechte Sitzhaltung mit leicht angehobenem Kopf.
- *Zum Ausschluss von Artefakten:* Dichter Verschluss der Lippen um das Mundstück, Nasenverschluss, freier Mundraum, Zunge liegt unter dem Mundstück, Fixierung der Wangen durch Handauflegen, Mundstück fest zwischen die Zähne klemmen.
- *Messung:* Unter Ruheatmung nach Erreichen des Steady State, Start der Aufzeichnung bei gleichmäßiger Atmung, minimal 3 Atemzüge, bei Atemzuganalyse 30 s Aufzeichnung.

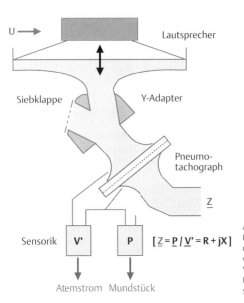

Abb. 2.8 • Funktionsprinzip der Impuls-Oszillometrie zur Bestimmung des komplexen Atemwegswiderstandes Z; V' = Atemstrom, P = Munddruck, R = Resistance (Atemwegswiderstand), X = Reactance, U = Impuls.

- *Qualitätskriterien:* Zeitlicher Volumenverlauf, Verhalten der Parameter R5, X5 im Vergleich zum Sollwert.
- *Auswertung:* Die Auswertung erfolgt mithilfe eines grafischen Protokolls mit bildlicher Darstellung der Obstruktion (zentral/peripher) und der thorakopulmonalen Elastance (Elastizität).
- ► **Befunde, Wertung:**
  - *Zentrale Obstruktion:* Resistancespektrum oberhalb des Normbereiches ($R5 > 150\,\%R5_{Soll}$), horizontal verlaufendes Resistancespektrum über alle Frequenzen, Reactanceverlauf im Normalbereich, normale Resonanzfrequenz.
  - *Periphere Obstruktion:* Erhöhtes Resistancespektrum, niederfrequente Resistance R5 > höherfrequente Resistance R20, Reactancespektrum vor allem im niederfrequenten Bereich (X5) unterhalb des Normalen, erhöhte Resonanzfrequenz.
  - *Inhalative Provokation:* Anstieg der Resonanzfrequenz um > 50 % als Kriterium der Reaktivität.
  - *Wertung:* Die Methode bietet aufgrund der Mobilität infolge des geringen Gerätevolumens und der einfachen und kurzen Messung mit geringen Anforderungen an die Patientenkooperation eine Erweiterung der Möglichkeiten pulmonaler Funktionsmessungen bei Schwerkranken, Kindern und für das Screening. Letzteres wird durch die hohe Sensitivität der Methode beim Nachweis von Atemwegsobstruktionen unterstützt. Voraussetzungen für den breiten Einsatz sind Fortschritte in der Standardisierung und Bildung von Referenzwerten (z. B. bei der Provokationstestung).

2.6 Unterbrechermethode

Grundlagen

- ► **Definition:** Messung des Atemwegswiderstandes mittels kurzzeitiger exspiratorischer Atemwegsverschlüsse (Frequenz 2 Hz, d. h. 6–8-mal pro Atemzug) und komplexer Rechenverfahren.
- ► **Messprinzip:**
  - Atemstromstärke (dV/dt) und Alveolardruck P_A (notwendig zur Bestimmung des Strömungswiderstandes $R = dP_A:dV/dt$) werden nacheinander gemessen.
  - Messvoraussetzung ist ein vollständiger Druckausgleich zwischen Alveole und Mundöffnung während des Verschlusses.

Indikationen, Kontraindikationen

► **Indikationen:**
  • Grobe Abschätzung des bronchialen Strömungswiderstandes im Rahmen der Basisdiagnostik (z. B. als Zusatz zur Spirometrie).
  • Atemwegswiderstandsmessung am Krankenbett.
  • Arbeitsmedizinische Fragestellungen (mobiler Einsatz).
  • Im Rahmen von Bronchospasmolyse und bronchialen Provokationstests.
► **Keine Kontraindikationen.**

Praktisches Vorgehen

► **Technische Voraussetzungen:** Relativ robustes, leichtes und mobiles Gerät mit kleinen Abmessungen.
► **Messung:**
  • Aufklärung des Patienten über die spürbaren exspiratorischen Atemwegsverschlüsse während der Messung.
  • Durchführung der Messung wie bei der Oszillationsmethode (s. S. 22).

Befunde, Wertung

► **Befunde und Aussagekraft sowie Vor- und Nachteile entsprechen denen der Oszillationsmethode:**
  • Durch fehlenden Druckausgleich wird mit steigendem Strömungswiderstand die Obstruktion zunehmend unterschätzt.
  • Im Therapieverlauf ist eine leichte Besserung einer schweren Obstruktion oft nicht erkennbar.
  • Investitionsaufwand von nur etwa € 1 500,–.

2.7 Compliancemessung

Grundlagen

► **Definition, Messprinzip** (s. Abb. 2.9):
  • Messung der Dehnbarkeit der Lunge: Änderung des transpulmonalen Drucks, die bei einer definierten Änderung des Lungenvolumens auftritt ($C = dP/dV$).
  • Der transpulmonale Druck ist die Druckdifferenz zwischen Alveole und Pleuraspalt.
  • Der Druck im Pleuraspalt wird bei der Messung durch den Ösophagusdruck ersetzt, der Alveolardruck entspricht nach Druckausgleich dem Munddruck.
  • Das Produkt aus transpulmonalem Druck und Volumen beschreibt die Atemarbeit zur Überwindung elastischer Widerstände.
  • Der Reziprokwert der Compliance ist die Elastance (Elastizität).
  • Die pulmonale Compliance beschreibt die mechanischen Eigenschaften der Lunge. Sie steigt bei einer Versteifung der Lunge an und fällt bei einer Erschlaffung der Lunge ab.
  • Bei einer steifen Lunge müssen hohe transpulmonale Druckänderungen für geforderte Volumenänderungen aufgebracht werden. Daher korreliert die Compliance gut mit der Atemarbeit bei restriktiven Ventilationsstörungen.
► **Compliance-Formen:**
  • *Statische Compliance:* Messung von Druck und Volumen unter Atemstillstand bei unterschiedlichen Lungenvolumina.
  • *Quasi-statische Compliance:* Kontinuierliche Messung von Druck und Volumen bei niedriger Atemfrequenz (4 Atemzüge pro min). Die Werte entsprechen weitgehend der statischen Compliance. Diese Methode wird in der Praxis eingesetzt.
  • *Dynamische Compliance:* Druck-Volumen-Beziehung, kontinuierlich gemessen bei Atmung mit einer bestimmten Frequenz, z. B. Normalfrequenz. In die dynamische Compliance gehen neben elastischen auch visköse Widerstände (Reibungswiderstand des Lungengewebes, Strömungswiderstand der Atemwege) ein. Je höher die dynamische Compliance gegenüber der statischen ist, desto bedeutender ist der Anteil visköser Widerstände bei der Atemarbeit.

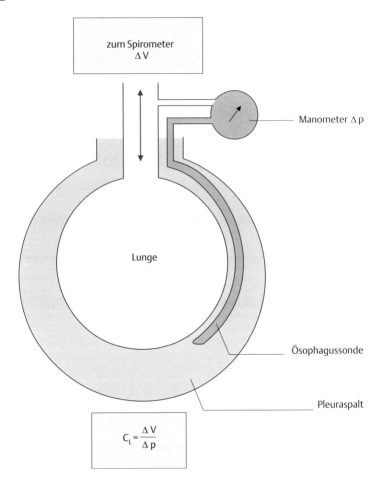

Abb. 2.9 • Messprinzip der pulmonalen Compliance (Lungendehnbarkeit). C_L = pulmonale Compliance; ΔV = Änderung des Atemvolumens; Δp = Änderung des transpulmonalen Drucks (Differenz zwischen Pleura- und Alveolar-/Munddruck).

- *Volumische Lungencompliance (C_L/FRC):* Elimination von Volumeneinflüssen bei der Compliancemessung.

Indikationen, Kontraindikationen

- ▸ **Indikationen:**
  - Diagnostik und Verlaufskontrolle restriktiver Ventilationsstörungen.
  - Ausschluss einer fibrosierenden Lungenerkrankung auf funktioneller Grundlage.
  - Diagnostik und Verlaufskontrolle des Lungenemphysems.
  - Gutachterliche Einschätzung restriktiver Ventilationsstörungen.
- ▸ **Kontraindikationen:**
  - Schwere koronare Herzkrankheit.
  - Ösophaguserkrankungen.
  - Schwere respiratorische Insuffizienz, schwere Atemwegsobstruktion, Hyperventilationssyndrome (Auswertbarkeit nicht gegeben).
  - Phobische Reaktionen.

Praktisches Vorgehen

► **Technische Voraussetzungen (Geräte) und Material:**
- *Meist in einen Ganzkörperplethysmografen integriert:*
  - Spirometer oder Pneumotachograf zur simultanen Messung des Lungenvolumens.
  - Ösophagusballonsonde (Naso-Ösophageal-Sonde) zur Relativmessung des Ösophagusdrucks (einlumige Sonde mit distalem Latexballon zum Auffüllen mit einem definierten Sollvolumen).
  - XY-Schreiber zur simultanen Aufzeichnung von Volumen- und Druckänderungen.
- Gel zur Schleimhautanästhesie, Spray mit Lokalanästhetikum, Trinkbecher, Nierenschalen, Zellstoff.

► **Patientenvorbereitung:**
- Aufklärung über Indikation, Alternativen und Vorgehen.
- Der Patient muss nüchtern sein.
- Schleimhautanästhesie des unteren Nasenganges (Gel) und Rachens (Spray).

► **Durchführung:**
- Volumen- und Druckeichung des Gerätes.
- Dichtigkeitsprüfung der Ballonsonde.
- *Sondenplatzierung:*
  - Im Sitzen, der Untersucher sitzt dem Patienten gegenüber.
  - Einführen der Sonde durch den unteren Nasengang, Füllen des Mundes mit wenig Wasser, bei Passage des Ösophaguseingangs soll der Patient schlucken (gegebenenfalls wiederholen).
  - Platzierung der Ballonsonde in Höhe der Markierung an der Nasenöffnung, gegebenenfalls optimale Lage korrigieren durch Nachweis der maximalen Druckamplituden.
  - Den Ballon mit Luft füllen.
- Zunächst Messung der quasi-statischen Compliance bei einer Atemfrequenz von 4/min, anschließend Registrierung der dynamischen Compliance bei einer Atemfrequenz von 15, 20, 40, 60/min bis zur Hechelatmung. Registrierung von mindestens drei auswertbaren Druck-Volumenkurven.
- Anschließend Entblocken, Entleeren und Entfernung der Ballonsonde.

Befunde

► **Normale Compliance:** Physiologisch oder Kombination von Fibrose und Emphysem (pseudonormale Compliance).
► **Erhöhte pulmonale Compliance:** Erschlaffung der Lunge (Lungenemphysem).
► **Erniedrigte pulmonale Compliance:**
- Kleine Lunge (Kinder, kleine Erwachsene).
- Vermindertes Lungenvolumen (nach Resektionen).
- Alle diffusen interstitiellen Lungenerkrankungen.
- Pulmonale Narben (Verletzungen, karnifizierende Entzündung, Tuberkulose, Pneumokoniosen).
- Interstitielles und alveoläres Lungenödem.
- Surfactantmangel mit Zunahme der alveolären Oberflächenspannung.
- Pleurarerkrankungen (Pleuraschwarte, Pleuratumoren).
► **Transpulmonaler Druck:**
- Bei pleural bedingter Complianceerniedrigung ist die pulmonale Compliance erniedrigt, der transpulmonale Druck jedoch nicht erhöht.
- Eine gesonderte Absolutmessung ist notwendig. Messung mit Ösophagussonde nach Kalibration oder invasiv nach Präparation der Pleura parietalis (Implantation eines Elektromanometers).

Wertung

► **Aussagekräftigster Parameter zur Beurteilung restriktiver Ventilationsstörungen:** Von der Mitarbeit unabhängig, höchste Empfindlichkeit, gute Reproduzierbarkeit und Genauigkeit.

▸ **Messfehler** entstehen meist durch inkorrekte Ballonlage und falsche Atemfrequenz des Patienten.

▸ **Nachteile:**
- Recht hoher technischer Aufwand.
- Erfahrung des Untersuchers notwendig.
- Finanzieller Investitionsaufwand von etwa € 5 000,–.
- Zeitaufwand von etwa 30 min.
- Für den Patienten unangenehme Messung.

2.8 Messung des Transferfaktors (Diffusionskapazität)

Grundlagen

▸ **Definition:** Der pulmonale Transferfaktor T_L beschreibt das globale Gasaustauschvermögen der Lunge zwischen dem ventilierten Alveolarraum und dem erythrozytären Hämoglobin. Er entspricht der Gasmenge, die pro Minute aus dem Alveolarraum in das Blut gelangt und an Hämoglobin gebunden wird.

▸ **Diffusionswiderstände:**
- Alveoläre Diffusionsstrecke (Verlängerung und Stratifikation bei Lungenemphysem).
- Alveolokapilläre Membran mit Alveolarendothel, Interstitium und Kapillarendothel (Verdickung bei Fibrose, Oberflächenverringerung nach Resektion).
- Blutplasma.
- Erythrozytäre Membranoberfläche (Anämie, Polyzythämie).
- Erythrozytenstroma.

▸ Auch Verteilungsstörungen von Ventilation und Perfusion bei an sich normaler Diffusion bedingen eine Einschränkung der Diffusionskapazität, weswegen man heute die Diffusionkapazität D_L als Transferfaktor T_L bezeichnet.

▸ **Messprinzip:**
- Indikatorgas ist aus methodischen Gründen nicht O_2, sondern Kohlenmonoxid (CO).
- CO hat eine 210-fach stärkere Affinität zu Hämoglobin als O_2. Bereits bei einem CO-Partialdruck < 1 mmHg wird eine vollständige Sättigung erzielt.
- Die Gasdiffusion in der Lunge erfolgt nach dem Fick' schen Diffusionsgesetz.
- T_{LCO} berechnet sich aus dem Quotienten der CO-Aufnahme ($\dot{V}_{CO}$) und der alveolo-kapillären CO-Partialdruckdifferenz (= alveolärer CO-Partialdruck, da kapillärer CO-Partialdruck = Null). Somit ist $T_{LCO} = \dot{V}_{CO}/P_{ACO}$ (ml/min/mmHg).

▸ **Messmethoden:**
- *Steady-State-Messmethode:*
  - Der Untersuchte atmet ein Luftgemisch mit 0,1 % CO für 3–5 min bis zum Steady-State.
  - Die $\dot{V}_{CO}$ berechnet sich aus endexspiratorisch gewonnenen Atemgasproben.
- *Single-Breath-Messmethode:*
  - Berechnung der $\dot{V}_{CO}$ nach Einatmung einer Vitalkapazität einer 0,2 %-igen CO-Gasmischung mit nachfolgender Apnoe-Phase von 10 s.
  - Die CO-Differenz zwischen Inspirationsluft und Exspirationsluft nach Apnoe ist ein Maß für den CO-Transfer.
  - Zur Berechnung muss das Alveolarvolumen (VA) bekannt sein. VA = TLC-Totraum (bestimmt durch Heliumverdünnungsmethode, s. S.11).

Indikationen, Kontraindikationen

▸ **Indikationen:**
- Diagnostik und Verlaufskontrolle interstitieller Lungenerkrankungen.
- Diagnostik und Verlaufskontrolle des Lungenemphysems.
- Frühdiagnostik von Diffusionsstörungen aufgrund der Empfindlichkeit des Verfahrens.

▸ **Kontraindikationen:**
- *Single-Breath-Methode:* Bei starker Atemnot (Apnoezeit = 10 s) und sehr kleiner VC von < 1,5 l nicht durchführbar.

- *Steady-State-Methode:* Hier treten zuweilen grenzwertig toxische CO-Hb-Werte auf, vor allem bei Belastungsuntersuchungen. Sie sollte daher bei starker Hypoxämie ($p_aO_2 < 50$ mmHg) unterbleiben.

Praktisches Vorgehen

▸ **Technische Voraussetzung (Geräte):**
- Mindestvoraussetzung ist ein Spirometer und CO-Analysator.
- Meist Bestimmung des CO-Transfers in Kombinationsmessplätzen mit integriertem PC.

▸ **Patientenvorbereitung:**
Für das Steady-State-Verfahren nicht notwendig. Für das Single-Breath-Verfahren zuvor Üben des Atemmanövers.

▸ **Druchführung:**
- *Steady-State-Verfahren:* 3–5-minütige Ruheatmung bei einer Atemluft mit 0,1 % CO-Anteil.
- *Single-Breath-Verfahren:* Nach maximaler Exspiration Einatmen eines Gasgemisches aus 0,2 % CO, 10 % Helium und Luft mit langsamer, maximaler Inspiration bis zur IVC. Dann Atemwegsverschluss mittels Shutter für 10 s, danach langsame und vollständige Exspiration. Verwerfen der ersten 750 ml des Exspirationsgases als Totraum, Analyse des Restexspirates. Mindestens 2 Mess-Durchgänge sind erforderlich. Simultan erfolgt die Messung des Alveolarvolumens durch Helium-Verdünnung. Der Gesamt-T_{LCO} wird auf das Alveolarvolumen (T_{LCO}/V_A) bezogen.

Befunde

▸ **Verminderter T_{LCO}:**
- *Interstitielle Lungenerkrankungen (Dominanz des Membranfaktors):* Verdickung der alveolo-kapillären Membran, Verlust von Membranoberfläche, Ventilations-Perfusions-Verteilungsstörungen.
- *Lungenemphysem und chronisch obstruktive Atemwegserkrankung (Dominanz der Verteilungsstörungen):* Verlust von Membranoberfläche, Vergrößerung der Diffusionsstrecke, Stratifikation, Verteilungsstörungen.
- Lungenembolie (Verlust an Gasaustauschfläche).
- Nikotinkonsum (Erhöhung des Hb_{CO}).
- Anämie (Verlust von Hämoglobin).
- Durch Berücksichtigung des VA und anderer Einflussfaktoren (Hb, RV durch Heliumverdünnung und durch Ganzkörperplethysmografie gemessen) kann die Ursache einer verminderten T_{LCO} näher angegeben werden (s. Abb. 2.10).

▸ **Erhöhter T_{LCO}:**
- Alveoläre Hämorrhagie (Bindung von CO an alveoläres Hb).
- Polyzythämie, Polyglobulie (vermehrte Bindung an kapilläres Hb).
- Pulmonaler Rechts-Links-Shunt (vermehrte Bindung an kapilläres Hb).

Wertung

▸ **Vorteile:**
- Hochsensitives Verfahren zur globalen Messung pulmonaler Gastransferstörungen.
- Rasche und einfache Messdurchführung.

▸ **Nachteile:**
- Der T_{LCO} allein bietet keine Möglichkeit der Differenzialdiagnose, da er ein integrativer Parameter ist.
- *Zur sicheren Beurteilung der Lokalisation einer Diffusionsstörung sind zusätzliche Analysen notwendig:*
  - Verteilungsanalysen.
  - Bestimmung des Membrantransfers.
- Relativ hoher Investitionsaufwand (über € 15 000,–).

Lungenfunktionsprüfung

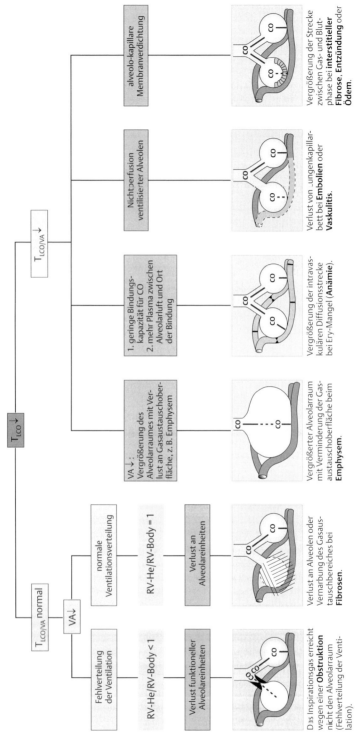

Abb. 2.10 • Differenzialdiagnose einer verminderten T_{LCO}; T_{LCO} = pulmonaler Transferfaktor für CO, VA = Alveolarvolumen, RV-He = durch Heliumverdünnung gemessenes Residualvolumen, RV-Body = durch Ganzkörperplethysmografie gemessenes Residualvolumen.

2.9 Arterielle Blutgasanalyse (BGA)

Grundlagen

► Messung des Gasdrucks von Sauerstoff und Kohlendioxid, des pH-Wertes und des Basenüberschusses (BE) sowie der Standardbikarbonatkonzentration im arteriellen Blut.

► **Arterieller Sauerstoffpartialdruck** (p_aO_2 in mmHg oder kPa)**:** Teildruck des im arteriellen Blut gelösten Sauerstoffs. Maß für den alveolären Gasaustausch. Gemessen wird die an einer Platinelektrode durch die Umwandlung von O_2 zu H_2O entstehende Potenzialdifferenz. Verminderung oder Erhöhung können unterschiedliche Ursachen haben.

► **Arterieller pH-Wert:** Negativer dekadischer Logarithmus der H^+-Ionen-Konzentration im arteriellen Blut. Er wird gemessen mit einer Glaselektrode, umgeben von einer H^+-Ionen permeablen Glasmembran. Die H^+-Ionen aus dem Blut induzieren eine Potenzialdifferenzänderung, die von deren Konzentration abhängig ist. Der Blut-pH-Wert wird austauschbar metabolisch (Stoffwechsel, Niere, Magen-Darm-Trakt) und pulmonal (alveoläre Ventilation) reguliert. Beispiele:
  • *Respiratorische Azidose:* pH-Abfall durch alveoläre Hypoventilation ohne metabolische Kompensation.
  • *Respiratorische Alkalose:* pH-Anstieg durch alveoläre Hyperventilation ohne metabolische Kompensation (Säureretention).

► **Arterieller CO_2-Partialdruck p_aCO_2:** Gasdruck des im arteriellen Blut befindlichen CO_2 in mmHg oder kPa. Die Messung erfolgt wie die des pH, hier mit einer CO_2-durchlässigen Teflonfolie um die Glaselektrode. CO_2 induziert eine pH-Änderung, die über die Konzentrationsänderung der H^+-Ionen gemessen wird. Aufgrund der guten Diffusion von CO_2 beschreibt der p_aCO_2 lediglich die alveoläre Ventilation:
  • *Hypokapnie:* Alveoläre Hyperventilation.
  • *Hyperkapnie:* Alveoläre Hypoventilation.

► **Standardbikarbonat** (Alkalireserve): HCO_3^- -Konzentration bei Standardbedingungen (37°C, 44 mmHg p_aCO_2, vollständige O_2-Sättigung des Hämoglobins). Der Wert (in mval/l) ergibt sich rechnerisch aus den oben genannten Werten.

► **Base excess (BE):** Rechnerisch erzielter Wert zur Beschreibung des Gesamt-Säure-Basen-Haushalts. Ein positiver Wert beschreibt einen Basenüberschuss, ein negativer Wert einen Basenmangel. Angabe in mval/l.

► BE und Standardbikarbonat beschreiben aus Sicht der Lunge die metabolische Antwort oder Ursache bei veränderter alveolärer Ventilation.

Indikationen, Kontraindikationen

► **Indikationen:**
  • Jede Lungenfunktionsprüfung.
  • Diagnostik kardialer Funktionsstörungen.
  • Diagnostik der Polyglobulie.
  • Therapiekontrolle und Verlaufsbeobachtung kardiopulmonaler Erkrankungen.
  • Diagnostik von Hirnerkrankungen, Niereninsuffizienz, Störungen des Wasser- und Elektrolythaushaltes, Stoffwechselerkrankungen (z.B. Diabetes mellitus).
  • Monitoring in der Intensivmedizin.

► **Keine Kontraindikationen.**

Praktisches Vorgehen

► **Technische Voraussetzungen (Geräte) und Material:**
  • Integrierte Platin- und Glaselektroden.
  • Digitalanzeige und Direktausdruck.
  • Tägliche Grundeichungen mit definierten Kalibrierlösungen.
  • Regelmäßige, am besten automatische Zwischeneichungen.
  • Als Zubehör hyperämisierende Salbe, heparinisierte Mikrokapillaren, Tupfer, Alkohollösung, Einmallanzetten, Eichgas, Eichlösung, Ersatzelektroden, Ersatzmembranen.

▸ **Definition der Untersuchungsbedingungen:**
- *Ruhe-Steady-State:* 10 min unverändertes Sitzen oder Liegen.
- *Sauerstoff-Steady-State in Ruhe:* Bei Gesunden nach 20 min nasaler O_2-Insufflation, bei pulmonal Kranken nach 30–40 min.
- *Belastungs-Steady-State:* 4 min pro Belastungsstufe.

▸ **Patientenvorbereitung:**
- *Vorbereitung der Gewinnung arteriellen/arterialisierten Blutes:*
  – Palpation der A. radialis oder A. femoralis. Arterielle Punktion nur notwendig bei peripherer Mikrozirkulationsstörung und nicht plausiblen kapillären Werten und hyperoxischem p_aO_2.
  – Hyperämisiertes Ohrläppchen (hyperämisierende Salbe, Einwirkungszeit 10 min). Ohrkapillarblut entspricht arteriellem Blut bei hypoxisch/normoxischem p_aO_2, normaler Ohrläppchendurchblutung und normaler Zirkulation.
- *Gewinnung der Blutprobe:*
  – Punktion der A. radialis oder A. femoralis mit Mikrokanüle.
  – Lanzettierung des Ohrläppchens, der erste Blutstropfen wird verworfen.
  – Aufsaugen in Spritze oder Kapillare ohne Luftblasen (ggf. sofort entfernen!).

▸ **Messvorgang:**
- Messung möglichst sofort nach Blutgewinnung, bei Verzögerung von mehr als 5 min Bluttransport auf Eis.
- *Häufigste Fehlerquellen:* Luftblasen, Blutprobe geronnen, Punktion einer Vene, „Melken" des Ohrläppchens, Membranverschmutzungen oder Membrandefekte.
- Doppelbestimmungen sind zur Erhöhung der Zuverlässigkeit wünschenswert.

Befunde
. . . .

▸ **p_aO_2:**
- Geschlechts-, gewichts- und altersabhängig (starke Abnahme mit dem Alter, s. Abb. 2.11).
- Änderungen des Barometerdrucks sind unerheblich, der p_aO_2 fällt jedoch stark mit der Höhe über Meeresniveau ab.

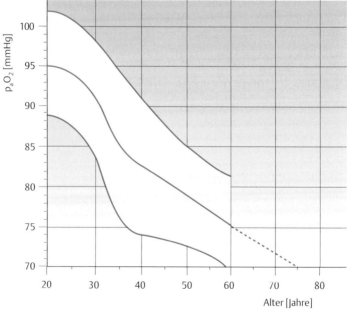

Abb. 2.11 • Altersabhängiger Normbereich des arteriellen Sauerstoffpartialdrucks (nach Loew und Thews, 1962).

Tab. 2.2 • **Arterielle Blutgase bei verschiedenen Formen der Ateminsuffizienz.**

	in Ruhe		unter Belastung		unter O$_2$-Atmung	
	p_aO_2	p_aCO_2	p_aO_2	p_aCO_2	p_aO_2	p_aCO_2
Normalbefund	n	n	↑	↓	↑	↔
Diffusionsstörung	↓↓	n/↓↓	↓	n	↑	↔
Rechts-Links-Shunt	↓↓	n/↓↓	↔*	↓	↔	↔
Ventilations-Perfusions-Verteilungsstörung	↓↓	n/↑↑	↑	↓	↑	↔
Hypoventilation	↓↓	↑↑	↔	↑	↑	↑

*n: normal; ↑↑: erhöht; ↓↓: erniedrigt; ↑: Anstieg; ↓: Abfall; ↔:unverändert; *: uneinheitliches Verhalten*

- Abweichungen über die doppelte Standardabweichung hinaus werden als Hypoxämie (bei Unterschreiten) oder Hyperoxämie (bei Überschreiten) bezeichnet.
- *Respiratorische Insuffizienz:*
  - Manifest: Hypoxämie unter Ruhebedingungen.
  - Latent: Normoxämie in Ruhe, Hypoxämie unter Belastung.
- Aus einer Hypoxämie alleine kann kein Rückschluss auf die Ursache gezogen werden. *Hauptursachen sind:*
  - Hypoxie in der Atemluft (Höhe, Sauerstoffmangel).
  - Alveoläre Hypoventilation.
  - Alveolokapilläre Diffusionsstörungen.
  - Pulmonaler Rechts-Links-Shunt.
  - Verteilungsstörung zwischen alveolärer Ventilation und pulmonaler Perfusion.
- ▸ **p$_a$CO$_2$:**
  - Der normale p$_a$CO$_2$ ist altersunabhängig und liegt zwischen 36 und 44 mmHg.
  - Das Verhalten des p$_a$O$_2$ und des p$_a$CO$_2$ in Ruhe, unter körperlicher Belastung und unter Sauerstoffatmung erlaubt Rückschlüsse auf die Ursache der Ateminsuffizienz (s. Tab. 2.2):
    - Eine Hypoxämie bei Normo-/Hypokapnie wird als respiratorische Insuffizienz (früher: respiratorische Partialinsuffizienz) bezeichnet.
    - Eine Hypoxämie bei Hyperkapnie wird als Ventilationsinsuffizienz (früher: respiratorische Globalinsuffizienz) bezeichnet.
- ▸ **Häufige Ursachen der Ventilationsinsuffizienz**:
  - Atempumpversagen.
  - Funktionelle Atemdepression (metabolische Alkalose, Sedativa).
  - Zerebrale Schädigungen (z. B. Ischämie, Blutung, Raumforderung, Myelitis, Enzephalitis, Atemregulationsstörungen).
  - Neuromuskuläre Erkrankungen (z. B. Amyotrophe Lateralsklerose, Muskeldystrophie, spinale Muskelatrophien, Polymyositis, Myasthenia gravis, Guillain-Barré-Syndrom).
  - Atemwegsstenose (obstruktives Schlafapnoesyndrom, Trachealstenose).
- ▸ **Wichtige Ursachen der alveolären Hyperventilation:**
  - Pulmonale Stimulation (Hypoxie, vermehrte Atemarbeit).
  - Zentrale Stimulation (Schmerz, Angst, Erregung, Fieber, arterielle Hypotension, zerebrale Läsion, metabolische Azidose).
  - Andere Stimuli (Schwangerschaft).
- ▸ Die Konstellation von pH, p$_a$CO$_2$ und BE-Standarddikarbonat erlaubt Rückschlüsse auf die verursachende Störung des Säure-Basen-Haushaltes (s. Tab. 2.3).

Wertung

- ▸ Die arterielle Blutgasanalyse ist eine einfache und zuverlässige Messmethode (der Messfehler beträgt weniger als 3 %), mit der eine Aussage über die Globalfunktion der Lunge und über den Säure-Basen-Status möglich ist. Die spezielle Befundkonstellation erlaubt meist Rückschlüsse auf die zugrunde liegende Störung.

Tab. 2.3 • **Befundkonstellationen bei Störungen des Säure-Basen-Haushalt.**

	pH	p_aCO_2	Basenüberschuss
akute respiratorische Azidose	↓	↑	n
chronische respiratorische Azidose	n/↓	↑	↑
akute respiratorische Alkalose	↑	↓	n
chronische respiratorische Alkalose	n/↑	↓	↓
kompensierte metabolische Azidose	n	↓	↓
dekompensierte metabolische Azidose	↓	n/↓	↓
kompensierte metabolische Alkalose	n	↑	↑
dekompensierte metabolische Alkalose	↑	n/↑	↑

n: normal; ↑: erhöht; ↓: erniedrigt

2.10 Pulsoximetrie

Grundlagen
....

- ► **Definition:** Nichtinvasive Methode zur Messung der arteriellen Sauerstoffsättigung (S_aO_2, pulsoximetrisch S_pO_2).
- ► **Prinzip:**
  - • Messung der pulssynchronen Absorptionsänderung durch oxygeniertes Hämoglobin gegenüber dem reduzierten Hämoglobin der Venen mittels Transmissionsfotometrie bei 2 Wellenlängen (660 nm und 940 nm).
  - • Durch selektive Messung der pulsatilen Anteile spielen Gewebe- und Hautbeschaffenheit keine wesentliche Rolle.

Indikationen, Kontraindikationen
....

- ► **Indikationen für eine kontinuierliche Registrierung der S_aO_2:**
  - • Schlaf (Schlaf-Apnoe-Syndrom, chronische respiratorische Insuffizienz).
  - • Monitoring auf Intensivstation.
  - • Narkose.
  - • Diagnostische und interventionelle bronchopulmonale Eingriffe.
  - • Nichtinvasive Beatmung und Sauerstofftherapie.
- ► **Kontraindikationen:**
  - • Schock und Mikrozirkulationsstörungen.
  - • Starke Hypoxämie ($S_aO_2 < 70\%$).
  - • Pathologisch erhöhte Kohlenmonoxidkonzentration (HbCO > 3 %, hier ist die S_pO_2 falsch hoch).
  - • Ikterus (S_pO_2 falsch niedrig).

Praktisches Vorgehen
....

- ► **Technische Voraussetzungen (Geräte):**
  - • Automatische interne Kompensation und Korrektur gegenüber den nicht pulsatilen Anteilen des akralen Blutes.
  - • Interner Speicher zur Trendanalyse von mindestens 12 h.
  - • *Wünschenswert:* Integrierte Einstellung von Alarmgrenzen mit optischem und akustischem Signal, Ausdruck der Daten in digitaler oder grafischer Form.
- ► **Praktische Durchführung:**
  - • Keine Patientenvorbereitung, keine Hyperämisierung erforderlich.
  - • Befestigung des Sensors an Ohr oder Finger mit Messfühlern in selbsthaltenden Klemmen oder in Fingerhüten.
  - • Vermeiden von Bewegungen am sensortragenden Glied.

Befunde, Wertung
....

- ► Die Pulsoximetrie erlaubt ein kontinuierliches Monitoring erwünschter und unerwünschter Sauerstoffsättigungsänderungen. Die Anzeigeverzögerung eines Messwertes beträgt < 15 s.

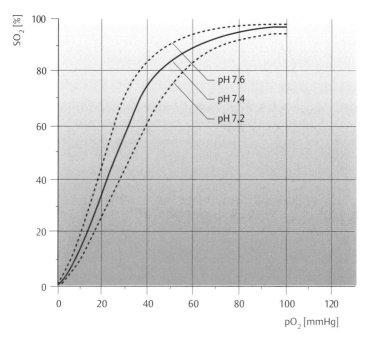

Abb. 2.12 • Sauerstoffbindungskurve des menschlichen Blutes bei unterschiedlichem pH.
SO_2 = Sauerstoffsättigung; pO_2 = Sauerstoffpartialdruck.

► Im klinisch wichtigen Bereich einer S_aO_2 von 70–90 % ist die Messung sehr zuverlässig und sensitiv. Der Messfehler beträgt 2–3 %.
► Unterhalb einer S_aO_2 von 65 % ist der Messfehler groß.
► Die Pulsoximetrie hat die transkutane Messung der Sauerstoffsättigung weitgehend verdrängt.
► **Rückschlüsse auf den p_aO_2 sind nur bedingt möglich:**
  • Die Sauerstoffbindungskurve verläuft bei einer $S_aO_2 > 90$ % sehr flach (s. Abb. 2.12), die Messung der S_aO_2 ist deshalb in diesem Bereich wenig sensitiv.
  • Der Verlauf der Sauerstoffbindungskurve ist abhängig vom pH (s. Abb. 2.12), vom p_aCO_2, von der Temperatur und von erythrozytären Energieträgern (z. B. 2,3-Diphosphoglycerat).

2.11 Funktionsmessungen der Ventilationspumpe

Grundlagen

► **Definition:** Die Ventilationspumpe ist der Motor der Ventilation und besteht aus dem Atemzentrum, den motorischen Neuronen, der Atemmuskulatur (Zwerchfell, Interkostalmuskeln, zervikothorakale Muskeln) und dem Brustkorb. Sie vergrößert inspiratorisch das Lungenvolumen, die Exspiration erfolgt in Ruhe passiv.
► **Mögliche Störungen:** Jedes der Glieder des Systems kann durch Krankheit betroffen sein (s. Tab. 2.4). Folge der Insuffizienz des Gesamtsystems ist die Ventilationsinsuffizienz (früher: respiratorische Globalinsuffizienz) mit Abfall des p_aO_2 und Anstieg des p_aCO_2. Man unterscheidet:
  • Atemantriebsstörungen.
  • Neuromuskuläre Störungen.
  • Störungen der thorakalen Kraftübertragung.
  • Störungen der Übertragung von Alveolardruck in Ventilation.

Tab. 2.4 • **Mögliche Störungen der Ventilationspumpe.**

Atemzentrum

- ► zentrale Hypoventilationssyndrome
- ► Hirnstammläsionen
- ► endokrine Insuffizienz

- ► Sedativa
- ► Narkotika
- ► Elektrolyt- und Säure-Base-Störungen

Nervensystem/Atemmuskulatur

- ► Myelonschäden
- ► Multiple Sklerose
- ► Amyotrophe Lateralsklerose
- ► Polio
- ► Guillain-Barré-Syndrom

- ► Myasthenia gravis
- ► Muskeldystrophie
- ► Myositis
- ► Stoffwechselerkrankungen
- ► Zwerchfellparese

Kraftübertragung in Alveolardruck

- ► Kyphoskoliose
- ► Rippenserienfraktur
- ► Pleuraschwarte

- ► Thorakoplastik
- ► Lungenüberblähung
- ► Lungenfibrose

Übertragung Alveolardruck in Ventilation

- ► obstruktive Schlafapnoe
- ► Stimmbandparese

- ► Trachealstenose
- ► obstruktive Bronchialerkrankungen

Globale Funktionstests

- ► Arterielle Blutgasanalyse (BGA, s. S. 31).
- ► **Spirometrie (Vitalkapazität VC, s. S. 11):** Eine Einschränkung der VC tritt erst bei schwerer Störung der Ventilationspumpe auf. Bei isolierter Zwerchfellläsion beträgt die VC im Liegen > 25 % weniger als bei aufrechter Position.
- ► **Elektromyografie (EMG) der Atemmuskulatur (Interkostalmuskel):** Hier führt die Ermüdung zur Erniedrigung der Signalfrequenz. Die Aussage ist unsicher.
- ► **Transdiaphragmale Druckmessung:**
  - • p_{di} und $p_{di\ max}$, $p_{di} = p_g - p_{oes}$.
  - • Voraussetzung zur Messung ist die Platzierung von je einer Ösophagus- und Magensonde.
  - • Bei Einatmung aus der FRC in Ruhe wird der Abdominaldruck p_g positiv, der Pleura-/Ösophagusdruck p_{oes} negativ.
  - • p_{di} ist ein Parameter der Zwerchfellfunktion in Ruhe oder unter Belastung ($p_{di\ max}$).
- ► **Mundverschlussdruckmessung:**
  - • Die Messung der inspiratorischen Mundverschlussdrücke ist technisch einfach und erlaubt eine Aussage über die Funktion der gesamten Ventilationsmuskulatur.
  - • *Mundverschlussdruck $p_{0.1}$:*
    - – 0,1 s nach Beginn einer normalen Inspiration schließt ein Ventil das Mundstück für 0,1 s.
    - – $p_{0.1}$ ist proportional zum Inspirationsdruck/Pleuradruck und repräsentiert die inspiratorische Druckentwicklung über den gesamten Atemzug.
    - – Atemwiderstand und Lungendehnbarkeit beeinflussen die Messung nicht.
  - • *Maximaler statischer Inspirationsdruck ($p_{i\ max}$):* Maximal erreichter inspiratorischer Mundverschlussdruck bei maximaler willkürlicher Inspiration.
  - • *Maximaler Mundverschlussdruck ($p_{0.1\ max}$):* Druck zwischen Ventil und Mundöffnung 0,1 s nach Beginn einer maximal willkürlichen Inspiration.

Indikationen, Kontraindikationen

- ► **Indikationen für alle Funktionsmessungen:**
  - • Differenzialdiagnose bei unklarer Dyspnoe.
  - • Verlaufskontrolle neuromuskulärer Erkrankungen.
  - • Differenzialdiagnose bei Hyperkapnie, Polyglobulie.
  - • Verlaufsuntersuchung bei fortgeschrittener, chronischer bronchopulmonaler Erkrankung (vor allem Lungenemphysem, chronische Bronchitis).

Lungenfunktionsprüfung

- Verlaufsbeurteilung der nichtinvasiven Heimbeatmung.
- Entwöhnungskriterien bei maschineller Beatmung.
► **Kontraindikationen:** Ösophaguserkrankungen (gilt für transdiaphragmale Druckmessung).

Praktisches Vorgehen

► Spirometrie s. S. 11, EMG und transdiaphragmale Druckmessung s. o.
► **Mundverschlussdruckmessung:**
  • $p_{0.1}$:
    – Mittels eines Pneumotachografen mit eingebautem Verschlussventil Messung (bei Ruheatmung) zwischen Pneumotachograf und Mund des Probanden.
    – Ventilverschluss 0,1 s nach Inspirationsbeginn aus der Atemruhelage heraus, Blockade des Atemflusses für 0,1 s. Ein Manometer misst den subatmosphärischen Druck zwischen Ventil und Mundöffnung während des Verschlusses (Angabe in Positivwerten in cmH_2O oder kPa).
    – Durchführung von 10 Messungen in unregelmäßiger Reihenfolge, Errechnung eines Mittelwertes.
    – Parallel werden durch den Pneumotachografen VT, die Atemfrequenz und das Atemminutenvolumen ($\dot{V}_E$), die mittlere Inspirationsgeschwindigkeit und Inspirationszeit im Vergleich zur Gesamtdauer des Atemzuges (T_i / T_{tot}) aufgezeichnet.
► $p_{i\,max}$:
  • Vor der Messung Ausatmung aus der Ruheatmung bis zum RV.
  • Inspirationsgetriggerter Ventilverschluss am Beginn einer maximal starken und schnellen Inspiration. Ventilöffnung nach 1 s.
  • Aufzeichnung der Druckkurve bis zur Ventilöffnung, der maximale Inspirationsdruck wird nach 0,3–0,5 s erreicht.
  • Von 7–10 Versuchen wird die maximale Druckkurve ausgewertet.
► $p_{0.1\,max}$: Schnittpunkt einer Senkrechten zur Zeitachse (0,1 s nach Beginn des Inspirationsversuchs) mit der Druckkurve des $p_{i\,max}$-Manövers.

Befunde

► **Normwerte:**
  • *Transdiaphragmale Druckmessung:* Die Werte sind abhängig von der Atemphase und dem Atemzugvolumen:
    – p_{di} etwa 10 cmH_2O.
    – $p_{di\,max}$ = 115–215 cmH_2O je nach Atemmanöver.
  • *Mundverschlussdruckmessung:* S.Tab. 2.5.

Wertung

► **Allgemein:**
  • Die Messung der Funktion der Ventilationspumpe hat eine hohe Bedeutung bei zerebralen, neuromuskulären und chronisch progredienten bronchopulmonalen Erkrankungen.
  • Die Messung hat zunehmende Bedeutung für die Therapieführung und führt seit Etablierung der intermittierenden Selbstbeatmung zu unmittelbaren therapeutischen Konsequenzen.

Tab. 2.5 • **Normwerte der Mundverschlussdruckmessung.**

Parameter	Normwert	
$p_{0.1}$	0,6–1,5 mmHg (0,08–0,2 kPa)	
$p_{i\,max}$	Männer: > 60 mmHg (> 8 kPa)	Frauen: > 45 mmHg (> 6 kPa)
$p_{0.1\,max}$	40–60 % von $p_{i\,max}$	
$p_{0.1}/p_{0.1\,max}$	0,01–0,05 (1–5 % des Maximalwertes)	
$p_{0.1}/p_{i\,max}$	0,01–0,03 (1–3 % des Maximaldrucks)	

- In der Praxis lassen die Mundverschlussdrücke, evtl. in Kombination mit der CO_2-Rückatmung (= Belastungstest bei latenter Störung), eine differenzierte Analyse der Ventilationspumpe zu und sind den anderen Parametern überlegen.
- ▶ **Spirometrie** s. S. 11.
- ▶ **Elektromyografie:** Wegen schlechter Standardisierbarkeit und Reproduzierbarkeit in der klinischen Diagnostik nicht etabliert.
- ▶ **Transdiaphragmale Druckmessung:** Sensitives, aber anfälliges Messverfahren. Sie berücksichtigt nur die Zwerchfellfunktion.
- ▶ **Mundverschlussdruckmessung:**
  - $p_{0.1}$:
    - Repräsentiert die Last der Atempumpe unter Ruhebedingungen.
    - Geringe Abhängigkeit von der Mitarbeit des Patienten und unabhängig vom Atemwiderstand und der Lungendehnbarkeit.
    - $p_{0.1}$ wächst proportional mit $\dot{V}E$ und der Inspirationsgeschwindigkeit.
    - Erhöhte Werte zeigen eine vermehrte Last der Atemmuskulatur an (bei thorakalen oder bronchopulmonalen Erkrankungen).
    - Ein erniedrigter $p_{0.1}$-Wert zeigt eine zentrale Atemdepression oder eine manifeste Atemmuskelschwäche an.
    - Bei Vorliegen einer Übertragungsstörung von Kraft in Druck (Lungenemphysem, Kyphoskoliose) wird die in Ruhe benötigte Atemmuskelkraft durch die Messung unterschätzt.
    - Bei $p_{0.1}/p_{i\,max} > 15\,\%$ ist mit einer Ventilationsinsuffizienz zu rechnen.
    - Bei $p_{0.1}/p_{i\,max} > 25\,\%$ ist die spontane Ventilation auf Dauer nicht aufrechtzuerhalten.
  - $p_{i\,max}$:
    - Index für die Kapazität der Ventilationspumpe.
    - Mitarbeitsabhängiger Parameter, Unabhängigkeit von Resistance und Compliance.
    - Die intraindividuelle Variation von Messung zu Messung beträgt 6–10 %.
    - Maß für die erniedrigte Kapazität der Ventilationspumpe bei Brustwanderkrankungen, neuromuskulären und chronischen bronchialen Erkrankungen sowie vor allem beim Lungenemphysem.
    - $p_{0.1}/p_{i\,max}$ gibt die Last im Verhältnis zur Kapazität der Atempumpe an.
  - $p_{0.1\,max}$:
    - Sehr gute Korrelation zu $p_{i\,max}$.
    - $p_{0.1}/p_{0.1\,max}$ ist ein Index für die bei gegebener Ventilation eingesetzte Inspirationskraft und damit ein Index für den Atemantrieb (Messung z. B. bei CO_2-Rückatmung).

2.12 6-Minuten-Gehtest

Grundlagen

- ▶ **Prinzip:** Einfache Prüfung der kardiopulmonalen Belastungstoleranz durch Messung der Strecke, die in 6 min durch schnelles Gehen zurückgelegt werden kann. Die Beurteilung kann durch Messung eines Dyspnoescores (z. B. der Borg-Skala oder der ATS-Skala, s. Kap. 6) und der kapillären Blutgase ergänzt werden.

Indikationen, Kontraindikationen

- ▶ **Indikationen:**
  - Schweregradeinschätzung und Verlaufsbeurteilung chronischer bronchopulmonaler (COPD, Lungenfibrose) und pulmonal-vaskulärer (pulmonal-arterielle Hypertonie) Lungenerkrankungen.
  - Schweregradeinschätzung und Verlaufsbeurteilung kardiovaskulärer Erkrankungen (Herzinsuffizienz).
  - Beurteilung von Therapieeffekten (z. B. pulmonalarterielle Drucksenkung, Rehabilitation).

Tab. 2.6 • **Richtwerte für 6–Minuten-Gehstrecke bei Gesunden und COPD-Patienten.**

	Strecke (m)	Lerneffekt bei Wiederholung (m)	Rehabilitationseffekt (m)
Gesunde			
40. LJ	450–600	+ 0–40	
80. LJ	250–400	+ 0–40	
COPD			
FEV$_1$ > 50 % Soll	200–300	+ 30–90	+ 0–50
FEV$_1$ 30–50 % Soll	150–250	+ 25–75	
FEV$_1$ < 30 % Soll	100–200	+ 20–60	

➤ **Kontraindikationen:**
- Einflussfaktoren, die die Auswertbarkeit beeinträchtigen (Gehbehinderungen, mangelnde Patientenmitarbeit).
- Kontraindikation für körperliche Belastung (s. Kap.2.13).

Praktisches Vorgehen

➤ **Technische Voraussetzungen (Geräte):**
- Innenraum-Korridor mit einer Länge von mindestens 30 m.
- Stoppuhr.
- Blutgasanalysegerät.

➤ **Patientenvorbereitung:**
- Anamneseerhebung und klinische Untersuchung zur Indikationsstellung und zum Ausschluss von Kontraindikationen.
- Aufklärung über das Belastungsprotokoll (selbstbestimmtes Auf- und Abgehen über 6 min mit der Aufgabe, eine maximale Strecke zurückzulegen, Pausen erlaubt).
- Bestimmung des Dyspnoescores und der kapillären Blutgase in Ruhe.

➤ **Durchführung:**
- Begleitung durch Assistenzperson mit Stoppuhr.
- *Notieren:* O$_2$-Inhalation, Patientenmotivation, notwendige Aufmunterungen, Gehgeschwindigkeit, Gehbehinderung, Pausen.
- Nach 6 min (oder bei Abbruch) bestimmen: Dyspnoe-Score, Gesamt-Gehstrecke, Blutgasanalyse, Symptomatik.
- *Abbruchkriterien:* Brustschmerz, unerträgliche Luftnot, Beinkrämpfe, Torkeln, aschfahles Aussehen.

Befunde und Wertung:

➤ **Richtwerte für typische Gehstrecken:** s. Tab. 2.6.
➤ Die Ergebnisse unterliegen großen interindividuellen Schwankungen, sind aber intraindividuell recht stabil. Sie korrelieren gut mit der Erkrankungsprognose und mit Parametern der Lebensqualität.
➤ Die Befunde sind wertvoll in der Objektivierung der Erkrankungsprogression und zur Beurteilung von Therapieergebnissen.
➤ Wiederholte Gehtests führen zu besseren Ergebnissen (Lerneffekte durch effizientere Leistungsverteilung).

2.13 Blutgase unter Belastung

Grundlagen

➤ Ergometrie, s. a. Spiroergometrie S. 43.
➤ **Prinzip, physiologischer Ablauf:**
- Bei körperlicher Belastung steigt der Gewebesauerstoffbedarf. Lunge und nachgeschaltet das Herz kommen dem durch vermehrte Sauerstoffaufnahme $\dot{V}O_2$ nach. Hierzu steigen das Atemminutenvolumen $\dot{V}_E$ (zunächst durch Erhöhung

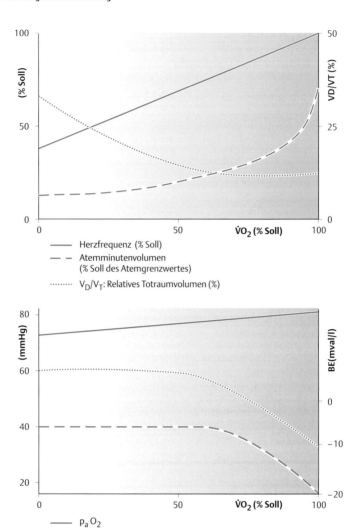

Abb. 2.13 • Kenngrößen der physiologischen Belastungsreaktion.

des Zugvolumens, später auch durch Erhöhung der Atemfrequenz) und die Herzfrequenz an. Die Herzfrequenz steigt linear, das $\dot{V}_E$ zunächst linear, später nicht linear mit der $\dot{V}O_2$ an (s. Abb. 2.13).

► Als Anpassung verringert sich der physiologische Totraum und das pulmonale Ventilations-/Perfusionsverhältnis verbessert sich durch Rekrutierung von Alveolarbezirken und Kapillaren. Hierdurch steigt der Sauerstoffpartialdruck langsam linear an (s. Abb. 2.13).

► Bei weiter steigender Belastung müssen zusätzlich zur aeroben Energiegewinnung anaerobe Mechanismen hinzukommen. Dies führt zum vermehrten Anfall saurer Valenzen (Laktat). Als Folge fällt das Standardbikarbonat ab und der Basenüberschuss (BE) wird zunehmend rascher negativ.

► Zur Säureelimination (respiratorische Kompensation) wird das Atemzeitvolumen weiter gesteigert und der p_aCO_2 fällt exponentiell ab.

☐ *Anmerkung:* Beim Gesunden ist nicht die Lunge, sondern das Herz leistungslimitierend.

Indikationen, Kontraindikationen

► **Indikationen:**
- Differenzialdiagnose unklarer Dyspnoe.
- Differenzialdiagnose pulmonaler Gasaustauschstörungen.
- Schweregradbeurteilung und Verlaufskontrolle von pulmonalen Gasaustausch-störungen und einer Ermüdung der Atempumpe.
- Indikationsstellung zur Sauerstofftherapie.

► **Kontraindikationen:**
- *Absolut:* Symptomatisches Asthma bronchiale, arterielle Ruhehypertonie (symp-tomatisch, > 200/100 mmHg), Myokarditis, höhergradige Herzrhythmusstörun-gen, Angina pectoris in Ruhe, dekompensierte Herzinsuffizienz, nichtkardioge-nes Lungenödem, im EKG Zeichen der akuten Koronarinsuffizienz, Endokarditis, Perikarditis, Fieber.
- *Relative Kontraindikationen:* Innerhalb von 4 Wochen nach akutem Myokardin-farkt, Aortenklappenstenose (mittlerer Gradient > 50 mmHg, maximaler Gra-dient > 80 mmHg), Aortenaneurysma, Aortendissektion, Ruhetachykardie (> 120/min), schwere Elektrolytstörungen, Epilepsie, entgleister Diabetes melli-tus, abnormes Ruhe-EKG, zerebrovaskuläre Insuffizienz, Ruhedyspnoe.

Praktisches Vorgehen

► **Technische Voraussetzungen (Geräte):**
- Fahrradergometer (mechanisch oder elektronisch).
- Gerät zur Blutgasanalyse.
- EKG und Blutdruckmessgerät.
- Komplette Notfallausrüstung mit Defibrillator.

► **Patientenvorbereitung:**
- Anamneseerhebung und klinische Untersuchung zur Indikationsstellung und zum Ausschluss von Kontraindikationen (s. o.).
- Aufklärung über das Belastungsprotokoll.
- Hyperämisierung eines Ohrläppchens.
- Anlegen einer Blutsruckmanschette.

► **Durchführung:**
- *Auswahl des Belastungprotokolls:*
  - Für pneumologische Fragestellungen stufenförmige Belastungssteigerung mit Erhöhung der Belastung nach jeweils 2 min um 25 Watt bis zum gewünschten Ziel oder Auftreten von Abbruchkriterien (s.u.).
  - Wahl der Ausgangsbelastung nach der pulmonalen Leistung (größenord-nungsmäßig: FEV_1 < 1 l→ 15 Watt; FEV_1 1–1,5 l→ 25 Watt; FEV_1 1,5–2 l→ 25-50 Watt; FEV_1 > 2 l→ 50 Watt).
  - RR-Messung und EKG am Ende jeder Belastungsstufe oder kontinuierlich.
- *Abbruchkriterien:*
  - Herzfrequenz (220 minus Lebensalter).
  - Blutdruck: Systolisch > 270 mmHg, diastolisch > 140 mmHg, systolischer Druckabfall unter den Ruhewert, systolischer Druckabfall > 20 mmHg nach zu-nächst normalem Anstieg).
  - Neu aufgetretene EKG-Veränderungen: Gehäufte ventrikuläre Extrasystolen, ventrikuläre Tachykardie, Vorhofflimmern, sinoatrialer oder atrioventrikulä-rer Block II° oder III°, Schenkelblock, pathologische Q-Zacke, ST-Strecken-Sen-kung (horizontal oder deszendierend), ST-Strecken-Hebung, T-Negativierung.
  - Klinische Ereignisse: Angina pectoris, Schwindel, Zyanose, neurologisches De-fizit, psychische Alteration, starke Dyspnoe, Blässe und Kaltschweißigkeit, Be-wusstseinsänderungen, ischämische Beinschmerzen, muskuläre Erschöpfung.

Lungenfunktionsprüfung

Tab. 2.7 • Sollwerte für die maximale Leistung bei ansteigender ergometrischer Belastung (Watt) in Abhängigkeit von Geschlecht, Alter und Körpergewicht (nach Löllgen, 2000)

Männer

Alter (J) →	20–24	25–29	30–34	35–39	40–44	45–49	50–54	55–59	60–64
Gewicht (kg) ↓									
60 – 65	220	210	200	185	175	170	155	150	135
66 – 69	225	215	205	195	180	175	160	155	140
70 – 73	230	220	210	200	190	180	165	160	145
74 – 77	235	225	215	205	195	185	170	165	150
78 – 81	240	230	220	210	200	190	180	170	155
82 – 85	245	235	225	215	205	195	185	175	160
86 – 89	250	240	230	220	210	200	190	180	170
90 – 93	255	245	235	225	215	205	195	185	175
94 – 97	260	250	240	230	220	210	200	190	180
98 – 101	265	255	245	235	225	215	205	195	185
102 – 105	270	260	250	240	230	220	210	200	190
106 – 109	280	270	260	250	235	225	215	205	195

Frauen

Alter (J) →	20–24	25–29	30–34	35–39	40–44	45–49	50–54	55–59	60–64
Gewicht (kg) ↓									
40 – 45	110	105	100	95	90	90	85	75	75
46 – 49	115	110	105	100	100	95	90	85	80
50 – 53	120	115	110	105	100	100	95	90	85
54 – 57	125	120	120	115	110	105	100	100	95
58 – 61	130	125	125	120	115	110	105	100	100
62 – 65	135	135	130	125	120	120	115	110	105
66 – 69	140	140	135	130	130	125	120	115	110
70 – 73	150	145	140	135	130	130	125	120	115
74 – 77	155	150	145	140	135	135	130	125	120
78 – 81	160	155	150	150	145	140	135	130	130
82 – 85	165	160	155	150	150	145	140	140	135
86 – 89	170	165	160	160	155	150	145	140	140

Befunde

▶ **Physiologischer Ablauf:**
  • Für die Soll-Belastbarkeit Gesunder gibt es näherungsweise Anhaltswerte, die im Begutachtungswesen, falls keine Spiroergometrie verfügbar ist, herangezogen werden können (s. Tab. 2.7).
  • Abfall des p_aO_2 während der ersten einer Belastungsstufe, danach leichter Anstieg gegenüber der vorhergehenden Stufe. Im Belastungsverlauf langsamer linearer p_aO_2-Anstieg.
  • Der p_aCO_2 bleibt unverändert bis zu einer Belastung von 50–60 % der $\dot{V}O_{2\,max}$, danach exponentieller Abfall auf hypokapnische Werte.
  • Bezüglich des Säure-Basen-Status kommt es ab 40–50 % der $\dot{V}O_{2\,max}$ zu einem deutlichen Abfall des Standardbikarbonats und zu einer Negativierung des BE.
▶ **Mögliche pathologische Veränderungen** (s. Tab. 2.2):
  • p_aO_2: Abfall bei Normoxämie oder Hypoxämie in Ruhe als Hinweis auf pulmonale *Diffusions*störung, Anstieg bei Ruhehypoxämie als Hinweis auf pulmonale $\dot{V}$/Q-*Verteilungs*störung.

- p_aCO_2: Anstieg unter Belastung Hinweis auf pathologische Erschöpfung der Atemmuskelpumpe.
- *Unveränderte Blutgaswerte:* Nichtkardiopulmonale Leistungslimitierung (z. B. bei Ischämie der Extremitäten) oder ungenügende Mitarbeit.
- ❑ *Hinweis:* Unterschiedliches Verhalten unter Belastung bei pulmonalem Rechts-Links-Shunt.

Wertung

- ▶ Einfache und aussagekräftige Methode zur Schweregradeinschätzung, Verlaufsbeurteilung und Differenzialdiagnose pulmonaler Gasaustauschstörungen.
- ▶ Häufigster Einsatz zur Verlaufsbeurteilung interstitieller Lungenerkrankungen und obstruktiver Atemwegserkrankungen.
- ▶ Bedeutung in der Steuerung des muskulären Trainings bei Sauerstofflangzeittherapie. Das Verfahren wird zunehmend durch den 6-Minuten-Gehtest abgelöst (s.o).

2.14 Spiroergometrie

Grundlagen

- ▶ **Definition:** Simultane Analyse von kardialen, pulmonalen und Stoffwechsel- Parametern unter Belastung zur genaueren Beurteilung von Störungen des kardiopulmonalen Systems und der Stoffwechselanpassung.
- ▶ **Einflussfaktoren auf die individuelle Belastungsgrenze:**
  - Atemregulation, Atempumpe (Leistungsfähigkeit von neuromuskulärem System und Thoraxmechanik), Atemmechanik (Umsetzung des Pleuradrucks in alveoläre Ventilation).
  - Alveoläre Gasdiffusion.
  - Pulmonales Ventilations-/Perfusionsverhältnis und pulmonale Zirkulation.
  - Quantität und Qualität von Erythrozyten und Hämoglobin.
  - Kardiovaskuläre Funktion, muskuläre Kapillarisierung.
  - Intrazelluläre Energiebereitstellungssysteme (Energiesubstrate und mitochondriale Enzyme).
- ▶ **Spiroergometrische Schwellenparameter:**
  - *Anaerobe Schwelle(AS):* Punkt bei zunehmender körperlicher Belastung, an dem nach Zuschalten der anaeroben Energiegewinnung die alveoläre Ventilation ($\dot{V}_E$) und die CO_2-Abgabe ($\dot{V}CO_2$) zur Elimination saurer Valenzen überlinear ansteigen (Beginn der Netto-Laktatproduktion) (s. Abb. 2.14). Die $\dot{V}O_2$ steigt dagegen linear an. Der respiratorische Quotient ($RQ = \dot{V}CO_2/\dot{V}O_2$) wird > 1.
    - Messung: Registrierung der Leistung am Beginn des exponentiellen $\dot{V}CO_2$-Anstieges; am Beginn des exponentiellen $\dot{V}_E$ Anstieges; Leistung im Bereich des niedrigsten AÄO2; oder bei RQ = 1.
    - Normalbereich: 50–60 % von W_{max} ($\dot{V}O_{2\,max}$).
  - *Dauerleistungsgrenze(Arbeitskapazität, WD):* Punkt bei zunehmender körperlicher Belastung, an dem die metabolische Azidose ventilatorisch nicht mehr kompensiert werden kann und der pH-Wert abfällt. Dabei fällt der alveoläre pCO_2 leicht ab und die $\dot{V}_E$ steigt weiter exponentiell an (s. Abb. 2.14). AÄO$_2$ ist bei WD minimal und ist daher geeignet, sie zu definieren (s. u.).
  - *Maximale Sauerstoffaufnahme ($\dot{V}O_{2\,max}$):* Entspricht der Maximalleistungsgrenze (W_{max}) bei einem Blut-pH von etwa 7,25 und einer $\dot{V}_E$ von 60–70 % des Atemgrenzwertes MVV (rechnerisch: FEV$_1$ x 35). Sollwerte ($W_{max\,Ref}$) sind der Tab. 2.7 zu entnehmen.
- ▶ **Direkt gemessene Parameter (Einzelatemzuganalyse):**
  - Atemfluss (Pneumotachographie): Atemzugvolumen ($\dot{V}_T$), Atemfrequenz (f) und Atemminutenvolumen ($\dot{V}_E$). $\dot{V}_E$ steigt mit der Leistung linear an.
  - Differenz der O_2-Konzentration zwischen Inspiration (Raumluft) und Exspiration (ΔO_2) = O_2-Extraktion. Differenz zwischen exspiratorischer und inspiratorischer (= 0) CO_2-Konzentration (ΔCO_2) = metabolische CO_2-Produktion.
- ▶ **Abgeleitete Messwerte:**
  - *Atemreserve (AR):* AR = MVV–$\dot{V}_{E\,max}$, dabei berechnet sich MVV als FEV$_1$ × 35.

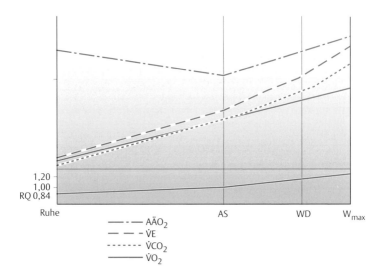

Abb. 2.14 • Ventilationsparameter unter Belastung – Definition der anaeroben Schwelle und der Dauerbelastungsgrenze. A$\ddot{A}O_2$ = Atemäquivalent für O_2; AS = anaerobe Schwelle; RQ = respiratorischer Quotient; $\dot{V}CO_2$ = CO_2-Abgabe; $\dot{V}O_2$ = O_2-Aufnahme; WD = Dauerbelastungsgrenze; W_{max} = maximale Leistung.

– Aussage: Wenn AR > 20 % des MVV, dann ist die ventilatorische Kapazität ausgeschöpft.

• *Sauerstoffaufnahme ($\dot{V}O_2$):* $\dot{V}O_2 = \dot{V}_E \times \Delta O_2$. Sie entspricht der physiologischen Definition des physikalischen Begriffs Leistung (W). $\dot{V}O_{2\ max}$ entspricht der maximalen aeroben Kapazität. Da sie von der Körpermasse abhängt, wird sie als relative $\dot{V}O_{2\ max}$/kg oder, bezogen auf einen Referenzwert, als $\dot{V}O_{2\ max}$%Soll (auch unabhängig von Alter und Geschlecht) widergegeben.

  – Aussage: $\dot{V}O_{2\ max}$ korreliert eng mit der Krankheitsprognose bei kardiopulmonalen Erkrankungen und mit der Lebensqualität. Die Anstiegssteilheit ($\dot{V}O_2$/ Watt, Norm: 10,2 ml/Watt) spiegelt die aerobe Kapazität wider und ist bei trainierten Athleten höher.

• *CO_2-Abgabe ($\dot{V}CO_2$):* ($\dot{V}CO_2 \times \dot{V}_E \times \Delta CO_2$).Sie wird reguliert, um einen konstanten p_aCO_2 von 40 mmHg zu erhalten, läuft parallel zum $\dot{V}_E$ und steigt proportional stärker an als $\dot{V}O_2$, da im Belastungsverlauf zunehmend mehr Glukose als Fettsäuren verbrannt wird (Anstieg des RQ): Ab der AS erfolgt eine Laktatbeladung des Stoffwechsels (aus Pyruvat), das vom Bikarbonatpuffer gebunden wird und zu einer zusätzlichen CO_2-Produktion führt, woraufhin $\dot{V}_E$ und $\dot{V}CO_2$ exponentiell ansteigen (s. Abb. 2.14).

• *Respiratorischer Quotient ($\dot{V}CO_2/\dot{V}O_2$):* Er beträgt in Ruhe 0,84 und spiegelt eine überwiegende Fettsäureverbrennung wider. Bis zur AS nimmt die Glukoseutilisation zu, bis sie 100 % beträgt (RQ = 1). Die weitere Zunahme oberhalb der AS ist durch die Laktatakkumulation bedingt.

  – Aussage: Ein RQ > 1 zeigt die metabolische Ausbelastung an.

• *Atemäquivalent für O_2 (A$\ddot{A}O_2 = \dot{V}_E/\dot{V}O_2$):* Gibt an, wie viel Liter Minutenvolumen ventiliert werden müssen, um 1 l O_2 aufzunehmen. Der Ruhewert von 30 fällt unter Belastung bis zur AS auf etwa 20 ab (Ökonomisierung der Atmung durch relative Totraumverkleinerung). Danach erfolgt „Luxusatmung" im Hinblick auf die $\dot{V}O_2$ und die Atmung wird wieder unökonomischer (35–45 bei Ausbelastung).

  – Aussage über die Ökonomie der Atmung (Beispiele für fehlende Ökonomie: Hechelatmung bei Lungenfibrose, Totraumventilation bei Lungenembolie), Anzeige der Ausbelastung (A$\ddot{A}O_{2\ min}$ entspricht AS).

- Atemäquivalent für CO_2 ($A\ddot{A}CO_2 = \dot{V}_E/\dot{V}O_2$): Das Atemminutenvolumen, bezogen auf die CO_2-Abgabe hat die gleiche Dynamik wie AÄO. Der Ruhewert von 30–35 fällt bis zum WD ab bis auf 25 und steigt dann (später als $A\ddot{A}O_2$) wieder an.
  - Aussage: $A\ddot{A}CO_2$ repräsentiert die ventilatorischen Erfordernisse, um das anfallende CO_2 abzutransportieren und kennzeichnet WD.
- *Totraumvolumen V_D* (relativ: V_D/VT). V_D = Anatomischer V_D (Atemwege) + funktioneller V_D (nichtperfundierte Alveolarbezirke).
  $V_D/VT = 100x(p_aCO_2 - p_{ET}CO_2)/p_aCO_2$. Dabei ist p_aCO_2 dem endexpiratorischen (ET) pCO_2 gleichzusetzen. Aussage: Siehe $A\ddot{A}O_2$.
- *Sauerstoffpuls ($O_2P = \dot{V}O_2/HF$):* $\dot{V}O_{2\,max}$ repräsentiert die Transportkapazität des Herzens, vor allem das Schlagvolumen.
  - Aussage: Erniedrigung bei reduzierter kardialer Auswurfleistung, Anämie, Oxigenierungsstörungen. Frühe Plateaubildung bei steigender Leistung infolge kardialer Pumpleistung.

► **Zusätzlich gemessene Werte:**
- EKG, Puls, Blutdruck.
- Arterielle Blutgase (p_aO_2, p_aCO_2, BE, alveoloartielle Sauerstoffdifferenz ($AaDO_2$).
- Fluss-Volumen-Kurve.

Indikationen, Kontraindikationen

► **Indikationen:**
- Objektive Messung der körperlichen Leistungsfähigkeit bei Gesunden (Sportler) und bei Krankheit.
- Schweregradbestimmung und Verlaufsbeurteilung kardiopulmonaler Leistungseinschränkungen, auch im Rahmen der Therapieführung.
- Gutachtliche Beurteilung der Leistungsfähigkeit in der Sozial- und Arbeitsmedizin.
- Präoperative Risikoeinschätzung bei Risikoeingriffen oder Risikopatienten.
- Differenzialdiagnose der Dyspnoe.

► **Kontraindikationen:** s. S. 41.

Praktisches Vorgehen

► **Technische Voraussetzungen (Geräte):**
- Elektronisches Fahrradergometer.
- Pneumotachograf.
- O_2– und CO_2-Sensor (atemsynchrone Messung via Atemmaske).
- Blutgasmessgerät.
- EKG-Monitor.
- RR-Messgerät.
- Integrierende Rechneranlage zur Berechnung der abgeleiteten Größen und zur simultanen Darstellung der Parameter.
- Komplette Notfallausrüstung mit Defibrillator.

► **Patientenvorbereitung:**
- s. S. 41 ff.
- *Zusätzlich:* Vorbereitende Lungenfunktionsprüfung und Ergometrie mit EKG und Bestimmung der Blutgase in Ruhe zur Untersuchungsplanung.

► **Durchführung:**
- Stufenförmige Belastungssteigerung (+ 25 Watt/2 min bei Untrainierten), Proband sitzend.
- *Grobe Abschätzung der Belastbarkeit mit Wahl der Initialbelastung nach der Einsekundenkapazität:*
  - Initialbelastung s. S. 41.
  - Atemgrenzwert (MVV) = FEV_1 × 35; $\dot{V}O_{2\,max}$ = 0,6–0,7 × MVV.
- Allgemein wird eine submaximale Belastung angestrebt: 75 % der maximalen Herzfrequenz oder 75 % der alters- und gewichtsbezogenen Maximalbelastung.
- Bei Sportlern und jungen Patienten Steigerung der Belastung bis zur $\dot{V}O_{2\,max}$.
- Belastungssteigerung im Steady-State (alle 4 min) um jeweils 25–50 Watt.
- Atemsynchrone Dauerableitung der spiroergometrischen Parameter, Messung der Blutgase am Ende jeder Belastungsstufe.

Tab. 2.8 • **Maximale Sauerstoffaufnahme als Prognoseparameter vor lungenchirurgischen Eingriffen.**

$\dot{V}O_{2\,max}$	Prognose
> 20 ml/kgKG/min	keine Einschränkung der Operabilität
15–20 ml/kgKG/min	erhöhtes Risiko, Lobektomie möglich
10–15 ml/kgKG/min	stark erhöhtes Risiko, nur kleinere Eingriffe möglich
< 10 ml/kgKG/min	jede Resektion kontraindiziert
> 75 % Soll	keine Einschränkung, Pneumonektomie möglich
≥ 50 % Soll	Risiko erhöht, Lobektomie möglich
< 50 % Soll	jede Resektion kontraindiziert

Befunde

► Anaerobe Schwelle (AT), Dauerbelastungsgrenze (W_D) und maximale Sauerstoffaufnahme ($\dot{V}O_{2\,max}$) definieren die individuelle körperliche Belastbarkeit.
► W_{max} repräsentiert die maximale mechanische Leistung am Ergometer.
► $\dot{V}O_{2\,max}$ repräsentiert die maximale aerobe Kapazität, $\dot{V}_{E\,max}$ die ventilatorische Leistungsfähigkeit und O_2P_{max} (Sauerstoffpuls) repräsentiert die kardiale Leistungsfähigkeit.
► **$\dot{V}O_{2\,max}$ als aussagekräftiger Prognoseparameter vor lungenchirurgischen Eingriffen:**
  • s. Tab. 2.8.
  • In der Praxis wird der Parameter zusammen mit der Atemmechanik (FEV_1 %Soll) und dem Gasaustausch (T_{LCO}) bewertet.
► **Herzinsuffizienz:** AS, $\dot{V}O_{2\,max}$ und Sauerstoffpuls erniedrigt. Für die zu beobachtende $\dot{V}O_{2\,max}$ findet sich ein relativ starker Herzfrequenzanstieg. Frühes Plateau des Sauerstoffpulses.
► **Pulmonale Hypertonie:** Fehlender Anstieg der $\dot{V}O_2$ unter Belastung, die AS ist erniedrigt, AÄO$_2$ ist erniedrigt und V_D/VT ist erhöht.
► **Pulmonale Belastungseinschränkung:** $\dot{V}O_{2\,max}$ erniedrigt, $\dot{V}_E$ erreicht den Grenzwert bei submaximaler Herzfrequenz, AÄCO$_2$ erhöht.
► **Restriktive Ventilationsstörungen:** $\dot{V}_E$ erreicht früh ein Plateau, die Atemfrequenz steigt inadäquat an, V_D/VT und AÄO$_2$ sind pathologisch, Volumeneinschränkung in der Fluss-Volumen-Kurve.
► **Obstruktive Atemwegserkrankung:** Anstieg der $\dot{V}O_2$ unter Belastung verlangsamt, $\dot{V}O_{2\,max}$ und der Atemgrenzwert sind reduziert. Die Messwerte lassen sich unter Gabe von Beta-2-Mimetika verbessern. Bei Betrachtung der Fluss-Volumen-Kurve ist eine Flusseinschränkung zu beobachten.
► **Adipositas:** Belastungabbruch trotz normaler $\dot{V}O_{2\,max}$ und AS. $\dot{V}O_2$ ist bezogen auf die erbrachte Leistung zu hoch.
► **Ungenügende Mitarbeit:** Alle Kenndaten sind normal bei frühzeitigem Belastungsabbruch.

Wertung

► Die Spiroergometrie lässt die individuelle Belastbarkeit von Gesunden und Kranken objektivieren und quantifizieren. Sie dient dabei als Referenzmethode.
► Therapieeffekte auf die körperliche Belastbarkeit bei chronischen Erkrankungen (z. B. Herzinsuffizienz, COPD, pulmonale Hypertonie) lassen sich objektivieren.
► Der Aufwand für Apparate (Kosten), Personal und Interpretation begrenzt die Verbreitung der Methode.

2.15 Bronchiale pharmakologische Tests

Grundlagen

► **Bronchokonstriktion** auf inhalative Stimuli (Allergene, kalte Luft, Histamin, cholinerge Substanzen) und **Bronchospasmolyse** nach Inhalation von Bronchospasmolytika (β_2-Sympathikomimetika, Anticholinergika) sind ein Diagnosekriterium bei Asthma.

► Reaktivität in unterschiedlicher Ausprägung besteht auch bei anderen obstruktiven Atemwegserkrankungen. Sie ist therapeutisch relevant.

► Bei der exogen allergischen Alveolitis (EAA) besteht Reaktivität gegenüber Präzipitionen mit Ausbildung einer restriktiven Ventilationsstörung und einer Gasaustauschstörung. Auch sie ist diagnostisch verwendbar.

► Die Reaktivität auf Allergene ist diagnostisch qualitativ verwertbar. Auf unspezifische Bronchokonstriktoren reagieren aber auch Gesunde bei hoher Dosierung. Unspezifische Provokationstests müssen daher quantitativ im Sinne einer Dosis-Wirkungs-Beziehung erfolgen.

Indikationen, Kontraindikationen

► **Indikationen:**
  • *Unspezifische Provokationstests:*
    – Differenzialdiagnose bei Husten und Atemnot unklarer Genese mit normalem Lungenfunktionsbefund.
    – Prüfung der Wirkung von Arzneimitteln auf den Bronchialtonus (Bronchospasmolysetest) und die Schleimhautreagibilität.
    – Gutachterliche Fragestellungen in der Arbeits- und Sozialmedizin.
  • *Spezifische Provokationstests:*
    – Nachweis der aktuellen bronchialen Relevanz von Allergenen bei diskrepanten allergologischen Untersuchungsergebnissen.
    – Beurteilung des bronchialen Reaktionstyps (Früh-/Spätreaktion).
    – Verdacht auf exogen-allergische Alveolitis und schwierige Differenzialdiagnose.
    – Indikationsstellung für Karenzmaßnahmen.
    – Indikationsstellung für die Hyposensibilisierungstherapie.
    – Gutachtlicher Kausalitätsnachweis.

► **Kontraindikationen aller Provokationstests:**
  • *Einschränkung der absoluten Einsekundenkapazität* < 80 % des Sollwertes oder < 1 500 ml bei obstruktiven oder restriktiven Ventilationsstörungen.
  • Bronchialer Strömungswiderstand von über 0,5 kPa/l/s.
  • $p_aO_2 \leq 60$ mmHg, $p_aCO_2 > 44$ mmHg.
  • Signifikante Reaktion nach Inhalation isotoner NaCl-Lösung (Leerwert).
  • Aktuelle behandlungsbedürftige Begleiterkrankungen.
  • Schwangerschaft.
  • Therapie mit β-Blockern, Cholinergika.
  • Vitale Gefährdung anderer Ursache (z. B. schwere Herzinsuffizienz).
  • Kinder unter 5 Jahren.

Praktisches Vorgehen/Befunde: Bronchospasmolysetest

► **Testablauf:**
  • *Lungenfunktionsprüfung als Ausgangsbefund:* Spirometrie, Pneumotachografie, Messung des bronchialen Strömungswiderstandes und kapillärer Blutgasanalyse.
  • *Anschließend Inhalation von:*
    – 400 µg Fenoterol (Frage: maximal mögliche Bronchospasmolyse?).
    – *Oder:* Inhalation von 2 Hub des vom Patienten verwendeten Bronchospasmolytikums (Frage: Effekt der Routinemedikation?).
  • *Erneute Prüfung* der gleichen Messwerte nach 15 min.

► **Befunde:**

- Der Nachweis einer klinisch signifikanten Bronchospasmolyse (Normalisierung der Parameter, zumindest Besserung um mehr als 20 %) beweist die teilweise oder vollständige Reversibilität der Bronchialobstruktion und ist zugleich ein Wirksamkeitsnachweis für die verwendete Substanz.
- *Fehlende Reversibilität im Bronchospasmolysetest kann bedeuten:*
  - Fehlende bronchospastische Komponente (z. B. bei rein dynamischer Obstruktion durch den flussabhängigen Bronchialkollaps beim Lungenemphysem).
  - Fixierter, schwerer Bronchospasmus, der durch eine antiinflammatorische Therapie (Kortikosteroide) durchbrochen werden muss.
- Bei Nachweis einer unspezifischen bronchialen Hyperreagibilität bei ansonsten normaler Lungenfunktion sind Symptomäquivalente des Asthma bronchiale (Husten, Luftnot) diagnostisch aufgeklärt. Damit ist auch die Indikation zur Therapie (inhalative antiinflammatorische Therapie mit oder ohne inhalatives β_2-Mimetikum) gegeben.

Praktisches Vorgehen/Befunde: Unspezifische bronchiale Provokation

► **Voraussetzungen:**

- Überprüfung der Kontraindikationen, Ausschluss eines Bronchialinfektes in den vorangehenden 6 Wochen, Ausschluss eines aktuellen Allergenkontaktes.
- *Überprüfung der empfohlenen Arzneimittelkarenz:* Kurz wirksame β_2-Mimetika 8 h, lang wirksame β_2-Mimetika 24 h, Theophyllin 48 h, Antihistaminika 48 h, orale Kortikosteroide 2 Wochen, inhalative Kortikosteroide 12 h, Anticholinergika 12 h, Leukotrienantagonisten 72 h.

► **Testablauf:**

- *Ausgangsbefund:* Lungenfunktionsprüfung mit Spirometrie, Pneumotachografie, bronchialer Strömungswiderstand, Blutgasanalyse sowie dringend empfehlenswert Ganzkörperplethysmografie. Abbruch der Untersuchung bei pathologischem Befund ($R_T > 0,35$ kPa/l/s, $FEV_1 < 80$ % Soll).
- *Leerwertermittlung* durch Inhalation der Trägerlösung. Abbruch bei Reaktivität (bzw. ausgeprägter Hyperreagibilität!).
- *Anschließend schrittweise inhalative Provokation:*
  - Dosiskumulation über maximal 30 min mit wiederholter Inhalation der gleichen Provokationskonzentration.
  - Oder: Jeweils Verdopplung der Konzentration der Testlösung.
- *Ermittlung der Provokationsdosis (PD):*
  - Erneute Messung der Zielparameter nach jedem Provokationsschritt.
  - Ermittlung einer linearen Regression der Provokationsparameter.
  - Die PD ist bei signifikanter Obstruktion erreicht (s. Befunde).
  - Je niedriger die PD, umso ausgeprägter ist die bronchiale Hyperreagibilität. Eine PD bis 20 % unterhalb des Grenzwertes weist auf eine lediglich grenzwertige bronchiale Reaktivität hin.
  - ❏ *Hinweis:* Die Grenzwerte wurden an gesunden Kollektiven ermittelt. Die Reaktion ist stark abhängig von den jeweiligen Laborvariablen (vor allem vom Inhalationssystem). Jedes Labor muss daher seine eigenen Grenzwerte definieren.

► **Empfohlende Substanzen und Dosierungen:**

- *Provokationssubstanzen:* Metacholin oder Histamin.
- *Dosierung (identisch für Metacholin und Histamin):*
  - Bei Dosiskumulation (immer dieselbe Konzentration): 3 mg/ml.
  - Bei Dosissteigerung: Gesamtdosis bis 2 mg, Konzentrationen von 0,03; 0,06; 0,125; 0,25; 0,5; 1,0; 2,0; 4,0 und 8,0 mg/ml.

► **Abbruchkriterien/Befunde:**

- Keine Reaktion bei Erreichen der Grenzdosis.
- Anstieg des Raw um 100 % (mindestens auf 0,5 kPa/l/s).
- Anstieg des spezifischen Raw (Rspez = Raw/TGV) um 100 %, mindestens auf 2,0 kPa/l/s.
- Abfall der absoluten FEV_1 um 20 %.
- Abfall des exspiratorischen Spitzenflusses (PEF) um 20 %.

- Abfall des maximalen exspiratorischen Flusses ($MEF_{75, 50, 25}$) um 30 %.
► **Bei Nachweis der Hyperreagibilität anschließende Durchführung eines Broncho-spasmolysetests.**

Praktisches Vorgehen/Befunde: Spezifische bronchiale Provokation

► **Voraussetzungen:**
- Stationäre Aufnahme des Patienten oder mindestens 8 h kontinuierliche Über-wachung nach der letzten Inhalation.
- Notfallausrüstung mit Intubations- und Nottracheotomieset.
- Ständige Arztverfügbarkeit.
- Geschlossene Provokationskammer/Absaugeinrichtung.
- Intensive Patientenaufklärung über Risiken und Alternativen (z. B. In-vitro-Tests, kutane Tests).
- Beschränkung auf kommerziell erhältliche Provokationslösungen. Wichtig ist, dass In-vitro-, kutane und inhalative Provokationsallergene von einem Herstel-ler verwendet werden. Ausnahme: Selbst hergestellte Extrakte bei Verdacht auf exogen-allergische Alveolitis.
► Größte praktische Bedeutung haben arbeitsplatzbezogene Tests, bei denen Kombi-nationen, Dosierungen und Umstände, unter denen Beschwerden im Alltag auftre-ten, simuliert werden. Sie sind diagnostisch zuverlässig und relativ sicher.
► **Testablauf:**
- *Ausgangsbefund:* Lungenfunktion, Abbruch bei pathologischem Befund.
- *Leerwertermittlung:* Inhalation der Trägerlösung, Abbruch bei Reaktivität.
- *Bronchiale Allergie:*
  - Inhalation von 1 ml der höchsten Verdünnungsstufe (in der Regel 1:10 000 der Stammlösung).
  - Lungenfunktionsprüfung jeweils sofort und nach 10 und 20 min. Das Reak-tionsmaximum ist nach etwa 20 min zu erwarten.
  - Bei ausbleibender Reaktion anschließend Inhalation von 1 ml der nächst hö-heren Konzentrationsstufe (ansteigend 1:1 000, 1:100, 1:10, unverdünnte Stammlösung) frühestens nach 20 min. Bei Verdünnungen < 1:10 lediglich Verdopplung der Dosis.
  - Abbruch entweder bei Reaktion oder spätestens nach Verwendung der Stammlösung. Nach erfolgter Reaktion Bronchospasmolysetest.
  - Spätmessung nach 5–8 h zur Erfassung der Spätreaktion.
- *Bei Verdacht auf exogen allergische Alveolitis (EAA):*
  - Inhalation der empfohlenen Reaktionsdosis. Anfangsverdünnung 1:10 000, Endkonzentration 0,1–1,0 ml (Vogelseren), bzw. bis zu 2 ml einer 1–10 mg/ml Lösung (Schimmelpilze, Bakterien).
  - Lungenfunktionsprüfung und klinische Untersuchung (mit Symptomerhe-bung, Blutbild, Temperatur) in Abständen von 2 h.
  - Eine Reaktion ist nach 4–6 h zu erwarten, das Maximum nach 10–16 h.
  - Bei starker Reaktion Prednison 50–100 mg i. v.
  - ▫ *Achtung:* An einem Untersuchungstag stets nur ein Allergen testen!
► **Abbruchkriterien/Befunde:**
- *Bronchial:*
  - Anstieg des spezifischen R_T um 100 % jedoch mindestens auf 2,0 kPa/s.
  - Abfall der absoluten FEV_1 um mindestens 20 %.
- *Bei Verdacht auf exogen allergische Alveolitis (EAA):*
  - Lungenfunktion (2 Kriterien müssen erfüllt sein): Abfall der IVC oder des T_{LCO} um mindestens 20 %, Abfall des p_aO_2 um mindestens 7 mmHg (1 kPa).
  - Systemische Reaktionen (2 Kriterien müssen erfüllt sein): Temperaturanstieg um mindestens 1°C, Blutleukozytenanstieg um mindestens 2 500/µl, Auftre-ten von Gliederschmerzen, Übelkeit, Krankheitsgefühl, Schüttelfrost.

Komplikationen

► **Bronchospasmolysetest:** Gelegentlich Tachykardie, Muskelzittern.

► **Unspezifischer Provokationstest:**
- Höhergradige Obstruktion mit Atemnot, Husten (im Bronchospasmolysetest reversibel).
- Bedrohliche Obstruktionen bei schrittweisem Vorgehen äußerst selten.
- Bei Histamin Kopfschmerzen, Flush-Symptomatik (nur bei hoher Dosis und vorübergehend).

► **Spezifische Provokation:**
- Lebensbedrohlicher Asthmaanfall.
- Häufige, zuweilen bedrohliche Spätreaktion (nach 3–8 h).
- Bei exogen allergischer Alveolitis (EAA) lebensbedrohliche akute respiratorische Insuffizienz, gelegentlich mit irreversiblem Lungenversagen (daher sehr strenge Indikationsstellung).

Wertung

► **Bronchospasmolysetest:** Obligat bei jedem Nachweis einer Bronchialobstruktion während der Lungenfunktionsprüfung.

► **Unspezifischer inhalativer Provokationstest:** Essentieller Bestandteil der Lungenfunktionsdiagnostik im Rahmen der Differenzialdiagnose und Therapieführung. Bei nichtquantitativer Durchführung ist seine Aussagekraft stark eingeschränkt.

► **Spezifische inhalative Provokation:** Nur selten indiziert (v. a. in der Arbeits- und Sozialmedizin) und nur bei gesicherter Handlungsrelevanz (Karenzmaßnahmen, wirksame Hyposensibilisierung) zu rechtfertigen.

2.16 Lungenfunktionsprüfung in der Praxis

Grundlagen

► **Prinzip:**
- Stufendiagnostik zur schrittweisen Abklärung von Symptomen, Befunden und Erkrankungen des respiratorischen Systems.
- Beginn mit verbreiteten, einfachen Screening-Methoden, woran sich eine gezielte Diagnostik mit sensitiven und spezifischen, aufwändigen Verfahren anschließen kann.

Indikationen, Kontraindikationen

► **Indikationen:**
- Pneumologische Leitsymptome (Atemnot, Husten, Auswurf).
- Verdacht auf Erkrankungen der Bronchien, der Lunge, der Pleura, der Thoraxwand, des Atemantriebs und der Atemmuskulatur.
- Verlaufsbeurteilung der oben genannten Erkrankungen.
- Etablierung der Therapieindikation und deren Erfolgskontrolle.
- Objektivierung von pulmonalen Therapie-Nebenwirkungen.
- Überprüfung des pulmonalen Operationsrisikos.
- Arbeitsmedizinische Überwachung bei pulmonalem Berufsrisiko.
- Sozialmedizinische Beurteilung des respiratorischen Systems.

► **Kontraindikationen:** Selten, sie sind vor allem bei Belastungsuntersuchungen zu beachten.

Durchführung

► **Erste Diagnosestufe (Screening):** Kapilläre Blutgasanalyse, Spirometrie, Fluss-Volumen-Diagramm.

► **Zweite Diagnosestufe:** Auswahl der weiterführenden Methoden nach der klinischen Verdachtsdiagnose:
- *Atemnot unklarer Genese:* Unspezifischer bronchialer Provokationstest, Ganzkörperplethysmografie, Compliancemessung, Spiroergometrie.
- *Husten unklarer Genese:* Unspezifischer bronchialer Provokationstest.
- *Verdacht auf obstruktive Atemwegserkrankung:* Ganzkörperplethysmografie, unspezifischer bronchialer Provokationstest, Bronchospasmolysetest.
- *Verdacht auf Lungengerüsterkrankung:* Compliancemessung, Messung der Diffusionskapazität, Ganzkörperplethysmografie, Blutgase unter Belastung.

- *Verdacht auf Pleura-/Thoraxwanderkrankung:* Ganzkörperplethysmografie, Compliancemessung, Messung der Funktion der Ventilationspumpe.
- *Verdacht auf Lungengefäßerkrankung:* Arterielle Blutgasanalyse, Messung der Diffusionskapazität, Spiroergometrie.
- *Verdacht auf Störung des Atemantriebs, des neuromuskulären Systems:* Spirometrie, kapilläre Blutgasanalyse, Messung der Funktion der Ventilationspumpe, Blutgase unter Belastung.
- *Präoperative Risikodiagnostik:* Ganzkörperplethysmografie, Spiroergometrie, Messung der Diffusionskapazität.

► **Sinnvolle andere weiterführende Methoden:**
  - Röntgenuntersuchung, Computertomografie (strukturelle Lungenerkrankung).
  - Bronchoskopie (Atemwegserkrankung).
  - Echokardiografie (Atemnot, pulmonale Gefäßerkrankung).
  - Polysomnografie (pulmonale Hypertonie, Polyglobulie).
  - Rechtsherzkatheter (pulmonale Gefäßerkrankung).
  - Perfusions-/Ventilationsszintigrafie (Gasaustauschstörungen, präoperative Risikodiagnostik, Lungengefäßerkrankung).

Befunde

► **Obstruktive Ventilationsstörung** (s. Tab. 2.9): Einschränkung der ventilatorischen Flussreserven bei Asthma bronchiale, Lungenemphysem, obstruktiver Bronchitis und Atemwegsstenosen.
► **Restriktive Ventilationsstörung** (s. Tab. 2.9): Einschränkung der ventilatorischen Volumenreserven und der Lungendehnbarkeit bei Lungenparenchymerkrankungen und Erkrankungen des Zwerchfells, der Pleura und der Thoraxwand.
► **Kombinierte Ventilationsstörung** (s. Tab. 2.9): Einschränkung der ventilatorischen Volumen- und Flussreserven.
► **Zentral und neuromuskulär bedingte Ventilationsstörungen** (s. Tab. 2.9).
► Durch Synopse mehrerer Methoden werden differenzialdiagnotische Aussagen ermöglicht (s. Tab. 2.10).
► Gasaustauschstörungen durch Fehlverteilung von Ventilation und Perfusion (s. Tab. 2.10), Diffusionsstörungen, Rechts-Links-Shunt oder alveoläre Hypoventilation: s. S. 33.

Wertung

► Die Lungenfunktionsprüfung ist eine internistische Basisuntersuchung.
► Die Screening-Verfahren sind technisch einfach durchführbar, die Interpretation setzt jedoch oft besondere Erfahrungen voraus.
► Weiterführende Untersuchungen erfordern ein spezialisiertes Labor.

Tab. 2.9 • **Häufige Ursachen restriktiver und obstruktiver Reaktionsmuster.**

obstruktive Ventilationsstörung	*restriktive Ventilationsstörung*
► Kehlkopfparese/-tumor/-ödem	► Wirbelsäulenskoliose
► Trachealkompression/-tumor, Tracheomalazie	► Rachitis
► zentraler Bronchialtumor	► Zwerchfellparese/-hernie
► Asthma bronchiale	► Amyotrophe Lateralsklerose
► chronische Bronchitis	► Myasthenia gravis, Muskeldystrophie
► Lungenemphysem	► Pleuraerguss, Pleuraschwarte
	► Pneumothorax
	► Pneumonie
	► Lungentumor, Atelektase
	► diffuse Lungenparenchymerkrankungen
	► Lungenödem
	► Lungenresektion

kombinierte Ventilationsstörung

- ► zystische Fibrose, Bronchiektasie
- ► Asthma (oder chronisch-obstruktive Bronchitis) + Lungenresektion
- ► Tuberkulose, Silikose

Lungenfunktionsprüfung

Tab. 2.10 • **Funktionsanalytische Differenzialdiagnostik.**

	Spirometrie	Fluss-Volumen-Kurve	Ganzkörperplethysmografie	Sonstiges
Asthma bronchiale	FEV_1 ↓	PEF, $MEF_{75,50,25}$ ↓	Raw, TGV ↑	Provo +; BST +
Lungenemphysem	VC, FEV_1 ↓; TLC ↑	PEF ↓, abrupter Flussabfall; $MEF_{75,50,25}$ ↓	Raw ↑, Golfschlägerform; TGV ↑	Provo -; BST- T_{LCO} ↓; Compl ↑
Trachealstenose (extrathorakal)	FEV_1 ↓; andere Volumina →	PEF, MEF_{25} ↓, Kastenform	Raw ↑, S-Form; TGV ↑	Provo -; BST -
Hauptbronchusstenose	FEV_1 ↓/→; andere Volumina →	PEF, MEF_{25} ↓/→	Raw ↑, Kurvenöffnung; TGV →	Provo -; BST -
fibrosierende Alveolitis	alle Volumina ↓, FEV_1 relativ →	alle Flüsse ↓, FVC ↓, Miniaturisierung	Raw → TGV, RV ↓	T_{LCO} ↓; Compl ↓
neuromuskuläre Erkrankung	VC, FEV_1 ↓; FEV_1 relativ →	alle Flüsse ↓, FVC ↓, Miniaturisierung	Raw → TGV ↓; RV →	T_{LCO} →; Compl →
Lungenembolie	→	→	→	T_{LCO} ↓, Compl ↓/→

BGA: Blutgasanalyse; Provo: Provokationstest (+ :Reaktivität); BST: Bronchospasmolysetest (+ :Reaktivität); Compl: Pulmonale Compliance; MEF: Maximaler expiratorischer Fluss; FEV_1: Einsekundenkapazität; FVC: Forcierte Vitalkapazität; PEF: Exspiratorischer Spitzenfluss; R_t: Totale Resistance; TCO: Kohlenmonoxid-Transferfaktor; TGV: Thorakales Gasvolumen; TLC: Totalkapazität; VC: Vitalkapazität; ↑: vermehrt, erhöht; ↓: vermindert, erniedrigt; →: normal

3 Bildgebende Verfahren

3.1 Röntgenaufnahme der Lunge

Grundlagen

- ▸ **Prinzip:** Summationsbild durch kumulative Schwächung der Intensität von Röntgenstrahlen bei Durchtritt durch Gewebe. Die Abschwächung der Röntgenstrahlen ist eine Funktion der Gewebedichte, Objektdicke und der atomaren Gewebezusammensetzung (entsprechend der atomaren Ordnungszahl).
- ▸ **Anwendung in der Pneumologie:**
  - Aufgrund des hohen Absorptionsunterschiedes zwischen Luftwegen (Luft) und Interstitium sowie Gefäßen ist die Lunge der Röntgendiagnostik gut zugänglich.
  - Durch Hartstrahltechnik werden bildliche Lücken (durch knöchernen Thorax, Herz und Mediastinalgewebe) teilweise eliminiert und Bewegungsunschärfen (Herz) durch eine kürzere Belichtungszeit reduziert: Nivellierung der Schwächungseigenschaften.
- ▸ **Bildinterpretation:**
  - Es muss berücksichtigt werden, dass ein Bildeindruck durch alle durchstrahlten Strukturen entstehen kann.
  - Bildobjekte sind größer als in Wirklichkeit (unter Standardbedingungen bis zu 10 %).

Indikationen, Kontraindikationen

- ▸ **Indikationen:**
  - *Abklärung aller pneumologischen Symptome und Befunde, insbesondere:*
    - Husten mit einer Dauer über 2 Wochen.
    - Luftnot.
    - Thoraxschmerz.
    - Blutiger Auswurf.
  - Verlaufsuntersuchungen aller radiologisch darstellbaren Erkrankungen.
- ▸ **Kontraindikationen:**
  - Massenscreening.
  - Schwangerschaft (relative Kontraindikation, strenge Indikationsstellung!).

Praktisches Vorgehen

- ▸ **Patientenvorbereitung:**
  - Ausschluss einer Schwangerschaft.
  - Patientenaufklärung über Ziel, Durchführung, Risiken und Kontraindikationen.
- ▸ **Durchführung:** Die Standardaufnahme erfolgt im Stehen am Stativ und bei Atemstillstand in Inspirationsstellung. Dabei wird jeweils eine Aufnahme im dorsoventralen (sagittalen) und im seitlichen (frontalen) Strahlengang durchgeführt. In der Seitaufnahme ist auf eine filmnahe Positionierung des interessierenden Befundes zu achten (i. d. R. links anliegend).
- ▸ **Besondere Aufnahmetechniken:**
  - *Aufnahme im exspiratorischen Atemstillstand (Zusatzaufnahme):* Bei Verdacht auf Pneumothorax, lokalisiertes Emphysem oder bronchiale Ventilstenose.
  - *Bei bettlägerigen Patienten:* Beschränkung auf eine sagittale Untersuchung im ventrodorsalen Strahlengang mit einem Fokus-Film-Abstand von 1m (stärkerer Vergrößerungseffekt, geringere Bildschärfe) im Sitzen oder Liegen.
  - *Neue Techniken:*
    - Digitale Lumineszenzradiografie (Speicherfolie), CCD-Technik oder Flachdetektoren (amorphes Silizium).
    - Digitale Techniken mit Bildspeicherung. Bei Verarbeiten des Bildes ist eine Modulation der Bildinformation möglich, z. B. als konventionelles Bild oder als kantenverstärktes Bild zur besseren Beurteilung von Fremdkörpern (Katheter), Mediastinum, Gefäßen und Retrokardialraum sowie Knochen.
    - Reduktion der Strahlenbelastung.

Bildgebende Verfahren

Befunde: Allgemein

► **Gütekriterien:**
- Präzise Einblendung, Darstellung aller Lungenanteile (auch kostophrenischer Winkels bds.).
- Maximale Inspirationsstellung.
- Keine Bewegungsunschärfe.
- Gute Detailerkennung der Lungenstruktur bei mittlerem Grauwert.
- Ausreichende Transparenz des Herzschattens (Wirbelsäule muss im Herzschatten gut abgrenzbar sein!) und der Rippen.
- Keine entfernbaren Fremdkörper dargestellt.
- Aufnahmen in zwei Ebenen (nicht bei allen Fragestellungen).
► **Systematisierte Beurteilung:**
- Neben Lunge und Atemwegen auch Analyse von knöchernem Thorax, Halsweichteilen, Schulterregion, Mediastinum, Herz, Zwerchfell sowie Abdominalorganen (soweit abgebildet).
- Die Bildinformationen erlauben vor dem Hintergrund der klinischen Informationen eine differenzialdiagnostische Befundinterpretation.
► Die anatomische Zuordnung im Röntgenbild ist eine wichtige Voraussetzung weitergehender Diagnostik (Bronchoskopie!). Abb. 3.1 zeigt die Darstellung der Lungensegmente im Röntgenbild.

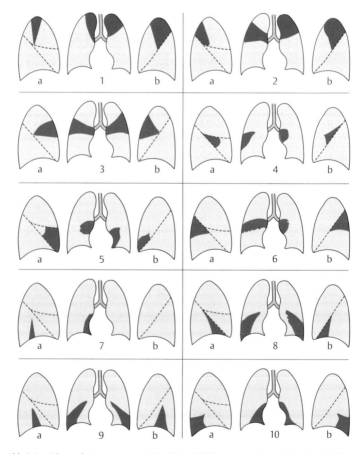

Abb. 3.1 • Schema der Lungensegmente im Röntgenbild in dorsoventraler und lateraler Projektion.

Typische pulmonale Befunde mit Differenzialdiagnosen

▸ **Flächenschatten:** Gut abgrenzbare, weitgehend homogene Verdichtungen, Maximaldurchmesser > 4 cm:
- *Lobärpneumonie:* Respektiert anatomische Grenzen, s. Abb. 3.2 und Abb. 3.3.
- *Legionellenpneumonie:* Missachtung anatomischer Grenzen.
- *Lungensequester:* Meist im linken Unterfeld.
- *Pleuraerguss:* Subpulmonal oder begrenzt durch Ellis-Demoiseau-Linie, s. Abb. 3.4.
- *Struma:* Apikal, paramediastinal, s. Abb. 3.5.
- *Atelektase*: Segmental oder lobär begrenzt, s. Abb. 3.6.
- *Lungeninfarkt:* Basis pleural, deltaförmig oder halbrund begrenzt („Hamptons Hump"), s. Abb. 3.7.

▸ **Kleinherdig-zerstreute Infiltrate:** Multipel-disseminierte Verdichtungen, gut abgrenzbar, jedoch unscharf begrenzt):
- Bronchopneumonie (s. Abb. 8.3, S. 185).
- Hämatogene Pneumonie s. Abb. 3.8.
- Atypische Metastasen.
- Mykose.
- Silikose.
- Tuberkulose mit bronchogener Streuung s. Abb. 3.9.

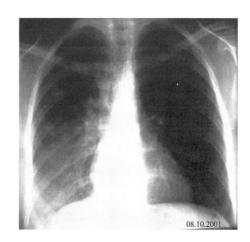

Abb. 3.2 • Lobärpneumonie rechter Unterlappen (Mykoplasmen).

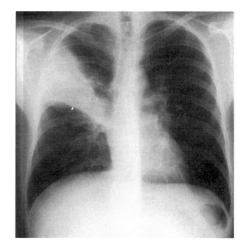

Abb. 3.3 • Lobärpneumonie (Oberlappenpneumonie durch Pneumokokken).

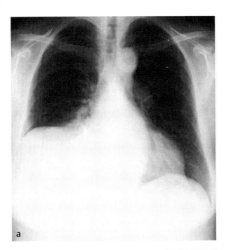

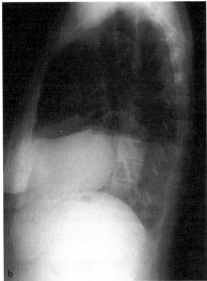

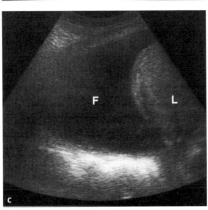

Abb. 3.4 • Subpulmonaler Pleuraerguss. a + b) Thoraxübersichten in
2 Ebenen. Der Erguss imitiert einen
Zwerchfellhochstand rechts. c) Die
sonografische Untersuchung zeigt die
echofreie Flüssigkeit (F) kranial des
Zwerchfells, die eine Differenzierung
zwischen Zwerchfellhochstand und
subpulmonalem Erguss ermöglicht.
L = Leber.

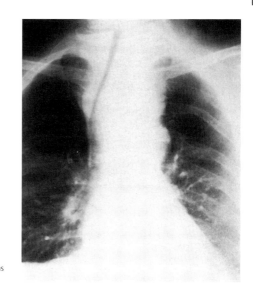

Abb. 3.5 • Substernaler Strumaanteil beidseits mit Verlagerung der Trachea nach rechts; Verbreiterung des Mediastinums beidseits.

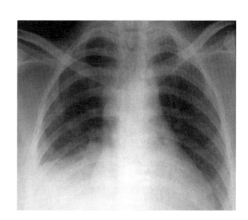

Abb. 3.6 • Unterlappenatelektase rechts durch Sekretverlegung.

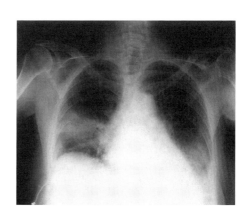

Abb. 3.7 • Lungeninfarkt („Hamptons Hump").

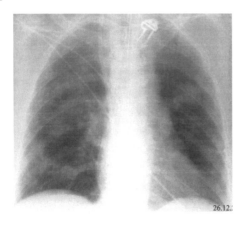

Abb. 3.8 • Hämatogene Staphylokokkenpneumonie bei infiziertem Shunt und Trikuspidalklappenendokarditis (Dialysepatientin mit Lupus erythematodes).

26.12.

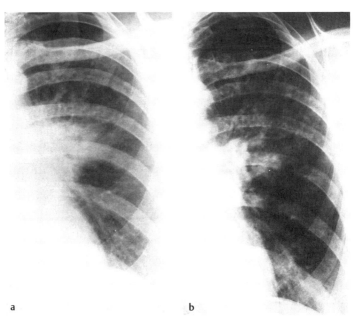

a b

Abb. 3.9 • Primäre Tbc. Ausschnitte von Thoraxübersichtsaufnahmen im d.-v. Strahlengang. a) Perihiläre Verdichtung und Verplumpung des linken Hilus. b) 4 Wochen später ohne Behandlung. Frische exsudative Streuherde in Ober- und Unterlappen. (Quelle: Bücheler E, Lackner K-J, Thelen M. Einführung in die Radiologie. 11. Aufl. Stuttgart: Thieme; 2006).

► **Diffuse, überwiegend retikuläre Zeichnungsvermehrung:** Weitgehend homogene Verteilung, feinnetzartiges Muster, kleinknotige Strukturen nicht dominant:
- Asbestose (s. Abb. 16.2, S. 364).
- Hartmetallstaublunge.
- Sarkoidose.
- Exogen-allergische Alveolitis s. Abb. 3.11 und Abb. 12.8 und 12.9, S. 323).
- Rheumatoide Arthritis.
- Progressive systemische Sklerose.
- Lupus erythematodes visceralis.
- Polymyositis.
- Idiopathische Lungenfibrose vom Typ IPF (spät).
- Langerhans-Zell-Histiozytose s. Abb. 3.10.
- Tuberöse Sklerose, Lymphangioleiomyomatose.

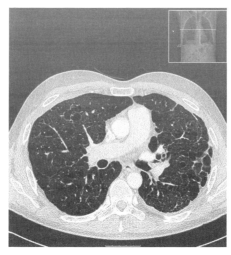

Abb. 3.10 • HR-CT: Männlicher Patient mit Spätform der Langerhans-Zell-Histiozytose (38 pack years, CD 1a-positive Zellen in der BAL 8 %).

Abb. 3.11 • Subakute exogen-allergische Alveolitis (Spez. IgG + + +, Immunpräzipitation + + +) bei Sensibilisierung gegen Wellensittich-Antigene); 34-jährige Frau.

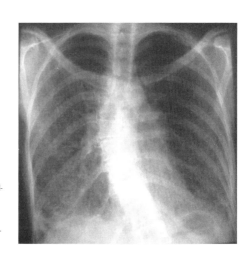

- Speicherkrankheiten (Morbus Gaucher, Morbus Niemann-Pick).
- Neurofibromatose (Morbus Recklinghausen).
- Amyloidose.
- Lymphangiosis carcinomatosa.
- ARDS (Folgestadium) s. Abb. 3.12.

▶ **Diffuse, überwiegend noduläre Zeichnungsvermehrung:** Homogen verteilt, kleinknotige Strukturen, retikuläres Muster nicht im Vordergrund:
- Miliartuberkulose (Dominanz der Oberfelder; s. Abb. 9.6, S. 240).
- Viruspneumonie (Dominanz des Lungenkerns).
- Mykoplasmenpneumonie (inhomogen verteilt; s. Abb. 8.18, S. 222).
- Chlamydienpneumonie (inhomogen verteilt).
- Mykose (inhomogen verteilt; s. Abb. 8.20, S. 228).
- Pneumocystis-jirovecii-Pneumonie (s. Abb. 8.10, S. 202).
- Silikose s. Abb. 3.13.
- Berylliose, Sarkoidose s. Abb. 3.14.
- Exogen-allergische Alveolitis.
- Churg-Strauss-Syndrom.
- Polyarteriitis nodosa.

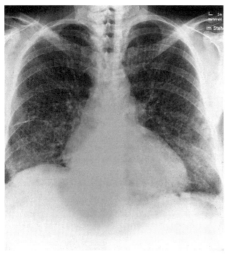

Abb. 3.12 • ARDS (fibrotisches Folgestadium).

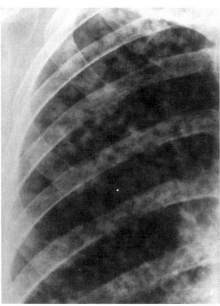

Abb. 3.13 • Grobfleckige Silikose.

- Alveoläres Hämorrhagie-Syndrom.
- Goodpasture-Syndrom (s. Abb. 3.15 und Abb. 14.3, S. 348).
- Idiopathische Lungenfibrose s. Abb. 3.16 (früh).
- Bronchiolitis obliterans mit organisierender Pneumonie (BOOP).
- Idiopathische pulmonale Siderose (Morbus Ceelen).
- Tuberöse Sklerose, Lymphangioleiomyomatose.
- Alveolarproteinose.
- Eosinophilenpneumonie (inhomogen verteilt).
- Bronchioloalveoläres Karzinom (inhomogen verteilt; s. Abb. 11.4, S. 270).
- Akute Leukämie, malignes Lymphom.
- Klebsiellenpneumonie (inhomogen verteilt).
- Medikamententoxische Alveolitis.
- ► **Perihiläre Zeichnungsvermehrung:** Im Lungenkern, schmetterlingsförmig, unscharf begrenzt, meist alveolär-mikronodulär oder homogen getrübt:
  - Hyperhydratation.
  - Kardiogenes Lungenödem s. Abb. 3.17.

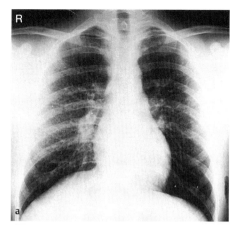

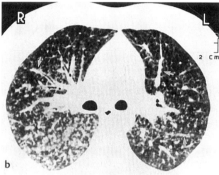

Abb. 3.14 • Sarkoidose der Lunge, Stadium II. Zufallsbefund (histologisch gesichert). a) Thoraxübersichtsaufnahme im d.–v. Strahlengang. Retikulonoduläre Verdichtungen bds. pulmonal. Bihiläre Lymphadenopathie. b) HR-CT der Lunge. Fleckförmige Verdichtungen im Bereich der bronchvaskulären Bündel (↓) und disseminiert im Parenchym verteilt. Zusätzliche retikuläre Strukturvermehrung. (Quelle: Bücheler E, Lackner K-J, Thelen M. Einführung in die Radiologie. 11. Aufl. Stuttgart: Thieme; 2006).

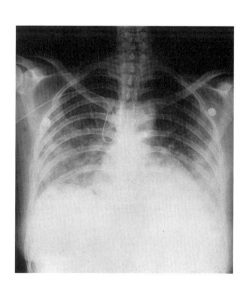

Abb. 3.15 • Goodpasture-Syndrom.

Bildgebende Verfahren

- ARDS (Beginn).
- Pneumocystis-jirovecii-Pneumonie (s. Abb. 8.10, S. 202).
- Viruspneumonie.
- pANCA-positive Vaskulitis s. Abb. 3.18.
- Lupus erythematodes visceralis.
- Alveolarproteinose.
- Sarkoidose (s. Abb. 12.4, S. 319).

► **Rundherde:** s. S. 127.

► **Große Herde:** Maximaldurchmesser ≥ 5 cm, gut abgrenzbar, unregelmäßig begrenzt:
- Bronchialkarzinom (s. Abb. 11.11, S. 277).
- Silikotischer Ballungsherd.
- Lungenabszess ohne Bronchialanschluss.

► **Unscharf begrenzte Trübungen**
- Löffler-Infiltrat.
- Chlamydienpneumonie.
- Mykoplasmenpneumonie (s. Abb. 8.18, S. 222).

► **Ringstrukturen**: Äußerlich scharf begrenzt, innere Aufhellungszone:
- *Dünnwandige Ringstruktur:*
  - Kongenitale Lungenzyste.
  - Emphysemblase.
  - Pneumatozele (bei Staphylokokkenpneumonie) s. Abb. 3.19.
  - Lokalisierter Pneumothorax.
  - Zwerchfellhernie (meist retrokardial).
- *Dickwandige Ringstruktur:*
  - Zerfallendes Bronchialkarzinom (innere Oberfläche unregelmäßig, Meniskusphänomen) s. Abb. 3.20.
  - Zerfallende Metastase.
  - Kavernöse Tuberkulose (Drainagebronchus sichtbar).
  - Morbus Wegener (meist multipel).
  - Langerhans-Zell-Histiozytose.
  - Myzetom (Höhleninhalt: bewegliche Kugel).
  - Lungenabszess mit Bronchusanschluss s. Abb. 3.21 (Luft-Flüssigkeitsspiegel).
  - Bronchiektase (orthograd getroffen).
  - Parasitose.
  - Pulmonales Hämatom.

► **Wabenstruktur** (bienenwabenähnlich):
- Sarkoidose Typ III s. Abb. 3.22.
- Idiopathische Lungenfibrose vom Typ UIP (spät).
- Tuberöse Sklerose, Lymphangioleiomyomatose.
- ARDS (Folgestadium).
- Langerhans-Zell-Histiozytose.
- Progressive Systemsklerose.
- Zystische Lungendegeneration.
- Pulmonary Dysmaturity Syndrome.
- Speicherkrankheiten.
- Adenomatoide Malformation.

► **Kerley-B-Linien**: Horizontale, zarte bis 2 cm lange Linien, Abstand etwa 1,2 cm (Lobulus), rechts häufiger als links (s. Abb. 3.23):
- Dekompensierte chronische Linksherzinsuffizienz.
- Lymphangiosis carcinomatosa (untypisch lokalisiert).
- Tuberöse Sklerose, Lymphangioleiomyomatose.

► **Strangförmige Verdichtungen**: Grobe, strangförmige, dichte Gebilde, Länge > 2 cm:
- Sarkoidose Typ III.
- Silikose.
- Asbestose (s. Abb. 16.2, S. 364).
- Strahlenpneumonie.
- Entzündliche Narben (Pneumonie, Infarkt, Tuberkulose).
- Lappenatelektase.

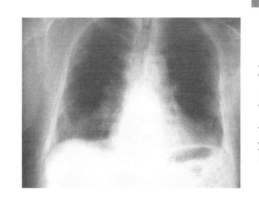

Abb. 3.16 • Idiopathische Lungenfibrose.

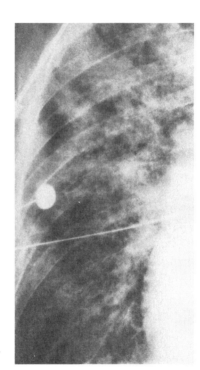

Abb. 3.17 • Kardiogenes, alveoläres Lungenödem.

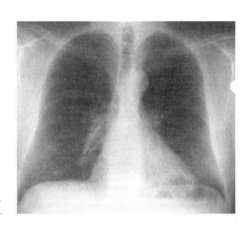

Abb. 3.18 • pANCA-positive Vaskulitis mit pulmonalem Syndrom.

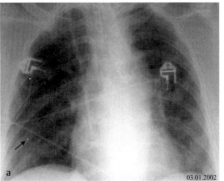

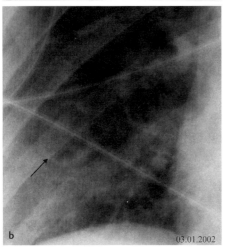

Abb. 3.19 • Hämatogene Staphylokokkenpneumonie mit Pneumatozele. a) Thoraxübersicht; b) Ausschnitt mit Pneumatozele.

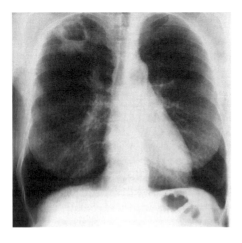

Abb. 3.20 • Zerfallendes Bronchialkarzinom.

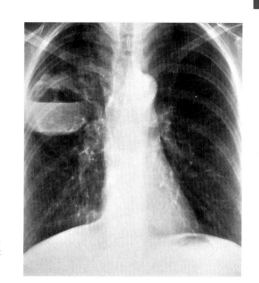

Abb. 3.21 • Lungenabszess im rechten Lungenoberlappen mit Luft-/Flüssigkeitsspiegel infolge Bronchusanschluss.

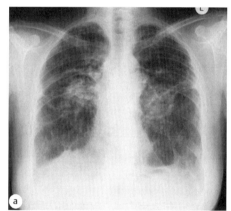

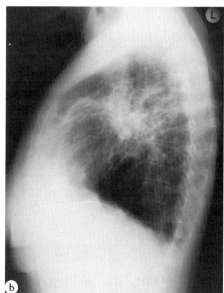

Abb. 3.22 • Grobretikuläre Veränderungen (Honigwabenmuster) bei Sarkoidose im Fibrosestadium (Röntgentyp IIIB).

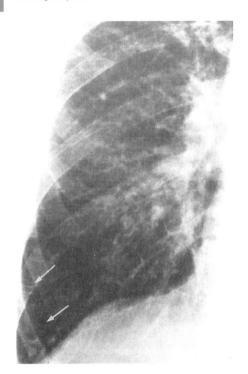

Abb. 3.23 • Dekompensierte Herzinsuffizienz mit Herzvergrößerung und interstitieller Flüssigkeitseinlagerung. Dilatierte Oberlappenvenen, Kerley-B-Linien, Flüssigkeit im Lappenspalt. (Quelle: Bücheler E, Lackner K-J, Thelen M. Einführung in die Radiologie. 11. Aufl. Stuttgart: Thieme; 2006).

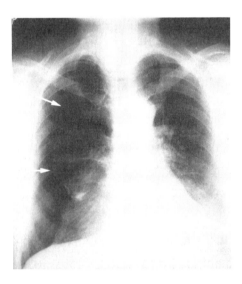

Abb. 3.24 • Pneumothorax rechts; strukturfreier luftgefüllter Raum zwischen Thoraxwand und kollabierter Lunge (Pfeile: Pleura visceralis).

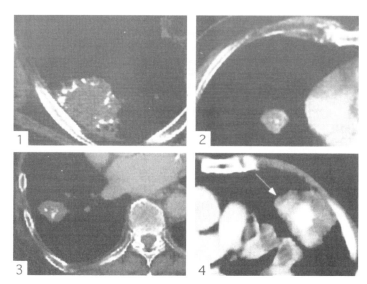

Abb. 3.25 • Verkalkungsfiguren in pulmonalen Raumforderungen; 1 = „Popkorn-Läsion" (charakteristisch für Hamartome), 2 = „zentral" (charakteristisch für Granulome, Hamartome), 3 = „speckled" (charakteristisch für Granulome, Malignome), 4 = „amorph" (charakteristisch für Malignome [vor allem bei exzentrischer Lage]).

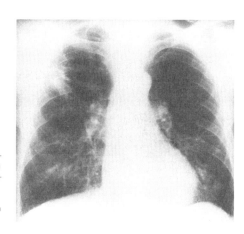

Abb. 3.26 • Ausgeheilte Tuberkulose mit ausgedehnter Narbenbildung insbesondere im rechten Oberlappen; vorwiegend streifen- und strangförmige Fibrosierungen in beiden Lungenhälften; kompensatorisches Emphysem in beiden Oberlappen.

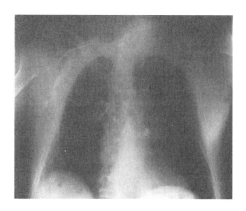

Abb. 3.27 • Fremdkörperaspiration eines Zahnes.

- ► **Regional fehlende Lungenstruktur:**
  - Pneumothorax s. Abb. 3.24.
  - Lungenzyste.
  - Emphysemblase.
  - Einseitig helle Lunge (Swyer-James-McLeod-Syndrom).
- ► **Verkalkungen:** Dichte entsprechend knöchernen Strukturen, s. Abb. 3.25:
  - Alveoläre Mikrolithiasis.
  - i. v.-Drogenabhängigkeit (Injektion aufgelöster Tabletten).
  - Tuberkulöse Granulome s. Abb. 3.26.
  - Talkose, Fluorose.
  - Silikose.
  - Parasiten (Echinokokkus, Trichinen, Zystizerken, Filarien, Toxoplasma).
  - Varizellenpneumonie (Folgestadium).
  - Lues, Abszess, Aktinomykose (Folgestadium).
  - Histoplasmose, Aspergillose, Kokzidiomykose (Folgestadium).
  - Phlebolithen, Broncholithen.
  - Hämatom, Infarkt (Folgestadium).
  - Chondrom, Neurofibrom, Neurinom, Teratom.
  - Karzinom (selten).
- ► **Strukturen hoher Dichte**: Höhere Dichte als Knochen:
  - Fremdkörperaspiration s. Abb. 3.27.
  - Venös verschleppte Fremdkörper (i. v.-Drogenabhängigkeit, Suizidversuch (Quecksilber), iatrogen).
  - Penetrierende Traumen (Projektile, iatrogen).

Wertung

- ► Die Röntgenaufnahme des Thorax ist eine pneumologische Basisuntersuchung.
- ► Eine optimale Bildinformation ist nur bei Durchführung in Standardtechnik zu erwarten.
- ► Die Durchführung ist nur „in Ausübung der Heilkunde" erlaubt, die Indikation hierfür jedoch aufgrund der geringen Strahlendosis großzügig zu stellen.
- ► Im Vergleich zu anderen radiologischen Techniken ist die Röntgenuntersuchung in der Pneumologie sehr breit einsetzbar (s. Tab. 3.1).

Tab. 3.1 • **Eignung radiologischer Verfahren in der Pneumologie (nach Kauczor).**

Fragestellung	Röntgenbild	Spiral-CT	HR-CT	MRT
Bronchialkarzinom (Staging)	+	+ +	0	+
Lungenrundherd:				
Nachweis	+	+ +	0	(+)
Verlaufskontrolle	+ +	+ +	0	(+)
Pneumonie:				
Nachweis	+ +	+	+	0
Verlaufskontrolle	+ +	0	0	0
Bronchiektasen	+	+	+ +	0
Lungenfibrose	+	+	+ +	0
Sarkoidose:				
Lymphknoten	+	+ +	0	+
Lungenbeteiligung	+	+	+ +	0
Lungenemphysem	+	+	+ +	0
Lungenembolie	(+)	+ +	0	+
Mediastinum	(ı)	ı ı	0	+
Pleura, Thoraxwand, Zwerchfell	+	+	0	+ +

CT: Computertomografie, HR-CT: hochauflösende Computertomografie, MRT: Magnetresonanztomografie
0: ungeeignet, (+): eingeschränkt geeignet, + : geeignet, + + : Methode der Wahl

3.2 Spezialtechniken

Grundlagen

► **Definition:** Variationen der radiologischen Nativdiagnostik zur verbesserten Darstellung bestimmter thorakaler Regionen.
► **Angewandte Techniken:**
  • *Thoraxaufnahme in Lordosestellung:* Ventrodorsaler Strahlengang, weitgehend überlagerungsfreie Darstellung der Lungenspitzen und Pleurakuppen.
  • *Aufnahme in Seitenlage (Liegendaufnahme):* Darstellung kleiner Pleuraergüsse und Flüssigkeitsnachweis durch Umlagerung.
  • *Durchleuchtung, Zielaufnahme:*
    – Rotierende Durchleuchtung des Thorax mittels Bildverstärkersystemen.
    – Zur Funktions- und Lokalisationsdiagnostik können Zielaufnahmen in unkonventionellen Projektionen und in unterschiedlichen Funktionsstellungen aufgenommen werden.
  • *Konventionelle Tomografie in verschiedenen Ebenen:* Methode zur Darstellung wählbarer Körperschichten durch Verwischung von Strukturen außerhalb der Schicht. (Gegensinnige Bewegung von Röntgengerät und Film während des Belichtungsvorgangs bei bewegungslosem Objekt. Alle Punkte der gewählten Objektschicht projizieren sich auf dieselbe Stelle, während Bildpunkte aus anderen Schichten ihre Projektion auf die Abbildungsebene kontinuierlich ändern). Das Ergebnis ist eine scharfe Darstellung der gewählten Schichtebene, die restlichen Strukturen werden ohne störende Konturdarstellung unscharf und verwischt abgebildet.

Indikationen, Kontraindikationen

► **Indikationen:**
  • *Lordoseaufnahme:* Lungenspitzenprozesse, Pleurakuppenprozesse (Alternative: Computertomografie, Sonografie).
  • *Liegendaufnahme:* Verdacht auf Pleurarandwinkelerguss, Differenzialdiagnose Schwarte/Erguss, kleiner Pneumothorax (Alternative: Sonografie, Computertomografie).
  • *Durchleuchtung, Zielaufnahme:* Differenzialdiagnose Rundherd/Gefäß, Pleuraschwarte/Erguss, Verdacht auf Zwerchfellparese (Schnupfversuch), Zuordnung eines Befundes zur Lunge/Brustwand (Alternative: Sonografie, Computertomografie).
  • *Tomografie:* Mediastinaldiagnostik, hiläre und perihiläre Prozesse, zentrale Atemwege. Heutzutage obsolet, da Alternativen (Computertomografie, Magnetresonanztomografie) deutlich überlegen.
► **Kontraindikationen:**
  • Durchführung bei fehlenden Standardaufnahmen.
  • Schwangerschaft.
  • Patientenbedingt: Patient kann nicht flach liegen oder Atem nicht anhalten.

Praktisches Vorgehen

► **Lordoseaufnahme:** Ventrodorsaler Strahlengang, Thorax um 45° nach apikodorsal gekippt, Inspirationsstellung, Aufnahme am Routinestativ.
► **Liegendaufnahme:** Flach auf dem Rücken und auf der Seite liegender Patient. Bei Seitenlage Befundseite nach unten (Erguss) oder oben (Pneumothorax) gerichtet. Aufnahme in Exspirationsstellung im dorsoventralen oder ventrodorsalen Strahlengang.
► **Durchleuchtung, Zielaufnahme:**
  • *Erforderlicher Gerätestandard:* Bildverstärker-Fernsehkette.
  • Patientenaufklärung (Kooperation, Strahlenbelastung).
  • Planung anhand der Standardaufnahme.
  • Einblendung der interessierenden Region.
  • Rotierende Durchleuchtung an der Bildverstärker-Fernsehkette.

- Befunddokumentation durch möglichst überlagerungsfreie Zielaufnahmen in unterschiedlichen Projektionen.
- ► **Tomografie:**
  - *Erforderlicher Gerätestandard:* Tomografiearbeitsplatz für lineare Longitudinalschichten (die nichtlineare Tomografie hat sich in der Thoraxdiagnostik nicht bewährt).
  - Patientenaufklärung (Lagerung, Strahlenbelastung).
  - Stabile Patientenlagerung je nach Schichtebene (ventrodorsal, Schrägschicht).
  - Schichtwinkel etwa 30°, Schichtabstände 0,5–1 cm, identische Atemlage von Schicht zu Schicht.

Befunde, Wertung

- ► Spezialaufnahmen sind weitgehend von modernen Techniken verdrängt worden (v.a. von Computertomografie und Sonografie).
- ► Einsatz vor allem noch unter Kostengesichtspunkten.
- ► Eine Durchleuchtung ist ohne vorherige Standardaufnahmen und ohne Bilddokumentation als Kunstfehler zu werten. Zum Teil nennenswerte Strahlenbelastung!
- ► Seitliche Liegendaufnahmen sollten im Zeitalter der Sonografie nicht mehr durchgeführt werden.
- ► Zielaufnahmen sind vor allem sinnvoll bei Pseudorundherden in einer Ebene der Standardaufnahmen.
- ► Tomografien sind zuweilen sinnvoll zur Darstellung des Drainagebronchus bei Verdacht auf tuberkulöse Kavernen, in der Mediastinaldiagnostik sind sie zu unzuverlässig.
- ► Die Computertomografie ist in jeder Hinsicht überlegen.

3.3 Computertomografie

Grundlagen

- ► **Definition:** Radiologisches Schnittbildverfahren zur Darstellung von Körperschichten, üblicherweise Transversalschichten. Moderne Geräte (Mehrdetektoren-CT) erlauben eine Akquisition von Volumendatensätzen mit beliebiger Schichtrekonstruktion. Überlagerungsfreie Darstellung von Körperschichten mit, im Vergleich zu Röntgenbildern, höherem Kontrast, aber geringerer Struktur- oder Formauflösung.
- ► **Prinzip:**
  - Erstellung von Tomogrammen durch eine um die Körperachse rotierende Röntgenröhre mit zahlreichen fächerförmig ausgeblendeten Röntgenstrahlen. Moderne Geräte erlauben eine beliebige Schicht- oder 3-D-Rekonstruktion.
  - Insgesamt recht hohe Strahlenbelastung.
- ► **Hounsfield-Einheiten (HE)** (Beschreibung der Gewebeabsorptionseigenschaften):
  - Die Absorption von Wasser entspricht 0 HE.
  - Bei der differenzierten Darstellung bestimmter Organe werden, zur Anpassung an menschliche Sehgewohnheiten, bestimmte HE-Bereiche ausgeblendet oder auf bestimmte Werte zentriert:
    - Lungenfenster: z.B.: –500 ± 1 200 HE (Mittellage ± Fensterbreite).
    - Weichteilfenster: z.B.: + 50 ± 350 HE.
    - Knochenfenster: z.B.: + 700 ± 2 000 HE.
    - Abweichungen je nach Gerätetyp kommen vor.
- ► **Verwendung von Kontrastmittel (wässrig, jodhaltig):** Markierung und Beurteilung von Gefäßen (u.a. Pulmonalarterien, Aorta, abgehende Gefäße).
  - Abgrenzung gegenüber Lymphknoten.
  - Vaskularisation eines Prozesses.
  - Gefäßinfiltration durch Tumoren (Aussspareffekt).
- ► **Spezielle Formen:**
  - *Konventionelles CT:* Tomogramme von 8–10 mm Schichtdicke (Tischvorschub von jeweils 8–10 mm), räumliche Auflösung etwa 1 mm, axiale Auflösung auf-

grund der großen Schichtdicke und des großen Tischvorschubes gering. Durch modernes Spiral-CT verdrängt.

- *Hochauflösendes CT (high-resolution, HR-CT):*
  - Bündelung der Röntgenstrahlen auf 1–2 mm dicke Schichten. Durch hochauflösende Rekonstruktionsalgorithmen erreicht die Bildmatrix in der Schichtebene eine Auflösung von ≤ 0,1 mm.
  - Hierdurch Darstellung der Pleuraspalten (Abgrenzung der Lappen).
  - Abbildung von sekundären Lungenlobuli als kleinste abgrenzbare anatomische Einheit (drei bis fünf terminale Bronchiolen, von dünnen Interlobärsepten mit Pulmonalvenen und Lymphgefäßen umgeben, in der Mitte Pulmonalarterien- und Bronchialast).
  - Pulmonalarterien sind bis zur sechzehnten Teilungsgeneration darstellbar.
  - Bronchien sind bis zur achten Teilungsgeneration darstellbar.
  - Durch hohen Aufwand und Strahlungsbelastung mittels HR-CT keine Darstellung des gesamten Thorax möglich, daher Beschränkung auf repräsentative Regionen.
- *Einschicht-Spiral-CT:*
  - Erstellung der Tomogramme in kontinuierlicher Spiralbewegung führt zu lückenloser Organdarstellung (Lymphknoten und Lungenrundherde!).
  - Die Auflösung entspricht derjenigen der konventionellen CT.
  - Die erstmals mögliche Aufnahme von echten Volumen-Datensätzen ist die Grundlage für dreidimensionale Bildnachbearbeitungstechniken. Mögliche Anwendung: CT-Angiografie, virtuelle Endoskopie.
- *Mehrschicht-Spiral-CT:* Gleichzeitige Aufnahme von bis zu 256 CT-Schichten. Zusätzlich wird die Rotationszeit auf bis zu 0,33 s (gegenüber 1 s) reduziert. Dies erlaubt eine mehrfache Leistungssteigerung. Außerdem trägt ein größerer Anteil der von der Röntgenröhre emittierten Quanten zur Bilderzeugung bei. Dies erhöht die Dosisreserven. Die Leistungserhöhung wird für folgende Ziele verwendet:
  - Verkürzung der Untersuchungszeit: Bei Routine-Untersuchungen (Schichtdicke 4 × 2,5 mm, Tischvorschub 4–6 mm, Rekonstruktion in 5 mm Schichten im Weichteil- und Lungenfenster) Darstellung des gesamten Thorax (30 cm) in 10 s. Dies ermöglicht Untersuchungen von Kindern, unkooperativen und tachypnoeischen Patienten. Wegen relativ geringer Strahlenbelastung (Reduzierung auf bis zu 120 kV und 20 mAs) Verfahren der Wahl, wenn auf eine optimale Kontrast- und Ortsauflösung verzichtet werden kann (Verlaufskontrollen, Kinder und Jugendliche, bestimmte Fragestellungen wie z. B. Ausschluss Thymom, ggf. Screening-Untersuchung anstatt Röntgen-Thorax).
  - Dreidimensionale Rekonstruktion („virtuelle Bronchoskopie"): Während einer Atemanhaltephase (maximal 25–30 s) Darstellung des Bronchialsystems mit geringer Schichtdicke (1–1,25 mm) und daher hoher axialer Auflösung. Eine Wiedergabe aus der Perspektive des Tracheobronchiallumens mit Generierung interaktiver, bewegter Bildsequenzen ist möglich. Neben der intraluminalen Darstellung kann wahlweise auf eine volumenorientierte, extrabronchiale Darstellung zur Beurteilung der Umgebungstopografie (Einbeziehung von z. B. Gefäßen oder des Ösophagus bei Tumoren) umgeschaltet werden. Bei intraluminaler Darstellung wird die Bildauflösung eines Bronchoskops nicht erreicht; eine Feinbeurteilung der Bronchialschleimhaut ist nicht möglich. Sehr wertvoll ist die Technik für die Gefäßdarstellung (CT-Angiografie, CTA) z. B. zur Interventionsplanung oder zur präoperativen Darstellung komplexer Anatomie.
  - Kombination von Spiral- und HR-CT: Kontinuierliche Spiral-Akquisition der gesamten Lunge mit 4 × 1 mm Schichtdicke. Rekonstruktion 5 mm dicker Schichten zur Darstellung mediastinaler und pulmonaler Herde (Lymphknoten, Knoten) und Rekonstruktion 1 mm dicker Schichten zur Feinbeurteilung des Lungenparenchyms und der Pleuraspalten.
- *Low dose CT (*Niedrigdosis-CT): Nutzung der Tatsache, dass sich die Hochkontraste in der Lunge auch mit einer deutlich geringeren Dosis darstellen lassen. Niedrigkontrastobjekte (Weichteile, Mediastinum) weisen allerdings ein deut-

lich schlechteres Signal-Rausch-Verhältnis auf. Dosisreduktion um 50–90 % durch Reduktion der mAS auf 20–40 (sinnvollste Maßnahme). Geeignet für Verlaufskontrollen, Ausschlussdiagnostik bei immunsupprimierten Patienten, pädiatrischen Fragestellungen. Diskutiert für das Screening von Hochrisikopatienten.

Indikationen, Kontraindikationen

▶ **Indikationen:**
- Tumordiagnostik.
- Mediastinaldiagnostik.
- Darstellung des zentralen Bronchialsystems.
- Darstellung organübergreifender Prozesse.
- Darstellung radiologisch „schwieriger" Regionen (Lungenspitze, Brustwand, kostophrenischer Winkel, Paravertebralregion).
- HR-CT: Differenzialdiagnostik diffuser Lungenparenchymerkrankungen.
- Spiral-CT: Rundherde und Lymphknotenbeurteilung, Emboliediagnostik.
- Mehrschicht-Spiral-CT: Dreidimensionale Rekonstruktion anatomischer Gebilde („virtuelle Bronchoskopie", Gefäß-, Tumordarstellung).

▶ **Kontraindikationen:**
- Unkooperatives Verhalten (Atemmanöver, Atemstillstand): Nur bei konventionellem CT, HR-CT und Einschicht-Spiral-CT.
- Ruhedyspnoe, Orthopnoe: Nur bei konventionellem CT, HR-CT und Einschicht-Spiral-CT.
- Schwangerschaft (strenge Indikationsstellung).

Praktisches Vorgehen

▶ Aufklärung.
▶ Patient liegt flach auf dem Rücken.
▶ Umlagerung bei Interventionen (CT-gesteuerte Punktion) und Beurteilung von Lagerungsartefakten (dorsale Flüssigkeit, orthostatische Dystelektasen).
▶ Aufnahmen während inspiratorischen Atemstillstandes.
▶ Untersuchungsdauer 10–20 min, bei neueren Geräten unter 5 min (die Scandauer liegt im Sekundenbereich).

Befunde, Wertung

▶ **Thorakale Tumoren:**
- In der Beschreibung der T- und M-Klassifikation Methode der Wahl, Trefferquoten > 80 %.
- Korrekte Beschreibung der N-Klassifikation, je nach Tumortyp lediglich in etwa 60 %.
- Bewertung von Lymphknoten lediglich aufgrund ihrer Größe. Je größer die Lymphknoten, umso wahrscheinlicher ist ein Tumorbefall. Maximale Normgröße von Lymphknoten (kurze Achse):
  – Azygosloge 15 mm,
  – subcarinal 11 mm,
  – rechts tracheobronchial, rechts paraösophageal, kaudal paratracheal, aortopulmonal 10 mm,
  – alle anderen Regionen 5–7 mm.
  ◻ *Cave:*
  – Entzündliche Reaktionen im Tumorabflussgebiet und Retentionspneumonien mit Lymphknotenschwellung täuschen Tumorbefall vor.
  – Auch normal große Lymphknoten können befallen sein.
- Unsichere Aussage in Regionen mit großen Absorptionssprüngen (aortopulmonales Fenster, Paravertebralregion).

▶ **Tracheobronchialsystem:** Die virtuelle Bronchoskopie bietet allgemein keine Alternative zur Endoskopie. Mögliche Indikation:
- Planung operativer Eingriffe bei fraglicher Resektabilität.

- Planung bronchialer Interventionen (Lasertherapie, Stent-Implantation) bei endoskopisch unüberwindlichen zentralen Stenosen (als Alternative zur Bronchografie).
- Feinbeurteilung von Atemwegsstenosen (z. B. membranös oder alle Wandschichten betreffend).

➤ **Pleura:**
- Zuverlässige Unterscheidung von Schwarte und Erguss sowie Ergussvolumetrie.
- Differenzierung Abszess/Empyem in den meisten Fällen möglich.
- Zuweilen schwierige Unterscheidung Mesotheliom/Schwarte.
- In der Feinbeurteilung von Ergüssen und pleuralen Tumoren der Sonografie unterlegen.

➤ **Mediastinalorgane:** Zuverlässige Zuordnung von physiologischen und pathologischen Strukturen (außer bei starken Absorptionssprüngen, s. o.).

➤ **Lungenparenchym (HR-CT):**
- Die Unterscheidung zwischen zentrilobulärem und panlobulärem Emphysem ist – außer im Endstadium – möglich.
- Eingrenzung der Differenzialdiagnose diffuser Parenchymerkrankungen anhand des regionalen Verteilungsmusters (auf Ebene des sekundären Lobulus):
  - Aktive Alveolitis s. Abb. 3.28: Zentri- bis panlobuläre Verdichtung im Sinne einer milchglasartigen Trübung, Abgrenzbarkeit von Gefäßen und Bronchien.
  - Lungenfibrose s. Abb. 3.29 und S. 340, Abb. 13.3: Retikuläre Verdichtungen der subpleuralen Regionen mit irregulären Verdichtungen und Wandverdickungen der Bronchioli, verdickte Interlobulärsepten, später Traktionsdilatation der Bronchiolen, zunehmende Verdickung von Septen und Pleura, Auftreten von Waben. Die idiopathische Lungenfibrose (IPF) kann in typischen Fällen durch eine Kombination klinischer und röntgenmorphologischer Kriterien ohne zusätzliche Biopsie diagnostiziert werden.
  - Sarkoidose s. Abb. 3.30: 1–2 mm große perilobuläre Noduli, noduläre Verdickung der Pleura entlang der Lappenspalten, bevorzugt zentral und im Bereich der Ober-, Mittelfelder lokalisiert.
  - Asbestose: Subpleurale, lineare Verdichtungen parallel zur Pleura in ca. 1 cm Entfernung (subpleurale Fibrose) ohne Lageabhängigkeit, verkalkte und nichtverkalkte Pleuraplaques, Verdickung der Interlobulärsepten.

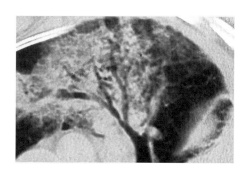

Abb. 3.28 • Aktive Alveolitis.

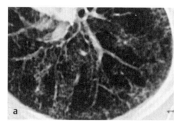
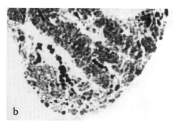

Abb. 3.29 • a u. b Lungenfibrose (IPF).

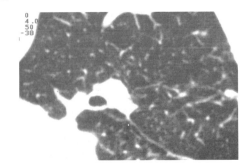

Abb. 3.30 • Sarkoidose.

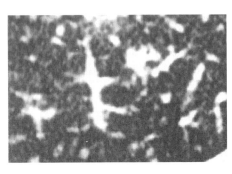

Abb. 3.31 • Lymphangiosis carcinomatosa.

- – Lymphangiosis carcinomatosa s. Abb. 3.31: Noduläre Verdickung des bronchovaskulären Bündels und perilobulärer Befall mit verdickten Interlobulärsepten senkrecht zur Pleura der Lungenperipherie.
- – Lymphangioleiomyomatose/tuberöse Sklerose s. Abb. 17.2, S. 388.
- – Langerhans-Zell-Histiozytose: s. S. 325.
- Nachweis lokaler Überblähung bei Untersuchung in In- und Exspiration zur Dif-
  ferenzierung interstitieller Erkrankungen. Vorkommen u. a. bei (peripher) ob-
  struktiven Erkrankungen (Asthma, Bronchiolitis, Sarkoidose, COPD), aber auch
  unspezifisch, z. B. bei gesunden Rauchern.)
- ► Gefäße:
  - Sichere Darstellung zentraler Gefäße (bis zur Ebene der pulmonalen Subseg-
    mentarterien) mit Spiral-CT und jodhaltigem Kontrastmittel. Mit Mehrschicht-
    Spiral-CT kann die Untersuchungszeit der dyspnoischen Patienten kurz gehalten
    werden (minimal 10 s).
  - Periphere Embolie: Die Schichtebene muss auf 1 mm verkleinert werden. Gerä-
    teabhängig hohe Sensitivität (60–100 %) und höchste Spezifität (80–100 %) der
    nichtinvasiven Verfahren zur Lungenemboliediagnostik. Deswegen und wegen
    des sicheren Nachweises von Differenzialdiagnosen und Begleiterkrankungen,
    der Schnelligkeit und guten Verfügbarkeit zunehmend als Methode der Wahl
    zur Lungenemboliediagnostik eingesetzt. Im gleichen Untersuchungsgang kann
    (ohne weiteres Kontrastmittel) mittels Mehrschicht-Spiral-CT eine CT-Venogra-
    fie vom Knie bis zum Zwerchfell erfolgen (Klärung der Emboliequelle).
- ► Herz: Größe, Beziehung der Herzkammern, Perikarderguss, große Gefäße, Brustwirbelsäule, Zwerchfell. Zur Darstellung der Koronararterien (Herz-CT) oder zur
  Diagnostik von LE, Aortendissektion und akuter Koronarischämie („triple-rule
  out") sind spezielle CT-Untersuchungsprotokolle und apparative Voraussetzungen
  nötig.
- ► Eignung der CT-Verfahren im Vergleich zur Röntgenuntersuchung s. Tab. 3.1, S. 68.
- ◘ Hinweis: Die CT ist in der Regel als Ergänzung der konventionellen Röntgendiagnostik einzusetzen.

3.4 Magnetresonanztomografie (MRT)

Grundlagen

► **Definition:** Schnittbildverfahren mit frei wählbarer Schnittebene ohne Verwendung von Röntgenstrahlen.

► **Prinzip:** Nutzung der Kernspin-Resonanz, auch Magnetresonanz genannt. Atomkerne mit ungerader Protonen- oder Neutronenzahl weisen einen Eigendrehimpuls – „Kernspin" – und ein magnetisches Moment auf: Die Atomkerne richten sich unter dem Einfluss starker Magnetfelder aus und verändern diese Ausrichtung durch einen Hochfrequenzimpuls. Nach Impulsende kommt es zur Relaxation der Magnetfelder und dabei zur Emission schwacher elektromagnetischer Strahlung, die zur Bildgebung verwendet wird.

► **Medizinische Anwendung:** Nutzung des Kernspins der ubiquitären Wasserstoffatome (Kern = Proton).

► Modulation der empfangenen Signalintensität durch die Protonendichte im Gewebe sowie unterschiedliche Relaxationszeiten (T_1 und T_2) der untersuchten Gewebe (longitudinale Relaxationszeit = T_1, transversale Relaxationszeit = T_2) sind wesentlich für den Bildkontrast.

  • *T_1-gewichtete Bilder:* Hohe Signalintensität für Fett und Gadolinium (Kontrastmedium), niedrige Signalintensität für Wasser. Sie erlauben gute Weichteilkontrastauflösung und bieten die bessere räumliche Auflösung.

  • *T_2-gewichtete Bilder:* Hohe Signalintensität für Wasser (Entzündung, Tumorgewebe, Zysten) und Fett. Darstellung pathologischer Strukturen.

► Schwache Signalintensität der protonenarmen, gesunden Lunge und Suszeptibilitätsartefakte an der Interstitium-Luft Grenze.

► Geringere räumliche Auflösung gegenüber der CT.

► Bessere Weichteildifferenzierung durch geeignete Wahl der Einflussfaktoren und multiplanare Darstellung optimaler Schichten sowie durch fehlende Störeffekte von Absorptionssprüngen.

► EKG- und ggf. Atemtriggerung, Schichtdicke 3–8 mm, Untersuchungsdauer 3–7 min für eine Sequenz.

► Spezielle Sequenzen ermöglichen u. a. die Unterdrückung des Fettsignals, schnelle Messungen und die gezielte Darstellung fließender Spins (MR-Angiografie).

Indikationen, Kontraindikationen

► **Indikationen:**

  • Ergänzende Diagnostik mediastinaler Raumforderungen s. Abb. 3.32.

  • Ergänzende Darstellung von Prozessen an der Knochen-Weichteil-Lungengrenze insbesondere zur Abklärung einer Thoraxwandinfiltration s. Abb. 3.33.

  • Differenzierte Zusatzdiagnostik thorakaler Gefäßprozesse. Bei V. a. thorakale Aortendissektion CT gleichwertig.

  • Ggf. Einsatz bei pädiatrischen Fragestellungen als Ersatz zur CT.

► **Kontraindikationen:**

  • Klaustrophobie.

  • Strenge Indikatonsstellung bei intensivpflichtigen und beatmeten Patienten (eingeschränkte Betreuung).

  • Strenge Indikationsstellung für gadoliniumhaltige Kontrastmittel bei Niereninsuffizienz.

  • Unkooperative Patienten.

  • Schwangerschaft (1. Trimenon).

  ☐ *Cave:* Schrittmacherträger, Medikamentenpumpen, ferromagnetische Metallimplantate, Cochleaimplantat!

Praktisches Vorgehen

► Patientenaufklärung.

► Entfernung aller beweglichen und magnetisierbaren Teile.

► Untersuchung in Rückenlage.

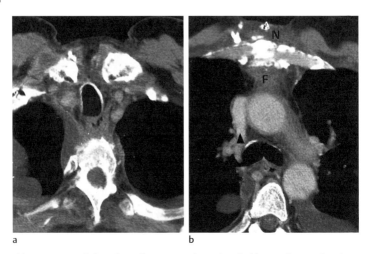

a   b

Abb. 3.32 • MRT-Aufnahme des Mediastinums: Mediastinale und subkutane Fibrose nach Radiatio; a) Subkutane und mediastinale Fibrosierung mit erhöhter Gewebedichte; b) prästernale kutane und subkutane Narbenplatte sowie mediastinale Fibrose; gute Abgrenzbarkeit der großen Gefäße nach Kontrastmittelgabe; ► = Einmündung der Vena azygos in die Vena superior, N = Narbenplatte, F = Fibrose.

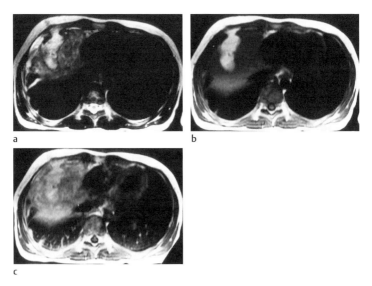

a   b

c

Abb. 3.33 • MRT-Aufnahme: Inhomogene Raumforderung mit Befall der vorderen Thoraxwand und des Perikards, zentrale Einblutung nach Biopsie; a) T_2 gewichtet; b) T_1 gewichtet nativ; c) T_1 gewichtet nach Kontrastmittelinjektion.

► Aufgrund der recht langen Untersuchungsintervalle kann es zu Bewegunsartefakten bei Tachypnoe und Tachykardie kommen.

► Gesamtuntersuchungsdauer 20–40 min.

Befunde, Wertung

► Aufgrund beschränkter pulmonaler Detailauflösung, hoher Kosten und subjektiver Patientenbelastung ist die MRT eine Zusatzuntersuchung bei unklaren CT-Befunden.

► Stärke der MRT ist die Darstellung von im Röntgenbild und im CT „schwierigen" Regionen wie Pleura, Brustwand, Zwerchfell, Paravertebralregion und Teilen des

Mediastinums (z. B. aortopulmonales Fenster) sowie arterielle Gefäßdarstellung (Aorta, Aortenbogen).

▶ **Vergleich mit anderen diagnostischen Verfahren** (s. Tab. 3.1, S. 68)**:**
- *Tumordiagnostik:*
  - Schlechterer Nachweis kleiner Herde, besserer Signalkontrast zwischen Befund und umliegendem Gewebe in T_2-gewichteten Bildern. Herde ab einem Durchmesser von > 5 mm werden bei guten Untersuchungsbedingungen zuverlässig erkannt. Schlechte Darstellung der Randstrukturen, fehlende Abbildung von Kalzifikationen.
  - Bessere Darstellung paramediastinal, paravertebral und im Bereich der Thoraxwand.
  - Zuverlässige Darstellung einer Gefäßinfiltration.
  - Gegenüber CT keine Vorteile in der Lymphknotendiagnostik.
- *Pleura, Thoraxwand:* Höhere Spezifität in der Analyse von Pleuraergüssen. Aufgrund des Aufwandes jedoch keine Alternative zur Sonografie mit Punktion. Methode der Wahl zur Darstellung maligner Brustwand- und Zwerchfellinfiltration und zur Analyse der Ausbreitung von Pancoasttumoren. Weiterer Schwerpunkt: Wirbelsäuleninfiltration pathologischer Prozesse.
- *Bronchialsystem, fokale Lungenerkrankungen:* Schlechtere Bildgebung gegenüber CT. Schlechte topografische Zuordnung durch die Signalarmut der Lunge.
- *Diffuse Lungenerkrankungen:* Nachweis eines erhöhten Wassergehaltes bei akuter Entzündung, Aussage jedoch weniger zuverlässig und differenziert als die der bronchoalveolären Lavage.

3.5 Szintigrafie

Grundlagen

▶ **Prinzip:** Darstellung des ventilierten oder perfundierten Lungenparenchyms durch Inhalation oder venöse Injektion von Gammastrahlern.
▶ **Pulmonale Perfusionsszintigrafie:**
- Peripher-venöse Injektion von makroaggregierten Albuminpartikeln, die mit Technetium-99m (^{99m}Tc) radioaktiv markiert wurden (Durchmesser 30 µm). Dabei Mikroembolisierung etwa jedes 10 000sten Pulmonalarterienastes.
- Die Verteilung des Tracers wird mit einem großflächigen Gamma-Detektor in ventraler, dorsaler und schrägdorsaler Projektion aufgenommen und bildlich dargestellt. Es zeigt sich die momentane Verteilung des Herzzeitvolumens. Primär (Thrombembolie) oder sekundär (Euler-Liljestrand-Reflex) nicht- oder minderperfundierte Areale bleiben ausgespart.
▶ **Ventilationsszintigrafie:**
- Inhalation eines ^{99m}Tc markiertem Aerosols, das sich an den Bronchialwänden niederschlägt.
- Aufnahme mittels Gamma-Detektor. Akquisition statischer Aufnahmen in Standardprojektionen (wie bei Perfusionsaufnahmen). Das früher verwendete ^{133}Xenon hat nur momentane, dynamische Aufnahmen erlaubt. Dargestellt werden alle ventilierten Lungenkompartimente, nicht- oder schlecht ventilierte Regionen bleiben ausgespart.
▶ Die Bildauflösung ist mehrere Größenordnungen schlechter als die von Röntgenverfahren.

Indikationen, Kontraindikationen

▶ **Indikationen:**
- Diagnostik der Lungenembolie (Perfusions- und Ventilationsszintigrafie).
- *Beurteilung der regionalen Funktionsverteilung in der Lunge:* Risikoabschätzung vor parenchymresezierenden Eingriffen (Perfusionsszintigrafie) und Einschätzung funktionsverbessernder Eingriffe (Perfusions- und Ventilationsszintigrafie).
▶ **Kontraindikationen:** Allergie (selten), Frühgravidität (strenge Indikationsstellung!), unkooperativer Patient.

Praktisches Vorgehen

- ► **Perfusionsszintigrafie** (s. Abb. 3.34):
  - Anamneseerhebung (z. B. Allergien gegen Eiweiß).
  - Sicher venöse Injektion des Pharmakons im Liegen (> 10 min, Perfusionsgradient je nach Körperlage).
  - Gamma-Detektion bis zu 1 h nach Injektion, digitale Bildverarbeitung für quantitative Aussagen über die relative Perfusion interessierender Lungenregionen, Erstellen einer Hardcopy zur bildlichen Betrachtung.
    - ◘ *Hinweis:* Keine postinterventionelle Isolierung des Patienten (physikalische Halbwertszeit 6 h, Strahlenbelastung 1–2 mSv).
- ► **Ventilationsszintigrafie:**
  - Intensive Patientenvorbereitung (er darf das Mundstück auf keinen Fall selbstständig entfernen – Gefahr der radioaktiven Raumkontamination).
  - Inhalation im geschlossenen System bis zum steady state (3 min), danach alsbaldige Messung in vier Positionen.
  - Digitale Bildverarbeitung.
  - Nach Auswaschung des Edelgases ist keine Isolation notwendig.
  - Strahlenbelastung 0,1–0,2 mSv.

Befunde

- ► **Lungenembolie:**
  - *Wahrscheinliche Embolie:* ≥ 1 segmentaler Perfusionsdefekt (verminderte oder aufgehobene Perfusion) bei normalem Ventilationsszintigramm und unauffälligem Röntgenbild. Wenn kein Ventilationsszintigramm vorliegt, ist die Spezifität der Untersuchung eingeschränkt.
  - Falsch positive Befunde in nur etwa 1 % der Fälle.
  - *Unwahrscheinliche Embolie:* Diffus verteilte Ventilations-/Perfusionsstörungen.
  - *Bei Perfusionsstörungen durch Begleiterkrankungen* (z. B. Asthma, COPD) wird die Emboliediagnostik unzuverlässig.
- ► **Beurteilung des funktionellen Operationsrisikos:** Prädiktion von postoperativer Einsekundenkapazität (ppo FEV_1), ppo T_{LCO} und ppo $\dot{V}O_{2\,max}$ bei parenchymresezierenden Eingriffen als Entscheidungshilfe auf objektivierbarer, quantitativer Grundlage (s. Tab. 3.2), s. a. Abb. 11.14, S. 281.

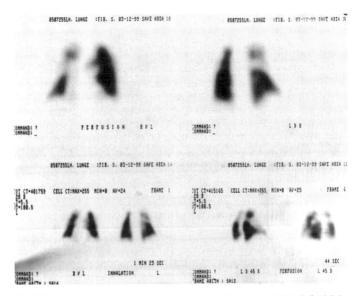

Abb. 3.34 • Perfusionsszintigrafie mit Nachweis einer Embolie rechts. Ventilationsbefund (links unten) normal.

Tab. 3.2 • Postoperative FEV$_1$ (FEV$_1$ postop.).

Berechnungsformel: ppo FEV$_1$ = FEV$_{1\,präop.}$ × 100-A-k × B/100 (l)

FEV$_{präop.}$: Beste präoperative Messung nach Inhalation eines Beta$_2$ Mimetikums; A: Perfusion des Resektats in % der Gesamtlunge (perfusionsszintigrafisch bestimmt); B: Perfusion des Rests der zu operierenden Seite in % der Gesamtlunge (perfusionsszintigrafisch berechnet); k = 0,37 (Konstante für die Funktionseinschränkung in der frühpostoperativen Phase)

► **Funktionsverbessernde Eingriffe:** Indikation zur Dekortikation bei mindestens 50 %iger Perfusionsminderung des betroffenen Lungenflügels durch die Pleuraschwarte (außerdem zumindest mittelgradige restriktive Ventilationsstörung bei nach Bronchoskopie und CT funktionsfähigem Lungenflügel).

► **Andere Erkrankungen:**
  • *Lungenemphysem (chronische Bronchitis):* Nicht perfundierte Regionen sind auch nicht ventiliert (= $\dot{V}/\dot{Q}$-Match), unterschiedlich große Perfusions- und Ventilationsausfälle.
  • *Asthma bronchiale:* Durch Bronchospasmolytika reversible, gematchte Ausfälle.
  • *Bronchialkarzinom:* Lobäre oder segmentale Ventilationsausfälle mit Perfusionsminderung.

Wertung

► Die Szintigrafie ist eine Zusatzuntersuchung zur Gewinnung gezielter Informationen über die regionale Funktionsverteilung von Perfusion und Ventilation.
► Vorwiegender Einsatz bei Verdacht auf nicht massive Lungenembolie und in der präoperativen Risikobeurteilung.
► Die Interpretation der Befunde ist nur in Zusammenhang mit klinischen, radiologischen oder endoskopischen Befunden möglich und sinnvoll.

3.6 Positronenemissionstomografie (PET)

Grundlagen

► **Definition:** Methode zur in-vivo-Darstellung von Stoffwechselprozessen. Dabei werden keine „konventionellen" Gammastrahler, sondern Positronenstrahler verwendet.
► **Prinzip:**
  • Intravenöse Inkorporation von [^{18}F]-Fluordeoxyglukose (FDG). ^{18}Fluor zerfällt in das stabile Isotop ^{18}Oxygen und emittiert dabei Positronen mit einer Halbwertszeit von 110 min. Wegen der kurzen Halbwertszeit ist die Strahlenbelastung relativ gering: Die übliche Dosis von 350–400 MBq entspricht einer biologischen Belastung von 7 mSv (etwa das 3-Fache der natürlichen jährlichen Belastung, etwas geringer als eine Thorax-Computertomografie). Treffen ein Positron und ein Elektron aufeinander, entstehen 2 Photonen, die in einem Winkel von 180° abgestrahlt werden. Sie werden von Photoluminiszenzkristallen, welche ringförmig um den Patienten verteilt sind, detektiert. Die Kristalle haben eine maximale örtliche Auflösung von 2 mm. Die reale anatomische Auflösung beträgt 5 mm.
  • **Tumordiagnostik:** Aufgrund der Erkenntnisse von Otto Warburg haben Tumoren eine hohe Glukoseaufnahme (Molekulare Substrate: Glut-1-Rezeptor, Typ II Hexokinase, aktivierte Onkogene der ras-Familie). Sie korreliert mit der Tumormalignität. Diese Eigenschaft wird als Unterscheidungsmerkmal gegenüber benignen Tumoren und inaktiven nichtneoplastischen Befunden verwendet.
  • Die PET kombiniert den Nachweis intrazellulärer Stoffwechselvorgänge mit der anatomischen Lokalisationsdiagnostik. Ein Vergleich mit der Computertomografie ist notwendig. Kombinationsgeräte mit PET und integriertem Mehrschicht-Spiral-CT werden angeboten (so genanntes PET-CT).
► **Weitere PET-Anwendungen:** Messung des Energiestoffwechsels im Herzen, funktionelle Hirnuntersuchungen.

Indikationen, Kontraindikationen:

▸ **Indikationen:**
- Abklärung der Dignität pulmonaler Rundherde.
- Diagnose und Stadieneinteilung vermutlich operabler Lungenkarzinome.
- Abklärung pulmonaler Manifestationen anderer Malignome (insbesondere kolorektale Karzinome, Lymphome, Melanome, Ösophaguskarzinome, Kopf- und Hals-Tumoren).

▸ **Kontraindikationen:**
- Schlecht eingestellter Diabetes mellitus (der aktuelle Blutzucker sollte 120 mg/dl unterschreiten, sonst leidet die Darstellungsqualität durch Kompetition zwischen FDG und natürlicher Blutglukose).
- Der Patient ist nicht nüchtern (Mindestnüchternphase 4 h).
- Adipositas per magna (kurze, aber relativ enge Untersuchungsröhre).

Praktisches Vorgehen

▸ Aufklärung des Patienten.
▸ Injektion des im Zyklotron frisch synthetisierten Radiopharmakons (kurze Halbwertszeit!). Dosis: 4–5 MBq/kgKG bis zu einem Maximum von 750 MBq).
▸ Untersuchung in körperlicher Entspannung in Rückenlage (muskuläre Aktivität führt zur Glukoseaufnahme).
▸ Eine postinterventionelle Isolierung des Patienten entfällt.
▸ Die Beurteilung der Aktivitätsakkumulation erfolgt durch Vergleich mit der Intensität im Bereich der mediastinalen oder kardialen Strukturen. Bei einer Herdakkumulation über diesen Wert kann Malignität unterstellt werden. Ein objektiverer, semiquantitativer Marker ist der SUV-Index (standardized uptake value) des Glukosemetabolismus.

Befunde, Wertung:

▸ **Rundherde:**
- Beim Nachweis der Malignität liegt die Sensitivität bei 82–100 % (im Mittel etwa 95 %) und die Spezifität bei 60–100 % (im Mittel etwa 80 %).
- Differenzialdiagnosen PET-positiver Herde sind aktive Tuberkulose und Sarkoidose sowie Pilzinfektionen (Aspergillose, Histoplasmose, Kryptokokkose). In diesem Fall sollte eine bioptische Klärung oder eine Resektion erfolgen.
- Bei einem PET-negativen Herd ist aufgrund der hohen Sensitivität, falls keine klinischen Argumente entgegenstehen, ein abwartendes Verhalten gerechtfertigt.

▸ **Tumorstaging:**
- Beim Nachweis hilärer und mediastinaler Lymphknotenmetastasen hat die PET eine Sensitivität von etwa 90 % und eine Spezifität von etwa 85 % und ist damit der Computertomografie überlegen. Bei T1-Tumoren sinkt die Sensitivität jedoch auf etwa 50 % (kein Nachweis von Mikrometastasen).
- Nebennierenmetastasen werden mit einer Sensitivität von fast 100 % und einer Spezifität von 80 % nachgewiesen. Die Spezifität wird durch das recht starke Nierensignal beeinträchtigt. Fernmetastasen insgesamt werden mit einer Sensitivität von nahezu 100 % und einer Spezifität von über 90 % nachgewiesen.
- Mit der Einführung der PET in die Stagingdiagnostik ändert sich das Tumorstadium –gegenüber Standarddiagnostik – bei jedem zweiten bis dritten Patienten. Für mindestens jeden fünften Patienten ergeben sich therapeutische Konsequenzen, vor allem das Unterlassen einer nichtkurativen Thorakotomie.
- Bei der Dignitätsbeurteilung pulmonaler Herde bei Patienten mit erhöhtem Operationsrisiko sowie beim N-Staging und M-Staging (außer Gehirn) kann die PET zur Entscheidungsfindung herangezogen werden.

▸ **Allgemeine Wertung:**
- In Kosteneffektivitätsanalysen mit CT plus PET als einzigen bildgebenden Verfahren gegenüber einer Routinediagnostik pulmonaler Tumoren zeigte sich kein positiver Einfluss auf die Lebenserwartung, aber eine erhebliche Kosteneinsparung durch Therapiebegrenzung infolge Ausschluss von Patienten von nichtkurativen Eingriffen.
- Der Einsatz bei bereits gesicherter Inkurabilität ist nicht rational.

3.7 Sonografie

Grundlagen

► **Schnittbildverfahren** auf der Basis örtlich ausgelöster Reflexionsreliefs hochfrequenter Schallwellen im Bereich von 3,5–10 MHz. Die Schallsonde ist gleichzeitig Schallquelle und Detektor. Sie ist beweglich, die Schnittebene damit frei wählbar.

► **Niedrige Schallfrequenzen (3,5–5,0 MHz):** Große Eindringtiefe, geringe Detailauflösung. Verwendung zur transhepatischen und translienalen Darstellung von Zwerchfell und basalen Lungenprozessen sowie großen wandständigen Lungenprozessen.

► **Hohe Schallfrequenz (5,0–10,0 MHz):** Geringe Eindringtiefe, hohe Detailauflösung von maximal 0,1 mm. Verwendung für normale Thoraxwand, kleine wandständige pulmonale Prozesse sowie für transösophageale, transvaskuläre und transbronchiale Darstellungen (transluminale Sonografie bis zu einer Frequenz von 20 MHz möglich).

► **M-Mode:** Eindimensionale Ultraschallmessung auf der Zeitachse (Darstellung schnell bewegter Strukturen wie z. B. Herzklappen).

► **B-Mode:** Zweidimensionale Schnittbilddarstellung, Signalumwandlung in Grauwertstufen.

► **Duplex-Sonografie:** Kombination von B-Mode mit Analyse der Strömungsgeschwindigkeit in Herz und Gefäßen mit Hilfe der Doppler-Methode.

► **Farbdoppler-Sonografie:** Kombination von B-Mode mit einer flächenhaften Doppleranalyse in Farbkodierung. Dadurch wird eine zweidimensionale Darstellung von Strömungsrichtung und -geschwindigkeit im B-Bild ermöglicht.

► **Multiplanarer Modus:** B-Mode mit wählbarer Schnittebene, bei Ultraschallsonden transluminal verwendet.

► Eine Organdarstellung ist aufgrund unterschiedlicher, aber ähnlicher Schallwellenwiderstände (= Impedanzen) möglich. An der Grenzfläche Brustwand/Lunge kommt es wegen des großen Impedanzunterschiedes thorakaler Organe zur Totalreflexion an der Lungenoberfläche und damit zu einer fehlenden Darstellung des gesunden Lungenparenchyms. Knöcherne Strukturen (Rippen, Skapula, Wirbelsäule) führen zu Schallabsorption mit „Schallschatten". Durch Nutzung akustischer Fenster können Brustwand, Zwerchfell, Pleurablätter, Herz und Teile des Mediastinums dargestellt werden.

► **Endobronchialer Ultraschall (EBUS)**
  • Transluminale Sonografie über den Arbeitskanal eines Bronchoskops mittels dünnkalibrigem, rotierendem Transducer (Außendurchmesser 2,8–3,5 mm, so genannte Minisonden) und einer Wasservorlaufstrecke in der Form eines aufblasbaren Ballons. Die verwendeten hohen Ultraschallfrequenzen von 10–20 MHz erlauben Eindringtiefen von bis zu 2 cm mit hoher Detailauflösung.
  • *EBUS-TBNA:* Ultraschallkontrollierte transbronchiale Nadelaspiration. Bronchoskop mit longitudinalem Transducer am distalen Geräteende zur Nadelaspiration mediastinaler Befunde unter direkter Sichtkontrolle.
  • Der kombinierte Einsatz von EBUS-TBNA und transösophagealem Ultraschall ersetzt die Mediastinoskopie in der Mehrzahl der Fälle.

► **Indikationen:**
  • Erkrankungen von Brustwand, Pleura, Zwerchfell.
  • Brustwandständige mediastinale und pulmonale Prozesse (solide, liquide oder infiltrativ).
  • Ultraschallgesteuerte Punktionen und Biopsien.
  • Kardiopulmonale Erkrankungen (Echokardiografie).
  • *Endobronchiale Sonografie:*
    – Tumorstaging: Beurteilung paratrachealer, peribronchialer und subcarinaler Lymphknoten, Beurteilung der Organinfiltration.
    – Targeting und Durchführung von Biopsien: Identifizierung von submukösen Herden für transtracheale oder transbronchiale Biopsien.

► Keine Kontraindikationen.

Praktisches Vorgehen

- ▸ Keine Patientenvorbereitung notwendig.
- ▸ **Technische Voraussetzungen (Geräteausstattung):**
  - Schneller B-Bild-Aufbau mit niedrig- und hochfrequenten Schallfrequenzen (unterschiedliche Schallköpfe, s. u.), Dokumentations- und Speichereinheit (Ausdruck, Videoaufzeichnung).
  - *Routineschallfrequenzen und deren Indikation:*
    - 3,5 MHz oder 5,0 MHz: Abdomineller Zugang, Ergussdiagnostik.
    - 7,5 MHz: Feinbeurteilung der Brustwand.
  - Optional Punktionsschallkopf, Farbdopplereinrichtung, Echokardiografieschallkopf.
- ▸ **Ablauf der Untersuchung:**
  - *Erster Schritt:* Zunächst abdominelle Sonografie am liegenden Patienten mit retroperitonealer Beurteilung der Vena cava inferior (Rechtsherzinsuffizienz) und systematischer Zwerchfelldarstellung.
  - *Zweiter Schritt:* Am sitzenden Patienten Prüfung der Zwerchfellbeweglichkeit in tiefer In- und Exspiration, systematische Untersuchung der Brustwand interkostal (beidseits dorsal und ventral von kaudal nach kranial), abschließend Darstellung des Mediastinums von parasternal und transjugulär. Daran anschließend optional Echokardiografie.
- ▸ **Endobronchiale Sonografie/EBUS-TBNA:** Nach endobronchialer Inspektion systematische Ultraschalluntersuchung der LK-Stationen 1, 2, 4, 7, 10 und 11 (s. Abb. 11.13, S. 280) und möglicher submuköser Tumormanifestationen. TBNA-Biopsien unter direkter sonografischer Sicht (mehrmals fächerförmig durch den Befund bis in den subkapsulären Bereich). Direktfärbung mit on-site-Mikroskopie verhindert Mehrfachuntersuchungen.
  - ✗ *Achtung:* Postinterventionell immer Ultraschallkontrolle und Röntgenaufnahme in Exspiration!
- ▸ **Perthorakale Biopsie:**
  - *Voraussetzungen:* Befund in zwei Schnittebenen darstellbar und charakterisierbar (liquide/solide, Vaskularisation, Beziehung zu Nachbarstrukturen/Gefäße!). PTT < 50 s, Thrombozyten > 100 000. Stabile Patientenlagerung. Lokale Infiltrationsanästhesie.
  - *Technik:* Entweder unter direkter Sichtkontrolle mittels steril umkleidetem Punktionsschallkopf oder nach zweidimensionaler Markierung auf der Hautoberfläche mit Beachtung der Punktionsrichtung und -tiefe. Zur Gewinnung repräsentativer Gewebeproben eignen sich am besten Schneidekanülen mit Federmechanismus (Abb. 3.35). Wenn möglich, Entnahme von 2 Gewebeproben aus

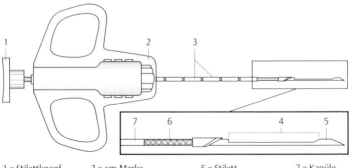

1 = Stilettknopf	3 = cm-Marke	5 = Stilett	7 = Kanüle
2 = Handgriff	4 = Biopsatkammer	6 = Echo-Marker	

Abb. 3.35 • Einmal-Schuss-Instrument zur Biopsatentnahme aus Weichteilgewebe.

unterschiedlichen Stichkanälen. Steriler Verband. Postinterventionelle sonografische Befundkontrolle und abschließende Röntgenkontrolle.

Befunde

► **Brustwand:** Zuverlässige und differenzierte Darstellung entzündlicher und raumfordernder Prozesse, insbesondere bei pulmonalen Tumoren und Infektionen mit organübergreifendem Charakter.

► **Pleura**
  • *Ergusscharakterisierung und -quantifizierung:*
    – Volumetrie durch Näherungsformeln und Nomogramme. Abb. 3.36 zeigt die Kennlinie zur Volumenbestimmung am sitzenden Patienten nach Berechnung der maximalen Ergussfläche in vertikaler Ebene (meist dorsolateral).
    – Eiweiß- und Zellreichtum führen zu erhöhter Echogenität des Ergusses, s. Abb. 3.37.
    – Differenzierte Beurteilung des Organisationsgrades (verdickte Pleurablätter, Fibringerinnsel, Septenbildung).
    – Sichere Punktion auch kleinster und abgekapselter Ergüsse durch sonografische Steuerung.
  • *Pneumothoraxnachweis:* Darstellung des aufgehobenen „Gleitzeichens" (bewegungsabhängige Reflexionen der Pleurablätter) bei normaler Pleuradicke.
  • *Pleuraschwarten, Tumoren:* Darstellung und Beurteilung der Lage zu Zwerchfell, Herz und Brustwand.

► **Zwerchfell:**
  • Bei langsamer tiefer Atmung direkte Beobachtung der Beweglichkeit, Nachweis einer paradoxen Beweglichkeit im Schnupfversuch (Phrenikusparese).
  • Durch variable Ankopplung ist eine direkte Beurteilung thorakoabdominaler Prozesse möglich (Durchwanderungsinfektion, Pankreatitis, kompartimentübergreifende Tumoren).

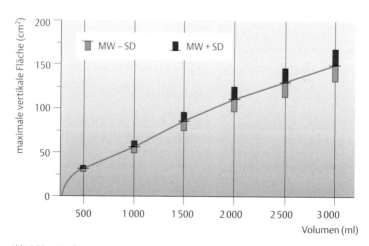

Abb. 3.36 • Kennlinie zur Bestimmung des Pleuraergussvolumens am sitzenden Patienten.

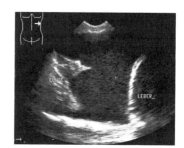

Abb. 3.37 • Sonografischer Nachweis eines echogenen Pleuraergusses

► **Lunge:**

- Nur bei Kontakt eines Befundes zur Pleura ist eine sonografische Darstellung möglich.
- *Solide Prozesse:* Fixiertes Reflexmuster unterschiedlicher Dichte.
- *Liquide Prozesse:* Echofrei (wässrig) bis hin zu dicht-körnigem Reflexmuster mit atemabhängiger Beweglichkeit. Pus stellt sich als grob-granuläres, stark echogenes Reflexmuster dar.
- *Infiltration:* „Hepatisation" des Organs mit tubulären Gefäßstrukturen und hellen (totalreflektierenden) Bronchialstrukturen.
- *Atelektase:* Hepatisation mit fehlender Totalreflexion der Bronchialstrukturen.
- Exzellente Beurteilung von Einschmelzungen in dichten Prozessen (z. B. bei Lobärpneumonie, Tumor).

► **Mediastinum:**

- Transjuguläre Darstellung des vorderen, oberen Mediastinums.
- Parasternale Darstellung von Raumforderungen des vorderen Mediastinums mit pulmonaler Verdrängung (Thymome, Dermoidzysten, Lymphome).
- *Transluminale Darstellung einzelner Mediastinalregionen:*
  - Transösophageal: Mittleres, vorderes Mediastinum, aortopulmonales Fenster, links besser als rechts.
  - Transtracheal/transbronchial: Paratrachealraum, Subkarinalraum, Hilus beidseits, peribronchiale Gefäße, Lymphknoten und Tumoren bis zur Peripherie.
  - Transvaskulär: Vorderes, oberes Mediastinum, Hili beidseits.
- Das hintere und untere Mediastinum bleibt unzugänglich.

► **Herz:**

- Untersuchung im M-Mode, B-Mode, multiplanar und mit Farbdoppler durchführbar.
- *Pneumologische Hauptindikationen:*
  - Emboliediagnostik. Größe und Bewegungseinschränkung des rechten Ventrikels, paradoxe Septumbewegung, Passagenembolus.
  - Charakterisierung und Quantifizierung des pulmonal-arteriellen Druckes (Voraussetzung: Trikuspidalinsuffizienz).
  - Differenzialdiagnose der pulmonalen Hyperhydratation.
  - Abklärung bei hämatogener Pneumonie.
  - Herzbeteiligung bei thorakalen Tumoren.
  - Funktionsdiagnostik bei geplanter Lungen-/Herz-Lungen-Transplantation.
  - Differenzialdiagnose schlafbezogener Atemstörungen (z. B. periodisches Atmen bei linksventrikulärer Dysfunktion).
  - Diagnostik bei inflammatorischen Systemerkrankungen (Kollagenosen, atypischen Pneumonien mit Herzbeteiligung, Eosinophilie).
  - Diagnose und Behandlung des Perikardergusses.

► **Endobronchiale Sonografie:**

- Transtracheale Darstellung der paratrachealen, prätrachealen, retrotrachealen und infrakarinalen Lymphknoten, Visualisierung entzündlicher und tumoröser Mediastinalraumforderung bei Tracheakontakt (Stationen 1, 2, 4, 7, s. Abb. 11.13, S. 280).
- Beurteilung peribronchialer Tumoren und Lymphknoten (Stationen 10, 11).
- Beurteilung der großen, zentralen Pulmonalgefäße (Diagnose der Lungenarterienembolie).

► **Biopsien:**

- Bei Berücksichtigung notwendiger Voraussetzungen und korrekter Technik Trefferquote > 80 %.
- *Komplikationen:* Pneumothorax < 10 %, Blutung (pulmonal, pleural) < 3 %, Infektion selten, Tumorverschleppung in Einzelfällen beschrieben (häufiger beim Mesotheliom).

Wertung

► **Ultraschall ist das am meisten durch Artefakte gefährdete Bildgebungsverfahren:**

- Methodenbedingte Artefakte (Spiegelartefakte an der Grenze Parenchym/Lunge).

- Nichtstandardisierte Schnittebenen.
- Leichte technische Handhabung auch durch unerfahrene Untersucher.

▶ Daher besteht eine Dokumentationspflicht für alle pathologischen Befunde mit Angabe der Patientenidentifikation, Schnittebene und der Darstellung in je zwei Standardebenen.

▶ Trotz methodenbedingter Einschränkungen vielseitig einsetzbares Verfahren. Große Vorteile sind die fehlende Strahlenbelastung und hohe Mobilität sowie der geringe Aufwand an Kosten, Personal und Zeit.

▶ Die endobronchiale Sonografie (vor allem EBUS-TBNA) ist eine wichtige Zusatzmethode im Rahmen des Stagings thorakaler Tumoren. Sie kann in vielen Fällen eine Mediastinoskopie ersetzen. Die prognostische Wertigkeit des aufwändigen, sonografisch gesteuerten, systematischen Lymphknotenstagings bei vermutlich resektablen Tumoren ist nicht ausreichend untersucht.

4   Endoskopie

4.1 Bronchoskopie ⊙

Grundlagen

► **Definition:** Visuelle Untersuchung des Tracheobronchialsystems mittels Stablinsenoptiken (Hopkins-Optiken) oder mit flexiblen Fiberglasoptiken.
► **Starre Bronchoskopie:** Weitgehend therapeutisch ausgerichtet, s. a. Abb. 4.1.
► **Flexible Fiberglasbronchoskopie:** Das distale Ende ist in einer Ebene abwinkelbar (zu einer Seite um 180°, zur Gegenseite um 90°) und enthält neben dem aus Fiberglas bestehenden Bild- und Lichtleitbündel einen Instrumentierkanal.
  • *Standardgröße:* Länge von 45 cm, Durchmesser von 3–6,5 mm und ein Instrumentierkanal mit einem Durchmesser von 2–3 mm.
    – Geräte mit geringem Durchmesser (3–4,5 mm) verfügen über eine ausreichende Bildinformation, der Instrumentierkanal dagegen ist sehr klein oder fehlt ganz. Sie werden zur Kinderendoskopie und als Intubationshilfe verwendet.
    – Geräte mit mittlerem Durchmesser (5–6 mm) bieten eine gute Bildqualität und einen für Gewebeproben ausreichenden Instrumentierkanal (2–3 mm Durchmesser). Sie finden Verwendung im diagnostischen Routinebetrieb und in der Intensivmedizin (weitlumiger Arbeitskanal).
    – Geräte mit großem Durchmesser (6–6,5 mm) verfügen über eine hervorragende Bildqualität oder einen weitlumigen Arbeitskanal (3,2 mm Durchmesser). Verwendung zur Dokumentation oder zu interventionellen Maßnahmen, jedoch auch im Routinebetrieb einsetzbar.
► **Digitale („Chip"-)Bronchoskopie:** Die am distalen Bronchoskopende ankommende Bildinformation wird durch einen Halbleiterchip digitalisiert. Erneute Umwandlung in analoge Bildsignale für das Auge des Betrachters mit Projektion auf einen Monitor. Die Endoskope unterscheiden sich in Größe und Handhabbarkeit nicht wesentlich von konventionellen Geräten. Der Untersucher sieht ein virtuelles Endoskopiebild. Die Technik ermöglicht:
  • Erhöhung der Bildauflösung.
  • *Bildnachbearbeitung*: Vergrößerung/Verkleinerung des Bildausschnittes, Anpassung des Bildes an die Sehgewohnheiten des Untersuchers (weiche/harte Bildstruktur), Strukturverstärkung (in Kombination mit Bildvergrößerung bessere Erkennbarkeit früher neoplastischer Schleimhautveränderungen, insbesondere durch Analyse von Gefäßunregelmäßigkeiten).
  • Digitale Bilddokumentation (Anlage eines digitalen, patientenbezogenen Bildarchivs).
► **Autofluoreszenzbronchoskopie:**
  • Flourezenz: Lichtemission eines Köpers als Antwort auf Bestrahlung mit anregendem Licht. Verwendet wird Blaulicht (z. B. monochromatisch, 442 nm).
  • Gewebefluoreszenz (Autofluoreszenz ohne Gabe exogener Fluorophore) entsteht durch Gewebefluorophore wie Tryptophan, Kollagen, Elastin, Porphyrin und als Bestandteil des oxidativen Stoffwechsels NAD/NADH, Pyridoxalphoshat und Flavin.
  • Normale Schleimhaut weist unter Blaulicht ein Maximum der Lichtemission bei 520 nm (grün) auf. Geringere Emission bei 630 nm (rot). (Prä-)neoplastische Schleimhautveränderungen (Dysplasie, CIS) zeigen eine gestörte Gewebeautofluoreszenz. Die Emission kann bis um den Faktor 10 verringert sein und das emittierte Licht verschiebt sich zugunsten des Rotlichts (Ursachen: Epithelverdickung, Blutfülle, veränderter Oxidationsstatus). Pathologische Schleimhaut hebt sich als rotbrauner Bezirk inmitten grün leuchtender Schleimhaut ab.

Indikationen, Kontraindikationen

► **Indikationen:**
  • Husten über mehr als 8 Wochen.

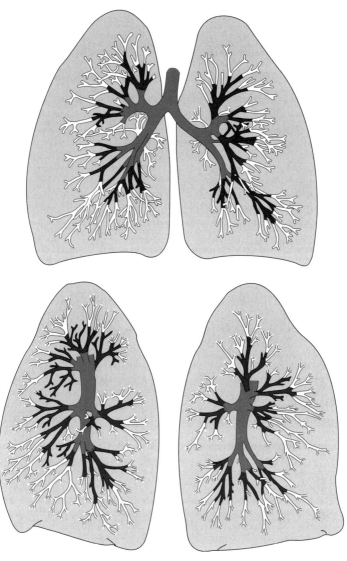

Abb. 4.1 • Bronchialbaum von ventral und beidseits lateral. Darstellung des endoskopisch einsehbaren Bereiches. Hell: Starres Bronchoskop, dunkel: Fiberglasbronchoskop (nach R. Dierkesmann, A. Huzly, 1992).

- Blutiger Auswurf.
- Verdacht auf Bronchialkarzinom.
- Verdacht auf zentrale, fixierte Atemwegsobstruktion in der Lungenfunktionsprüfung.
- Atelektase.
- Ausschluss einer Retentionspneumonie.
- Unklares Lungeninfiltrat.
- Thorakales Trauma.
- Diffuse Lungenparenchymerkrankung.
- Mediastinale und hiläre Prozesse.
- Tumornachsorge: Therapiekontrolle bei malignem Tumor.
- Nach Lungenoperation.
- Schwierige Intubation.

- *Therapeutisch:* Sekretabsaugung, Fremdkörperentfernung.
- *Autofluoreszenzbronchoskopie:*
  - Screening von Hochrisikokollektiven (z. B. Exposition gegenüber Asbest bei Rauchern).
  - Tumornachsorge bei kurativ behandelten Patienten.
  - Positive Sputumzytologie bei normaler Schleimhaut im Weißlicht und unauffälligem Röntgenbild.
  - Präoperative Festlegung der Ausdehnung zentraler Tumoren im Rahmen von Stufenbiopsien.
- ▶ **Kontraindikationen:**
  - *Für reine Inspektion:* Keine Kontraindikationen.
  - *Für Biopsien:* Thrombozytenzahl < 50 000/µl, partielle Thromboplastinzeit > 50 s, Therapie mit Clopidogrel.
  - *Für Untersuchung unter Spontanatmung:* p_aO_2 < 50 mmHg, p_aCO_2 > 50 mmHg bei Verschlechterungstendenz.
  - Hochgradige Trachealstenose.

Praktisches Vorgehen

- ▶ **Technische Voraussetzungen (Geräte)/Material:**
  - In allen Ebenen beweglicher (optional), im thorakalen Bereich strahlentransparenter Untersuchungstisch.
  - Durchleuchtungseinrichtung mit Bildverstärker-Fernsehkette (C-Bogen).
  - Mindestens 2 Fiberglasbronchoskope (mittlerer und großer Durchmesser).
  - Desinfektionseinrichtung und Aufbewahrungsschrank für die Bronchoskope (hängende Aufbewahrung wünschenwert).
  - Kaltlichtquelle.
  - Dokumentationseinheit (Videorekorder, Monitor, Sofortbildkamera oder digitale Dokumentation).
  - *Zubehör:* Absaugkatheter (röntgendicht), Saug-Biopsie-Kanülen (TBNA), Standardzangen, Dornzangen, Krokodilzangen, Fremdkörperfasszangen, Beißringe.
  - EKG-Monitor, Pulsoximeter und komplette Notfallausrüstung.
- ▶ **Personal:** Endoskopeur, Pflegekraft, ggf. zusätzliche Hilfskraft (z. B. zum Anreichen der Geräte).
- ▶ **Allgemeine Untersuchungsvorbereitungen:**
  - Beurteilung der vorliegenden CT- und Röntgenaufnahmen, Lokalisation peripherer Befund (z. B. Rundherde) nach Röntgenbild in 2 Ebenen oder nach CT/MRT zur Planung einer Biopsie.
  - Überprüfung der Indikation und Ausschluss von Kontraindikationen (Lungenfunktionsprüfung, Blutgasanalyse, EKG, Anamnese, Gerinnungsparameter).
- ▶ **Patientenvorbereitung:**
  - Aufklärung über Sinn, Alternativen, Durchführung und mögliche Komplikationen mit schriftlicher Dokumentation.
  - Nahrungskarenz über mindestens 4 h.
  - *Monitoring:* EKG und Pulsoximetrie bei arterieller Hypertonie, Arrhythmie, koronarer Herzkrankheit, Hypoxämie, Hyperkapnie oder schlechtem Allgemein- und Bewusstseinszustand.
  - *Eventuell notwendige spezielle Prämedikation:*
    - Bei bronchialer Hyperreagibilität Prednison 50 mg i. v. am Vorabend und 1 h vor Untersuchung sowie 2 Hub eines kurzwirksamen β_2-Mimetikums vor Untersuchungsbeginn.
    - Einnahme notwendiger Medikamente am Morgen des Untersuchungstages mit einem Schluck Wasser ist gestattet.
  - *Allgemeine Prämedikation:*
    - 30 min vor der Untersuchung Atropin 0,5 mg s. c., Hydrocodon 7,5–15 mg s. c.
    - Venöse Verweilkanüle, Midazolam i. v. nach Bedarf.
    - Sauerstoffinsufflation nach Bedarf (außer bei schwerer Hyperkapnie).
  - *Lokalanästhesie:*
    - Inhalation von 5 ml Novesine 0,4 % (Oxybuprocain) über Vernebler.

- Bei nasaler Intubation Lidocain-Gel über Watteträger zur nasalen Schleimhautanästhesie.
- Über den Endoskopiekanal Novesine 0,4% je 1 ml an folgende Strukturen: Glottis, subglottisch, Trachea, Bifurkation, beide Hauptbronchien, Arbeitssegment.

▶ **Inspektion:**
- Beurteilung des Intubationsweges.
- Inspektion und Phonationsprüfung der Glottis, Zeichen der vocal cord dysfunction (s. Kap. 7.2).
- Inspektion und Stabilitätsprüfung der Trachea (bei Husten).
- Systematische Inspektion aller Segmente bis zu den Subsegmentabgängen, dabei Beginn mit der nicht betroffenen Seite.

▶ **Autofluoreszenzbronchoskopie:** Durchführung immer nur als Ergänzung zur Weißlichtbronchoskopie. Nach schonender Kaltlichtendoskopie (Schleimhautverletzungen ergeben falsch positive Autofluoreszenzsignale) Umschalten auf das Fluoreszenzlicht und langsame sorgfältige Inspektion der interessierenden Region (z.B. Bronchusstumpf nach Resektion) oder des gesamten einsehbaren Tracheobronchialsystems (bei Screeninguntersuchungen) auf rötlich leuchtende Schleimhautbezirke. Nach Identifizierung der auffälligen Bezirke schließen sich dort Schleimhautbiopsien an. Die Untersuchungszeit verlängert sich um 5–15 min.

▶ **Biopsien:**
- Bei Biopsie im einsehbaren Bereich zur Vasokonstriktion Instillation von 3–5 ml Noradrenalin-Lösung (Verdünnung 1:10 000).
- *Differenzierter Einsatz folgender Werkzeuge:*
  - Löffelzange: Karina, pathologischer Schleimhautbefund.
  - Dornzange: Tangentiale Biopsie an normaler Schleimhaut.
  - Krokodilzange: Gewinnung großer Biopsien.
  - Hohlnadel-Saugbiopsie: Einsatz transmural bei submukösen Befunden. Hierzu Füllen des Hohlnadelkatheters mit isotoner NaCl-Lösung, anschließend tiefe Penetration in den fraglichen Befund unter maximalem Sog (Einstellung durch die Pflegekraft). Mehrfache, fächernde Biopsieentnahme, danach Rückzug unter Sog, Ausspülen des Bioptates in ein Glasgefäß.
  - Sekretfalle: Sekretgewinnung zur zytologischen/mikrobiologischen Diagnostik.

▶ **Weitere Maßnahmen:**
- Kontinuierliche Beobachtung des Patienten und der Monitoringwerte (Puls, S_pO_2) während und nach der Untersuchung.
- Foto- und/oder Videodokumentation pathologischer Befunde.
- Vor Extubation Kontrolle auf Blutungsstillstand, Ausschluss von Endoskopieschäden, abschließend durch Phonation („Hi") Kontrolle der Glottis.
- Festlegung der Weiterbearbeitung des gewonnenen Materials, Probenzuordnung und Identifikation.
- Schriftlicher Untersuchungsbericht.
- Überwachung des Patienten bis zur Entlassung oder Weiterleitung an die Station (bis der Patient wach ist, adäquat reagiert und beschwerdefrei ist; mindestens jedoch über ½ h).

Komplikationen

▶ **Komplikationsrate:** Etwa 2/100 Untersuchungen.
▶ **Letalität:** Etwa 2–4/10 000 Untersuchungen.
▶ **Hypoxie** (Abfall des p_aO_2 in der Regel um 7–15 mmHg):
- *Mögliche Folgen:* Atemstillstand, Arrhythmie, kardiale/zerebrale Ischämie.
- *Prophylaxe:* Nasale O_2-Insufflation (1–3 l/min), pulsoximetrische Kontrolle.
- *Therapie:* Abbruch der Untersuchung.
▶ **Blutung:**
- *Mögliche Ursachen:* Transbronchiale Biopsie, Tumorberührung, Entfernung von Blutkoageln.
- *Mögliche Folgen:* Gefahr der raschen Ateminsuffizienz.

- *Prophylaxe:* Ausschluss von Risikopatienten (Thrombozytopenie, hämorrhagische Diathese, pathologischer Gerinnungsglobaltest, Clopidogrel-Therapie), vor Biopsie zentraler Prozesse Vasokonstriktion mit Noradrenalin, besser oberflächliche Koagulation mit Neodym-YAG-Laser oder Argon-Beamer (s. S. 501).
- *Therapie:*
  - Periphere Blutung: Belassen des Endoskopes im Bronchus und Anlegen eines maximalen Soges über den Instrumentierkanal bis zum Blutungsstillstand.
  - Zentrale Blutung: Patientenlagerung auf die betroffene Seite, kontinuierliches Absaugen. Bei massiver Blutung starre Umintubation des gegenseitigen Hauptbronchus.

► **Bronchospasmus:**
- *Mögliche Ursachen:* Schleimhautmanipulationen bei ausgeprägter bronchialer Hyperreagibilität.
- *Prophylaxe:* Bei bekannter Hyperreagibilität Nikotinkarenz von mindestens 24 h, 50 mg Prednisolon i. v. am Vorabend und 1 h vor Endoskopie. Vor Lokalanästhesie 2 Hub eines β_2-Mimetikums.
- *Therapie:* Lokale Instillation eines β_2-Agonisten via Instrumentierkanal (+ 200 mg Theophyllin i. v., 100 mg Prednisolon i. v.), Untersuchungsabbruch.

► **Laryngospasmus:**
- *Mögliche Ursachen:* Seltene Folge der Erstberührung mit dem Endoskop, vocal cord dysfunction.
- *Prophylaxe:* Suffiziente Schleimhautanästhesie, schonende Intubation (während ruhiger, tiefer Inspiration).
- *Therapie:* Untersuchungsabbruch, 100 mg Prednisolon i. v., Prednisoloninhalation, im Notfall Nottracheotomie (Rarität).

► **Infektion:**
- *Mögliche Ursachen:* Deszendierende Bronchopneumonie durch Keimverschleppung aus dem oberen Respirationstrakt.
- *Prophylaxe:* Umgehung von Infektionsquellen (purulente Rhinitis) bei der Intubation, Absaugen von Sekret.
- *Therapie:* Kombination von Penicillin + β-Laktamase-Inhibitor (z. B. Ampicillin/ Sulbactam 1,5 g alle 8 h i. v.).

Befunde

□ *Achtung:* Große anatomische Variabilität der Segmentabgänge!

► **Bronchitis-Zeichen:**
- *Akut:* Schleimhautödem, Hyperämie.
- *Chronisch:* Schleimhauthypertrophie/-atrophie, erweiterte Drüsenausführungsgänge s. Abb. 4.2, Deformation.

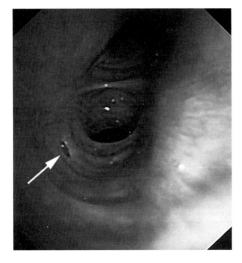

Abb. 4.2 • Bronchoskopische Aufnahme einer chronischen Bronchitis (erweiterte Ausführungsgänge). Digitales Endoskop.

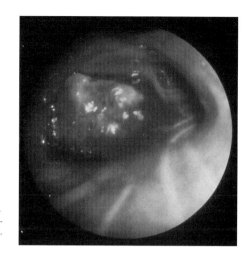

Abb. 4.3 • Bronchoskopie rechter Hauptbronchus: Exophytisch wachsendes, hoch differenziertes Adenobronchialkarzinom. Konventionelles Endoskop.

► **Tumorzeichen:**
  • *Direkt:* Polypoide Strukturen s. Abb. 4.3, Schleimhautinfiltration mit Verlust der spiegelnden Oberfläche, unregelmäßige Struktur.
  • *Indirekt:* Pathologische Gefäße, Verschwellung, Deformation von Ostien, Bronchien und Carinae.
  • *Autofluoreszenzbronchoskopie:*
    – Rötliche Verfärbung von Schleimhautbezirken mit oder ohne Auffälligkeiten im Weißlicht (abgebrochene/vergröberte Schleimhautstruktur/Falten).
    – Steigerung der Sensitivität im Nachweis zentraler Dysplasien und Carcinoma in situ im Vergleich zur Weißlichtbronchoskopie von etwa 40 % auf das Doppelte ohne Verlust der Spezifität. Unter Einbeziehung invasiver Karzinome verbessert sich die Diagnoserate von etwa 65 % auf etwa 90 %.
► Pathologische Pulsationen (z. B. bei Aneurysmen).
► **Sekretmenge und -beschaffenheit:** Serös, mukös, purulent, blutig.
► **Blutungsquelle:** Zentral (einsehbar)/peripher, Segmentlokalisation.
► **Trauma:** Schleimhauteinriss, Wanddefekt, Trachea-/Bronchusabriss.
► **Fisteln:** Tracheo/bronchoösophageal, bronchopleural, bronchoperikardial.
► **Periphere Befunde:**
  • Unter Durchleuchtung erkennbar?
  • Ansteuerbarkeit mit Zange/Katheter/Kanüle?
  • Segmentlokalisation?
  • *Erfolgskontrolle bei Biopsie:* Lage zum Befund unter rotierender Durchleuchtung, Mitbewegung bei der Biopsie.
  • Beschaffenheit des Biopsates: Schwimmend, bröckelig?

Wertung

► Zentrales Diagnoseverfahren der Pneumologie.
► Zur Qualitätssicherung sollte der selbstständig arbeitende Untersucher folgende Voraussetzungen erfüllen:
  • Teilnahme an einem 3-tägigen Einführungskursus.
  • 3-monatige Hospitation in einem Zentrum mit wenigstens 500 Untersuchungen jährlich.
  • Mindestens 50 selbstständig durchgeführte Untersuchungen jährlich.

4.2 Bronchoalveoläre Lavage (BAL) 🔊

Grundlagen

► **Definition:** Methode zur Gewinnung zellulärer und löslicher Komponenten aus dem Alveolarsystem s. Abb. 4.4.

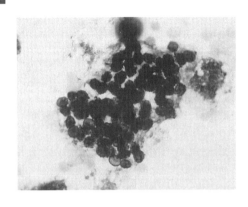

Abb. 4.4 • BAL-Präparat einer Pneumocystis-jirovecii-Pneumonie bei AIDS (Silberfärbung).

▸ **Prinzip:**
- Nach Bronchusokklusion mit dem Endoskop Spülung der inneren Oberfläche eines Lungensegmentes oder Subsegmentes mit 100–300 ml isotoner NaCl-Lösung.
- Die Spülflüssigkeit (50–70 % des Ausgangsvolumens) enthält zu über 95 % alveoläre Bestandteile. Lösliche Komponenten (Surfactant und zahlreiche Proteine) sind vor allem von wissenschaftlichem Interesse, die zellulären Komponenten spiegeln die Zusammensetzung nichtsessiler, vor allem inflammatorischer Zellen in der Alveole wider und ermöglichen diagnostische Rückschlüsse („Differenzialblutbild der Lunge").
- Die BAL kann zur Entfernung von flüssigem Material auch therapeutisch eingesetzt werden.

Indikationen, Kontraindikationen

▸ **Indikationen:**
- Diagnostik pulmonaler Infektionen und Lungengerüsterkrankungen.
- Beurteilung der entzündlichen Aktivität diffuser Lungenerkrankungen.
- Therapeutisch bei Alveolarproteinose, Aspiration von Flüssigkeiten und bei asthmatischem Sekretverhalt.

▸ **Kontraindikationen:** Entsprechend der Bronchoskopie (s. S. 86).

Praktisches Vorgehen

▸ **Lavagetechnik (im Rahmen einer Bronchoskopie):** Wahl eines ventralen (Mittellappen, Lingula) oder des radiologisch befallenen Segments. Ausbeute bei dorsalen Segmenten meist schlechter.

▸ Unter tiefer Inspiration und mit leichtem Druck Einführen des Bronchoskopes bis zum Verschluss des Bronchus unter Ruheatmung. Danach müssen Lageänderungen vermieden werden. (Empfohlener Durchmesser des Bronchoskopes: 6 mm).

▸ Anschließend Einführen eines Spülkatheters in den Instrumentierkanal, das Katheterende sollte am Ende des Endoskops positioniert werden.

▸ Fraktioniertes manuelles Einspülen und Absaugen von je 20–60 ml 0,9 %iger NaCl-Lösung (vorgewärmt auf 37°C) über eine Spritze. Der maximal mögliche Sog wird durch das Katheterlumen limitiert. Alternativ Verwendung eines Absauggerätes.

◻ *Hinweis:* Verwerfen der ersten Portion erhöht die Qualität der BAL.

▸ Wiederholung und Fortführung bis zur Rückgewinnung von 100 ml Flüssigkeit bzw. mindestens 50 % des instillierten Ausgangsvolumens.

▸ Die gewonnene Flüssigkeit in ein Polyäthylen- oder silikonisiertes Glasgefäß umfüllen, vor der Analyse den Inhalt mehrerer Gefäße mischen.

▸ Anschließend wird der Katheter entfernt, nachlaufendes Sekret wird am Lappenostium abgesaugt.

▸ **Laboraufbereitung:**
- Sofortige Weiterverarbeitung bei 4°C oder Lagerung ≤ 6 h auf Eis, > 6 h in Zellkulturmedium (2–5 % RPMI 1640).
- Grobfiltration durch zwei Lagen steriler Mullkompressen.
- Zentrifugation bei 500 G für 15 min.

- Absaugen des Überstandes, Resuspension der Zellen in einige ml gepufferter Salzlösung (frei von Magnesium und Kalzium, um eine Zellagglutination zu vermeiden).
- Bestimmung der Gesamtzellzahl in der Neugebauer-Kammer.
- Bestimmung der Zellvitalität mit der Trypan-Blau-Methode (sollte > 90 % betragen). Vitale Zellen nehmen hierbei keinen Farbstoff auf.
- Differenziaizytologie (Zellausstrich, Zytozentrifugenpräparat, Millipore-Filterpräparat) anhand einer May-Grünwald-Giemsa-Färbung.
- Eventuell Spezialfärbungen (Berliner-Blau-Reaktion zum Nachweis von Eisen, Fettfärbungen u. a.).
- Lichtmikroskopische Auswertung von 300–500 Zellen in zufällig gewählten Gesichtsfeldern.

► **Bestimmung von Lymphozytensubpopulationen:**
- *Durchflusszytometrie.*
- *Immunperoxidase-Reaktion:* Etwa 40 000 Zellen/Reaktionsfeld werden auf Poly-L-Lysin-beschichtete Objektträger aufgetragen und mit Glutaraldehyd fixiert. Danach Inkubation mit dem Erstantikörper, anschließend Inkubation mit dem Brückenantikörper zur Verstärkung. Zugabe des Peroxidase-Antiperoxidase- Immunkomplexes und des Chromogens Diaminobenzidin (toxisch!). Schließlich lichtmikroskopische Auszählung der bindenden Zellen (braun-schwarzer Ring).

► **Näherungsweise Berechnung des gewonnenen Alveolarfilms:**
- Bestimmung der Harnstoffkonzentration im Plasma und in der Lavageflüssigkeit.
- Alveolarfilm-Volumen (ml) $= \dfrac{\text{Gesamtharnstoffmenge der Lavageflüssigkeit(mg)}}{\text{Harnstoffplasmakonzentration(mg/ml)}}$.

► Zur Quantifizierung können die Zellzahlen und lösliche Lavagekomponenten darauf bezogen werden.
► Das Verfahren ist artefaktanfällig.
► Ziel ist das Ausschalten von Verdünnungsschwankungen (wichtig v. a. bei löslichen Bestandteilen).

Komplikationen

► **Fieber** in etwa 5 % der Fälle (meist spontan rückläufig). Bei einer Dauer von > 12 h Indikation zur Antibiotikatherapie.
► **Alveoläre Infiltration** im Lavagebezirk für eine Dauer von etwa 24 h, s. Abb. 4.5.
► **Abfall des p_aO_2** (etwas stärker als bei der bronchoskopischen Inspektion) für eine Dauer von einigen Stunden.
► Die übrigen Risiken entsprechen denen der diagnostischen Bronchoskopie.

Befunde

► **Wegweisende makroskopische Befunde:**
- Milchig-trübe BAL-Flüssigkeit: Alveolarproteinose.
- Von Portion zu Portion zunehmende rot-orange oder rostbraune Verfärbung: Alveoläres Hämorrhagiesyndrom.

► **Mikroskopischer/immunzytologischer Normalbefund:**
- *Differenzialzytologie:* Epitheliale Zellen < 1 %, Eosinophile < 1 %, Mastzellen < 1 %, Neutrophile < 4 %, Lymphozyten < 16 %, Makrophagen 84–99 %.
- *Lymphozytensubpopulationen:*
  – CD 3-positive Zellen: 70–100 %.
  – Natürliche Killerzellen (CD 16 +): 0–13 %.
  – Lymphozyten mit dem Aktivierungsmarker HLA-DR: < 13 %.
  – Verhältnis der T-Helfer-Lymphozyten (CD 4 +) und der T-Suppressor-Lymphozyten (CD 8 +) = 1,3–1,8.

► **Diagnostisch wegweisende mikroskopische/serologische Befunde:**
- Maligne Zellen: Malignom.
- Asbestkörperchen: Asbestose.
- Makrophagen mit Erythrozyteneinschlüssen oder Hämosiderinbeladung: Alveoläres Hämorrhagiesyndrom.
- Lipophagen: Fettembolie, Aspiration.

Tab. 4.1 • **Differenzialdiagnose pathologischer Befunde in der BAL-Zytologie.**

zytologischer Befund	Differenzialdiagnose
Lymphozytose (> 15 %)	► Sarkoidose, Berylliose ► exogen-allergische Alveolitis ► Tuberkulose ► kryptogene organisierende Pneumonie ► arzneimittelinduzierte Alveolitis ► malignes Lymphom, Lymphangiosis carcinomatosa ► Alveolarproteinose ► Pneumokoniosen ► Kollagenosen ► Morbus Crohn ► primär biliäre Zirrhose ► HIV-Infektion ► Virusinfekt
Neutrophilie (> 4 %)	► idiopathische Lungenfibrose ► ARDS ► Kollagenosen ► Morbus Wegener ► Pneumokoniosen ► Infekt durch Bakterien oder Pilze
Eosinophilie (> 1 %)	► eosinophile Pneumonie ► Churg-Strauss-Syndrom ► hypereosinophiles Syndrom ► allergische bronchopulmonale Aspergillose ► idiopathische Lungenfibrose ► arzneimittelinduzierte Alveolitis ► Asthma bronchiale

Tab. 4.2 • **Aussage des CD 4/CD 8-Quotienten bei BAL-Lymphozytose.**

CD 4/CD 8-Quotient	Differenzialdiagnose
erhöht (> 1,8)	► Sarkoidose, Berylliose ► Asbestose ► Morbus Crohn ► Kollagenosen
normal (1,3–1,8)	► Tuberkulose ► Lymphangiosis carcinomatosa
erniedrigt (< 1,3)	► exogen-allergische Alveolitis ► arzneimittelinduzierte Alveolitis ► kryptogene organisierende Pneumonie ► Silikose ► HIV-Infektion

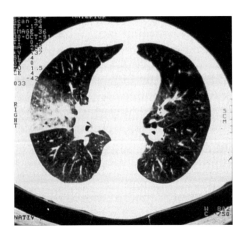

Abb. 4.5 • Thorax-CT 1 h nach Durchführung einer BAL im lateralen Mittellappensegment. „Lokales Lungenödem" durch verbliebene Spülflüssigkeit.

- PAS-positive azelluläre Korpuskeln: Alveolarproteinose.
- Erregernachweis: Pneumocystis jirovecii, Toxoplasma gondii, Strongyoloides stercoralis, Legionella, Histoplasma, M. tuberculosis, M. pneumoniae, Influenzaviren oder RS-Viren.
- Mehr als 4 % CD 1-positiver Zellen: Langerhans-Zell-Histiozytose.
- Positiver Transformationstest der BAL-Lymphozyten mit Beryllium-Salz: Berylliose.
- ► **Differenzialdiagnostisch wegweisende Befunde:**
  - CD 4/CD 8-Ratio > 5: Sarkoidose, Berylliose.
  - CD 4/CD 8-Ratio < 1,3 und Lymphozyten > 50 % der Gesamtzahl: Exogen allergische Alveolitis.
  - Eosinophilenanteil > 25 %: Eosinophile Lungenerkrankung.
  - Lymphozytenanteil > 25 %, Eosinophilenanteil 2–25 %, CD 4/CD 8-Ratio < 1: Kryptogene organisierende Pneumonie.
- ► **Differenzialdiagnose bei Vermehrung einzelner Zellfraktionen:** Siehe Tab. 4.1.
- ► **Differenzialdiagnose bei BAL-Lymphozytose:** Siehe Tab. 4.2.

Wertung

- ► Die BAL erlaubt Einblicke in das alveoläre Entzündungsgeschehen.
- ► Die Befunde sind ähnlich vorsichtig zu bewerten wie die des Blutbildes.
- ► Zur Befundung bedarf es besonderer Erfahrung und der Kooperation mit einem Zytopathologen (Beurteilung ungewöhnlicher Zellen, Tumorzellen).

4.3 Transbronchiale Biopsie (TBB)

Grundlagen

- ► Bronchoskopisch-bioptische Methode zur Gewinnung von peribronchialem Lungenparenchym zur morphologischen und mikrobiologischen Diagnostik.

Indikationen, Kontraindikationen

- ► **Indikationen** (zur Artdiagnose):
  - Disseminierte Lungenparenchymerkrankungen.
  - Pulmonale Infiltrate.
  - Lungentumoren.
- ► **Kontraindikationen:**
  - Funktionslose kontralaterale Lunge.
  - Weit fortgeschrittenes Lungenemphysem.
  - Ateminsuffizienz (p_aO_2 < 55 mmHg, p_aCO_2 > 50 mmHg).
  - Gerinnungsstörung (hämorrhagische Diathese, Thrombozytenzahl < 50 000/µl, partielle Thromboplastinzeit > 50 s, Clopidogrel-Therapie, Kreatinin > 2 mg/dl).
  - Schlechter Allgemeinzustand, schwere Komorbidität (z. B. manifeste Koronarinsuffizienz).
  - Schwere pulmonale Hypertonie.

Praktisches Vorgehen

- ► **Allgemeine Voraussetzungen:**
  - Patientenaufklärung über das erhöhte Untersuchungsrisiko, Erläuterung von diagnostischen Alternativen. Schriftliche Einwilligung.
  - Übliche Vorbereitung einer Fiberglasbronchoskopie (s. S. 86).
  - CT-Aufnahmen sind notwendig bei inhomogen verteilten, disseminierten Lungenerkrankungen und bei Tumoren.
- ► **Biopsieort:**
  - *Disseminierter Prozess:* Bevorzugung des laterobasalen Unterlappensegmentes oder des ventralen Oberlappensegmentes (gute Beurteilung bei sagittaler Durchleuchtung).
  - *Lokalisierter Prozess:* Steuerung entsprechend dem CT-Befund nach Sondierung mit der Biopsiezange unter rotierender Durchleuchtung.

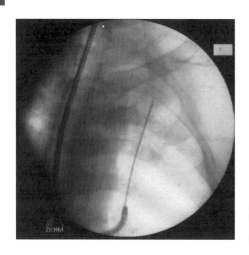

Abb. 4.6 • Transbronchiale Biopsie (TBB) eines Pancoasttumors in der linken Lungenspitze (apikales Oberlappensegment).

► **Technik der Gewebeentnahme:**
- Position der Zange (Löffelzange oder Krokodilzange, möglichst großmäulig) in Herdmitte oder etwa 3 cm von der Pleura entfernt (diffuser Prozess).
- Langsame, tiefe Inspiration des Patienten, dabei Öffnen der Zange.
- Während der Exspiration Zange gegen Widerstand geöffnet halten, endexspiratorisch schließen und anschließend entfernen.
- Dabei das Endoskop im zuführenden Segment belassen, bei einer eventuellen Blutung muss ein hoher Sog an den Instrumentierkanal angelegt werden.
- Insgesamt sollten 4 (besser 6) mindestens stecknadelkopfgroße Gewebestücke gewonnen werden. Die „Schwimmprobe" beweist belüftetes Parenchym in der Biopsie.
- Ein Wechsel des Segmentes ist bei disseminierten Prozessen sinnvoll.
- ◘ *Hinweis:* TBB auf einen Lungenflügel beschränken!
► Durchleuchtungskontrolle s. Abb. 4.6 (Einblutung, Pneumothorax).
► Extubation bei Bluttrockenheit.
► Nachbeobachtung für 3 h. Am Ende der Nachbeobachtungphase Röntgenaufnahme des Thorax in Exspiratonsstellung p.–a. zum Ausschluss eines Pneumothorax.

Komplikationen

► **Blutung:**
- Selbstlimitierende Blutungen unter 10 ml treten regelmäßig auf.
- Größere, konservativ beherrschbare Blutungen in etwa 5 %.
- Konservativ nicht beherrschbare, große Blutungen bis zu 0,1 %.
► **Pneumothorax:** In etwa 3 % der Fälle (daher Röntgenaufnahme des Thorax 1 h postinterventionell).
- Partieller Pneumothorax/Pleuraabhebung bis zu 3 cm: Abwartendes Verhalten, Sauerstoffgabe (stündliche Patientenbeobachtung, 12-stündliche Röntgenkontrollen).
- Mediastinalverlagerung, Zunahme innerhalb von 24 h oder größerer Abhebung: Einlage einer Thorax-Saug-Drainage mit Heimlich-Ventil oder geringem Dauersog von etwa 5 cmH$_2$O.
► Andere Komplikationen entsprechen denen der Fiberglasbronchoskopie (s. S. 89).

Befunde

► **Disseminierte Lungenerkrankungen:**
- *Sarkoidose:* Diagnosesicherung in bis zu 90 %.
- *Andere interstitielle Erkrankungen:* Diagnosesicherung in bis zu 50 %.
► **Pneumoniediagnostik:**
- *Pneumocystis-jirovecii-Pneumonie:* Trefferquote über 90 %.
- *Andere Pneumonien:* Diagnostische Aussage in 50–70 %.

- **Herdbiopsie von Tumoren:**
  - *Durchmesser > 3 cm:*
    - Peripher: Trefferquote 50–70 %.
    - Zentral: Trefferquote etwa 50 %.
  - *Durchmesser < 3 cm:*
    - Peripher: Trefferquote etwa 50 %.
    - Zentral: Trefferquote 20–30 %.
  - *Durchmesser < 2 cm:* Trefferquote unter 30 %.

Wertung

- ► Wichtiges Verfahren, zusammen mit der BAL vor allem in der Diagnostik disseminierter Lungenerkrankungen.
- ► In der Tumordiagnostik ist die bronchoskopische Zangenbiopsie (oder TBNA) im Hinblick auf eine mögliche Tumorverschleppung der transthorakalen Biopsie vorzuziehen.
- ► In mindestens jedem zweiten Fall kann eine weitergehende Gewebeentnahme (videoassistierte Thorakoskopie, offene Lungenbiopsie) unterbleiben.

4.4 Bronchografie

Grundlagen

- ► Kontrastmitteldarstellung des Bronchialsystems, s. Abb. 4.7.
- ► Verwendung gewebefreundlicher, jodhaltiger Kontrastmittel, die aufgrund ihrer Konsistenz eine Doppelkontrastierung erlauben (zugelassenes Präparat: Hytrast).

Indikationen, Kontraindikationen

- ► **Indikationen:**
  - Verdacht auf bronchiale Fistel.
  - Verdacht auf Bronchiektasen.
- ► **Kontraindikationen:**
  - Floride bronchopulmonale Infektion.
  - Hochgradige bronchiale Hyperreagibilität, exazerbiertes Asthma bronchiale.
  - Kontraindikationen der Fiberglasbronchoskopie (s. S. 88).

Praktische Durchführung

- ► Beste Ergebnisse werden in Allgemeinanästhesie und bei seitengetrennter Ventilation erzielt.
- ► **Durchführung:**
  - Penible bronchoskopische Bronchialtoilette.

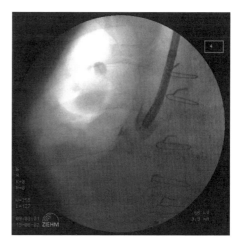

Abb. 4.7 • Nachweis einer Stumpfinsuffizienz durch Bronchografie des rechten Hauptbronchusstumpfes über einen Katheter (Z. n. rechtsseitiger Pneumektomie) mit Kontrastmittelübertritt in die freie Thoraxhöhle. Nebenbefundlich Z. n. Sternotomie.

- Kontralaterale Ventilation.
- Kontrastmittelinstillation (körperwarm) über einen röntgendichten Katheter in alle Segmentostien, Kontrastmittelmenge 5–8 ml/Lungenflügel.
- Hyperventilation und Blähen der darzustellenden Seite.
- Aufnahme in dorsoventraler, streng lateraler und schräger Position.
- Anschließend sofortiges Absaugen des Kontrastmittels.
- Bronchografie der Gegenseite.
- ► **Selektive Darstellung eines Lappens, Fistelkontrastierung:** Bronchografie im Rahmen der Fiberglasbronchoskopie. Kleinlumige Fisteln können häufig nur mit wasserlöslichem, nichtionischem Röntgenkontrastmittel dargestellt werden.

Komplikationen

- ► Alveolarfüllung („Bild des belaubten Baumes") bei Überfüllung mit Kontrastmittel und zu langem Zeitintervall zwischen Instillation und Röntgenaufnahme.
- ► Erheblicher Hustenreiz mit protrahiertem Abklingen.
- ► Infektiöse Exazerbation, vor allem bei Bronchiektasen.
- ► Asthmaanfall.
- ► Kontrastmittelunverträglichkeit.
- ► Komplikationen der Bronchoskopie (s. S. 89).

Wertung

- ► Das früher häufig verwendete Verfahren ist heute nur selten indiziert.
- ► Einzige verbliebene sichere Indikation: Darstellung bronchialer Fistelgänge (s. Abb. 4.7).
- ► Durch Spiral-CT und HR-CT ist eine zuverlässige Diagnose von Bronchiektasen möglich (s. S. 70). Die CT ist der Bronchografie vorzuziehen.

4.5 Diagnostische Thorakoskopie

Grundlagen

- ► Direkte Inspektion der Pleurahöhle durch starre Stablinsensysteme. Im Vergleich zur videoassistierten Thorakoskopie (VATS) geringerer Aufwand, aber auch eingeschränkte Möglichkeiten.

Indikation, Kontraindikationen

- ► **Indikation:** Pleuraerguss unklarer Genese, pleurale Raumforderung.
- ► **Kontraindikationen:**
  - Schwere Ventilationsinsuffizienz: $p_aCO_2 > 55$ mmHg, respiratorische Azidose.
  - Einsekundenkapazität $FEV_1 < 1$ l (soweit nicht durch den Pleuraerguss erklärbar).
  - Akute, bedrohliche Zweiterkrankung.
  - Gerinnungsstörung: Hämorrhagische Diathese, Thrombozyten < 100 000/µl, partielle Thromboplastinzeit > 50 s.

Praktisches Vorgehen

- ► **Technische Voraussetzungen (Geräte und Material):**
  - Trokar, starres Thorakoskop mit 0°-, 30°- und 90°-Optik, integrierte Biopsiezange. *Alternative:* Halbflexibles Thorakoskop.
  - Verres-Nadel zur Anlage eines Pneumothorax.
  - Leistungsfähiges Absauggerät, CO_2-Gerät nach Senn (optional).
  - Elektrokoagulator.
  - *Zubehör:* Skalpell, Schere, Pinzette, Naht, Nadelhalter, Verbandmaterial.
  - Thoraxdrainage, gegebenenfalls Spüldrainage (16–24 Charrière).
  - Bei Bedarf Poudragesystem zur Pleurodese mit Talkumpuder.
- ► **Patientenvorbereitung:**
  - Aufklärung über Sinn, alternative Methoden, Komplikationen.
  - *Voruntersuchungen:*
    - Lungenfunktionsprüfung, EKG.

– Bildgebung: Röntgenaufnahme des Thorax in zwei Ebenen, Ultraschall des Thorax.
– Labor: Blutbild, Gerinnungsstatus, Elektrolyte, Blutgruppe.

► **Durchführung:**
- Lokalanästhesie/Sedierung oder Intubationsnarkose (bei schlechter Lungenfunktion).
- Beste Übersicht in Intubationsnarkose und seitengetrennter Beatmung über Doppellumentubus.
- Seitenlagerung auf die gesunde Seite, Zugang in der Axillarlinie im 6.–8. Interkostalraum.
- 2–3 cm Hautschnitt, stumpfe Präparation bis zur Muskulatur, Penetration mit dem Trokar.
- Nach Erreichen der Pleurahöhle Trokar entfernen und Optik über die Trokarhülse einführen.
- Erguss absaugen, CO_2- oder Raumluftinsufflation bis zum Erzielen guter Inspektionsbedingungen.
- Bei Bedarf können Fibrinsepten oder Stränge entfernt werden.
- Gründliche Inspektion des gesamten Pleuraraumes, des Zwerchfells, des Perikards und der einsehbaren Mediastinaloberfläche, Prüfung der Lungenoberfläche, gegebenenfalls unter Zuhilfenahme einer Sonde.
- Gezielte Zangenbiopsie, vorzugsweise aus der Pleura parietalis.
- Kontrolle auf Bluttrockenheit, ggf. Elektrokoagulation.
- Einlage der Pleuradrainage durch den Trokarkanal, Sog 5 cmH$_2$O.
- Zweischichtiger Wundverschluss.
- Kontrolle der Vitalparameter über einen Zeitraum von 4–6 h nach Untersuchungsende.
- Röntgenbild des Thorax nach Untersuchungsende und nach 24 h.
- Entfernung der Pleuradrainage nach Resorption des Restpneumothorax, ggf. zuvor Pleurodesebehandlung.

► **Probenaufarbeitung:**
- *Erguss:* Zytologische, bakteriologische und chemische Analyse.
- *Biopsat:* Histologie und Immunhistochemie, Bakteriologie, ggf. Staubfaseranalyse.

Komplikationen

► Persistierender Pneumothorax (2 %).
► Metastasierung durch den Untersuchungskanal (selten, bei Pleuramesotheliom häufiger).
► In jeweils weniger als 0,5 % der Fälle: Ateminsuffizienz, Pleuraempyem, Lungenödem (Entfaltungsödem), Hämatothorax.

Befunde

► **Hydrothorax** (z. B. kardial, hepatisch, urämisch, bei Meigs-Syndrom): Normalbefund.
► **Maligne Erkrankungen** (häufiger sekundär als primär): Infiltrativ oder exophytisch wachsendes Fremdgewebe oder diffuse Pleuraverdickung (Mesotheliom), Trefferquote etwa 90 %.
► **Entzündliche Prozesse:** Hyperämie, granulomatöse Pleuraoberfläche (TB), inselartige oder diffuse Fibrinbildung, später mit Septen zwischen viszeraler und parietaler Pleura, Trefferquote etwa 90 %.
► **Selten:** Kollagenose, Trauma (hämorrhagischer Erguss).

Wertung

► Der Indikationsbereich der klassischen, optischen Thorakoskopie ist durch die Einführung der videoassistierten Thorakoskopie stark eingeschränkt worden (s. S. 524).
► Bei nahezu gleicher diagnostischer Ausbeute und erheblich geringerem Aufwand hat sie ihren Platz weiterhin in der Diagnostik des Pleuraergusses.
► Definitive Methode in der Ergussdiagnostik nach erfolgloser Punktion bzw. Analyse des Ergusses.

Endoskopie

4.6 Mediastinoskopie

Grundlagen

- Endoskopische Exploration (starres Gerät) von Teilen des Mediastinums über einen suprasternalen Zugang.
- **Explorationsbereich:** Para- und Prätrachealraum bis zur Bifurkation.
- **Nicht einsehbarer Bereich:** Unteres Mediastinum, Paraösophagealraum, aortopulmonales Fenster, Lungenhili, Paraaortalregion, hinteres Mediastinum.
- **Biopsie folgender Lymphknoten möglich:** Prä- und paratracheal, tracheobronchial und subkarinal (Stationen 1, 2, 4, 7,1 0, s. Abb. 11.13, S. 280).

Indikationen, Kontraindikationen

- **Indikationen:**
  - Definitive Diagnosesicherung bei mediastinalen oder mediastinal infiltrierenden Tumoren nach erfolgloser perkutaner Punktion oder Bronchoskopie.
  - Abklärung der mediastinalen Lymphadenopathie.
  - Bei Bronchialkarzinom Verdacht auf Befall ipsilateraler oder kontralateraler mediastinaler Lymphknoten (bei therapeutischer Konsequenz, insbesondere vor kurativer Resektion).
- **Kontraindikationen:**
  - *Absolut:*
    - Akut entzündliche Mediastinal- und Lungenprozesse.
    - Ausgeprägte Deformationen von Halswirbelsäule und Trachea.
  - *Relativ:*
    - Obere Einflussstauung.
    - Große, auch retrosternale Struma.
    - Nach mediastinaler Bestrahlung.

Praktisches Vorgehen

- **Patientenvorbereitung:**
  - Gründliche klinische Untersuchung des zervikalen, supraklavikulären und axillären Lymphknotenstatus und der thorakozervikalen anatomischen Verhältnisse zur Prophylaxe von Komplikationen und Vermeidung unnötiger Untersuchungen.
  - Aufklärung über Sinn, mögliche Komplikationen und Alternativen.
  - *Voruntersuchungen:* Gerinnungsstatus, EKG, Röntgenaufnahme des Thorax, CT-Thorax, Elektrolyte, Blutgruppenbestimmung.
  - Bereitstellung von 2 Blutkonserven bei erhöhtem Blutungsrisiko.
- **Durchführung:**
  - Aseptischer Operationssaal, die Möglichkeit einer Thorakotomie muss jederzeit gegeben sein.
  - Intubationsnarkose (Spiraltubus) mit Relaxation.
  - Rückenlagerung mit angehobener Schulter und rekliniertem Kopf.
  - Kollare Mediastinotomie.
  - Stumpfe Eröffnung des Mediastinums und digitale Exploration.
  - Unter Sicht Einführung des Mediastinoskops in den Prätrachealraum.
  - *Inspektion und Gewebsentnahme:*
    - Systematisches Vorgehen mit topografischer Zuordnung der Biopsien zu Lymphknotenregionen (s. Abb. 11.13a–b, S. 280).
    - Getrenntes Sampling.
    - Möglichst Entnahme zusammenhängender, größerer Biopsien oder ganzer Lymphknoten.
  - Abschließend Blutstillung und Wundverschluss.
  - *Nachsorge:* Kontrolle der Vitalparameter für 4–6 h, Röntgenkontrolle nach 1–3 d.

Komplikationen

- Arrosionsblutungen, Mediastinitis, Rekurrensparese, Phrenikusparese (vor allem links), Verletzung der Trachea, des Perikards und der Lunge.
- Komplikationsrate 1–2 %, Letalität 0,1–0,7 % (vor allem durch Blutungen).

Befunde

► Keine falsch positiven Befunde.

► Falsch negative Befunde in 20–30 %: Mikrometastasen (begrenzter Explorationsradius).

► Treffsicherheit von > 90 % im für das Bronchialkarzinom wichtigen para- und prätrachealen Lymphabflussgebiet.

► Hohe diagnostische Sicherheit bei Lymphknotenerkrankungen: Sarkoidose, malignes Lymphom.

Wertung

► Immer noch Referenzmethode in der onkologischen Beurteilung des Mediastinalstatus mit deutlicher Überlegenheit gegenüber CT und MRT. Gegenüber der CT beträgt der Gewinn an Sensitivität etwa 10–20 %.

► Entscheidend ist die 100 %ige Spezifität im Nachweis von Lymphknotenmetastasen. Nach alleinigen CT-Kriterien würden 20–30 % der Patienten falsch als inoperabel bewertet werden.

► Aufgrund möglicher Komplikationen ist die Indikation beim Bronchialkarzinom vor allem auf suspekte Lymphknoten (Verdacht auf N2-, N3-Konstellation bei Fehlen von Fernmetastasen) beschränkt. Die transluminale Sonografie (vor allem EBUS-TBNA, s. S. 81) ersetzt das Verfahren in vielen Fällen.

5   Spezielle Labordiagnostik

5.1 Autoantikörper

Grundlagen

....

► Die Lunge ist häufig Manifestationsorgan von Kollagenosen und Vaskulitiden. Dabei sind Antikörper (AK) gegen körpereigene Strukturen nachweisbar, die Ausdruck der verloren gegangenen Immuntoleranz sind. Sie treten als Epiphänomene auf oder haben pathogenetische Bedeutung. Als Untersuchungsmaterial kommen Serum oder repräsentative Gewebsschnitte zur Immunhistochemie infrage.

Indikationen

....

► Verdacht auf autoimmune Erkrankung der Atemwege, des Lungenparenchyms oder der Pleura.

Praktisches Vorgehen

....

► Im Rahmen der Screening-Diagnostik (ANA und RF) oder der Differenzialdiagnostik (alle anderen Auto-AK).
► **RF (Rheumafaktor):**
  • Auto-AK gegen Immunglobulin G.
  • Nachweis durch Latex-Fixationstest.
► **ANA (Antinukleäre AK):**
  • Theoretisch ist eine Reaktion mit allen Kernantigenen möglich.
  • Nachweis mit indirekter Immunfluoreszenzmikroskopie unter Verwendung von Zelllinien mit großen Zellkernen (z. B. HEp2-Zellen).
  • Unterschiedliche Immunfluoreszenzmuster: Homogen, inhomogen verteilt, zentromer, andere.
  • Bei ANA-Nachweis weitere Analyse der Antikörperspezifität: Antikörper gegen doppelsträngige DNS (ds-DNS), Einzelstrang-DNS (ss-DNS), extrahierbares nukleäres Antigen (ENA = nRMP), Zentromer (Zentromer-AK), Sm, Scl-70, Jo-1 und SS-A/Ro sowie SS-B/La.
► **ANCA (Antizytoplasmatische AK):**
  • Nachweis durch indirekte Immunfluoreszenzmikroskopie.
  • Gesunde, humane, alkoholfixierte Granulozyten als Substrat.
  • Es finden sich unterschiedliche Immunfluoreszenzmuster.
► **ABM-AK (Antibasalmembran-AK):** Nachweis durch Enzym-Immunotest (ELISA) oder durch Western-Blot (Auftrennung der Proteine im SDS-Polyacrylamidgel vor der Immunreaktion).

Befunde (s. Tab. 5.1)

....

► **RF:**
  • Nachweis bei vielen Autoimmunerkrankungen (s. Tab. 5.1), am häufigsten und mit den höchsten Titerstufen bei der rheumatoiden Arthritis (RA).
  • Gelegentlich Nachweis auch bei subakut-chronischen Infektionen (TBC, bakterielle Endokarditis, Syphilis, Lepra), idiopatischer Lungenfibrose, Sarkoidose, Hepatitis sowie nach vorangegangener Transfusion oder Transplantation.
  • Die weitere Interpretation ist von der klinischen Konstellation abhängig.
► **ANA:**
  • Der Nachweis gilt als Suchtest für Autoimmunität und gelingt bei vielen Kollagenosen, niedrigtitrig auch im höheren Lebensalter bei Gesunden. Bei hohem AK-Titer sollte sich die Suche nach spezifischen ANA anschließen.
  • *Das Immunofluoreszenzmuster hat differenzialdiagnostische Bedeutung* (s. Tab. 5.1):
    – DNA-AK: Recht spezifisch für systemischen Lupus erythematodes (LE).
    – ds-DNA-AK und Sm-AK: Diagnose LE wahrscheinlich.
    – ss-DNA-AK: Charakteristisch für medikamentös ausgelösten LE.
    – Jo-1-AK: Bei Polymyositis/Dermatomyositis (Anti-Synthetase-Syndrom).

Tab. 5.1 • Serumautoantikörper bei Kollagenosen und Vaskulitiden (in Prozent der Fälle).

Autoantikörper	Lupus erythematodes	Sharp-Syndrom	rheumatoide Arthritis	Sklerodermie	Polymyositis	Morbus Wegener	Goodpasture-Syndrom	Polyarteriitis nodosa
Rheumafaktor	20	20–30	70–80	20–30	40	40–60	0–20	0–20
ANA	>95 (homogen)	>90	20–30	40 (speckled)	0	0	0	0
ds-DNA-AK	30–70	0–10	0–10	0	0	0	0	0
ss-DNA-AK	80[1]	0	0	0	0	0	0	0
Sm-AK	30–40	0	0	0	0	0	0	0
Jo-1-AK	0	0	0	0	30	0	0	0
Zentromer-AK	0	0	0	50[2]	0	0	0	0
Scl-70-AK	0	0	0	70	0	0	0	0
STEc-ANCA	0	0	0	0	0	80–90	0	0–10
p-ANCA	0–10	0	0–10	0	0	10–20	0–10	0–10
ABM-AK	0	0	0	0	0	0	60–80	0
nRNP(ENA)-AK	20–30	>90	0	0	0	0	0	0

[1] beim medikamenteninduzierten LE; [2] bei CREST-Syndrom 80 %

Spezielle Labordiagnostik

- Zentromer-AK: Spezifisch für systemische Sklerose (Sklerodermie), häufig mit Kalzinosis, Raynaud-Syndrom, Ösophagusmotilitätsstörungen, Sklerodaktilie und Teleangiektasien (CREST-Syndrom) vergesellschaftet.
- Scl-70-AK: Ebenfalls spezifisch für systemische Sklerose.

► **ANCA:**
- *Allgemein:*
  - Alle Autoantigene sind in den azurophilen Granula der Granulozyten lokalisiert.
  - Durch Alkoholfixation driften saure Proteine in Richtung Zellkern und verursachen das perinukleäre Muster.
  - Die Titerhöhe korreliert mit der Krankheitsaktivität.
  - Wichtige Differenzierung von p- und c-ANCA beim pulmorenalen Syndrom (s. S. 347).
- *c-ANCA:*
  - In der Immunfluoreszenzmikroskopie diffus, feingranulär im Zytoplasma.
  - Reaktion mit der granulozytären Proteinase-3.
  - Spezifisch und pathogenetisch bedeutend für die Wegener-Granulomatose, selten Nachweis bei der mikroskopischen Polyarteriitis.
- *p-ANCA:*
  - In der Immunfluoreszenzmikroskopie diffuse, feingranuläre, perinukleäre Verteilung.
  - Reaktion mit der granulozytären Myeloperoxidase (MPO), darüber hinaus mit Laktoferrin, Elastase und Kathepsin G.
  - Der Nachweis spricht generell für das Vorliegen einer Vaskulitis, insbesondere der mikroskopischen Polyarteriitis.
  - Niedrige p-ANCA-Titer können auch bei Morbus Schönlein-Henoch, dem Goodpasture-Syndrom, dem LE, dem Churg-Strauss-Syndrom und der RA nachweisbar sein.

► **ABM-AK:**
- Spezifisch für das Goodpasture-Syndrom.
- Domäne des Allergens IV, eines Strukturproteins aller Basalmembranen, vor allem in der Lunge und der Niere. Der AK hat pathogenetische Bedeutung.

Wertung

► **Aufgrund des hohen Laboraufwands und der Kosten stufenweises Vorgehen:**
- Screening-Test (Frage der Autoimmunität): RF, ANA.
- Weitere Differenzierung abhängig von der klinischen Konstellation.

► Der Nachweis differenzierter ANA, ANCA und ABM-AK ist noch wenig standardisiert. Hier lohnt sich die Zusammenarbeit mit erfahrenen Immunlabors.

► Befundinterpretation immer im Licht der klinischen Befunde. Antikörper gegen Basalmembranstrukturen (ABM-AK) und gegen zytoplasmatische Antigene neutrophiler Granulozyten (ANCA) spielen eine wichtige pathogenetische Rolle.

► Der Nachweis im Lungengewebe hat die höchste Aussagekraft.

5.2 Sarkoidosemarker

Grundlagen

► **Definition, Prinzip:** Die Sarkoidose ist eine akute oder chronische entzündlich-granulomatöse Systemerkrankung mit Bevorzugung der Lunge (s. S. 318). In der Verlaufsbeurteilung und Therapieführung der chronischen Sarkoidose sind klinische und funktionelle Befunde sowie die Bildgebung oft schwer interpretierbar. Allgemeine Entzündungsparameter zur Beurteilung der Prozessaktivität (BSG, Thrombozytenzahl, Fibrinogen, C-reaktives Protein) sind unzuverlässig, da die Entzündung oft unterschwellig oder kompartimentalisiert abläuft. Besser sind Marker, welche die spezifische, von T-Lymphozyten unterhaltene Makrophagenaktivierung mit Transformation in Epitheloidzellen und Granulome reflektieren.

▶ **Diagnostisch relevante Marker:**
- *Angiotensin converting enzyme (ACE):*
  - Funktion: Umwandlung von Angiotensin I in das vasopressorische Angiotensin II.
  - Vorkommen: Synthese in allen Gefäßendothelien, vor allem der Lungenstrombahn. Bei Sarkoidose findet eine Synthese auch durch Epitheloidzellen unter dem Einfluss von T-Helferzellen statt.
- *Lysozym:*
  - Funktion: Depolymerisierung von Bakterienzellwänden bei der unspezifischen Immunabwehr.
  - Vorkommen: Sekretion vor allem durch Phagozyten (Makrophagen/Monozyten und neutrophile Granulozyten). Alle aktivierten Makrophagen setzen Lysozym frei.
- *Neopterin*: Die Funktion ist unbekannt, Freisetzung durch aktivierte Makrophagen.
- *Löslicher Interleukin-2-Rezeptor (sIL-2-R):*
  - Funktion: Die Bindung des sIL-2-R mit IL-2 aktiviert T-Lymphozyten und lässt sie proliferieren.
  - Vorkommen: Der Rezeptor wird proportional zur Proteinexpression an der Lymphozytenoberfläche sezerniert und ist Ausdruck der Zellaktivität.
- *Adenosindesaminase (ADA):*
  - Funktion: Metabolisierung von Nukleinsäurebestandteilen.
  - Vorkommen: Hohe Enzymproduktion bei allen granulomatösen Entzündungen, fehlende Aktivität (angeboren) signalisiert Immunparalyse.

Indikationen

▶ **Indikation:** Verlaufsbeurteilung der chronischen Sarkoidose (wegen mangelnder Spezifität in der Differenzialdiagnose nicht geeignet).

Praktisches Vorgehen

▶ **ACE:** Fotometrische Bestimmung der Enzymaktivität (Umsetzung von Tripeptiden zu farbigen Produkten).
▶ **Lysozym:** Funktioneller Test durch Klärung einer trüben Bakteriensuspension (Turbidimetrie) oder radiale Immundiffusion.
▶ **Neopterin:** Radio-Immuno-Assay mit ^{125}J-markiertem Neopterin.
▶ **sIL-2-R:** Enzym-Immuno-Assay.
▶ **ADA:** Funktionelle Messung durch Kolorimetrie des gefärbten Produktes.

Befunde

▶ **ACE:**
- Erhöhte Serumwerte bei etwa 60 % der Sarkoidose-Erkrankungen.
- Gute Korrelation mit dem klinischen Verlauf.
- Abfall unter Kortikosteroidtherapie auch ohne klinische Besserung.
- Erhöhte Werte auch bei exogen allergischer Alveolitis (14 %), Silikose (30 %), und bei Diabetes mellitus (25 %).

▶ **Lysozym:**
- Erhöhte Serumwerte in 60–70 % der Sarkoidose-Fälle.
- Gute Korrelation mit dem klinischen Verlauf.
- Erhöhte Werte auch bei zahlreichen entzündlichen und malignen Erkrankungen wie idiopatischer Lungenfibrose (30 %), Bronchialkarzinom (13 %), Hämoblastosen, Niereninsuffizienz.

▶ **Neopterin:**
- Erhöhte Werte bei 70 % der Sarkoidose-Erkrankungen.
- Gute Korrelation mit dem klinischen Verlauf.
- Erhöhte Werte auch bei chronisch entzündlichen Erkrankungen, insbesondere bei HIV-Infektion.

▶ **sIL-2-R:**
- Höchste Sensitivität mit erhöhten Serumwerten bei etwa 80 % der Erkrankungsfälle.
- Schlechte Korrelation zum klinischen Verlauf (erhöhte Werte auch bei Remission).

- Erhöhte Werte bei allen T-Zell-vermittelten Erkrankungen (chronische Infektion, Hämoblastosen, manche solide Tumoren).

► **ADA:**
- Erhöhte Werte in 70–80 % der Erkrankungsfälle.
- Gute Korrelation zum klinischen Verlauf.
- Erhöhte Werte auch bei Tuberkulose, Lepra und anderen chronisch-granuloma-tösen Erkrankungen.

Wertung

► ACE, Lysozym, Neopterin und ADA reflektieren die Krankheitsausdehnung, sIL 2-R reflektiert die T-Zellaktivierung.
► Bei der akuten Sarkoidose sind klinische und radiologische Befunde zur Verlaufsbeurteilung ausreichend.
► Bei chronischer Sarkoidose ist neben der Beurteilung der Prozessaktivität die Kontrolle von Organmanifestationen (Anamnese, klinischer Befund, Röntgen) vordringlich.

5.3 Tumormarker

Grundlagen

► **Definition:** Tumormarker sind tumorassoziierte Proteine, die selektiv von Tumorzellen oder als Antwort auf die Tumorinvasion von Körperzellen gebildet werden. Sie sind entweder embryonale Zellprodukte, die beim Erwachsenen normalerweise nicht exprimiert werden, Differenzierungsprodukte des Keimblattes, von dem der Tumor abgeleitet ist, oder sie sind Ausdruck der Tumorimmunität.
► **Relevante Tumormarker:**
- *Karzinoembryonales Antigen (CEA):* Embryonales Glykoprotein, bei zahlreichen Tumoren. Homologien mit Zelladhäsionsmolekülen.
- *Tissue-Polypeptide-Antigen (TPA):* Ebenfalls karzinoembryonales Protein.
- *Ektope Hormone (ACTH, ADH, Kalzitonin, HCG, PTH und andere):* Neurohormone bei kleinzelligem Bronchialkarzinom (gelegentlich auch bei nichtkleinzelligen Bronchialkarzinomen) und anderen vom APUD-System abgeleiteten Tumoren.
- *Neuronspezifische Enolase (NSE):* Neuroendokrines Markerenzym, Sekretion bei allen Apudomen, vor allem beim kleinzelligen Bronchialkarzinom.
- *Squamous-Cell-Carcinoma-Antigen (SCC):* Vorzugsweise von Plattenepithelkarzinomen gebildetes Glykoprotein mit unbekannter Funktion.
- *TTF-1 (=Surfactant-Protein):* Hohe Spezifität für pulmonale Adenokarzinome.

Indikationen

► **Indikationen:**
- *Höchste Relevanz:* Histopathologische Differenzierung von Malignomen (vor allem neuroendokrine Marker und TTF-1 bei Adenokarzinomen).
- Screening bei vieldeutiger Befundkonstellation (Wert fraglich).
- Verlaufskontrolle zur Diagnose eines Tumorrezidivs, falls therapeutische Konsequenz.

Praktisches Vorgehen

► Quantifizierung im Serum durch Radioimmuno-Assay oder Enzymimmuno-Assay.

Befunde

► **CEA:**
- Erhöhte Serumwerte in 50–60 % der Bronchialkarzinom-Fälle.
- Mäßig erhöhte Werte auch bei Rauchern, Lungenemphysem und chronisch entzündlichen Erkrankungen.
- Nur ein mindestens 10-fach erhöhter Serumwert ist diagnostisch verwertbar.
► **TPA:**
- Erhöhte Werte bei etwa 70 % aller thorakalen Malignome.
- Geringe Spezifität, erhöhte Werte auch bei zahlreichen entzündlichen und degenerativen Erkrankungen.

► **Ektope Hormone:**
- Erhöhte Werte bei etwa 10 % der kleinzelligen Bronchialkarzinome und 1–5 % der nichtkleinzelligen Karzinome.
- Tumoren bilden oft atypische Peptide, die durch Immunoassays nicht nachweisbar sind.
- Gute Spezifität.

► **NSE:**
- Erhöhte Werte bei 70 % der kleinzelligen Bronchialkarzinome und bei etwa 10 % der nichtkleinzelligen Karzinome (zeigt dann neuroendokrine Anteile und seltene Subtypen an).
- Auch erhöht bei endokrinen und zerebralen Tumoren, Hodenkarzinom, Nierenzellkarzinom und Melanom.
- Gute Korrelation zur Tumorlast beim kleinzelligen Karzinom.

► **SCC:**
- Erhöhte Werte bei 50–60 % aller nichtkleinzelligen Bronchialkarzinome.
- Nachweis bei zahlreichen anderen Malignomen.
- Gute Spezifität.
- Schlechte Korrelation zur Tumorlast.

► **TTF-1:**
- In pulmonalen Adenokarzinomen exprimiert.
- Hochspezifisch und sensitiv.
- Entscheidend in der Differenzialdiagnose zwischen Lungenkarzinom und Lungenmetastasen oder Pleurametastasen und Mesotheliom in der Immunhistologie.

Wertung

► Serum-Tumormarker haben eine schlechte Kosten-Nutzen-Relation. Keine Eignung zum Massenscreening wegen ungenügender Sensitivität und Spezifität.
► Serumwerte ersetzen keine Gewebediagnose.
► 5–10-fach erhöhte Serumwerte legen eine Tumordiagnose nahe und können die Tumorsuche leiten.
► Als Verlaufsparameter: Beim Bronchialkarzinom fehlt oft die therapeutische Relevanz.
► Große Fortschritte in der Immunhistopathologie von Lungentumoren.

5.4 Immunglobulin E

Grundlagen

► **Prinzip:** Allergische Erkrankungen und die Immunabwehr gegen Parasiten werden durch Immunglobulin E (IgE) vermittelt. Beim allergischen Asthma kommt es zu einer lokalen Bildung von IgE in der Bronchialschleimhaut und den regionalen Lymphknoten.
► **Pathogenese:** Die IgE-Bildung wird durch antigenpräsentierende Zellen und T-Lymphozyten mit konsekutiver Stimulation von B-Lymphozyten vermittelt. IgE bindet mit dem Fc-Rezeptor an der Mastzelloberfläche. Die Vernetzung von IgE-Molekülen führt zur Degranulation von Mastzellen mit Freisetzung von Mediatoren, die die typische allergische Reaktion auslösen. Bei Überschuss zirkuliert IgE im Blut.

Indikationen, Kontraindikationen

► **Indikationen:**
- *Gesamt-IgE:*
  - Differenzialdiagnose allergisches/intrinsisches Asthma bronchiale.
  - Abklärung bei Fieber mit Eosinophilie.
  - Abklärung von eosinophilen Lungeninfiltraten.
  - Verdacht auf Immundefekte.
  - Verdacht auf Wiskott-Aldrich-Syndrom.
  - Verdacht auf Churg-Strauss-Syndrom.
  - Indikationsstellung zur Anti-IgE-Therapie.

- *Allergenspezifisches-IgE:*
  - Allergensuche bei undurchführbarem Hauttest (Ekzem, Dermatitis, Urticaria factitia), unter antiallergischer Medikation (Antihistaminika, Steroide), bei starker Sensibilisierung und gefährlichen Allergenen.
  - Diskrepanz zwischen Anamnese und Provokationstest.
  - Vermeidung von spezifischen Provokationstests.
- ► **Kontraindikationen:** Screening (aus Kostengründen).

Praktisches Vorgehen

- ► **Gesamt-IgE:** Radioimmuno-Assay oder Enzymimmuno-Assay. Meist indirekter Nachweis (Patienten-IgE hemmt kompetitiv die Bindung eines markierten IgE an festphasegebundenes Anti-IgE: Radio-Immuno-Sorbent-Test (RIST)).
- ► **Allergenspezifisches IgE:** Radioimmuno-Assay oder Enzymimmuno-Assay, Radio-Allergo-Sorbent-Test (RAST). An Papierscheiben oder Kohlenhydratmatrix gebundene Allergene binden mit IgE im Patientenserum, Nachweis der Bindung durch markiertes Anti-IgE.

Befunde

- ► **Gesamt-IgE:** Quantitativer Nachweis in internationalen Einheiten (I.E.) pro ml Serum.
  - Die Höhe des IgE-Spiegels korreliert mit der Aktualität der Allergie und der Anzahl der Allergene.
  - Bei gesunden Erwachsenen im Mittel etwa 80 I.E./ml, jedoch starke Schwankung (95 %-Konfidenzintervall: 10–510 I.E./ml).
  - Physiologischer Serum-IgE-Anstieg bis zur Pubertät, danach weitgehend konstant.
  - Spiegel < 25 I.E./ml bei 65 % der Gesunden und 4 % der Atopiker.
  - IgE > 100 I.E./ml bei 1 % der Gesunden und bei 69 % der Atopiker.
  - Hohe Spiegel auch bei Wurmerkrankungen, Ekzemen und anderen Dermatosen, selten bei rheumatoider Arthritis, infektiöser Mononukleose. Sehr hohe Werte bei IgE-Myelom.
  - Anstieg unter Anti-IgE-Therapie (gebundenes IgE wird miterfasst).
- ► **Allergenspezifisches IgE:**
  - Ergebnis semiquantitativ („RAST-Klassen") oder bei hochsensitiven Verfahren quantitativ (I.E./ml Serum).
  - Diagnostische Sensitivität: Je nach Allergen zwischen 65–100 %, Spezifität durchgehend über 90 %.
  - Übereinstimmung mit Provokationstest: 60–100 % je nach Allergen.
  - Recht zuverlässige Ergebnisse bei Pollen- und Insektengiftallergie, unzuverlässig bei Nahrungs- und Arzneimittelallergie.
  - Ergebnisse schwanken zwischen Herstellern je nach Allergen-Präparation.

Wertung

- ► Interpretation immer nur in Zusammenhang mit Anamnese und wenn möglich mit Hauttest oder Provokationstestung.
- ► Der Gesamt-IgE-Spiegel ist nur hinweisend, nie beweisend für eine Allergie.
- ► Diagnostische Zuverlässigkeit des RAST vergleichbar mit dem Hauttest, aber schlechter als Provokationstests.
- ► Indikationsstellung und Dosierung der Behandlung mit monoklonalem Anti-IgE-Antikörper bei schwerem allergischen Asthma setzt die Messung des Serum-IgE voraus.

5.5 Präzipitinvermittelte Allergie

Grundlagen

- ► **Prinzip:** Bildung von Immunkomplexen zwischen Allergen und Immunglobulin (überwiegend der Klasse IgG), in vitro darstellbar als Präzipitationsbande nach Immundiffusion im Gel.

Spezielle Labordiagnostik

- **Exogen allergische Alveolitis** nach Inhalation biologischer Stäube und Aerosole als Folge einer Typ-III-Allergie. Die Alveolitis wird dabei durch Aktivierung des Komplementsystems und der neutrophilen Granulozyten induziert. Bei chronischen Erkrankungen ist auch die zellvermittelte Typ-IV-Reaktion beteiligt.

Indikationen, Kontraindikationen

- **Indikationen:**
  - Rezidivierendes pulmonales Infiltrat mit Fieber bei Exposition gegenüber biologischen Stäuben/Aerosolen.
  - Differenzialdiagnose der fibrosierenden Alveolitis bei anamnestischem Hinweis.
- **Kontraindikationen:** Wegen hoher Kosten kein Einsatz zum Screening.

Praktisches Vorgehen

- **Allergenspezifisches IgG:** Enzym-Immuno-Assay mit Patientenserum, Allergen an Festphase gebunden.
- **Präzipitinnachweis:** Doppel-Immundiffusion nach Ouchterlony: Hierbei diffundiert Patientenserum im Agargel innerhalb einer feuchten Kammer gegen eine Antigensuspension. Dabei kommt es zur Ausbildung einer Präzipitationsbande durch Immunkomplexbildung.

Befunde

- **Allergenspezifisches IgG:**
  - Nachweisbares spezifisches IgG zeigt eine Immunreaktion an, nicht jedoch die Typ-III-Reaktion oder eine Allergie.
  - Sensitivität etwa 90 %.
  - Spezifität niedrig, da auch nichtpräzipitierende Antikörper erfasst werden.
- **Präzipitinnachweis (Ouchterlony-Test):**
  - Sensitivität zwischen 80 und 90 %.
  - Bis zu 50 % der Exponierten bilden Präzipitine ohne Erkrankung.
  - Falsch positive Resultate durch hohes C-reaktives Protein (akute Entzündung).
  - Falsch negative Resultate durch Antigenkarenz schon nach kurzer Zeit.
  - Validität abhängig von der Allergenpräparation.

Wertung

- Diagnoseverfahren der Wahl bei vermuteter exogen allergischer Alveolitis aufgrund der hier schwierig durchführbaren Provokationstests.
- Ergebnisinterpretation nur in Zusammenhang mit Anamnese, klinischem Befund, Röntgenbefund und dem zytologischen Befund der bronchoalveolären Lavage.

5.6 Alpha1-PI-Proteaseinhibitor

Grundlagen

- **Prinzip**: Proteaseinhibitoren (PI) schützen vor der proteolytischen Gewebeverdauung durch Leukozytenproteasen. Der α_1-PI stellt 90 % der Serumhemmkapazität gegenüber Proteasen. Die Synthese von α_1-PI (= Akut-Phase-Protein) erfolgt in Hepatozyten nach Zytokinstimulation.
- **α_1-PI-Expression/Vererbung:**
  - Beim normalen Genotyp besteht Homozygotie für die Allele MM. Punktmutierte Allele (meist S- oder Z-Allel) kodieren für funktionell intakte Proteine mit gehemmter Ausschleusung aus der Leberzelle (erniedrigte Serumspiegel). Autosomal kodominanter Vererbungsmodus.
  - Die bei Punktmutationen resultierenden Phänotypen (Eiweißvarianten) ZZ und SZ gehen mit signifikant erniedrigten Serumspiegeln einher.
  - Sehr selten PI-Null (fehlende Expression).
- **Bedeutung für die Entstehung eines Lungenemphysems:**
  - Das Lungenemphysem ist Ergebnis einer Imbalanz zwischen aggressiven und protektiven Mechanismen im Bereich der Alveolarwände.

- Bei Serumspiegeln < 35 % des Sollwertes besteht ein erhöhtes Emphysemrisiko, auch bei Nichtrauchern.
- Manifestationsalter: Bei Rauchern mit etwa 40, bei Nichtrauchern mit etwa 50 Jahren.
- ► **Epidemiologie:** In Deutschland gibt es etwa 3 000 Patienten mit α_1-PI-Mangel-Emphysem.

Indikationen

- ► **Indikationen:**
  - Erstdiagnose eines Lungenemphysems (vor allem bei Rauchern unter 50 Jahren und allen Nichtrauchern).
  - Positive Familienanamnese.

Praktisches Vorgehen

- ► **Serumeiweiß-Elektrophorese:** Schwache oder fehlende α_1-Globulin-Bande (< 2 g/l). α_1-PI macht physiologischerweise 80 % der α_1-Globuline aus.
- ► **α_1-PI quantitativ (radiale Immundiffusion):** Diffusion von Patientenserum in Agargel mit darin gelösten Anti-PI-Antikörpern. Der Durchmesser des Präzipitatrings korreliert dabei mit dem Serumspiegel.
- ► **α_1-PI-Phänotypisierung (isoelektrische Fokussierung):** Auftrennung des Proteins durch Wanderung in einem Gel mit pH-Gradient. Ausbildung typischer Muster von Proteinbanden, die den Phänotypen entsprechen.
- ► **α_1-PI-Genotypisierung:** Direktnachweis der Punktmutation (Basenaustausch) auf DNS-Ebene durch molekularbiologische Methoden. Referenzverfahren und heutiger Diagnosestandard.

Befunde

- ► **α_1-PI-Serumkonzentration:**
  - *Differenzierung* (Werte gelten für radiale Immundiffusion):
    - Normalbereich: 190–350 mg/dl.
    - Leichter Mangel: 90–190 mg/dl.
    - Schwerer Mangel: < 90 mg/dl.
  - *Falsch normale Spiegel:* Bei Heterozygotie durch Entzündungen, Stimulation der Lebersynthese, Leberschäden, Hormonzufuhr, Schwangerschaft, Tumoren und Trauma.
  - *Falsch niedrige Werte:* Bei Eiweißverlust.
- ► **Die Phänotypisierung erlaubt Rückschlüsse auf den Genotyp.**
  - *Normaler Phänotyp:* PIMM (Serumspiegel 100 %).
  - *S-Varianten:* Homozygoter Typ PISS (S-Konzentration 50 %), heterozygoter Typ PIMS (S-Konzentration 75 %) oder PISZ (S-Konzentration 35 %).
  - *Z-Varianten:* Homozygoter Typ PIZZ (S-Konzentration 20 %), heterozygoter Typ PISZ oder PIMZ (S-Konzentration 60 %).
- ► **Genotypisierung:** Das Deutsche Referenzlabor des Universitätsklinikums Marburg (Prof. Vogelmeier) bietet die kostenlose Genotypisierung der Allele S und Z aus einem Blutstropfen aus der Fingerbeere an. Voraussetzung: Erniedrigter α_1-PI-Serumspiegel.

Wertung

- ► Die Aufdeckung eines PI-Mangels hat therapeutische Relevanz, da eine Substitution möglich ist.
- ► Die Serumelektrophorese ist nur als grobes Screening zum Ausschluss schwerer Mangelzustände verwendbar.
- ► **Abgestuftes Vorgehen empfehlenswert:** Zunächst Bestimmung der Serumkonzentration, bei erniedrigter Serumkonzentration anschließend α_1-PI-Genotypisierung (auch im Rahmen von Familienuntersuchungen).

6 Leitsymptome und -befunde

6.1 Dyspnoe

Grundlagen
....
- **Definition:** Subjektives Empfinden erschwerter Atmung oder Lufthunger.
- Dyspnoe erreicht klinische Bedeutung, wenn sie bei subjektiv inakzeptabel niedriger Belastungsstufe auftritt.
- **Einteilung des Schweregrades:**
  - Subjektive Werteskala, z. B. modifizierte Borg-Skala (s. Tab. 6.1). Die Skala wird bei Belastungstests eingesetzt (s. Kap. 39 ff).
  - Nach der Belastungsstufe, bei der Dyspnoe auftritt (Dyspnoe-Skala der American Thoracic Society, s. Tab. 6.2).
- **Epidemiologie:** Prävalenz von 6–27 % in der Allgemeinbevölkerung, Zunahme mit dem Alter, häufiger bei Männern.
- **Ätiologie und Pathogenese:**
  - Visköse (resistive) und nichtvisköse (elastische) Atemwiderstände und damit eine vermehrte Atemarbeit korrelieren gut mit der Auslösung und Schwere der Dyspnoe (dagegen schlechte Korrelation mit Störungen im pulmonalen Gasaustausch).
  - Die Empfindung der Dyspnoe wird zentral über die sensorische Hirnrinde ausgelöst. Auslöser ist eine Diskrepanz zwischen der zentralen motorischen Aktivi-

Tab. 6.1 • **Modifizierte Dyspnoeskala nach Borg.**

Klassifikation	Wahrnehmung
Borg 0	keine Dyspnoe
Borg 1	sehr leichte Dyspnoe
Borg 2	leichte Dyspnoe
Borg 3	mäßige Dyspnoe
Borg 4	relativ schwere Dyspnoe
Borg 5	schwere Dyspnoe
Borg 6	sehr schwere Dyspnoe
Borg 7	sehr schwere Dyspnoe
Borg 8	nahezu maximale Dyspnoe
Borg 9	nahezu maximale Dyspnoe
Borg 10	maximale Dyspnoe

Tab. 6.2 • **Dyspnoeskala der American Thoracic Society.**

Klassifikation	Schweregrad	Beschreibung
0	keine Dyspnoe	keine Beschwerden beim raschen Gehen in der Ebene oder bei Gehen mit leichtem Anstieg
1	mild	Kurzatmigkeit beim raschen Gehen in der Ebene oder bei Gehen mit leichtem Anstieg
2	mäßig	aufgrund Kurzatmigkeit langsamerer Gang in der Ebene als Altersgenossen oder Pausen zum Atemholen auch bei eigenem Schritttempo
3	schwer	Pausen zum Atemholen nach einigen Minuten Gehen oder nach etwa 100 m im Schritttempo
4	sehr schwer	zu kurzatmig, um das Haus zu verlassen, Luftnot beim An- und Ausziehen

Tab. 6.3 • Differenzialdiagnose der Dyspnoe (modifiziert nach: Stulberg MS, Adams L. Dyspnoe. In: Murray JF, Nadel JA. Textbook of Respiratory Medicine. Philadelphia: Saunders; 1994).

	Verdachtsdiagnose	wegweisende Untersuchung
Störung der Atemmechanik		
tracheobronchiale Obstruktion	Asthma, Bronchitis, Emphysem	Lungenfunktionsprüfung
	zentraler, endobronchialer Tumor	Bronchoskopie
	Trachealstenose, stenosierender Larynxprozess	Endoskopie
pulmonale Compliance-Störung	Lungengerüsterkrankung	HR-CT, Lungenfunktionsprüfung
	Linksherzinsuffizienz	Echokardiografie
thorakale Compliance-Störung	Pleuraschwarte	Röntgenbild, Sonografie
	Kyphoskoliose	Röntgenbild, Lungenfunktionsprüfung
	abdominelle Raumforderung	Sonografie
	Adipositas	klinischer Befund, Lungenfunktionsprüfung
Schwäche der Atempumpe		
neuromuskuläre Erkrankung	Poliomyelitis, Guillain-Barré-Syndrom, amyotrophe Lateralsklerose, Muskeldystrophie, Lupus erythematodes (Myopathie), Polymyositis, Hyperthyreose (Myopathie)	neurologisch-klinischer Befund, Lumbalpunktion, Lungenfunktionsprüfung, Labordiagnostik, Elektromyografie
überlastete Atempumpe	Überblähung: Emphysem, Asthma, Kyphoskoliose, andere Deformitäten	Lungenfunktionsprüfung, Röntgenbild, CT
	Pneumothorax, Pleuraerguss	Röntgenbild, Sonografie
	Schlafapnoe-Syndrom	Polysomnografie
vermehrter Atemantrieb		
Hypoxämie, metabolische Azidose		Blutgasanalyse
Anämie, Hämoglobinopathie		Labordiagnostik
erniedrigtes Herzzeitvolumen		Echokardiografie, Linksherzkatheter
Stimulation pulmonaler Rezeptoren	pulmonale Infiltration, pulmonale Hypertonie, Lungenödem	Röntgenbild, Szintigrafie, Rechtsherzkatheter, Echokardiografie
Totraumventilation		
Kapillardestruktion	Lungengerüsterkrankung, Lungenemphysem	HR-CT, Lungenfunktionsprüfung
Gefäßobstruktion	Lungenembolie	Szintigrafie
	Vaskulitis	Labordiagnostik, Lungenbiopsie
psychische Alteration		
	Konversionssyndrom, Somatisierung, Angst, Depression	psychopathologischer Befund

tät und der Afferenz von Atemwegs-, Lungen- und Brustwandrezeptoren (ATS-Statement 1998). Über das limbische System und Rindenzentren fließen Emotionen und Erfahrungen zusätzlich mit ein.

- Verschiedene Erkrankungen können direkt und indirekt das respiratorische System betreffen (s. Tab. 6.3).

Klinik

► Je nach Genese unterschiedlich als erschwerte Ausatmung, erschwertes Durchatmen, anstrengendes Atmen (durch vermehrte zentrale motorische Efferenz), oder Erstickungsgefühl, Lufthunger (durch Chemorezeptorenstimulation). Diese Empfindung wird modifiziert vom psychischen, Bewusstseins-, Trainings- und Ernährungszustand, vom Körpergewicht und von Pharmaka (Dämpfung durch Sedativa).

Praktisches Vorgehen

► **Anamnese:**
- Zeitpunkt, Ort und Umstände beim ersten Auftreten der Symptome.
- Besteht ein Zusammenhang mit körperlichen Aktivitäten?
- Gibt es auslösende oder erschwerende Faktoren?
- *Anamnestische Besonderheiten:*
  - Intermittierende Dyspnoe – Asthma bronchiale, Linksherzinsuffizienz, rezidivierende Lungenembolie.
  - Persistierende/progrediente Dyspnoe – COPD, fibrosierende Alveolitis, Anämie, Hyperthyreose.
  - Nächtliche Dyspnoe – Asthma bronchiale, Linksherzinsuffizienz, gastroösophagealer Reflux, Schlafapnoe-Syndrom.
  - Dyspnoe im Liegen – Linksherzinsuffizienz, abdominelle Raumforderung, obstruktive Atemwegserkrankungen, Zwerchfellparese.
  - Dyspnoe im Sitzen – arteriovenöse Malformation der Lungenbasis, Leberzirrhose, Shuntvitien auf Vorhofniveau.
  - Dyspnoe nach Belastungsende – Anstrengungsasthma.
  - Dyspnoe unabhängig von körperlicher Belastung – allergisches Asthma, psychische Ursache.
► **Diagnostik**: Dyspnoe ist nicht objektiv messbar und nur schwer quantifizierbar.
- *Klinischer Befund:* Atemfrequenz, Atemtyp, Habitus (Adipositas, Kachexie), Gebrauch der Lippenbremse, Orthopnoe, Thoraxform und -symmetrie, Atemgeräusche und Nebengeräusche, Zyanose, Trommelschlägelfinger, kardialer Befund/ Zeichen der Rechtsherzinsuffizienz?
- *Labor:*
  - Blutbild (Anämie, Polyglobulie).
  - Kreatinin, LDH, Leberenzyme, Blutzucker (bei metabolischer Azidose).
  - Kreatinkinase (Hinweis auf Myokardinfarkt, Myonekrose, Myositis mit Beteiligung der Atemmuskulatur).
  - Arterielle Blutgasanalyse.
- EKG.
- Stufendiagnostik der Lungenfunktion (s. S. 50).
- Weiterführende technische Diagnostik s. Tab. 6.3.
► **Differenzialdiagnose** s. Tab. 6.3.

Therapie

□ *Hinweis:* Die Behandlung der Ursache geht der symptomatischen Therapie vor!
► **Symptomatische Therapie:**
- *Ökonomisierung der Atmung:*
  - Physikalische Methoden: Sitzende, leicht vorgebeugte Haltung, Erlernen von Hustentechniken, Erlernen der Lippenbremse.
  - Korrektur einer Adipositas oder einer Malnutrition.
  - Dosiertes Atemmuskeltraining, gegebenenfalls unter Sauerstoffgabe.
- *Pharmakotherapie:*
  - Sauerstofftherapie bei respiratorischer Insuffizienz (s. S. 475 ff).
  - Theophyllin 5–8 mg/kgKG/24 h (leicht positiv inotroper Effekt auf die Atemmuskulatur).
  - Morphinsulfat 10–30 mg/8 h p.o. zur direkten Linderung der schweren Dyspnoe und Entlastung der Atempumpe bei fortgeschrittenen chronischen Erkrankungen (z. B. Lungenfibrose, Emphysem) oder akuter Überlastung (z. B. Asthmaanfall).

– Sedativa bei psychogener Hyperventilation, z. B. Diazepam 2–5 mg/8–12 h p. o. oder i. v.
  - ☑ *Hinweis:* Bei Atempumpversagen und Schlafapnoe-Syndrom alle sedierenden Medikamente absetzen!
- *Entlastung der Atempumpe:* Kontrollierte, intermittierende maschinelle Beatmung zur Erholung der muskulären Energiereserven bei neuromuskulären Erkrankungen, Kyphoskoliose und Emphysem (s. S. 482).

6.2 Thoraxschmerz

Grundlagen

- **Definition:** Schmerzhafte Missempfindung, die auf den Thorax projiziert wird.
- **Epidemiologie:** Thoraxschmerzen stehen nach Rücken-, Kopf-, Abdominal- und Gesichtsschmerzen an fünfter Stelle. Feldstudien zeigen, dass etwa jeder Sechste allgemein unter Schmerzen leidet.
- **Ätiologie und Pathogenese:**
  - Freie Nervenendigungen im Gewebe wirken als Schmerzrezeptoren, die eine drohende oder tatsächliche Zellschädigung anzeigen.
  - Adäquate Reize sind thermischer, mechanischer und chemischer Natur.
  - Die Reizweiterleitung/Afferenz erfolgt über nichtmyelinisierte C-Nervenfasern und in geringem Ausmaß über myelinisierte A-δ-Fasern.
  - Schmerzrezeptoren befinden sich an der Pleura parietalis, im zentralen Tracheobronchialsystem, an den großen Pulmonalarterien, an Brustwandstrukturen (Knochenhaut der Rippen, Weichteile) sowie im Myokard und Ösophagus.
  - Frei von Schmerzrezeptoren sind die kleinen Atemwege, das Lungenparenchym und die Pleura visceralis.

Klinik

- **Allgemein:** Schmerzlokalisation und -qualität unterscheiden sich in Abhängigkeit von der Schmerzentstehung und dem Ausgangsort. Dies kann differenzialdiagnostisch genutzt werden.
- **Pleuraler Schmerz:**
  - *Qualität:* Lokalisierter, stechender Schmerz, der bei tiefer Inspiration zunimmt und bei flacher Atmung abnimmt, Provokation durch Hyperventilation, Husten und Schnäuzen. Jeder Atemzug wird schmerzhaft bewusst, hierdurch kommt es zu Dyspnoe.
  - *Lokalisation:*
    - Über der jeweiligen Interkostalregion: Ursprung in der parietalen Pleura der Thoraxzirkumferenz und der äußeren Zwerchfellanteile.
    - Projektion zur Schulter oder in den Hals der gleichen Seite: Ursprung in der parietalen Pleura des Mediastinums und des medialen Zwerchfells.
  - *Zeitliche Abhängigkeit:*
    - Plötzlicher Beginn: Trauma, Pneumothorax.
    - Akut, langsam zunehmend: Lungenembolie, Pleuropneumonie.
    - Allmählicher Beginn: Tuberkulose, maligner Tumor.
- **Brustwandschmerz:**
  - *Qualität:* Scharfer, stechender Schmerz, der durch Druck von außen ausgelöst wird, weniger durch Atembewegungen. Typisch ist eine lokale Rötung, Überwärmung oder zumindest externe Schmerzauslösbarkeit. Schmerz-Entstehungsorte sind Gelenke, Muskeln, Knorpel, Knochenhaut sowie Faszien der Brustwand.
  - *Traumatisch induzierter Schmerz:* Der Beginn ist oft um Stunden verzögert. (Banaltraumen oder starker Husten können bei Knochenmetastasen oder Osteopenie zur Fraktur führen).
  - *Tietze-Syndrom:* Lokale Rötung, Schwellung, Schmerzhaftigkeit der Knochen-Knorpel-Übergänge der ventralen Rippen.
  - *Radikuläres BWS-Syndrom:* Lageabhängige, scharfe Schmerzen in einem oder zwei Interkostalsegmenten.

- *Morbus Bechterew:* Radikuläres BWS-Syndrom und Inflammation der knorpeligen Bestandteile der Brustwand.
- *Mondor-Syndrom:* Oberflächliche Phlebitis der Brustwand mit lokaler Schmerzhaftigkeit.

➤ **Pulmonal-vaskulärer Schmerz:**
- Substernaler Schmerz mit Ausstrahlung in Hals oder Arme, ähnlich wie bei kardialer Ischämie.
- Bei Lungenarterienembolie akuter thorakaler Vernichtungsschmerz mit vegetativer Reaktion durch akute Überdehnung der großen Pulmonalarterien.
- Bei primärer pulmonaler Hypertonie belastungsabhängiger, chronischer Schmerz durch Überdehnung des rechten Ventrikels.

➤ **Tracheobronchialer Schmerz:** Reizung der Schleimhaut zentraler Atemwege führt zu leichtem bis mäßigem Schmerz hinter dem Brustbein und kaudal des Kehlkopfes. Provokation durch Husten.

➤ **Neural-radikulärer Schmerz:** Neuropathische Schmerzen bei Herpes zoster und radikulärem BWS-Syndrom folgen dem jeweiligen Interkostalsegment.

➤ **Schulter-Arm-Schmerz:** Meist lageabhängiger, starker Schmerz, von der Schulter in den Arm ausstrahlend.
- *Pancoast-Tumoren* der Lungenspitzen brechen in die retroklavikulären Weichteile ein und betreffen die Segmente C 8, Th 1 und Th 2 mit segmentaler Schmerzausbreitung und vegetativer Blockade des Ganglium stellatum (Horner-Syndrom: Miosis, Ptosis, Enophthalmus und Schweißsekretionsstörungen).
- *Anatomische Varianten* (z. B. Halsrippe) können zur Kompression des neurovaskulären Bündels mit Angina-pectoris-ähnlichen Schmerzen im Bereich des kranioventralen Thorax und beider Arme führen.

➤ **Myokardialer Ischämieschmerz:**
- *Qualität und Lokalisation:* Thorakales Enge- und Druckgefühl unterhalb und links des Sternums mit Ausstrahlung in den Hals, die medialen Anteile eines oder beider Arme oder den Oberbauch.
- *Angina pectoris:* Ansprechen auf körperliche Entlastung oder Nitroglycerin innerhalb von 2–5 min.
- *Variant-(„Prinzmetal"-)Angina:* Autreten in Ruhe (durch einen koronaren Vasospasmus bedingt).
- *Myokardinfarkt:* Die Schmerzen sind schwerer, werden als lebensbedrohend, vernichtend empfunden, sprechen nicht auf körperliche Entlastung oder Nitroglycerin an, sind meist nur durch hohe Dosen von Opiaten zu durchbrechen und mit vegetativer Reaktion (Schwitzen, Übelkeit, Erbrechen, Kollaps) assoziiert.
- *Angina-ähnliche Schmerzen:* Bei Aortenklappenstenose, hypertroph-obstruktiver Kardiomyopathie oder Mitralklappenprolaps.

➤ **Perikardschmerz:** Meist pleuritischer Schmerz durch Beteiligung der parietalen Pleura (s. o.). Schmerzverstärkung im Liegen und bei Linksseitenlage, Erleichterung bei Aufsetzen und in Rechtsseitenlage.

➤ **Ösophagealer Schmerz:** Im Bereich des Sternums, im Hals und submandibulär auftretender Schmerz, oft abhängig von der Mahlzeit und der Körperlage (Liegen), manchmal schlecht von Angina pectoris zu unterscheiden.

➤ **Projizierter Schmerz:** Peritoneal bzw. thorakale Schmerzprojektion durch gemeinsame Afferenz mit Interkostalnerven bis zum zerebralen Zentrum. Bei abdomineller Schmerzauslösung kommt es zur Projektion in den unteren Thorax. Meist vegetative Begleitsymptomatik und Bewegungsdrang.

➤ **Psychosomatischer Schmerz:** Somatisierte Angstreaktion mit starker emotionaler Komponente in Form einer atypischen Angina pectoris.

➤ **Aortendissektion:** Plötzlicher, heftigster Schmerz (Ausdehnung zwischen Unterkiefer und Abdomen, ebenso Ausstrahlung in den Rücken) ohne befriedigendes Ansprechen auch auf stärkste Analgetika. Häufig begleitet von Schweißausbruch, Übelkeit und Erbrechen.

Tab. 6.4 • **Differenzialdiagnose von Thoraxschmerzen.**

Ursprung des Schmerzes	Verdachtsdiagnose	wegweisende Untersuchung
Pleura	– Infektion, Kollagenose, Vaskulitis – Mediastinitis – Tumor	– Sonografie, CT
Brustwand	– Rippenfraktur, Myalgie – Infektion, Kollagenose – Phlebitis (Mondor-Syndrom) – Costochondritis (Tietze-Syndrom) – Tumor	– Röntgenbild – Labordiagnostik – Sonografie – CT
pulmonal-vaskulär	– Lungenembolie – primäre pulmonale Hypertonie – Eisenmenger-Syndrom	– Echokardiografie, Blutgasanalyse, Szintigrafie, Spiral-CT, Herzkatheter
tracheobronchial	– Tracheobronchitis – Reizgasinhalation – Tumor	– Bronchoskopie
neural-radikulär	– Herpes zoster – BWS-Syndrom	– klinischer Befund – Röntgenbild
Schulter-Arm	– Pancoast-Tumor – Schulter-Hand-Syndrom – Thoracic-Outlet-Syndrom	– CT, MRT
myokardiale Ischämie	– Angina pectoris – Präinfarkt-Angina – Variant- („Prinzmetal"-)Angina – Herzinfarkt, Aortenstenose – hypertroph-obstruktive Kardiomyopathie – Mitralklappenprolaps	– EKG, Echoardiografie, Ergometrie mit EKG, Linksherzkatheter
Perikard	– Perikarditis – Dressler-, Postkardiotomiesyndrom	– EKG, Echokardiografie
Ösophagus	– (Reflux-)Ösophagitis – Motilitätsstörungen	– pH-Metrie, Gastroskopie
projiziert	– Cholezystitis – Pankreatitis – peptisches Ulkus – Appendizitis	– Sonografie, Gastroskopie, CT
psychosomatisch	– Panikattacke („soldiers heart")	– psychopathologischer Befund
Aortendissektion		– Echokardiografie, CT

Praktisches Vorgehen

- ► **Anamnese:** Penible Erhebung mit Beachtung von Schmerzqualität, Lokalisation, Dauer, Auslösern sowie möglichen schmerzlindernden Umständen.
- ► **Diagnostik:**
  - • *Klinische Untersuchung:* Lunge, Herz, Supraklavikularregion, Hals und Oberbauch.
  - • *Obligate technische Untersuchungen:* Röntgenaufnahme des Thorax in 2 Ebenen, Ruhe-EKG, Kreatinkinase (Gesamt-CK und CK-MB), GOT, LDH, C-reaktives Protein, Troponin T.
- ► **Differenzialdiagnose** und weiterführende Zusatzuntersuchungen s. Tab. 6.4.

Therapie

- ▫ *Hinweis:* Die Behandlung der Ursache steht immer im Vordergrund!
- ► **Symptomatische Schmerztherapie:**
  - • *Nichtsteroidale Antirheumatika/Analgetika:* Pleuraler Schmerz, Brustwandschmerz, neuroradikulärer Schmerz, Schulter-Arm-Schmerz.

- *Opiate:* Unerträglich starker Schmerz, z. B. bei Herzinfarkt, akuter Lungenembolie, Aortendissektion (z. B. Piritramid 7,5–22,5 mg i. v.).
- *Kombination von zentral und peripher wirksamen Analgetika:* Oft sinnvoll bei subakutem, starkem Schmerz (z. B. Paracetamol 500 mg/8 h p. o. + Morphinsulfat 10–60 mg/8 h p. o.).
- *Nitrate:* Bei myokardialem Ischämieschmerz.
  - ☐ *Cave:* Nicht bei Aortenstenose und hypertroph obstruktiver Kardiomyopathie!
- *Gabapentin, Pregabalin:* Bei neuropathischen Schmerzen.
  - Gabapentin: Aufsättigende Dosierung mit 300 mg initial, danach 900–3 600 mg/d in 3 Einzeldosen).
  - Pregabalin: 150–600 mg/d in 2–3 Einzeldosen.

6.3 Zyanose

Grundlagen

▶ **Definition:** Bläuliche Verfärbung der sichtbaren Haut und der Schleimhäute durch erhöhte Konzentration von reduziertem (nicht oxigeniertem) Hämoglobin. Die Zyanose stellt ein äußeres, objektives Krankheitszeichen mangelnder Gewebeoxigenierung dar.

▶ **Ätiologie und Pathogenese:**
- Durch unterschiedliches Absorptionsverhalten für Licht verschiedener Wellenlängen erscheint oxigeniertes Blut rot und desoxigeniertes Blut blau.
- *Periphere (akrale) Zyanose durch vermehrte Sauerstoffausschöpfung:*
  - Erniedrigtes Herzzeitvolumen (Herzinsuffizienz).
  - Subtotale arterielle Stenose.
  - Venöse Stase.
- *Zentrale (globale) Zyanose:*
  - Störung der Bildung von oxigeniertem Hämoglobin.
  - Gestörter pulmokardialer Sauerstoffaustausch (Rechts-links-Shunt, pulmonale Verteilungsstörungen, Diffusionsstörung, Hypoventilation).
- *Vorliegen von dreiwertigem Eisen (Fe^{3+}), Methämoglobin:* Die Bildung von Methämoglobin kann induziert werden durch Nitroglyzerin, Chloroquin, von Kokain abgeleitete Lokalanästhetika, Sulfonamide, Chloramphenicol und Phenacetin.
- *Denaturierung des Hämoglobinmoleküls* (irreversible Hämoglobinoxidation, Sulfhämoglobinämie): Mögliche Induktion durch Sulfonamide und Phenacetin.
- *Vererbte Hämoglobinopathien* wie z. B. Thalassaemia major und minor, Sichelzellanämie.
- Pulmonale und kardiale Ursachen der Zyanose sind wesentlich häufiger als Hämoglobinstörungen.
- Verteilungsstörungen kommen bei allen pulmonalen Erkrankungen vor, Diffusionsstörungen vor allem bei der fibrosierenden Alveolitis, beim Lungenödem und dem Emphysem. Klinisch überwiegen Verteilungs- vor Diffusionsstörungen.

Klinik

▶ **Kriterien für den klinischen Eindruck „Zyanose":**
- Mindestabsolutgehalt von 5 g/dl desoxigeniertem Hämoglobin im Blut.
- Mindestabsolutgehalt von 1,5 g/dl Methämoglobin im Blut.
- Spuren von Sulfhämoglobin.
- *Pseudozyanose*: Fremdstoffeinlagerung in die Haut mit ähnlichem Farbspektrum (Silber, Gold, Arsen).

▶ **Besonderheiten:**
- *Starke Anämie (Hb < 7 g/dl):* Hier ist eine Zyanose nicht mit dem Leben vereinbar und wird daher nicht beobachtet.
- *Starke Polyglobulie (Hb > 19 g/dl):* Zyanose tritt bereits bei nur mäßiger Sauerstoffentsättigung auf.

▶ **Klinische Einteilung:**
- *Zentrale (globale) Zyanose:* Blauverfärbung der Körperspitzen (Finger, Zehen) und zentraler Gewebe (Zunge, Lippen).

- *Periphere (akrale) Zyanose:* Blauverfärbung der Akren, nicht jedoch von Mundschleimhaut und Zunge.
- *Lokalisierte Zyanose:* Lokale Hypoxie infolge arterieller Stenose oder venöser Abflussstörung (Beispiel: obere Einflussstauung) mit vermehrter Sauerstoffausschöpfung.

Praktisches Vorgehen

▶ **Anamnese:**
- Beginn, Dauer der Zyanose?
- Begleitsymptome wie Dyspnoe und Thoraxschmerz?

▶ **Körperliche Untersuchung:**
- Unterscheidung zwischen zentraler und peripherer Zyanose.
- Pulmonaler und kardialer Befund für ätiologische Hinweise.
- Ausschluss einer Pseudozyanose (s. o.) durch eingehende Hautuntersuchung.
- Beachtung von Begleitsymptomen und Befunden wie Dyspnoe, Plethora oder Splenomegalie.

▶ **Technische Basisuntersuchungen:**
- Arterielle Blutgasanalyse.
- Blutbild.
- Spirometrie.
- EKG.
- Röntgenaufnahme des Thorax in zwei Ebenen.

Differenzialdiagnose

▶ **Differenzialdiagnostik der pulmonalen O_2-Austauschstörungen:**
- Analyse des Gasaustausches (arterielle Blutgasanalyse in Ruhe, bei Belastung, unter O_2, durch Spiroergometrie oder Oximetrie der pulmonalen Gefäße).
- Bildgebende Verfahren (Röntgenaufnahme, Computertomografie).

▶ **Differenzialdiagnostik der kardialen Zyanose:**
- Echokardiografie, Herzkatheter (kardialer Rechts-links-Shunt).
- Echokardiografie und Pulmonaliskatheter mit hämodynamischer Messung (periphere Zyanose).

▶ Differenzialdiagnosen peripherer und zentraler Zyanosen sowie weiterführende technische Untersuchungen s. Tab. 6.5.

Therapie

▫ *Achtung:* Primär Therapie der Ursache!

▶ **Symptomatische Sauerstofftherapie** (Einzelheiten s. S. 475 ff):
- Erfolgreich bei reversiblen O_2-Bindungsstörungen an Hämoglobin, pulmonaler Diffusions- oder Verteilungsstörung.
- Nicht erfolgreich bei Rechts-links-Shunt und alveolärer Hypoventilation.

▶ **Maschinelle Atemhilfe:** Bei schwerer pulmonaler Gasaustauschstörung und bei Ventilationsversagen (s. S. 482 ff).

6.4 Husten

Grundlagen

▶ **Definition:** Reflexartige oder willkürliche maximale Exspiration nach Aufbau eines hohen Druckgradienten bei geschlossener Stimmritze.

▶ **Epidemiologie:**
- Häufigstes pneumologisches Symptom, dritthäufigstes Symptom in der internistischen Praxis.
- Chronischer Husten unbekannter Ätiologie (s. u.) ist Hauptsymptom bei 10–40 % aller Patienten, die einen Pneumologen zur Abklärung aufsuchen.

▶ **Mögliche Verbesserung der bronchialen Gesamtclearance durch Husten:** Bei Gesunden lediglich um 2 %, bei chronischer Bronchitis um ca. 20 %.

▶ **Ätiologie und Pathogenese:**
- Husten ist ein vagaler Reflex zum Schutz der Atemwege vor Noxen (chemischer, pharmakologischer und mechanischer Natur). Dabei treten sehr hohe exspirato-

Tab. 6.5 • Differenzialdiagnose der Zyanose.

Typ	Störung	wegweisende Untersuchung
peripher (vermehrte O_2-Ausschöpfung)	– Herzinsuffizienz	Echokardiografie, Herzkatheter
	– subtotaler arterieller Gefäßverschluss	Dopplersonografie, Angiografie
	– venöse Abflussstörung	Dopplersonografie, Phlebografie
zentral	**Methämoglobinämie (Bildung von Hämoglobin[3] +):**	Messung von Met-Hb
	– Hämoglobinopathie M (autosomal- dominant)	Elektrophorese
	– Cytochrom-b_5-Reduktasemangel (autosomal-rezessiv)	biochemische Analyse, Genanalyse
	– Glukose-6-phosphatdehydrogenase-Mangel (X-chromosomal-rezessiv)	biochemische Analyse, Genanalyse
	– NO-Donatoren (Nitrate, Nitroprussid), v. a. bei Kindern (iatrogen)	
	Sulfhämoglobinämie (Sulfonamide, Phenacetin), irreversible Hämoglobin-Oxidation (iatrogen)	
	kardialer Rechts-links-Shunt:	
	– zyanotische Vitien: Fallot-Tetralogie, Ebstein-Anomalie, Pulmonalstenose + VSD (venöse Beimischung)	Herzkatheter, Echokardiografie
	– Eisenmenger-Reaktion bei kardialem L-R-Shunt (venöse Beimischung nach Shuntumkehr)	Herzkatheter, Echokardiografie
	– pulmonale AV-Fisteln (venöse Beimischung)	selektive Pulmonalisangiografie, CT
	pulmonale Verteilungsstörung (Perfusions-/Ventilationsfehlverteilung)	Lungenfunktionsprüfung, Lungenszintigrafie
	pulmonale Diffusionsstörung (Lungenemphysem, fibrosierende Alveolitis)	Lungenfunktionsprüfung
	alveoläre Hypoventilaton (Versagen der Ventilationspumpe)	Polysomnografie, Lungenfunktionsprüfung
	Pseudozyanose (Argyrosis, Chrysiasis, Arsen), Hauteinlagerungen durch exogene Stoffe	Blutuntersuchung (auch Haare, Nägel) auf Spurenelemente

Leitsymptome und -befunde

rische Flüsse auf, wobei intraalveoläre Drücke von bis zu 300 mmHg und Flussgeschwindigkeiten von bis zu 900 km/h (nahe der Schallgeschwindigkeit) erreicht werden. Auslösende, vagusstimulierende Rezeptoren finden sich am Kehlkopf, im Tracheobronchialbaum (v. a. im Bereich der Karina), im Hypopharynx, im Gehörgang, am Trommelfell, an der Pleura, im Zwerchfell, im Perikard, im Ösophagus und im Magen. Die Rezeptordichte ist am Kehlkopf und seiner Umgebung am höchsten. Der Vorgang ist auch willkürlich auslösbar.

- *Ablauf einer Hustenaktion:* Schnelle Inspiration bei weit geöffneter Glottis. Danach Glottisverschluss bei gleichzeitiger maximaler Kontraktion der exspiratorischen Muskeln. Anschließend wird die Glottis geöffnet, ein dynamischer Kollaps zentraler Atemwege – bronchial beginnend und nach zentral gerichtet – führt zu einer zusätzlichen Flusserhöhung.
- Eine optimale Effektivität wird bei maximaler initialer Inspiration, normaler Lungenelastizität und normaler Elastizität zentraler Atemwege erreicht. Pulmonale Elastizitätsverluste führen zu einer schlechten Übertragung des hohen intrapleuralen Drucks. Bei starren oder hyperelastischen Atemwegen kommt es durch einen geringen Hustenfluss ebenfalls zu Effektivitätsverlusten.

Klinik

▸ **Unproduktiver Husten (ohne Auswurf):**
- *Reizung der zentralen Atemwege:* Fremdkörper, Tumoren, Laryngitis, Tracheitis, Bronchitis, Schleimhautnoxen, inhalative Noxen, Vocal-Cord-Dysfunktion.
- *Reizung der peripheren Atemwege:* Atelektase, Lungenembolie, interstitielles Ödem, Fibrose.
- *Sonstige Reizung:* Pleuritis, Lungenembolie, Pneumothorax, Perikarditis.

▸ **Produktiver Husten (mit Angabe oder Beobachtung von Auswurf):**
- *Mukös:* Virusinfekt, chronische Bronchitis.
- *Purulent:* Bakterieller Atemwegsinfekt.
- *Viskös:* Asthma (Sonderform: Curschmann-Spiralen = bronchiale Ausgussformen bei asthmatischer Dyskrinie).
- *Wässrig:* Aspiration, Fistel.
- *Blutig* (s. S. 123).

▸ **Hustenkomplikationen:**
- *Atemwege:* Epistaxis, Heiserkeit, Stimmlippenläsion, interstitielles Lungenödem, Pneumomediastinum, Pneumothorax, Bronchusruptur, Asthmaanfall, Zwerchfellruptur.
- *Stützgewebe:* Bandscheibenprolaps, Muskelriss, Rippenfraktur, Petechien, Purpura, Leistenhernie.
- *Gastrointestinal:* Gastroösophagealer Reflux, Ösophagusperforation, Pneumoperitoneum, Pneumoretroperitoneum, Pneumatosis intestinalis.
- *Zerebral:* Luftembolie (Einriss von Gefäßen), Hustensynkope, Kopfschmerz, epileptischer Anfall.
- *Kardiovaskulär:* Arrhythmie, Hustensynkope, Hämorrhoiden, konjunktivale Blutung, nasale Blutung.
- *Andere:* Harninkontinenz, Wunddehiszenz.

Praktisches Vorgehen

▸ **Anamnese:**
- Dauer: Akuter (≤ 8 Wochen) oder chronischer Husten (> 8 Wochen)?
- Begleitsymptome (Fieber, Luftnot)?
- Auswurf (Farbe, Menge, Geruch, Konsistenz)?
- Risikofaktoren (Grunderkrankungen, Rauchen, Schluckstörungen, Immobilität)?
- Medikamentenanamnese (ACE-Hemmer, Beta-Blocker)?
- Zeitliche Zusammenhänge (beruflich, nach Anstrengung, nach Allergenkontakt, nach respiratorischem Infekt, nach Inhalationstrauma→Reactive-Airway-Dysfunction-Syndrom (RADS)?

▸ **Basisdiagnostik:** Bei chronischem und unerklärtem akuten Husten.
- *Klinischer Befund:*
  - Pathologisches Atemgeräusch, Nebengeräusche?
  - Kardialer Befund: Pathologische Herztöne, Herzgeräusche, Insuffizienzzeichen?
  - HNO-ärztlicher Befund.
- *Technische Zusatzuntersuchungen:*
  - Röntgenbefund der Thoraxorgane.
  - Sputumbefund: Inspektion, Mikroskopie, mikrobiologischer Befund.

▸ **Weiterführende Diagnostik** (bei fehlender Klärung durch die Basisdiagnostik, s. o.):
- Lungenfunktionsprüfung, bei Normalbefund unspezifische bronchiale Provokation.
- Nebenhöhlendiagnostik: Sonografie, Röntgenaufnahme, Computertomografie.
- Rhinomanometrie.
- Ösophageale 24-Stunden-pH-Metrie.
- Hochauflösende thorakale Computertomografie.
- Bronchoskopie.
- Echokardiografie.

▸ **Schrittweise Abklärung:** Der jeweils nächste Schritt wird eingeleitet, wenn der vorhergehende nicht zu einer Diagnose geführt hat.

- *Akuter Husten (≤8 Wochen):* Anamnese→Thorax-Röntgenbild p.–a./seitlich→-Lungenfunktionsprüfung→Zuwarten (spontane Besserung?)→Abklärung wie bei chronischem Husten.
  - ☐ *Beachte:* Folgende anamnestischen Befunde erzwingen die sofortige Diagnosesicherung und setzen den Algorithmus außer Kraft: Blutauswurf, Zyanose, Thoraxschmerz, hohes Fieber, Immuninkompetenz, bekanntes Malignom.
- ► *Chronischer Husten (>8 Wochen):* Anamnese→Auslassversuch medikamentöser Auslöser (ACE-Hemmer!)→Thorax-Röntgenbild p.–a./seitlich→Lungenfunktionsprüfung→unspezifische inhalative Provokationstestung→HNO-Untersuchung/NNH-CT→24-h-pH-Metrie (oder probatorische PPI-Therapie, 3 Wochen)→HR-CT des Thorax→Bronchoskopie→Capsaicin-Provokation.

Differenzialdiagnose

- ► **Akuter Husten (≤8 Wochen):** Meist durch respiratorische Infekte. Ernste Erkrankungen mit akutem Husten als Kardinalsymptom (Pneumothorax, Pneumonie, Herzinsuffizienz, Lungenembolie, Aspiration, Perikarditis) müssen unbedingt ausgeschlossen werden!
- ► **Chronischer Husten (>8 Wochen):** Anderes Ursachenspektrum als bei akutem Husten. In den meisten Fällen durch Anamnese, Befund, Röntgenuntersuchung und Lungenfunktionsprüfung abklärbar.
- ► **Sonderform: Chronischer Husten unklarer Ätiologie.**
  - *Kriterien:* Hustendauer über 8 Wochen, normaler klinischer und radiologischer Befund, normale Lungenfunktion.
  - *Hauptursachen* (z. T. mehrere Ursachen gleichzeitig):
    - Bronchiale Hyperreagibilität (40 %).
    - Chronische Entzündung der oberen Atemwege mit „postnasal Drip" (25 %).
    - Chronische Bronchitis (15 %).
    - Gastroösophagealer Reflux (15 %, zunehmende Prävalenz).
    - Medikamentös verursachter Husten (ACE-Hemmer, β-Blocker) (10 %).
    - Instabilität zentraler Atemwege.
    - Psychogener Husten.
    - Hypersensitiver Hustenreflex.
  - *Basisdiagnostik:* Gezielte Anamnese, HNO-ärztliche Untersuchung, unspezifische bronchiale Provokationstestung.
  - *Weiterführende Diagnostik* s. Tab. 6.7.
- ► Die Differenzialdiagnosen des akuten und chronischen Hustens mit der entsprechenden weiterführenden Diagnostik sind in Tab. 6.6 und Tab. 6.7 zusammengefasst dargestellt.

Therapie

- ► **Antitussiva** (als symptomatische Therapie bei nicht zu klärender Hustenursache oder erfolgloser kausaler Therapie). Sekretmobilisation wirkt bei produktivem Husten stark antitussiv!
  - *Physiotherapie:* Expektorationsfördernd oder hustendämpfend.

Tab. 6.6 • **Differenzialdiagnose des akuten Hustens (≤8 Wochen Dauer).**

Verdachtsdiagnose	wegweisende Untersuchung
respiratorischer Infekt	klinischer Befund, Sputumuntersuchung
Pneumonie	klinischer Befund, Röntgenbefund
Herzinsuffizienz	klinischer Befund, Röntgenbefund, Echokardiografie
Lungenembolie	Blutgasanalyse, Lungenszintigrafie, Echokardiografie
Aspiration	Röntgen-Thorax, Bronchoskopie
Inhalation von Noxen (Rauch, Staub, Gas)	Anamnese, Bronchoskopie
Asthma bronchiale	Lungenfunktionsprüfung
Perikarditis, Arrhythmie	EKG, Echokardiografie
Pleuritis	Sonografie, Röntgenbefund

Tab. 6.7 • **Differenzialdiagnose des chronischen Hustens (>8 Wochen Dauer).**

Verdachtsdiagnose	Wegweisende Untersuchung
bronchiale Hyperreagibilität	unspezifische bronchiale Provokationsprüfung
Reactive-Airway-Dysfunction-Syndrome	Anamnese
chronische Entzündung der oberen Atemwege	klinische Untersuchung
chronische Bronchitis, COPD	Anamnese, Lungenfunktionsprüfung, Bronchoskopie
gastroösophagealer Reflux	Langzeit-pH-Metrie, Therapieversuch
medikamentös verursachter Husten	Anamnese, Auslass- und Reexpositionsversuch
Tracheomalazie, Bronchialkollaps	Bronchoskopie, Lungenfunktionsprüfung
Tracheobronchomegalie, Amyloidose, Relapsing Polychondritis, Papillomatose, Ossifikation	Bronchoskopie
Bronchialkarzinom	Bronchoskopie, Röntgenbefund
psychogener Husten	Anamnese
hypersensitiver Hustenreflex	Capsaicin-Provokation (z. B. 10 µmol/ml)
Struma	klinischer Befund
fibrosierende Alveolitis	CT
Bronchiektasie	CT
rezidivierende Aspiration	Anamnese, Schluck-Endoskopie
Larynxkarzinom	klinischer Befund
Kehlkopf-/bronchiale Tuberkulose	Bronchoskopie
Megauvula	klinischer Befund
Tonsillenhypertrophie	klinischer Befund
benigne Trachealtumoren (Papillomatose)	Bronchoskopie
pulmonale Hypertonie	Echokardiografie, Rechtsherzkatheter
chronische Lungenstauung	Echokardiografie, Rechtsherzkatheter
chronische Otitis media/externa	klinischer Befund
Gingivitis	klinischer Befund
Mediastinaltumor	CT
Vocal-Cord-Dysfunktion	Anamnese, Lungenfunktionsprüfung, Endoskopie

- *Expektorationsfördernde Geräte:* RC Cornet, Flutter (VRP1 Desitin).
- *Stimulation der mukoziliären Clearance:* β_2-Agonisten, Ipratropiumbromid, Theophyllin.
- *Lokalanästhetika:* Lidocain u. a. zur lokalen Erhöhung der Reizschwelle bei unstillbarem Husten oder bei iatrogenen Manipulationen.
- *Dämpfung des Hustenzentrums* (in ansteigender Wirkstärke): Guaifenesin und Codein. Clobutinol und Hydrocodon werden seit 2008 nicht mehr angeboten.
- *Sekretolyse:* N-Acetylcystein, Ambroxol.
▸ **Gezielte Therapie bei chronischem Husten:**
  - *Bronchiale Hyperreagibilität:* Inhalatives Kortikosteroid und kurzwirksamer (z. B. Salbutamol, Fenoterol) oder langwirksamer (z. B. Formoterol, Salmeterol) inhalativer β_2-Agonist, Ipratropiumbromid inhalativ.
  - *Chronische Entzündung der oberen Atemwege:* Nasales Kortikosteroid, orales Antihistaminikum, topisches/orales α-Sympatikomimetikum.
  - *Gastroösophagealer Reflux:* Omeprazol oder andere Protonenpumpeninhibitoren.
  - *Chronische nichtobstruktive Bronchitis:* Nikotinkarenz, Ipratropiumbromid.
  - *Medikamentös verursachter Husten:* Wirkstoffkarenz.

6.5 Bluthusten

Grundlagen

► **Definitionen:**
- *Hämoptyse*: Abhusten von blutig tingiertem Sputum oder reinem Blut bis zu einer Menge von 300 ml/24 h oder akut bis zu 100 ml.
- *Massive Hämoptoe*: Abhusten von über 300 ml reinen Blutes/24 h oder akute Blutung mit einem Volumen, das dem anatomischen Totraum entspricht (150 ml).
- *Idiopatischer Bluthusten:* Bluthusten, dessen Ursache nach klinischem Befund, Röntgenuntersuchung des Thorax und Bronchoskopie unklar bleibt.

▫ *Hinweis:* Bluthusten stellt ein Warnsymptom dar, das nach einer definitiven Abklärung verlangt!

► **Ätiologie, Pathogenese und Pathophysiologie:**
- *Einteilung nach der Blutungsquelle:*
  - Bronchialarterien: Häufigste Quelle bronchialer Blutungen.
  - Arteria mammaria interna, Arteria thoracicus longus, Interkostalarterie oder Zwerchfellarterie sind seltener Quelle bei Bronchialkarzinom, Tuberkulose, Lungenabszess.
  - Pulmonalarterie: Bei Lungenembolie, Trauma durch Katheter in pulmonalen Gefäßen, Thoraxtrauma, arteriovenöser Fistel und selten beim Bronchialkarzinom.
  - Bronchiale Venen: Hämoptysen bei Mitralstenose, schwerer Linksherzinsuffizienz und venookklusiver Lungenerkrankung.
- *Ursachen einer diffusen alveolären Hämorrhagie (DAH):*
  - Schwere diffuse Störung der alveolokapillären Einheit.
  - Schwere hämorrhagische Diathese.
  - Ausgeprägte pulmonale Hypertonie.
- *Pathophysiologische Bedeutung:* Leichte Hämoptysen sind funktionell bedeutungslos, mittelschwere Blutungen führen zu einer restriktiven Ventilationsstörung mit respiratorischer Insuffizienz (durch Blutaspiration oder primäre alveoläre Blutfüllung, Befundmuster s. u.), die massive Hämoptoe kann durch Asphyxie akut tödlich sein.
- *Befundmuster der Lungenfunktion bei mittelschwerer Blutung:*
  - Restriktive Ventilationsstörung (Erniedrigung der IVC, der FEV_1, des TGV und RV).
  - Hypoxämie bei Normo- bis Hypokapnie, auffällige paradoxe Erhöhung des T_{LCO} durch CO-Bindung an Hämoglobin in der Lunge.

Klinik

► Abhusten von blutiger Flüssigkeit.
▫ *Achtung:* Obere gastrointestinale Blutungen, oropharyngeale und bronchopulmonale Blutungen sind oft schlecht unterscheidbar!
► Die Blutungsquelle kann vom Patienten oft nicht angegeben werden, bei bronchopulmonaler Ursache ist eine Seitenlokalisation nur selten möglich.
► **Blutung ohne Vorboten:** Bei diffuser alveolärer Hämorrhagie, Lungenembolie, Gefäßmissbildungen, Thrombozytopenie, Tuberkulose.

Praktisches Vorgehen

► **Akut ist folgende Differenzierung wesentlich und wegweisend:**
- Hämoptyse oder massive Hämoptoe?
- Lokalisierte Blutung oder DAH?
- Zentrale (endoskopisch sichtbare) oder periphere Blutungsquelle?
► **Anamnese:**
- *Menge* – Teelöffel, Esslöffel, Tasse.
- *Farbe.*
- *Beschaffenheit* – z. B. schaumig.
- *Verlauf.*

- *Risikofaktoren (häufig):* Alter, Nikotin-, Medikamentenanamnese, venöse Thrombose, Tracheobronchitis, chronisch obstruktive Atemwegserkrankung, Linksherzinsuffizienz, Antikoagulanzientherapie, Bronchialkarzinom, gastrointestinale und HNO-ärztliche Vorerkrankungen, Fieber und/oder purulenter Auswurf.

☐ *Hinweis:* Bei geringen Hämoptysen im Rahmen einer akuten Tracheobronchitis oder einer Exazerbation bei chronischer Bronchitis ist ein abwartendes Verhalten bei unauffälligem Röntgenbild zunächst gerechtfertigt. Eine *abschließende Bronchoskopie zum Tumorausschluss* ist jedoch obligat!

➤ **Stufendiagnostik zur Klärung der Blutungsquelle:**
- *Körperlicher Befund:*
  - Allgemein: Blutdruck meist normal oder erhöht, Tachykardie und Tachypnoe, ängstlicher Ausdruck. Anämischer Aspekt eher bei gastrointestinaler Blutung oder länger bestehender DAH zu erwarten.
  - Pulmonal: Auskultatorisch einseitige Rasselgeräusche, Bronchialatmen oder Dämpfung sind Hinweise zur Seitenlokalisation.
  - Kardial: Linksherzdekompensationszeichen und pathologischer kardiologischer Auskultationsbefund sind diagnostisch wegweisend.
- *HNO-ärztlicher Spiegelbefund* (obligat bei unklarer Blutungsquelle).
- *Röntgenbefund des Thorax in 2 Ebenen:*
  - Eindeutiger Befund bei Pneumonie, Lungenabszess, kavernöser Tuberkulose, Aspergillom, Linksherzinsuffizienz.
  - Bei DAH beidseitige, diffuse, schmetterlingsförmige, milchglasartige oder fein-noduläre Verdichtungen.
  - Normaler Befund bei zentralem, endobronchialem Tumor, Bronchiektasen, Lungenembolie, Fremdkörperaspiration und hämorrhagischer Diathese.
- *Bronchoskopie:*
  - Wegweisende Maßnahme zur Soforttherapie (in der gleichen Sitzung Argon-Beamer-Koagulation, Laser-Koagulation, Ballon-Okklusionskatheter) (s. S. 501, 511).
  - Akute Untersuchung bei massiver Hämoptoe (als starre Bronchoskopie), ansonsten alsbald mit Fiberglasbronchoskop.
- *Ösophago-Gastro-Duodenoskopie:* Obligat bei unklarer Blutungsquelle.
- *Thorakale Computertomografie:* Wertvoll bei Bronchiektasie, arteriovenöser Missbildung, Lungenembolie und DAH.
- *Angiografie:* Weiterführende Diagnostik bei Lungenembolie und arteriovenöser Missbildung sowie zur Planung einer Katheterembolisation.
- *Echokardiografie, Lungenszintigrafie (s. S. 77) und Rechtsherzkatheter:* Bei Verdacht auf pulmonale Hypertonie/Lungenembolie.
- *Bronchoalveoläre Lavage* (BAL s. S. 91, zur Differenzierung lokalisierte/diffuse Blutung): Bei lokalisierter Blutung zunehmende Klärung der BAL-Flüssigkeit bei wiederholter Instillation, bei DAH zunehmende bräunlich-rötliche Verfärbung, mikroskopischer Nachweis von Siderophagen.

➤ **Differenzialdiagnose** der lokalisierten und diffusen Blutung s. Tab. 6.8 und Tab. 6.9.

Therapie

➤ **Unkomplizierte Hämoptyse:**
- Leichte Sedierung, ansonsten keine Soforttherapie!
- Diagnostische Abklärung innerhalb von 24 h (Anamnese, Befund, Röntgenuntersuchung, Bronchoskopie, gezielte weiterführende Untersuchungen s. o.).
- *Gezielte Maßnahmen:*
  - Bei Infektion antimikrobielle Chemotherapie. Bei Aspergillom, tuberkulöser Kaverne, Echinokokkus-Zyste Resektion oder Katheterembolisation zusätzlich erwägen.
  - Neoplasien: Bei zentraler Lage endoskopische Koagulation mit Laser oder Argon-Beamer, bei peripheren Tumoren Resektion, bei Inoperabilität Katheterembolisation oder Bestrahlung.
  - Kardiovaskuläre Ursache: Medikamentöse Therapie.
  - Aortenaneurysma: Thorakotomie.
  - Gefäßmissbildung: Resektion oder Katheterembolisation.

Tab. 6.8 • **Differenzialdiagnose der lokalisierten Blutung.**

Verdachtsdiagnose	wegweisende Untersuchung
Infektionen:	
– Tracheobronchitis (häufigste Ursache insgesamt!)	Anamnese, Bronchoskopie
– Bronchiektasie	CT
– bakterielle Pneumonie, Lungenabszess	Röntgenbefund
– Tuberkulose	Röntgenbefund
– Aspergillom	Röntgenbefund
– Echinokokkose	Anamnese, Röntgenbefund, Laborbefund
– Pneumocystis-jiroveci-Pneumonie	Laborbefund, Anamnese, Röntgenbefund
Neoplasien:	
– Bronchialkarzinom	Röntgenbefund, Bronchoskopie
– adenoid-zystisches Karzinom	Bronchoskopie
– Bronchuskarzinoid	Bronchoskopie
– maligne Lymphome	Bronchoskopie
– Mediastinaltumoren	CT
– Ösophaguskarzinom	Endoskopie
– Endometriose	Anamnese, Bronchoskopie
– benigne bronchopulmonale Tumoren	Bronchoskopie
kardiovaskuläre Erkrankung	
– Lungenembolie	Lungenszintigrafie, Echokardiografie
– primäre pulmonale Hypertonie	Pulmonalisangiografie, Rechtsherzkatheter
– Rechtsherzendokarditis	Echokardiografie
– rupturiertes Aortenaneurysma	CT, Echokardiografie
– Morbus Osler	klinischer Befund
– bronchiale Teleangiektasie	Pulmonalisangiografie
– arteriovenöse Malformation	Pulmonalisangiografie, CT
Traumata:	
– Punktionen, Biopsien	Anamnese
– penetrierendes/stumpfes Thoraxtrauma	Anamnese, Röntgenbefund, CT
– Bronchusruptur	Anamnese, Bronchoskopie
– Fremdkörperaspiration	Bronchoskopie
– Kathetertrauma (ZVK, PA-Katheter)	Anamnese
Interstitielle Lungenerkrankungen:	
– Sarkoidose (nodöse, kavernöse Form)	Röntgenbefund

- – Traumata: Thorakotomie oder endoskopische Versorgung.
- – Hämorrhagische Diathese: Gabe von Frischplasma oder Thrombozytenkonzentraten.
- – Kapillaritis, interstitielle Lungenerkrankung: Steroide, Immunsuppressiva.
- – Bei Residualzuständen (Kavernen, Fibrosen): Katheterembolisation.
- ▶ **Massive Hämoptoe** (Mortalität 30–50 %, bei verzögerter Soforttherapie 50–100 %):
  - • *Zunächst Notfalldiagnostik:* Anamnese, Befund, Blutbild, Prothrombinzeit, partielle Thromboplastinzeit, Röntgenaufnahme des Thorax im Liegen.
  - • *Starre Bronchoskopie oder endotracheale Intubation mit dem Univent-Tubus* (s. S. 511 ff):
    - – Periphere, lokalisierte Blutung: Ballontamponade.
    - – Zentrale Blutung: Direkte Tamponade oder medikamentöse Stase (Noradrenalin 1:10 000 verdünnt, 10–30 ml), Konsolidierung durch Koagulation mit Argon-Beamer oder Neodym-YAG-Laser.

- *Maschinelle Beatmung für mindestens 24 h:* Penible Bronchialtoilette („Absaugen") und wiederholte Kontrollinspektion mit dem Fiberglasbronchoskop nach Bedarf, zumindest alle 3–6 h.
- *Medikamentöse Therapie bei DAH:*
  - Korrektur der hämorrhagischen Diathese.
  - Verbesserung der Hämodynamik.
  - Bei dringendem Verdacht auf Autoimmunerkrankung maximale Immunsuppression (Prednisolon 1 g/24 h i. v. + Cyclophosphamid 1 g/24 h i. v.).
- *Bei protrahierter Blutung nach 24 h:*
  - Ballontamponade für 24/48 h (Antibiotikaprophylaxe!).
  - Nochmalige Koagulation der Läsion, Katheter-Embolisation.

Tab. 6.9 • **Differenzialdiagnose der diffusen alveolären Hämorrhagie.**

Verdachtsdiagnose	wegweisende Untersuchung
Kapillaritis:	
– Kollagenosen	klinischer Befund, antinukleäre Antikörper
– Wegener-Granulomatose	klinischer Befund, antizytoplasmatische Antikörper (C-ANCA), histologischer Befund
– Polyarteriitis nodosa	klinischer + histologischer Befund
– Kryoglobulinämie	Kryoglobulinnachweis
– Morbus Behçet	klinischer + histologischer Befund
– Purpura Schoenlein-Henoch	klinischer + histologischer Befund
– mikroskopische Polyangiitis	antizytoplasmatische Antikörper (p-ANCA), Nierenbiopsie
diffuser Alveolokapillarschaden:	
– Goodpasture-Syndrom	Antibasalmembran-Antikörper, Nierenbiopsie
– Morbus Ceelen (pulmonale Hämosiderose)	keine (Ausschlussdiagnose)
– Sarkoidose	klinischer Befund, Sarkoidosemarker, histologischer Befund
– medikamentös induzierter Alveolarschaden	Anamnese
– ARDS	Anamnese, Blutgasanalyse, Röntgenbefund
– atypische Pneumonie	klinischer Befund, antimikrobielle Antikörper
– Strahlenunfall	Anamnese
– Lymphangioleiomyomatose	klinischer + histologischer Befund
– alveoläre Mikrolithiasis	Röntgenbefund
Thrombozytopenie, Koagulopathie	Laborbefund
pulmonale Hypertonie:	
– Linksherzversagen	Röntgenbefund, klinischer Befund, Echokardiografie
– Mitralstenose	klinischer Befund, Echokardiografie
– Shuntvitien mit Lungenhochdruck	klinischer Befund, Echokardiografie
– venookklusive Lungenerkrankung	Echokardiografie, Rechtsherzkatheter
– Tumoren des linken Herzens	Echokardiografie
genetische Störungen:	
– tuberöse Sklerose	klinischer Befund
– Neurofibromatose (Morbus Recklinghausen)	klinischer Befund
– Morbus Gaucher	klinischer Befund
– Morbus Niemann-Pick	klinischer Befund
– Hermansky-Pudlak-Syndrom	klinischer Befund

- • *Definitive Therapie:*
  - – Chirurgische Resektion.
  - – Katheterembolisation.
  - – Argon-Beamer-Koagulation, Lasertherapie (nur bei zentralen banalen oder inkurablen Blutungsquellen).

6.6 Lungenrundherde

Grundlagen

- ► **Definition:** Lungenrundherde sind umschriebene, intrapulmonale, rundliche Gebilde mit einem Durchmesser von 1 bis maximal 4 cm. Ihre Begrenzung muss so scharf sein, dass der Durchmesser eindeutig messbar ist. Der Rand kann glatt oder unregelmäßig sein.
- ► Rundherde können solitär oder multipel auftreten.
- ► **Ätiologie und Pathogenese solitärer Lungenrundherde** (s. Tab. 6.10)**:**
  - • *Entzündlich bedingte solitäre Lungenrundherde* (50 %): Infektgranulome (oft tuberkulöser Genese), seltener sind Lungenabszesse, Aspergillome und Myzetome durch Pilze.
  - • *Maligne Tumoren* (40 %, s. Abb. 6.1): Meist handelt es sich um Bronchialkarzinome, wobei Adenokarzinome und Plattenepithelkarzinome häufiger Rundherde hervorrufen als groß- und kleinzellige undifferenzierte Karzinome.

Tab. 6.10 • **Ursachen von Lungenrundherden.**

solitäre Rundherde

maligne Herde (40 %)	– Bronchialkarzinom (30 %) – Lungenmetastase (8 %) – Bronchialadenom (Bronchuskarzinoid) (2 %)

benigne Herde (60 %)	– Infektgranulome (50 %)
	– andere entzündliche Granulome (3 %)
	– benigner Tumor (3 %)
	– andere (4 %):
	  • Hämatom
	  • Rundatelektase
	  • Amyloidom
	  • Infarkt

multiple Rundherde

maligne Herde	– Metastasen, häufigste Ursache (s. Abb. 6.2 und S. 300) – multizentrisches bronchioloalveoläres Karzinom – Lymphome – multiple Primärtumoren – Plasmozytome – lymphomatoide Granulome
benigne Tumoren (s. S. 266)	– Hamartome – Chondrome – Leiomyofibrome – juvenile Papillome
Infektgranulome	– Tuberkulome (s. Abb. 6.3) – Abszesse – außereuropäische Pilze – Parasiten (Echinokokkus!) – Myzetome (Aspergillus!)
andere entzündliche Granulome/ immunologische Erkrankungen (s. S. 343)	– Sarkoidose – Rheumaknoten – Morbus Wegener, andere Vaskulitiden – Pseudolymphome (Morbus Sjögren) – lymphomatoide Granulomatose
Verschiedenes	– Pneumokoniosen (bes. Silikose, s. S. 359) – Schleimverschluss – allergische bronchopulmonale Aspergillose – sakkuläre Bronchiektasen – arteriovenöse Malformationen (s. S. 384)

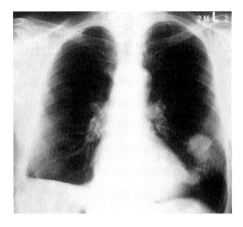

Abb. 6.1 • Bronchialkarzinom als Beispiel für einen solitären Rundherd.

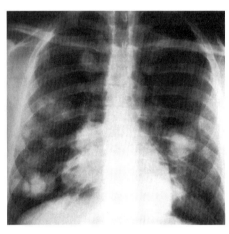

Abb. 6.2 • Hämatogene Metastasen eines Nierenzellkarzinoms als Beispiel multipler Lungenrundherde.

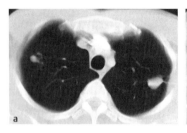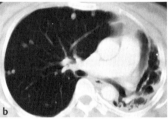

Abb. 6.3 • a) Patient mit 2 Tuberkulomen im Bereich der Lungenspitze mit pleuralen Ausläufern; b) Multiple Tuberkulome in der rechten Lunge bei posttuberkulöser Transformation und Schrumpfung der linken Lunge.

- *Solitäre Lungenmetastasen* (5–10 %) am häufigsten bei folgenden Primärtumoren: Bronchialkarzinom, Plattenepithelkarzinom der oberen Atemwege, Nierenzellkarzinom, kolorektales Karzinom, Melanom, Sarkome.
- *Besonderheiten:*
  - Bei bekanntem extrapulmonalem und pulmonalem Karzinom stellen lediglich 30–50 % der solitären Lungenrundherde Metastasen dieses Tumors dar, in den anderen Fällen handelt es sich um Rundherde anderer Genese.
  - Bei Nachweis eines Adenokarzinoms kann es sich um einen pulmonalen Primärtumor oder die Metastase eines extrapulmonalen Karzinoms handeln (Differenzierung durch Immunhistologie mit Nachweis von TTF-1 bei pulmo-

nalen Adenokarzinomen). Im Falle einer Metastase kann in etwa 20 % der Fälle kein Primärtumor gefunden werden („Cancer of unknown primary" = eigene Tumorentität).

- *Benigne Tumoren* (3 %), am häufigsten Hamartome und Chondrome.

Klinik

▸ Meist handelt es sich um Zufallsbefunde.

▸ Lungenrundherde führen nur dann zu Beschwerden, wenn sie sehr zahlreich werden oder Komplikationen eintreten, z. B.:
- Respiratorische Insuffizienz mit Dyspnoe bei multiplen Metastasen („Münzenlunge").
- Lungenblutungen bei Tumoren, Infektgranulomen, Vaskulitiden.

Allgemeines Vorgehen

▸ **Laborbefund:** Veränderungen in Abhängigkeit von der Grunderkrankung.

▸ **Röntgen-Thorax in 2 Ebenen:**
- *Allgemein:* Die Untersuchung sollte immer in p.–a. und seitlicher Projektion durchgeführt werden. Paramediastinale und im phrenikokostalen Rezessus gelegene Rundherde können der Röntgenuntersuchung entgehen. Die Dignität eines Rundherds ist durch bildgebende Verfahren nie zu beweisen!
- *Röntgenkriterien der Benignität:*
  - Größe < 3 cm, scharfe Begrenzung (unsicheres Kriterium).
  - Verkalkungen sind typischerweise zentral gelegen, laminär aufgebaut, diffus oder mit „Popcornmuster" (s. Abb. 3.25, S. 67). Zarte Verkalkungen können einer konventionellen Röntgenaufnahme entgehen.
  - Volumenverdopplungszeit (Vergleich mit Voraufnahme) > 400 d.
- *Röntgenkriterien der Malignität:*
  - Größe ≥ 3 cm, unregelmäßige Oberfläche mit Ausläufern in das umgebende Parenchym.
  - Multiple Rundherde.
  - Die seltenen Verkalkungen sind häufig exzentrisch gelegen.
  - „Tumornabel" (Ausziehung der Randkontur).
  - Volumenverdopplungszeit 20–400 d.

▢ *Beachte:* Abwartendes Verhalten mit Verlaufskontrollen und Vergleich mit Voraufnahmen (zunächst nach 3 Monaten, später in größeren Abständen) ist nur bei fehlendem Wachstum über mehr als zwei Jahre, Regredienz oder typischer Verkalkung zu verantworten!

Vorgehen bei dringendem Tumorverdacht

▸ **Kriterien:** Neu aufgetretener Tumor, Größenwachstum innerhalb von zwei Jahren, fehlende Voraufnahme.

▸ **(Spiral)-CT:** Bei erstmals diagnostiziertem Rundherd ist die Durchführung eines Spiralcomputertomogramms indiziert. Hiermit können sämtliche Rundherde > 1 mm erfasst und Kalzifikationen nachgewiesen werden. Gleichzeitig können Mediastinum und Hili (Lymphknotenvergrößerungen) beurteilt werden. Die Magnetresonanztomografie trägt nicht zur Rundherddiagnostik bei.

▸ **Bronchoskopie** (unter Durchleuchtung): Sie dient dem Ausschluss zentraler Tumoren und der histologischen Diagnosesicherung. Erfolgreich bronchoskopisch diagnostiziert werden können durchschnittlich:
- 70 % der zentralen Rundherde mit einem Durchmesser von > 3 cm.
- 50 % der kleineren zentralen und/oder größeren peripheren Rundherde.
- 30 % der kleineren peripheren Rundherde.
- Metastasen sind bronchoskopisch aufgrund ihres vaskulären Ursprungs schlechter zugänglich als Bronchialkarzinome.

▸ **Transthorakale Punktion** (meist CT-gesteuert)**:** Durchführung lediglich bei nicht kurativ operablem Tumor indiziert. In allen anderen Fällen ist die chirurgische Klärung vorzuziehen. Mögliche Komplikationen sind Pneumothorax (20–30 %) und Blutung (10 %) sowie Tumorzellverschleppung (selten).

- ▸ **Tumorsuche:** Hohlraumdiagnostik, urologische bzw. gynäkologische Untersuchung, HNO-ärztliche Untersuchung, Schilddrüsendiagnostik, Ultraschall und CT des Abdomens und Knochenszintigrafie.
- ▸ **Weitergehende Laboruntersuchungen:** Tumormarker CEA und NSE, Sarkoidosemarker, Autoantikörper bei Verdacht auf Vorliegen eines entzündlichen Granuloms.
- ▸ Videoassistierte Thorakoskopie/Thorakotomie: Indiziert, wenn durch die genannten Verfahren keine Diagnose gestellt werden kann. Ausnahmen bilden Patienten mit evident inoperablem Tumorleiden und funktionell inoperable Patienten – hier sollte eine sonografisch oder computertomografisch gestützte Punktion des Rundherds zur Diagnosesicherung angestrebt werden.

Therapie

- ▸ **Entzündliche Granulome:** Medikamentöse Behandlung (s. S. 243).
- ▸ **Verkalkte oder stabile Infektgranulome:** Keine Behandlung notwendig.
- ▸ **Bronchialkarzinom und Solitärmetastase:** Chirurgische Klärung ist zugleich Therapie. Beim Bronchialkarzinom muss eine systematische Lymphknotendissektion in gleicher Sitzung erfolgen.
- ▸ **Lungenmetastasen** s. S. 300.

6.7 Mittellappensyndrom

Grundlagen

- ▸ **Definition:** Persistierende oder rezidivierende Atelektase des Mittellappens der rechten Lunge (idiopathisch oder sekundär).
- ▸ Häufiger Zufallsbefund mit unterschiedlicher klinischer Bedeutung.
- ▸ **Epidemiologie:** In mindestens 3 von 4 Fällen idiopathisches Mittellappensyndrom (s. u.).
- ▸ **Ätiologie, Pathogenese und Pathophysiologie:**
  - *Pathogenese:* Obturation des Mittellappenbronchus, die nicht durch eine kollaterale Ventilation (= direkte transparenchymatöse Ventilation ohne Vermittlung von Bronchien) kompensiert werden kann. Sekretstau und Atelektase führen zur Parenchymfibrose und -veröudung, seltener zur Bildung von Bronchiektasen.
  - *Idiopathisches Mittellappensyndrom (75 %):*
    - Relativ langer und enger Mittellappenbronchus mit häufig schlitzförmigem Lumen.
    - Mittellappenbronchus dicht umgeben von Lymphknoten.
    - Mittellappen allseits von Pleura umgeben.
  - *Sekundäres Mittellappensyndrom:* Häufigste Ursachen hierfür sind rezidivierende untere Atemwegsinfektionen mit Schleimhautschwellung, Sekretverlegung und Lymphknotenschwellung. Jede infektiöse Episode induziert wiederum die fibrotische Narbenbildung und erhöht die Wahrscheinlichkeit einer Atelektase. Weitere Ursachen sind Bronchialerkrankungen oder Tumoren (s. Tab. 6.11).
  - *Pathophysiologische Auswirkungen:* Die fehlende Mittellappenventilation führt zu keinem messbaren Funktionsverlust.

Klinik

- ▸ Symptomatik der zugrunde liegenden Erkrankung.
- ▸ Bei rezidivierendem Mittellappensyndrom zuweilen blutig-eitriger Auswurf (Bronchiektasen), leichter pleuraler Schmerz oder subfebrile Temperatur.

Praktisches Vorgehen

- ▸ **Anamnese:** Meist leer, mäßiges Fieber, rechtsseitiger Thoraxschmerz bei tiefer Inspiration.
- ▸ **Diagnostik:**
  - *Körperlicher Befund:* Selten Klopfschalldämpfung oder inspiratorisches Rasseln etwa eine handbreit oberhalb des Zwerchfells rechts ventral.
  - *Röntgenbefund (Thorax in 2 Ebenen, s. Abb. 6.4):*

- – Diagnostisch wegweisend ist eine scharf begrenzte Verschattung ventral-kaudal des rechten Lungenoberlappens mit Basis an der Pleura, zum Hilus ziehend.
  - – Bei Persistenz kommt es zu einem zunehmenden Volumenverlust mit Darstellung des Mittellappens als grob-lineare Verdichtung zwischen ventralem Oberlappen und Unterlappen mit Verödung des Lappens.
  - – Restitution führt zu einer vollständigen Auflösung der Verdichtung.
- • *Bronchoskopie:*
  - – Oft fast normaler Endoskopiebefund.
  - – In vielen Fällen schlitzförmiges Ostium und langstreckig enger Verlauf des Lappenbronchus mit leichten Entzündungszeichen (Rötung, Verquellung).
  - – Selten eindeutiger Bronchusverschluss durch Kompression oder endobronchiale Obstruktion (entzündlich oder tumorös).
  - – Zangenbiopsie und Spülsekret mit Histologie und Kultur.
- • *Computertomografie* (selten notwendig): Bei endoskopischem Tumornachweis oder Bronchusverschluss durch Kompression.

Therapie

► Der Spontanverlauf des idiopathischen Mittellappensyndroms ist gutartig und symptomfrei.

► Behandlung der Grunderkrankung (antimikrobielle, bronchospasmolytische Therapie, antiinflammatorische Therapie mit Steroiden).

► Mittellappenresektion bei Mittellappensyndrom durch Tumor oder bei Bronchiektasenbildung.

► Abwartendes Verhalten bei Fibrose und Parenchymverödung infolge Chronifizierung.

Tab. 6.11 • **Differenzialdiagnose des Mittellappensyndroms.**

Ursachen	Verdachtsdiagnose	wegweisende Untersuchungen
Infektion	– bakterielle Pneumonie (Residuum)	Bronchoskopie
	– Pneumocystis-jiroveci-Pneumonie	bronchoalveoläre Lavage
	– produktive Tuberkulose	Bronchoskopie
Lymphknoten-schwellung	– Sarkoidose	Röntgenbefund, Sarkoidosemarker, histologischer Befund
	– Epituberkulose	Bronchoskopie
	– malignes Lymphom	Bronchoskopie
	– Lymphknotenmetastase	CT
Bronchialer-krankungen	– chronisch deformierende Bronchitis	Bronchoskopie
	– Bronchiektasie	CT
	– zystische Fibrose	Anamnese, klinischer Befund, Schweißtest
	– Asthma (Schleimverlegung)	Bronchoskopie
	– bronchopulmonale Aspergillose	Bronchoskopie, Nachweis von spezifischem IgE und Präzipitinen
	– Fremdkörperaspiration	Bronchoskopie
	– Narbenzug (nach Resektion, Lungenfibrose)	CT
Tumoren	– Bronchialkarzinom	Bronchoskopie
	– Bronchuskarzinoid	Bronchoskopie
	– benigner Bronchialtumor	Bronchoskopie
idiopathisch		(keine)

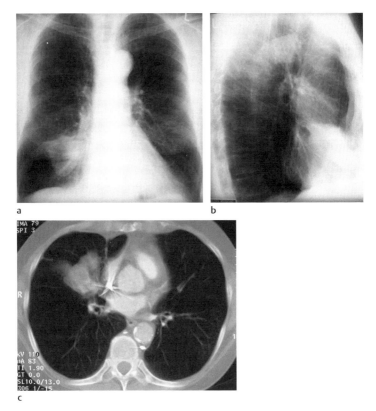

a   b

c

Abb. 6.4 • a u. b) Mittellappensyndrom durch Sekretverschluss bei chronisch obstruktiver Lungenerkrankung; nebenbefundlich Metallartefakt durch Schrittmachersonde; c) CT-Bild.

7 Atemwegserkrankungen

7.1 Obstruktive Erkrankungen der zentralen Atemwege

Grundlagen

▸ **Definitionen:**
- *Allgemein*: Erkrankungen, die mit Atemwegsstenosen im Bereich zwischen der Glottis und der Karina einhergehen.

▸ **Einteilung:**
- *Nach Höhe der Lokalisation:*
  - Glottisstenose.
  - Stenose der zervikalen Trachea.
  - Intrathorakale Atemwegsstenose im Bereich der distalen Trachea unterhalb der Obergrenze des Manubrium sterni.
- *Nach der Art der Stenose:*
  - Fixierte Stenose (unabhängig vom transmuralen Druckgradienten) durch exophytisches intraluminales Fremdgewebe (z. B. Tumor, Granulom), extrinsische Kompression (z. B. Lymphknoten, Schilddrüse), Distorsion (z. B. postoperativ), Narbe/Striktur (z. B. posttraumatisch, ischämisch). Abb. 7.1 zeigt eine narbige Trachealstenose nach Intubation.
  - Variable, dynamische Stenose (abhängig vom transmuralen Druckgradienten) z. B. durch Knorpelschädigung, Tracheomalazie oder durch mobile Membran.
- *Nach der Schwere der Stenose (% der Einengung):*
  - Gering (< 25 %).
  - Leicht (26–50 %).
  - Mäßig (51–75 %).
  - Schwer (76–90 %).
  - Hochgradig bis komplett (91–100 %).

▸ **Ätiologie:**
- *Strukturelle Erkrankungen* traumatischer, ischämischer, immunologischer, infektiöser oder neoplastischer Natur mit makroskopischen oder mikroskopischen Veränderungen der Atemwegswand.
- *Funktionelle Störungen* bei neuromuskulärer Dysfunktion der oberen Atemwege ohne strukturelle Läsionen.
- *Akute Entstehung* bei traumatischer, allergischer, infektiöser oder neuromuskulärer Genese.
- *Chronische Entwicklung*: Breites Ursachenspektrum (s. Tab. 7.1).

▸ **Pathogenese und Pathophysiologie:** Der normale tracheale Durchmesser beträgt proximal 15 mm, distal 25 mm. Der Strömungswiderstand in den Atemwegen steigt umgekehrt proportional zur vierten Potenz des Radius an. Daher führen geringe Lumeneinengungen zu einem exponentiellen Anstieg des Atemwegswiderstandes und damit der Atemarbeit. Die vermehrte Atemarbeit macht sich als Luftnot zunächst während körperlicher Belastung (hohe Atemwegsflüsse) bemerkbar, bei zunehmender Stenose auch in Ruhe. Typisch ist das Fehlen einer Dyspnoe in Ruhe bei starken Beschwerden unter mäßiger Belastung.
- *Variable Stenose:*
  - Variable extrathorakale Stenose: Der extraluminale Druck entspricht dem atmosphärischen Druck, der intraluminale Druck ist negativ bei Inspiration, positiv bei Exspiration. Erweiterung des Lumens bei forcierter Exspiration, dynamische Obstruktion bei forcierter Inspiration. Die Fluss-Volumen-Kurve zeigt eine inspiratorische Plateaubildung und einen weitgehend erhaltenen exspiratorischen Peak-Flow (s. S. 17, Abb. 2.4 und S. 21, Abb. 2.7b).
  - Variable intrathorakale Stenose: Der extraluminale Druck entspricht dem Pleuradruck, ist also subatmosphärisch bei Inspiration, überatmosphärisch bei Exspiration. Erweiterung des Lumens bei forcierter Inspiration (Druckgradient nach außen gerichtet), dynamische Verengung bei forcierter Exspiration (Druckgradient nach innen gerichtet). Die Fluss-Volumen-Kurve zeigt einen weitgehend erhaltenen inspiratorischen Fluss, eine exspiratorische Plateau-

bildung mit initial reduziertem Peak-Flow. In der Ganzkörperplethysmografie zeigt sich eine horizontale Abwinklung des exspiratorischen Teils der Resistance-Schleife bei nur geringer Neigung des inspiratorischen Anteils (s. S. 21, Abb. 2.7c).

– Ausgeprägte variable Stenose: Dyspnoe bei forcierter Inspiration oder Husten.

• *Fixierte Stenose*:
  – Bei einem Restlumen von 10 mm allenfalls milde Dyspnoe unter Belastung, bei 8 mm deutliche Belastungsdyspnoe und Leistungsbeschränkung, bei 5 mm Ruhedyspnoe.
  – In der Fluss-Volumen-Kurve in- und exspiratorische Plateaubildung, keine Ausbildung eines Peak-Flow (s. S. 17, Abb. 2.4c).

Klinik

▶ **Leitsymptome** sind Heiserkeit, Stridor und Dyspnoe:
  • *Heiserkeit*: Bei Atemwegsstenosen mit Kehlkopfbeteiligung.
  • *Stridor (monophones, kontinuierliches Atemnebengeräusch) bei mittelschweren Stenosen:*
    – Inspiratorischer Stridor bei extrathorakaler Stenose.
    – Exspiratorischer Stridor bei intrathorakaler Stenose.
  • *Dyspnoe*: In Abhängigkeit vom Durchmesser des Restlumens, siehe Pathogenese.
▶ **Kritische Atemwegsstenose** (Notfallsituation!): Starke Ruhedyspnoe, substernale inspiratorische Einziehungen, Zyanose, Ventilationsinsuffizienz (p_aO_2-Abfall, p_aCO_2-Anstieg).

Diagnostik

▶ **Diagnostik in Notfallsituationen:**
  • Klinik (s. o.).
  • Blutgasanalyse (p_aO_2-Abfall < 50 mmHg, p_aCO_2-Anstieg > 45 mmHg).
▶ **Lungenfunktionsprüfung:** Indiziert zur Lokalisationsbestimmung (extra-/intrathorakal?) und zur Beurteilung des Schweregrades (s. Pathophysiologie).
▶ **Röntgenuntersuchung:**
  • *Indikation:* Eine p.–a. Übersichtsaufnahme des Thorax und eine seitliche Aufnahme der Halsregion sind obligat, ggf. Tomografie.
  • *Beurteilung*: Mediastinale Raumforderung, Stenose/Pelottierung der Trachea, Lungentumor mit Verdrängung oder Stenose der Atemwege.
▶ **Computertomografie** (s. Abb. 7.1):
  • *Indikation:* Zur präzisen Lokalisation, Zuordnung und Ausmessung sowie zur Verlaufskontrolle.

Tab. 7.1 • Ursachen der zentralen Atemwegsobstruktion.

akut	chronisch
– Epiglottitis	– Stimmbandparese, Stimmbandpolyp, Stimmbandtumor
– Krupp-Syndrom	
– anaphylaktische Reaktion	– Tracheomalazie, narbige Trachealstenose s. Abb. 7.1,
– angioneurotisches Ödem	
– Allgemeinanästhesie	– *Larynxtumor:*
– Intoxikation mit Sedativa, Relaxanzien	• Karzinom, Rhabdomyosarkom
– Verbrennung, Verbrühung	• Papillom, Chondrom, Angiom, Hygrom
– Fremdkörperaspiration, Bolus-Syndrom	• Polyp, Granulom, Zyste, Laryngozele
– Trauma, Intubationsschaden	– Schilddrüsentumor
– *Infektion der Halsweichteile:*	– *Infektion:*
• Peritonsillarabszess	• Kehlkopf-, Trachealtuberkulose
• Retropharyngealabszess	• Kokzidioidomykose, Kryptokokkose
– gummöse Syphilis, Tabes dorsalis	– *Entzündung:*
	• relapsing Polychondritis
	• rheumatoide Arthritis der Kehlkopfgelenke
	• Lupus erythematodes
	• Sarkoidose
	• Histiozytose X
	– Tonsillarhypertrophie, Adenoide
	– Ösophagusfremdkörper
	– neuromuskuläre Erkrankungen mit Paralyse

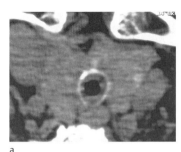 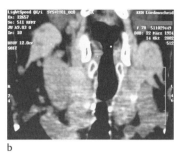

a   b

Abb. 7.1 • Trachealstenose; a) Mehrschicht-Computertomografie (Koronarebene): Fibröse subglottische Trachealstenose 3 cm unterhalb der Stimmlippenebene durch ischämischen Schaden infolge Cuff eines intraoperativen Trachealtubus, der Trachealknorpel ist erhalten; b) Rekonstruktion der Frontalebene durch Mehrschicht-Computertomografie.

- • *Beurteilung:* Zervikale, mediastinale Raumforderung, Bestimmung des Restlumens, Unterscheidung zwischen intrinsischen und extrinsischen Stenosen.
- ▫ *Cave:* Die Kehlkopfbeurteilung ist schwierig, malazische Stenosen sind manchmal nicht erkennbar!

► **Endoskopie:**

- • *Indikation*: Laryngoskopie und Bronchoskopie sind Standardverfahren zur definitiven Diagnosestellung. Dies gilt vor allem bei variablen Stenosen. Bei kritischen Stenosen ist eine endoskopische Untersuchung die Methode der Wahl. Sie sollte in Tracheotomiebereitschaft und mit starrem Instrumentarium durchgeführt werden. Bei einer Ruhedyspnoe und normalem HNO-ärztlichem Befund erfolgt eine starre Bronchoskopie (ebenfalls in Tracheotomiebereitschaft).
- • *Beurteilung:* Restlumen, Variabilität des Lumens, narbige, tumoröse Stenose, exophytischer, infiltrierender, komprimierender Tumor.

► **Stufendiagnostik** (außerhalb von Notfallsituationen):

- • Anamnese, internistischer und HNO-ärztlicher Befund.
- • Lungenfunktionsprüfung und Röntgenuntersuchung.
- • Diagnosesicherung durch flexible Endoskopie.

Therapie

► **Bei Ruhedyspnoe:**

- ▫ *Wichtig:* Die Etablierung eines sicheren Atemweges hat immer Vorrang (bei kritischer Stenose großzügige Indikationsstellung zur Tracheotomie).
- • *Hochgradige pharyngeale oder laryngeale Stenose:* Tracheotomie.
- • *Kehlkopfödem*: Bei mittelgradigem Befund konservatives Vorgehen: Feuchte, kalte Umgebungsluft, Inhalation von Adrenalin-Aerosol, systemische Gabe von Dexamethason in hoher Dosierung (20–50 mg) i. v.
- • *Epiglottitis*: Bakterielle Infektion durch Haemophilus influenzae (Typ B, bekapselt): Endotracheale Intubation, Cephalosporin mit erweitertem Wirkspektrum (z. B. Cefuroxim 1,5 g/8 h i. v.).
- ▫ *Cave:* Entlastungslungenödem als seltene Komplikation nach rascher Therapie (z. B. Lasertherapie, Stentimplantation) einer hochgradigen Stenose (selbstlimitierend, selten schwergradig)! Therapie: Sauerstoff, evtl. maschinelle Beatmung.

► **Bei fehlender Ruhedyspnoe** ist ein elektives Vorgehen möglich, wobei eine kausale Therapie (je nach Ursache) angestrebt wird.

► **Tracheachirurgie:**

- • *Indikation:* Kurzstreckige, hochgradige Trachealstenose oder -malazie (bis zu zwei Trachealsegmente).
- • *Durchführung:* Nach Resektion von bis zu zwei Trachealsegmenten wird eine End-zu-End-Anastomose durchgeführt. Die Ergebnisse bei plastischem Ersatz sind unbefriedigend.

Prognose

Abhängig von der Grunderkrankung; die Letalität der Epiglottitis liegt bei 10–20 %.

Atemwegserkrankungen

7.2 Vocal Cord Dysfunction (VCD)

Grundlagen

- ► **Definition:** Abnorme, paradoxe Motorik der Stimmbänder, die mit variabler Einschränkung des Atemflusses und Luftnot einhergeht.
- ► **Epidemiologie:** 2 bis max. 10 % der Patienten mit Dyspnoe. Relativ hohe Prävalenz bei jungen Frauen und Patienten mit psychischen Erkrankungen. Hohe Komorbidität mit Asthma (50 %).
- ► **Ätiologie, Pathogenese und Pathophysiologie:**
  - Hypothese: Form des Konversionssyndroms und des posttraumatischen Belastungssyndroms (z. B. nach Missbrauch).
  - „Laryngeale Hyperreagibilität" mit vegetativer Imbalanz als Folge von Noxen (zerebral, entzündlich, gastroösophagealer Reflux, inhalative Irritanzien). Innervation des Larynx durch N. vagus.
  - Episodisch auftretende, paradoxe Annäherung der vorderen zwei Drittel der Stimmbänder während der Inspiration und/oder Exspiration mit Ausbildung einer dorsalen Stimmritze. Als Folge ist der Atemfluss behindert und in der Fluss-Volumen-Kurve zeigt sich eine Unregelmäßigkeit und Abflachung im inspiratorischen (und/oder seltener im exspiratorischen) Schenkel. MEF_{50}/MIF_{50} ist typischerweise > 1,5.

Klinik

- ► Anfallsweise Luftnot mit „spastischen" Atemnebengeräuschen oder inspiratorischem Stridor, Erstickungsanfälle, Heiserkeit.
- ► Hypoxie tritt selten auf. Bei notfallmäßiger Intubation und maschineller Beatmung finden sich normale Atemwiderstände.
- ▫ *Hinweis:* Viele Patienten präsentieren sich nach monate-/jahrelanger Steroidtherapie mit Cushing-Syndrom).

Diagnostik

- ► **Anamnese und klinischer Befund**: Episodische, oft dramatische Dyspnoe bei Risikopersonen ohne Ansprechen auf Antiasthmatika führt zur Verdachtsdiagnose.
- ► **Lungenfunktionsprüfung:** S. Pathophysiologie. Im Intervall normale Lungenfunktion, im unspezifischen bronchialen Provokationstest kein Bronchospasmus. Gelegentlich inspiratorische Flusseinschränkung induzierbar bei irritanzienassoziierter VCD. Die Impuls-Oszillometrie ist vor allem in der Akutsituation wertvoll (s. S. 22). Als Provokationsmethode kann auch die Spiroergometrie verwendet werden (s. S. 43).
- ► **Goldstandard:** Direkte Laryngoskopie (spontan, nach Metacholinprovokation oder nach mechanischer Provokation mit dem Endoskop). Die Untersuchung kann mit einem üblichen Fiberbronchoskop durchgeführt werden. Befunde: s. Pathophysiologie.

Differenzialdiagnose

- ► Häufig als Asthma fehldiagnostiziert („steroidresistent", „Brittle-Asthma").
- ► Das Fehlen der typischen Asthmamerkmale, insbesondere der bronchialen Hyperreagibilität und das fehlende Ansprechen auf Antiasthmatika weisen auf die Diagnose hin.
- ▫ *Cave:* Asthma-Komorbidität!

Therapie

- ► Absetzen der antiasthmatischen Therapie, vor allem systemischer Steroide.
- ► Logopädische Behandlung.
- ► Psychotherapie, besonders bei psychischer Komorbidität.

Prognose

- ► Per se harmlose funktionelle Störung. Bei langjähriger, fälschlicherweise durchgeführter Asthmatherapie treten die typischen Spätkomplikationen der Steroidtherapie auf.

7.3 Akute Tracheobronchitis

Grundlagen

- **Definition:** Akute Entzündung im Bereich zwischen Glottis und kleinen Bronchien mit unproduktivem oder produktivem Husten.
- **Inzidenz:** Eine der häufigsten Erkrankungen überhaupt, etwa 80 Fälle/100 000 Einwohner/Woche mit einer Verdopplung in den Wintermonaten.
- **Ätiologie:**
  - *Viren* (am häufigsten): RS-Virus, Influenzavirus, Parainfluenzavirus, Coronavirus, Rhinovirus, Adenovirus, Herpes-simplex-Virus Typ I.
  - *Bakterien:* Mycoplasma pneumoniae, Chlamydophila pneumoniae, Legionella pneumophila.
  - *Bei chronischen Atemwegserkrankungen:* Streptococcus pneumoniae, Haemophilus influenzae, Moraxella catarrhalis.
  - *Nichtinfektiöse Ursachen:* Ozon, Ammoniak, Chlorgas, Schwefeldioxid, Stickstoffdioxid (Quellen: Verkehr, Industrie, Haushalt).
- **Pathophysiologie:** Mikroskopisch entstehen Epitheldefekte, eine Ziliendysfunktion, eine Akkumulation von neutrophilen Granulozyten und eine Schleimdrüsenstimulation in der Bronchialschleimhaut.

Klinik

- **Prodromalstadium:** Schnupfen, Pharyngitis, Kopfschmerzen, allgemeines Krankheitsgefühl und Nachtschweiß sind häufige Symptome.
- **Leitsymptom** ist der Husten, oft quälend und zunächst nicht oder nur wenig produktiv. Dabei entwickeln sich zunehmende Thoraxschmerzen (retrosternales Wundgefühl).
- Im Verlauf zeigt sich zunehmend zunächst klarer, oft visköser, später häufig purulenter Auswurf.
- Rachenrötung und mäßige regionale Lymphknotenschwellung werden häufig beobachtet.
- In der Folge kommt es mitunter zu wochenlangem, selten monatelangem Husten als Zeichen einer bronchialen Hyperreagibilität.

Diagnostik

- **Anamnese und klinischer Befund** sind diagnostisch ausreichend. (Bei der Perkussion und Auskultation sind *keine* inspiratorischen Rasselgeräusche bzw. *keine* Klopfschalldämpfung nachweisbar).
- **Röntgenuntersuchung:** Als Übersichtsaufnahme nur bei klinischem Verdacht auf ein pneumonisches Infiltrat (bakterielle Superinfektion?) indiziert.
- ☐ *Hinweis:* Der unspezifische bronchiale Provokationstest (z. B. mit Histamin, Metacholin) innerhalb der ersten 6–8 Wochen nach einer Tracheobronchitis ist oft pathologisch und daher diagnostisch wertlos!

Differenzialdiagnose

- Husten als Asthmaäquivalent.
- Bei einer Symptomdauer über acht Wochen gilt Husten als chronisch persistierend. Zur Differenzialdiagnose s. S. 121.
- Pneumonie, vor allem durch Mykoplasmen und Chlamydien: Die „atypische Pneumonie" beginnt meist mit grippeähnlichen Symptomen bei nur leichter Temperaturerhöhung und unproduktivem Husten.

Therapie

- Nikotinkarenz.
- **Symptomatische Therapie:**
  - Mukolytika (z. B. Acetylcystein) und Sekretolytika (z. B. Ambroxol) sind von fraglichem Wert, da sie die Beschwerden kaum bessern und auch den Krankheitsverlauf nicht beeinflussen.

- Antitussiva wie Codein sollten nur bei quälendem Reizhusten zur Nacht eingesetzt werden, mit mehrstündigem Abstand zu einer etwaigen Behandlung mit Expektoranzien.
- ▸ **Antibiotikatherapie.** Im Allgemeinen nicht indiziert. Ausnahme – Therapie mit Amoxicillin oder einem Makrolid bei eitrigem Infekt mit:
- Schwerem Verlauf über mehr als 7 d.
- Chronischer behandlungsbedürftiger Grunderkrankung, insbesondere chronisch obstruktive Bronchitis mit deutlicher Einschränkung der Lungenfunktion.

Prognose

- ▸ In aller Regel handelt es sich um eine gutartige Erkrankung, die von selbst unter Restitutio ad integrum ausheilt.
- ▸ Die Tracheobronchitis ist *kein* Ausgangspunkt für eine chronische Bronchitis oder ein Lungenemphysem.
- ▸ Bei manchen Patienten entwickelt sich im Anschluss eine langdauernde bronchiale Hyperreagibilität.
- ▸ Bei vorliegender chronisch obstruktiver Atemwegserkrankung kann sich die Grundkrankheit unter einer Tracheobronchitis verschlimmern. Bis zu 30 % der akuten Exazerbationen der COPD sind durch virale Infektionen bedingt.

7.4 Asthma bronchiale

Grundlagen

- ▸ **Definition:** Vier Kriterien, die *alle* erfüllt sein müssen:
  - *Pathologie:* Chronische Entzündung der Atemwege. Mastzellen, Eosinophile, Granulozyten und T-Lymphozyten sind die wichtigen Entzündungszellen (eosinophile Bronchitis).
  - *Klinik:* Wiederkehrende Episoden von Giemen, Kurzatmigkeit, thorakalem Engegefühl und Husten, v. a. nachts und in den frühen Morgenstunden.
  - *Lungenfunktion:* Homogene, aber variable Einschränkung des Atemflusses mit zumindest teilweiser Reversibilität, spontan oder unter Therapie.
  - *Provokationstest:* Gesteigerte bronchokonstriktorische Antwort der Atemwege auf Stimuli (bronchiale Hyperreagibilität).
- ▸ **Epidemiologie:**
  - *Prävalenz:* Die Asthmaprävalenz schwankt weltweit zwischen 0 und 30 % der Bevölkerung mit zunehmender Tendenz. Am höchsten ist sie bei Neuseeländern und Australiern europäischer Herkunft, am niedrigsten bei südostasiatischen und pazifischen Eingeborenen. In Mitteleuropa beträgt sie bei Kindern und jungen Erwachsenen etwa 5 bis 10 %.
  - *Mortalität:* In Mitteleuropa sterben etwa 0,5–1/100 000 Menschen an Asthma, vor allem im 2.–4. Lebensjahrzehnt. Die Zahlen sind seit 30 Jahren trotz therapeutischer Fortschritte stabil. In manchen Ländern (Neuseeland, Kanada) werden große Mortalitätsschwankungen verzeichnet. Die Ursache hierfür ist nicht bekannt.
- ▸ **Ätiologie:**
  - *Prädisponierende Faktoren:* Genetische Anlage zur Atopie (vermehrte Bildung von Immunglobulin E nach Kontakt mit Umweltallergenen) und genetische Anlage zur bronchialen Hyperreagibilität (vermehrte Bronchokonstriktion auf unspezifische inhalative Reize), männliches Geschlecht.
  - *Kausale Faktoren:*
    - Häusliche Allergene: Milben, Haustiere, Schädlinge, Pilze.
    - Umweltallergene: Pollen, Pilze.
    - Nahrungsmittel.
    - Chemikalien (allergisch und nicht allergisch).
    - Acetylsalicylsäure, β-Rezeptorenblocker, Parasympathikomimetika, NSAR (nicht allergisch).
    - Berufsallergene (s. Tab. 7.2).

- *Fördernde Faktoren*, die die Erkrankungswahrscheinlichkeit nach Exposition gegenüber kausalen Faktoren erhöhen:
  - Rauchen, Passivrauchen (Kinder).
  - Umweltschadstoffe (Stickstoffdioxid, Ozon, Schwefeldioxid).
  - Respiratorische Infektionen durch Viren.
  - Adipositas.
- *Triggerfaktoren* für Exazerbationen:
  - Allergene.
  - Umweltschadstoffe.
  - Respiratorische Infektionen.
  - Körperliche Anstrengung, psychische Erregung, Hyperventilation.
  - Nahrungsmittelbestandteile (Konservierungsmittel).
  - Acetylsalicylsäure.

► **Pathogenese und Pathophysiologie:**

- *Vorbemerkung*: Asthma bronchiale liegt häufig ein allergisches Geschehen zugrunde. Primär nicht allergisches Asthma folgt den gleichen Immunmechanismen. Startpunkt ist hier jedoch nicht die allergenbedingte IgE-Aktivierung.
- Die *asthmatische Entzündung* entsteht aus einem Netz von:
  - Initiierenden Zellen (= antigenpräsentierende Zellen wie dendritische Zellen, die nach Antigen/Allergenkontakt in der Lunge vermehrt nachweisbar sind). Sie verarbeiten das Antigen und präsentieren T-Lymphozyten immunogene Antigensequenzen.
  - Entzündungsmodulierenden Zellen: B-Lymphozyten und γ/δ-T-Lymphozyten.
  - Effektorzellen: Mastzellen, basophile Granulozyten, eosinophile Granulozyten, neutrophile Granulozyten, Thrombozyten und Makrophagen.
  - Zielzellen: Bronchiale Epithelzellen, Myofibroblasten und glatte Muskelfasern.
- *Die etablierte allergische asthmatische Entzündung* beginnt mit einer allergischen Frühreaktion, die in eine Spätreaktion übergeht. Das nichtallergische Asthma läuft in gleicher Weise ab, jedoch sind ein Allergen und die allergische Frühreaktion nicht nachweisbar.
- *Allergische Frühreaktion* (IgE-vermittelte Immunreaktion vom Soforttyp): Die Bindung des Allergens mit mehreren IgE-Molekülen, die auf der Oberfläche von Mastzellen sitzen, bewirkt eine Mastzellaktivierung. Innerhalb von Minuten kommt es zur Freisetzung von Histamin, Prostaglandin D_2, Leukotrienen und plättchenaktivierendem Faktor. Diese Mediatoren führen zur sofortigen Bronchokonstriktion und werden rasch wieder abgegeben. (Zum Wirkungsspektrum der Mediatoren s. Abb. 7.2).
- *Asthmatische Spätreaktion:* Durch die Frühreaktion aktivierte Mastzellen und T-Lymphozyten führen zur Ausdifferenzierung von TH_2-Lymphozyten, die durch die Bildung von Interleukin-4, -5, -9 und -13 charakterisiert sind und zur Rekrutierung von eosinophilen Granulozyten in der Bronchialschleimhaut. Die Übernahme der Immunsteuerung erfolgt dann durch aktivierte und sich massenhaft teilende Eosinophile. Als Mediatoren dominieren Prostaglandine, Leukotriene, plättchenaktivierender Faktor, basisches Eosinophilen-Protein und reaktive Sauerstoffmetaboliten. Hierdurch kommt es neben der Bronchialobstruktion zu einer Hemmung der Flimmertätigkeit und Zerstörung von Bronchialepithel.
- Durch TH-2-Lymphozyten werden die Aktivierung von B-Lymphozyten und die Synthese von IgE gesteuert. Auch aktivieren sie Mastzellen und Eosinophile. IL-4 und IL-13 rekrutieren selektiv Eosinophile aus dem strömenden Blut durch Bildung des Adhäsionsmoleküls VCAM-1.
- *Chronisches Asthma:* Alle Komponenten der asthmatischen Entzündung liegen vor. Es besteht eine Infiltration der Bronchialschleimhaut mit Eosinophilen, Lymphozyten und Mastzellen. Die andauernde Stimulation führt zu einer Hypertrophie der glatten Bronchialmuskulatur, zur Bildung von zähem Schleim, zur Abtragung der Bronchialschleimhaut und zur subepithelialen Fibrose durch Kollagen- und Proteoglykandeposition (sogenanntes „Remodelling"). Hyperreaktivität der geschädigten Schleimhaut und fortdauernde Mediatorenausschüttung durch lokal anwesende Effektorzellen unterhalten das pathologische Geschehen. Das pathologisch-anatomische Vollbild ist gekennzeichnet durch eine Broncho-

Atemwegserkrankungen

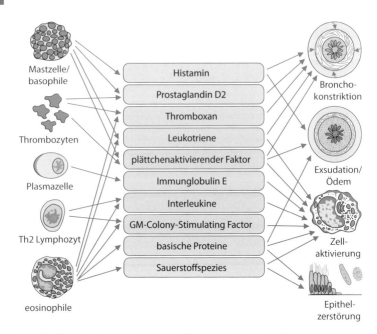

Abb. 7.2 • Effektorzellen, Mediatoren und ihre Wirkungen in der Asthmapathogenese.

konstriktion infolge Muskelhypertrophie und Schleimhautödem, eine Verlegung des Bronchiallumens durch hochviskösen Schleim, durch den Verlust von Flimmerepithel und durch eine intensive zelluläre Infiltration mit Dominanz der Eosinophilen.

* *Reflexbronchokonstriktion*: Akute oder chronische Stimulation sensorischer Rezeptoren in der Bronchialschleimhaut (cholinerge, adrenerge und andere Mechanismen).
  – Cholinerge Stimulation kann eine vagale Reflexbronchokonstriktion auslösen (z. B. Asthmaanfall durch β-Rezeptorenblocker).
  – Inhalative Irritanzien stimulieren sensorische Nerven (C-Fasern) mit Freisetzung von Neuropeptiden (Substanz P, Neurokinine A + B, vasoaktives intestinales Peptid u. a.). Dies führt zur Drüsenstimulation mit Hypersekretion, Kontraktion der glatten Bronchialmuskeln, Extravasation von Plasma und zur Aktivierung von Entzündungszellen.

► **Asthmaformen:**
* *Extrinsisches Asthma:* Allergisches Asthma aufgrund einer häufig familiären (genetisch determinierten) allergischen Diathese, oft in der Kindheit/Jugend beginnend. Immunglobulin E ist im Serum erhöht.
* *Intrinsisches Asthma:*Nichtallergisches Asthma mit oft spätem Beginn (4. Lebensjahrzehnt), typischerweise nach einem viralen Atemwegsinfekt. Die Erkrankungsausprägung unterliegt geringeren Schwankungen, immunologisch finden sich Hinweise auf eine anhaltende Aktivierung der typischen Entzündungszellen.
* *Anstrengungsasthma:* Die Asthmasymptomatik tritt während und vor allem nach körperlicher Belastung auf. Auskühlung und Trocknung der Bronchialschleimhaut führen zur asthmatischen Entzündung. Bei Leistungssportlern können auch Noxen (z. B. Chlorgas bei Schwimmern) beteiligt sein.
* *Variant-Asthma:* Milde Asthmaform, bei der statt Luftnot Reizhusten als Asthmaäquivalent auftritt.
* *Analgetikaasthma:* Intrinsisches Asthma mit Intoleranz gegenüber Analgetika vom Typ der Acetylsalicylsäure (Zusammenhang mit dem Leukotrienmetabolismus), häufig mit Polyposis nasi assoziiert.

Tab. 7.2 • **Berufliche Asthmaallergene.**

Allergene	Risikoberufe
hochmolekulare Allergene	
Getreide	Müller, Bäcker, Landwirte
Tierhaare, -kot, -urin	Tierhändler
Enzyme	Bäcker, Detergenzienhersteller
Klebstoffe	Pharmazeuten, Teppichknüpfer
Latex	medizinische Berufe, Laboranten
Fisch, Schalentiere	Fischverarbeiter, -verkäufer
niedermolekulare Allergene	
Isozyanate	Dämmstoffverarbeiter, Maler (Sprühfarben), Hersteller von Kunststoff, Schaum, Gummi
Holzstaub	Waldarbeiter, Schreiner, Tischler, Zimmerleute
Anhydride	Verarbeitung von Kunststoffen und Epoxyharzen
Amine	Schelllack- und Lackverarbeiter
Dämpfe durch elektrischen Strom	Elektromonteure, Lötarbeiter
Chloramin-T	Hausmeister, Reinigungskräfte
Farben	Textilarbeiter, Maler, Lackierer
Persulfate	Friseure
Formaldehyd, Glutaraldehyd	Beschäftigte im Krankenhaus
Acrylat	Klebstoffverarbeiter
Medikamente	medizinische Berufe, Pharmazeuten
Metalle (Platin, Vanadium)	Lötarbeiter, Raffineure

- *Brittle-Asthma:* Seltene Verlaufsform mit plötzlichen, schwersten, lebensbedrohlichen Asthmaanfällen ohne vorangehende Symptomverschlechterung. Die Entzündungsmechanismen unterscheiden sich von denen der anderen Formen (neutrophile Leukozyten, Beteiligung der kleineren Atemwege).
- *Asthma bei gastroösophagealem Reflux:* Nächtliche Atemnot aufgrund von:
  - Mikroaspirationen sauren Sekrets.
  - Reflexbronchokonstriktion durch Stimulation ösophagealer Noxirezeptoren.
  - Unter Umständen wird die Symptomatik durch β_2-Agonisten oder Theophyllin verstärkt, da diese zu einer Relaxation und Paralyse der Ösophagusmotilität führen können.
- *Berufsasthma:* Auslösung oder Verstärkung von Asthmabeschwerden am Arbeitsplatz mit Besserung an den Wochenenden und im Urlaub. Die ersten Symptome treten meist erst mit einer Latenz (z. T. von Jahren) nach Beginn der Exposition am Arbeitsplatz auf (Substanzen s. Tab. 7.2).

Klinik
....

► **Vorbemerkungen:**
- Beschwerden sind nur intermittierend vorhanden oder mit schwankender Ausprägung. Das Beschwerdemaximum wird typischerweise in der zweiten Nachthälfte, in den frühen Morgenstunden oder nach Allergenexposition beobachtet.
- Je nach Auftreten der Symptome unterscheidet man:
  - *Asthmaanfall* : Zunehmende Beschwerden innerhalb weniger Stunden.
  - *Status asthmaticus* : Fortdauern eines Anfalls über mehr als 12 h trotz Therapie mit Bronchospasmolytika.
  - *Dauerasthma* : Wochen bis Jahre anhaltende Beschwerden wechselnder Ausprägung.
  - Schwerste Anfälle mit Bewusstlosigkeit innerhalb von Minuten sind eine Rarität (Brittle-Asthma, s. o.).

Tab. 7.3 • Schweregrade des Asthmaanfalls/der Asthmaexazerbation. Das Vorliegen mehrerer Kriterien, aber nicht notwendigerweise aller, bezeichnet die Klassifikation des Anfalls.

	mild	mäßig schwer	schwer	drohender Atemstillstand
Luftnot	beim Gehen, kann liegen	beim Sprechen, möchte sitzen	in Ruhe, vorwärts gebeugt	
Pat. spricht:	in Sätzen	in Satzteilen	in Wörtern	
Bewusstsein	Agitation möglich	Agitation	Agitation	verwirrt, verlangsamt
Atemfrequenz	erhöht	erhöht	oft > 30/min	
Atemhilfsmuskeln, suprasternale Einziehungen	meist nicht	üblich	üblich	paradoxe Thoraxbewegungen
Giemen	mäßig, endexspiratorisch	laut	oft laut	„silent Chest"
Puls/min	< 100	100–120	> 120	Bradykardie
Pulsus paradoxus	nein, < 10 mmHg	möglich, 10–25 mmHg	oft vorhanden, > 25 mm Hg	Fehlen spricht für Atemmuskelermüdung
PEF post Bronchodilatator (%Soll, % Bestwert)	> 80 %	etwa 60–80 %	< 60 %, (< 100 l/min), Wirkdauer < 2 h	
p_aO_2 **p_aCO_2**	normal, < 45 mmHg	> 60 mmHg < 45 mmHg	< 60 mmHg > 45 mmHg	Zyanose
S_aO_2	> 95 %	91–95 %	< 90 %	

▸ **Hauptsymptome:**
- Kurzatmigkeit, giemende Atemnebengeräusche, thorakales Engegefühl, anfallsweise trockener Husten.
- Trockener Reizhusten als alleiniges Asthmaäquivalent kommt bei leichten Verläufen häufig vor (Variant-Asthma s. o.).

▸ **Schweregrade der Asthmaerkrankung** (Deutsche Atemwegsliga 2006):
- *Leichtes, intermittierendes Asthma* (Grad 1): Intermittierende, kurzdauernde Beschwerden tagsüber < 1 ×/Woche, nächtlich ≤ 2 ×/Monat. Zwischen den Phasen herrscht Symptomfreiheit bei normaler Lungenfunktion. Im Intervall besteht keine Obstruktion (PEF-Variabilität < 20 %, FEV_1 ≥ 80 % Soll).
- *Leichtes, persistierendes Asthma* (Grad 2): Die Beschwerden treten mehr als einmal wöchentlich, aber nicht täglich auf. Sie sind leistungsbeschränkend und beeinträchtigen den Schlaf. Nächtliche Beschwerden kommen mehr als zweimal monatlich vor. Im Intervall besteht keine Obstruktion (PEF-Variabilität 20–30 %, FEV_1 ≥ 80 % Soll).
- *Mittelschweres, persistierendes Asthma* (Grad 3): Die Symptome treten täglich auf. Sie beeinträchtigen die körperliche Aktivität und den Schlaf. Nächtliche Beschwerden > 1 × Woche. Es ist ein täglicher Gebrauch von inhalativen, kurzwirksamen β_2-Agonisten erforderlich. FEV_1 ist auch außerhalb von Exazerbationen auf 60 %–80 % vom Soll erniedrigt, PEF-Variabilität > 30 %.
- *Schweres, persistierendes Asthma* (Grad 4): Die Beschwerden bestehen ständig. Es kommt häufig zu Exazerbationen und nächtlichen Symptomen. Die körperliche Aktivität ist deutlich eingeschränkt, täglicher Gebrauch eines inhalativen, kurzwirksamen β_2-Agonisten notwendig. FEV_1 beträgten ≤ 60 % Soll, die PEF-Variabilität > 30 %.

▸ **Stufen der Asthmakontrolle**
- Bei jedem Patientenkontakt sollte der Behandlunsgerfolg daran bewertet werden, inwieweit die Erkrankung aktuell unter Kontrolle ist. Der Grad der Kontrolle dient der Steuerung der Therapieintensität (Tab. 7.4).

Tab. 7.4 • **Stufen der Asthmakontrolle (GINA 2006 – Global Strategy for Asthma Management and Prevention).**

Kriterien	kontrolliert (alle der folgenden Kriterien erfüllt)	teilkontrolliert (≥1 Kriterium in einer Woche erfüllt)	unkontrolliert
Symptome tagsüber	≤2×/Woche	>2×/Woche	≥3 Symptome von teilweise kontrolliertem Asthma in jeder beliebigen Woche
Aktivitätseinschränkungen	keine	jede	
nächtliche Symptome, nächtliches Erwachen	keine	jede	
Bedarf an „Reliever" (Bronchodilatator), Notfallbehandlung	≤2×/Woche	>2×/Woche	
Lungenfunktion (PEF, FEV$_1$)	normal	<80% des Sollwerts (persönlichen Bestwerts)	
Exazerbationen	keine	≥1×/Jahr*	1×in einer Woche

Jeder Anfall sollte zur Überprüfung der Therapie führen. Anfall: Jedes unkontrollierte Asthma in einer beliebigen Woche.

- Jeder Anfall sollte zur Überprüfung der Behandlung führen, um zu überprüfen, ob sie angemessen ist.
- Per definitionem bedeutet ein Anfall in einer beliebigen Woche ein unkontrolliertes Asthma in dieser Woche.
► **Kriterien des schweren Asthmaanfalls/Status asthmaticus:**
- Orthopnoe, Tachypnoe (>25/min), Einsatz der Atemhilfsmuskulatur.
- Ausgeprägte Bronchospastik oder „stille Lunge".
- Pulsus paradoxus.
- Bewusstseinsstörungen, Unruhe.
- Zyanose.

Diagnostik

► Stufenschema zur Diagnostik s. Abb. 7.3.
► Synopse aus Anamnese, klinischem Befund, Lungenfunktionsbefunden und gegebenenfalls allergologischen Tests.
► **Anamnese:**
- Familiäre Belastungen.
- Atopie-Äquivalente („Milchschorf", Neurodermitis, Heuschnupfen, Urtikaria).
- Symptomprovokation durch Stimuli wie Kaltluft, Nebel, Tabakrauch, körperliche Belastung.
- Symptomvarianz im Tages- und Langzeitverlauf.
- Saisonale Beschwerden.
- Verstärkung während der Arbeitszeit, Besserung im Urlaub bzw. bei Ortswechsel.
- Auslösung durch Atemwegsinfekte, Medikamente, Nahrungsmittel (s. o.).
► **Klinischer Befund:**
- *Inspektion:* Dyspnoe, Orthopnoe, Tachypnoe, Einsatz der Atemhilfsmuskulatur, Atemfrequenz.
- *Perkussion:* Volumen pulmonum auctum (akute Lungenüberblähung im Anfall) mit Tiefertreten des Zwerchfells und hypersonorem Klopfschall.
- *Auskultation:* Exspiratorisch betontes, beidseitiges Giemen.
- *Blutdruckmessung:* Pulsus paradoxus (Blutdruckabfall um mehr als 12 mmHg während der Inspiration).
► **Lungenfunktionsprüfung:** Spirometrie, Pneumotachografie, Ganzkörperplethysmografie.

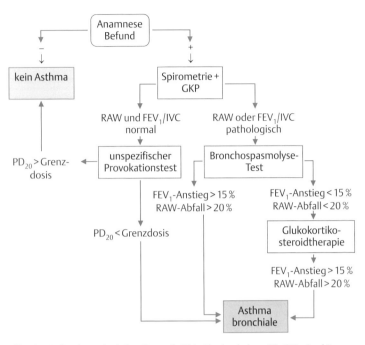

Abb. 7.3 • Stufenschema der Asthmadiagnostik. FEV_1 = Einsekundenkapazität; GKP = Ganzkörper-plethysmografie; Grenzdosis = Provokationsdosis, oberhalb der auch Gesunde signifikant reagieren; IVC = inspiratorische Vitalkapazität; PD 20 = Provokationsdosis, die zu einem mindestens 20 %igen Abfall der absoluten FEV_1 führt; RAW = Atemwegswiderstand.

- Einschränkung der absoluten und relativen Einsekundenkapazität.
- Abfall des exspiratorischen Spitzenflusses und der Flüsse bei 75, 50 und 25 % der Vitalkapazität; die inspiratorischen Flüsse sind dagegen nur wenig beeinträchtigt (s. S. 14, Abb. 2.2, S. 17, Abb. 2.4 und S. 21, Abb. 2.7e).
- Erhöhung des Atemwegswiderstandes mit Neigung der Resistance-Schleife vor allem im exspiratorischen Anteil; dabei finden sich nur diskrete Hinweise für „gefesselte Luft" (geringe Öffnung der Schleife; S. 20).
- Lungenüberblähung mit absolutem und vor allem relativem Anstieg des thorakalen Gasvolumens; hierbei kommt es zu einem Abfall der Vitalkapazität und einem mäßigen Anstieg der Totalkapazität.
- **Blutgasanalyse:**
  - Eine arterielle Hypoxämie tritt meist nur in der akuten Exazerbation in Verbindung mit einer alveolären Hyperventilation (Hypokapnie) auf.
  - Ein Anstieg des p_aCO_2 mit Überschreiten des oberen Grenzwertes von 44 mmHg (Hyperkapnie) ist ein Alarmzeichen für die Erschöpfung der Atempumpe im akuten Anfall.
  - Im Status asthmaticus $p_aO_2 \leq 55$ mmHg und/oder $p_aCO_2 > 44$ mmHg.
- **Unspezifischer bronchialer Provokationstest und Bronchospasmolysetest:**
  - Im Bronchospasmolysetest sind die obstruktiven Veränderungen zumindest teilweise reversibel (Verbesserung um > 15 %). Die Inhalation eines kurzwirksamen β_2-Agonisten führt innerhalb von 10 min zu einer Bronchospasmolyse.
  - Eine unspezifische bronchiale Hyperreagibilität besteht auch im Intervall. Nach Provokation kommt es innerhalb von 10 min zur Ausbildung einer Bronchokonstriktion, die im anschließenden Bronchospasmolysetest reversibel ist.
- **Selbstmessung** durch den Patienten mit dem Peak-Flow-Meter. Es handelt sich um ein einfaches, portables Gerät, das lediglich relative Messungen erlaubt. Die Ermittlung des individuell optimalen exspiratorischen Spitzenflusses erfolgt in l/min (= 100 %):

- *Grüner Bereich* (aktueller Messwert 80–100 %): Es sind keine Maßnahmen erforderlich.
- *Gelber Bereich* (aktueller Messwert 50–80 %): Die Eigentherapie sollte erhöht und Kontakt mit dem behandelnden Arzt aufgenommen werden.
- *Roter Bereich* (aktueller Messwert < 50 %): Dies erfordert die Einnahme der Notfallmedikation bzw. eine Notfallbehandlung.

► **Allergiediagnostik:**
- *Indikationen:* Berufsasthma, intermittierende Beschwerden, saisonale Beschwerden, systematisches, d. h. situativ reproduzierbares Asthma, familiäres Asthma.
- *Screening:* Allergologische Anamnese, Bestimmung des Gesamt-IgE im Plasma.
- *Allergenidentifikation:* Hauttest und/oder RAST (s. S. 108), im Einzelfall spezifische Allergenprovokation (s. S. 49). Bei Verdacht auf Analgetika-Asthma sichert ein inhalativer Provokationstest mit Lysin-Acetylsalicylsäure die Diagnose (s. S. 47).
- Bei Erwachsenen lässt sich in zwei von drei Fällen keine aktuelle Allergie nachweisen.

► **Besonderheiten:**
- Normalbefunde in der aktuellen Lungenfunktionsprüfung schließen ein Asthma bronchiale nicht aus.
- Bei Erstmanifestation finden sich meist anamnestische Hinweise (Atopiemerkmale, unerklärter Husten).

► **Verdacht auf gastroösophagealen Reflux:** pH-Metrie des distalen Ösophagus über 24 h mit Registrierung des pH-Abfalls durch Reflux von saurem Mageninhalt. Ersatzweise Therapieversuch mit Protonenpumpenhemmern.

Differenzialdiagnose

► **Periphere Atemwegsobstruktion** bei Lungenemphysem, chronisch obstruktiver Bronchitis, Bronchiolitis obliterans, mit folgenden Befunden:
- Negativer bis schwach positiver Bronchospasmolysetest (Verbesserung der FEV_1 < 15 %).
- Persistierende, langsam progrediente oder belastungsabhängige Dyspnoe.
- Bronchiale Instabilität → Golfschlägerform der Resistance-Schleife in der Ganzkörperplethysmografie.
- „Emphysem-Knick" in der Fluss-Volumen-Kurve während der Exspiration.

► **Lokalisierte Obstruktion** bei zentraler Raumforderung oder Fremdkörper. Hinweise:
- Negativer Bronchospasmolysetest.
- Persistierende, progrediente Dyspnoe.
- Kein Ansprechen auf Steroide.
- Inhomogene Ventilation: Starke Öffnung der Resistance-Schleife.
- Obstruktion der zentralen Atemwege (s. S. 133).

► **Vocal Cord Dysfunction** (s. Kap. 7.2, S. 136).

► **Akute Linksherzinsuffizienz und Lungenembolie** können den klinischen Befund eines akuten Asthmas imitieren. In der Lungenfunktionsdiagnostik zeigt sich hier jedoch eine restriktive Ventilationsstörung.

Therapie-Übersicht

► **Medikamente:**
- *„Reliever":* Rasch wirksame Bronchospasmolytika (s. S. 147)
- *„Controller":* Entzündungshemmer und langwirksame Bronchospasmolytika (s. u.)

► Hyposensibilisierung (s. S. 466)

► Schulung der Patienten (s. S. 464)

► Prophylaxe (s. S. 153)

► Therapie des Dauerasthmas (s. S. 150)

► Therapie des akuten Anfalls (s. S. 152)

Therapie mit „Controllern"

► **Grundlagen:**
- *Definition:* Unter „Controllern" versteht man entzündungshemmende Medikamente und langwirksame Bronchospasmolytika.

- *Indikation:* In allen Schweregraden des Dauerasthmas liegt eine chronische Inflammation zugrunde. Zur Beeinflussung des Langzeitverlaufs (Exazerbationen, Progredienz, Letalitiät) sind außer bei gelegentlichen leichten Beschwerden immer antiinflamatorische Controller als Dauertherapie indiziert.
- *Substanzen:* Glukokortikoide, Dinatriumcromoglicinsäure (DNCG), Nedocromil, Leukotrienantagonisten, monoklonale IgE-Antikörper.
- *Differenzialtherapie:* Steroide sind weitaus überlegen. DNCG und Nedocromil sind sehr schwach wirksam und werden vorwiegend bei leichtem Asthma eingesetzt. Leukotrienantagonisten sind eine Alternative zu niedrig dosierten Steroiden bei leichtem, persistierendem Asthma oder können bei schwererer Erkrankung zur Dosiseinsparung zusätzlich zu Steroiden gegeben werden. Die Dosis-Antwortkurve bei inhalativen Steroiden wird in hoher Dosierung flacher, sodass hier eher eine Kombination mit einem anderen Controller als eine weitere Dosiserhöhung empfohlen wird.
- *Langwirkende Bronchospasmolytika:* β_2-Agonisten (sog. LABAs, Formoterol und Salmeterol) und Theophyllin zählen zu den Controllern, obwohl sie keine/ schwache entzündungshemmende Eigenschaften haben, da sie in der Langzeittherapie die Erkrankungskontrolle unterstützen. LABAs sind darin effektiver als Theophyllin.
- *Applikationsform:* Wenn immer möglich, sollte eine inhalative Therapie durchgeführt werden, außer in der Behandlungsstufe 4 (s. S. 150, Abb. 7.4).

▸ **Steroide:**
- *Inhalative Substanzen:* Beclomethason-Diproprionat (aktiver Metabolit: Monoproprionat), Budesonid, Ciclesonid, Flunisolid , Fluticason, Mometason-Furoat. Dosierung: 50–1 000 µg/12 h (Ciclesonid in niedriger Dosis 1 × /24 h).
- *Systemische Steroide*: Prednison: und dessen Derivate. Dosierung: 1–20 mg/24 h, 24–100 mg/8 h bei Exazerbation.
- *Molekulare Wirkung:* Transkriptionsregulation im Zellkern mit Inhibition zahlreicher Zytokin-Gene.
- *Zelluläre Wirkung:* Apoptose-Induktion von Eosinophilen und Mastzellen, Inaktivierung von Mastzellen, Wiederaufbau des Bronchialepithels, Hemmung der Plasmaexsudation und der Schleimsekretion.
- *Klinische Wirkung:* Dämpfung der bronchialen Hyperreagibilität, Wirkungsverstärkung von β_2-Agonisten („permissiver Effekt"). Es kommt zu einer Reduktion der Exazerbationsfrequenz, der Hospitalisierungsrate und der Letalität.
- *Inhalationskinetik:* 10–40 % der Dosis erreicht die Bronchialschleimhaut, der Rest wird verschluckt. Durch die schlechte Resorption und den First-Pass-Effekt ist die systemische Bioverfügbarkeit sehr gering.
- *Unerwünschte Wirkungen der inhalativen Anwendung:* Mundsoor, reversible Heiserkeit. Bei Einsatz von Inhalationshilfen („Spacer") oder anschließender Mundspülung sind die Nebenwirkungen selten. Ciclesonid (Prodrug) hat diese Effekte nicht.
- *Unerwünschte Wirkungen der systemischen Anwendung:* Hemmung der adrenalen Funktion, Osteoporose, Wachstumshemmung bei Kindern, Myopathie, Hautatrophie, Katarakt, Diabetes mellitus, Leukozytose, emotionale Labilität, selten: Missbildungen in der frühen Schwangerschaft.
- *Schwellendosis:* Etwa 5 mg Prednisonäquivalent in der Dauertherapie.

▸ **Cromone (DNCG und Nedocromil) :**
- *Dosierung: DNCG* 2 mg/Nedocromil 4 mg)/6 h inhalativ.
- *Zelluläre Wirkung:* Hemmung der Mediatorfreisetzung aus Mastzellen, hemmende Effekte auf Makrophagen, Eosinophile und Monozyten.
- *Klinische Wirkung:* Protektiver Effekt in der frühen und späten allergischen Reaktion, protektive Akuthemmung der bronchialen Reagibilität, schwache Minderung von Symptomen und Exazerbationen bei mildem, persistierendem Asthma.
- *Unerwünschte Wirkung:* Gelegentlich Husten.

▸ **Antihistaminika, Ketotifen und Sekretolytika:** Keine gesicherte Wirkung.
▸ **Leukotrien-Rezeptor-Antagonisten (Montelukast, Zafirlukast):**
- *Dosierung:*
  - Montelukast: 5 mg (Kinder), 10 mg/24 h p. o. zur Nacht.

– Zafirlukast: 20 mg/12 h p. o. (in der BRD nicht verfügbar).
- *Molekulare/Zelluläre Wirkung*: Blockade des CysLT 1-Rezeptors auf glatten Muskelzellen, hierdurch Unterbindung des leukotrienvermittelten Bronchospasmus; antiflammatorischer Effekt, der sich in einer Verminderung proinflammatorischer Zellen im Blut und in den Atemwegen manifestiert.
- *Klinische Wirkung*: Hemmung der allergischen Früh- und Spätreaktion, Dämpfung der bronchialen Hyperreagibilität. Beim milden Asthma, beim Anstrengungsasthma und bei der ASS-Intoleranz mit Asthma resultiert eine Symptomminderung, die der Wirkung niedrig dosierter inhalativer Steroide im Allgemeinen unterlegen ist. Kombinationspartner bei schwerem persistierendem Asthma zur Dosisreduktion inhalativer Steroide. Gute Akzeptanz in der Langzeittherapie durch einmal tägliche orale Gabe.
- *Unerwünschte Wirkung:* Selten Kopfschmerz. Kasuistisch wurde über das Auftreten einer allergischen Vaskulitis (Churg-Strauss-Syndrom) unter Langzeittherapie bei gleichzeitigem Absetzen von Steroiden berichtet.

➤ **Omalizumab (rhuMAb-E25):**
- *Dosierung*: 150–450 mg ein- bis zweimal pro Monat subkutan (Dosierung abhängig vom Körpergewicht und dem IgE-Spiegel).
- *Molekulare/zelluläre Wirkung*: Rekombinanter, monoklonaler Antikörper gegen humanes Immunglobulin E, der durch Manipulation der konstanten Antikörperregion humanisiert wurde und daher keine neutralisierenden Anti-Maus-Antikörper provoziert. Der Antikörper blockiert die Bindung von allergenspezifischem IgE und damit die Sensibilisierung gewebeständiger Mastzellen durch Neutralisation von zirkulierendem IgE.
- *Klinische Wirkung*: Hemmung der allergischen Früh- und Spätreaktion, Senkung des Bedarfes an kurzwirksamen β-2-Mimetika und Steroiden, Minderung der Asthmasymptome und der Exazerbationshäufigkeit sowie Verbesserung der Lebensqualität. Die Kombination mit allen anderen Antiasthmatika ist möglich.
- *Indikationen:* Saisonales allergisches Asthma des Schweregrades II und höher und ganzjährigem Asthma bei nichtvermeidbaren Allergenen, insbesondere wenn durch konventionelle Therapie keine Erkrankungskontrolle gelingt.
- *Unerwünschte Wirkung*: Allergische Reaktion (selten).
- *Kontraindikationen:* Nichtallergisches Asthma, akute Asthmaexazerbation, Kinder, Schwangere.

Therapie mit Bronchospasmolytika („Reliever")

➤ **Grundlagen:**
- *Indikation:* Prophylaxe und Therapie des Bronchospasmus.
- *Effizienz*: Gute und rasche Wirkung auf den Bronchospasmus, keine relevanten entzündungshemmenden Effekte (außer bei niedrigdosiertem Theophyllin). Exazerbationshäufigkeit und -schwere werden nicht oder sogar ungünstig beeinflusst; die Progredienz der Erkrankung kann nicht aufgehalten werden. Die Asthmaletalität wird nicht beeinflusst.

➤ **Kurzwirksame inhalative β₂-Agonisten:**
- *Substanzen* s. Tab. 7.5.
- *Molekulare Wirkung:* Bindung an und Aktivierung von $β_2$-adrenergen Rezeptoren. Dies führt zu einer Aktivierung der intrazellulären Adenylatzyklase mit Anhäufung von cAMP. Bei anhaltender Stimulation werden die Rezeptoren desensibilisiert. Glukokortikoide und Schilddrüsenhormon führen dagegen zu einer Hochregulation der Rezeptoren. Patienten mit einem seltenen $β_2$-Rezeptor-Genotyp (Arginin statt Glycin in Position B-16) entwickeln unter dem Einfluss von $β_2$-Agonisten mit oder ohne Steroide ein progredientes Asthma.
- *Zelluläre Wirkung:* Bronchodilatation durch Relaxation der glatten Muskulatur, Aktivierung der Zilien und Beschleunigung des mukoziliären Transportes, Hemmung der cholinergen Neurotransmission, Hemmung des Plasmaextravasats, Hemmung der Freisetzung von Mediatoren aus Mastzellen und wahrscheinlich auch anderen Zellen, Hemmung der Freisetzung von Histamin, Leukotrienen und Prostaglandinen aus den Mastzellen.

Tab. 7.5 • **Inhalative β$_2$-Agonisten (Auswahl).**

Freiname	Handelsname Dosieraerosol (FCKW-frei)	Pulver	Dosieraerosol (mit FCKW)	Dosis pro Hub
kurzwirksam:				
Fenoterol	*Berotec N*[+]			0,1 mg
	Berodual[++]			0,05 mg
Reproterol			Bronchospasmin[■]	0,5 mg
Salbutamol	*Sultanol N°*			0,1 mg
	Bronchospray novo°			0,1 mg
	Salbulair N°			0,1 mg
		Sultanol Rotadisk		0,2/0,4 mg
Terbutalin	*Bricanyl*			0,25 mg
		Aerodur Turbohaler		0,5 mg
langwirksam:				
Formoterol		*Foradil*		0,012 mg
			Foradil[■■]	0,012 mg
		Oxis		0,006/0,012 mg
		Symbicort[+]		0,006/0,012 mg
Salmeterol	*Serevent*			0,025 mg
		Serevent Diskus		0,05 mg
	Aeromax			0,025 mg
		Aeromax Diskus		0,05 mg
		Viani[++]		0,05 mg

[+]*enthält Tetrafluorethan*
[++]*enthält Tetrafluorethan und als zweiten Wirkstoff Ipratropiumbromid (0,02 mg)*
[°]*enthält Norfluoran*
[■]*enthält Trichlorfluormethan*
[■■]*enthält Trichlorfluormethan und Dichlordifluormethan*
[+]*enthält zusätzlich Budesonid (0,2/0,4 mg)*
[++]*enthält zusätzlich Fluticason (0,1/0,25/0,5 mg)*

- *Inhalationskinetik:* 10–20 % des Inhalats erreichen die tiefen Atemwege; der Rest wird im Oropharynx deponiert und zum Teil resorbiert.
- *Klinische Wirkung:* Protektiver und therapeutischer Effekt bei akutem Bronchospasmus. Die Wirkung tritt innerhalb von 10 min ein (Beginn nach 3 min) mit einer Wirkdauer von 3–5 h. Darüber hinaus wird auch eine sekretolytische Wirkung beobachtet.
- *Unerwünschte Wirkungen:* Tremor, Tachykardie und kardiale Palpitationen, flüchtiger Abfall der Sauerstoffsättigung durch pulmonale Vasodilatation. Metabolische Effekte (Hyperglykämie, Hypokaliämie, Hypomagnesiämie) werden nur bei hochdosierter systemischer Gabe beobachtet. Eine Toleranzentwicklung mit einem Nachlassen der Bronchodilatation und einer schwächeren Schutzwirkung gegenüber bronchokonstriktiven Stimuli ist schwach ausgeprägt und tritt nur bei regelmäßiger, hochfrequenter Gabe auf. Eine Verstärkung der bronchialen Hyperreagibilität bei erhaltener bronchodilatativer Wirkung unter regelmäßiger Gabe tritt auf. Aus diesen Gründen sollte der bedarfsgemäßen Anwendung gegenüber regelmäßiger Inhalation der Vorzug gegeben werden.
- ▸ **Langwirksame inhalative β$_2$-Agonisten (auch „Controller"!)**
  - *Substanzen:* s. Tab. 7.5.
  - *Molekulare Wirkung:* Wie bei den kurzwirksamen Substanzen. Die Wirkungsverlängerung wird durch eine höhere Affinität am Rezeptor und eine langsamere

Freisetzung aus der Lipidschicht der Plasmamembran (Salmeterol) erreicht. Formoterol hat hydro- und lipophile Eigenschaften mit raschem Wirkbeginn (< 10 min) und ist daher auch zur Akuttherapie geeignet.

- Formoterol wird zusammen mit den kurzwirksamen inhalativen β_2-Agonisten in der Gruppe der rasch wirksamen β_2-Agonisten zusammengefasst.
- *Zelluläre und klinische Wirkung:* Wie bei den kurzwirksamen Substanzen. Die Wirkdauer beträgt etwa 12 h.
- *Dosierung:* Die Regeldosis beträgt bei Salmeterol 0,05 mg/12 h und sollte nicht überschritten werden. Formoterol wird mit 6–24 µg/12 h dosiert und kann im Einzelfall gesteigert werden.
- *Unerwünschte Wirkungen*: Wie bei den kurzwirksamen Substanzen. Jedoch wurden bisher keine Tachyphylaxie-Phänomene beschrieben.

► **Inhalative Anticholinergika:**

- *Substanzen:* Ipratropiumbromid, Oxitropiumbromid, Tiotropiumbromid. Inhalative Anwendung.
- *Molekulare Wirkung:* Blockierung der postganglionären vagalen Efferenzen. (Kompetitive Hemmung durch Wirkung an muskarinischen Acetylcholinrezeptoren).
- *Zelluläre Wirkung:* Bronchodilatation durch Abbau des intrinsischen bronchialen Vagotonus. Dies führt zu einer Hemmung der Reflexbronchokonstriktion, jedoch zu keiner Beeinflussung der frühen und späten allergischen Reaktionen oder des hyperventilationsinduzierten Bronchospasmus. Die Wirkung von Tiotropium ist etwa fünfmal stärker als die von Ipra-/Oxitropium. Die Wirkungsdauer ist wesentlich länger (Halbwertszeit 540 gegenüber 20 min) bei etwas verzögertem Wirkungseintritt.
- *Klinische Wirkung:* Bronchodilatatoren mit geringerer Potenz im Vergleich zu den β_2-Agonisten. Die Wirkung beginnt nach 30 bis 60 min. Die Wirkdauer beträgt etwa 6 h (Tiotropium 24 h). Es besteht ein additiver Effekt mit β_2-Agonisten. Anticholinergika können bei persistierendem Asthma in der Langzeittherapie als Add-on-Therapie zusammen mit anderen Bronchodilatatoren eingesetzt werden.
- *Dosierung:* 0,02 bzw. 0,10 mg/Hub, 3–4-mal 2 Hub/d. Tiotropium inhalativ 0,018 mg/24 h.
- *Unerwünschte Wirkungen*: Sind insgesamt gering. Gelegentlich kommt es zu Mundtrockenheit und Geschmacksveränderung.

► **Theophyllin (retardiertes Theophyllin gilt als „Controller"!):**

- *Substanzen:* Wasserfreies, reines Theophyllin. Derivate und Substanzmischungen sind pharmakologisch unbefriedigend.
- *Molekulare Wirkung:* Selektive Hemmung von Phosphodiesterase-Isoenzymen und nichtselektiver Antagonismus an den Adenosinrezeptoren der Zelloberfläche, Erhöhung der intrazellulären Konzentration von zyklischen Nukleotiden. Die Phosphodiesterase-Hemmung ist für die Bronchodilatation verantwortlich. Die neuromuskulären Effekte sind durch den Adenosinrezeptor-Antagonismus bedingt.
- *Zelluläre Wirkung:* Mäßige Bronchodilatation durch Muskelrelaxation, klinisch relevante antiinflammatorische und immunmodulatorische Wirkungen im unteren therapeutischen Dosisbereich (Hemmung immunologischer Effektorzellen, Abschwächung der asthmatischen Spätreaktion), Verringerung der Zwerchfell-Ermüdung, Verbesserung der mukoziliären Klärfunktion, Hemmung des bronchialen Plasmaaustritts, Senkung der unspezifischen bronchialen Hyperreagibilität.
- *Klinische Wirkung:* Rasch, aber mäßige Bronchodilatation, starke Protektion vor bronchokonstriktorischen Stimuli. Bei der akuten Bronchokonstriktion zeigt sich kein additiver Effekt nach maximaler Bronchodilatation durch β_2-Agonisten, jedoch werden additive Effekte in der Langzeittherapie beobachtet.
- *Unerwünschte Wirkungen:*
  - Zentral: Kopfschmerz, Übelkeit, Unruhe, Krampfanfälle, Hyperthermie, irreversibler Hirnschaden.

- Kardial: Tachykarde supraventrikuläre und ventrikuläre Arrhythmien bis hin zum Kammerflimmern.
- Hyperglykämie, Hypokaliämie.
- *Pharmakologische Besonderheiten:* Die therapeutische Breite ist gering (Serumwirkspiegel ab 5 mg/l, toxischer Serumspiegel ab 15 mg/l). Übelkeit und Tachykardie treten gelegentlich schon im therapeutischen Bereich (8–15 mg/l) auf, vor allem bei älteren Menschen. Bei Kindern, Rauchern und begleitender Therapie mit Antikonvulsiva oder Rifampicin ist die Elimination beschleunigt. Eine verlangsamte Elimination findet sich bei älteren Menschen, Leberinsuffizienz, Herzinsuffizienz, Fieber sowie bei gleichzeitiger Therapie mit Erythromycin, Ciprofloxacin oder Allopurinol. Die Serumspiegel sind nicht im Voraus berechenbar und Serumspiegelkontrollen sind in der Einstellphase erforderlich.
- *Dosierung* (Erwachsene): Die orale Therapie beginnt im Allgemeinen mit 300 mg/d(Tag). Bei guter Verträglichkeit wird die Dosis am 4. Tag auf 450 mg, am 7. Tag auf 600 mg erhöht. Drug Monitoring mittels Bestimmung des Serumspiegels am 4. Tag mit nachfolgender Dosisanpassung. Zielspiegel: 5–15 mg/l. Die intravenöse Therapie erfolgt als Dauerinfusion mit einer Dosierung von 10 mg/kgKG. Eine Serumspiegelkontrolle ist dabei schon am 2. Tag erforderlich.

Dauertherapie

▸ **Managementplan:** Der Plan zur Dauerbehandlung ist in Abb. 7.4 dargestellt. Er ist dynamisch und basiert auf der Bewertung der jeweiligen, aktuellen Asthmakontrolle (s. Tab. 7.4).

▸ **Prinzipien der Therapie:**
- *Prinzip 1:* Die Dauertherapie wird mit Entzündungshemmern, ggf. zusammen mit langwirksamen Bronchospasmolytika durchgeführt.

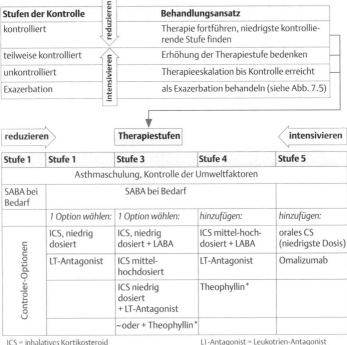

Stufen der Kontrolle		Behandlungsansatz
kontrolliert	reduzieren	Therapie fortführen, niedrigste kontrollierende Stufe finden
teilweise kontrolliert		Erhöhung der Therapiestufe bedenken
unkontrolliert		Therapieeskalation bis Kontrolle erreicht
Exazerbation	intensivieren	als Exazerbation behandeln (siehe Abb. 7.5)

reduzieren ⟩ **Therapiestufen** ⟨ intensivieren

	Stufe 1	Stufe 3	Stufe 4	Stufe 5
Stufe 1	Stufe 1	Stufe 3	Stufe 4	Stufe 5
	Asthmaschulung, Kontrolle der Umweltfaktoren			
SABA bei Bedarf	SABA bei Bedarf			
	1 Option wählen:	*1 Option wählen:*	*hinzufügen:*	*hinzufügen:*
Controler-Optionen	ICS, niedrig dosiert	ICS, niedrig dosiert + LABA	ICS mittel-hochdosiert + LABA	orales CS (niedrigste Dosis)
	LT-Antagonist	ICS mittel-hochdosiert	LT-Antagonist	Omalizumab
		ICS niedrig dosiert + LT-Antagonist	Theophyllin*	
		~oder + Theophyllin*		

ICS = inhalatives Kortikosteroid
LABA = langwirksamer Beta-Agonist
SABA = kurzwirksamer Beta-Agonist

LI-Antagonist = Leukotrien-Antagonist
* oral, retardiert

Abb. 7.4 • Asthma-Management nach dem Grad der Kontrolle für Kinder ab 5 Jahren, Jugendliche und Erwachsene (GINA 2006).

- *Prinzip 2:* Außer bei gelegentlichen, leichten Symptomen empfiehlt sich keine Monotherapie mit β_2-Agonisten. Kurzwirksame β_2-Agonisten sollten immer bedarfsweise und so selten wie möglich eingesetzt werden.
- *Prinzip 3*: Eine inhalative Therapie ist der systemischen Behandlung stets vorzuziehen.
- *Prinzip 4:* Die Intensität der Therapie orientiert sich an der Asthmakontrolle.
- *Prinzip 5:* Ist Asthmakontrolle erreicht, wird die Therapie um eine Stufe reduziert.

► Bei mildem Dauerasthma ist die bedarfsweise Anwendung einer Kombination eines inhalativen Steroids in höherer Dosis mit einem (kurzwirksamen) β_2-Agonisten gegenüber der regelmäßigen Steroidanwendung und zusätzlicher, bedarfsadaptierter Inhalation eines β_2-Agonisten mindestens gleichwertig (Papi, 2007).

Spezielle Therapie

► Therapie des Asthmaanfalls s. Abb. 7.5.
► **Infektexazerbation:**
  - Therapieintensivierung nach den Prinzipien der Anfallbehandlung (s. Abb. 7.5 und Tab. 7.3).
  - Systemische Steroidtherapie mit 50–100 mg Prednisonäquivalent pro Tag in 2–3 Einzeldosen je nach Schweregrad.
  - Zusätzlich bei purulentem Auswurf antibakterielle Therapie für 5 Tage: z. B. Ampicillin 0,5 g/8 h.
► **Gastroösophagealer Reflux:**
  - Häufige kleine Mahlzeiten.
  - Vermeiden von Alkohol, Theophyllin, oralen β_2-Agonisten und Anticholinergika.
  - Langzeittherapie mit einem Protonenpumpenhemmer (z. B. 20–40 mg oder Omeprazol, Pantoprazol oder Esomeprazol/12–24 h p. o.).
  - Schlafen mit erhöhtem Oberkörper.
  - Gewichtsnormalisierung.
  - Bei erfolgloser konsequenter konservativer Therapie Fundoplicatio.
► **Analgetikaasthma:**
  - Vermeidung von nichtsteroidalen Analgetika und mit ASS-behandelten Nahrungsmitteln.
  - Stationäre ASS-Toleranzinduktion mit ansteigenden Dosen unter Steroidschutz.
  - *Ersatzanalgetika:* Zentral wirksame Analgetika; Paracetamol, das bei 95 % der Betroffenen toleriert wird; hier ist eine initiale Probedosis indiziert.
► **Berufsasthma:**
  - Strenge Expositionsprophylaxe. Oft ist eine berufliche Umsetzung notwendig.
  - Atemschutzgeräte und verbesserte Raumventilation sind selten ausreichend.
  - Die medikamentöse Therapie erfolgt nach den gleichen Kriterien wie bei den anderen Asthmaformen.
► **Asthma in der Schwangerschaft:**
  - Das Risiko eines unkontrollierten Asthmas ist stets größer als das einer angemessenen Therapie.
  - Orale Steroide sollten wegen fetaler Wachstumsverzögerung und leicht erhöhtem Missbildungsrisiko im ersten Trimenon möglichst vermieden werden.
  - Inhalatives Steroid der Wahl ist Beclometason in einer Tagesdosis bis maximal 2 mg.
  - Eine Theophyllin-Behandlung erfordert eine strenge Serumspiegelkontrolle (angestrebter Wirkspiegel 5–15 mg/l).
  - Wegen möglicher kardialer Schädigung des Fetus sind Höchstdosen von β_2-Agonisten zu vermeiden.
  - Inhalative langwirksame β_2-Agonisten und neuere inhalative Steroide sollten nicht angewendet werden, da mit diesen Substanzen noch keine ausreichenden Erfahrungen gemacht wurden.
  - *Kontraindiziert sind:* Adrenalin, Fluorchinolone, Tetrazykline und Sulfonamide.
  - Im Übrigen gelten die etablierten Prinzipien der Dauer- und Akuttherapie.

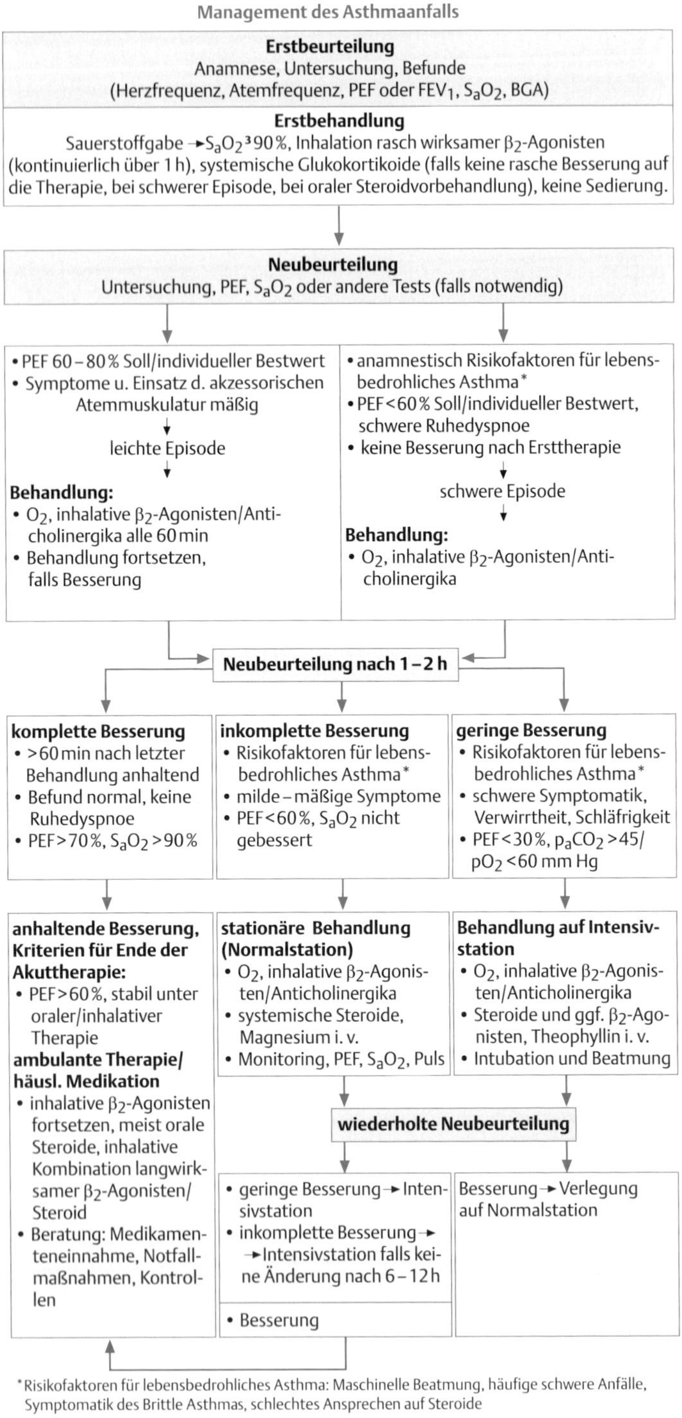

Management des Asthmaanfalls

| **Erstbeurteilung** |
| Anamnese, Untersuchung, Befunde |
| (Herzfrequenz, Atemfrequenz, PEF oder FEV$_1$, SaO$_2$, BGA) |

| **Erstbehandlung** |
| Sauerstoffgabe →SaO$_2$ ³90%, Inhalation rasch wirksamer β$_2$-Agonisten (kontinuierlich über 1 h), systemische Glukokortikoide (falls keine rasche Besserung auf die Therapie, bei schwerer Episode, bei oraler Steroidvorbehandlung), keine Sedierung. |

| **Neubeurteilung** |
| Untersuchung, PEF, SaO$_2$ oder andere Tests (falls notwendig) |

| • PEF 60–80% Soll/individueller Bestwert
• Symptome u. Einsatz d. akzessorischen Atemmuskulatur mäßig

leichte Episode

Behandlung:
• O$_2$, inhalative β$_2$-Agonisten/Anti-cholinergika alle 60 min
• Behandlung fortsetzen, falls Besserung | • anamnestisch Risikofaktoren für lebens-bedrohliches Asthma*
• PEF <60% Soll/individueller Bestwert, schwere Ruhedyspnoe
• keine Besserung nach Ersttherapie

schwere Episode

Behandlung:
• O$_2$, inhalative β$_2$-Agonisten/Anti-cholinergika |

| **Neubeurteilung nach 1–2 h** |

| **komplette Besserung**
• >60 min nach letzter Behandlung anhaltend
• Befund normal, keine Ruhedyspnoe
• PEF >70%, SaO$_2$ >90% | **inkomplette Besserung**
• Risikofaktoren für lebens-bedrohliches Asthma*
• milde–mäßige Symptome
• PEF <60%, SaO$_2$ nicht gebessert | **geringe Besserung**
• Risikofaktoren für lebens-bedrohliches Asthma*
• schwere Symptomatik, Verwirrtheit, Schläfrigkeit
• PEF <30%, paCO$_2$ >45/pO$_2$ <60 mm Hg |

| **anhaltende Besserung, Kriterien für Ende der Akuttherapie:**
• PEF >60%, stabil unter oraler/inhalativer Therapie
ambulante Therapie/häusl. Medikation
• inhalative β$_2$-Agonisten fortsetzen, meist orale Steroide, inhalative Kombination langwirk-samer β$_2$-Agonisten/Steroid
• Beratung: Medikamen-teneinnahme, Notfall-maßnahmen, Kontrollen | **stationäre Behandlung (Normalstation)**
• O$_2$, inhalative β$_2$-Agonis-ten/Anticholinergika
• systemische Steroide, Magnesium i. v.
• Monitoring, PEF, SaO$_2$, Puls | **Behandlung auf Intensiv-station**
• O$_2$, inhalative β$_2$-Agonis-ten/Anticholinergika
• Steroide und ggf. β$_2$-Ago-nisten, Theophyllin i. v.
• Intubation und Beatmung |

| | **wiederholte Neubeurteilung** | |

| | • geringe Besserung → Inten-sivstation
• inkomplette Besserung → →Intensivstation falls kei-ne Änderung nach 6–12 h

• Besserung | Besserung → Verlegung auf Normalstation |

*Risikofaktoren für lebensbedrohliches Asthma: Maschinelle Beatmung, häufige schwere Anfälle, Symptomatik des Brittle Asthmas, schlechtes Ansprechen auf Steroide

Abb. 7.5 • Management des Asthmaanfalls.

Spezifische Immuntherapie

► S. S. 466.

Schulung

► Patientenschulung ist bei chronischem Asthma immer indiziert; sie reduziert den Medikamentenbedarf, die Exazerbationshäufigkeit, die Frequenz von Notfallbehandlungen und Hospitalisationen.
► Prinzipien und Durchführung sind ab S. 464 dargestellt.

Prophylaxe

► Entfernung von Milbenquellen in der häuslichen Umgebung von Kindern (Teppichboden, Stofftiere, Federbetten, Staubfänger anderer Art), Bevorzugung von Leder und Holz in der Wohnung.
► Wohnräume kühl und trocken halten.
► Vermeidung von Rauchen in der Schwangerschaft und von Passivrauchen bei Kindern.
► Brusternährung der Säuglinge über mindestens 6 Monate.
► Vermeiden einer hochurbanen Umgebung bei Kindern.
► Bei der Berufswahl vermeiden von Tätigkeiten mit Exposition gegenüber Staub oder Allergenen.
► Verzicht auf Medikamente, die einen Asthmaanfall auslösen können (β-Rezeptorenblocker, evtl. ASS, NSAR).

Prognose

► Die Langzeitprognose ist meist günstig, Sekundärfolgen (Cor pulmonale, Lungenparenchymschäden) sind selten.
► Kindliches Asthma verschwindet in 30–50 % in der Pubertät, taucht aber später häufig wieder auf. Bei leichtem kindlichem Asthma entwickelt sich in 5–10 % der Fälle ein Asthma im späteren Leben. Die Lungenfunktion im Erwachsenenalter bei kindlichem Asthma ist oft mäßig eingeschränkt.
► Die Wahrscheinlichkeit von neu auftretendem Asthma wird geringer mit zunehmendem Lebensalter.

7.5 Chronische Bronchitis, COPD

Grundlagen

► **WHO-Definition der chronischen Bronchitis:** Produktiver Husten an den meisten Tagen der Woche über mindestens 3 Monate eines Jahres in zwei aufeinanderfolgenden Jahren.
► **Chronisch obstruktive Bronchitis:** Chronisch produktiver Husten mit Dyspnoe, die durch einen eingeschränkten Atemwegsfluss (Obstruktion) bedingt ist.
► **Chronisch obstruktive Atemwegserkrankung** (englisch: chronic obstructive pulmonary disease – COPD): Chronische Lungenkrankheit mit progredienter Atemwegsobstruktion auf dem Boden einer chronischen Bronchitis und/oder eines Lungenemphysems. Die Einschränkung der relativen und absoluten Einsekundenkapazität, die Reduktion des exspiratorischen Atemflusses und die Erhöhung des Atemwegswiderstandes sind nach Inhalation kurzwirksamer β_2-Agonisten allenfalls partiell reversibel und nehmen über die Zeit zu. Die Obstruktion ist durch eine abnorme Entzündungsreaktion bedingt, die durch Partikel, Gase und vor allem durch Zigarettenrauch verursacht ist. Hauptsymptome sind chronischer Husten, Auswurf, Atemnot, anfangs nur unter Belastung.
► **Epidemiologie:**
  • *Prävalenz:* Mit dem Alter zunehmend, sie ist bei Männern fast doppelt so hoch wie bei Frauen. Im fünften Dezennium kommt es zu einem steilen Anstieg der Prävalenz, der Höhepunkt wird im siebten Lebensjahrzehnt mit etwa 10 % bei Männern und etwa 5 % bei Frauen erreicht. Die COPD ist unabhängig vom Ziga-

rettenkonsum insgesamt häufiger bei Männern und in unteren sozialen Schichten. Eine familiäre Häufung ist nicht sicher genetisch bedingt.

- *Mortalität:* Die COPD ist die Haupttodesursache bei etwa 3,5 % aller Todesfälle und mitverursachend etwa bei weiteren 4,5 %. In den letzten 30 Jahren kam es zu einer erheblichen Mortalitätszunahme (in den USA zwischen 1960 und 1998 um 344 % bei Männern [von 16 auf 55/100 000] und um 1 000 % bei Frauen [von 3 auf 34/100 000]) bei gleichzeitigem Abfall der Mortalität durch kardiovaskuläre Erkrankungen.

► **Ätiologie:**
- Das Zigarettenrauchen ist Hauptursache und für 80–90 % aller COPD-Fälle verantwortlich. 15 % der Zigarettenraucher entwickeln eine klinisch signifikante COPD. Passivrauchen führt dagegen nicht sicher zur chronischen Bronchitis. Prognostisch relevant sind das Alter bei Beginn des Nikotinkonsums, die Gesamtanzahl der Päckchenjahre (pack years) und die Rauchgewohnheiten bei Diagnosestellung.
- Die Rolle der Umweltverschmutzung ist unsicher. Wahrscheinliche Risikofaktoren sind hohe NO_2- und Feuchtigkeitswerte sowie offenes Feuer in Wohnräumen ohne angemessene Belüftung.

► **Pathogenese und Pathophysiologie:**
- Die chronische Bronchitis ist das Ergebnis fehlregulierter Schutzmechanismen bei Exposition gegenüber chronischen Noxen.
- Früheste Veränderungen sind Schleimhautinfiltrationen durch mononukleäre Zellen in kleinen Atemwegen (Durchmesser < 2 mm, zumeist sind [respiratorische] Bronchiolen betroffen). Durch die Hyperplasie und Hypertrophie bronchialer Schleimdrüsen, Becherzellvermehrung, Verbreiterung der Basalmembran und Hypertrophie glatter Muskeln kommt es zu einer Verengung des Bronchiallumens (vor allem in der Peripherie – „small airways disease").
- Die chronische Entzündung induziert eine unspezifische bronchiale Hyperreagibilität wie beim intrinsischen Asthma.
- Reparative Entzündungsprozesse führen durch fibrotische Narbenzüge zu einer Architekturstörung erst kleiner, dann großer Atemwege („airway remodelling"). Sie verstärken die fixierte Obstruktion, ermöglichen die Bronchiektasenbildung und führen zur Instabilität zentraler Atemwege.
- Am Bronchialepithel sind Zilienverlust, Freilegung der Basalmembran und schließlich eine Plattenepithelmetaplasie zu beobachten.
- Infektexazerbationen werden getriggert durch eine mukoziliäre Clearance-Störung, Dyskrinie und Hyperkrinie sowie durch das lokale Überwiegen von immunparalysierenden Entzündungsmediatoren.

► **Schweregrade:** s. Tab. 7.6.

Tab. 7.6 • **Schweregrade der COPD (modifiziert nach: Global Initiative for Obstructive Lung Disease – GOLD und Deutsche Atemwegsliga/DGP, 2007).**

Schweregrad	Charakteristika
0 (Risikogruppe) = chronische nichtobstruktive Bronchitis	normale Spirometrie, chronische Symptome (Husten, Auswurf)
I (leicht)	$FEV_1 \geq 80 \%^*$ Soll, FEV_1/VK < 70 %** mit oder ohne chronische Symptome (Husten, Auswurf, Dyspnoe bei körperlicher Belastung)
II (mittel)	FEV_1 < 80 % Soll, aber ≤ 50 % Soll, FEV_1/VK < 70 % mit oder ohne chronische Symptome
III (schwer)	FEV_1 < 50 % Soll, aber ≥ 30 %, FEV_1/VK < 70 % mit oder ohne chronische Smptome
IV (sehr schwer)	FEV_1 < 30 % Soll, FEV_1/VK < 70 % oder FEV_1 < 50 % Soll und chronische respiratorische Insuffizienz oder Rechtsherzinsuffizienz

* exspiratorische Einsekundenkapazität in Prozent des alters- und geschlechtsspezifischen Sollwertes
** relative Einsekundenkapazität, bezogen auf die Vitalkapazität (VK), in Deutschland als inspiratorische Vitalkapazität (IVC), sonst als forcierte, exspiratorische Vitalkapazität (FVC) gemessen

Klinik

- **Chronischer Husten:** Seit mindestens 2 Jahren, zunächst mit morgendlichem Auswurf, später ganztägig. Das Sekret ist weißlich, dünnflüssig bis zäh, die morgendliche Erstportion meist mukopurulent. Infektexazerbationen führen zu einer vermehrten Sputumproduktion mit purulenter Verfärbung (zuweilen auch blutig tingiert), dabei können Luftnot und Fieber auftreten.
- **Dyspnoe:** Langsame Zunahme über Monate bis Jahre (Verschlechterungen v. a. durch infektgetriggerte Exazerbationen). Luftnot zunächst nur bei Anstrengung und mit geringer Varianz, später schon bei geringer Belastung (z. B. Ankleiden) oder in Ruhe.
- **Allgemeine Symptomatik:**
  - Morgendliche Kopfschmerzen, Plethora bei Polyglobulie, Gewichtsverlust („pulmonale Kachexie") als Ausdruck einer stark vermehrten Atemarbeit und einer systemischen Entzündungsreaktion („COPD-Wasting"), zunehmender Leistungsverfall.
  - Einflussstauung, Ödeme der unteren Extremitäten, weiter abnehmende Belastbarkeit (als Zeichen des Cor pulmonale).
- **Schweregradbeurteilung:** s. Tab. 7.6 oder alternativ Tab. 7.7 (Bode-Index). Der BODE-Index korreliert als komplexer Score besser mit der Letalität als Lungenfunktionsparameter (FEV_1) allein.

Diagnostik

- **Anamnese:**
  - Alter (Erstmanifestation im Mittel im 5. Lebensjahrzehnt).
  - *Symptome:* Husten, purulentes Sputum, Infekte, Fieber, Antriebsarmut, Tagesmüdigkeit, Kopfschmerzen, Gewichtsverlust, Ödeme.
  - Verlauf und Intensität der Symptome, körperliche Belastbarkeit, Beeinträchtigung im Alltag, Häufigkeit und Schwere von Exazerbationen. Krankenhausaufenthalte, Begleiterkrankungen, gegenwärtige Medikation, Möglichkeit zur Beseitigung von Risikofaktoren.
  - *Noxen:* Zigarettenanamnese (im Mittel 20 Päckchenjahre bei Diagnosestellung), Berufsanamnese, allgemeine Luftverschmutzung.
  - *Fragen zu Differenzialdiagnosen:* Asthma, Allergien, Nasenpolypen, Sinusitiden, andere Atemwegserkrankungen, Störungen der Atmung im Schlaf.
  - *Fragen zu anderen Risikofaktoren:* Alpha$_1$-Proteinase-Inhibitor-Mangel, bronchiale Hyperreaktivität, Störungen des Lungenwachstums, häufige Atemwegsinfektionen in der Kindheit?
- **Klinischer Befund:**
  - *Pulmonale Auskultation:* Frühinspiratorische Rasselgeräusche, exspiratorisches Giemen und Pfeifen bei fortgeschrittener obstruktiver Bronchitis. Häufig auch Zeichen des Lungenemphysems (s. S. 9).
  - *Perkussion:* Geringe Zwerchfellverschieblichkeit, Zwerchfelltiefstand.
  - *Kardialer Befund:* Evtl. leises Systolikum bei Trikuspidalinsuffizienz, hepatojugulärer Reflux, Einflussstauung, vermehrter rechtsventrikulärer Impuls, periphere Ödeme.

Tab. 7.7 • **BODE-Skala des COPD-Schweregrades (Deutsche Atemwegsliga/DGP, 2007).**

Parameter	Punkte auf der BODE-Skala			
	0	*1*	*2*	*3*
FEV_1 (%Soll)	≥ 65	50–64	36–49	≤ 35
6 min Gehtest (m)	> 350	250–349	150–249	≤ 149
MRC Dyspnoe * (Stufe)	0–1	2	3	4
Body-Mass-Index (kg/m²)	> 21	≤ 21	≤ 21	≤ 21

Modifizierter MRC-Score: 0: Keine Atemnot, 1: Luftnot bei schwerer Belastung, 2: Luftnot bei leichter Belastung, 3: zu kurzatmig, das Haus zu verlassen, 4: kurzatmig beim An- und Ausziehen.

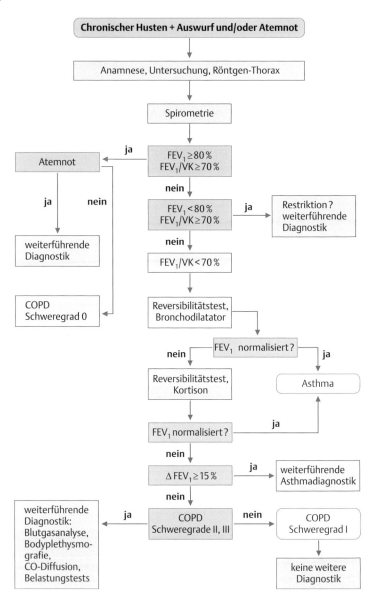

Abb. 7.6 • Flussdiagramm zur Funktionsdiagnostik der COPD.

- Zeichen der Sekretansammlung im Anhustenversuch, zentrale Zyanose, Konzentrationsschwäche, verminderte Vigilanz, Gewichtsverlust.
- ▸ **Lungenfunktionsprüfung:**
- Spirometrie, Pneumotachografie, Ganzkörperplethysmografie.
- Der Einsatz der Lungenfunktionsdiagnostik in der Diagnose und Differenzialdiagnose der COPD ist in Abb. 7.6 als Algorithmus dargestellt.
- *Nichtobstruktive Bronchitis:* Keine Funktionsstörungen.
- *Chronisch obstruktive Bronchitis:*
  - Obstruktive Ventilationsstörung mit erniedrigter absoluter und relativer Einsekundenkapazität, eingeschränkten forcierten exspiratorischen Flüssen (vor allem bei 50 und 25 % der Vitalkapazität) und erhöhtem exspiratorischen Atemwegswiderstand.

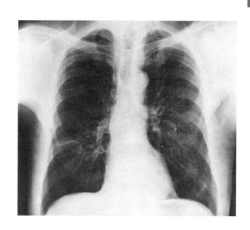

Abb. 7.7 • Lungenüberblähung.

- Keine vollständige Reversibilität im Bronchospasmolysetest.
- Oft auch Nachweis einer unspezifischen bronchialen Hyperreagibilität.
- *COPD:*
  - Stärkere Flusseinschränkung bei forcierter Ventilation als bei Ruheatmung, plötzlicher Druckabfall nach Erreichen des Spitzenflusses beim forcierten Exspirationsmanöver („Emphysemknick", s. Abb. 2.4, S. 17) und golfschlägerartige Deformation im exspiratorischen Teil der Resistance-Schleife als Hinweise auf eine flussabhängige Obstruktion durch bronchiale Instabilität (s. Abb. 2.7, S. 21).
- Ventilations-Perfusions-Inhomogenitäten und alveolärer Kapillarverlust führen zu einem Abfall des Transferfaktors für CO, dann progredienter Abfall des p_aO_2 und später Anstieg des p_aCO_2 als Zeichen der überlasteten Atempumpe. International akzeptierter (weil einfach durchführbarer und gut reproduzierbarer) Parameter des Funktionsverlustes ist in der frühen und mittleren Erkrankungsphase die absolute Einsekundenkapazität (FEV_1).
- ► **Röntgenuntersuchung (Thorax in 2 Ebenen):**
  - Verdickte, unregelmäßig begrenzte Wände orthograd getroffener Bronchien, Deformation zentraler Bronchien.
  - *„Dirty Chest":* Unregelmäßige, diffuse interstitielle Zeichnungsvermehrung und Plattenatelektasen.
  - Häufig Zeichen der Lungenüberblähung s. Abb. 7.7.
  - Später oft Zeichen des Cor pulmonale s. Abb. 7.8 (prominente zentrale Pulmonalarterien, periphere Gefäßarmut, Erweiterung des rechten Ventrikels in der Seitaufnahme in den Retrosternalraum).
- ► **Blutgasanalyse (kapillär/arteriell):** Bei einem $p_aO_2 < 60$ mmHg mit oder ohne Hyperkapnie ($p_aCO_2 > 44$ mmHg) liegt eine respiratorische Insuffizienz vor. Dies belegt, außerhalb akuter Exzerbationen, das Stadium 4 der Erkrankung. Als Verlaufsparameter der Oxigenierung kann auch die Pulsoximetrie verwendet werden.
- ► **Computertomografie (HR-CT):** Bronchusdeformationen und peribronchiale Lungenfibrose. Indiziert zum Ausschluss von Bronchiektasen und zum Nachweis des Lungenemphysems.
- ► **Sputumuntersuchung:**
  - *Zytologie:* Mukoides Sputum mit Makrophagendominanz, bei Exazerbation Neutrophilendominanz mit multiplen, auch intrazellulären Bakterien.
  - *Mikrobiologie:* Typischerweise Nachweis von Streptococcus pneumoniae, Haemophilus influenzae oder Moraxella catarrhalis, später auch von Escherichia coli, Klebsiella pneumoniae oder Pseudomonas aeruginosa. Sputumkulturen sollten alle 1–2 Jahre zur Klärung der Kolonisation und des Keimwechsels sowie der Antibiotikaresistenz durchgeführt werden.
- ► **Bronchoskopie:**
  - *Indikation:* Zur Differenzialdiagnose, bei Hämoptysen.
  - *Typische Befunde:* Schleimhauthypertrophie oder -atrophie, erweiterte Drüsenausführungsgänge, Hyperämie, Sekret, tracheobronchiale Instabilität und Deformation.

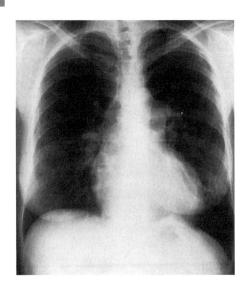

Abb. 7.8 • Cor pulmonale.

➤ **Echokardiografie:**
- Belegt das Cor pulmonale (RV-Hypertrophie, pulmonale Hypertonie), differenzialdiagnostisch wichtig ist auch die Beurteilung der linksventrikulären Funktion.

Differenzialdiagnose

- ➤ **Wichtigste Differenzialdiagnosen** sind Asthma bronchiale und das reine Lungenemphysem.
- ➤ **Seltene DD:** Bronchoalveoläres Karzinom mit Hypersekretion, Bronchiektasen, zystische Fibrose.
- ➤ **Wesentliche differenzialdiagnostische Hinweise:**
  - *Anamnese und klinischer Befund:*
    - Variable und reversible Luftnot: Asthma bronchiale (s. S. 138).
    - Lungenüberblähung: Emphysem (s. S. 173).
  - *Lungenfunktionsprüfung:*
    - Atemphysiologische Differenzialdiagnose: Siehe S. 10 ff, 50 ff.
    - Reversible Obstruktion, normaler Ausgangsbefund mit ausgeprägter unspezifischer Hyperreagibilität: Asthma.
    - Dynamische Obstruktion kleiner Atemwege, Überblähung: Emphysem.
  - *Röntgenbefund:*
    - Überblähung, Bullae: Emphysem.
    - Infiltrate: Bronchoalveoläres Karzinom, Pneumonie, zystische Fibrose.
    - „Straßenbahngleise": Bronchiektasen.
  - *Bronchoskopie:* S. oben.
  - Die DD zum Asthma ist in der Synopsis meist möglich (s. Tab. 7.8).

Therapie (Stufenplan s. Tab. 7.9)

- ➤ **Therapieziele:**
  - Rückbildung von Dyspnoe, Husten und Auswurf, Verbesserung der Belastbarkeit. Senkung der Exazerbationsfrequenz, längere Lebenserwartung.
  - Atemphysiologie:
    - Anstieg von FEV_1 und p_aO_2.
    - Abfall von Atemwegswiderstand, thorakalem Gasvolumen, Residualvolumen, p_aCO_2 und Peak-Flow.
- ▣ *Hinweis:* Die nichtobstruktive chronische Bronchitis (Stadium 0) bedarf keiner medikamentösen Langzeittherapie. Die Raucherentwöhnung ist die einzige Intervention, die die Langzeitprognose verbessert.

Tab. 7.8 • **Differenzialdiagnose von Asthma und COPD.**

Kriterium	Asthma	COPD
Familie, Kindheit	Allergie/Asthma in der Familie, Atopiestigmata in der Kindheit (Neurodermitis, Rhinitis)	keine Hinweise
Alter bei Erstdiagnose	überwiegend in Kindheit und Jugend	meist in der 6. Lebensdekade
Tabakrauchen	kein Kausalzusammenhang	Hauptrisikofaktor
Atemnot	nachts, anfallsartig, episodisch	bei Belastung
Überblähungshinweise (klinisch, radiologisch)	nur im Anfall	permanent (bei begleitendem Emphysem)
bronchiale Hyperreagibilität	immer	teilweise
Obstruktion	variabel	stabil, langsam progredient
Reversibilität der Obstruktion	gut: Δ FEV$_1$ > 20 %	schlecht: Δ FEV$_1$ < 15 %
Ansprechen auf Kortikoide	regelhaft	gelegentlich

Tab. 7.9 • **Stufenplan für die Langzeittherapie der COPD (modifiziert nach Global Initiative for Obstructive Lung Disease/GOLD und Deutsche Atemwegsliga/DGP, 2007).**

Schweregrad	medikamentöse Therapie	nichtmedikamentöse Therapie
alle Schweregrade	– Nikotinpflaster, Bupropion (Nikotinentwöhnung)	– Vermeidung von Risikofaktoren Nikotinentwöhnung, Influenza- und Pneumokokkenimpfung
Grad 0 (Risikogruppe)	–	–
Grad I (leichte COPD)	– bei Bedarf kurzwirksame Bronchodilatatoren	– zusätzlich Patientenschulung
Grad II (mittelschwere COPD)	– langwirksame β_2-Agonisten und/oder Anticholinergika regelmäßig, mit oder ohne Theophyllin bei unzureichender Kontrolle	– zusätzlich Rehabilitation – körperliches Training – Physiotherapie – Ernährungstherapie*
Grad III (schwere COPD)	– zusätzlich inhalative Glukokortikoide bei wiederkehrenden Exazerbationen	– wie II
Grad IV (sehr schwere COPD)	– zusätzlich ggf. Sauerstofflangzeittherapie	– zusätzlich Heimbeatmung* – evtl. Emphysemchirurgie, Lungentransplantation

Indikation derzeit noch nicht empirisch gesichert, im Einzelfall von erfahrenen Ärzten einsetzbar

- ► **Entzündungshemmende Medikamente (s. S. 145):**
  - *Dauertherapie:* DNCG, Nedocromil und Leukotrienantagonisten sind unwirksam. Nur ein Teil der Patienten spricht auf eine Langzeittherapie mit inhalativen Steroiden an. Sie sind indiziert im Schweregrad III und IV bei gehäuften Exazerbationen (≥ 1 im letzten Jahr), wenn unter der Therapie (versuchsweise für 3–6 Monate) die Exazerbationsfrequenz abnimmt. Systemische Kortikosteroide sind nicht indiziert. Kortikosteroide können die Prognose der Erkrankung, im Gegensatz zum Asthma, nicht verbessern und verlangsamen den pulmonalen Funktionsverlust langfristig nicht.
  - Kombinationspräparate (inhalatives Steroid + langwirksamer β_2-Agonist/LABA) sind gegenüber einer LABA-Monotherapie günstiger im Hinblick auf die Exazerbationsfrequenz, den FEV$_1$-Verlust und die Lebensqualität, vor allem bei fortgeschrittener Erkrankung.
  - *Exazerbationstherapie:* s. S. 161.

▸ **β$_2$-Agonisten** (Pharmakologie und Anwendung s. S. 147 f): Basistherapie bei Atemnot, sie wirken bronchospasmolytisch und sekretfördernd. Das Ansprechen darauf ist unterschiedlich. Die Anwendung kurzwirksamer Substanzen (s. Tab. 7.5 S. 148) sollte inhalativ bedarfsorientiert oder in 3–6 Einzeldosen erfolgen. LABA sind bei COPD besonders geeignet, da die bronchiale Obstruktion dauerhaft besteht und eine möglichst anhaltende Bronchospasmolyse erwünscht ist. Formoterol und Salmeterol führen, auch unabhängig von der Stärke des akuten bronchialen Spasmolyseeffektes, zu einer Besserung der Symptomatik und senken die Exazerbationsfrequenz. Die Dosierung erfolgt alle 12 h. Mit einer klinisch relevanten Tachyphylaxie bei regelmäßiger Therapie mit β$_2$-Agonisten ist nicht zu rechnen.

▸ **Anticholinergika** (Pharmakologie und Anwendung s. S. 149 f): Stärkere Wirkung als bei Asthma, Medikamente der ersten Wahl. Deutliche Verbesserung der Obstruktion, Überblähung, Belastbarkeit, Lebensqualität und Exazerbationsfrequenz. Zu beachten ist ein additiver Effekt bei gemeinsamer Anwendung mit β$_2$-Agonisten. Die volle Wirkung tritt nach 20–30 min ein, Dosierungsintervall 6–8 h, bei Tiotropium einmal täglich.

▸ **Theophyllin** (vgl. S. 149): Schwächerer bronchospasmolytischer Effekt. Individueller Wirksamkeitsnachweis nach Therapiebeginn in der Exazerbation durch Auslassversuch in einer stabilen Krankheitsphase sinnvoll, da nur etwa 50 % der Patienten profitieren. Bei Wirksamkeit Befundverschlechterung. Auch indiziert bei ungenügender Krankheitskontrolle durch Inhalativa.
  - Serumspiegel um 10–15 mg/l anstreben. Die erste Kontrolle sollte am 4. Behandlungstag erfolgen, weitere Kontrollen bei Änderung der übrigen Medikation.
  - Vorsichtige Dosierung bei älteren Patienten (tachykarde Rhythmusstörungen, Übelkeit).

▸ **Bronchodilatatorkombinationen:** Die Kombination hat einen additiven Effekt und wird oft besser toleriert als die Dosiserhöhung einer Substanz. Surrogatparameter (Lungenfunktion) zeigen grundsätzliche Vorteile gegenüber der Einzeltherapie. Dagegen stehen die Therapietreue und die Medikamentenkosten.

▸ **Antibiotika:**
  - *Indikation:* Akute purulente Exazerbation (vermehrte Dyspnoe, Zunahme von Sputumvolumen und -purulenz).
  - *Substanzen:* Amoxicillin 0,5 g/8 h p. o., Cefuroximaxetil 0,5 g/12 h p. o. Auch Doxycyclin 0,2 g/24 h p. o. bei niedriger lokaler Resistenzquote bei Leiterregern (s. o. Sputum). Bei möglicher gramnegativer Flora bei fortgeschrittener Erkrankung auch gegen Pneumokokken aktive Fluorchinolone, z. B. Levofloxacin 0,5 g/24 h p. o. oder Moxifloxacin 0,4 g/24 h p. o., bei bekannter Kolonisation mit Pseudomonas auch Ciprofloxacin 0,5 g/12 h p. o.

▸ **Sekretolytika:**
  - *Indikation:* Akute Exazerbation – nur bei subjektivem Wirksamkeitsnachweis (leichteres Abhusten ohne vermehrte Sekretproduktion)!
  - *Substanzen:* N-Acetylcystein 0,6 g/24 h oder Ambroxol 75 mg/12 h p. o.

▸ **Patientenschulung:** Strukturiertes, pädagogisch erarbeitetes und evaluiertes Schulungsprogramm mit dem Ziel der aktiven Patiententeilnahme an der Bewältigung der chronischen Erkrankung durch Überwachung der Symptomatik und Selbstanpassung der Therapie an den jeweiligen Erkrankungsschweregrad (s. Empfehlungen der FAG Patientenschulung der DGP, Pneumologie 49 [1995] 455–460).

▸ **Physikalische Therapie:**
  - *Indikationen:* Fortgeschrittenes Krankheitsbild mit
    – erschwertem Aushusten,
    – Ermüdung der Atempumpe (p_aCO_2 ↑, zunächst in der Nacht),
    – Hypoxämie (unter Sauerstoffinsufflation),
    – pulmonaler Kachexie (mit begleitender Ernährungstherapie). Eine pulmonale Kachexie liegt vor bei einer ungewollten Gewichtsabnahme um > 5 % unabhängig vom Ausgangsgewicht.
  - *Methoden:* Nach fachlicher Anleitung Lagerungsdrainage, Vibrationsmassage, Erlernen der „dosierten Lippenbremse", mechanische exspiratorische Stenose mit Oszillationen („Flutter, VRP$_1$-Desitin" und andere), Atem-, Husten- und Entspannungstechniken. Bei Ermüdung der Atempumpe und/oder Kachexie dosiertes

Trainingsprogramm zum Muskelaufbau (unter Kontrolle von S_aO_2 und p_aCO_2) evtl. zusammen mit einer Hyperalimentation.

► **Rehabilitation (ambulant oder stationär):**
  • *Indikation:* Schweregrad II und höher.
  • *Methoden:* Multimodaler Ansatz mit den Komponenten Pharmakotherapie, Tabakentwöhnung, körperliches Training, Patientenschulung, Atemphysiotherapie, Ergotherapie, Ernährungsberatung, Hilfsmittelversorgung, soziale Betreuung, psychosoziale Beratung und sozialmedizinische Begutachtung.

► **Operative Therapie:**
  • Bullektomie, Lungenvolumenreduktionsplastik, Lungentransplantation, s. Kap. 7.10, S. 177.

► **Sauerstofflangzeittherapie** (Einzelheiten und Durchführung s. S. 475 ff):
  • *Indikation:* Persistierende respiratorische Insuffizienz ($p_aO_2 < 55$ mmHg in Ruhe, im Schlaf oder während körperlicher Belastung bzw. bei einem $p_aO_2 < 60$ mmHg bei chronischem Cor pulmonale, Linksherzinsuffizienz oder Polyglobulie) mit oder ohne Hyperkapnie.
  • *Kontraindikation:* Schwere Hyperkapnie ($p_aCO_2 > 70$ mmHg, Anstieg unter Sauerstoff > 15 mmHg, bei fortgesetztem Nikotinkonsum).
  • Der Einsatz ist nur sinnvoll bei einer täglichen Anwendung über mindestens 12-16 h.

► **Intermittierende Selbstbeatmung** (Einzelheiten und Anwendungen s. S. 475 ff): Indiziert bei einem $p_aCO_2 > 55$ mmHg mit ansteigender Tendenz trotz optimierter Therapie. Im Einzelfall nach sorgfältiger Abwägung in einem erfahrenen Zentrum. Die Therapieform ist bei COPD bisher nicht ausreichend evidenzbasiert.

Therapie der akuten Exazerbation

► **Definition:** Akute Verschlechterung mit Zunahme von Symptomen wie Atemnot, Husten, vermehrter Sputummenge und Purulenz oder Fieber, die eine Intensivierung und/oder Änderung der Behandlung erforderlich macht. Ursachen sind in etwa 60–70 % Infekte (virale oder bakterielle) oder nichtinfektiöse Ursachen (akute Luftverunreinigung, Verschlechterung von Begleiterkrankungen, bronchokonstriktive Medikamente).

► **Kriterien der stationären Aufnahme:**
  • Schwere Atemnot, schlechter Allgemeinzustand, rasche Progression der Symptomatik, Bewusstseinstrübung, Auftreten/Vermehrung von Ödemen oder zentraler Zyanose, fehlendes Ansprechen auf die Initialtherapie, unklare Diagnose, neu aufgeretene Arrhythmien, entgleiste Begleiterkrankung, unzureichende häusliche Betreuung.
  • *Aufnahme auf die Intensivstation:* Schwere Ruhedyspnoe ohne Ansprechen auf die Initialtherapie, Koma, persistierende Hypoxämie ($p_aO_2 < 50$ mmHg), schwere/progrediente Hyperkapnie ($p_aCO_2 > 70$ mmHg) und/oder Azidose (pH $< 7,30$) vor allem, wenn bereits eine nichtinvasive Positivdruckbeatmung eingeleitet wurde.

► **Medikamentöse Therapie:**
  • *Initial:* 1–2 Hübe eines kurz wirksamen β_2-Agonisten + 2 Hübe eines kurzwirksamen Anticholinergikums alle 10–15 min. Bei unzureichendner Besserung 1–2,5 mg eines kurzwirksamen β_2-Agonisten + 0,5 mg Ipratropiumbromid via Vernebler; alle 10–15 min 10 Atemzüge inhalieren lassen. Stationär auch β_2-Agonisten intravenös als Dauerinfusion (z. B. 5 mg Salbutamol/50 ml Glucose 5 % über Perfusor, Infusionsgeschwindigkeit 1–5 ml/h).
  • *Theophyllin* (therapeutischer Wert umstritten): Bei fehlender Vorbehandlung Bolus 200 mg i. v. über 5 min (nur wenn zuvor ohne Theophyllin-Dauertherapie), anschließend 800 mg (24 h als Dauerinfusion, Korrektur nach Serumspiegel) oder 0,5 mg/kgKG/h.
  • *Systemische Glukokortikoide:* Prednison oder seine Analoga in einer Dosis von 20–40 mg/d p. o. oder i. v., bei schwerer Exazerbation auch mehr, über eine Dauer von 2 Wochen beschleunigen die Rückbildung der Exazerbation.
  • *Antibiotika:* s. S. 160. Nur bei Vorliegen von purulentem Sputum über 5–7 d.

Tab. 7.10 • **Schweregrade einer Exarzerbation und Therapie.**

Schweregrad	Kennzeichen	Therapie
alle Schwere-grade		– Verzicht auf Nikotin – Therapie der Begleiterkrankung – Antibiotika bei purulentem Sputum – Therapie der Begleiterkrankungen
leicht	Verschlechterung der Lungenfunktion, leichte subjektive Verschlech-terung	– β_2-Agonisten und/oder Anticholinergika
mittelgradig	vermehrte Atemnot, Husten und verschlech-terte Lungenfunktion	– β_2-Agonisten + Anticholinergika + Theophyllin + systemische Steroide
schwer	Hechelatmung, Be-wusstseinstrübung, Ta-chykardie, Bradykardie, Zyanose (neu, progre-dient)	– β_2-Agonisten + Anticholinergika + Theophyllin + systemische Steroide + O_2 + Beatmung, Therapie der Komplikationen

- *Sauerstoff:* 0,5–5 l/min über Nasensonde unter engmaschiger Kontrolle der Blutgase.
- *Nichtmedikamentöse Maßnahmen:* Kontrolle des Flüssigkeitshaushaltes (Urinausscheidung, Hautfaltenbeschaffenheit), Korrektur mit Furosemid oder Elektrolytlösungen.
- *Thromboseprophylaxe* bei immobilisierten Patienten, bei Polyglubulie oder Dehydratation mit Heparin.
- *Bronchoskopische Bronchialtoilette* oder Lagerungsdrainage bei Sekretretention.
- *Nichtinvasive Beatmung:* Bei respiratorischer Azidose (pH abfallend und < 7,35 ohne oder unter Sauerstoffinsufflation).
- *Invasive Beatmung:* Bei CO_2-Narkose, Reanimation, schwerer Hypersekretion, Aspirationsgefahr und fehlender Kooperation des Patienten oder erfolgloser nicht-invasiver Beatmung.
- Die Therapie wird an den Schweregrad der Exazerbation angepasst (s. Tab. 7.10).

Prophylaxe
....

Raucherentwöhnung, Patientenschulung, inhalative Noxen und Kälte meiden, Schutzimpfungen gegen Influenza und (weniger wirksam) Pneumokokken, inhalative Dauertherapie mit LABA, Glukokortikoiden oder Anticholinergka.

Prognose
....

► **Ungünstige Parameter:** Hohes Lebensalter, niedrige Einsekundenkapazität, niedriger p_aO_2, Hyperkapnie.
► **Günstiger Parameter:** Ausgeprägte Reversibilität der Obstruktion im Bronchospasmolysetest.
► **Jährlicher Abfall der Einsekundenkapazität:** 70 ml bei Patienten, die weiter rauchen, 10 ml bei Nikotinabstinenz.
► **Mittlere Lebenserwartung:**
- 10 Jahre bei einer Einsekundenkapazität von > 1,25 l.
- 5 Jahre bei einer Einsekundenkapazität von 0,75–1,25 l.
- 3 Jahre bei einer Einsekundenkapazität von < 0,75 l (30 % der Patienten versterben innerhalb eine Jahres!).

7.6 Bronchiolitis obliterans

Grundlagen
....

► **Definition:** Obstruierende entzündliche Erkrankung der knorpelfreien, kleinsten Atemwege. Seltenes, vielgestaltiges Krankheitsbild mit Lokalisation im Grenzbereich zwischen Atemwegen und Alveolarbereich.

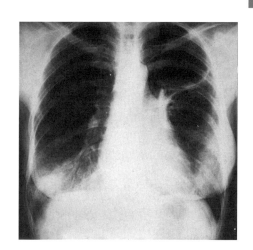

Abb. 7.9 • Bronchiolitis obliterans mit organisierender Pneumonie (kryptogene
organisierende Pneumonie).

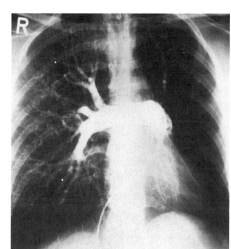

Abb. 7.10 • Swyer-James-
(Mcleod-)Syndrom mit linksseitiger Lungenhypoplasie und Kon-
trastdarstellung der
Pulmonalarterie.

► **Formen:**
- *„Klassische Bronchiolitis obliterans":* Intraluminale Polypen aus organisierendem Bindegewebe.
- *„Konstriktive Bronchiolitis obliterans":* Partielle oder komplette Obstruktion des bronchiolären Lumens durch chronische Entzündung, konzentrische, submuköse oder adventitiale Narbenbildung und Hypertrophie glatter Muskulatur. Wesentlich häufiger als die klassische Form.
- *Bronchiolitis obliterans mit organisierender Pneumonie (BOOP,* s. Abb. 7.9): Bronchiolitis obliterans mit Ausdehnung des Exsudats und des Granulationsgewebes in den Alveolarraum. Erstbeschreibung 1985, seitdem zunehmend häufig beschrieben. Die organisierende Pneumonie steht im Vordergrund, nicht immer wird eine Bronchiolitis obliterans beobachtet. Korrekte Bezeichnung ist daher kryptogene organisierende Pneumonie (COP), s. S. 312.
► **Folgeerkrankung:** Swyer-James-(Macleod-)Syndrom s. Abb. 7.10 mit einseitig heller und überblähter Lunge als lebenslange Folge einer kindlichen Bronchiolitis obliterans.
► **Ätiologie:**
- *Klassische und konstriktive Form:*
  - Exogene Noxen: Inhalation toxischer Gase und Dämpfe, Exposition gegenüber anorganischen Stäuben, D-Penicillamin.
  - Infektion: Viren (vor allem RSV), Mykoplasmen, Legionellen.

- Transplantationen: Knochenmark, Lunge, Herz/Lunge.
- Autoimmunopathien: Rheumatoide Arthritis, Dermatomyositis, Polymyositis, systemischer Lupus erythematodes.
- Exogen allergische Alveolitis.
- BOOP: s. S. 312.

► **Pathogenese:**
- Die Krankheit ist Ausdruck überschießender reparativer Prozesse nach Schäden am bronchiolären Epithel, dabei exzessive Proliferation von Granulationsgewebe mit Obstruktion und Überblähung der distal gelegenen Lunge oder restriktiver Störung infolge des Übergreifens von schrumpfendem Bindegewebe auf den Alveolarraum (BOOP).
- *Kollagenosen:* Immunpathogenese unbekannt, bei Behandlung mit D-Penicillamin ist dies als Ursache möglich.
- *Nach Knochenmarkstransplantation:* Auftreten 2–3 Monate nach Transplantation bei 10 % der Empfänger als Ausdruck einer Graft-versus-Host-Reaktion.
- *Nach Lungentransplantation:* Auftreten bei 30–50 % der Empfänger ab dem zweiten Jahr nach Transplantation als Ausdruck der Host-versus-Graft-Reaktion und/oder der chronischen Transplantatabstoßung.

► **Pathophysiologie:**
- Bei Gesunden tragen Bronchiolen aufgrund des großen Gesamtquerschnittes nicht zum Atemwegswiderstand bei. Bei Obliteration des Lumens entwickelt sich eine exspiratorische Flussbehinderung mit Lungenüberblähung.
- *Lungenfunktionsmuster:*
  - Klassische und konstriktive Form: Lungenüberblähung mit absoluter und relativer Vermehrung des Residualvolumens und des thorakalen Gasvolumens mit erniedrigter absoluter und relativer Sekundenkapazität.
  - BOOP: Restriktive Ventilationsstörung (gleichgerichtete Verminderung aller Volumina), Gasaustauschstörung mit Abfall der T_{LCO} und Hypoxämie.

Klinik

► **Allgemein:** Schleichend einsetzender, trockener Husten und Luftnot 2–8 Wochen nach dem auslösenden Ereignis.

► **Sonderformen:**
- *Rheumatoide Arthritis:* Auftreten häufiger bei Frauen mit langdauernder, seropositiver Arthritis im 5. oder 6. Lebensjahrzehnt, häufig mit normalem Röntgenbild (s. S. 332).
- *Nach Knochenmarkstransplantation:* Oft zusammen mit anderen Zeichen der Graft-versus-Host-Reaktion (Mukositis, Ösophagitis, Hautausschlag), meist schwere, progrediente Hypoxämie, Röntgenbild normal oder mit Überblähungszeichen.
- *Nach Lungentransplantation:* Auftreten nicht selten gemeinsam mit einer Zytomegalie-Virus- oder Pneumocystis-jiroveci-Pneumonie, mit Allgemeinsymptomen (mäßiges Fieber, Schwächegefühl), progrediente Hypoxämie.

Diagnostik

► **Klinische Untersuchung:** Meist unauffällig, selten exspiratorisches Giemen (Beteiligung größerer Atemwege).

► **Labor:** Erhöhung der Entzündungsparameter in wechselndem Ausmaß.

► **Röntgenuntersuchung:**
- *Klassische, konstriktive Form:* Normalbefund oder diffuse noduläre oder retikulonoduläre Zeichnungsvermehrung.
- *Rheumatoide Arthritis, Knochenmarkstransplantation:* Normalbefund bzw. auch Überblähungszeichen.
- *Lungentransplantation:* Alle Formen möglich, am häufigsten diffuse Infiltration (retikulär-mikronodulär-milchglasartig).
- *Swyer-James-(Macleod-)Syndrom:* Radiologische Diagnose bei einseitig heller und überblähter Lunge bei leerer Anamnese oder schwerer respiratorischer Infektion in der frühen Kindheit.

❑ *Hinweis:* Im Verdachtsfall stets eine bioptische Diagnosesicherung durch broncho-skopische transbronchiale Biopsie anstreben!

Differenzialdiagnose

▶ **Bei normalem Röntgenbild:** Beginnendes Lungenemphysem (s. S. 173), rezidivierende Lungenembolie (s. S. 411), beginnende Linksherzinsuffizienz.
▶ **Bei diffusen Röntgenveränderungen:** Idiopathische Lungenfibrose (s. S. 308), exogen-allergische Alveolitits (s. S. 322), Miliartuberkulose (s. S. 250), atypische Pneumonie (s. S. 185).
▶ **Bei fleckigen Infiltraten:** Atypische Pneumonie (s. S. 185), rezidivierende Lungenembolie (s. S. 411), Bronchialtumor (s. S. 266 ff).

Therapie

▶ **Hochdosiert Kortikosteroide:**
  • Initialdosis 0,7–1 mg/kgKG/d Prednisolon-Äquivalent für mindestens 2–3 Monate, dann stufenweise Dosisreduktion mit regelmäßigen Verlaufskontrollen (Lungenfunktionsprüfung und Röntgenbefund). In einigen Fällen niedrig dosierte Gabe über viele Monate bis Jahre (etwa 10 mg/d).
  • *Gutes Ansprechen* bei frühem Therapiebeginn, infektiöser und idiopathischer Ursache und bei BOOP/COP (in 70 % der Fälle).
  • *Mäßiges bis schlechtes Ansprechen* nach Inhalationstrauma, bei Kollagenosen, nach Transplantation.

Prognose

▶ Wechselnde Prognose in Abhängigkeit vom Zeitpunkt des Therapiebeginns und der Genese.
▶ Bei fehlendem Ansprechen auf Steroide und nach Transplantation häufig Progredienz mit letalem Ausgang.

7.7 Diffuse Panbronchiolitis

Grundlagen

▶ **Definition:** Chronisch progredientes sinubronchiales Syndrom unklarer Ätiologie.
▶ **Epidemiologie:** Vorkommen in Fernost (v. a. in Japan). In Nordamerika und Europa sind lediglich Einzelfälle beschrieben.
▶ **Ätiologie und Pathogenese:**
  • Ätiologische Faktoren sind unbekannt, bisher ist kein spezifischer Erreger isoliert. Sowohl genetische als auch Umweltfaktoren beeinflussen die Krankheitsentwicklung. Die meisten Betroffenen sind asiatische Nichtraucher mit chronischer Sinusitis in der Anamnese (seit 5–50 Jahren).
  • Entzündliche Veränderungen finden sich im Bereich der Bronchiolen mit transmuralem Infiltrat aus Lymphozyten und Plasmazellen sowie typischen schaumigen Makrophagen in den benachbarten Alveolen. Meist kommt es zu einem kompletten Verschluss des Bronchiolenlumens durch neutrophile Granulozyten und Schleim.
▶ **Pathophysiologie:**
  • Kombiniertes restriktives und obstruktives Funktionsmuster mit Abfall der Vitalkapazität und überproportionalem Abfall der Einsekundenkapazität.
  • Totalkapazität normal oder leicht erhöht, meist deutlich vergrößertes Residualvolumen.
  • Progredienter Abfall des arteriellen Sauerstoffpartialdrucks, im späten Verlauf Hyperkapnie.

Klinik

▶ Chronischer, meist produktiver Husten mit purulentem Auswurf, zunehmende Belastungsdyspnoe. Im weiteren Verlauf progrediente Ateminsuffizienz mit Ruhedyspnoe, Entwicklung eines chronischen Cor pulmonale.
▶ Sehr häufig chronische Sinusitis in der Vorgeschichte (s. o.).

Diagnostik

- **Anamnese:** Beschwerdebeginn wann? Sinusitis?
- **Auskultation:** Leises Atemgeräusch, grobes exspiratorisches Rasseln oder/und Giemen, mäßige Zeichen der Lungenüberblähung.
- **HNO-Befund:** Unspezifische chronische Sinusitis.
- **Labor:** Unspezifische Entzündungszeichen, z. T. Erhöhung des Serum-IgA, manchmal Nachweis von antinukleären Faktoren und Rheumafaktor, bei japanischen Patienten häufiger Nachweis des Antigens HLA-B54.
- **Sputum:** Nachweis von Streptococcus pneumoniae oder Haemophilus influenzae, später Enterobakterien und schließlich irreversible Kolonisierung mit Pseudomonas Species.
- **Röntgenuntersuchung:** Diffuse, basal betonte noduläre Infiltrate ohne oder mit Zeichen der Lungenüberblähung. Im fortgeschritten Stadium Bild wie bei der zystischen Fibrose.
- **Lungenfunktionsprüfung:** S. unter Pathophysiologie.
- **Computertomografie (HR-CT):** Zentrilobuläre, knötchenförmige Verdichtungen neben verdickten und dilatierten Bronchien, manchmal zylindrische Bronchiektasen.
- **Transbronchiale Biopsie:** Histologischer Befund s. unter Ätiologie und Pathogenese.
- ◻ *Achtung:* Seltene, aber auch zu selten diagnostizierte Form des sinubronchialen Syndroms! Daran denken bei chronisch progredienter bronchialer Erkrankung bei Nichtrauchern mit chronischer Sinusitis und/oder diffusen nodulären Verdichtungen im Röntgenbild!

Differenzialdiagnose

- **Zystische Fibrose:** Früher Krankheitsbeginn, Oberbauchmanifestation, Schweißtest, s. S. 170.
- **Chronisch rezidivierende Infektionen bei Hypogammaglobulinämie:** Immunelektrophorese (Serumelektrophorese + Immundiffusion), in der transbronchialen Biopsie kein Nachweis intraalveolärer Schaumzellen.
- **Pulmonale Manifestation chronisch entzündlicher Darmerkrankungen:** Anamnestisch abdominelle Beschwerden, keine Sinusitis, Koloskopie, Gastroskopie.
- **BOOP/COP:** Normaler HNO-Befund, s. S. 163.
- **Kartagener-Syndrom:** Situs inversus im Röntgenbild, Elektronenmikroskopie der Bronchialbiopsie (s. S. 381).

Therapie

- **Makrolidantibiotika:** Erythromycin 0,2–0,6 g/d oder Roxithromycin 0,15 g/d auf der Basis einer Langzeittherapie über Monate bis Jahre. Der Wirkmechanismus ist eher immunmodulatorisch als antimikrobiell. Ein Ansprechen äußert sich klinisch mit gleichzeitiger Besserung der Lungenfunktionseinschränkung über Monate.
- Im Spätstadium gezielte antimikrobielle Therapie; β_2-Agonisten und Sekretolytika haben nur geringe Wirkung.

Prognose

- Bei Spontanverlauf versterben 50 % der Patienten innerhalb von 5 Jahren, 75 % innerhalb von 10 Jahren (Tod in der Ateminsuffizienz oder im Rechtsherzversagen).

7.8 Bronchiektasen

Grundlagen

- **Definition, Epidemiologie:** Irreversible Erweiterung von Bronchien (in der antibiotischen Ära deutlich seltener werdendes Krankheitsbild).
- **Ätiologie:**
  - *Erworbene Ursachen:* Wesentlich häufiger als angeborene. Im Vordergrund stehen schwere oder chronische Bronchialerkrankungen mit Superinfektion oder schwere lokale Infektionen mit Erliegen des Zilientransportes (s. Tab. 7.11).
  - *Angeborene Ursachen:* Anatomische, funktionelle und immunologische Störungen (werden durch rezidivierende Infektionen wirksam (s. Tab. 7.11).

Tab. 7.11 • Ursachen von Bronchiektasen.

angeborene Störungen	– Tracheobronchomalazie
	– Bronchuszysten
	– zystische Fibrose
	– Williams-Campbell-Syndrom (Knorpelreifungsstörung)
	– tracheoösophageale Fistel
	– Mounier-Kuhn-Syndrom (Tracheobronchomegalie)
	– intralobärer Lungensequester
	– Yellow-Nail-Syndrom (Lymphödeme, gelbe Nägel)
	– α_1-Proteaseinhibitormangel
	– Kartagener-Syndrom
Immundefizienz	– Agammaglobulinämie
	– IgG-Subklassenmangel (IgG$_2$, IgG$_4$)
	– (sekretorischer) IgA-Mangel
	– Ataxia teleangiectatica
	– chronische Granulomatose (Phagozytosestörung)
Bronchial-erkrankungen	– chronisch-obstruktive Bronchitis
	– Asthma bronchiale
	– allergische bronchopulmonale Aspergillose (Schleimverlegung)
	– Fremdkörperaspiration
	– Tuberkulose, Sarkoidose (Hiluslymphknotenschwellung)
	– Bronchuskarzinoid, Bronchialkarzinom
	– tracheale Papillomatose
	– bronchiale Amyloidose
	– relapsing Polychondritis
	– Lungenfibrose (Bronchomegalie bei ~)
	– Inhalationstrauma
	– diffuse Panbronchiolitis
Infektionen	– Viren (u. a. RS-Virus, Adenoviren, Masern, Influenza, Herpes simplex)
	– Bakterien (S. aureus, H. influenzae, K. pneumoniae, B. pertussis)
	– Tuberkulose
	– rezidivierende Aspirationspneumonien

► **Pathogenese:** Intensive, meist mikrobielle Entzündung der gesamten Bronchial-wand mit Peribronchitis im Verein mit einer mukoziliären Transportstörung. Die Entzündung führt zu einer Destruktion der Bronchialwand mit narbigem Umbau und durch zentrifugalen Narbenzug zu irregulärer Dilatation. Folge ist eine weitere Verschlechterung des Sekrettransportes sowie eine entzündlich induzierte Hyper- und Dyskrinie mit Sekretretention.

► **Pathologisch-anatomische Einteilung:**
- *Lokalisation:*
  - Bilateral in den Unterlappen (am häufigsten).
  - Fokal durch Fremdkörper, Tumorstenose, stenosierende Lymphknoten oder Sekretverlegung (selten).
  - Diffus (30%) nach Aspiration von Flüssigkeiten, Inhalationstrauma, diffuser Infektion.
- *Form:*
  - Zylindrische (tubuläre) Bronchiektasen: Sie treten häufig vor dem Erwachse-nenalter auf und sind oft beidseitig und im dorsobasalen Unterlappen loka-lisiert (meist in den Bronchien der sechsten bis achten Teilungsgeneration).
  - Sackförmige Bronchiektasen: Auch in den Mittel- und Oberfeldern (dann auch als „trockene" Bronchiektasen), sie enden in abszessartigen Hohlräumen mit Distanz zur Pleura (im Gegensatz zu Abszessen). Im Gegensatz zu zylindri-schen Bronchiektasen sind sie häufiger diffus verteilt und weiter zentral lo-kalisiert.

► **Pathophysiologie:** Bei fokalen, isolierten Bronchiektasen normale Lungenfunktion. Die Funktionseinschränkung wird von der Grunderkrankung bestimmt, meist ist eine kombinierte restriktive und obstruktive Ventilationsstörung nachweisbar. Eine (meist mild ausgeprägte) Hypoxämie kommt durch Anastomosen (Links-rechts-Shunt) zwischen Bronchial- und Pulmonalarterien zustande.

Klinik

▸ **Typische Symptomatik:**
- Chronischer, produktiver, zum Teil quälender Husten, vor allem am Morgen. Vereinzelt auch überwiegend trockener Husten.
- Voluminöses Sputum (klassisch: Dreischichtung mit eitrigem Bodensatz, seröser Mittelschicht und schaumiger Oberschicht).
- Im Verlauf zunehmende Dyspnoe.
- Häufige Exazerbationen mit vermehrt eitrigem Sputum, Luftnot und Fieber.

▸ **Komplikationen:**
- Hirnabszess, Amyloidose (heute sehr selten).
- Chronisch respiratorische Insuffizienz und Cor pulmonale (s. S. 409).
- Hämoptysen (in 50 % aller Fälle; s. S. 123).
- Infektion der Lunge mit Mycobacterium avium intracellulare (v. a. Frauen im mittleren Lebensalter; s. S. 253).
- Aspergillom (s. S. 288) in bronchiektatischen Hohlräumen.

Diagnostik

▸ **Anamnese:**
- Positive Familienanamnese, rezidivierende Sinusitiden als Hinweis auf kongenitale Faktoren.
- In der Regel schwere respiratorische Infektion in der Kindheit oder rezidivierende Pneumonien.

▸ **Klinischer Befund:**
- *Allgemein:* Häufig subfebrile Temperaturen, als Nebenbefund oft nasale Polypen.
- *Inspektion:* Bei voller Ausprägung Zyanose, Trommelschlegelfinger.
- *Auskultation:* Leises Atemgeräusch früh- bis mittelinspiratorische Rasselgeräusche, mittel- bis grobblasig. Häufig exspiratorisches Giemen und Brummen wie bei chronischer Bronchitis.
- *Perkussion:* Lokalisierte Klopfschalldämpfung über betroffenen Arealen.

▸ **HNO-Status:** Obligater Bestandteil der Erstdiagnostik.

▸ **Schweißtest:** Zur Aufdeckung einer zystischen Fibrose mit Spätmanifestation bei der Erstdiagnostik.

▸ **Lungenfunktionsprüfung:** Meist restriktiv-obstruktives Mischmuster.

▸ **Sputumdiagnostik:**
- *Makroskopisch:* Volumen, Dreischichtung (s. o.).
- *Mikroskopisch:* Massenhaft neutrophile Granulozyten, Zelldetritus.
- *Kultur:* In den ersten Jahren Nachweis von S. pneumoniae, H. influenzae und Moraxella catarrhalis, später zunehmend gramnegative Enterobakterien, bei fortgeschrittenem Leiden auch Pseudomonas species.

▸ **Röntgenuntersuchung** (s. Abb. 7.11):
- Verdichtete, verdickte Bronchialwände, Bild der „dirty Chest".
- Narbenzüge, vereinzelte Dystelektasen.
- Parallele Streifenzeichnung („Straßenbahngleise").
- Zystische Hohlräume, z. T. mit Spiegelbildung.
- Lokalisierte Pleuraverdickung.
- Infiltrate mit eingeschlossenen Hohlräumen.
- In 5–10 % der Fälle normales Röntgenbild.

▸ **Computertomografie** (HR-CT mit KM = Diagnosestandard):
- *Typischer Befund:* Irreguläre bis monströse Bronchuserweiterung im Bereich der 6.–8. (zylindrische) oder 5.–7. (sakkuläre) Bronchusgeneration, verdickte Bronchuswand, peribronchiale Infiltration, Flüssigkeitsfüllung in den Mittel- und Unterfeldern.
- *Wertung:* Direkte Darstellung mit topografischer Zuordnung, gleichzeitige Darstellung der Folgezustände (Parenchymdestruktion, Aspergillom).

▸ **Bronchoskopie:**
- Darstellung ursächlicher Bronchusstenosen.
- Nachweis einer diffusen chronisch-deformierenden Bronchitis.
- Erregerdiagnostik.

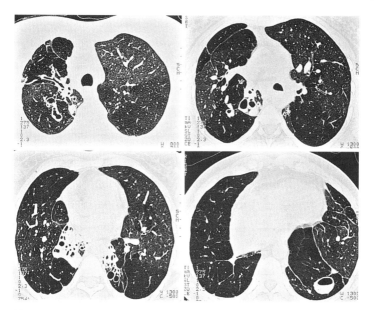

Abb. 7.11 • Disseminierte, sakkuläre Bronchiektasen, z. T. mit peribronchialer Infiltration und Flüssigkeitsspiegel (HR-CT, Lungenfenster), 32-jährige Frau.

► **Bronchografie** (s. S. 97):
  • *Indikation:* Lediglich bei lokalisierter Bronchiektasie und bei nichtdurchführbarer oder nichtauswertbarer CT.
  • *Kontraindikation:* Durchführung während einer Infektexazerbation.
  • *Mögliche Komplikationen:* Kontrastmittelreaktion, Infektexazerbation, Pneumonie, Ateminsuffizienz.
► **Gezielte Zusatzuntersuchungen je nach Grunderkrankung:** Immunglobuline, Gesamt-IgE, Aspergillus-Antikörper, Präzipitine.

Differenzialdiagnose

► **Zystische Lungendegeneration:** Im CT fehlender Bronchusanschluss, glatte Wandung (s. S. 383).
► **Isolierte Lungenzysten:** Im CT fehlender Bronchusanschluss, glatte Wandung, dünne Wand, in der Umgebung normales Parenchym (s. S. 383).
► Lungensequester (s. S. 382).
► Chronisch obstruktive Bronchitis mit Bronchusdeformation (fließende Übergänge; s. S. 175).

Therapie

► **Antibiotika:**
  • Eine gezielte Therapie nach Antibiogramm aus der Sputumkultur ist notwendig und auch meist möglich.
  • Generell hohe Dosierung und verlängerte Therapiedauer (2–4 Wochen).
  • Typischerweise Einsatz von Breitspektrum-Betalaktamantibiotika, z. B. Ampicillin/Sulbactam 3 g/8 h i. v. oder Cefuroxim 1,5–3 g/8 h i. v.
  ▫ *Achtung:* Auf Anaerobier und Pilze (Candida, Aspergillus) achten:
    – Substanzen mit guter Anaerobierwirkung (s. o.) werden bevorzugt.
    – Bei Candidanachweis in der Bronchusbiopsie Fluconazol 0,2–0,4 g/24 h i. v. oder p. o.
    – Bei Aspergillom oder Aspergillusnachweis im Sputum: s. S. 191, 228.
  • In Einzelfällen mit chronischer Infektion prophylaktische Antibiotikagabe in regelmäßigen Abständen (z. B. für zwei Wochen eines jeden Monats).

Atemwegserkrankungen

> ◻ *Merke:* Eine angemessene antimikrobielle Therapie bronchopulmonaler Infektionen entzieht der Bronchiektasenbildung den Boden!

- ➤ **Physiotherapie:** Gezielte Lagerungsdrainage (entsprechend der Lokalisation) sowie Klopfmassage. Wichtig sind das intensive Üben während des stationären Aufenthalts und eine konsequente häusliche Durchführung zusammen mit einer Hilfsperson.
- ➤ **Bronchodilatatoren:** Bei positivem Bronchospasmolysetest als Dauertherapie. Mukolytika empirisch bei subjektiver Wirksamkeit.
- ➤ **Impfung:** Obligat gegen Influenza und Pneumokokken.
- ➤ **Operative Intervention** (funktionelle Operabilitätskriterien wie in der Karzinomchirurgie):
  - • *Kurativ:*
    - – Indikationen: Befall mindestens zweier Segmente, höchstens aber eines Lungenflügels bei schwerer Symptomatik trotz adäquater konservativer Therapie über eine Dauer von mindestens 6–12 Monaten.
    - – Kontraindikationen: Beidseitige Bronchiektasen, symptomlose Erkrankung, schweres begleitendes Lungenemphysem oder chronische Bronchitis, Ateminsuffizienz, Immundefekte, ziliäre Dyskinesie, zystische Fibrose.
  - • *Palliativindikationen:* Massive Hämoptoe, nicht beherrschbare Pneumonien, Aspergillom.

Prognose

- ➤ Aufgrund verbesserter Therapiemöglichkeiten (Antibiotika!) heute deutlich bessere Prognose mit in der Regel chronisch persistierendem Verlauf.
- ➤ Häufige Todesursachen: Ateminsuffizienz, Sepsis, nicht ausreichend behandelbare Infektion (Pseudomonas species, Pilzpneumonie), Blutsturz, Amyloidose, Hirnabszess.

7.9 Zystische Fibrose

Grundlagen

- ➤ **Synonym:** Mukoviszidose.
- ➤ **Definition:** Autosomal-rezessiv (Chromosom 7) vererbte, chronisch progrediente Multiorganerkrankung mit Bildung von viskösem Schleim in exokrinen Drüsen.
- ➤ **Epidemiologie:**
  - • Häufigste genetische Erkrankung bei Kaukasiern, wesentlich seltener bei Asiaten und Afrikanern.
  - • In Mitteleuropa 1:3 000 Geburten, in Deutschland gibt es etwa 10 000 Erkrankte, etwa 5 % der mitteleuropäischen Bevölkerung sind heterozygote Merkmalsträger.
  - • Häufigster Vererbungsmodus durch zwei heterozygote, gesunde Eltern (25 % der Kinder erkranken).
- ➤ **Ätiologie und Pathogenese:**
  - • *Gendefekt:* Punktmutation des CFTR-Gens auf dem langen Arm von Chromosom 7 (zahlreiche Mutationsmöglichkeiten mit unterschiedlicher Prognose). Das CFTR-Gen kodiert für den „Cystic Fibrosis transmembrane Conductance Regulator", der über einen transmembranösen Chlorid-Kanal den Flüssigkeitszustand von epithelialen Zellen reguliert. Häufigster Defekt: Deletion von drei Basen an Position 508 (ΔF508) des Gens.
  - • *Folgen auf zellulärer Ebene:* Der herabgesetzte Chlorid-Transport in den Drüsenzellen führt sekundär zu einem mangelnden Transport von Natrium und Wasser und damit zur Bildung eines wasserarmen, hochviskösen Sekrets. Daraus resultiert die mechanische Verlegung von Drüsenlumina sowie Entzündung, Destruktion und Vernarbung exokriner Drüsengänge. Hierdurch kommt es zu Funktionsstörungen der Bronchialschleimhaut, der Leber, des Darmes und des Pankreas sowie der Sexualorgane.

► **Pathophysiologie:**
- Teil- oder irreversible obstruktive Ventilationsstörung mit Lungenüberblähung (Vergrößerung des Residualvolumens und des thorakalen Gasvolumens).
- Im Bronchospasmolysetest fehlende oder mäßige Reversibilität der Obstruktion.
- Im Verlauf kommt es zu einer respiratorischen Insuffizienz (verstärkte arterielle Hypoxämie bei Infektexazerbation), bei fortgeschrittener Erkrankung verbunden mit Hyperkapnie.

Klinik

► **Bronchopulmonal (obligat jenseits des Säuglingsalters):**
- *Allgemein:* Chronischer, produktiver Husten, langsam progrediente, v. a. exspiratorische Dyspnoe mit undulierendem Verlauf. Schließlich Ateminsuffizienz mit Zyanose, Trommelschlegelfinger.
- *Bei Infektexazerbation:* Sputummenge und -purulenz ↑, Kurzatmigkeit ↑, Belastbarkeit ↓, Appetitlosigkeit, subfebrile bis fieberhafte Temperaturen.
- *Komplikationen:* Bronchiektasen (≈ 100 %), Pneumothorax (20 %), Bluthusten (> 50 %), Hämoptoe (5–10 %), allergische bronchopulmonale Aspergillose (ABPA, Aspergilluserkrankung aufgrund eines Mischbildes von Kolonisation, Typ-III- und Typ-IV-Allergie).

► **Oberer Atemtrakt:** Chronische Sinusitis (90 %), nasale Polypen (40 %).

► **Verdauungstrakt:**
- *Darm:* Mekoniumileus des Neugeborenen, intestinale Obstruktion im späteren Lebensalter.
- *Pankreasinsuffizienz:*
  - Exokrin: Malnutrition, Gedeihstörung, Hypovitaminose (fettlösliche Vitamine), anhaltende Durchfälle (übelriechende Fettstühle).
  - Endokrin: Diabetes mellitus (ab dem 2. Lebensjahrzehnt).
- *Leber:* Biliäre Leberzirrhose (später, selten), Cholezystolithiasis, Gallenkoliken (selten).

► **Sexualorgane:** Unfruchtbarkeit durch Azoospermie bei > 90 % der männlichen Erkrankten.

Diagnostik

► **Anamnese:** Familienanamnese, Symptomatik (s. o.).

► **Klinischer Befund:**
- *Allgemein:* Untergewicht, Fassthorax, Orthopnoe, Trommelschlegelfinger, in späteren Stadien Zyanose.
- *Auskultation, Perkussion:* Apikal betonte früh- bis mittelinspiratorische, mittel- bis grobblasige Rasselgeräusche, verlängertes Exspirium mit kontinuierlichen Nebengeräuschen. Tiefstehendes Zwerchfell mit nur geringer Beweglichkeit.
- *Zeichen der Rechtsherzinsuffizienz:* Cor pulmonale (hepatojugulärer Reflux, obere und untere Einflussstauung, Hepatomegalie).

► **Schweißtest:** Pathologisch erhöhte Chlorid-Konzentration im Schweiß nach Iontophorese (> 60 mÄq/l).

► **DNA-Analyse:** Identifikation des Gendefekts, prognostische Relevanz je nach Lokalisation der Punktmutation.

► **Röntgenbefund** s. Abb. 7.12
- Zeichen der Überblähung.
- Verdickte Bronchialwände, „dirty Chest", „Straßenbahngleise".
- Honigwabenartige Transformation der Lungenoberfelder innerhalb infiltrativ verdichteter Lungenareale.
- Atelektasen durch Schleimverlegung.
- Bronchiektatische Veränderungen mit Sekretspiegeln.
- Mäßig vergrößerte hiläre Lymphknoten.

► **Lungenfunktionsprüfung:** Siehe unter Pathophysiologie.

► **Sputum:** Untersuchung der ersten Morgenportion nach Mundspülung ein- bis zweimal jährlich oder bei akutem Infekt. Kriterien der Exazerbation:
- *Makroskopisch:* Eitriges bis eitrig-blutiges Sputum.
- *Mikroskopisch:* Zahlreiche neutrophile Granulozyten.

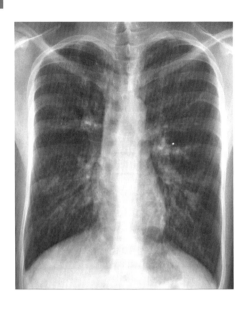

Abb. 7.12 • Zystische Fibrose mit Überblähung und tubulären Bronchiektasen („Straßenbahngleise").

- *Kultur:* Schon früh im Krankheitsverlauf Nachweis von S. aureus, H. influenzae (nicht typisierbare Stämme), später gramnegative Enterobakterien, noch vor dem 10. Lebensjahr zunehmende Dominanz von Pseudomonas aeruginosa, im Spätstadium/bei Jugendlichen multiresistente Keime (Burkholderia cepacia, Burkholderia dolosa, Stenotrophomonas maltophilia, andere Pseudomonas-Species).
  - ☐ *Beachte:* Regelmäßige mikrobiologische Kontrollen sind notwendig.

Differenzialdiagnose

- ► Asthma bronchiale (s. S. 138).
- ► Chronisch obstruktive Bronchitis und Lungenemphysem: Späterer Beginn (s. S. 153).
- ► Bronchiektasen anderer Ursache (s. S. 166).
- ► Immundefekt, Kartagener-Syndrom (s. S. 195, 381).
- ► Allergische bronchopulmonale Aspergillose (s. S. 226).
- ► Tuberkulose (s. S. 232), Sarkoidose (s. S. 318), Histiozytosis X (s. S. 325).

Therapie der pulmonalen Manifestationen

- ► **Physiotherapie:** Lagerungsdrainage, Vibrationsmassage, endobronchiale Oszillation („Flutter"). Mehrmals täglich Selbstanwendung nach intensiver fachlicher Anleitung.
- ► **Antibiotika:**
  - *Pseudomonaswirksame Kombinationstherapie für 2–3 Wochen (bei schwerer Exazerbation):*
    - – Gentamicin 8 mg/kgKG/24 h i. v. + Piperacillin 2 g/8 h i. v.
    - – Oder: Gentamicin 8 mg/kgKG/24 h i. v. + Ceftazidim 2 g/8 h i. v.
  - *Suppressionstherapie bei chronischer Kolonisation (bakterieller Biofilm durch alginat-bildende Pseudomonas-Stämme):*
    - – Individuelles Vorgehen: Abwägen der Vorteile (Verlangsamung der Progression) und Nachteile (Resistenzbildung).
    - – Fluorchinolon (z. B. Ciprofloxacin) 0,5 g/12 h p. o. über Wochen (*cave:* Arthropathie durch Knorpelschädigung bei Kindern).
    - – Oder: Tobramycin 300 mg/12 h als tägliche Aerosolinhalation, Präparat ohne Konservierungsstoffe, inhaliert über den Pari LC-Vernebler (US-Konsensus 1999).
    - – Oder: Intravenöse Therapie (s. o.) für 2 Wochen alle 3 Monate.
    - – Azithromycin (0,5 g an 2 Tagen der Woche dauerhaft) zur Immuntherapie bei schlechtem Ansprechen auf die Suppressionstherapie.

- **Bronchodilatatoren:** Nur bei positivem Bronchospasmolysetest (Anstieg der Einsekundenkapazität > 10 %) inhalative kurz- und langwirksame β_2-Agonisten (s. S. 147) und Theophyllin (5–8 mg/kgKG/24 h. Bei Kindern und Jugendlichen höher dosieren – Serumspiegel!).
- **Glukokortikosteroide** (s. S. 146): Nur indiziert bei gut reversibler Obstruktion, allergischer bronchopulmonaler Aspergillose und Kindern mit Bronchiolitis (in der Regel kombiniert mit antibiotischer Therapie). Die inhalative Langzeittherapie ist ohne Nutzen.
- **Mukolytika:**
  - Inhalation hypertoner (7 %) NaCl-Lösung 4x/d mit oder ohne Amilorid (Natrium-Kanal-Antagonist) als Dauertherapie bei Kindern über 6 Jahren verbessert die Lungenfunktion und reduziert die Exazerbationsfrequenz.
  - Falls wirksam, N-Acetylcystein (600 mg/24 h p. o.) oder Ambroxol (75 mg/12 h p. o.).
  - Rekombinante, humane Desoxiribonuklease (rhDNase) inhalativ 2,5 mg 1–2 × /d. Aus Kostengründen nur bei schwerer chronischer bakterieller Infektion und akzeleriertem Funktionsverlust.
  - Uridintriphosphat (UTP) inhalativ zur Stimulation der Chloridsekretion (experimentell).
- **Sauerstofflangzeittherapie, intermittierende Selbstbeatmung (s. S. 475).**
- **Lungentransplantation** (s. S. 495):
  - Stets als Doppellungentransplantation oder Herz-Lungen-Transplantation.
  - *Kriterien zur Vorstellung (Konsensus-Report 2006):* FEV$_1$ < 30 % Soll, Exazerbation mit Intensivtherapie, häufige Exazerbationen mit Antibiotikatherapie, therapieresistenter/rezidivierender Pneumothorax, wiederholte Hämoptysen trotz Embolisation.
  - *Kriterien zur Listung:* Kontinuierliche Sauerstofflangzeittherapie, Hyperkapnie, pulmonale Hypertonie.
  - *Kontraindikationen:* Schlechte psychosoziale Bedingungen, intraktable Infektion, schwere Malnutrition, extrapulmonale Erkrankung im Vordergrund.
  - *Ergebnisse:* Die 3-Jahres-Überlebensrate liegt bei 60 %.

Therapie der extrapulmonalen Manifestationen

- Substitution von Pankreasenzymen (nach Wirkung/Stuhlverhalten).
- Substitution fettlöslicher Vitamine (A, D, E, K) in der dreifachen Höhe des normalen Tagesbedarfs.
- Hochkalorische, eiweißreiche Ernährung bei Defizit (110–115 % des Tageskalorienbedarfs, Einsatz gut resorbierbarer mittelkettiger Triglyceride).

Prognose

- In den letzten 20 Jahren konnte ein Anstieg der mittleren Lebenserwartung um 20 Jahre erreicht werden. Sie liegt heute bei über 30 Jahren mit steigender Tendenz (ein Drittel der Patienten hat das Erwachsenenalter erreicht).
- Bei einer FEV$_1$ < 30 % des Sollwertes beträgt die Lebenserwartung unter 2 Jahren.

7.10 Lungenemphysem

Grundlagen

- **Definition:** Irreversible Erweiterung der Atemwege distal der terminalen Bronchiolen mit Wandzerstörung bei fehlender Lungenfibrose. Gemeinsames Vorkommen mit der chronischen Bronchitis. Die klinische Bezeichnung „chronisch obstruktive Atemwegserkrankung" (COPD) trägt dem Rechnung; in 30 % der Fälle dominiert hier das Emphysem.
- **Einteilung:**
  - *Zentrilobuläres Emphysem:* Destruktion und Dilatation der zentralen Anteile eines Lungenazinus (= Parenchymbezirk, der von einem Bronchiolus terminalis versorgt wird).

- *Panlobuläres Emphysem:* Beteiligung aller Teile eines Azinus, beginnend mit einer Dilatation der Alveolargänge. Bevorzugung basaler Lungenabschnitte.
- *Irreguläres Emphysem:* Ausgehend von Gewebsfronten geringer Dehnbarkeit (unter Pleuraschwarten, entlang größerer Bronchien), fast immer sekundär, fokal betont und mit unterschiedlicher Beteiligung der Azini.

► **Andere Formen der Lungenüberblähung:**
- *Akute, obstruktionsbedingte Lungenüberblähung* (volumen pulmonum auctum): Sie geht nicht mit Destruktion einher und ist reversibel, daher besteht kein Zusammenhang mit dem Emphysem.
- *Altersbedingter Elastizitätsverlust* („Altersemphysem"): Ebenfalls nicht destruktiv.
- *Fibrosebedingte Alveolarerweiterungen* („Honigwabenlunge", „Narbenemphysem"): Verursacht durch fibrotisch-destruktive Architekturstörung.

► **Epidemiologie:** Häufiges Vorkommen, v. a. jenseits des 50. Lebensjahres, überwiegend bei Männern. In Sektionsstatistiken Prävalenz von 10 %, führende Todesursache bei 2–5 % aller Obduktionen.

► **Ätiologie und Pathogenese:**
- Ein Ungleichgewicht zwischen protektiven (Proteaseinhibitoren) und aggressiven Faktoren (Elastase, Kollagenase, Plasminogenaktivator), zugunsten der aggressiven, führt zur Parenchymdestruktion mit Abbau von Alveolarwänden und terminalen Bronchioli. Die Freisetzung von Proteasen erfolgt im Rahmen von Entzündungsreaktionen (v. a. Elastase aus neutrophilen Granulozyten). Wichtigster Proteaseinhibitor ist α_1-Proteaseinhibitor (80 % der Inhibitoraktivität in der Lunge, vgl. S. 109, 180).
- Infekte und Atemwegsnoxen (Zigarettenrauch, Oxidanzien, Luftschadstoffe) triggern das Überwiegen aggressiver Faktoren. Zigarettenrauch wirkt z. B. oxidativ, entzündungsaktivierend und inaktiviert Proteaseinhibitoren.
- Die Parenchymdestruktion destabilisiert die Bronchialwand durch Schwächung ihrer elastischen Aufhängung. Bei forcierter Exspiration (erhöhte Strömungsgeschwindigkeit, positiver Lungenparenchymdruck) kollabieren die kleinen Atemwege. Bei fortgeschrittener Erkrankung sind auch größere Atemwege betroffen. Die Lunge entleert sich dadurch nur unvollständig. Die chronische Druckerhöhung im Parenchym führt zur Lungenüberblähung mit Tiefertreten des Zwerchfells, Wölbung von Sternum und Brustwirbelsäule und Rippenhorizontalstellung (Fassthorax).

► **Pathophysiologie:**
- Das Residualvolumen und das thorakale Gasvolumen steigen an zu ungunsten der Vitalkapazität (s. S. 15). Die Totalkapazität ist erhöht. Die exspiratorische Sekundenkapazität fällt ab, in der Fluss-Volumen-Kurve plötzlicher Flussabfall nach frühem Erreichen eines reduzierten Spitzenflusses (sog. „Emphysemknick", s. S. 17). Der Atemwegswiderstand ist vor allem im exspiratorischen Anteil erhöht. Golfschlägerartige Deformierung der Resistance-Schleife durch plötzliche Druckänderung bei fehlender Strömung am Beginn der Exspiration (s. S. 21).
- Irreversibilität der Obstruktion auf Bronchospasmolytika, eine reversible Obstruktion unterschiedlicher Ausprägung ist bei COPD jedoch häufig zusätzlich vorhanden.

► **Spätfolgen:**
- *Atemmuskelermüdung* durch chronische Überbeanspruchung (vermehrte Atemarbeit, ungünstige Thorax-/Zwerchfellgeometrie).
- *Chronische pulmonale Hypertonie* durch Reduktion des anatomischen Gesamtgefäßquerschnitts und hypoxische Vasokonstriktion.

Klinik

► Chronisch progrediente Dyspnoe, zunächst als Belastungsdyspnoe.
► **Klinische Emphysemtypen** (selten eindeutig ausgeprägt):
- *Typ A („pink puffer"):* Starke Dyspnoe, wenig Auswurf, ausgeprägter Fassthorax, Normokapnie, Cor pulmonale spät auftretend.

- *Typ B („blue bloater"):* Geringe Dyspnoe, reichlich Auswurf, bronchitische Atemnebengeräusche, pyknischer Habitus, geringe Emphysemzeichen, frühe Hyperkapnie, frühes Cor pulmonale.
- ➤ Häufig fließende Übergänge zwischen Emphysem, chronischer Bronchitis und gelegentlich intrinsischem Asthma bronchiale:
  - *Reines Emphysem:* Typ A (s. o.), belastungsabhängige Dauerluftnot.
  - *Übergang zur chronischen Bronchitis:* Typ B (s. o.), stärker variable Beschwerden bei Infektexazerbationen.
  - *Begleitendes Asthma:* Ausgeprägte Symptomvariabilität.

Diagnostik

- ➤ **Klinischer Befund:**
  - *Inspektion:* Thorax in Inspirationsstellung („Fassthorax"), geringe Atemexkursionen, erweiterte Interkostalräume, Abnahme des Winkels zwischen Manubrium und Corpus sterni, Kyphose der Brustwirbelsäule, supraklavikuläre Emphysemkissen, Sahli-Gefäßgirlande an der unteren Thoraxapertur.
  - *Perkussion, Auskultation:* Hypersonorer Klopfschall, leises Atemgeräusch. Perkutorisch verminderte bis aufgehobene Herzdämpfung, leise Herztöne, gelegentlich Trikuspidalinsuffizienz auskultierbar (hochfrequentes Mesosystolikum parasternal).
- ➤ **Labor:**
  - *α_1-PI-Bestimmung:* Zur Klärung eines α_1-PI-Mangels vor allem bei Nichtrauchern, bei Symptombeginn vor dem 50. Lebensjahr, positiver Familienanamnese oder Emphysemdominanz in den basalen Lungenabschnitten (s. S. 109, 180).
  - *Blutbild:* Polyglobulie als Zeichen einer chronischen, höhergradigen Hypoxämie.
  - *Elektrolyte, Säure-Basen-Haushalt:* Bei Hyperkapnie Retention nichtflüchtiger Basen (positiver Basenüberschuss), Serumelektrolyte sind meist normal.
- ➤ **Röntgenuntersuchung** (s. Abb. 7.13): Geringe Sensitivität, Fehldeutung bei asthenischem Habitus.
  - *Emphysemzeichen:* Horizontal gestellte Rippen, flaches Zwerchfell bis zur Zwerchfellinversion, vermehrte Strahlentransparenz der Lunge, schmales Herz mit steiler Achse. Im Seitbild erweiterter Gesamtdurchmesser, erweiterter Präkardialraum, strukturfreie Zonen (Blasen).
  - *Zeichen des Cor pulmonale:* Periphere Gefäßrarefizierung, erweiterte Stamm- und Lappenarterien, Kalibersprung im Bereich der Segmentarterien (rechter unterer Hilus), Signalgefäßschatten (Gefäßbetonung in weniger betroffenen Regionen).
- ➤ **Computertomografie (HR-CT,** s. Abb. 7.14)**:** Ermöglicht eine topografische (irreguläres Emphysem, Bullae, Verdrängung normaler Parenchymanteile) und regionale (basal betontes panlobuläres Emphysem) Emphysemzuordnung sowie die Beurtei-

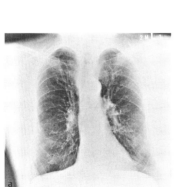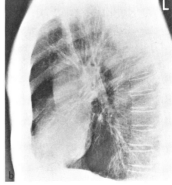

Abb. 7.13 • Lungenemphysem bei schwerem α_1-Antitrypsinmangel (Typ ZZ), 54-jähriger Mann.

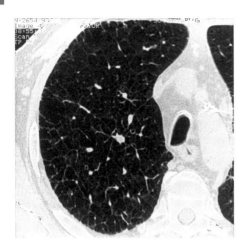

Abb. 7.14 • Panlobuläres Emphysem des rechten Oberlappens.

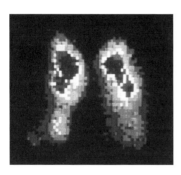

Abb. 7.15 • Perfusionsszintigramm bei α_1-Antitrypsinmangel-Emphysem mit typischem, vorwiegend basalem Funktionsverlust.

lung der Azini. Heute ist eine Emphysemquantifizierung durch Berechnung der mittleren Lungenparenchymdichte Standard.

- *Indikation:* Erstdiagnostik, Abklärung von Operationsindikationen (s. u.).
- *Befund:* Parenchymrarefizierung pan- oder zentrilobulär, Bullae, Bronchienkompression, Dilatation des rechten Herzens und zentraler Bronchialarterien.

► **Lungenszintigramm (Ventilation + Perfusion,** s. Abb. 7.15**):**
- Erlaubt topografische Zuordnung funktioneller Ausfälle.
- Indiziert bei der Planung von Parenchymresektionen.

► **Lungenfunktionsprüfung** (entscheidend in der Verlaufsbeurteilung und Prognosestellung)**:** S. Pathophysiologie. Wichtigste Parameter sind relative und absolute Sekundenkapazität, Residualvolumen, thorakales Gasvolumen, Totalkapazität, arterielle Blutgase, CO-Transferfaktor (T_{LCO} erniedrigt), Compliance (C_L pathologisch erhöht), Parameter der Atempumpfunktion (erhöhte Last [$P_{0,1}$] bei verminderter Kapazität [$P_{0,1\,max}$]). Wichtigster Verlaufsparameter ist der jährliche Verlust der Einsekundenkapazität (normal: 25–30 ml).

► **EKG** (unzuverlässig und wenig sensitiv):
- *Typische Befunde:* Periphere Niedervoltage, deutliche respiratorische Schwankungen der R- und S-Amplituden in V_1 und V_2, Steillagetyp oder Sagittaltyp, überwiegend negativer QRS-Komplex in V_1 bis V_3.
- *Befunde bei Cor pulmonale chronicum:* P-dextrokardiale (hohe Amplitude, Verkürzung), inkompletter oder kompletter Rechtsschenkelblock, präkordiale Hypertrophiezeichen, supraventrikuläre Rhythmusstörungen bis zum Vorhofflimmern.

► **Rechtsherzkatheter:** Quantifiziert die pulmonale Hypertonie und hat damit prognostische Bedeutung. Wirksamkeitsnachweis experimenteller Therapieverfahren.

Differenzialdiagnose

► **Chronisch-obstruktive Bronchitis, intrinsisches Asthma:** Wegweisende Befunde zur Differenzierung sind Klinik (Emphysemzeichen), Fluss-Volumen-Kurve, Ganzkörperplethysmografie, Bronchospasmolysetest (s. o.), HR-CT.

Konservative Therapie (s. Abb. 7.16)

► **Medikamentös:**
- Bronchospasmolytika bei positivem Bronchospasmolysetest.
- Steroide im Rahmen der COPD-Behandlung (in der Exazerbation), als Therapieversuch in der Dauertherapie, s. S. 159.
  - ☐ *Achtung:* Herabgesetzte Toleranz gegenüber Theophyllin und Digitalisglykosiden infolge erhöhter Vulnerabilität des chronisch überdehnten Herzmuskels bei Cor pulmonale.

► **Sauerstofflangzeittherapie** (Einzelheiten s. S. 475 ff):
- *Indikation:*
  - $p_aO_2 < 55$ mmHg/$S_aO_2 < 90\%$ in Ruhe, bei körperlicher Belastung oder im Schlaf.
  - Zeichen des chronischen Cor pulmonale bei arterieller Hypoxämie ($p_aO_2 < 60$ mmHg).
  - Ausschöpfung der medikamentösen Therapiemöglichkeiten.
- *Kontraindikation:* Schwere Hyperkapnie ($p_aCO_2 > 70$ mmHg), p_aCO_2-Anstieg um über 15 mmHg unter O_2-Zufuhr, fortgesetzter Nikotinkonsum.
- *Durchführung:* Ein Erfolg (subjektive Besserung, Lebensverlängerung, Abfall eines erhöhten Bluthämoglobins) ist nur bei konsequenter Anwendung von mindestens 12–16 h/d erreichbar. Verwendung von Flüssig-O_2 bei mobilen Patienten, bei immobilen Patienten Sauerstoffkonzentrator.

► **Intermittierende Selbstbeatmung** (Einzelheiten s. S. 475 ff):
- *Indikation:* Chronische, zunehmende Ermüdung der Atemmuskulatur mit Anstieg des p_aCO_2.
- *Ziel:* Geringere Hospitalisationsrate, Lebensverlängerung, Verbesserung der Lebensqualität, Überbrückung bis zur Transplantation.
- *Einsatz:* Nur im Einzelfall nach sorgfältiger Abwägung durch ein erfahrenes Zentrum.

Chirurgische Therapie (s. Abb. 7.16)

► **Bullektomie:** s. S. 180.
► **Volumenreduktionsplastik (LVR):**
- *Indikationen:* $FEV_1 < 44\%$, aber $> 25\%$ des Sollwertes, p_aCO_2 in Ruhe < 55 mmHg, schwere Überblähung (Residualvolumen $> 200\%$ des Sollwertes), maximaler Inspirationsdruck $< 50\%$ des Sollwertes, nachgewiesene Inhomogenität der Emphysemverteilung in HR-CT und im Szintigramm.
- *Kontraindikationen:* Schwere Zweiterkrankung, schwere pulmonale Hypertonie (Mitteldruck > 45 mmHg), Zigarettenkonsum in den letzten 6 Monaten, pulmonale Kachexie (Körpergewicht $< 80\%$ des Idealgewichtes), starkes Übergewicht, Asthma bronchiale mit schwerer Hyperreagibilität, Alter > 75 Jahre, schlechte Patientenmitarbeit. Die perioperative 30-Tage-Letalität ist hoch ($> 15\%$), wenn die präoperative $FEV_1 \le 20\%$ vom Soll, $T_{LCO} \le 20\%$ vom Soll und das Emphysem homogen verteilt sind (NETT-Studie, 2001).
- *Präoperative Diagnostik:* Lungenfunktion mit Ganzkörperplethysmografie, Spirometrie, Pneumotachografie, Residualvolumenbestimmung mit Fremdgas, Mundverschlussdrücke, pulmonale Compliance, quantitative Lungenszintigrafie, 6-Minuten-Gehtest bzw. Spiroergometrie, Röntgenbild und HR-CT.
- *Technik:* Bilaterale Keilresektionen der am meisten betroffenen Regionen mittels Klammernahtgerät, Entfernung von etwa einem Viertel des Parenchyms jeder Seite, vor allem der Oberlappen, Perikardpatches zur Luftleckprophylaxe, Druckminimierung bei maschineller Ventilation, frühestmögliche Extubation, potente postoperative Analgesie mittels Epiduralkatheter zur frühen Mobilisation.

Atemwegserkrankungen

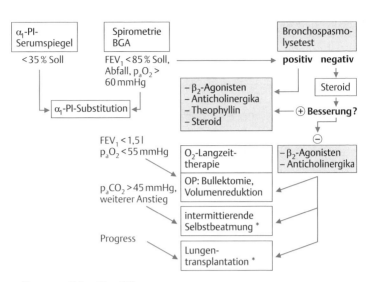

* in ausgewählten Einzelfällen

Abb. 7.16 • Stufenplan zur Therapie des Lungenemphysems.

- *Ziel:* Dekompression gesunder Lungenanteile, Verbesserung der Lungenelastizität, Homogenisierung der Ventilations-Perfusions-Verteilung, Verbesserung der Thorax- und Zwerchfellgeometrie.
- *Ergebnisse:*
  - OP-Letalität 5–10 %.
  - Abfall der Totalkapazität, Anstieg des p_aO_2, bessere Belastbarkeit.
  - Die Besserung ist vorübergehend (Monate bis einige Jahre). Eine Lebensverlängerung wurde nur gezeigt bei oberfelderbetontem Emphysem bei niedriger Belastungstoleranz (♀ ≤ 25 Watt, ♂ ≤ 40 Watt).
- ► **Endoskopische Lungenvolumenreduktion (EET):** Noch experimentelles Verfahren. Implantation von intrabronchialen Einwegventilen zur Ausschaltung überblähter, nichtfunktioneller Lungenanteile durch Atelektasenbildung. Studienergebnisse zeigen keine relevante funktionelle Besserung. Ein günstiges Subkollektiv stellen Patienten mit inhomogenem Emphysem dar. Ziel ist das Entstehen von Lappenatelektasen (häufig nicht erfolgreich wegen Kollataralventilation).
- ► **Lungentransplantation** (Einzelheiten s. S. 495):
  - Ultima Ratio bei endgradigem Emphysem von Nicht-/Ex-Rauchern im Alter < 60 Jahren, fehlender schwerer Zweiterkrankung und hoher Motivation.
  - Die Doppellungentransplantation hat bessere funktionelle Ergebnisse und wird bei jüngeren Patienten bevorzugt.
  - Ein Überlebensvorteil für transplantierte Patienten gegenüber konservativ Behandelten kann empirisch nicht nachgewiesen werden.
  - Tab. 7.12 stellt die Differenzialindikation der beiden operativen Verfahren dar.

Prognose

► **Prognosefaktoren:**
- *Ungünstig:* Höheres Lebensalter, niedrige FEV_1, schwere Hypoxämie, Hyperkapnie.
- *Günstig:* Reversibilität im Bronchospasmolysetest.
- *Einsekundenkapazität FEV_1:*
  - > 1 250 ml: Nur leicht erhöhte 10-Jahres-Sterblichkeit im Vergleich zu gesunden Altersgenossen.
  - < 750 ml: Sterblichkeit von 30 % nach einem Jahr und 95 % nach 10 Jahren.

Tab. 7.12 • **Differenzialindikationen für Lungenvolumenreduktionsplastik (LVR) und Lungentransplantation bei Lungenemphysem (Deutsche Atemwegsliga/DGP, 2007).**

	LVR	**LTx**
Lungenfunktion	FEV_1 25–45 % Soll	FEV_1 < 25 % Soll
Computertomografie	Emphysemoberlappen betont	panlobuläres Emphysem, α_1-AT-Mangel
6-Minuten-Gehstrecke	> 150 m	< 150 m
Blutgasanalyse	p_aCO_2 < 55 mmHg	p_aCO_2 > 55 mmHg
Echokardiografie	RVP_{sys} < 50 mmHg	RVP_{sys} > 50 mmHg

RVP_{sys}: Systolischer rechtsventrikulärer Druck

7.11 Großbullöses Emphysem

Grundlagen

▶ **Definition:** Eine Emphysemblase ist ein meist subpleural gelegener Hohlraum ohne Epithelauskleidung, der von Pleura, Bindegewebe oder komprimiertem Lungenparenchym umgeben ist.
▶ **Vorkommen:** Bei lokalisiertem oder generalisiertem Emphysem.
▶ **Ätiologie und Pathogenese:** Ventilmechanismus im Rahmen des Parenchymumbaus (Narbenzüge, Bronchiolitis obliterans, Abscherung zuführender Bronchiolen). Isolierte Blasen können sich auch ohne Bronchiolenobstruktion im Sinne eines paraseptalen Emphysems (zwischen Pleura und Lungennarben) bilden und sind oft in Narbenbezirken oder in der Lungenspitze lokalisiert. Durch Alveolarruptur kann es zur Vergrößerung einer vorbestehenden Bulla kommen.
▶ **Pathophysiologie:**
• Hinweise auf das Vorliegen eines generalisierten Emphysems (s. S. 173 f).
• Isolierte Bullae bis zu einer Größe von mehreren Zentimetern führen nicht zu messbaren Funktionsveränderungen. Funktionsveränderungen sind meist Ausdruck des generalisierten obstruktiven Emphysems (obstruktive Ventilationsstörung, Lungenüberblähung).
• Bei Generalisierung oder multiplen Bullae erhöhte Last der Atempumpe ($P_{0,1}$) bei erniedrigter Kapazität ($P_{0,1\,max}$).
• Eine Abschätzung des nichtventilierten Lungenparenchyms ist funktionell durch die Differenz der funktionellen Reservekapazität (Messung durch Fremdgasmethode s. S. 11, Ausschluss nichtventilierter Anteile) und des thorakalen Gasvolumens (Ganzkörperplethysmografie s. S. 18, Einschluss nichtventilierter Lungenanteile) abschätzbar.

Klinik

▶ Entspricht dem generalisierten obstruktiven Emphysem (s. S. 174).
▶ **Komplikationen:** Spontanpneumothorax, Bullainfektion (bakteriell oder durch ein Aspergillom), Hämoptoe, Mediastinalverdrängung mit oberer Einflussstauung, selten Auftreten eines Adenokarzinoms in der Blasenwand.

Diagnostik

▶ **Klinischer Befund:**
• *Inspektion:* Zeichen der Lungenüberblähung im Rahmen des generalisierten Emphysems (s. S. 175).
• *Auskultation, Perkussion:* Hypersonorer Klopfschall und abgeschwächtes bis fehlendes Atemgeräusch über der Bulla.
▶ **Röntgenuntersuchung:** Strukturfreie Zone, Kompression des umgebenden Parenchyms.
▶ **Computertomografie (HR-CT,** s. Abb. 7.17**):** Exakte Darstellung der Ausdehnung, Lokalisation und Parenchymverdrängung, Bewertung der topografischen Verteilung.

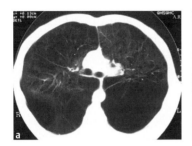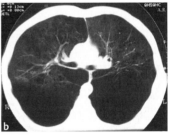

Abb. 7.17 • CT-Bilder (unterschiedliche Ebenen) eines 56-jährigen Mannes mit einem großbullösen Lungenemphysem (vanishing lung).

Meist rundlicher, glatt begrenzter, strukturfreier Bezirk mit der Dichte von Luft, von einer dünnen Membran begrenzt.

► **Perfusionsszintigrafie:** Abschätzung der regionalen Funktionsverteilung, Unterscheidung zwischen funktionsfähigem Parenchym und destruierten Bezirken.
► **Lungenfunktionsprüfung:** S. unter Pathophysiologie.
► **Bronchografie, Angiografie:** Durch HR-CT verdrängt.

Differenzialdiagnose

► **Lungenzyste:** Embryonale Fehlentwicklung im Bereich des peripheren Bronchialbaumes. Die Hohlräume sind mit Flimmer- oder Alveolarepithel ausgekleidet. Häufiger intraparenchymatös, seltener subpleural gelegen. Sichere Unterscheidung im Resektat durch Histologie (s. S. 383).
► **Abszess, Kaverne, zerfallender Tumor:** Radiomorphologisch gekennzeichnet durch dickere Wandung, unregelmäßige Begrenzung oder umgebendes Infiltrat.

Therapie

► **Medikamentös:** Bei generalisiertem, funktionell wirksamem Emphysem s. S. 177.
► **Chirurgische Bullektomie – Indikationen:**
  • Bullagröße mindestens zwei Drittel eines Hemithorax, Perfusionseinbuße der betroffenen Seite ≥ 25 % der Gesamtdurchblutung, Residualvolumen absolut und in Prozent der Totalkapazität > 170 % des Sollwertes, Nachweis von komprimiertem Lungengewebe (CT, Szintigrafie), deutliche Beschwerdesymptomatik.
  • Pneumothoraxrezidiv, Hämoptoe, persistierende Infektion oder andere Komplikationen.

Prognose

► Insgesamt abhängig vom Verlauf des zugrundeliegenden diffusen Emphysems. Bis auf Komplikationen (Ventilpneumothorax, Hämoptoe) ist die Prognose nicht beeinträchtigt.

7.12 α₁-Proteaseinhibitormangel

Grundlagen

► **Definition:** Genetisch bedingter Mangel des α_1-Proteaseinhibitors (α_1-PI).
► **Epidemiologie:** Verantwortlich für etwa 1 % aller klinisch diagnostizierten Lungenemphyseme bei Dominanz des männlichen Geschlechts (Männer:Frauen = 2:1), Nord-Süd-Gefälle in Europa. In Deutschland gibt es etwa 3 000 Fälle mit schwerem α_1-PI-Mangel.
► **Ätiologie und Pathogenese:**
  • Der Genlokus liegt auf Chromosom 14, mehr als 75 Allele sind bekannt. Normalvariante ist das M-Allel (M-Phänotyp PiMM mit normalen Serumspiegeln von 180–350 mg/dl). Bei den Phänotypen SZ, ZZ, Z0 oder 00 (komplette Deletion, sehr selten) beträgt der Serumspiegel < 35 % des Normwertes (90 mg/dl). Die Pro-

teinvarianten S und Z sind ebenfalls funktionell wirksam, ihre Ausschleusung aus der Leberzelle ist jedoch gestört. Bei einem Serumspiegel < 35 % des Sollwertes verfrühtes Auftreten eines Lungenemphysems, da α_1-PI 80 % der pulmonalen Inhibitorkapazität ausmacht.

- Zigarettenrauchen und respiratorische Infekte beschleunigen den Verlauf.
- Durch mangelnden Schutz der Antiproteasen dominieren die aggressiven Faktoren (v. a. allem Elastasen aus neutrophilen Granulozyten) mit konsekutivem Abbau von Lungenparenchym. Es resultiert ein panlobuläres, basal betontes Emphysem.

➤ **Pathophysiologie:** Wie bei Emphysem anderer Ätiologie (s. S. 174).

Klinik

➤ Progrediente Belastungsluftnot beginnend im Mittel mit 35 Jahren, bei Rauchern schon nach dem 25. Lebensjahr.

➤ Vermehrtes Auftreten von respiratorischen Infekten, Bronchiektasen und chronischer Bronchitis.

➤ Seltene Ursache einer Leberzirrhose bei Kindern oder jungen Erwachsenen.

Diagnostik, Differenzialdiagnose

➤ **Nachweis eines α_1-PI-Mangels:**
- *Indikationen:* Obstruktive Atemwegserkrankung bei Nichtrauchern, Bronchiektasie ohne Risikofaktoren, Lungenemphysem vor dem 60. Lebensjahr (bei Rauchern vor dem 50. Lebensjahr), Nachweis eines Emphysems mit Betonung der Lungenbasis, im Rahmen von Familienuntersuchungen, bei Leberzirrhose ohne Risikofaktoren.
- *Durchführung:* S. S. 110.

➤ **Röntgenuntersuchung, HR-CT:** Befund des panlobulären Emphysems mit Betonung der Lungenbasis (s. Abb. 7.13 S. 175).

➤ **Lungenfunktion:** Der mittlere jährliche Verlust der FEV_1 beträgt 100 ml.

➤ Weitere Abklärung wie bei anderen Emphysemformen, vgl. S. 175.

➤ **Differenzialdiagnose:** Entspricht anderen Emphysemformen (s. S. 177).

Therapie

➤ **Substitution des α_1-Proteaseinhibitors:**
- *Indikation:* Serumspiegel < 90 mg/dl (< 35 % des Sollwertes), Nachweis einer obstruktiven Ventilationsstörung (FEV_1 < 50 % und > 35 % des Sollwertes), Beschwerdesymptomatik, Nichtraucher.
- *Prinzip:* Durch Anhebung des α_1-PI-Serumspiegels mit einem Talspiegel > 90 mg/dl vor der nächsten Infusion kann wahrscheinlich die Progredienz des Emphysems gebremst werden.
- *Kontraindikationen:* Raucher, schwerer Immunglobulin A-Mangel, Eiweißallergie.
- *Durchführung:* Wöchentliche Infusion von humanem α_1-PI-Konzentrat, Initialdosis 60 mg/kgKG, Dosiskorrektur nach dem Talspiegel vor der nächsten Infusion.
- *Besonderheiten:*
  - Nach derzeitigem Kenntnisstand ist eine lebenslange Substitution notwendig.
  - Die inhalative Substitution ist durchführbar und biologisch wirksam, bisher aber ohne klinischen Wirksamkeitsnachweis.

➤ **Infektionsbekämpfung:**
- Konsequente Antibiotikatherapie bakterieller Atemwegsinfekte.
- Ausschöpfung von Impfmöglichkeiten (Pneumokokken, Influenza).

➤ Weitere Therapieprinzipien s. S. 177 (andere Emphysemformen).

Prophylaxe

➤ Genetische Beratung, Amniozentese bei Trägern von Mangelallelen.

➤ Zumindest jährliche Kontrollen der Lungenfunktion bei Trägern von Mangelallelen (auch bei fehlender Symptomatik oder Funktionseinbuße).

➤ Strikte, lebenslange Zigarettenkarenz.

► Eine Lebertransplantation als Präventivmaßnahme ist nicht indiziert, da nicht jeder Mangelallel-Träger ein Emphysem entwickelt (5 % bleiben gesund).

Prognose
....

► Mittlere Lebenserwartung von Rauchern mit schwerem Mangel 43 Jahre.
► Mittlere Lebenserwartung von Nichtrauchern 53 Jahre.
► Jährlicher Funktionsverlust bei Nichtrauchern wie bei Rauchern, dieser beginnt jedoch bei Nichtrauchern 10 Jahre später.

8 Pulmonale Infektionen/Pneumonien

8.1 Pneumonien: Allgemeine Grundlagen

Definitionen

► **Allgemein:** Pneumonien sind akute Entzündungen des Lungenparenchyms. Im engeren Sinne werden nur mikrobiell bedingte Entzündungen als Pneumonien bezeichnet, während immunologisch bedingte und andere Reaktionen als „Alveolitis" klassifiziert werden. Eine Ausnahme hiervon ist die Strahlenpneumonie.

▢ *Hinweis:* Durch besondere Charakteristika und ihre historisch bedingt herausgehobene Position gilt die Lungentuberkulose nicht als Pneumonie.

► **Schwere Pneumonie:** Als schwere Pneumonie bezeichnet man Erkrankungen, die nach dem Urteil eines erfahrenen Arztes auf der Intensivtherapiestation behandelt werden müssen.

- *Charakteristika, die mit einer hohen Letalität einhergehen:* Verwirrtheit, hoher Serum-Harnstoff (>7 mmol/l), hohe Atemfrequenz (>30/min), arterielle Hypotonie ($RR_{syst}<90$ mmHg, $RR_{diast}<60$ mmHg), Hypoxämie ($S_aO_2<92$ %, $p_aO_2<60$ mmHg), multilobulärer Befall im Röntgenbild, internistische Vorerkrankung, höheres Lebensalter.

► **Ambulante Pneumonie:** Zu Hause („ambulant") erworben.

► **Nosokomiale Pneumonie:** Während eines Krankenhausaufenthaltes erworben – auch bei Manifestation am Aufnahmetag anzunehmen. Erkrankungen in den ersten 4 Wochen nach Krankenhausentlassung gelten ebenfalls als nosokomial erworben.

► **Primäre Pneumonie:** Ohne kardiopulmonale Vorerkrankung.

► **Sekundäre Pneumonie:** Mit kardiopulmonaler Vorerkrankung s. Abb. 8.1.

► **Pathologisch-anatomische Einteilung:**

- *Lobärpneumonie:* Intraalveoläre Ausbreitung über Cohn'sche Poren bis hin zum Ausfüllen eines Lobus unter Respektierung anatomischer Grenzen.
- *Lobuläre- oder Bronchopneumonie:* Vertikale Ausbreitung über die Atemwege unter Einbeziehung weiter Areale. Eine alveoläre Füllung findet sich dann auf Ebene des Lobulus.
- *Interstitielle Pneumonie:* Bei Viren und manchen Bakterien kann das Infiltrat interstitiell betont sein oder kann Teile der Lungenperipherie homogen mit zarter Infiltration ausfüllen („Milchglasinfiltrat").

Pathophysiologie

► **Restriktive Ventilationsstörung** mit Erniedrigung der statischen Lungenvolumina.

► **Die venöse Beimischung** durch Perfusion nichtventilierter Lungenbezirke kann zu schwerer Hypoxie führen. Die hypoxieinduzierte Vasokonstriktion (Euler-Liljestrand-Reflex) bleibt wegen der entzündlichen Vasodilatation aus.

Pulmonale Infektionen/Pneumonien

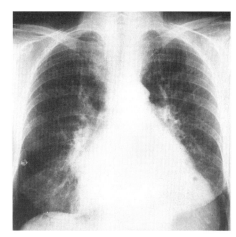

Abb. 8.1 • Sekundäre Pneumonie mit Stauungsinfiltrat im rechten Unterfeld bei dekompensierter Linksherzinsuffizienz.

8.2 Ambulant erworbene Pneumonie

Grundlagen

- **Definition**: Häuslich erworbene Pneumonie bei Patienten ohne definierte Immundefizienz. Hierzu zählen auch Pneumonien, die in Seniorenheimen oder Pflegeeinrichtungen erworben werden (in den USA eigene Kategorie, sog. „Health Care associated Pneumonia").
- **Ätiologie und Pathogenese:**
  - *Risikofaktoren (bei > ⅔ der Patienten):* Chronische internistische Erkrankungen, insbesondere der Lunge und des Herzens, schwere neurologische Erkrankungen, Alter > 50 Jahre, Unter- und Fehlernährung, vorangegangene Influenzainfektion oder Alkoholismus.
  - *Mögliche Erreger:* Die häufigsten Erreger sind Pneumokokken (20–30 %, s. Abb. 8.12), Haemophilus influenzae (10–15 %), Staphylococcus aureus (5–10 %, s. Abb. 8.14), Mykoplasmen (5–10 %, Abb. 8.17 und Abb. 8.18), Enterobakterien (Escherichia coli, Klebsiellen, 5–8 %, s. Abb. 8.16), Chlamydophila pneumoniae (< 5 %), Legionellen (1–4 %, s. Abb. 8.15). In den meisten Fällen ist der Erreger unbekannt (in Studien 40–60 %, in der Praxis > 70 %) (s. Tab. 8.1).
  - *Erregerspektrum bei „Risikopatienten":* Häufiger weniger pathogene/kontagiöse Erreger wie gramnegative Stäbchenbakterien oder Legionellen (s. Tab. 8.1).
  - *Erregerspektrum bei Patienten ohne Risikofaktoren:* Meist Erreger mit stärker ausgeprägter Pathogenität (wie Pneumokokken) oder höherer Kontagiosität (wie z. B. Pneumokokken, Mycoplasma pneumoniae) (s. Tab. 8.1).

Klinik

- **Atemwegssymptome:** Akuter Husten, Auswurf, Dyspnoe, atemabhängiger Schmerz.
- **Allgemeinsymptome:** Fieber, Schwäche.

Diagnostik

- **Spezielle Anamnese:** Art und Schwere von Grunderkrankungen, Aspirationsrisiko, Umgebungsinfektionen (Influenza, Mykoplasmen), Reiseanamnese (bakterielle Resistenzen, außereuropäische Erreger), Krankenhausaufenthalte, Antibiotikabehandlungen.
- **Klinischer Befund:**
  - Tachykardie, arterielle Hypotonie, Tachypnoe, verstärkter Stimmfremitus, Klopfschalldämpfung, Bronchophonie, ohrnahes Rasseln, Bronchialatmen.

Tab. 8.1 • **Risikokonstellation und Erregerspektrum bei ambulant erworbenen Pneumonien.**

klinische Situation	typisches Erregerspektrum
jüngere Erwachsene ohne Vorerkrankung	Mycoplasma pneumoniae, Chlamydophila pneumoniae, Pneumokokken
Verdacht auf Aspiration (Alkoholismus, neurologische Erkrankung, Schluckstörung)	grampositive Mischflora, Anaerobier
leichte bis mäßige obstruktive Atemwegserkrankung	Pneumokokken, Haemophilus influenzae, Moraxella catarrhalis
schwere Atemwegserkrankung, häufige Exazerbationen, Bronchiektasen	Haemophilus influenzae, Escherichia coli, Klebsiella pneumoniae, Pseudomonas aeruginosa
vorausgegangene Influenza	Staphylococcus aureus, Haemophilus influenzae
Diabetes mellitus, Herzinsuffizienz, Niereninsuffizienz (fortgeschritten)	Pneumokokken, Escherichia coli, Klebsiella pneumoniae, Staphylococcus aureus, Legionellen
Pflegeheimbewohner	Haemophilus influenzae, Escherichia coli, Klebsiella pneumoniae, Serratia, Acinetobacter
Kontakt mit Papageienvögeln	Chlamydia psittaci
Kontakt mit Hof- und Weidevieh	Coxiella burnetii (Q-Fieber, s. Abb. 8.2)

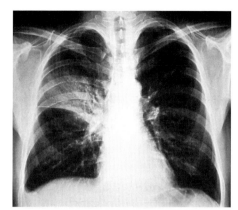

Abb. 8.2 • Q-Fieber (Pneumonie durch Coxiella burnetii) an der Basis des rechten Lungenoberlappens.

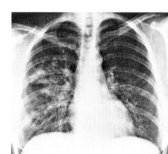

Abb. 8.3 • Überwiegend rechtsseitige Bronchopneumonie; sichtbarer kleiner Lappenspalt rechts, 33-jährige Frau.

- *Diese Befunde finden sich mit abnehmender Wahrscheinlichkeit bei:* Lobärpneumonie (kein Rasseln) > Bronchopneumonie > interstitieller Pneumonie (Milchglasinfiltrat).
- Symptomatik und klinische Befunde sind bei Pneumonien durch Mykoplasmen und Chlamydien im Allgemeinen schwächer ausgeprägt.
- ► **Labor:** BSG-Beschleunigung, Leukozytose, Leukopenie (ominöses Zeichen!), Anstieg des C-reaktiven Proteins (zuverlässig, gut quantifizierbar, rasch verwertbar, da kurze Halbwertszeit!), Procalcitonin (recht hohe Spezifität für bakterielle Infektionen, kürzere Kinetik, Serumspiegel prognostisch relevant).
  - ☐ *Hinweis:* Zur Therapiesteuerung sind vor allem das Procalcitonin und das C-reaktive Protein geeignet!
- ► **Röntgenuntersuchung:**
  - *Lobärpneumonien* (s. Abb. 8.17 s. S. 221): Am Lappenspalt scharf begrenzte, homogene, oft lappenfüllende Infiltrate. Ein zentraler Tumor muss als Ursache ausgeschlossen werden.
  - *Bronchopneumonie, lobuläre Infiltrate:* Lockere, konfluierende, oft weit verstreute Verdichtungen (s. Abb. 8.3).
  - *Seltener pathognomonischer Befund:* Pneumatozelen (zystische Hohlräume in der Peripherie bei Staphylokokkenpneumonien, s. Abb. 8.14, S. 214).
  - *Interstitielle, retikulonoduläre Infiltrate:* Oft disseminiert und diskret ausgeprägt.
  - *Milchglasartige Trübung:* Homogen, unscharf begrenzt, regional begrenzt.
- ► **Erregernachweis:**
  - *Sputummikroskopie (mit Grampräparat) und Sputumkultur:* Bei kooperativen Patienten mit eitrigem Auswurf (Trefferquote bei Aufarbeitung innerhalb 4 h 30–50 %).
  - *Venöse Blutkultur:* Sterile Entnahme von 2 aerob/anaeroben Paaren innerhalb von 6 h unabhängig vom Fieberverlauf. Vor allem bei Schüttelfrost (Trefferquote 20 % mit guter Spezifität).
  - *Pleurapunktion:* Bei Ergussnachweis durch Sonografie. Auch kleine Begleitergüsse sollten punktiert werden. 5 ml Punktat reichen aus. Die Spezifität beträgt nahezu 100 %, Sensitivität 20–30 %.

Tab. 8.2 • **Radiologische Differenzialdiagnosen pneumonischer Infiltrate.**

Lobärpneumonie	Bronchopneumonie, interstitielle Pneumonie	Milchglasinfiltrat
– Interlobärerguss	– Herzinsuffizienz	– Herzinsuffizienz
– Atelektase	– Sarkoidose	– Lungenödem s.
– Tumor	– Kollagenose	Abb. 8.4
– Abszess	– kryptogene organisierende Pneumonie	– akutes Lungenversagen
– gefüllte Zyste	– allergische bronchopulmonale Aspergillose	
– Lungeninfarkt	– Tuberkulose	
	– exogen-allergische Alveolitis	
	– Lymphangiosis carcinomatosa	
	– Eosinophilenpneumonie	
	– medikamenteninduzierte Alveolitis	

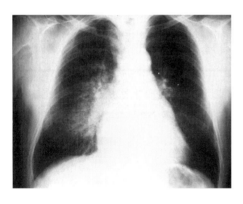

Abb. 8.4 • Einseitiges Lungen-ödem.

- *Bronchoskopie (bronchoalveoläre Lavage):* Nur bei kompliziertem Verlauf, bei erfolgloser Therapieumstellung oder zur Differenzialdiagnose angemessen.
- *Serologische Tests:* Zur nachträglichen Diagnosesicherung (Mykoplasmen, Chlamydien, Legionellen, Coxiellen, Viren). Durch mikrobielle Antigenverwandschaften sind unspezifische Antikörperanstiege möglich.
- *Immunologische Sofortdiagnostik:* Mittels direkter Immunfluoreszenz (z. B. Legionella pneumophila) und Antigennachweis z. B. im Urin (Legionella pneumophila Serotyp 1, Pneumokokken) und im Rachenabstrich (Influenza A) möglich. Positive Ergebnisse sind sehr verlässlich.
▶ **Diagnosekriterien:** Klinisch ist eine Pneumonie anzunehmen bei:
- Husten und mindestens einem anderen respiratorischen Symptom.
- Neu aufgetretenen, fokalen physikalischen Lungenbefunden.
- Mindestens einem Allgemeinsymptom (Fieber ≥ 38°C, Schwitzen, Gliederschmerzen, Schüttelfrost).
- Bei stationär aufgenommenen Patienten zusätzlich Nachweis eines pulmonalen Infiltrats im Röntgenbild, für das es keine andere Erklärung gibt.

Differenzialdiagnose

▶ **Bronchialkarzinom und Tuberkulose** (wichtigste DD): Beide Erkrankungen können alle Pneumonieformen imitieren.
▶ **Fibrosierende Alveolitis, andere Lungengerüsterkrankung:** Bei retikulonodulärer Zeichnungsvermehrung („interstitielle Pneumonie").
▶ **Immuninkompetenz (z. B. HIV-Infektion):** Untypischer Verlauf. Im Zweifelsfall Untersuchung der T4-Zellzahl oder HIV-Serologie.
▶ **Radiologische Differenzialdiagnosen:** S.Tab. 8.2.

Allgemeine Therapie

▶ **Ambulant:** Unkompliziertes Krankheitsbild, Betreuung zu Hause gewährleistet, Kriterien der schweren Pneumonie oder der notwendigen Monitorüberwachung nicht erfüllt.

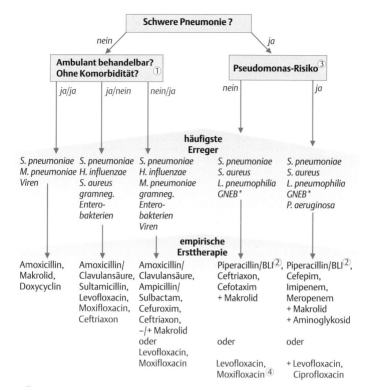

① Herz-/Leber-/Niereninsuffizienz, Antibiotikatherapie/Krankenhausaufenthalt in den letzten 4 Wochen, Pflegeheimbewohner
② BLI: Betalaktamaseinhibitor (Sulbactam, Tazobactam)
③ schwere strukturelle Bronchialerkrankung, vorangegangener Pseudomonas-Nachweis
④ Monotherapie nicht bei schwerer Sepsis
 * GNEB: Gramnegative Enterobakterien

Abb. 8.5 • Algorithmus zur Therapie der ambulant erworbenen Pneumonie. S. auch Tab. 8.3.

► **Intensivstation:** Schwere Pneumonie bei Vorliegen eines Majorkriteriums oder zwei Minorkriterien:
  • „*Major*"-*Kriterien*, Bestimmung bei Aufnahme oder im weiteren Verlauf:
    – Notwendigkeit der Intubation und maschinellen Beatmung.
    – Notwendigkeit der Gabe von Vasopressoren > 4 h (septischer Schock).
  • „*Minor*"-*Kriterien*, bestimmt bei Aufnahme:
    – Schwere akute respiratorische Insuffizienz ($p_aO_2/F_IO_2 < 250$).
    – Multilobäre Infiltrate in der Röntgen-Thorax-Aufnahme.
    – Systolischer Blutdruck < 90 mmHg.
► **„CRB65":** Treffen 2 oder mehr Parameter dieses Scores zu, werden kurzfristige Verlaufskontrollen oder Monitorüberwachung empfohlen:
  • Verwirrtheit (**C**onfusion), hohe Atemfrequenz > 30/min (**R**espiratory Rate), Hypotonie (< 90/60 mmHg, **B**lood Pressure) oder Alter > 65 Jahre (65). (DGP/PEG Leitlinie, Update 2008).
► Einzelfallentscheidung bei allen anderen Patienten.
► **Bettruhe:** Möglichst vermeiden, frühe Mobilisation anstreben. Bei schwerem Krankheitsbild Thromboseprophylaxe mit 3 × 5 000 I.E. Heparin s. c.
► **Ausreichende Flüssigkeitszufuhr:** 2–2,5 l/24 h bei Fieber > 39°C oder Dehydratation.
► **Physikalische Therapie:** Atemtherapie, Thromboseprophylaxe.
► **Expektorantien:** z. B. 600 mg N-Acetylcystein oder Ambroxol 30–60 mg/8 h (als Therapieversuch nur bei vermehrtem, zähem Auswurf).
► Sauerstoff (2–5 l/min durch Nasensonde), das Ansprechen ist oft mäßig.

Tab. 8.3 • **Antibiotikapräparate inkl. Dosierung zur Therapie der ambulant erworbenen Pneumonie (vgl. Abb. 8.5).**

Antibiotikagruppe	Beispiele	Dosierung
Tetrazykline	Doxycyclin	0,1 g/12 h p.o. oder i.v.
Makrolid	Erythromycin	1 g/8 h i.v.
neue Makrolide	Roxithromycin	0,3 g/24 h p.o.
	Clarithromycin	0,5 g/24 h p.o. oder i.v.
	Azithromycin	0,5 g/24 h p.o. oder i.v.
Aminopenicillin	Amoxicillin	0,5–1 g/8 h p.o. oder i.v.
Aminopenicillin + β-Laktamase-Inhibitor	Amoxicillin/Clavulansäure	2,2 g/8 h i.v. bzw. 1,0 g/8 h p.o.
	Ampicillin/Sulbactam	3 g/8 h i.v. bzw. 0,75 g/12 h p.o
Ureidopenicillin	Piperacillin	4 g/8 h i.v.
Cephalosporin II	Cefuroxim	1,5 g/8 h i.v.
	Cefuroxim-axetil	0,5 g/12 h p.o.
Cephalosporin IIIa	Ceftriaxon	1–2 g/24 h i.v.
	Cefpodoxim-proxetil	0,2 g/12 h p.o.
Cephalosporin IIIb	Ceftazidim	2 g/8 h i.v.
	Cefepim	2 g/8 h i.v.
Lincosamid	Clindamycin	0,6 g/8 h i.v. oder 0,3 g/8 h p.o.
Fluorchinolon II	Ciproflaxacin	0,4 g/12 h i.v. oder 0,5 g/12 h p.o.
Fluorchinolon III	Levofloxacin	0,5 g/12–24 h i.v. oder 0,5 g/24 h p.o.
Fluorchinolon IV	Moxifloxacin	0,4 g/24 h i.v. oder p.o.

Spezielle Therapie/Chemotherapie

► **Prinzip:**
- *Empirische Therapie:* Meist ohne Erregernachweis. Die Medikamentenauswahl erfolgt aufgrund der klinischen Konstellation unter Berücksichtigung der häufigen, für das Risikoprofil des Patienten typischen Erreger.
- *Sequenztherapie:* Zu Beginn intravenös (außer bei leichtem bis mittelschwerem Krankheitsbild oder bei Therapie mit Fluorchinolonen), bei Besserung (CRP-Abfall, Entfieberung) ab dem 3. Tag Umstellung auf orale Therapie mit identischem/vergleichbarem Wirkstoff.
▫ *Hinweis:* Der p_aO_2 ist ein guter Verlaufsparameter, er reflektiert direkt die Dichte und Ausdehnung des entzündlichen Infiltrates.
► **Auswahl und Dosierungen:** s. Abb. 8.5 und Tab. 8.3.
► **Dauer:** Etwa 8 bis 10 d, mindestens bis 3 d nach Entfieberung. Bei Bronchiektasen, Abszedierung Therapiedauer mindestens 3 Wochen (z.T. wesentlich länger), bei Mykoplasmen 2 Wochen.
► **Vorgehen bei fehlendem Ansprechen** (nach 3 d keine Entfieberung, fehlender CRP-Abfall): Therapieumstellung nach Maßgabe des antibiotischen Spektrums der Initialtherapie und aufgrund der klinischen Konstellation. Wahrscheinliche Erreger und Therapiealternativen in Abhängigkeit von der Initialtherapie zeigt Tab. 8.4.
► **Bei Erregernachweis:** Gezielte Therapie nach Tab. 8.5.

Prognose

► **Ambulant behandelte Pneumonie:** Günstige Prognose, die Letalität beträgt unter 2 %.
► **Stationär behandelte Pneumonie:** Die Letalität liegt insgesamt bei etwa 10 %. Ungünstige Prognoseparameter sind hier schwere Vorerkrankungen oder hohes Le-

Tab. 8.4 • **Erregerspektrum und Behandlungsalternativen therapieresistenter Pneumonien (mittlere Resistenzquoten in Klammer).**

Vortherapie	unwahrscheinliche Erreger	mögliche Erreger	Alternativtherapie
Aminopenizillin (Ampicillin, Amoxicillin)	– Pneumokokken (<5%) – Haemophilus influenzae (<5%)	– gramnegative Enterobakterien[2] – Mykoplasmen – Chlamydien – Legionellen	– Fluorchinolon – Cephalosporin (Gruppe IIIa) + Makrolid
Cephalosporin (z.B. Cefaclor, Cefuroxim)	– Pneumokokken[1] – Haemophilus influenzae	– gramnegative Enterobakterien – Mykoplasmen – Chlamydien – Legionellen	– Makrolid – Fluorchinolon
Fluorchinolon II (Ciprofloxacin)	– Haemophilus influenzae – gramnegative Enterobakterien – Mykoplasmen – Chlamydien – Legionellen	– Pneumokokken – Staphylococcus aureus	– Aminopenizillin
Fluorchinolon III/ IV (Levofloxacin, Moxifloxacin)	– Pneumokokken – Anaerobier[3]	– Pseudomonas – Staphylococcus aureus	– Ceftazidim – Vancomycin
Cotrimoxazol		– Haemophilus influenzae (10–20%) – Pneumokokken (20%) – Mykoplasmen – Legionellen – Chlamydien	– Cephalosporin der Gruppe II/IIIa + Makrolid – Aminopenicillin + Fluorchinolon III/IV
Makrolid (Erythromycin, Roxithromycin, Clarithromycin, Azithromycin)	– Mykoplasmen – Chlamydien – Legionellen	– Pneumokokken (10%) – Haemophilus influenzae – gramnegative Enterobakterien[2] – Staphylococcus aureus (30%)	– Cephalosporin der Gruppe II/IIIa – Fluorchinolon
Tetracyclin (Doxycyclin)	– Mykoplasmen – Chlamydien	– Pneumokokken (5–10%) – Haemophilus influenzae (20%) – gramnegative Enterobakterien[2] – Legionellen	– Aminopenicillin – Cephalosporin II/IIIa – Fluorchinolon III/IV

[1] Ausnahme: Cefixim, [2] vor allem Escherichia coli, Klebsiella und Enterobacter [3] bei Moxifloxacin

bensalter. Die Letalität der bakteriämischen Pneumokokkenpneumonie beträgt auch heute noch 20%.

► **Legionellen-Pneumonie:** Insgesamt schlechte Prognose, bei immunkompetenten Patienten versterben unter optimaler Behandlung 10%, ansonsten über 20% der Patienten.

► **Schwere Pneumonie:** Letalität 20–50%, insbesondere bei Organversagen schlechte Prognose.

Pulmonale Infektionen/Pneumonien

Tab. 8.5 • **Empfehlungen zur gezielten Chemotherapie von Pneumonien.**

Erreger	1. Wahl (Normdosis)	Alternative (Normdosis)	Lungengewebs-/Serumspiegel	Besonderheiten
Staphylococcus aureus	Oxacillin (1–2 g/8 h i. v.)	Cefazolin (2 g/8 h i. v.)	Oxacillin: 20 % Cefazolin: 40 %	
Streptococcus pneumoniae	Penicillin G (5 Mega/8 h i. v.), Amoxicillin (2 g/8 h i. v.)	Fluorchinolon III–IV (Moxifloxacin 0,4 g/24 h, Levofloxacin 0,5 g/24 h)	Penicillin G: 30 % Amoxicillin: 80 % Fluorchinolon > 200 %	Penicillinresistenz/-toleranz weltweit zunehmend
Hämophilus influenzae	Cefuroxim (1,5 g/8 h i. v.)	Ampicillin/Sulbactam (1,5 g/8 h i. v.)	Cefuroxim: 80 % Ampicillin: 80 %	
Moraxella catarrhalis	Roxithromycin (0,3 g/24 h p.o.)	Ampicillin/Sulbactam (1,5 g/8 h i. v.)	Roxithromycin: 700 % Ampicillin: 80 %	
E. coli	s. K. pneumoniae	s. K. pneumoniae	s. K. pneumoniae	
Klebsiella pneumoniae	Ciprofloxacin (0,4 g/12 h i. v. oder 0,75 g/12 h p.o.)	Ceftriaxon (2 g/24 h i. v.)	Ciprofloxacin: 300 % Ceftriaxon: 45 %	oft verzögertes Ansprechen
Enterobacter Species	s. K. pneumoniae	s. K. pneumoniae	s. K. pneumoniae	
Serratia marcescens	s. K. pneumoniae	s. K. pneumoniae	s. K. pneumoniae	
Proteus mirabilis	Ampicillin (2 g/8 h i. v.)	Cefuroxim (1,5 g/8 h i. v.)	Ampicillin: 80 % Cefuroxim: 80 %	
indolpositive Proteus Species	s. K. pneumoniae	s. K. pneumoniae	s. K. pneumoniae	
Pseudomonas aeruginosa	Ceftazidim (2 g/8 h i. v.)	Piperacillin (2 g/8 h i. v.)	Piperacillin: 30 % Ceftazidim: 40 %	meist Kombination mit z. B. Gentamicin (8 mg/kgKG/24 h), Drug-Monitoring!
Anaerobier	Ampicillin/Sulbactam (1,5 g/8 h i. v.)	Clindamycin (0,6 g/8 h i. v.)	Ampicillin: 80 % Clindamycin: 100 %	oft Mischinfektion mit Anaerobiern
Actinomyces israelii (Aktinomykose)	Ampicillin (2 g/8 h i. v.)	Doxycyclin (0,1 g/24 h i. v.)	Doxycyclin: 60 % Ampicillin: 80 %	Mischinfektion Gebisssanierung! Therapiedauer > 4 Wochen

Tab. 8.5 • **Fortsetzung**

Erreger	1. Wahl (Normdosis)	Alternative (Normdosis)	Lungengewebs-/Serumspiegel	Besonderheiten
Legionella Species	Moxifloxacin (0,4 g/24 h i. v.) (oder anderes Fluorchinolon)	Erythromycin (1 g/8 h i. v.)	Erythromycin: 150 % Ciprofloxacin: 300 %	Kombination mit Rifampicin 10 mg/kgKG/24 h
Mycoplasma pneumoniae Chlamydophila pneumoniae (-psittaci) Coxiella burnetii	Doxycyclin (0,2 g/24 h p. o., i. v.)	Roxithromycin (0,3 g/24 h p. o.)	Roxithromycin: 700 % Doxycylin: 60 %	
Candida Species	Fluconazol (0,4–0,8 g/24 h i. v.)	Amphotericin B (0,5–1,0 mg/kgKG/24 h)	Amphotericin B: < 10 % Fluconazol: ?	bei Amphotericin B Nebenwirkungen und Vorschriften beachten
Aspergillus Species	Voriconazol (4–6 mg/kgKG/12 h)	Caspofungin 70 mg (1. d), 50 mg (ab 2. d)	Voriconazol: ? Caspofungin: ?	
Pneumocystis jiroveci	Cotrimoxazol (5/25 mg/kgKG/6 h i. v.)	Pentamidin (4 mg/kgKG/24 h i. m.)	Cotrimoxazol: 80–400 % Pentamidin: ?	
Toxoplasma gondii	Pyrimethamin (24 mg/24 h i. v.)	Sulfadiazin (4 g/24 h p. o.)		
Entamoeba histolytica	Metronidazol (0,5 g/8 h i. v., 0,75 g/8 h p. o.)	Timidazol (1 g/24 h p. o.)		
Echinococcus cysticus	Mebendazol (0,5 g/12 h p. o.)	Albendazol (10–14 mg/kgKG Einzeldosis/ 4 Wochen)		chirurgische Therapie bevorzugt, Mebendazol über 1–6 Monate
Herpes simplex	Aciclovir (10 mg/kgKG/8 h i. v.)			
Cytomegalovirus	Ganciclovir (5 mg/kgKG/12 h)	(Hyperimmunglobulin)		

8.3 Nosokomiale Pneumonie

Grundlagen

▶ **Definition:** Als nosokomial gelten alle Pneumonieformen, die im Krankenhaus erworben werden, auch bei Manifestation am Aufnahmetag. Sog. „Early-Onset-Diseases" innerhalb der ersten 5 d werden auch durch Erreger des ambulanten Spektrums hervorgerufen.

▶ **Epidemiologie:** Vorkommen bei 0,5–1 % aller stationär behandelten Patienten. Der Anteil der Pneumonien an den nosokomialen Infektionen beträgt 15 %. Sie stellt mit > 30 % die führende Todesursache unter den Hospitalinfektionen dar.

▶ **Ätiologie und Pathogenese:**

• *Voraussetzung, Pathogenese:* Bakterielle Neukolonisation der oberen Atemwege. Bei akutem Trauma (Akuterkrankung, chirurgischer Eingriff) kommt es zur spezifischen Bindung von pathogenen Erregern mit neu exprimierten Rezeptoren auf Schleimhautepithelien des Oro- oder Nasopharynx, in der Folge zur Mikroaspiration von bakteriell kontaminiertem Sekret. Eine hämatogene Aussaat ist wesentlich seltener.

• *Wichtigste Erreger:* Gramnegative Enterobakterien, v. a. E. coli, Klebsiella pneumoniae, aber auch Serratia marcescens und andere (Anteil 20–30 %). Pseudomonas aeruginosa ist für etwa 20 %, Staphylococcus aureus für etwa 20–25 % der Erkrankungen verantwortlich. Seltenere Erreger sind Pneumokokken (5–10 %), Anaerobier (3–5 %), Legionellen (etwa 3 %), Pilze (etwa 3 %). Viren sind sehr selten. (Erreger und Resistenzraten unterscheiden sich von Krankenhaus zu Krankenhaus und von Intensivstation zu Intensivstation. Daher sind lokale mikrobiologische Daten entscheidend.)

• *Risikofaktoren:*

– Fortgeschrittenes Alter, Adipositas, Malnutrition, Zigarettenrauchen und Alkoholismus sowie Allgemeinerkrankungen, vorbestehende bronchopulmonale Erkrankungen, Antibiotika und Glukokortikosteroide begünstigen die Kolonisation und Infektion durch Bakterien.

– Die iatrogene Anhebung des normalerweise bakteriziden Magen-pH (≤ 2) mit Antazida, H_2-Blockern, Protonenpumpenhemmern führt zur bakteriellen Besiedlung des Magens. Durch liegende Magenverweilsonden wird die Regurgitation des Magensekretes erleichtert.

– Sedierende Medikamente, neurologische Erkrankungen oder Schluckstörungen erleichtern die Aspiration oft kleiner Mengen Magensekrets. Wichtigster Faktor ist der Endotrachealtubus beim Beatmeten (durch Sekretion, Aspiration, Hustenblockade, Schleimhautschädigung).

– Medizinische Maßnahmen (z. B. Bronchialtoilette) bei künstlich beatmeten Patienten, häufiger Wechsel der Befeuchtersysteme, mangelnde Händedesinfektion.

– Intensivstation: Hier ist die Wahrscheinlichkeit der Erkrankung 10–20-fach erhöht (v. a. bei intubierten Patienten). Dennoch treten 50 % der nosokomialen Pneumonien außerhalb der Intensivstation auf.

Klinik, Diagnostik

▶ **Mindestvoraussetzung für die Diagnose „Pneumonie":** Radiologischer Nachweis eines neuen oder progredienten Lungeninfiltrates (meist im Sinne einer Bronchopneumonie) und zusätzlich 2 der 3 folgenden Kriterien:

• Leukozytose ($\geq 12 \times 10^9$/l); Fieber ($> 38,3°C$) oder Hypothermie ($< 36°C$); purulentes Tracheobronchialsekret.

▶ Es kann auch ein **numerischer Score** („**C**linical **P**ulmonary **I**nfection **S**core", CPIS) zur Diagnosestellung herangezogen werden (Tab. 8.6). Der Score zeigt (bei einem Zahlenwert ≥ 6), gemessen an der bakteriologisch gestellten Diagnose (Nachweis von Pathogenen in quantitativen Kulturen aus bronchoskopisch gewonnenem Material) eine gute diagnostische Trefferquote.

▶ **Weitere Diagnosekriterien:**

• Perkussionsdämpfung, Rasselgeräusche.

Tab. 8.6 • Der „Clinical Pulmonary Infection Score (CPIS)" in der Diagnose der nosokomialen Pneumonie.

	0 Punkte	1 Punkt	2 Punkte
Temperatur (°C)	≥ 36,0; ≤ 38,4	38,5 – ≤ 38,9	≤ 36,0; ≥ 39,0
Blutleukozyten (mm³)	≥ 4 000; ≤ 11 000	< 4 000; > 11 000	+ ≥ 500 stabkernige
p_aO_2/F_iO_2	> 240 oder ARDS	-	≤ 240; kein ARDS
Röntgenbefund des Thorax	kein Infiltrat	diffuse, fleckige Infiltrate	lokalisierte Infiltrate
Trachealsekret	nicht vorhanden	weiß bis hellgelb	gelb, grün, braun
Kultur Trachealsekret*	< 10	10–100	> 100

* semiquantitative Auswertung (in Deutschland vergleichbar: 0 bis +; + bis ++; +++).
Bei einem Punktwert ≥ 6 liegt eine Pneumonie wahrscheinlich vor.
Bei einem Punktwert < 6 ist eine Pneumonie wenig wahrscheinlich.

- Bakteriennachweis aus Blut, pulmonaler Biopsie oder bronchialer Bürstenentnahme.
- Virusisolation aus bronchialen Sekreten.
- Diagnostische Antikörpertiter für ein bestimmtes Antigen.
- Histopathologischer Nachweis einer Pneumonie.

► **Erregernachweis:**
- *Körpereigene Materialien:* Venöse Blutkultur, Sputum, Tracheal- und Bronchialsekret, bronchoalveoläre Lavage oder Bronchialbürstung. Die bronchoalveoläre Lavage und das durch Bürste gewonnene Material sollten quantitativ aufgearbeitet werden (Serienverdünnung). Die Sensitivität der Lavage und der Bürstenentnahme beträgt 50–90 % bei einer Spezifität von 60–90 %. Invasiv gewonnenes Material ist grundsätzlich dem Tracheobronchialsekret diagnostisch nicht überlegen.
- *Fremdmaterialien:* Bei V. a. eine hämatogene Pneumonie (multifokale, dichte Infiltrate, evtl. mit Einschmelzung) sollten z. B. Verweilkathether entfernt und kulturell untersucht werden.

Differenzialdiagnose

► **Wesentliche DD:** Neoplasie, Lungenfibrose, Vaskulitis, Lungeninfarkt, akutes Lungenversagen (ARDS), Lungenödem, Atelektase.
► Besonders schwierig ist der Ausschluss eines Lungeninfarktes (nicht gematchte Ausfälle in der Perfusions-/Ventilationsszintigrafie bei Pneumonie, Pulmonalisangiografie).

Therapie

► **Die Therapie ist abhängig von folgenden Risikofaktoren:** s. Tab. 8.7.
► **Je nach Punktzahl folgende Therapie einleiten** s. Tab. 8.8.
► **Präparate und Dosierung** der Antibiotika bei nosokomialer Pneumonie: s. Tab. 8.9.
□ *Hinweis:* **Prinzip der probatorischen Therapie (nach Singh, 2000):** Bei einer mäßig wahrscheinlichen Pneumonie (CPIS Score ≤ 6 Punkte) vor Therapie und ≤ 6 Punkte bei einer Reevaluation 3 d nach Therapiebeginn kann die Behandlung abgebrochen werden (→ Rücknahme des Selektionsdruckes, Kosteneinsparung).
► **Legionelloseverdacht:**
- Gehäuftes Auftreten, Nachweis im Trinkwasser, dichte, multifokale Infiltrate, extrathorakale Manifestation.
- *Zusätzlich* 1 g Erythromycin/8 h i. v. + Rifampicin 10 mg/kgKG/24 h i. v. oder ein Chinolon der Gruppe II–IV für mindestens 20 d.

Prophylaxe

► **Allgemeine Prinzipien für geeignete Präventivmaßnahmen:**
- *Angemessene Behandlung der Grunderkrankung(en).*
- *Aspirationsprophylaxe* bei Bettlägrigen (Anhebung des Kopfes um 30°, Förderung der Peristaltik).

- *Frühe postoperative Atemtherapie, frühestmögliche Mobilisation, frühestmögliche Extubation.*
- *Kritischer Einsatz folgender Maßnahmen/Substanzen:* Antazida, H_2-Blocker, Protonenpumpenblocker, Sedativa, Antibiotika, enterale Sondenernährung.

Tab. 8.7 • **Bewertung von Risikofaktoren zur Therapieentscheidung bei der nosokomialen Pneumonie (DGP/PEG/DGAI-Konsensus, 2003).**

Risikofaktoren	Wertung
Alter > 65 Jahre	1 Punkt
strukturelle Lungenerkrankung	2 Punkte
antiinfektive Vorbehandlung	2 Punkte
late-Onset (Erkrankung ab 5. d des Krankenhausaufenthalts)	3 Punkte
schwere respiratorische Insuffizienz mit oder ohne Beatmung (maschinell/ nichtinvasiv)	3 Punkte
extrapulmonales Organversagen (Schock, akutes Nieren-/Leberversagen, Verbrauchskoagulopathie)	4 Punkte

Tab. 8.8 • **Kalkulierte Antibiotikatherapie der nosokomialen Pneumonie (DGP/PEG/DGAI-Konsensus, 2003) (Präparate und Dosierung s. Tab. 8.9.); BLI = β-Laktamaseinhibitor.**

Option I (0–2 Punkte)	Option II (3–5 Punkte)	Option III (≥ 6 Punkte)	
Aminopenizillin + BLI	Ureidopenizillin + BLI	Cephalosporin IIIb oder Ureidopenicillin/BLI oder Carbapenem	+ Fluorchinolon II/III oder + Aminoglykosid
Cephalosporin II/IIIa	Cephalosporin IIIb		
Fluorchinolon III/IV	Fluorchinolon II/III		
	Carbapenem		

BLI = β-Laktamaseinhibitor

Tab. 8.9 • **Präparate und Dosierung der Antibiotika bei nosokomialer Pneumonie.**

Antibiotikagruppe	Beispiel	Dosierung
Ureidopenizillin	Piperacillin	4 g/8 h i. v.
Ureidopenizillin + BLI	Piperacillin/Tazobactam	4,5 g/8 h
Cephalosporin IIIa	Ceftriaxon	2 g/24 h i. v.
Cephalosporin IIIb	Ceftazidim	2 g/8 h i. v.
	Cefepim	2 g/8 h i. v.
Carbapenem	Imipenem/Cilastatin	1 g/8 h i. v.
	Meropenem	1 g/8 h i. v.
Lincosamid	Clindamycin	0,6 g/8 h i. v. oder 0,3 g/8 h p. o.
Fluorchinolon II	Ciproflaxacin	0,4 g/8–12 h i. v. oder 0,5 g/12 h p. o.
Fluorchinolon III	Levofloxacin	0,5 g/12–24 h i. v. oder 0,5 g/24 h p. o.
Fluorchinolon IV	Gatifloxacin	0,4 g/24 h p. o.
	Moxifloxacin	0,4 g/24 h i. v. oder p. o.
Aminoglykosid	Amikacin	15 mg/kgKG/24 h i. v.
	Gentamicin	8 mg/kgKG/24 h i. v.

BLI = β-Laktamaseinhibitor

- *Hygienemaßnahmen:* Regelmäßige kleinraumepidemiologische Untersuchungen, regelmäßige Fortbildungen über Hygiene, Händedesinfektion, Isolationsmaßnahmen bei Nachweis multiresistenter oder hochinfektiöser Keime, Einsatz effektiver Desinfektions- oder Sterilisationsmaßnahmen von Geräten.
- *Lungenpflege/Bronchialtoilette:* Strenge Überwachung der Therapie mit Verneblern und Befeuchtern, steriles Arbeiten am Respirator, Verwendung des Befeuchterkreislaufes über 72 h oder länger bei der künstlichen Beatmung, kritischer Einsatz der Bronchialtoilette („so viel wie nötig, so wenig wie möglich"), regelmäßige Überprüfung der Cuff-Funktion, Absaugen der oberen Atemwege bei liegendem Endotrachealtubus.
- ▢ *Anmerkung:* Die sogenannte selektive Darmdekontamination mit Verwendung systemischer Antibiotika und der kombinierten Gabe nicht absorbierbarer Antibiotika über den Speiseweg hat sich nicht bewährt: Ihr Einsatz in der inneren Medizin ist erfolglos, ihr Einsatz in der postoperativen Phase führt zur Reduktion von Pneumonien, nicht jedoch zur Verminderung der Mortalität oder der Aufenthaltsdauer.

8.4 Pneumonie bei Immundefizienz

Grundlagen

▸ **Definition:** Pulmonale Infektionen bei Risikopatienten mit definierten Schädigungen der wesentlichen bei der Immunabwehr beteiligten Mechanismen.
▸ **Ätiologie:**
- Antikörpermangelzustände, Defizite lymphozytärer Abwehrzellen, Mangel an funktionierenden Granulozyten und Komplementdefekte.
- Anwendung zytotoxischer Medikamente in der Hämato-/Onkologie und von Immunsuppressiva in der klinischen Immunologie und Transplantationsmedizin.
- Weltweite HIV-Epidemie (das Tuberkuloserisiko bei HIV-Infektion ist um das 200-Fache gegenüber der Normalbevölkerung erhöht; s. S. 232).
▸ Das Erregerspektrum pulmonaler Infektionen bei Immundefizienz unterscheidet sich von dem bei Immunkompetenz und ist auch von der Art der Immundefizienz abhängig (s. Tab. 8.10).
▸ **Einteilung nach Art des Immundefekts:**
- Bei Antikörper- und Komplementdefekten dominieren bakterielle Erreger.
- Bei T-Zell-Defekten stehen Mykobakterien, Pilze, Viren und Protozoen im Vordergrund.
- Bei Granulozytendefekten steigt das pulmonale Infektionsrisiko mit fallender Zellzahl und Dauer der Granulozytopenie. In den ersten Tagen dominieren gramnegative bakterielle Infektionen, später werden Pilzinfektionen häufiger.

Tab. 8.10 • **Beziehung zwischen Immundefizienztyp und Erregerspektrum.**

Immundefekt	Grunderkrankungen	typisches Erregerspektrum
Antikörpermangel	angeborene und erworbene A-/Hypogammaglobulinämien, chronisch myeloische Leukämie, Plasmozytom, B-Zell-Lymphom, AIDS	Streptococcus pneumoniae, Haemophilus influenzae Typ B
T-Zell-Defekt	malignes Lymphom, AIDS, Transplantation, Kortikosteroid-Dauertherapie	tuberkulöse und nichttuberkulöse Mykobakterien, Candidapilze, Viren der Herpesgruppe, Pneumocystis jiroveci, Toxoplasma gondii, Strongyloides stercoralis
Mangel kompetenter Granulozyten	myeloproliferative Erkrankungen, zytotoxische Chemotherapie, angeborene Defekte	Staphylococcus aureus, gramnegative Enterobakterien, Pseudomonas aeruginosa, Acinetobacter spp., Aspergilluspilze
Komplementdefekte	angeborene und erworbene Hypokomplementämien, Vaskulitis mit Komplementmangel	Streptococcus pneumoniae, Haemophilus influenzae Typ B

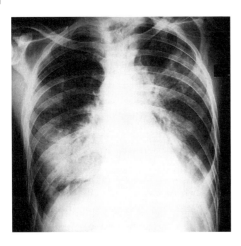

Abb. 8.6 • Zytomegalie-Virus-Pneumonie mit multilokulären, z. T. milchglasartigen Konsolidierungen (Zustand nach Nierentransplantation).

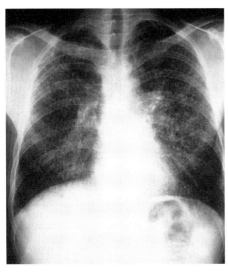

Abb. 8.7 • Chronische Aspergillus-Infektion bei septischer Granulomatose (= monozytärer Phagozytosedefekt).

▸ **Einteilung nach Art des Erregers:**
- *Bakterien:* Bakterielle Pneumonien kommen am häufigsten bei Patienten mit Neutropenie vor. Typische Erreger sind gramnegative Stämme wie Klebsiella spp., Enterobacter spp., (S. 216) und Pseudomonas aeruginosa. Bei HIV-Patienten unterscheidet sich das bakterielle Erregerspektrum nicht von dem Immunkompetenter (v. a. Pneumokokkeninfektionen [S. 210], Haemophilus influenzae an zweiter Stelle). Legionärspneumonien werden gelegentlich bei Patienten nach Organtransplantation und unter Neutropenie beobachtet.
- *Viren* (s. S. 224): Das Zytomegalievirus ist der wichtigste Erreger bei allen Patienten mit schwerem zellulärem Immundefekt, v. a. bei fortgeschrittener HIV-Infektion und bei Transplantatempfängern. Nach Organtransplantation kann die CMV-Infektion vom Spenderorgan auf den Empfänger übertragen werden, auch eine Übertragung durch Bluttransfusion oder eine endogene Reinfektion ist möglich (s. Abb. 8.6). Aber auch andere Viren (v. a. Herpes-simplex-Virus) spielen eine Rolle.
- *Pilze* (s. S. 226): Cryptococcus neoformans (v. a. bei fortgeschrittener HIV-Infektion), Aspergillus spp. (s. Abb. 8.7) (v. a. bei prolongierter, schwerer Neutropenie) und Candida-Infektionen werden fast ausschließlich bei immundefizienten Patienten beobachtet. Der Ausgangspunkt bei Candida-Erkrankungen ist häufig al-

logenes Fremdmaterial (Katheter!) oder es kommt zu einer Translokation aus dem Darm.

- *Protozoen* (s. S. 257 f): Voraussetzung einer Pneumocystis-jiroveci-Infektion ist eine Schwächung der T-Zell-Funktion, aber auch eine hochdosierte Kortikosteroidtherapie stellt einen Risikofaktor dar. Die pulmonale Toxoplasmose wird selten bei Patienten mit schwerem T-Zell-Defekt beobachtet.
- *Mykobakterien* (s. S. 232 ff): Die Tuberkulose kommt vor allem bei schwerem zellulärem Immundefekt und ungünstigen sozialen Verhältnissen (z. B. Drogenabhängige mit HIV-Infektion) vor. Nichttuberkulöse Mykobakterien (wie z. B. M.-avium-Komplex) werden vor allem bei sehr schwerem T-Zell-Defekt beobachtet, so etwa bei HIV-Infektion mit CD_4-Zahlen von < 50/µl. Die Infektion breitet sich meist systemisch aus.

Klinik

☐ *Achtung:*
- ► Die klinischen Manifestationen einer Pneumonie sind bei Immunkompromittierten durch die Grunderkrankung oft schwach ausgeprägt! Auch bei typisch pneumotropen Erregern breitet sich eine Infektion oft primär systemisch aus!
- ► Bei hochdosierter Kortikosteroidtherapie kann Fieber unterbleiben!
- ► Die CMV-Infektion präsentiert sich oft untypisch mit Allgemeinsymptomen und Dyspnoe!

Diagnostik

- ► **Röntgenuntersuchung:** Bei Immuninkompetenten unzuverlässig. Trotz schwerer Ateminsuffizienz können nativradiologisch nachweisbare Infiltrate fehlen (v. a. bei HIV-Infektion mit < 100 T-Helferzellen und bei schwerer Neutropenie mit < 500 Zellen/µl). Aspergillom s. Abb. 8.20 S. 228.
- ► **Blutgasanalyse:** Auch bei Fehlen von pulmonalen Infiltraten treten Gasaustauschstörungen regelmäßig auf und können zum Nachweis einer pulmonalen Infektion diagnostisch verwertet werden (p_aO_2 ↓, T_{LCO} ↓).
- ► **Computertomografie:** Wesentlich sensitiver als konventionelles Röntgen; diffuse Infiltrate kommen vor allem bei Protozoen und Virusinfektionen vor, während fleckige, dichtere Infiltrate häufiger bei bakteriellen, mykobakteriellen und bei Pilzinfektionen (s. Abb. 8.20, S. 228) zu finden sind.
- ☐ *Hinweis:* Aufgrund des breiten Spektrums möglicher Erreger und der meist untypischen klinischen Befunde ist ein Verzicht auf weitergehende Diagnostik nur in Standardsituationen gerechtfertigt (z. B. bei febriler Neutropenie nach Chemotherapie).
- ► **Erregernachweis, weitergehende (und z. T. invasive) Diagnostik:**
  - *Bronchoskopie, bronchoalveoläre Lavage:*
    - Materialentnahme mit geschützter Bürste (auf die Möglichkeit simultaner Infektionen durch mehrere Erreger, z. B. Pneumokokken, CMV-Virus und Pneumocystis jiroveci bei AIDS, ist zu achten).
    - Mikroskopische (Gramfärbung, Ziehl-Neelsen-Färbung, Silberfärbung auf Pneumocystis jiroveci), immunologische (z. B. mit direkter Immunfluoreszenz auf Legionellen, Pilze, CMV) und kulturelle Aufbereitung.
  - *Abstriche* von kutanen oder Schleimhautläsionen.
  - *Sputum*, vor allem provoziertes Sputum (Inhalation einer hypertonen = 5 %igen Kochsalzlösung).
  - *Liquor:* Bei Hinweisen auf einen zentralnervösen oder okulären Befall.
  - *Stuhl und Urin* (z. B. auf nichttuberkulöse o. typische Mykobakterien bei HIV-Infektion).
  - *Immundiagnostik:*
    - Sinnvoll sind Methoden zum Antigennachweis (z. B. direkte Immunfluoreszenz).
    - Antikörpersuchtests (z. B. durch Komplementbindungsreaktion, vor allem Pilz-Antikörper) sind dagegen in der Regel nicht verwertbar und daher überflüssig.

Differenzialdiagnose

▶ **Nichtinfektiöse pulmonale Komplikationen** (bei Immuninkompetenten fast ebenso häufig wie infektiöse Komplikationen):
- *Lungenembolie:* Erst Luftnot und Thoraxschmerz, später Fieber.
- *Lungenödem (kardiogen und nichtkardiogen):* Akute respiratorische Insuffizienz mit diffuser pulmonaler Infiltration, spätestens am 2.–3.d, kein Fieber.
- *Allergische und toxische Reaktionen* (oft medikamentös induziert): Oft nicht von Pneumonie unterscheidbar; klinische Reaktionsmuster s. S. 369 ff.

Therapie

▶ **Empirische antimikrobielle Chemotherapie:** Die Art der Behandlung hängt von der klinischen Situation ab.

▶ **Neutropenie mit Fieber und pulmonalen Infiltraten oder arterieller Hypoxämie:**
- Cephalosporin der Gruppe III (z. B. Ceftriaxon 2 g/24 h oder Ceftazidim 2 g/8 h) + Aminoglykosid (Gentamicin 8 mg/kgKG/24 h, Drug Monitoring!).
- Bei fehlendem Ansprechen > 72 h zusätzlich Vancomycin (1 g/12 h i. v.).
- Bei fehlendem Ansprechen nach 4–5 d und persistierender Neutropenie invasive Diagnostik und zusätzlich Amphotericin B (initiale Probedosis von 1 mg, Volldosis 0,5–1 mg/kgKG, in der Regel 50 mg/24 h→Kontrolle von Serum-K^+, Nierenretentionswerten und Blutbild!).

▶ **HIV-Infektion mit Fieber und pulmonalen Infiltraten:**
- Cephalosporin der II. Generation (z. B. Cefuroxim 1,5 g/8 h i. v. oder Cefotiam 2 g/8 h i. v.) + zusätzlich Cotrimoxazol 10/50 mg/12 h i. v.
- Ganciclovir 5 mg/kgKG/12 h i. v. bei fehlendem Ansprechen und diffusen Infiltraten.

▶ **Hypogammaglobulinämie:** Cephalosporin der Gruppe II (s. o.).

▶ **Nach Organtransplantation:**
- *Fleckige Infiltrate, Konsolidierungen:* Imipenem oder Meropenem (1 g/8 h i. v.) mit oder ohne Amphotericin B (s. o.).
- *Diffuse/interstitielle Trübungen:* Cotrimoxazol (s. o.) + Ganciclovir (s. o.) + CMV-Hyperimmunglobulin.

Prophylaxe

▶ Zur Prävention von Pneumonien stehen nichtmedikamentöse und medikamentöse Methoden zur Verfügung. Die Anwendung dieser Methoden hängt von der Art und der Schwere des Immundefektes ab. Eine Übersicht gibt Tab. 8.11.

Prognose

▶ Die Letalität einer Pneumonie bei imminkompetenten Patienten beträgt bei rechtzeitiger adäquater Therapie 15–50 %, bei inadäquater Behandlung, spätem Therapiebeginn und wenn der Patient maschinelle Atemhilfe benötigt 70–100 %.

▶ Entscheidend zur Verbesserung der Prognose sind daher der möglichst frühe Therapiebeginn und eine gezielte Therapieumstellung bei Behandlungsmisserfolg aufgrund der Ergebnisse einer invasiven Diagnostik.

Tab. 8.11 • Maßnahmen zur Pneumonieprophylaxe bei Immundefizienz.

Immundefekt	geeignete Maßnahme
Neutropenie < 500/µl, Organtransplantation	– Umkehrisolation – Chemoprophylaxe (Cotrimoxazol 160/800 mg/12 h p. o. oder Ciprofloxacin 0,25 g/12 h p. o. + Amphotericin B 10 mq/8 h p. o.)
schwere Hypo-/Agammaglobulinämie	Substitution von Immunglobulinen
alle Formen, außer bei fehlender B-Zell-Antwort	Influenza-/Pneumokokkenimpfung **Achtung:** Auch Angehörige impfen!

8.5 Pulmonale Manifestationen der HIV-Infektion

Grundlagen

► **Definition:** Alle pulmonalen Erkrankungen im Rahmen der Infektion durch das HIV (**h**umanes **I**mmundefizienz-**V**irus). Dazu zählen Infektionen, Malignome und bisher ätiologisch und pathogenetisch nicht zu klärende, idiopathische Erkrankungen. (Mindestens 80 % aller Patienten erkranken im Laufe der HIV-Infektion im Bereich des respiratorischen Systems und mehr als die Hälfte der Patienten verstirbt an einer pulmonalen Komplikation).

► **Epidemiologie, Vorkommen:**
- *Prävalenz, weltweit:* Weltweit sind über 35 Millionen Menschen mit HIV infiziert, davon etwa 0,8 Millionen in Europa. Die Prävalenz steigt vor allem in Afrika südlich der Sahara und in Osteuropa.
- *Prävalenz, Deutschland:* In Deutschland leben etwa 60 000 HIV-Erkrankte. Etwa 11 000 Patienten leiden an dem Vollbild der erworbenen Immundefizienz (AIDS). Von allen kumulativ gemeldeten AIDS-Patienten sind jeweils etwa 50 % verstorben. Die Prävalenz der HIV-Infektion in der Gesamtbevölkerung beträgt für die BRD 0,7 %. Das mittlere Alter der Patienten beträgt etwa 35 Jahre.
- *Geschlechtsverteilung:* Männer:Frauen = 3:1.

► **Klinische Kategorien:**
- *Akute Infektion:* Mononukleoseähnliches Krankheitsbild 2–8 Wochen nach Übertragung mit Fieber, Nachtschweiß und ausgeprägter Virämie, das nach Tagen bis Wochen abklingt. Neurologische, gastrointestinale und dermatologische Manifestationen kommen vor. Antikörper (ELISA) sind nach 4–8 Wochen erstmals nachweisbar. Die T-Helferzellen (CD 4 +) fallen sturzartig ab.
- *CDC-Stadium I:* > 500 CD 4-Zellen/µl Blut ohne AIDS-definierende Erkrankungen oder asymptomatische Patienten mit > 200 CD 4-Zellen.
- *CDC Stadium II:* Patienten, die weder Stadium I noch III zugehören (oft Fieber, Diarrhö, Soor, bazilläre Angiomatose, Präkanzerosen, Herpes zoster und andere).
- *CDC Stadium III = AIDS:* Alle Infektionen durch opportunistische Erreger, wie schwere Virus- oder Pilzinfektionen, Parasitosen, andere opportunistische Infektionen und HIV-assoziierte Neoplasien. Auch die innerhalb eines Jahres rezidivierende Pneumonie und die pulmonale oder extrapulmonale Tuberkulose zählen neben den nichttuberkulösen Mykobakteriosen zum AIDS-Vollbild, außerdem die HIV-Enzephalopathie, das Wasting-Syndrom und die progressive multifokale Leukenzephalopathie.

► **Ätiologie:** Geschlechtsspezifische Infektionswege.
- *Männer:* Etwa $^2/_3$ der männlichen Erkrankten sind homo- oder bisexuell (Hauptinfektionsrisiko). Etwa 20 % der Erkrankungen werden im Rahmen eines i. v. Drogenabusus erworben, nur etwa 1 % durch Transfusion von Blut oder Blutbestandteilen. Immerhin 8 % der Erkrankungen sind auf heterosexuelle Kontakte zurückzuführen (zunehmend).
- *Frauen:* Etwa 20 % der Erkrankungen sind auf i. v. Drogenabhängigkeit zurückzuführen, $^2/_3$ wird durch heterosexuellen Geschlechtsverkehr erworben (vor allem bei Imigrantinnen aus Hochprävalenzländern) und etwa 2 % durch Transfusionen.

► **Pathogenese, Krankheitsverlauf:**
- Chronisch progrediente Infektion durch humanpathogene Retroviren (HIV 1 und 2), bislang nicht heilbar. Hauptzielzelle ist der T-Helfer-Lymphozyt, der nach Eindringen des Virus über den CD 4-Rezeptor zerstört wird.
- *Immunantwort*: 4–12 Wochen nach der Infektion sinkt der Plasmavirämie-Titer bis auf nahezu Null und die T-Helferzellzahl steigt wieder an.
- *Klinische Latenz* (in der Regel Jahre):
  – Langsamer Abfall der T-Helferzellen im Blut. Symptome des Stadiums II entwickeln sich parallel zur T-Helfer-Lymphozytopenie, im Mittel bei Werten < 400 Zellen/µl (in der Regel generalisierte Lymphknotenschwellungen). Bei weiterer Progression kommt es zur Gewichtsabnahme, Infektanfälligkeit, Wesensveränderungen und schwereren Allgemeinsymptomen. In dieser Phase

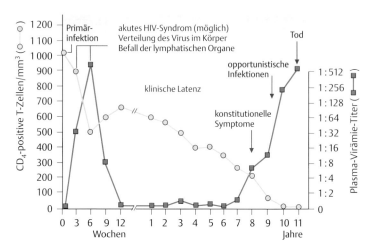

Abb. 8.8 • Der Verlauf einer HIV-Erkrankung.

treten typischerweise bakterielle Pneumonien durch häufige pyogene Erreger auf (Pneumokokken oder Haemophilus influenzae).

– Bereits vor Beginn konstitutioneller Symptome und vor den Zeichen der Immundefizienz nimmt der Plasmavirämie-Titer kontinuierlich bis zum Tod zu. Abb. 8.8 veranschaulicht den typischen Verlauf der HIV-Infektion.

• *AIDS–erworbene Immundefizienz* (typischerweise bei einer T-Helferzellzahl $<250/\mu l$):

– Pulmonal: Rezidivierende bakterielle Pneumonien, Tuberkulose, Pneumocystis-jiroveci-Pneumonie oder andere opportunistische Infektionen, Malignome und/oder interstitielle Pneumonie.

– Systemisch: Atypisch verlaufende, opportunistische Infektionen, oft Mehrfachinfektionen.

▢ *Hinweis:* Pulmonale Manifestationen sind entweder Ausdruck der HIV-Infektion selbst oder häufiger infektiöse oder nichtinfektiöse Komplikationen des Immundefektes. Tab. 8.12 listet die bisher bekannten pulmonalen HIV-Komplikationen auf.
Fragliche Manifestationen: Interstitielle Pneumonie, primäre pulmonale Hypertonie, erhöhte Permeabilität der alveolokapillären Membran.

Klinik

► **Häufigste pulmonale Symptome:** Fieber, trockener Husten, Belastungsdyspnoe (diese findet sich aber auch bei fehlender pulmonaler Komplikation). Produktiver Husten wird nur in etwa 20 % der Fälle beobachtet.

▢ *Achtung:* Unspezifische Allgemeinsymptome bei völligem Fehlen thorakaler Beschwerden oder Befunde können ebenfalls Ausdruck einer pulmonalen Komplikation sein!

Diagnostik

▢ *Hinweis:* Die unspezifische Präsentation, das große Spektrum an möglichen Erkrankungsursachen und die schlechte Prognose sollten Anlass für eine konsequente Diagnostik bis hin zu invasiven Methoden sein. Andererseits darf die Diagnostik die Therapie nicht wesentlich verzögern. Abb. 8.9 zeigt einen sinnvollen Abklärungsalgorithmus.

► **Klinische Untersuchung:** In den meisten Fällen unergiebig. Physikalische Befunde wie Klopfschalldämpfung und Rasselgeräusche weisen auf eine bakterielle Pneumonie und selten auf ein ausgedehntes Kaposi-Sarkom hin.

► **Labor:**

• *Konkretisierung des Immundefektes:* Serumelektrophorese, Blutbild und Differenzialblutbild, T-Helferzell-Zahl im Blut, Viruslast (Kopienanzahl/ml Blut).

Tab. 8.12 • **Pulmonale Komplikationen der HIV-Infektion.**

Komplikationen/Infektionen	Kommentar
Protozoen	
– Pneumocystis jirovecii	zweitwichtigste Infektion, späteres Auftreten, Prävalenz rückläufig
Bakterien	
– pyogene Bakterien	vor allem S. pneumoniae (S. 210) und H. influenzae, wichtigste Infektion, frühes Auftreten
– M. tuberculosis (S. 232)	ca. 15 %, frühes und spätes Auftreten
– M. avium/intracellulare (S. 253)	ca. 10 %, bei sehr niedriger T-Helferzell-Zahl
– andere nichttuberkulöse Mykobakterien (S. 253)	selten, spätes Auftreten
– Nocardia, Legionella, Rhodococcus	selten
Viren (S. 224)	
– humanes Immunodefizienzvirus (HIV)	pulmonale Manifestation umstritten
– Cytomegalievirus (CMV)	wichtigste Virusinfektion, spätes Auftreten
– Epstein-Barr-Virus (EBV)	pulmonale Manifestation umstritten
– Herpes-simplex-Virus (HSV), Herpes-zoster-Virus (HZV)	zweitwichtigste Virusinfektion
– Adenovirus	geringe Bedeutung
Pilze (S. 226)	
– Cryptococcus neoformans	vor allem extrapulmonaler (zerebraler) Befall
– Aspergillus spp.	
– Candida spp.	
– Penicillium marneffei	selten, spätes Auftreten
– Histoplasma capsulatum, Coccidoides immitis	Ansteckung nur in Amerika, dort häufig
Parasiten (S. 257 ff)	
– Microsporidia	
– Toxoplasma gondii	
– Cryptosporidia	
– Strongyloides stercoralis	
Malignome	
– Kaposi-Sarkom	häufig, 20–40 % der pulmonalen Manifestationen bei systemischem Kaposi-Sarkom
– Non-Hodgkin-Lymphom (S. 295)	5–10 %
idiopathisch	
– lymphozytäre interstitielle Pneumonie	zunehmend häufig beobachtet
– unspezifische interstitielle Pneumonie	zunehmend häufig beobachtet (5–10 %)
– primäre pulmonale Hypertonie	1–5 %
– Kardiomyopathie	pulmonale Stauung (DD zur Infektion!)
– Phospolipoproteinose	selten
– Bronchiolitis obliterans (BOOP/COP)	selten
ARDS	als Komplikation einer der anderen Erkrankungen oder sui generis
medikamenteninduziert	Alveolitiden, v. a. durch Sulfonamide und Zytostatika

Pulmonale Infektionen/Pneumonien

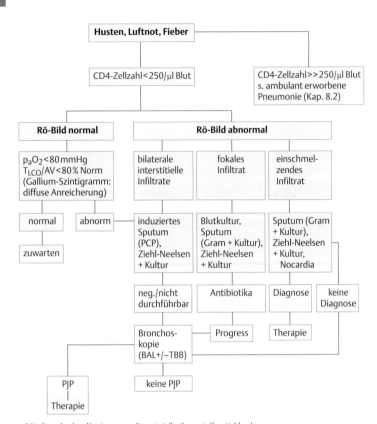

BAL: Bronchoalveoläre Lavage, p_aO_2: arterieller Sauerstoffpartialdruck
PJP: Pneumocystis-jiroveci-Pneumonie
TBB: Transbronchiale Biopsie
TLCO/VA: Pulmonaler Transferfaktor bezogen auf das Alveolarvolumen

Abb. 8.9 • Diagnostische Abklärung von HIV-Patienten mit respiratorischen Symptomen.

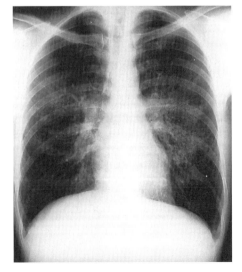

Abb. 8.10 • Pneumocystis-jiroveci-Pneumonie bei HIV-positivem Patienten. Frühstadium der Krankheit mit beidseits zarten, perikulären Flecken und Streifenschatten (Quelle: Reiser M, Kuhn F-P, Debus J. Duale Reihe Radiologie. 2. Aufl. Stuttgart: Thieme 2006).

- *Beurteilung des Schweregrades:* Laktatdehydrogenase, C-reaktives Protein.
- *Serologische Methoden zur Erregersuche:* Bei fortgeschrittener HIV-Infektion völlig unzuverlässig!

► **Lungenfunktionsprüfung:**
- *Blutgasanalyse:* Bei normaler Blutgasanalyse ist eine Blutgasanalyse unter Belastung und der T_{LCO} oft wertvoll (Störungen des Gasaustausches sind frühe und recht zuverlässige, auf eine pulmonale Manifestation hinweisende Befunde).
- Spirografie, Fluss-Volumen-Kurve und Bodyplethysmografie sind insensitiv und wenig spezifisch.

► **Röntgenbefunde:**
- *Normalbefund* in 5–25 % der Fälle.
- *Bilaterale, interstitielle und/oder azinäre Infiltrate* (am häufigsten): Sie sind unspezifisch, weisen am ehesten jedoch auf eine Pneumocystis-jiroveci-Pneumonie hin (s. Abb. 8.10).
- *Diffuse retikulonoduläre Verdichtungen:* Bei disseminierter Tuberkulose (s Abb. 9.7, S. 240), Kryptokokkose, Aspergillose und CMV-Pneumonie s. Abb. 8.6, pulmonalem Kaposi-Sarkom und lymphozytärer interstitieller Pneumonie.
- *Fokale konsolidierende Infiltrate:* Charakteristisch für bakterielle Pneumonien, finden sich aber auch bei Mykobakteriosen, Kryptokokkose, Nokardiose und dem Kaposi-Sarkom.
- *Noduläre diffuse Verdichtungen* (in Verbindung mit einer hilären Lymphadenopathie oder Pleuraergüssen): Charakteristisch für das pulmonale Kaposi-Sarkom. Differenzialdiagnostisch kann ein Non-Hodgkin-Lymphom vorliegen.
- *Kavitäre Läsionen:* Typisch für Tuberkulose (v. a. bei noch höheren T-Helferzell-Zahlen), Nokardiose, Rhodococcus-equi-Infektion und invasive Aspergillose. Bei i. v. Drogenabhängigen kommen differenzialdiagnostisch septische Embolien durch Staphylokokken infrage.
- *Pleuraergüsse:* Bei bakteriellen Pneumonien, Mykobakteriosen, Kaposi-Sarkom und malignen Lymphomen. Seltener bei der Kryptokokkose, Nokardiose und nur ausnahmsweise bei der Pneumocystis-jiroveci-Pneumonie.
- *Pneumothorax:* Typische Komplikation der Pneumocystis-jiroveci-Pneumonie (in etwa 2 % der Fälle).
- ☐ *Hinweis:* Die Pneumocystis-jirivecii-Pneumonie kann alle möglichen radiologischen Manifestationen annehmen! Abb. 8.10.

► **Erregernachweis:**
- *Induziertes Sputum:* Eine Pneumocystis-jiroveci-Pneumonie lässt sich in 30–60 % der Fälle durch induziertes Sputum nachweisen. Auch bei der bakteriellen Pneumonie und der CMV-Infektion ist die Methode gelegentlich erfolgreich.
- *Bronchoalveoläre Lavage:*
  – Mögliche Befunde: Der Proteingehalt in der Lavageflüssigkeit ist unselektiv erhöht (Schrankenstörung). Als Ausdruck der HIV-Infektion kann auch eine CD 8-positive Lymphozytose („Lymphozytenalveolitis") auftreten, während die T-Helferzell-Zahlen auch in der Lunge stark erniedrigt sind. Entsprechend ist der relative Anteil von Makrophagen erniedrigt.
  – Wertung: Die BAL ist die beste Methode zur Diagnose der Pneumocystis-jiroveci-Pneumonie (Sensitivität 95 %, Spezifität 90–95 %). Die Treffsicherheit der BAL ist allerdings bei Patienten unter Prophylaxe erniedrigt. Auch der Nachweis von Bakterien, Mykobakterien, Pilzen, CMV und Protozoen gelingt mit der BAL.
- *Transbronchiale Biopsie:*
  – Indikation: Diagnose des Kaposi-Sarkoms, einer Mykose, einer interstitiellen Pneumonie und häufig als Zusatzdiagnostik bei CMV-Pneumonie.
  – Wertung: In der Diagnostik der Pneumocystis-jiroveci-Pneumonie beträgt die Trefferquote lediglich 50–60 %.
- *Abstriche (Rachen, Stuhl, Haut) sowie Urin- und Blutkulturen* dienen der Sicherung von systemischen Infektionen.

► **Echokardiografie:** Indiziert bei unklarer Luftnot oder Ateminsuffizienz (Kardiomyopathie, primäre pulmonale Hypertonie?).

Tab. 8.13 • **Antiretrovirale Medikamente (Auswahl).**

Substanz	Handels-name	Nebenwirkungen	Hinweis zur Ein-nahme	Dosis (p. o.)
Reverse-Transkriptase-Inhibitoren (Nukleosidanaloga):				
Zidovudin	Retrovir	Neutropenie, Anämie		250 mg/12 h
Didanosin	Videx	Pankreatitis, Neuro-pathie	nüchtern ein-nehmen	200 mg/12 h
Lamivudin	Epivir	Kopfschmerzen		150 mg/12 h
Zalcitabin	Hivid	Neuropathie, orale Ul-zera		0,75 mg/8 h
Abacavir	Ziagen	Hypersensitivität		300 mg/12 h
Lamivudin + Zidovudin	Combivir	s. o.		150 + 300 mg/12 h
Protease-Inhibitoren:				
Indinavir	Crixivan	Nephrolithiasis, Hyper-bilirubinämie	nüchtern/ohne Fett einnehmen	800 mg/8 h
Nelfinavir	Viracept	Diarrhö, Übelkeit	nicht nüchtern einnehmen	750 mg/8 h
Ritonavir	Norvir	Diarrhö, Übelkeit Hy-pertriglyzeridämie		600 mg/12 h
Reverse-Transkriptase-Inhibitoren (nichtnukleosidisch):				
Nevirapin	Viramune	Arzneimittelexanthem		200 mg/12 h
Efavirenz	Sustiva, Stocrin	psychotrop, Arznei-mittelexanthem		600 mg/24 h

Therapie

- ► **Jede pulmonale Infektion:** Unverzüglich Cotrimoxazol (10/50 mg/kgKG/12 h i. v. für 3 Wochen)! Die PJP ist die zweithäufigste Infektion nach der bakteriellen Pneumonie, die Erkrankung kann chamäleonartig alle Manifestationen imitieren und die verspätete Behandlung geht mit einer erhöhten Letalität einher!
- ► **Bakterielle Pneumonie:** Cephalosporin der Gruppe II (z. B. Cefuroxim 1,5 g/8 h p. o. für 10–14 d).
- ► **Tuberkulose:** s. S. 243 ff.
- ► **Ätiologisch unklare interstitielle Pneumonie:** Eine wirksame Behandlung gibt es bisher nicht.
- ► **Antiretrovirale Therapie:** Jede pulmonale Komplikation ist eine Indikation zum Beginn der dauerhaften antiretroviralen Mehrfachtherapie (**H**ighly **a**ctive **a**nti **r**etroviral **T**herapy, HAART):
  - • 2 Nukleosidanaloga (Zidovudin + Lamivudin, Didanosin oder Zalcitabin) + Proteaseinhibitor (Indinavir, Ritonavir oder Nelfinavir).
  - • 2 Nukleosidanaloga + nichtnukleosidischer Inhibitor (Nevirapin oder Efavirenz).
  - • 3 Nukleosidanaloga (Abacavir + Zidovudin + Lamivudin) als Alternative bei Unverträglichkeit.
  - • Eine Auswahl antiretroviraler Medikamente ist in Tab. 8.13 zusammengestellt.
  - ❑ *Beachte:* Nach Beginn der HAART im Rahmen einer opportunistischen Infektion bei niedrigen T-Helferzellzahlen (< 50/ μl) ist das Risiko eines Immunrekonstitutionssyndroms (**I**mmun **R**econstitution **I**nflammatory **S**yndrom, IRIS) mit ca. 20 % hoch. Charakteristisch sind erneute Entzündungszeichen nach initialer Besserung (Fieber, Lymphknotenschwellung, Hepatosplenomegalie, Pleuraerguss, Hyperkalzämie, zunehmende pulmonale Infiltrate). Beginn meist im ersten Monat nach Start der HAART. Ein zweiter Gipfel findet sich nach > 120 d. Therapie mit Kortikosteroiden. Das Syndrom tritt auch unter Therapie der ausgedehnten TB auf.

◻ *Achtung:* Medikamententoxische Wirkungen sind bei HIV-Infizierten häufiger als bei anderen Patienten. Neben der täglichen Kontrolle des klinischen Befundes sind 2 Blutentnahmen pro Woche für Blutbild, Differenzialblutbild, Leber- und Nierenchemie notwendig.

Prophylaxe (grundsätzlich Daueranwendung)

▸ **Pneumocystis-jiroveci-Pneumonie:**
- *Nach abgelaufener PJP oder nach Abfall der T-Helferzell-Zahlen auf < 200/ µl:* Prophylaxe mit Cotrimoxazol (je 3 Tbl. à 160/800 mg Mo, Mi, Fr). Bei Unverträglichkeit der Cotrimoxazol-Prophylaxe (in 20–30 % der Fälle) Dosisreduktion auf ²/₃ bis zur Hälfte der Dosis oder Prophylaxe mit Dapson (50 mg/12 h p. o.) + Pyrimethamin (50–75 mg/24 h) + Folinsäure (15 mg/24 h).
- Inhalationsprophylaxe mit Pentamidin (300 mg an drei aufeinanderfolgenden Tagen, danach einmal alle vier Wochen). Als Inhalationssystem sollte das Respirgard-II-System oder andere Systeme mit gleicher Verteilung des medianen Massendurchmessers verwendet werden.

▸ **Toxoplasmose:** Cotrimoxazol-Prophylaxe (s. o.).

▸ **Sekundärprophylaxe der oralen Candidiasis:** Einnahme von Amphotericin B als Lutschtablette (3 × /d) oder 200 mg Fluconazol p. o. mindestens 1 × /Woche.

▸ **Sekundärprophylaxe der Herpes-Infektion:** Aciclovir (400 mg Aciclovir/6 h p. o.).

▸ **Sekundärprophylaxe bei nichttuberkulöser Mykobakteriose:** Lebenslange Fortsetzung der Primärtherapie (Clarithromycin und Ethambutol, Clofazimin, Ciprofloxacin oder Rifabutin als 2–3-fach-Kombination).

▸ **Pneumokokkenimpfung** indiziert.

Prognose

▸ **Allgemein:**
- Insgesamt hat sich die Prognose von HIV-Erkrankten durch die besseren Prophylaxe- und Therapiemöglichkeiten deutlich verbessert.
- *Ungünstige Prognosefaktoren:* T-Helferzell-Zahlen < 100/ µl im Blut, Vorliegen eines Schleimhautbefalles mit Candida sowie Mehrfachinfektion.

▸ **Speziell:**
- *Bakterielle Pneumonien und Tuberkulose:* Zuverlässiges Ansprechen auf die Therapie.
- *Pneumocystis-jiroveci-Pneumonie:* Die Letalität beträgt 10–20 %, bei beatmungspflichtigen Patienten 70–100 %. Prognostisch ungünstige Faktoren sind ein niedriger Sauerstoffpartialdruck, ein Neutrophilenanteil > 10 % in der BAL und eine Serum-LDH > 3-facher Normwert.
- *Nichttuberkulöse Mykobakteriosen:* Ungünstige Überlebensprognose.

8.6 Aspirationspneumonie

Grundlagen

▸ **Definition:** Lungenentzündungen nach Einatmen größerer Mengen flüssigen oder festen Materials.

▸ **Mögliche Einteilung**:
- *Mikroaspiration:* Sie spielt eine wichtige Rolle in der Pathogenese von nosokomialen Pneumonien (s. S. 192).
- *Makroaspiration:* Aspiration von mehr als einigen Millilitern.

▸ **Ätiologie und Pathogenese** (s. Tab. 8.14):
- *Aspiration primär bakteriell kontaminierten Materials:*
  - Am bedeutendsten, wobei in drei von vier Fällen mindestens zwei Pathogene beteiligt sind.
  - Die große Keimdichte führt zu schweren Infektionen.
  - Anaerobe Bakterien aus der Mundflora (bei schlechter Mundhygiene, schlechtem Zahnstatus): Grampositive Peptostreptokokken, Peptokokken, Clostridien, Propionibakterien; gramnegative Bacteroides, Fusobakterien.

Tab. 8.14 • Pathogenese von Aspirationserkrankungen.

bakteriell kontaminiert	toxisch	obstruierend
– Rachensekret	– Magennüchternsekret	– Fremdkörper
– Mageninhalt	– Kohlenwasserstoffe	– Nahrungsbestandteile (Bolus)
– Fruchtwasser	– Öle	– Mekonium (Neugeborene)
(Neugeborene)	– Alkohol	
	– Gallensaft	
	– Blut	
	– Puder	

Tab. 8.15 • Risikofaktoren der Aspiration.

exogene Bewusstseinsstörung	endogene Bewusstseins-störung	anatomische Störung
– Alkoholismus	– Krampfanfall	– Ösophagusdivertikel
– Drogenabusus	– Synkope	– Ösophagusstenose
– Intoxikation	– Psychose	– Achalasie
– Allgemeinanästhesie	– endokrines Koma	– Sondenernährung
– Rachenanästhesie	– Stoffwechselkoma	– endotracheale Intubation
– Schädel-Hirn-Traumata	– zerebrales Koma	– Tracheotomie
	– Neugeborene	– ösophagotracheale Fistel
		– Pharynxdeformation

- – Aerobe Bakterien. Bei hospitalisierten Patienten stehen Enterobacteriaceae und Pseudomonas aeruginosa im Vordergrund, im ambulanten Bereich dominieren Pneumokokken und Haemophilus influenzae.
- • *Primär toxische Aspirationen:*
  - – Akute Schleimhautschäden, alveoläre Schrankenstörungen sowie Nekrosen im Alveolarbereich (s. S. 367, 453).
  - – In der Folge entwickelt sich ein alveolokapilläres Leck mit eiweißreichem Lungenödem. Das Lungenödem kann folgenlos abheilen oder in einer Lungenfibrose münden.
  - – Das Mendelson-Syndrom ist ein Lungenödem nach Aspiration von saurem Magennüchternsekret (pH < 2,5). Es tritt im Rahmen von Intubationsnarkosen (klassischerweise bei Sectio caesarea) auf.
  - – Aspiration von mineralischem oder organischem Öl führt zur exogenen Lipidpneumonie. Hierzu kommt es während der Berufsausübung (z. B. Seeleute, Feuerschlucker) oder im Rahmen therapeutischer Anwendungen (z. B. Nasentropfen). Häufig multilokuläre Infiltrate mit Nekrosetendenz, oft chronisch rezidivierender Verlauf.
  - – Nach Puderaspiration kann sich bei Kleinkindern eine Bronchiolitis obliterans mit tödlichem Verlauf entwickeln.
- • *Primär obstruierende Aspiration/ Fremdkörperaspiration:*
  - – Sie führt entweder zum Bolus-Syndrom (Stenose auf Trachea- oder Karina-Niveau) oder zu Atelektasen und Retentionspneumonien.
  - – Persistierende Fremdkörper führen zur Entzündungsreaktion mit oft tumorartigem Aspekt und rezidivierenden Retentionspneumonien.
  - – Im Kindesalter sind Erdnüsse, Bohnen, Pistazien und kleine Spielzeugteile als Aspirate häufig. Bei Erwachsenen dominieren Zahnfragmente und Nahrungsbestandteile, z. B. Hühnerknochen.
- ▶ **Allgemeine Risikofaktoren:** Störungen des Schluckablaufes (bulbäre zentrale Prozesse, Hirnnervenparesen, oropharyngeale Deformationen), schlechte Mundhygiene, exogen und endogen bedingte Bewusstseinsstörungen sowie anatomische Störungen des Speiseweges (s. Tab. 8.15). Unter und nach invasiver Beatmung ist das Risiko durch Dekonditionierung, Sedierung und Endotrachealtubus besonders hoch.

Klinik

◻ *Hinweis:* Aspirationen, vor allem rezidivierende Aspirationen, werden häufig nicht erkannt!

▶ **Allgemein:** Auf eine Aspiration folgt meist eine heftige Hustenattacke (bei erhaltenem Bewusstsein). Der nachfolgende Bronchospasmus wird auch bei Bewusstseinsgetrübten beobachtet (DD Asthmaanfall).

▶ **Bakterielle Kontamination:**
- Aspirationspneumonien entwickeln sich innerhalb von Stunden bis maximal zwei Wochen mit Fieber und Allgemeinbeeinträchtigung.
- Abszedierung und Ausbildung eines Pleuraempyems sind häufig. Nach einer Latenzphase mit Fieber von 10–14 d kann es bei Bronchusanschluss des Abszesses zu großen Mengen dünnflüssigem und fötide riechendem eitrigem Auswurf kommen. Fäkulenter Geruch ist typisch für die Anwesenheit von anaeroben Keimen.

▶ **Toxische Aspiration:** Ein Lungenödem entwickelt sich innerhalb von einer Stunde bis zu wenigen Tagen (DD andere Ursachen des akuten Atemnotsyndroms). Bei wachen Patienten kommt es initial zu starkem Husten und nachfolgendem Bronchospasmus mit pulmonalarterieller Hypertonie und Hypoventilation bis hin zur Apnoe. Als Maximalvariante resultiert ein akutes Atemnotsyndrom.

▶ **Fremdkörperaspiration:** Atemstillstand oder stridoröse Atmung.

▶ **Chronisch rezidivierende Aspiration:** Der Verlauf ist meist schleichend. Oft besteht leichter Husten, wechselnder Fieberverlauf und wechselnder, eitriger Auswurf.

Diagnostik

▶ **Anamnese:** Die in Tab. 8.15 dargestellten Risikofaktoren müssen berücksichtigt werden.

▶ **Klinischer Befund:**
- *Bakterielle Kontamination/Pneumonie:* Rasselgeräusche, Klopfschalldämpfung.
- *Toxische Aspiration:* Rasselgeräusche, Bronchialatmen, zunehmende Tachypnoe und Zyanose.
- *Obstruktion:* Orthopnoe, Tachypnoe, inspiratorische Einziehung, Stridor oder aufgehobenes Atemgeräusch.

▶ **Labor:** Häufig massive Leukozytose (> 20/nl mit Linksverschiebung im Differenzialblutbild). Bei rezidivierender Aspiration polyklonale Hypergammaglobulinämie in der Eiweißelektrophorese, häufig auch normo- bis mikrozytäre Anämie sowie ein meist stark erhöhtes C-reaktives Protein (> 15 mg/dl).

▶ **Röntgenbefunde** s. Abb. 8.11:
- *Bakterielle Kontamination:*
  - Aspirationspneumonie: Lokalisiert in abhängigen Lungenpartien (im Liegen apikales oder basales Unterlappensegment, bei aufrechter Körperlage Unterlappen- oder Mittellappensegmente). Die rechte Lunge ist etwa doppelt so häufig betroffen wie die linke.
  - Lungenabszesse: Dichte, homogene Infiltrate ohne Bronchopneumogramm sind verdächtig. Nach Bronchusanschluss sind die Abszessmembran und der Luft-Eiter-Spiegel erkennbar. Pleuraergüsse sind häufig.

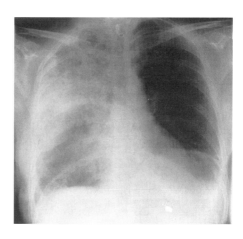

Abb. 8.11 • Aspirationspneumonie (Aufnahme im Liegen).

Pulmonale Infektionen/Pneumonien

- *Toxische Aspiration:* Bild des nichtkardialen Lungenödems mit diffuser, beidseitiger Trübung unter Auslassung des Perikardialraumes. Ausbildung eines Bronchopneumogramms. Entwicklung bis hin zur „weißen Lunge".
- *Kontrastmittelaspiration:* Bild der Bronchografie, meist in Form des „belaubten Baumes".
- *Fremdkörperaspiration:* Hier muss nach direkten (z. B. Zahnfüllungen) oder indirekten (Aussparung) Hinweisen gesucht werden. Ansonsten findet sich das Bild der segmentalen oder lobären Pneumonie ohne Bronchopneumogramm, eine Atelektase oder sehr selten eine lokale Lungenüberblähung (inkompletter Verschluss mit Ventilmechanismus).
- ► **Bronchoskopie:** Zur Diagnosestellung immer indiziert (Ausnahme: toxische Aspiration mit bereits vorliegendem Ödem).
- ► **Mikrobiologische Untersuchung** von Abszess- oder Empyempunktaten. Hierbei ist auf die korrekte Anlage von anaeroben Kulturen zu achten. (Hirn-/Herzbouillon, Transport unter Luftabschluss).

Therapie

- ► **Allgemein, Fremdkörperaspiration:** So rasch wie möglich bronchoskopische, gezielte Sekretabsaugung oder Fremdkörperentfernung (größere Fremdkörper müssen mit dem starren Bronchoskop entfernt werden)!
- ► **Toxische Aspiration:** S. S. 367, 453. Eine frühzeitige maschinelle Beatmung mit positivem endexspiratorischem Druck ist meist indiziert.
- ► **Aspirationspneumonie** (initial empirische Therapie):
  - *Bei ambulanter Aspiration:*
    - Ampicillin/Sulbactam (1,5 g/8 h i. v.) bzw. Amoxicillin/Clavulansäure (1,2 g/8 h i. v.).
    - Oder: Clindamycin 0,6 g/8 h i.v + Cephalosporin der Gruppe II (z. B. Cefuroxim 1,5 g/8 h i. v.) bzw. Moxifloxacin 0,4 g/24 h i. v. oder p. o.
  - *Bei nosokomialer Aspiration:*
    - Cephalosporin der Gruppe IIIa (z. B. Ceftriaxon 2 g/24 h i. v.) + Clindamycin.
    - Oder: Breitspektrumpenizillin + Betalaktamaseinhibitor (z. B. Piperacillin + Tazobactam 4,5 g/8 h i. v.).
    - Oder: Imipenem, Meropenem (1 g/8 h i. v.).
  - *Gezielte Therapieumstellung gemäß Antibiogramm:* Sie kann in den meisten Fällen nach Kultur des Bronchialsekretes oder des Punktionsmaterials erfolgen.
  - *Behandlungsdauer:* Mindestens 14 d, bei häufig auftretenden Komplikationen (Pleuraempyem, Lungenabszess) mindestens drei Wochen und länger.
- ► **Lungenabszess:** S. S. 209.
- ✑ *Hinweis:* Auf optimale Bronchialtoilette ist zu achten. Unter Umständen wiederholte Bronchoskopie mit gezielter Absaugung und innerer Drainage!

Prophylaxe

- ► **Bei Vorliegen von Risikofaktoren (s. Tab. 8.15) sind folgende Maßnahmen zu überdenken:**
  - Magenentleerung mittels Nasogastralsonde.
  - Anhebung des Magen-pH durch Zitratlösung oder Protonenpumpenblocker bzw. H_2-Antagonisten.
  - Unterstützung des Hustenreflexes durch physikalische Therapie.
  - Enterale Ernährung durch perkutane, endoskopische Gastrostomie (PEG).
  - Vermeidung von Sedativa, Hypnotika.
  - Behandlung der Grunderkrankung (z. B. Komatherapie, Anfallsprophylaxe, Beseitigung einer Ösophagusstenose, Überbrückung einer ösophagotrachealen Fistel, korrigierende Operationen).

Prognose

- ► Die Letalität der toxischen Aspiration beträgt etwa 30 %, bei Notwendigkeit einer maschinellen Atemhilfe > 40 %.
- ► Die Letalität der bakteriellen Aspirationspneumonie beträgt 10–20 %, bei Vorliegen gramnegativer Keime (nosokomiale Aspiration) oder von Bacteroides spp. > 20 %.

8.7 Lungenabszess

Grundlagen

- ► **Definitionen:**
  - *Lungenabszess:* Eitrige Einschmelzung von Lungengewebe. Im strengen Sinn werden nur nekrotisierende Pneumonien durch pyogene Bakterien oder Entamoeba histolytica als Abszesse bezeichnet. (Einschmelzende Infektionen durch Echinokokken, Pilze sowie Aktinomykose, Nokardiose oder Tuberkulose bzw. andere Mykobakteriosen werden nicht als Abszess bezeichnet).
  - *Lungengangrän:* Lungenabszesse bei Anaerobierinfektionen.
  - *Kavernen:* Lungennekrosen bei Mykobakteriosen.
- ► **Ätiologie und Pathogenese:**
  - *Wichtige ätiologische Faktoren, die zur Abszessbildung beitragen:*
    - Große Bakterienmassen (Aspiration).
    - Behinderte mukoziliäre Clearance (Fremdkörper, Bronchialtumor).
    - Gewebsnekrosen (Lungeninfarkt, Lungentumoren, Silikoseherde, Thoraxtraumata).
    - Präformierte pulmonale Hohlräume (Zysten, Bullae, gereinigte Kavernen, Infarkthöhlen, Tumorhöhlen).
    - Immunstörungen bei fortgeschrittenem Tumorleiden, Alkoholismus, entgleistem Diabetes mellitus, schwerer Niereninsuffizienz.
    - Amöben-Leberabszesse führen in 15 % der Fälle zu Abszedierungen im rechten Lungenunterlappen. Dabei besteht häufig ein Pleuraempyem.
  - *Erregerspektrum:*
    - Mit Anaerobiern ist stets zu rechnen, ihr Nachweis gelingt jedoch oft nicht.
    - Einschmelzende Bronchopneumonien sind häufiger bei Staphylococcus aureus, Klebsiella pneumoniae und anderen Enterobacteriaceae sowie Pseudomonas aeruginosa.
    - Bei nekrotisierenden septischen Embolien ist oft Staphylococcus aureus beteiligt (i. v. Drogenabhängige).

Klinik

- ► Das Bild gleicht dem einer schweren Pneumonie mit hohem Fieber, Schüttelfrost, Husten und meist thorakalen Schmerzen.
- ► Oft kann der Patient Lokalisationsangaben machen (Pleuraschmerzen).
- ► Bei Bronchusanschluss werden größere Mengen blutig-eitriger Flüssigkeit neben Gewebefetzen abgehustet. Jauchiger Gestank weist auf eine Anaerobierbeteiligung hin.
- ► Eine momentane Verschlechterung des Befindens kann in seltenen Fällen durch den Einbruch in die Pleurahöhle mit nachfolgendem Empyem verursacht sein.
- ► Kleinere Abszesse können klinisch stumm sein.

Diagnostik

- ► **Klinischer Befund:**
  - *Perkussion:* Klopfschallverkürzung.
  - *Auskultation:* Häufig fehlt das feinblasige, pneumonische Rasseln. Selten kann amphorisches Atmen gehört werden.
  - *Inspektion:* Bei chronischem Verlauf können sich Trommelschlegelfinger entwickeln. Das Sputum zeigt eine Zweischichtung (unten Eiter, darüber trübe Flüssigkeit).
- ► **Labor:** Meist ausgeprägte Leukozytose und Erhöhung des C-reaktiven Proteins sowie Zeichen einer Infektanämie.
- ► **Röntgenuntersuchung** s. Abb. 3.21, S. 65: Im Verlauf Verdichtung und Homogenisierung des pneumonischen Infiltrates mit Verschwinden des Bronchopneumogramms. Typisch ist ein begleitender Randwinkelerguss. Nach Bronchusanschluss wird eine horizontale Luft-/Flüssigkeitsspiegelung sichtbar, umgeben von einer mehrere mm dicken, unregelmäßigen Abszessmembran.

► **Sonografie (Methode der Wahl) oder CT** beweisen bei fehlendem Bronchusanschluss die flüssigkeitsgefüllte Abszesshöhle. Im Sonobild meist echogene, grobkörnige Strukturen mit atemabhängiger Flüssigkeitsbewegung.

► **Erregernachweis:** Fast immer durch transthorakale Punktion oder bronchoskopische Sondierung (Katheter) möglich. Immer auch anaerobe Aufarbeitung des Eiters (z. B. mit Hirn-/Herz-Bouillon unter Luftausschluss).

► **Bronchoskopie:** Immer indiziert zur inneren Drainage und zum Ausschluss einer Retentionspneumonie.

Differenzialdiagnose

► **Einschmelzende Tumoren:** Keine regelrechte Wandung, oft Tumorzapfen in der Höhle.

► **Mykotische Nekrosen:** Keine Flüssigkeit, sondern solides Pilzmaterial in der Höhle.

► **Zwerchfellhernien:** Meist Zufallsbefund, typischerweise retrokardialer Luft-/Flüssigkeitsspiegel.

► **Lobärpneumonien:** Kein Flüssigkeitsspiegel, pos. Bronchopneumogramm.

► **Lungeninfarkte:** Akutereignis in der Anamnese (wie bei Aspiration!), Phlebothrombose, sonst identische Klinik und Befunde.

Therapie

► **Beseitigung der Ursache:** Fremdkörperentfernung, Beseitigung einer tumorösen Bronchusstenose durch Lasertherapie oder Bronchusstent bzw. endobronchiale Kleinraumbestrahlung. Sanierung eines septischen Streuherdes.

► **Antibiotika:**
  • *Ambulante Genese:* Cephalosporin der Gruppe II (z. B. Cefuroxim 1,5 g/8 h i. v.) + Clindamycin (0,6 g/8 h i. v.).
  • *Nosokomiale Genese:*
    – Piperacillin + Tazobactam (4,5 g/8 h i. v.).
    – Oder: Imipenem, Meropenem (1 g/8 h i. v.).

► **Drainage der Nekrosehöhle** (experimentell, keine Studiendaten!):
  • *Bei Pleurakontakt:* Perkutane Abszessdrainage (optimal: Doppelläufige Spül-/ Saugdrainage aus weichem Material (vom Typ van Sonnenberg), das sich der Abszesswand anpasst. Bei fehlendem Bronchusanschluss kontinuierliche Spülung mit 1 l isotoner NaCl-Lösung/24 h, bei Bronchusanschluss lediglich 2–3 × tgl. Eiterabsaugung mit kleinvolumiger Spülung (10–50 ml, Patientenlagerung so, dass der Abszess am Tiefpunkt gelegen ist).
  • *Bei fehlendem Pleurakontakt* (selten): Innere Drainage mittels Bronchoskop mit Ballondilatation, gegebenenfalls mit Einlage eines Drainagekatheters.

► **Chirurgische Sanierung:** Indiziert bei offenen Thoraxtraumen, persistierenden Hohlräumen, erfolgloser Behandlung > 4 Wochen, symptomatischen Bronchiektasen, massiver Hämoptoe, bronchopleuraler Fistel. Ansonsten heute nur noch selten notwendig.

8.8 Bakterielle Pneumonie: Pneumokokken

Grundlagen

► **Definition:** Pneumonie durch grampositive Diplokokken (Streptococcus pneumoniae).

► **Epidemiologie:** Häufigster Pneumonieerreger bei ambulant erworbenen Pneumonien mit einem Anteil von 15–40 %. Seltener auch bei nosokomialen Infektionen.

► **Ätiologie und Pathogenese:** S. pneumoniae ist ein grampositiver, länglich bis lanzettförmiger Diplokokkus mit α-Hämolyse auf Blutagar. Virulenzfaktoren sind kapsuläre Polysaccharide. Diese sind auch die Zielantigene der Pneumokokkenimpfung. Es werden mehrere Typen unterschieden: Typ III ist der virulenteste Vertreter und kann Lungenabszesse hervorrufen. 90 % der lobären Pneumokokkenpneumonien sind durch die Typen I, II, IV, V und VII verursacht, bei Bronchopneumonien sind andere Typen beteiligt.

Pulmonale Infektionen/Pneumonien

▸ **Risikofaktoren:** Alkoholismus, Leberzirrhose, Diabetes mellitus, Niereninsuffizienz, chronische Atemwegserkrankungen und Malignome. Das Risiko ist besonders hoch bei Zustand nach Splenektomie und Sichelzellanämie (= funktionelle Asplenie).

Klinik

▸ Beginn typischerweise innerhalb von Stunden mit Schüttelfrost, hohem Fieber (> 39°C), produktivem Husten mit eitrigem bis bräunlichem Auswurf und Pleuraschmerzen.

▸ Tachypnoe, Zyanose und Nasenflügeln sind häufig. Stechende, atemabhängige Thoraxschmerzen sind Ausdruck der häufigen Begleitpleuritis.

Diagnostik

▸ **Klinischer Befund:**
  • *Auskultation:* Lautes, ohrnahes Rasselgeräusch.
  • *Perkussion:* Starke Klopfschallverkürzung, die häufige basale Dämpfung kann Ausdruck eines Begleitergusses oder eines Pleuraempyems sein.
▸ **Labor:** BSG, Leukozytenzahl, CRP stark erhöht. Ausgeprägte Linksverschiebung im Differenzialblutbild.
▸ **Röntgenuntersuchung** s. Abb. 8.12:
  • *Mögliche Befunde:* Häufig Nachweis eines Bronchopneumogramms s. Abb. 8.13, Nachweis eines Pleuraergusses in 10 % der Fälle. In 20–25 % sind beide Lungen befallen.
▸ *Kriterien der Lobärpneumonie:* Scharfe Darstellung der Lappengrenze, sie wird respektiert. Volumenvermehrung des betroffenen Lobus (später Schrumpfung). Nachweis eines Bronchopneumogramms (s. Abb. 8.13). Lufthaltiges Parenchym kann im Infiltrat noch sichtbar sein.
▸ *Hinweis:* Bei Nachweis einer Lobärpneumonie sind Pneumokokken die wahrscheinlichsten Erreger!
▸ **Erregernachweis, Serologie:** Untersuchung von Sputum, Bronchialsekret, venösem Blut und Pleurapunktat mit Gramfärbung und Kultur. Positive Blutkulturen finden sich in 30 %. Die Bakterien sterben extrakorporal rasch ab (Transportzeiten!). Im Grampräparat grampositive Diplokokken mit deutlich sichtbarer Kapsel. Der sichere Pneumokokkennachweis gelingt durch typenspezifische Kapselquellungsreaktion, Kultur oder Antigennachweis.

Differenzialdiagnose

▸ Retentionspneumonie, Lungenabszess, Lungeninfarkt.
▸ Seltener können auch andere Bakterien (Klebsiella pneumoniae, Staphylococcus aureus u. a.) eine Lobärpneumonie hervorrufen.

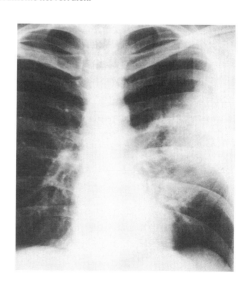

Abb. 8.12 • Pneumokokken-Pneumonie mit dichter Konsolidierung im linken Mittelfeld.

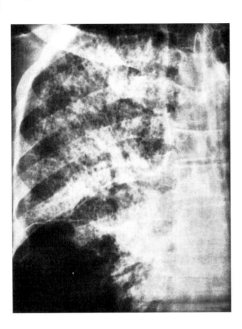

Abb. 8.13 • Beispiel für ein Bronchopneumogramm im rechten Oberlappen; die Luft enthaltenden Bronchi sind sichtbar, weil sie von einem alveolären Infiltrat umgeben sind, das von einer Pneumokokkenpneumonie stammt.

Therapie

▶ **Penicillin G:**
- *Wirksamkeit:* In Deutschland sind > 95 % aller Pneumokokken sensibel auf Penicillin G. Penicillintolerante (MHK 0,1–1 mg/l) Stämme sprechen meist auf höhere Penicillindosen an. Hochresistente Stämme kommen kaum vor (< 1‰).
- *Dosierung:* 1,5 Mega/6 h i. v. bis zur Entfieberung, danach p. o. Penicillin V in der gleichen Dosierung.

▶ **Alternativen:**
- Fluorchinolone der Gruppe III/IV (z. B. Moxifloxacin 0,4 g/24 h).
- Aminopenicilline (z. B. Amoxicillin 1 g/8 h i. v.) und Cephalosporine der Gruppe I und II sind ebenfalls zuverlässig wirksam (z. B. Cefuroxim 1,5 g/8 h i. v.).
- Makrolide (Resistenz in 15 %), Tetrazykline und Cotrimoxazol sind nicht zuverlässig wirksam.

▢ *Beachte:* Bei Sepsis: Kombination von z. B. Penicillin mit Fluorchinolon.

Prophylaxe

▶ **Immunprophylaxe:**
- *Allgemein:* Impfung gegen Kapselantigene durch einen 23-valenten Impfstoff (Pneumovax 23) möglich. Die Schutzrate beträgt etwa 60–80 %, bei älteren Menschen 30–50 %. Die Schutzwirkung hält 5–7 Jahre an.
- *Obligate Indikationen:* Z. n. Splenektomie, Sichelzellanämie, Morbus Hodgkin, Non-Hodgkin-Lymphom, multiples Myelom, Immunsuppression.
- *Empfohlene Indikationen:* Häufige Pneumokokkeninfektionen, z. B. bei chronischer Atemwegserkrankung, Herzinsuffizienz, Diabetes mellitus, Alkoholismus.
- *Wertung:* Die Erwachsenenimpfung aus empfohlener Indikation wird in vielen Ländern wegen schwacher Wirksamkeit nicht durchgeführt. Der Konjugatimpfstoff ist wirksamer, aber bisher nur bei Kindern zugelassen.

Prognose

▶ Die Sterblichkeit von Pneumokokkenpneumonien beträgt insgesamt etwa 5 %. Bei bakteriämischer Infektion versterben 20–25 %.
▶ Ungünstige Prognosefaktoren sind Bakteriämie, Befall mehrerer Lungenlappen, verzögerter Behandlungsbeginn, Vorliegen der Serotypen III und VIII.

8.9 Bakterielle Pneumonie: Staphylokokken

Grundlagen

- ➤ **Definition:** Pneumonie durch grampositive Haufenkokken, fast ausschließlich durch Staphylococcus aureus.
- ➤ **Epidemiologie:** Staphylococcus aureus ist verantwortlich für etwa 5 % aller ambulant erworbenen Pneumonien, bei nosokomialen Pneumonien ist der Anteil mit 20–25 % wesentlich höher, 20–25 % davon sind methicillinresistent.
- ➤ **Ätiologie und Pathogenese:**
  - *Erreger:* Als Pneumonieerreger hat fast nur der hochpathogene Staphylococcus aureus Bedeutung. Gegenüber den nur wenig verwandten koagulasenegativen Staphylokokken (v. a. S. epidermidis) zeigt er neben der Koagulaseaktivität β-Hämolyse auf Schafblutagar und bildet goldgelbe Kolonien. Durch die Enzymausstattung ist die Neigung zur Gewebsnekrose stark ausgeprägt.
  - *Infektionswege:* Neben der Inhalation v. a. hämatogene Ausbreitung (i. v. Drogenabhängige, venöse Thrombosen, Osteomyelitis, Abszesse, infizierte Dialyse-Shunts und allogene Verweilmaterialien wie Katheter).
  - *Risikofaktor:* Die Influenza ist ein wichtiger Wegbereiter der inhalativen Staphylokokkeninfektion.

Klinik

- ➤ Die Pneumonie entwickelt sich innerhalb von 1–2 d. Der Verlauf ist fast immer schwer, besonders nach einer Influenza. Der toxische Verlauf ist gekennzeichnet durch Blutdruckabfall, Zyanose, Verwirrtheit (u. Leukopenie).
- ➤ Häufig besteht Zyanose, Ruhedyspnoe und hohes remittierendes Fieber mit Schüttelfrostanfällen.
- ➤ Der Auswurf ist gelblich-cremig mit Blutspuren. Bei jedem zweiten Patienten besteht ein Pleuraerguss.

Diagnostik

- ➤ **Anamnese:** Vorangehende extrapulmonale Weichteilinfektionen und/oder Verweilkatheter sind wichtige Hinweise.
- ➤ **Klinischer Befund:**
  - *Perkussion:* Klopfschalldämpfung.
  - *Auskultation:* Meist ohrnahes spätinspiratorisches Rasseln; zuweilen ist ein parasternales, leises, hochfrequentes Systolikum (Trikuspidalinsuffizienz) als Zeichen der Trikuspidalklappenendokarditis auskultierbar.
  - Zeichen einer Meningitis oder eines Hirnabszesses (Kopfschmerzen, Nackensteifigkeit, neurologische Herdzeichen).
- ➤ **Typische Laborbefunde:** Ausgeprägte Leukozytose mit Linksverschiebung, dreistellige BSG und ein C-reaktives Protein im Serum von > 20 mg/dl.
- ➤ **Röntgenuntersuchung** (s. Abb. 8.14):
  - Häufig finden sich lobuläre bis segmentale Infiltrationen mit homogener Verdichtung (bei $^2/_3$ der Patienten bilateral). Oft fehlt das Bronchopneumogramm. Diffus verteilte, unscharf begrenzte knotige Verdichtungen weisen auf eine metastatische Pneumonie infolge hämatogener Aussaat hin.
  - Ein pathognomonischer Röntgenbefund ist das Auftreten von Pneumatozelen, s. Abb. 8.14e–g (periphere, zystische, dünnwandige Hohlräume). Sie entstehen durch einen ventilartigen Verschluss kleiner Atemwege und sind rückbildungsfähig.
  - *Nachweis von Komplikationen:* Abszedierung (häufig, nicht selten multilokulär), Pleuraempyem und Pyopneumothorax.
- ➤ **Erregernachweis, Serologie:** Pleurapunktat, Abszesspunktat und Lavagematerial sind geeignete Untersuchungsmedien. Sputum ist unzuverlässig in der Bewertung (nur bei > 10^6 Keimen/ml). Positive Blutkulturen sind selten.

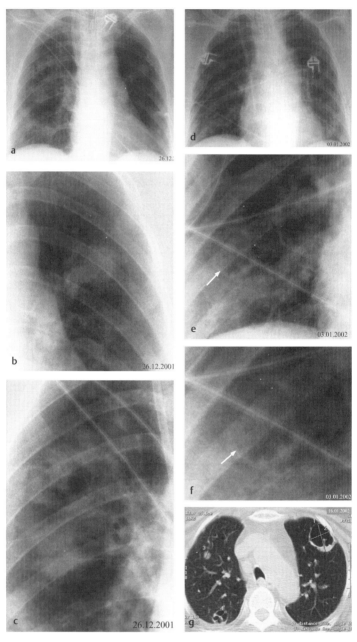

Abb. 8.14 • Hämatogene Staphylokokkenpneumonie bei infiziertem Shunt und Trikuspidalklappen-endokarditis (Dialysepatientin mit Lupus erythematodes); Übersichtsaufnahmen und Ausschnittsver-größerungen (Pneumatozelen).

Therapie

▶ **Problematik der Penicillin-Resistenz:** S. aureus ist zu etwa 80 % penicillinresistent. Auch die Resistenz gegenüber penicillinasefesten Penicillinen vom Typ des Methicillin nimmt zu (im Hospitalbereich etwa 15 %).

▶ **Therapie der Wahl:**
  • Cephalosporin der Gruppe I (z. B. Cefazolin 1–2 g/8 h i. v.).

- Oder: Isoxazolylpenicillin (Oxacillin 1–2 g/8 h i. v.) + Gentamicin (8 mg/kgKG/24 h i. v., Drug Monitoring!). Eine Kombination ist hier sinnvoll wegen des zu schmalen Wirkspektrums des Penicillins.
- Oder: Clindamycin 0,6 g/8 h i. v.
► **Bei Nachweis methicillinresistenter Staphylokokken (MRSA):** Vancomycin (1 g/12 h i. v.) oder Rifampicin (0,6 g/24 h i. v.) gegebenenfalls mit Fosfomycin (3–5 g/8 h i. v.).

Prophylaxe

► Entfernung allogenen Fremdmaterials sowie Sanierung von Haut-/Weichteilinfektionen oder einer Trikuspidalklappenendokarditis.
► Strenge Isolation und Einzelpflege bei Nachweis einer Methicillinresistenz.

Prognose

► Die Prognose einer Staphylokokkeninfektion ist ernst. Etwa jeder dritte Patient verstirbt. Bei nosokomialer Staphylokokkenpneumonie beträgt die Sterblichkeit bis zu 50 %.

8.10 Bakterielle Pneumonie: Legionellen

Grundlagen

► **Definition:** Pneumonie durch Legionellaceae, zumeist durch L. pneumophila Serotyp 1 (in 80 %).
► Legionellen wurden 1977 nach einer Epidemie bei einer Tagung der amerikanischen Veteranenorganisation „American Legion" in Philadelphia entdeckt.
► **Epidemiologie:** In Deutschland beträgt der Anteil an ambulant erworbenen Pneumonien 2–4 %. Legionellen verursachen sehr selten nosokomiale Pneumonien. Bei Immuninkompetenten werden immer wieder Einzelfälle beobachtet.
► **Ätiologie und Pathogenese:**
  • *Risikofaktoren:* Alle behandlungsbedürftigen internistischen Erkrankungen, Tumorerkrankungen, Alter > 60 Jahre, männliches Geschlecht.
  • *Erregertypen:* Mindestens 11 Legionellenspezies sind humanpathogen. Die gramnegativen Stäbchenbakterien sind schwierig anfärb- und kultivierbar. Sie vermehren sich in vivo in mononukleären Zellen (vor allem in Alveolarmakrophagen).
  • Legionellen sind typische Feuchtkeime und haben ein hohes Temperaturoptimum. Die Gefährdung durch Duschköpfe wird überschätzt. Eine intensive Kolonisierung von Wasserbehältern oder Schwimmbädern kann jedoch von Bedeutung sein.

Klinik

► Die Inkubationszeit beträgt 2–10 d, selten länger. Danach abrupter Krankheitsbeginn mit hohem Fieber und wenig produktivem Husten, häufig auch relativer Bradykardie, Dyspnoe und Zyanose.
► Ausgeprägte Neigung zu extrapulmonaler Manifestation mit Myalgie, Kopfschmerz, Diarrhö, neurologischen Symptomen, Übelkeit und Erbrechen sowie Abdominalschmerz bei mindestens der Hälfte der Patienten.

Diagnostik

► **Klinischer Befund:** Der Auskultationsbefund ist dürftig, Rasselgeräusche oft nicht ausgeprägt. Klopfschalldämpfung ist dagegen bei aufmerksamer Perkussion regelmäßig nachweisbar.
► **Labor:** Die BSG ist bei Diagnosestellung meist noch nicht stark erhöht, C-reaktives Protein und Leukozytenzahl sind mittelgradig verändert. Eine Hyponatriämie ist typisch.
► **Röntgenuntersuchung** s. Abb. 8.15: Typisch sind 2–4 sehr dichte, raumfordernde, homogene, flächige Infiltrate ohne Respektierung anatomischer Grenzen über beide Lungen verteilt. Abszedierung und ein begleitender Pleuraerguss kommen selten vor.

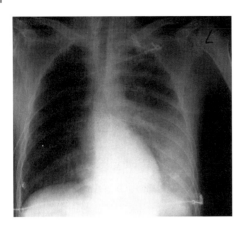

Abb. 8.15 • Legionellen-Pneumonie im linken Unterlappen (Silhouettenphänomen).

▶ **Erregernachweis, Serologie:**
- Die bronchoalveoläre Lavage ist ein gutes Untersuchungsmedium, der mikrobiologische Nachweis ist jedoch schwierig. Legionellen sind in der Gramfärbung nicht darstellbar. Zur Kultur werden Selektivnährböden (z. B. Holzkohle-Hefeextrakt-Agar) benötigt.
- Antigennachweise (direkte Immunfluoreszenz der BAL), auch im Urin (Screeningmethode) erlauben eine rasche, zuverlässige Diagnose. Bei Nachweis des Antigens im Urin ist die Diagnose gesichert, ein negativer Befund schließt eine Legionellose nicht aus. Erfasst wird L. pneumophila Serotyp 1.
- Der serologische Nachweis (4-facher Titeranstieg oder Initialtiter von ≥ 1:256) kann falsch positiv ausfallen. Die Antikörper sind oft erst nach Wochen nachweisbar.

Therapie

▶ **Fluorchinolone** sind mikrobiologisch am aktivsten. Die klinische Wirksamkeit ist gut belegt.
▶ **Alternative:** Erythromycin1 g/8 h i. v., Clarithromycin 0,5 g/12 h i. v. oder Azithromycin 0,5 g/24 h i. v. Die Wirksamkeit der Kombination mit Rifampicin (10 mg/kgKG/24 h i. v.) ist nicht gesichert.

Prognose

▶ Die durchschnittliche Erkrankungsdauer beträgt 7 d.
▶ Bei toxischer Leukozytopenie ist die Prognose ungünstig.
▶ Der Tod kann mit Ateminsuffizienz und septischem Schock rasch innerhalb weniger Tage eintreten.
▶ Bei korrekter und frühzeitiger Therapie beträgt die Mortalität 5–10 %.
▶ Bei unkorrekter oder zu später Therapie versterben 15–35 % bei immunkompetenten Patienten, bei Immuninkompetenten beträgt die Sterblichkeit dann über 80 %.

8.11 Bakterielle Pneumonie: Gramnegative Enterobakterien

Grundlagen

▶ **Definition:** Pneumonien durch Bakterien der Gruppe Enterobacteriaceae (gramnegative Stäbchenbakterien).
▶ **Klinisch relevante Erreger:** Escherichia coli, Citrobacter spp., Klebsiellen (vor allem K. pneumoniae), Enterobacter spp., Serratia marcescens, Proteus spp. (darunter auch Morganella morganii und Providentia rettgeri). Auch der Erreger der Pest, Yersinia pestis, gehört zur Familie der Enterobacteriaceae. Die wichtigsten Spezies sind Escherichia coli und Klebsiella pneumoniae. Sie stellen etwa die Hälfte der Fälle.

➤ Seit Mitte der 60er-Jahre wurden Enterobakterien zunehmend als Pneumonieerreger isoliert.

➤ **Epidemiologie:**
• Gramnegative Enterobakterien verursachen 20–30 % der nosokomialen Pneumonien (auch bei chronisch Kranken mit häuslicher oder Heimpflege). Bei schwerer obstruktiver Atemwegserkrankung sind auch endogene Reinfektionen nicht selten. Auch bei immuninkompetenten Patienten sind sie neben Pseudomonas spp. und Staphylococcus aureus die wichtigste Keimgruppe.
• Bei ambulant erworbenen Pneumonien kommen gramnegative Enterobakterien in 5–8 % der Fälle vor, v. a. bei chronisch Kranken.

➤ **Ätiologie und Pathogenese:**
• *Übertragungsweg:* Fäkal-oral im Rahmen von therapeutischen und pflegerischen Maßnahmen. Enterobakterien kommen als wenig pathogene Darmbesiedler häufig vor.
• *Deszendierende Infektion durch Mikroaspirationen:* Funktionsstörungen der Immunabwehr in der Lungenperipherie (schwere Allgemeinerkrankungen, Kortikosteroidtherapie) begünstigen die Entwicklung einer Pneumonie.
• *Kolonisation von Schleimhäuten* durch gramnegative Bakterien innerhalb von 3 d durch Expression von Rezeptoren („Adhäsinen") auf der Oberfläche von Schleimhautepithelien des oberen Respirationstraktes. Risikofaktoren sind Akuterkrankungen, Trauma, chronische Erkrankungen wie Alkoholimus, Diabetes mellitus, maligne Tumoren und Niereninsuffizienz.
• *Risikofaktoren:* Allgemein steigt die Wahrscheinlichkeit einer gramnegativen Infektion mit der Schwere der Grunderkrankung. Dies gilt auch für Atemwegserkrankungen.
• *Keimreservoir* sind im Krankenhaus die Patienten. Die Übertragung erfolgt über Ärzte und Pflegepersonal oder medizinische Geräte (z. B. Inhalationsgeräte).

➤ **Friedländer-Pneumonie:** Historisch beschriebene Pneumonie durch K. pneumoniae bei männlichen Alkoholikern. Lokalisation im Lungenoberfeld, Einschmelzungen sind dabei häufig, der Verlauf protrahiert.

➤ **Lungenpest:** Sie wird durch das Enterobakterium Yersinia pestis hervorgerufen und verläuft als schwere, nekrotisierende Bronchopneumonie. Das Wirtsreservoir sind Katzen und kleine Nagetiere. Die Übertragung erfolgt über Flohstiche durch die Haut. Eine Pneumonie entsteht in 20 % der Erkrenakungsfälle durch hämatogene Aussaat über einschmelzende, regionäre Lymphknoten („Bubonenpest"), sehr selten über Staub- oder Tröpfcheninhalation. Eine Übertragung von Mensch zu Mensch ist heute eine Rarität.

Klinik

➤ Das klinische Bild entspricht einer Bronchopneumonie mit akutem bis subakutem Verlauf. Auch foudroyante Verläufe kommen vor. Meist besteht produktiver Husten mit Eiterauswurf.

Diagnostik

➤ **Klinischer befund:** Spätinspiratorische Rasselgeräusche, seltener Klopfschalldämpfung.
➤ **Labor:** Die Entzündungsparameter im Blut sind mittelgradig bis stark erhöht.
➤ **Röntgenuntersuchung** s. Abb. 8.16: Fast immer Bild einer Bronchopneumonie, häufig auch beidseitig. Die „Friedländer-Pneumonie" ist eine segmental begrenzte Pneumonie im dorsalen Oberlappen oder im apikalen Unterlappensegment.
➤ **Erregernachweis, Serologie:** Die Sputumdiagnostik ist wenig zuverlässig. Erfolg versprechend ist die bronchoalveoläre Lavage (BAL).

Therapie

➤ **Resistenzproblematik:** Während K. pneumoniae und E. coli häufig auch gegen die Kombination Aminopenicillin/Betalaktamaseinhibitor oder Cephalosporine der Gruppe II sensibel sind, besteht bei anderen Enterobakterien eine weitgehende Resistenz. Hier sind Cephalosporine der Gruppe III indiziert. Proteus mirabilis ist gegen Aminopenicilline sensibel.

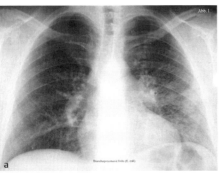

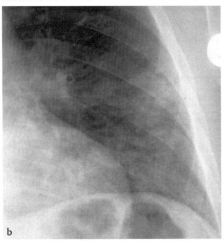

Abb. 8.16 • Bronchopneumonie li. (E. coli); a) Übersichtsaufnahme; b) Ausschnittsvergrößerung.

► **Therapie der Wahl:**
  • Cephalosporin der Gruppe IIIa (z. B. Ceftriaxon 2 g/24 h i. v.).
  • Oder: Fluorchinolon (z. B. Ciprofloxacin 0,4 g/8–12 h i. v.). Cave: Zunehmende Resistenz (vor allem bei E. coli).
► **Therapie der Lungenpest:** Historisch Streptomycin oder Doxycyclin (z. B. Doxycyclin 0,2 g/24 h i. v.). Fluorchinolone sind wahrscheinlich wirksamer. Das Ansprechen ist bei frühem Therapiebeginn zuverlässig.

Prognose

► Im ambulanten Bereich beträgt die Sterblichkeit 10–20 %.
► Gramnegative nosokomiale Pneumonien sind mit einer Sterblichkeit von 20–50 % belastet.

8.12 Lungenmilzbrand (Anthrax)

Grundlagen

► **Definition:** Thorakale Infektion durch Bacillus anthracis (großes, grampositives, unbewegliches, aerobes Bakterium).
► **Ätiologie und Pathogenese:**
  • Unter nährstoffarmen, trockenen Bedingungen kann B. anthracis in Sporenform jahrzehntelang überleben und eignet sich daher als biologische Waffe. Waffenfähiges Material ist elektrostatisch neutral und kann daher gut zerstreut und inhaliert werden. Es werden dabei meist antibiotikaresistente Stämme verwendet.
  • Die Infektion erfolgt durch die verletzte Haut (> 95 % der natürlich vorkommenden Erkrankungen), den Gastrointestinaltrakt (< 1 %) oder durch Inhalation (natürlicherweise 1–3 % der Fälle, 2001 in den USA 50 % der Erkrankungen).

- Vegetative Formen sezernieren Exotoxine. Der sog. Ödem-Faktor ist verantwortlich für die starke Ödembildung am Infektionsort; das Letaltoxin hemmt die intrazellulären Signalketten und stimuliert die Makrophagen stark.

► **Epidemiologie:**
- Die Erdsporen sind weltweit verbreitet, infizieren Tiere und werden durch sie gelegentlich auf Menschen übertragen, überwiegend beruflich in der Tier (-produkte) verarbeitenden Industrie.
- Kreuzinfektionen zwischen Menschen sind selten. Infektionen durch waffenfähiges Anthrax sind seit 1979 bekannt (Sverdlovsk, Russland 1979, Irak im Golfkrieg, USA 2001).

Klinik

► **Inhalativer Anthrax:**
- *Biphasische Erkrankung:*
  - Beginn 1–6 d nach Infektion mit mildem Fieber, Husten und Gliederschmerzen über 2–3 d ohne objektive Befunde, danach abrupte Verschlechterung mit schwerer Luftnot und Zyanose, oft mit Stridor. Radiologisch finden sich dann eine Mediastinalverbreiterung, ein subkutanes Ödem der Hals- und Thoraxwandweichteile und vergrößerte regionale Lymphknoten, in bis zur Hälfte der Fälle mit bakteriämischer Meningitis.
  - Das zweite Krankheitsstadium schreitet rasch fort mit Kreislaufschock, Hypothermie und Tod nach 24–36 h. Eine Pneumonie (fokal, hämorrhagisch, nekrotisierend) steht nicht im Vordergrund, findet sich aber postmortal in jedem vierten Fall.

► **Kutaner Anthrax:**
- Der Erregereintritt erfolgt durch verletzte Haut (Arme, Gesicht, Hals).
- Die Primärläsion ist eine schmerzlose, juckende Papel, die 1–7 d nach Eintritt der Sporen erscheint. In den ersten 1–2 d bilden sich mehrere kleine oder ein größeres Vesikel um die Papel, die mit klarer bis sanguinolenter Flüssigkeit gefüllt ist. Ein gelatinöses Ödem umgibt die Läsion. Die Vesikel öffnen sich, nekrotisieren und hinterlassen ein Ulkus mit charakteristischem schwarzem Schorf („Pustula maligna"), der trocknet und nach 1–2 Wochen abfällt.
- Leicht erhöhte Körpertemperatur und Krankheitsgefühl sind häufig, eine regionale Lymphknotenschwellung besteht immer. Das Ödem kann sich massiv ausdehnen oder von der Primärläsion kann eine Bakteriämie ausgehen, die ohne rechtzeitige Antibiotikatherapie tödlich verläuft.

Diagnostik

► **Inhalativer Anthrax:** Die Primärphase ist völlig uncharakteristisch. Diese Form kommt aber fast ausschließlich im Rahmen von Kriegshandlungen und Terrorismus oder als Unfall in militärischen Anlagen vor, sodass die Umstände den Verdacht erlauben.
► **Kutaner Anthrax:** Das typische Bild erlaubt eine frühe Verdachtsdiagnose.
► **Erregernachweis:**
- Eine rasche Labordiagnose von Bacillus anthracis ist möglich durch Gramfärbung eines Hautabstriches, von Blut und Liquor (bei Bakteriämie) oder aus thorakalen Punktaten (auch Lymphknoten) mit Nachweis der charakteristischen breiten, kapseltragenden, grampositiven Erreger.
- Bestätigung durch die Kultur in Schafblutagar (nichthämolytische Kolonien und große nicht bewegliche, sporenbildende Keime). Als weitere Bestätigung kann die direkte Immunfluoreszenz der Kulturen eingesetzt werden.

Therapie und Prognose

► **Antibiotikatherapie:**
- ☐ *Beachte:* Eine Antibiotikatherapie ist bereits im Verdachtsfall indiziert!
- Natürliche Stämme sind meist penicillinsensibel, außerdem empfindlich gegen Fluorchinolone, Makrolide, Tetrazykline, Cefazolin, Clindamycin, Aminoglykoside, Rifampicin, Vancomycin und Imipenem.
- Militärische Stämme sind oft multiresistent (2001 wurde auch β-Laktamasebildung beschrieben).

- *Initialtherapie bei Verdacht auf inhalativen Anthrax:* Ein Fluorchinolon und ein oder zwei weitere aktive Antibiotika, z. B. Ciprofloxacin 0,4 g/8 h + Clindamycin 0,6 g/8 h i. v.
➤ **Isolation:**
  - Bei inhalativem Anthrax ist eine Ansteckung von Mensch zu Mensch, im Gegensatz zur kutanen Form, nicht bekannt.
  - Bei äußeren Läsionen ist eine strikte Isolation mit maximalem Schutz der Atemwege und der Haut indiziert. Auch für das mikrobiologische Labor gelten gesonderte Schutzmaßnahmen.

Prophylaxe

➤ Bei asymptomatischen Personen, die Kontakt mit vermutlich anthraxhaltigem Staub hatten (Bestätigung des Verdachtes durch Personen des öffentlichen Gesundheitsdienstes) ist eine Prophylaxe mit Ciprofloxacin (0,5 g/12 h p. o.) über 60 d oder bis zum Ausschluss der Kontamination durch Sporenanalyse indiziert.

Prognose

➤ Die Letalität des kutanen Anthrax beträgt ohne angemessene Therapie bis zu 20 %.
➤ Der inhalative Anthrax verläuft ohne frühzeitige Behandlung regelhaft letal, auch bei korrekter Therapie ist die Letalität hoch.

8.13 Bakterielle Pneumonie: Mykoplasmen

Grundlagen

➤ **Definition:** Pneumonie durch Mycoplasma pneumoniae.
➤ **Epidemiologie:** Etwa 5 % der stationär behandelten, ambulant erworbenen Pneumonien sind Mykoplasmeninfektionen. Dieser Anteil ist bei ambulant behandelten Formen und jungen Erwachsenen noch höher. Bei Kindern zwischen 3 und 15 Jahren beträgt der Anteil über 50 %. Eine jahreszeitliche Häufung findet sich trotz gegenteiliger Literaturangaben nicht.
➤ **Ätiologie und Pathogenese:**
  - *Erreger:* Der 1944 entdeckte Erreger galt lange Zeit als Virus. M. pneumoniae ist ein zellwandloses (und daher gramnegatives), sehr kleines, filtrables Bakterium.
  - Die Tröpfcheninfektion kommt endemisch und epidemisch vor. Die Erreger heften sich im respiratorischen Epithel an und vermehren sich lokal.

Klinik

➤ Die Inkubationszeit beträgt etwa 14 d. Häufig sind junge, ansonsten gesunde Menschen betroffen.
➤ Die Infektion beginnt mit allgemeinem Unwohlsein, Kopfschmerzen, Rhinitis, Heiserkeit, Halsbrennen und trockenem Husten. Der sehr häufig vorkommende Kopfschmerz kann ganz im Vordergrund stehen.
➤ Das Krankheitsbild nimmt über Tage hin zu. Das Fieber übersteigt selten 39°C.
➤ Der Husten ist wenig produktiv (dann eher mukopurulenter Auswurf).
➤ **Extrapulmonale Manifestationen kommen ab der zweiten Krankheitswoche in über 40 % der Fälle vor:**
  - *Gastrointestinaltrakt* (an 1. Stelle): Übelkeit, Erbrechen, Diarrhö, Transaminasenanstieg, Hepatitis, Pankreatitis.
  - *Haut* (in 10 % der Fälle): Urtikaria, Erytheme, Erythema nodosum, Erythema exsudativum multiforme, Stevens-Johnson-Syndrom.
  - *Bewegungsapparat* (etwa jeder 3. Fall): Arthralgien, Myalgien oder flüchtige Arthritiden.
  - *Nervensystem* (selten): Meningitis, Meningoenzephalitis, psychotische Bilder oder Hirnstammsyndrome.
  - *Herz* (selten): Myokarditis und Perikarditis.
  - *Andere:* In Einzelfällen wurden interstitielle Nephritiden, eine generalisierte Lymphadenopathie, eine autoimmunhämolytische Anämie, Akrozyanose oder Verbrauchskoagulopathie beschrieben.

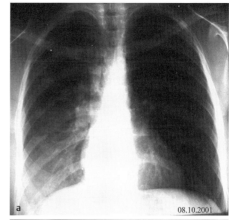

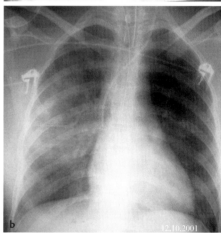

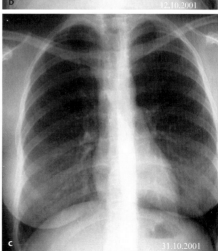

Abb. 8.17 • Schwere Mykoplasmenpneumonie. Beginnend mit
einer Lobärpneumonie des rechten Unterlappens, im Verlauf ipsi-
und kontralaterale Ausbreitung
mit Notwendigkeit der maschinellen Beatmung.

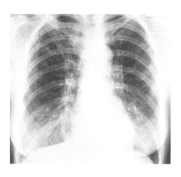

Abb. 8.18 • Mykoplasmenpneumonie mit Milch-glasinfiltraten in beiden Lungenunterfeldern, 39-jährige Frau.

Diagnostik

- ► **Anamnese:** Häufig besteht eine Umgebungsinfektion, meist als grippaler Infekt.
- ► **Klinischer Befund:** Eine Klopfschalldämpfung fehlt. Spätinspiratorisches Rasseln ist schwach ausgeprägt oder kann völlig fehlen.
- ⌑ *Hinweis:* Die Diagnose wird in der Regel klinisch gestellt. Durch den verzögerten Verlauf mit wenig ausgeprägten pulmonalen Symptomen wird die Pneumonie jedoch häufig übersehen.
- ► **Labor:** Die Laborbefunde sind nur wenig verändert (Leukozytenzahl < 15 000/µl, CRP < 10 mg/dl, BSG zweistellig).
- ► **Röntgenuntersuchung**:
  - Meist ist eine Bronchopneumonie s. Abb. 8.17c mit mäßig dichten Infiltraten nachweisbar. Auch interstitielle (retikulonoduläre) Verdichtungen oder Milch-glasinfiltrate s. Abb. 8.18 und Abb. 8.17b kommen vor.
  - Lobärpneumonien wurden als Raritäten beschrieben. Peuraergüsse sind selten.
  - Die Infiltrate benötigen bis zur völligen Auflösung oft 2–4 Monate.
- ► **Erregernachweis, Serologie:**
  - Die Keimanzüchtung aus Bronchialsekret oder Rachenspülsekret ist schwierig und benötigt 1–14 d.
  - Serologisch beweisend ist die Komplement-Bindungsreaktion (KBR) mit einem Titer ≥ 1:256 oder einem vierfachen Titeranstieg im Rekonvaleszentenserum nach 10–14 d.
  - Kälteagglutinine sind in 30–60 % der Fälle im Verlauf nachweisbar. Ihr Nachweis ist jedoch nicht pathognomonisch.

Therapie

- ► **Resistenzproblematik:** M. pneumoniae ist resistent gegen alle zellwandaktiven Betalaktamantibiotika. Neue Chinolone sind ausreichend wirksam.
- ► **Therapie der Wahl:** Makrolidantibiotika, z. B. Roxithromycin 0,3 g/24 h p. o. Bei schwerem Verlauf Erythromycin (0,5 g/8 h i. v.) oder Azithromycin (0,5 g/24 h i. v.).
- ► **Alternative:** Doxycyclin 0,2 g/24 h i. v. oder p. o.

Prognose

- ► Die Prognose ist günstig. Tödliche Verläufe mit akutem Atemnotsyndrom sind sehr selten, werden gelegentlich aber beobachtet.

8.14 Bakterielle Pneumonie: Chlamydien

Grundlagen

- ► **Definition:** Pneumonie durch Chlamydophila pneumoniae oder Chlamydia psittaci.
- ► **Epidemiologie:**
  - Die Ornithose/Psittakose (Erreger: C. psittaci) ist durch prophylaktische Maß-nahmen (Tetracyclingabe im Vogelfutter) selten geworden. Weniger als 100 Fälle werden jährlich berichtet.
  - C. pneumoniae (Stamm TWAR) kommt in etwa 2 % der stationär behandelten, ambulant erworbenen Pneumonien vor. Häufiges Vorkommen als Kopathogen

von z. B. Pneumokokken mit fraglicher klinischer Bedeutung. Die Infektion wird aktuell überbewertet.

- Pneumonien durch C. pneumoniae kommen auch im höheren Lebensalter vor. Der Verlauf ist dann oft schwerer und prolongiert.

► **Ätiologie und Pathogenese** (die drei humanpathogenen Chlamydienspezies sind nur wenig miteinander verwandt):

- *C. pneumoniae:* Der natürliche Wirt ist der Mensch. Die Durchseuchung erfolgt im Schulalter durch Tröpfcheninfektion. Antikörper finden sich ab dem zweiten Lebensjahrzehnt bis ins hohe Lebensalter bei über 50 % der Menschen. Der fehlende Antikörperabfall deutet auf häufige Reinfektionen hin.
- *C. psittaci:* Der natürliche Wirt sind wildlebende Vögel und Ziervögel. Die Übertragung erfolgt durch Staubinhalation. Auch gesund wirkende Vögel können die Erkrankung übertragen.
- *C. trachomatis:* Die Infektion führt bei Erwachsenen nicht zur Pneumonie. Mütterliche Urogenitalinfektionen können während der Geburt Säuglingspneumonien induzieren.

Klinik

► **„Grippaler Infekt"** mit Kopfschmerzen, Konjunktivitis, Rhinitis und Pharyngitis. Der wenig produktive Husten ist oft quälend. Symptomlose Serokonversionen kommen sehr häufig vor.

► **Extrapulmonale Manifestationen:**

- *Maximalvariante:* Diffuses Bild mit hohem Fieber über 2–3 Wochen mit Splenomegalie und relativer Bradykardie. Dabei bestehen Erbrechen, Abdominalschmerzen, Gelenk- und Weichteilbeschwerden sowie ausgeprägte Kopfschmerzen.
- Perimyokarditis, zentralnervöse Manifestationen, Hepatitis und Pankreatitis sowie die interstitielle Nephritis sind weitere mögliche Manifestationen, die im späteren Verlauf der Pneumonie auftreten oder ganz im Vordergrund stehen.

Diagnostik

► Die Verdachtsdiagnose wird aufgrund der klinischen Konstellation gestellt. Bei Vogelkontakt (Anamnese!) ist an eine Ornithose zu denken.

► **Erregernachweis, Serologie:**

- Die serologische Diagnose erfolgt durch Nachweis eines 4-fachen Titeranstiegs im Rekonvaleszentenserum oder durch Nachweis eines Initialtiters von 1:16 (IgM) oder ≥ 1:512 (IgG) durch Mikroimmunfluoreszenz.
- Kulturelle Methoden sind schwierig und zeitraubend und spielen keine Rolle für die Therapiesteuerung. Alternative dazu ist die PCR in respiratorischen Sekreten (nicht standardisiert, daher unzuverlässig!).

Therapie

► **Therapie der Wahl (außer Ornithose):**

- Makrolidantibiotika, z. B. Roxithromycin 0,3 g/24 h p. o., Azithromycin 0,5 g/24 h i. v. oder p. o.
- *Alternative (ebenso wirksam):* Tetrazykline (z. B. Doxycyclin 0,2 g/24 h i. v. oder p. o. nach einer Initialdosis von 0,2 g). Auch neuere Fluorchinolone (z. B. Moxifloxacin) sind wirksam.

► **Bei Verdacht auf Vorliegen einer Ornithose:** Aufgrund nicht ausreichender klinischer Erfahrungen mit neuen Makroliden ist Doxycyclin das Medikament der Wahl.

Prognose

► Die Prognose der Ornithose war früher ernst, heute überwiegen leichtere Verläufe. Die Sterblichkeit aller Chlamydienpneumonien liegt deutlich < 5 %.

8.15 Viruspneumonie, Influenza

Grundlagen

....

▶ **Definition:** Pneumonien durch pneumotrope Viren (Influenzavirus, Parainfluenza-virus, Adenovirus, RS-Virus, neuerdings durch Hantavirus) bei immunkompetenten Patienten.

▶ **Epidemiologie:**
- Pneumonien durch pneumotrope Viren nehmen in ihrer Bedeutung mit dem Lebensalter ab. Am häufigsten kommen sie bei Kindern und jungen Erwachsenen vor. RS-Virusinfektionen sind im Erwachsenenalter allgemein selten, ebenso Parainfluenzapneumonien. Nennenswerte Fallzahlen bei älteren Erwachsenen treten während Influenzaepidemien auf.
- Alle Formen mit Ausnahme der Hantaviruspneumonie treten in den Wintermonaten häufiger auf.

▶ **Ätiologie und Pathogenese:**
- _Übertragungsmodus:_ Tröpfcheninfektion von Mensch zu Mensch. Die Aerosole können über mehrere Meter Entfernung übertragen werden, die Inokulation erfolgt direkt im Bronchialepithel.
- _Influenzaviren:_ Kleinere Epidemien werden durch zyklisches genetisches Rearrangement (Antigendrift), Pandemien durch Antigenshift hervorgerufen.
- _Hantaviren:_ 1993 wurde erstmals eine epidemische Pneumonie (Hanta Virus Pulmonary Syndrome) im Südwesten der USA beobachtet. Es handelt sich um eine überwiegend bei jungen Erwachsenen vorkommende Anthropozoonose, hervorgerufen durch Ausscheidungen infizierter Nagetiere (Paromyscus maniculatus). Verwandte Hantaviren sind schon länger als Erreger des hämorrhagischen Fiebers mit Nierenversagen bekannt. Ursache der neuen Infektion sind Mutationen im Hantavirusgenom. Kasuistisch wurde über einzelne Fälle in Europa (vor allem in den Niederlanden) berichtet.

Klinik

....

▶ **Typischer Verlauf:**
- Prodromalphase von bis zu einer Woche mit Konjunktivitis, Rhinitis, Pharyngotracheitis und Allgemeinsymptomen mit Weichteil- und Gelenkschmerzen, Abgeschlagenheit und subfebrilen Temperaturen.
- Fieberanstieg mit schleimigem Auswurf, kleine Blutbeimengungen sind nicht selten. Das Fieber steigert sich langsam zu einer Kontinua, um nach drei Tagen bis zu zwei Wochen langsam abzuklingen. Pleurale Schmerzen fehlen.
- _Komplikationen:_ Bei schweren Verläufen entwickeln sich Kurzatmigkeit, Nasenflügeln, Zyanose und Lufthunger.

▶ **Hantaviruspneumonie:**
- Prodromi sind Myalgien, Husten und abdominale Beschwerden.
- Nach 1–7 d Dyspnoe bis zur Tachypnoe, später Schocksymptomatik bis hin zum Vollbild mit ARDS und systemischem Inflammationsantwortsyndrom (SIRS, > 70 % der Fälle) sowie Blutungen bei Koagulopathie.

Diagnostik

....

▶ **Klinischer Befund:** Rasselgeräusche sind oft diskret ausgeprägt, Konsolidierungsphänomene bestehen nicht.

▶ **Labor:**
- _Typische Befunde:_ BSG nur mäßig beschleunigt, Leukozytose fehlt meist (nicht selten sind die Leukozyten niedrignormal oder erniedrigt, Linksverschiebung), CRP < 10 mg/dl.
- _Hantaviruspneumonie:_ Leukozytose, Thrombozytopenie und Zeichen der Verbrauchskoagulopathie, außerdem Hämokonzentration, Hyponatriämie, Anstieg von Kreatinin und Transaminasen.

▶ **Röntgenuntersuchung** (s. Abb. 8.19): Alle Röntgenmanifestationen sind möglich, meist bestehen lobuläre, beidseitige Infiltrate. Mikronoduläre Verdichtungen kommen fast nur bei immuninkompetenten Patienten vor.

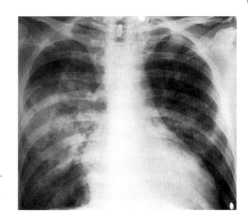

Abb. 8.19 • Grippepneumonie; bilaterale gut abgrenzbare alveoläre Verdichtungen; der rechte Lungenflügel ist deutlich stärker betroffen.

➤ **Erregernachweis, Serologie:**
- Spezifische Antikörper werden nach einer Woche nachweisbar (Komplementbindung oder Immunfluoreszenz).
- Der Nachweis in der Zellkultur ist schwierig. Dazu werden Pharyngealabstriche, Rachenspülsekret und bronchoalveoläre Lavage genutzt.
- In dringenden Fällen kann eine Sofortdiagnostik mittels direkter Immunfluoreszenz erfolgen.

Therapie

➤ **Symptomatische Therapie:** Bettruhe, Flüssigkeitszufuhr, Analgesie und Antipyretika werden bei allen Formen eingesetzt.
➤ **Spezifische antivirale Therapie:**
- Influenza A und B: Neuraminidaseinhibitoren, z.B Oseltamivir 75 mg/12 h p. o. oder Zanamivir 10 mg/12 h intranasal jeweils über 5 d.
- Nur für die Influenza-A-Infektion ist ist Amantadin verfügbar; 200 mg initial, danach 100 mg/12 h i. v. oder p. o.
➤ **Bei bakterieller Superinfektion** (erneuter Fieberanstieg, eitriger Auswurf) sofort behandeln, z. B. mit Cefuroxim 1,5 g/8 i. v.

Prophylaxe

➤ **Impfung gegen Influenza A und B** (trivalenter Impfstoff mit inaktivierten Influenzaviren):
- *Indikation, Impfempfehlung:* Berufstätige im Gesundheitswesen, Menschen über 65 Jahre, Erwachsene oder Kinder mit chronischen Erkrankungen und für alle immunsupprimierten Patienten. Am sinnvollsten ist der Einsatz vor Beginn der jährlichen Epidemie.
- *Kontraindikation und Komplikation:* Eiweißallergie, im 1. Schwangerschaftstrimenon wird ungern geimpft (relative KI). Sehr selten tritt als Komplikation ein Guillain-Barré-Syndrom auf.
- *Effizienz:* 70–90 % bei jüngeren Personen, bei älteren Personen schwächer mit etwa 30–50 %.
- *Wiederholung:* Die Impfung ist aufgrund der genetischen Instabilität des Influenzavirus jährlich zu wiederholen.

Prognose

➤ Außer bei chronisch kranken Risikopatienten und bei der Hantaviruspneumonie ist die Prognose günstig.

8.16 Aviäre Influenza

Grundlagen

- **Definition:** Infektion durch Influenzaviren (HPAI-Viren) vom Subtyp A/H5N1.
- **Epidemiologie:** Zwischen Mai 2005 und 31.12.2007 kamen weltweit (Ostasien > Indonesien > Ägypten > Türkei) 340 Infektionen vor. Der Hauptrisikofaktor ist der enge Kontakt mit Geflügel. Kurzzeitreisende in den betroffenen Ländern sind nicht erkrankt. Die Erkrankten waren meist zuvor gesund und hatten ein mittleres Alter von 18 Jahren; 90 % waren jünger als 41 Jahre. Die Erkrankungen traten zu allen Jahreszeiten mit Bevorzugung der kühleren Monate auf und waren immer mit Geflügelepidemien assoziiert. Asymptomatische Verläufe kommen kaum vor.
- **Ätiologie und Pathogenese:**
  - Die hochpathogenen Virusmutanten stammen aus Hausgeflügel und Wildvögeln aus Teilen Asiens, Afrikas und dem mittleren Osten. Die Übertragung erfolgt durch verschiedene Körperflüssigkeiten (aus dem Respirationstrakt, Blut, Urin und Stuhl) von Vögeln auf den Menschen und sehr selten von Mensch zu Mensch.
  - Hauptzielzellen des Virus sind Typ-2-Pneumozyten und Alveolarmakrophagen. Das Virus dockt über einen Sialylsäure-Rezeptor an.
  - Es entsteht ein diffuser Alveolarschaden mit hyalinen Membranen, fleckigen interstitiellen lymphoplasmazellulären Infiltraten sowie eine Bronchiolitis und Hämorrhagien.

Klinik

- Fieber, Husten und pulmonale Infiltrate treten fast immer auf. Kopfschmerzen, Pharyngitis und Myalgien sind nicht obligat. Durchfall (in bis zu 50 %) ist typisch. Der progrediente Verlauf (Dyspnoe, Schwäche) führt im Mittel nach 5 d zur Krankenhauseinweisung, und der Tod tritt am 10. Krankheitstag in der Ateminsuffizienz ein.
- **Verdachtsfall:** Akutes fieberhaftes Krankheitsbild ohne andere Ursache bei möglicher Exposition gegenüber erkrankten Vögeln.

Diagnostik

- **Labor:** Leukozytopenie, Lymphopenie und erhöhte Transaminasen sind typisch.
- **Erregernachweis, Serologie:** Der Schnelltest (Antigennachweis aus dem Influenza-A-Virus) aus Rachenabstrich ergibt den Verdacht. Die Bestätigung erfolgt durch Virus-RNA-Nachweis mittels RT-PCR (Ergebnis innerhalb 4–6 h). Der Antikörpernachweis nach Serokonversion (2–3 Wochen nach Ansteckung) hat nur epidemiologische Bedeutung.

Therapie

- Die frühe Therapie (Beginn Tag 1–3) mit Oseltamivir in erhöhter Dosis (150 mg = 2 Tbl./12 h p. o. für 10 d) verbessert die Prognose erheblich. Hochresistente Stämme mit Neuraminidasemutation gehen mit einer hohen Letalität einher. Zanamivir (10 mg/12 h inhalativ) ist in vitro gegen die Mutanten wirksam. Die klinischen Erfahrungen sind jedoch ungenügend und eine nicht ausreichende Bioverfügbarkeit am Infektionsort (Lungenperipherie, Darm) ist zu bedenken.

Prophylaxe und Prognose

- Eine Impfung gegen aviäre Influenza ist in Entwicklung.
- Die Letalität beträgt 60 % und sie fällt mit dem Patientenalter ab (Maximum 10–19 Jahre).

8.17 Pilzpneumonie

Grundlagen

- **Ubiquitäre europäische Pilze:** Alle in Europa eigenständig vorkommenden Pilzerkrankungen der Lunge sind durch *fakultativ pathogene* Pilze verursacht. Die Pilze

Tab. 8.16 • **Durch invasive Infektionen mit ubiquitären Pilzen besonders gefährdete Patienten (Grunderkrankung und andere Risikofaktoren).**

Grunderkrankung	und andere Risikofaktoren
Immunsuppression bei Malignomen (vor allem Hämoblastosen)	Frühgeborene mit einem Geburtsgewicht <1 500 g
Neutropenie (<500/ul)	Z.n Breitspektrum-Antibiose >14 d
Knochenmark- oder Organtransplantation	hochkalorische parenterale Ernährung
nach komplizierten abdominal-chirurgischen Eingriffen, Darmperforationen	Kortikosteroide (Therapie >2 Wochen, >20 mg Prednisonäquivalent)
Polytrauma	Schock
Kachexie, Malnutrition	Sepsis
Leberzirrhose, Pankreatitis	schweres Verbrennungstrauma
terminale Niereninsuffizienz, Dialyse	maschinelle Langzeitbeatmung
HIV-Infektion, andere Immundefektsyndrome	vorangegangene Pilzinfektionen

sind ubiquitäre Saprophyten und weltweit verbreitet. Sie erfordern Beachtung, da sie kontinuierlich zunehmen. Sie treten ganz überwiegend bei immuninkompetenten Patienten mit bestimmten Grunderkrankungen und im Rahmen eingreifender Therapiemaßnahmen auf (s. Tab. 8.16). Unterstützend in der Pathogenese sind Stoffwechselkrankheiten wie Diabetes mellitus und Alkoholismus und die Implantation von Fremdmaterialien. Infektionsquellen sind oft Krankenhauspersonal, Verweilkatheter, Beatmungsgeräte, Vernebler, Trachealkanülen u. Ä. Auch endogene Infektionen, z. B. durch enterale Translokation, kommen vor.

► **Außereuropäische Pilze:** Alle an bestimmte geografische und klimatische Bedingungen gebundenen Lungenmykosen kommen ausschließlich außereuropäisch vor. Sie werden durch *obligat pathogene* Pilze hervorgerufen. Die Inhalation solcher Pilze führt auch im gesunden Wirt zu einer Erkrankung, die jedoch häufig subklinisch verläuft. Durch den internationalen Reiseverkehr werden außereuropäische Lungenmykosen zuweilen auch in Europa beobachtet.

Pneumonien durch ubiquitäre Pilze

► **Klinik:** s. S. 197 Pneumonie bei Immundefizienz. Abb. 8.20 zeigt ein Aspergillom, entstanden in einem präformierten Hohlraum (Emphysemblase).
► **Diagnostik bei ubiquitär vorkommenden Mykosen:**
  • Sie sind problematisch zu diagnostizieren, da der Pilznachweis allein noch nicht seine Pathogenität beweist.
  • Das klinische Bild ist uncharakteristisch, ebenso der radiologische Befund, mit Ausnahme des Aspergilloms (s. Abb. 8.20).
  • Die Diagnosestellung erfolgt nach Ausschluss von Differenzialdiagnosen (bakterielle oder virale Pneumonien, Malignome, Tuberkulose) bei entsprechend prädisponierten Patienten (s. Tab. 8.16) und korrelierenden klinischen, radiologischen, mikroskopischen und kulturellen Befunden oder Antigennachweis.
  • *Erregernachweis:*
    – Zur mikroskopischen und kulturellen Untersuchung eignen sich Bronchialsekret und bronchoalveoläre Lavage, durch gezielte transthorakale Punktion oder bronchoskopisch gewonnenes Lungengewebe und Blut. Der sichere Nachweis einer opportunistischen Mykose ist erst durch die histologische Darstellung gewebeinvasiver Pilze geführt.
    – Ausreichend zur Einleitung einer antimykotischen Therapie ist der mehrfache Nachweis von Pilzen aus Material, das den tiefen Atemwegen entstammt, da oft eine invasive Diagnostik bei den betroffenen Patienten kontraindiziert ist.
    – Bei immunkompetenten Patienten hat der Pilznachweis keine klinische Bedeutung.
    – Der Nachweis von Pilzantikörpern (vor allem bei Candida Species) ist weitgehend wertlos.

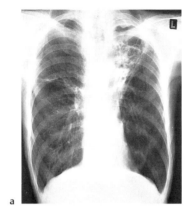

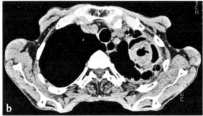

Abb. 8.20 • Aspergillom im linken Lungenoberlappen bei bullösem Emphysem (Röntgenbild und CT mit Weichteilfenster), 60-jähriger Mann.

Tab. 8.17 • **Therapie der invasiven Lungenmykosen.**

Erkrankung	Chemotherapie	Dosis	Therapiedauer
Candidiasis	Caspofungin	70 mg/24 h i. v. Tag 1 50 mg/24 h i. v. danach	14 d nach Kultur-negativierung
	Anidulafungin	200 mg/24 h i. v. Tag 1 100 mg/24 h i. v. danach	
	Fluconazol (leichtere Infektion)	800 mg/24 h i. v. Tag 1 400 mg/24 h i. v. danach	
Aspergillose[*]	Voriconazol	6 mg/kgKG/12 h i. v. Tag 1 4 mg/kgKG/12 h danach oder 200 mg/12 h i. v.	s. oben
	liposomales Amphotericin B	1 mg/kgKG/24 h i. v., Steigerung bis 3 mg/kgKG/24 h i. v.	
	Itraconazol	200 mg/12 h Suspension p. o.[**]	
	Posaconazol	400 mg/12 h Suspension p. o.	
Kryptokokkose[*]	liposomales Amphotericin B	1–3 mg/kgKG/24 h i. v. (s. o.)	s. oben
	oder lip. Amphotericin B + Flucytosin	FCS: 150 mg/kgKG/6 h p. o./i. v.	
	oder Fluconazol	initial 800 mg, dann 400 mg/24 h i. v. (s. o.)	
Mukormykose[*]	lip. Amphotericin B	1–3 mg/kgKG/24 h i. v. (s. o.)	s. oben

[*] *Zusätzlich bei umschriebenen Prozessen, falls möglich, chirurgische Resektion.*
[**] *Geeignet zur ambulanten Therapie chronischer Lungenprozesse. FCS = Flucytosin*

- Der Nachweis von Aspergillus-Antigenen (Galaktomannan, 1,3-β-D-Glucan) im Serum oder in der BAL hat eine Sensitivität von 70 % bei sehr hoher Spezifität.
- Für die Candidasepsis gilt die sog. Candida-Endophthalmitis als zuverlässiger Befund. Bei entsprechendem Verdacht ist eine Spiegelung des Augenhintergrundes indiziert. Der Candida-Nachweis durch Blutkultur ist nahezu immer eine Therapieindikation.

▶ **Therapie:**
- *Allgemeine Maßnahmen:*
  - Soweit möglich, Korrektur von Risikofaktoren (z. B. Diabetes mellitus).
  - Begünstigende Medikamente (Antibiotika, Kortikosteroide, Zytostatika, Immunsuppressiva) sowie Röntgenbestrahlungen, soweit vertretbar, absetzen. Fremdmaterialien (z. B. Katheter), wenn immer möglich, entfernen.
- *Antimykotische Chemotherapie* s. Tab. 8.17:
  - Sie erfolgt bei Lungenmykosen systemisch.
  - Es sind heute 4 Substanzgruppen eingeführt: Amphotericin B aus der Gruppe der Polyen-Antibiotika, Flucytosin (5-Fluorcytosin), Imidazolderivate (Fluconazol, Itraconazol, Posaconazol und Voriconazol) und Echinocandine (Caspofungin und Anidulafungin).
  - Bei der Pneumonie erfolgt die Initialtherapie immer parenteral, bei lebensbedrohlichen Formen auch kombiniert.
  - Bei Schleimhautmykosen und gelegentlich beim Aspergillom ist eine primär orale Therapie sinnvoll, orale Imidazolderivate sind ansonsten in der Sequenzialtherapie indiziert.
  - ☐ *Beachte mögliche Nebenwirkungen/Wechselwirkungen:*
  - Imidazolderivate sind in der Regel gut verträglich und erlauben ein breites Dosisspektrum (bis 1 200 mg/d). Dagegen haben sie ein hohes Interaktionspotenzial durch Hemmung der Cytochrom-P-450-Oxidase (z. B. Steroide, Hormone). Voriconazol führt häufig zu Sehstörungen.
  - Amphotericin B muss präzise dosiert werden und führt häufig zu Hypokaliämie, Niereninsuffizienz und gelegentlich zu kardialen Arrhythmien. Die liposomale Präparation erniedrigt das Nebenwirkungsrisiko.
  - Echinocandine haben klinisch relevante Arzneimittelinteraktionen (Caspofungin!) und können die Leberfunktion beeinträchtigen. Hohe Plasmaeiweißbindung.
  - ☐ *Hinweis:* Die Behandlung des Aspergilloms ist äußerst schwierig. Die systemische Behandlung ist wegen fehlender Bioverfügbarkeit in der Pilzhöhle wenig erfolgreich. Wenn möglich, sollte daher eine chirurgische Resektion erfolgen. Bei Inoperabilität (häufig!) können Instillationen von Antimykotika über das Bronchoskop mit wechselndem Erfolg versucht werden.

Pneumonien durch außereuropäische Pilze

▶ **Ätiologie, Pathogenese:**
- *Übertragungsweg:* Inhalation von Myzelpartikeln. Bei Körpertemperatur erfolgt eine Umwandlung in die pathogene Hefeform (diese ist für eine Inhalation zu groß). Eine Übertragung von Mensch zu Mensch ist daher nicht bekannt.
- *Infektiosität:* Jede Inhalation hinreichender Myzelmengen führt zur Infektion.
- *Vorkommen:* Begrenzt auf ganz bestimmte Regionen. Die Reiseanamnese ist daher von entscheidender Bedeutung (s. Tab. 8.18).

▶ **Epidemiologie:** In Endemiegebieten ist die Durchseuchung sehr hoch. Die Krankheitsprävalenz ist jedoch niedrig.

▶ **Klinik, Diagnostik und Therapie** der wichtigsten Formen s. Tab. 8.18. Der Pilznachweis sichert die Diagnose.

Tab. 8.18 • **Lungenmykosen durch außereuropäische Erreger.**

	Klinik	Diagnostik	Therapie
Histoplasmose *Erreger*: Histoplasma capsulatum, H. duboisii in Nordafrika. *Vorkommen*: Zwischen dem 45. Breitengrad Nord und dem 30. Breitengrad Süd. Amerika, Asien, Australien, Nordafrika	grippeähnliches Bild, Reizhusten, bds. zentrale Infiltrate mit Lymphadenopathie, später Verkalkung. Primär chronische Form von Tuberkulose nicht unterscheidbar. Disseminierte Form bei Immundefizienz: Bild der akuten Sarkoidose	– Histoplasminhauttest, Komplementbindungsreaktion (positiv ab 3. Woche in 60 %) – Lungenbiopsie: Mikroskopie (PAS-, Silberfärbung)	– Itraconazol (0,2 g/12 h p. o. für 2 Wochen, dann 0,2 g/24 h) – liposomales Amphotericin B (initial 1 mg/kgKG; auf 3 mg/kgKG steigern. Dauer bis 2 Wochen nach Remission)
Kokzidioidomykose s. S. 231, Abb. 8.21 *Erreger*: Coccidioides immitis. *Vorkommen*: Südwesten der USA	grippeähnliches Bild, Husten, Thoraxschmerzen. Biliäre Lymphadenopathie, konfluierende, einschmelzende, destruierend abheilende Infiltrate oder knotige Verdichtungen	– Antikörpernachweis ab der 3. Woche (Immundiffusion, Komplementbindung) – Kultur gelingt selten	– liposomales Amphotericin B (Dosierung s. o.) – Itraconazol (0,2 g/12 h p. o. für 2 Wochen, dann 0,2 g/24 h)
Parakokzidioidomykose (Südamerikanische Blastomykose) *Erreger*: Paracoccidioides brasiliensis. *Vorkommen*: Bolivien, Brasilien, Kolumbien, Venezuela, Mittelamerika einschließlich Südmexiko	chronische Erkrankung mit produktivem Husten, Gewichtsverlust, Luftnot. Progrediente, fibrotisch-narbig abheilende Infiltrate. Selten Dissemination mit Lymphknoten, Milz, Haut, Knochenherden	– Sputumausstriche – Komplementbindungsreaktion (nach 3. Woche)	– Itraconazol 0,2 g/12 h p. o. für 2 Wochen, dann 0,2 g/24 h p. o.) – nur bei schwerem Verlauf liposomales Amphotericin B (Dosierung s. o.)
Blastomykose *Erreger*: Blastomyces dermatitidis. *Vorkommen*: Südosten der USA bis Südkanada	Infektion nach Erdarbeiten subakut mit Husten, blutig-purulentem Auswurf, pleuralen Schmerzen und, seltener, Pleuraergüssen. Häufige hämatogene Disseminierung (Haut, Weichteile, selten Knochen). Infiltrate lobulär, oft in den Oberfeldern	– Mikroskopie von Sputum oder Hautbiopsie (Giemsa-Färbung nach KOH-Vorbehandlung) – Enzymimmunotest (in 80 % positiv)	– Itraconazol 0,2 g/12 h p. o. für 2 Wochen, dann 0,2 g/24 h. – in schweren Fällen liposomales Amphotericin B (Dosierung s. o.)

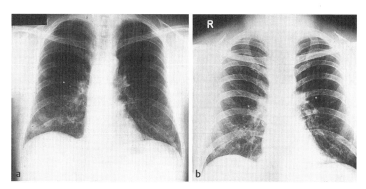

Abb. 8.21 • Südamerikanische Blastomykose (Kokzidioidomykose). Zwei Erkrankungen aus einer Bolivien-Reisegruppe.

9 Pulmonale Infektionen/Mykobakteriosen

9.1 Tuberkulose: Grundlagen, Verlauf, Klinik

Vorbemerkungen

► Mykobakterien sind eine große Familie von grampositiven Bakterien. Als obligat menschenpathogen werden Mycobacterium tuberculosis, M. bovis BCG, M. microti und M. africanum angesehen. Sie werden als „Mycobacterium-tuberculosis-Komplex" zusammengefasst. Die anderen Mykobakterien sind teilweise Saprophyten, z.T. können sie, in geringerem Ausmaß als der M.-tuberculosis-Komplex, menschenpathogen sein. Humane Infektionen durch Mykobakterien, die nicht dem M.-tuberculosis-Komplex zugehören, werden als nichttuberkulöse Mykobakteriosen bezeichnet.

Definition

► Als Tuberkulose werden Erkrankungen durch die humanpathogenen grampositiven Bakterien des Mycobacterium-tuberculosis-Komplexes bezeichnet. Infolge der Ausrottung der Rindertuberkulose hat M. bovis heute in Mitteleuropa keine Bedeutung mehr. In außereuropäischen Gebieten ist dieses Bakterium aber noch anzutreffen. Auch M. africanum ist in Europa bedeutungslos. Neuerdings treten immer wieder systemische BCG-Infektionen infolge Blaseninstillation in der Therapie des Blasenkarzinoms auf.

Epidemiologie

► **Epidemiologische Einflussfaktoren, Risikofaktoren:**
  • *Urbanisierung:* Vieles spricht dafür, dass die TB die Menschheit während ihrer gesamten Geschichte begleitet hat. Jede Phase der Urbanisierung (im Europa des 18. und 19. Jahrhunderts, derzeit in den Entwicklungsländern) führt zu einer Großepidemie der TB. Die europäische TB-Epidemie im 19. Jahrhundert entwickelte sich entsprechend der Industrialisierung von Nordwest nach Südost. Um 1900 starb in Deutschland jeder Fünfte im erwerbsfähigen Alter an TB. Die hohe Letalität der TB von etwa 50 % bei fehlender Therapie führte zu einer drastischen Elimination sensibler und damit zur Selektion resistenter Individuen, da Erstere vor der Fortpflanzung verstarben. Die derzeitige europäische Population ist daher relativ TB-resistent. Dies erklärt das relativ hohe Infektionsrisiko von Menschen, die nach Europa migrieren.
  • *Soziale und hygienische Verhältnisse:* Das enge Zusammenleben von Menschen unter schlechten sozialen und hygienischen Bedingungen hat entscheidenden Einfluss auf Morbidität und Letalität. Die Selektionsmechanismen und verbesserte soziale Konditionen führten zu einem dramatischen Rückgang der TB in Europa im 20. Jahrhundert. Dieser Rückgang dauert bis heute an.
  • *Risikofaktor Krankenhaus:* Ein Risikokollektiv in Westeuropa ist das Krankenhauspersonal. Das Erkrankungsrisiko ist, abhängig von der Nähe des Patientenkontaktes, mehrfach erhöht (am größten bei der Betreuung von TB-Kranken vor Diagnosestellung, gefolgt vom direkten Umgang mit infektiösen Sekreten (Reanimation TB-Kranker, Bronchoskopiepersonal). Das Erkrankungsrisiko auf Infektionsstationen ist eher geringer als auf Allgemeinstationen.

► **Prävalenz:** Die TB ist die weltweit wichtigste Infektionskrankheit mit nach Schätzungen etwa 2 Milliarden infizierten Personen. In Deutschland stagnierte der Rückgang der meldepflichtigen TB-Erkrankungen durch vermehrte Einwanderung Ende der 80er-Jahre.

  ▭ *Hinweis:* Die HIV-Infektion hat in der BRD nicht wesentlich zur TB-Morbidität beigetragen! Die HIV-Infektion ist jedoch der stärkste bekannte Risikofaktor für eine TB-Erkrankung. Das Risiko gegenüber der Allgemeinbevölkerung ist 10-fach erhöht.

► **Inzidenz:** Weltweit nach WHO-Schätzungen jährlich etwa 9 Millionen neue Erkrankungen, in Westeuropa derzeit 22 Fälle/100 000 Einwohner/Jahr, in Osteuropa demgegenüber 2-fach, in Lateinamerika 5-fach, im östlichen Mittelmeerraum 6-fach, in Afrika 10-fach und in Süd- bzw. Südostasien 12-fach erhöht.

▶ **Mortalität:** Nach Schätzungen sterben weltweit jährlich etwa 3 Millionen Menschen an TB, in Westeuropa 2 Fälle/100 000 Einwohner/Jahr, in Osteuropa demgegenüber 3-fach, in Lateinamerika 12-fach, im östlichen Mittelmeergebiet 30-fach und in Afrika/Südostasien 40-fach erhöht.

▢ *Hinweis:* Damit ist die Morbidität und Letalität höher als die der Malaria und wesentlich höher als die der HIV-Infektion.

▶ **Altersverteilung:**

- Die TB ist in Westeuropa zunehmend eine Erkrankung älterer Menschen (als Folge der relativen Erkrankungsresistenz und der niedrigen Prävalenz). Der Nachweis der Infektion („Tuberkulinpositivität") gelingt ab einem Alter von 55 Jahren bei > 50 % und am häufigsten bei 60–70-Jährigen; bei Personen < 30 Jahre ist sie dagegen vernachlässigbar gering.
- Das Neuerkrankungsrisiko in Deutschland ist für Kinder am niedrigsten, gefolgt von erwachsenen Frauen und erwachsenen Männern. In Deutschland lebende Ausländer haben ein etwa 5–7-fach erhöhtes Erkrankungsrisiko.

Ätiologie und Pathogenese

▶ **Erreger:** Die Bakterien des M. tuberculosis-Komplexes sind untereinander eng verwandt. M. tuberculosis wächst langsam (Generationszeit 7 d).

▶ **Pathologie:**

- *Die Grundform* der Wirtsreaktion nach Eindringen von TB-Erregern ist ein knötchenförmiges Granulom („Tuberkulum"). Es besteht aus einem Zellwall aus Epitheloidzellen (umgewandelte Makrophagen) mit Riesenzellen vom Langhans-Typ, umgeben von einem Infiltrat aus Lymphozyten.
- ▢ *Hinweis:* Ähnliche Epitheloidzellgranulome findet man bei der Lepra, der tertiären Lues und bei Immunerkrankungen wie der Sarkoidose, der exogen allergischen Alveolitis, dem Morbus Crohn und der rheumatoiden Arthritis!
- *„Exsudative" Reaktion:* Charakteristisch ist eine zentrale *Nekrose* aus weißlichem, krümeligem Material entsprechend der Konsistenz von Frischkäse („käsige Nekrose").
- *„Produktive" Reaktion:* Charakteristisch ist hier die Tendenz zur *narbigen* Abheilung mit Verkalkung der Granulome. Verkalkende Granulome entwickeln sich im Kindesalter rasch (Monate), im Erwachsenenalter langsamer (Monate–Jahre).
- ▢ *Hinweis:* Außer bei Mykobakteriosen finden sich ossifizierende Abheilungen von Infektionen vor allem bei außereuropäischen Mykosen!
- *„Persister-Status":* Die Bakterien können sowohl in käsigen Nekrosen wie in produktiven Herden über Jahrzehnte teilungsfähig überleben.

▶ **Übertragungsmodus:** Die TB ist eine Tröpfcheninfektion durch Aerosole (Husten, Sprechen, Niesen) in einer Größe von 1–5 µm Durchmesser. Ein Hustenstoß enthält etwa 3 500 infektionsfähige Partikel. Beim Sprechen wird innerhalb von 5 min etwa die gleiche Menge an Erregern abgegeben, beim Niesen gelangen etwa 1 Million Aerosolpartikel in die Umgebung.

▢ *Hinweis:* Infektiöse Aerosole können in schlecht belüfteten Räumen für 1–2 d persistieren.

▶ **Infektiosität:** Gemessen an anderen Infektionen gering. Im Durchschnitt steckt ein unbehandelter Patient mit offener TB innerhalb eines Jahres 10 Menschen an.

▶ **Infektionsort:** Die Ansteckung ist Folge der Deposition von Mykobakterien in den peripheren Atemwegen. M. bovis wurde durch Milch enteral übertragen. Eine Inokulations-TB kommt nur bei Haut- und Schleimhautverletzungen vor.

▶ **Erkrankungswahrscheinlichkeit:**

- Neben der Immunabwehr ist für die Erkrankung vor allem die Menge der eingedrungenen Keime von Bedeutung. Gelingt der Erregernachweis durch ein Sputumdirektpräparat, ist das Ansteckungsrisiko wesentlich höher, als wenn der Nachweis nur durch Kultur gelingt. Entscheidend ist auch die Enge des Kontaktes mit dem Erkrankten (Nähe und zeitliche Dauer des Kontaktes).
- Etwa 10 % der Infizierten erkranken, davon die Hälfte in den ersten 1–2 Jahren nach Infektion. Die Erkrankungsrate nach dem fünften Jahr nach Infektion be-

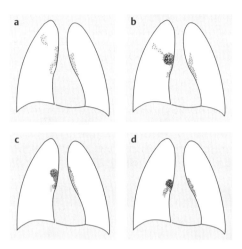

Abb. 9.1 • Der Ablauf des tuber-kulösen Primärinfekts. a) Primär-infiltrat; b) Primärkomplex; c) abklingender Primärkomplex. Man erkennt jetzt manchmal noch eine minimale Rest-verschattung in der Lunge, wäh-rend die regionären hilären Lymphknoten noch deutlich ver-größert sind; d) verkalkter Primärkomplex.

trägt etwa 0,1 %/Jahr. Bei 90 % der Infizierten entwickelt sich lediglich eine posi-tive Tuberkulin-Reaktion (s. u.) ohne Erkrankungsmanifestationen.

▶ **Immunologische Reaktion:**
- Beim immunologisch naiven Wirt kommt es zunächst zur Multiplikation einer Serie von Generationen von Mykobakterien in der Lunge. Die erste Immunreak-tion besteht in der Erkennung mykobakterieller Antigene durch eine Subpopula-tion von T-Lymphozyten (v. a. γ-δ-T-Zellen) und Makrophagen. Bei ausbleiben-der Intervention durch das Immunsystem kann es bereits hier zur asymptomati-schen lymphohämatogenen Aussaat mit Translokation in viele Organe kommen.
- Das Makrophagen-und Monozyten-Zytokin Tumornekrosefaktor α (TNF_α) spielt eine große Rolle in der Immunabwehr. Die Therapie mit einem TNF_α-Antikörper (z. B. Infliximab) ist mit dem Auftreten von, häufig disseminiert verlaufenden, TB-Erkrankungen assoziiert.
- Nach einigen Wochen entwickelt sich eine spezifische Immunität entsprechend einer Typ-IV-Reaktion/-Allergie nach Coombs und Gell.

▶ **Erkrankungsverlauf:** Der Verlauf einer tuberkulösen Infektion des Menschen ge-horcht einem charakteristischen Ablauf, der für die Erkrankung spezifisch ist (all-gemein wird von der Tuberkulose als „spezifische Infektion" gesprochen). Dieser gesetzmäßige Ablauf wird heute seltener als noch vor dreißig Jahren beobachtet. Seine Grundregeln gelten jedoch unverändert (s. Abb. 9.1).

Primärinfekt

▶ Die Erreger siedeln sich im Eintrittsorgan (in aller Regel der Lunge) an, sog. „Ange-hen" der Infektion.

▶ **Primärinfiltrat:** Wenig dichtes, flüchtiges, unscharf begrenztes Infiltrat i. S. einer pneumonischen Infektion (häufiger rechts, meist im Mittelfeld lokalisiert). Es kann vor der Tuberkulinkonversion auftreten. Symptome entstehen hierdurch nicht, des-halb wird es meist zufällig entdeckt. Abb. 9.1 zeigt die pulmonale Tuberkuloseprimärinfektion. Die zeitlichen Verhältnisse und Streubreiten der tuberkulösen Mani-festation sind in Abb. 9.2 dargestellt.

▶ **Weiterer Verlauf:**
- *Einseitige Hilus-Lymphknotenvergrößerung:* Entdeckung häufig erst dann, wenn das Primärinfiltrat bereits zurückgebildet ist.
- *Primärkomplex (seltener):* Infiltrative Verdichtung zwischen Primärinfiltrat und den kurze Zeit nach Auftreten des Primärinfiltrats vergrößerten ipsilateralen hi-lären Lymphknoten. Der Primärkomplex kann folgenlos abheilen oder aber nach Monaten in Form einer scharf begrenzten Verkalkung entweder im Bereich des Primärinfiltrates oder der befallenen Lymphknoten lebenslang auf die abgelaufe-ne Primärinfektion hinweisen.

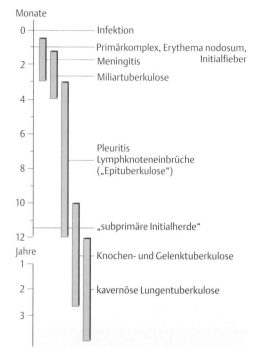

Abb. 9.2 • Zeittafel des Tuberkuloseablaufs nach der Erstinfektion (nach Wallgren 1948).

- Als Zeichen der körpereigenen Abwehr wird 5–6 Wochen nach Erstinfektion die Tuberkulinreaktion positiv. Die Tuberkulinreaktivität erlischt einige Jahre nach der Erstinfektion. Eine persistierende Tuberkulinreaktivität ist meist Ausdruck einer Reaktivierung (s. u.).
- ◻ *Hinweis:* **Tuberkulin** wurde erstmals von Robert Koch hergestellt und ist der sterilisierte, eingedickte Kulturüberstand von M. tuberculosis („Alttuberkulin"). Heute werden weitere Reinigungsschritte eingesetzt („gereinigtes Tuberkulin"). Tuberkulin besitzt keinen Antigencharakter und ruft beim nichtinfizierten Gesunden *keine* Immunreaktion hervor. Nach intrakutaner Applikation bei Infizierten entsteht als Zeichen der Tuberkulin-Allergie ein Knötchen.
- ▶ **Die ersten systemischen klinischen Manifestationen** zum Zeitpunkt der erstmals positiven Tuberkulinreaktion können sein:
  - *Initialfieber:* Unregelmäßig schwankend zwischen subfebrilen Temperaturen und > 39°C. Es kann nur 2 d, aber auch einige Monate andauern. Da in dieser Phase morphologische Manifestationen fehlen können, kann ein Bezug zur Tuberkulose nur durch die Tuberkulinreaktion hergestellt werden. Die Allgemeinsymptome sind Ausdruck der Ausschüttung verschiedener Zytokine. TNF_α induziert einen ausgeprägten Gewichtsverlust („Kachektin").
  - *Erythema nodosum:* Tritt ebenfalls mit der Tuberkulinreaktion auf. Es kann flüchtig verlaufen oder aber bis zu monatelangen schubhaften, sehr schmerzhaften nodösen Veränderungen an den Streckseiten der Unterschenkel führen.
  - *Initialrheumatoid*: Klinisch wechselnde Gelenkschmerzen, die äußerst heftig sein können, Gelenkergüsse kommen dabei seltener vor.
  - ◻ *Achtung:* Alle systemischen Zeichen der Primärtuberkulose finden sich auch bei der akuten Sarkoidose.
- ▶ Im Anschluss kann eine lymphogene oder hämatogene Generalisation von Mykobakterien erfolgen, die wiederum den Ausgangspunkt metastatischer Infektionen darstellen kann. Die Krankheitsmanifestationen, die mit der Generalisation beginnen, werden als „postprimär" bezeichnet.

Postprimärer Verlauf

- **Einführung:** Die lymphogene/hämatogene Generalisation ist die Voraussetzung der Organtuberkulose (Manifestationsformen s. u.). Postprimäre Organmanifestationen setzen das Vorliegen einer Immunabwehr im Rahmen des Primärinfekts voraus. Bei Schwächung des Immunsystems kommt es zur Reaktivierung. Klinisch relevante Manifestationen sind in der postprimären Phase wesentlich häufiger. In Mitteleuropa ist aufgrund der späten Erstinfektion auch im hohen Lebensalter mit dem Auftreten von Miliartuberkulosen und (seltener) auch anderer Frühmanifestationen zu rechnen.

- Die typische, klinisch manifeste Tuberkulose bei Mitteleuropäern ist die postprimäre, exsudativ-kavernöse Lungentuberkulose. Lymphknotentuberkulose und Pleuritis exsudativa sowie kompliziert verlaufende Primärinfektionen (käsige Nekrosen des Primäraffektes im Sinne der „Primärherdphtise") werden häufiger bei Einwanderern aus Gebieten mit geringerer Durchseuchung gefunden.

- **Meningitis tuberculosa:** Sie ist Ausdruck der hämatogenen Generalisation. Sie kann sogar auftreten, bevor der Primärkomplex sichtbar wird, typischerweise bis zu drei Monate nach Erstinfektion. Meist handelt es sich um eine lymphozytäre basale Meningoenzephalitis.

- **Miliartuberkulose:** Meistens wird sie in der Lunge entdeckt, in der Regel besteht jedoch eine hämatogene Generalisation in zahlreichen Organen. Die Miliartuberkulose tritt 6–15 Wochen nach Erstinfektion auf (s. Abb. 9.1 und Abb. 9.6 s. S. 240).

- **Tuberkulöse Pleuritis:** Klassischerweise eine Manifestation junger Personen 6–12 Monate nach Erstinfektion (auf der Seite des Primärinfektes). Die tuberkulöse Pleuritis ist Folge der lymphogenen oder hämatogenen Aussaat. Selten breitet sich das Primärinfiltrat per continuitatem bis zur Pleura aus.

- **Mediastinale Lymphknotentuberkulose** (s. Abb. 9.3): Sie tritt zur gleichen Zeit wie die Pleuritis auf und wird meist anlässlich uncharakteristischer thorakaler Beschwerden oder bei Auftreten zervikaler oder supraklavikulärer Lymphome diagnostiziert. Ihre Maximalvariante ist die Epituberkulose (= „Obstruktivinfiltrat"), ein Lymphknoteneinbruch im Hilusbereich in einen Bronchus mit Atelektase und bronchogener Streuung.

- **Pulmonale Organtuberkulose:** Verschiedene postprimäre Manifestationsformen nach Ablauf des ersten Jahres nach Erstinfektion sind zu unterscheiden. Diese Manifestationen sind (sofort nach Auftreten oder Jahre bzw. Jahrzehnte später) der häufigste Ausgangspunkt für kavernöse Einschmelzungen (s. Abb. 9.4) mit bronchogener Streuung („käsige Pneumonie", s. Abb. 9.5):
  - *Simon'sche Spitzenherde bzw. subprimäre Initialherde nach Malmros und Hedvall:* Unscharf begrenzte, fleckige bzw. kleinfleckige Infiltrate im Spitzen-Oberfeldbereich (supra- oder infraklavikulär).
  - *Assmann'sches Frühinfiltrat:* Größere infiltrative Trübungen.

- **Knochen- oder Gelenktuberkulose:** Ab dem 10. Monat bis zum Ende des dritten Jahres nach Erstinfektion.

- **Urogenitaltuberkulose:** Ebenfalls Spätmanifestation einer hämatogenen Aussaat, oft viele Jahre nach der Erstinfektion.

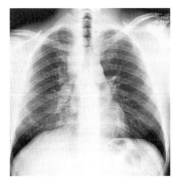

Abb. 9.3 • Lymphknotentuberkulose mit Mediastinalverbreiterung, 44-jähriger Mann.

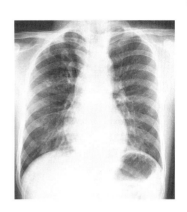

Abb. 9.4 • Rechts infraklavikuläre, blutende Kaverne bei postprimärer Lungentuberkulose, 17-jähriger Junge.

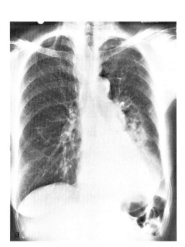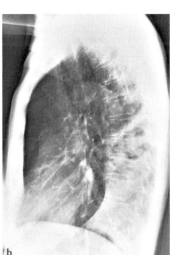

Abb. 9.5 • Käsige Pneumonie des linken Lungenunterlappens nach Lymphknoteneinbruch, 70-jährige Frau.

Aktivität, Inaktivität

▶ **Aktive Tuberkulose:** Jede Form der Tuberkulose, die über einen Zeitraum von sechs Monaten zunehmende („aktiv progressive") oder abnehmende („aktiv regressive") Veränderungen zeigt.

▶ **Inaktive Tuberkulose:** In einem Zeitraum von 6 Monaten erfolgt keine Änderung des Röntgenbefundes.

Superinfektion, Reinfektion, Reaktivierung

▶ **Superinfektion:** Erneute Infektion durch einen neuen Stamm von M. tuberculosis bei einem vorinfizierten *(tuberkulinpositiven)* Organismus. Die Erkrankung durch eine Superinfektion ist selten und wird vor allem bei sekundärem Immundefekt oder massiver Exposition beobachtet. Dies wurde bereits im Tierversuch am Meerschweinchen durch R. Koch beobachtet. Bei gutachterlichen Aussagen spielt das Vorliegen einer Tuberkulinreaktion als wahrscheinliches Ausschlusskriterium einer erneuten Infektion eine große Rolle.

▶ **Reinfektion:** Erneute Infektion eines zuvor Infizierten mit einem anderen M.- tuberculosis-Stamm, aber bei bereits erloschener Tuberkulinreaktion (*tuberkulinnegativer* Organismus nach Ausheilung der ersten Infektion).

▶ **Reaktivierung („Exazerbation"):** Erneute Manifestation durch Reaktivierung zuvor abgeheilter tuberkulöser Herde durch den identischen Stamm wie bei der Erstinfektion. Die tuberkulöse Exazerbation ist häufig die Folge der Störung der Balance zwischen Erreger und Wirtsimmunität. Schwächende Faktoren der Wirtsabwehr (z. B. chronische Allgemeinerkrankungen, Tumoren, immunsuppressive Therapie) spielen dabei die Hauptrolle.

◻ *Hinweis:* Die Tuberkulose bei HIV-Infektion ist häufiger Ausdruck einer Erstinfektion als einer Reaktivierung.

Klinik

◻ *Achtung:* Die Tuberkulose ist ein Chamäleon und kann fast jedes bronchopulmonale Symptom und nahezu jeden Befund hervorrufen! Subakute bis chronische Verläufe sind häufiger als akute Verläufe!

▶ **Typische Symptome:**
- *Ständige Müdigkeit* trotz guter Nachtruhe, geringe Belastbarkeit und unbestimmtes Krankheitsgefühl.
- *Appetitlosigkeit* bis hin zu Brechreiz und Gewichtsverlust, der massiv sein kann und an eine konsumierende Krankheit erinnert („Schwindsucht").
- *Ausgeprägte Schweißneigung*, auch in Ruhe, auffälliger Nachtschweiß mit nächtlichem Wäschewechsel.
- *Trockener Husten* (eitriger bis blutig-eitriger Auswurf findet sich meist bei kavernösen Veränderungen).
- *Fieber:* Meist subfebrile Temperaturen bis 38,5°C. Bei Primärtuberkulosen, ausgedehnten bronchogenen Streuungen oder bei tuberkulöser Pleuritis kommt auch hohes Fieber vor.
- *„Verschleppte Grippe":* Dabei handelt es sich häufig um eine exazerbierende Tuberkulose.
- *Hämoptoe („Blutsturz"):* Vorkommen bei der floriden (Arrosion meist von Pulmonalarterien im Rahmen der nekrotisierenden Entzündung) wie bei der produktiv-vernarbenden Tuberkulose (pulmonales Remodeling durch narbig degenerative Veränderungen, Blutung meist aus Bronchialarterien).

9.2 Tuberkulose: Diagnostik, Differenzialdiagnose

Klinischer Befund

▶ **Auskultation:** Oft unergiebig. Selten inspiratorisches Rasseln. Amphorisches Atmen als Ausdruck einer thoraxwandnahen, großen Kaverne mit großem Bronchusanschluss ist eine ausgesprochene Rarität.
▶ **Perkussion:** Bei Pleuritis exsudativa Klopfschalldämpfung.

Laborbefunde

▶ **Humorales Entzündungssyndrom (sehr variabel):** BSG ↑, C-reaktives Protein ↑, Fibrinogen ↑ und Hyper-α_2- und γ-Globulinämie.
▶ **Differenzialblutbild (sehr variabel):** Leukozytose (meist mild) oder Leukopenie, Monozytosen oder Lymphozytosen werden beschrieben. Die Neutrophilie ist meist geringer ausgeprägt als bei akuten, pyogenen bakteriellen Infektionen.
▶ **Zuweilen Erhöhung des Serumkalziums**, da aktivierte Monozyten/Makrophagen vermehrt Vitamin D metabolisieren (ähnlich wie bei Sarkoidose).

Tuberkulindiagnostik

▶ **Prinzip:** Etwa nach dem 37. Tag nach Infektion mit M. tuberculosis kommt es nach Einbringen von Tuberkulin in die Haut zu einer zellvermittelten Immunreaktion (Typ IV). Die Tuberkulinreaktion beweist somit die Infektion, jedoch nicht die Erkrankung.
▶ **Kreuzreaktion:** Nach Infektion mit nichttuberkulösen Bakterien kann es zu Kreuzreaktionen kommen. Bei Testung mit Alttuberkulin entstehen in etwa 15 % der Fälle unspezifische Mitreaktionen. Alttuberkulin ist daher heute obsolet.
▶ **Testsubstanz:** Es werden hochgereinigte Derivate (GT = **g**ereinigtes **T**uberkulin bzw. PPD = **p**urified **p**rotein **d**erivative) verwendet. Die Reaktion auf GT und PPD ist hochspezifisch. Beide Tuberkulinpräparationen sind sehr nahe verwandt.

▶ **Tests:** Für die Diagnostik sollten nur *intrakutane* Verfahren angewendet werden. Alle anderen Verfahren (Salbe, Pflaster) sind zu schlecht quantifizierbar. Der intrakutane Stempeltest („Tine-Test") ist nicht mehr zugelassen.

▶ **Intrakutanprobe nach Mendel-Mantoux (Standardtest):**
  • Die bisherigen Tests eines Deutschen Herstellers mit Dosen von 1–1 000 Einheiten GT sind nicht mehr auf dem Markt. Zugelassen ist das Tuberkulin PPD RT 23 des Statens Serum Institut (SSI), Kopenhagen, Dänemark. Der Test enthält 2 I.E. PPD pro 0,1 ml fertiger Lösung.
  • *Durchführung:* Der Test erfolgt mittels einer Tuberkulin- oder Insulinspritze streng intrakutan (kein Blutaustritt an der Injektionsstelle!) an der Dorsal- oder Volarseite des Unterarmes mit 0,1 ml der frisch angesetzten Lösung.
  • *Auswertung:* Eine positive Reaktion ist definiert als tastbare Induration von mindestens 6 mm Durchmesser. Eine alleinige Hautrötung gilt als negativ. Bleibt nach 72 h die Reaktion aus, kann im Sinne einer Booster-Reaktion der Test wiederholt werden.
  • *Aussage:* Eine negative Reaktion macht eine TB sehr unwahrscheinlich. Indurationen geringerer Ausprägung können durch nichttuberkulöse Mykobakterien oder durch eine vorangegangene BCG-Impfung (innerhalb der letzten 10 Jahre) hervorgerufen werden.
  ◻ *Starkreagenten:* Personen, bei denen sich eine Blasenbildung oder eine Induration von über 16 mm Durchmesser entwickelt. Bei Starkreagenten ist eine aktuelle TB-Infektion oder eine Reaktivierung wahrscheinlich.
  • *Mögliche Nebenwirkungen:*
    – Gelegentlich starke Lokalreaktionen. Sie werden mit kühlenden Verbänden lokal behandelt.
    – Bei nichtsachgemäßer Handhabung (*sub*kutane Injektion) können gelegentlich regionale Lymphknotenschwellungen und Allgemeinreaktionen auftreten.
    – Wiederholte Tuberkulintestungen können bei Infizierten verstärkte Reaktionen hervorrufen (Booster-Effekt).
  ◻ *Hinweis:* Erfolgt die Tuberkulinkonversion bis zu zwei Monate nach der Testung, so ist dies am Positivwerden der Tuberkulinreaktion zu erkennen.
  • *Wertung:*
    – Die Tuberkulinreaktion setzt eine funktionierende zelluläre Immunität voraus. Insbesondere bei CD 4-Lymphopenie im Rahmen der HIV-Erkrankung wird die Tuberkulinreaktion in der Spätphase negativ. Auch bei anderen Krankheitsbildern kann eine Anergie vorliegen.
    – Aufgrund der geringen TB-Durchseuchung in Mitteleuropa hat die Tuberkulindiagnostik bei jüngeren Menschen und im mittleren Alter eine hohe Bedeutung bei der Differenzialdiagnose pulmonaler Veränderungen. Bei unklaren radiologischen Befunden oder Krankheitsbildern spricht eine negative Tuberkulinreaktion gegen eine tuberkulöse Genese.
    – Wegen Unzuverlässigkeit sollte der Stempeltest verlassen werden.

▶ **Immunologische In-vitro-Tests (γ-Interferon-Tests):**
  • *Methoden:* Einer Probe Patientenvollblut werden spezifische Antigene zugesetzt (*early secretion antigenic target, ESAT-6* und *culture filtrate protein, CFP-10*). Die bereits sensibilisierten T-Lymphozyten infizierter Patienten sezernieren daraufhin γ-Interferon. Diese Freisetzung wird gemessen. Die genutzten Antigene sind spezifisch für M. tuberculosis, aber auch für M. kansasii, M. marinum, M. flavescens, M. gastrii und M. szulgai. Diese finden sich aber in keinem BCG-Stamm. Kommerziell angeboten werden ein ELISA (QuantiFERON-TB GOLD test In-Tube) und ein ELI-Spot Assay, das die Interfon-Bildung auf der Einzelzellebene misst (T SPOT-TB). Ergebnisse sind wegen der Zellinkubation erst nach 2–3 d zu erwarten.
  • *Wertung:*
    – Eine vorangegangene BCG-Impfung führt zu keiner signifikanten Antwort und bereitet daher keine differenzialdiagnostischen Probleme. Die Spezifität der CFP-10- und ESAT-6-Antwort beider Systeme liegt bei über 95 %, die Sensitivität bei etwa 85 % (Mendel-Mantoux-Testung: 35 % und 66 %). Auch laten-

te Infektionen können mit annähernd gleicher Sensitivität erfasst werden. Die Sensitivität bei immuninkompetenten Patienten (HIV-Infektion, Malnutrition) ist noch nicht ausreichend untersucht; sie ist jedoch höher als die des THT. Die Wertigkeit ist noch nicht für alle Personengruppen untersucht. Gegen eine generelle Ablösung des THT sprechen die noch nicht ausreichende Datenlage, der hohe Preis und eine mögliche Beeinflussung des Ergebnisses durch die Therapie.

– Mögliche Indikationen sind: Akut lebensbedrohliche Infektion (zeitkritisch), Tuberkulinanergie oder vorausgegangene BCG-Impfung, Neugeborene.

Röntgendiagnostik

▸ **Grundlagen:** Aufgrund der spezifischen Morphologie ist die Röntgenuntersuchung das wichtigste technische Verfahren zur Aufdeckung und Verlaufskontrolle der TB. Die primäre und postprimäre Lungen-TB ruft typische Konfigurationen hervor, die eine Zuordnung in den meisten Fällen erlauben. Andererseits gibt es nahezu keinen Röntgenbefund, den die TB nicht hervorrufen kann.

• *Infiltrate:* Diese sind meist in den Lungenoberfeldern lokalisiert. Oft sind es inhomogene, zarte Verdichtungen. Eine Zuordnung zu anatomischen Strukturen gelingt meist nicht.

• *Fleckschatten:* Die kleinsten Fleckschatten sind hirsekorngroß. Sie finden sich bei der hämatogen bedingten Miliar-TB (milium = Hirsekorn) und sind diffus verteilt (s. Abb. 9.6). Gröbere Fleckschatten neigen zur Konfluenz und sind oft Ausdruck einer bronchogenen Streuung.

• *Rundherde:* Als Rundherde werden runde/annähernd runde (scharf begrenzte) Verdichtungen mit einem Durchmesser von ≥ 1 cm bezeichnet. Tuberkulöse Rundherde („Tuberkulome") können 3–5 cm groß werden. Sie entstehen entweder aus sich verschließenden Kavernen oder sind aus konsolidierten Infiltraten hervorgegangen. Häufige morphologische Kennzeichen sind Kalkeinlagerungen und kleine Trabantenherde in der Umgebung. Dies unterscheidet sie von Lungenmetastasen und primären Bronchialkarzinomen.

• *Harte Streifen:* Grobstreifige Verdichtungen sind Ausdruck von Schrumpfungsprozessen. Zwischen den narbigen Schrumpfungen finden sich oft radiär ange-

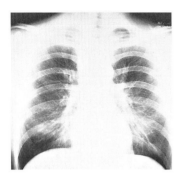

Abb. 9.6 • Miliartuberkulose bei AIDS, 34-jähriger Mann.

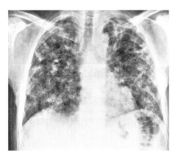

Abb. 9.7 • Disseminierte, exsudativ-kavernöse Lungentuberkulose.

Tab. 9.1 • Nachweismethoden für Mycobacterium tuberculosis.

Test	Zeitbedarf	Anwendung*	Sensitivität	Spezifität
Ziehl-Neelsen-Färbung	min	direkt	+ ($> 10^4$ Bakterien/ml)	+
konventionelle Kultur	3–6 Wochen	direkt	+ + ($> 10^3$ Bakterien/ml)	+ + +
radiometrische Kultur	3–14 d	direkt	+ + ($> 10^3$ Bakterien/ml)	+ + +
Hochdruck-Flüssigkeits-chromatografie	Wochen	indirekt	+ +	+ + +
Antigen-Nachweis	Stunden	indirekt	+ +	+ +
Nukleinsäure- Nachweis	Wochen (Kultur vor-geschaltet)	indirekt	+ + + (10^5 Keime insgesamt)	+ + +
Polymerase-Kettenreaktion (PCR)	2 d	direkt	+ + + ($< 10^2$ Keime insgesamt)	+ +

*direkte Anwendung: Verarbeitung der klinischen Probe ohne Reinigungs- oder Konzentrierungsschritte

ordnete Traktionsbronchiektasen oder Traktionsemphysemblasen. Da fibrotische Schrumpfungen meist in den Oberfeldern lokalisiert sind, kommt es zur Kranialraffung des entsprechenden Hilus.

- *Kavernen (s.Abb. 9.7):* Kavernen sind geschlossene Ringfiguren. Sie entstehen durch käsige Nekrose eines größeren Granuloms. Die beweisende Darstellung der in allen Ebenen geschlossenen Wand gelingt lediglich mit der konventionellen Tomografie oder Computertomografie. Manchmal lässt sich ein Drainagebronchus darstellen.

☐ *Achtung:* Alle Aussagen über typische Röntgenbefunde gelten nicht für immuninkompetente Patienten!

Mikrobiologische Diagnostik (s. Tab. 9.1)

► Vor allem wegen der schwierigen Differenzialdiagnose und möglicher Resistenz ist ein Erregernachweis unbedingt anzustreben.

► **Mikroskopie:**
- *Geeignete Proben:* Bronchoalveoläre Lavage (Untersuchung 1 ×), Sputum (3 ×), Magennüchternsekret (3 ×), Kehlkopfabstrich (1 ×), Urin (3 ×), Liquor (1 ×); eine Kontamination stellt kein Problem dar.
- *Prinzip:* Der mikroskopische Nachweis der säure-, alkali- und alkoholfesten Stäbchen in der Ziehl-Neelsen-Färbung ist ein rasches und billiges Nachweisverfahren. Es ist jedoch nicht spezifisch für M. tuberculosis. Insbesondere im Magennüchternsekret und im Urin können *apathogene* Mykobakterien gefunden werden. Die Diagnose kann jedoch bei Nachweis zahlreicher säurefester Stäbchen in respiratorischen Sekreten (auch Liquor) und bei entsprechendem Krankheitsbild als gesichert gelten.
- *Nachweisgrenze:* Sie liegt bei 10^4–10^5 Mykobakterien/ml.
- *Aussage:* Die mikroskopisch nachgewiesene TB kann immer als ansteckungsfähig gelten. Eine mikroskopische Quantifizierung der Mykobakterienmenge ist durch die Gaffky-Skala (heute nicht mehr gebräuchlich) möglich. Sie erlaubt ebenfalls eine Aussage über die Infektiosität.
  - ☐ *Hinweis:* Auch der Nachweis eitrigen Materials ohne Keimbefund in der Normalfärbung muss an das Vorliegen einer Tuberkulose denken lassen!
- ► **Kultur:** Kulturmedium der Wahl ist der Eiernährboden nach Löwenstein-Jensen. Aufgrund der langen Generationszeit von 16 h (bei Staphylokokken etwa 20 min) werden zur Diagnosestellung 3–6 Wochen benötigt. Eine Beschleunigung der Diagnosestellung (bereits nach einer Woche) wird durch die radiometrische Methode erzielt. Dabei werden radioaktiv markierte Kulturzusätze (^{14}C-Palmitinsäure) verwandt, die *spezifisch* von Mykobakterien metabolisiert werden. Durch den Metabolismus wird $^{14}CO_2$ freigesetzt.

▶ **Molekularbiologie:**
- *Prinzip:* Nachweis von Mykobakterien durch spezifische Nukleinsäureproben, die mit mykobakterieller DNA oder RNA binden.
- *Techniken:*
  - Konventionelle Techniken sind jedoch recht unempfindlich, die Nachweisgrenze liegt bei 10^5–10^6 Mykobakterien.
  - Polymerase-Kettenreaktion (PCR): Durch die Vervielfältigung spezifischer Sequenzen wird die Empfindlichkeit erheblich gesteigert. Prinzipiell erlaubt sie den Nachweis eines einzelnen Mykobakteriums. Hauptproblem dabei ist die Spezifität der Sequenzen und der Ausschluss von Verunreinigungen im klinischen Kulturmaterial oder im Labor. Ergebnisse können innerhalb von 48 h erzielt werden.
  - Restriktionslängen-Polymorphismus („Fingerprint", molekulare Epidemiologie): Durch Erhebung des DNS-Fingerabdrucks können individuelle Mykobakterienstämme nachgewiesen und epidemiologisch verfolgt werden. Dies erlaubt eine minutiöse Analyse von Infektionswegen. Grundlage ist, dass Restriktionsenzyme die mykobakterielle DNS an spezifischen Stellen enzymatisch zerschneiden und die resultierenden Nukleinsäureabschnitte auch bei hohem Verwandtschaftsgrad unterschiedlich lang sind. Nach Elektrophorese erlaubt der Vergleich der Bandenmuster eine Aussage über die Identität zweier Proben.
  - Antigennachweis: Der Nachweis mykobakterieller Antigene auf der Proteinebene ist sowohl im Hinblick auf Sensitivität wie Spezifität unbefriedigend und hat sich in der klinischen Routine nicht durchgesetzt.
▶ **Tierversuch:** Auf den Tierversuch im Hamstermodell kann verzichtet werden. Das gilt insbesondere dann, wenn molekularbiologische Techniken zur Verfügung stehen.

Differenzialdiagnose

▶ **Wichtigste Differenzialdiagnosen:**
- *Pneumonien.*
- *Lungenkarzinom:* Rundherde, deren tuberkulöse Genese nicht zweifelsfrei ist, müssen oft bis hin zur Resektion diagnostiziert werden, um ein Malignom auszuschließen. Obstruktivinfiltrate (Epituberkulose) durch Lymphknotenschwellungen sind von zentral stenosierenden Lungenkarzinomen radiomorphologisch nicht abgrenzbar (die Epituberkulose ist heute nicht ausschließlich eine Erkrankung von Kindern und Jugendlichen, s. Abb. 9.5, S. 237).
- *Lungenabszess:* Meist im Rahmen von Pneumonien und überwiegend in den Unterfeldern lokalisiert. Bei subakutem Verlauf ist ein zerfallendes Bronchialkarzinom die wichtigste Differenzialdiagnose.
- *Lungenzysten bzw. Echinokokkus-Zysten:* Sie sind meist radiologisch durch ihre Dünnwandigkeit und das Fehlen des umgebenden Infiltrates auszuschließen.
- *Pneumokoniosen:* Die Diagnose einer Tuberkulose bei vorliegender Silikose (oder anderer Pneumokoniosen) ist schwierig, zumal sie hier häufiger auftritt. Die radiologische Abgrenzung ist meist unmöglich. Eine mikrobiologische Diagnose muss erzwungen werden.
- *Sarkoidose:* Die Unterscheidung zwischen einer hämatogen streuenden Tuberkulose und der Sarkoidose ist morphologisch schwierig. Für die Tuberkulose sprechen die positive Tuberkulinreaktion, die zentrale Nekrose der Granulome und die fehlende CD 4-Lymphozytose in der BAL. Ein mikrobiologischer Nachweis ist anzustreben.
▶ **Seltenere Differenzialdiagnosen:** Aktinomykose und echte Mykosen einschließlich der außereuropäischen Formen können in ihrem Verlauf einer Tuberkulose sehr ähnlich sein.

9.3 Tuberkulose: Therapie

Chemotherapie – Grundlagen

▶ **Effektivität der Chemotherapie:** Heute ist die Tuberkulose in fast allen Fällen durch eine korrekte Chemotherapie heilbar (> 99 %, bei einer Rezidivrate von etwa 3 %). Vor Einführung der Antituberkulotika starben 50 % der Erkrankten, 25 % entwickelten eine chronische Erkrankung und 25 % der Fälle heilten spontan aus.

▶ **Ziele der Polychemotherapie:**
  • Heilung und Prophylaxe von Resistenzen.
  • Gleichzeitiges Erreichen von unterschiedlichen Subpopulationen (extrazelluläre, intrazelluläre, metabolisch aktive, metabolisch inaktive, von Nekrosen umgebene Keime).

▶ **Wirkprinzipien der Antituberkulotika:**
  • *Bakteriostatische Wirkung (reversible Proliferationshemmung):* Ethambutol (EMB, international: E) in niedriger Dosierung, Paraaminosalicylsäure und Thiocetazon.
  • *Bakterizide Wirkung (irreversible Erregerschädigung):* Vor allem Isoniazid (INH, international: H) und Rifampicin (RMP, international: R), Protionamid (schwächer) und Ethambutol in hoher Dosierung. Auch Fluorchinolone sind bakterizid wirksam.
  • *Sterilisierende Wirkung (wirksam gegen metabolisch inaktive Keime):* Pyrazinamid (PZA, international: Z).
  • *Resistenzverhindernde Wirkung:* H, R, an zweiter Stelle Streptomycin (S, international: S) und E.

☑ *Hinweis:* H und R sind deshalb die Antituberkulotika der ersten Wahl. In der Initialphase der Behandlung werden sie ergänzt durch Z und S bzw. E.

▶ **Präparate bei Multiresistenz** (s. S. 245, 256): Paraaminosalicylsäure, Thiacetazon, Cycloserin und sein Derivat Terizidon sowie Capreomycin. Größere Bedeutung werden in Zukunft Fluorchinolone (Ciprofloxacin, Ofloxacin und Moxifloxacin), das Aminoglykosid Amikacin und möglicherweise das Oxazolidinon Linezolid erlangen. Zulassungsstudien für Moxifloxacin wurden erfolgreich abgeschlossen.

Isoniazid

▶ Wichtigstes Antituberkulotikum.
▶ **Wirkung:** H hemmt die Synthese der mykobakteriellen DNS.
▶ **Die H-Resistenzrate** beträgt in der Bundesrepublik Deutschland etwa 6 %.
▶ **Pharmakodynamik:** H wird nach oraler Gabe gut resorbiert und rasch verteilt. Intrazelluläre Konzentrationen entsprechen den Serumkonzentrationen. H wird in der Leber durch Azetylierung metabolisiert und daraufhin ausgeschieden. Dieser Metabolismus ist genetisch determiniert. Bei „Langsam-Azetylierern" akkumuliert H und führt zur Hepatitis. Sie tritt bei 0,2–5 % der Fälle auf. (Die Diagnose des Azetylierer-Status ist aufwändig). Interaktionen s. Tab. 9.2.
▶ **Dosierung:** s. Tab. 9.5.
▶ **Arzneimittelwechselwirkungen** s. Tab. 9.2.

Rifampicin (R)

▶ Zweitwichtigste Substanz in der Tuberkulosetherapie. Sie ist vor allem wegen ihrer Aktivität gegen Persister von essenzieller Bedeutung.
▶ **Wirkung:** R hemmt die DNS-abhängige RNS-Polymerase.
▶ **R-Resistenzen** kommen in der BRD bei 2 % der Fälle vor.
▶ **Pharmakodynamik:** Die enterale Resorption ist gut, Serum- und Gewebespiegel sind hoch. Die Elimination geschieht via Deazetylierung über die Galle. Die Toxizität ist gering, im Vordergrund steht die Hepatotoxizität. R induziert die hepatische Monooxygenase und ruft zahlreiche Arzneimittelinteraktionen hervor (s. Tab. 9.2). Eine seltene, aber schwere Komplikation ist das Flu-like-Syndrom mit sepsisähnlichem Bild bis hin zum Multiorganversagen.
▶ **Dosierung:** s. Tab. 9.5.

Tab. 9.2 • **Häufige Interaktionen der Standardsubstanzen.**

Substanz	Spiegel erhöht durch	Spiegel gesenkt durch	erhöht Spiegel von	senkt Spiegel von
Isoniazid	Prednisolon Protionamid		Phenytoin Carbamazepin Kumarinen Diazepam Protionamid	Enfluranen Azolen
Rifampicin	Cotrimoxazol	Paraaminosali- zylsäure Ketoconazol		Cumarinen Azolen Sulfonylharnstoffen oralen Kontrazeptiva Glukokortikoiden Diazepam Phenytoin Theophyllin Digoxin, Digitoxin Methadon Proteaseinhibitoren Ciclosporin
Ethambutol		Antazida		

Pyrazinamid (Z)

► **Wirkung:** Wegen seiner sterilisierenden Eigenschaften v. a. in der Initialphase wichtig, der Wirkmechanismus ist ungeklärt.
► **Die Resistenzrate** in der BRD ist mit 0,1 % sehr niedrig.
► **Pharmakodynamik:** Resorption und Verteilung sind günstig. Eine Hyperurikämie wird regelmäßig beobachtet, die dosisabhängige Hepatotoxizität mit Enzymanstieg in 10–15 % der Fälle. Auch Arthralgien kommen häufiger vor.
► **Dosierung:** 20–30 mg/kgKG/24 h, die Dosis beträgt 1 500 bis 2 500 mg tgl. als Einzeldosis.

Ethambutol (E)

► E ist ein wichtiger Kombinationspartner in der Initialphase der Behandlung. Hier verhindert es Resistenzen.
► **Wirkung:** Blockade von Synthese und Stabilisierung der mykobakteriellen RNS und Störung der Biosynthese der mykobakteriellen Zellwand.
► **Die Resistenzrate** in der BRD beträgt etwa 1 %.
► **Pharmakodynamik**: Resorption und Verteilung sind gut. Die Ausscheidung erfolgt renal. Die wichtigste unerwünschte Wirkung ist die Neuritis nervi optici: Sehvermögen, Gesichtsfeld und Farbsehen werden zunehmend eingeschränkt. Die Störung ist nach Absetzen meist reversibel. Interaktion s. Tab. 9.2.
► **Dosierung:** 20–25(15)mg/kgKG. In den USA wird eine Dosisreduktion von 25 auf 15 mg/kgKG nach 8-wöchiger Therapie empfohlen. In den Empfehlungen der WHO und der IUATLD (= International Union Against Tuberculosis and Lung Disease) ist die Standarddosis 15 mg/kgKG. Bei 20 mg/kgKG beträgt der Dosisbereich 800–2 000 mg/24 h.

Streptomycin (S)

► **Wirkung:** Bakterizide Wirkung auf proliferierende Mykobakterien durch Störung der mykobakteriellen Proteinbiosynthese. Klinisch wirkt es gegen extrazellulär proliferierende Keime im alkalischen bis neutralen Milieu.
► **Die Resistenzrate** in der BRD beträgt etwa 5 %.
► **Pharmakodynamik:** S muss parenteral (meist i. m.) verabreicht werden. Die Resorption ist gut. Die Gewebespiegel erreichen die Serumkonzentrationen nicht. Die Elimination erfolgt renal bei geringer Nephrotoxizität. S wirkt vor allem ototoxisch (vor allem vestibulotoxisch). Irreversible Innenohrausfälle kommen gelegentlich vor. Außerdem wirkt es nephrotoxisch.

▶ **Dosierung:** 15 mg/kgKG/24 h, von 600–1 000 mg/d. Die kumulative Gesamtdosis von 30 g sollte nicht überschritten werden. Bei regelmäßigen Kontrollen kann sie allerdings entsprechend neuester Empfehlungen überschritten werden.

Protionamid

▶ **Wirkung:** Bakterizide Wirkung, schwächer als bei den zuvor genannten Substanzen. Eine Kreuzresistenz ist jedoch (außer gegen Thiosemikarbazon) selten.

▶ **Pharmakodynamik:** Bei Kombination mit H erhöht sich der Serumspiegel um 60–70 %. Protionamid ist hepatotoxisch und führt zu gastrointestinalen Störungen.

▶ **Dosierung:** s. Tab. 9.5.

▶ **Bei Begleittherapie mit H:** 7,5 mg/kgKG.

Andere Substanzen

▶ **Capreomycin** ist wie Streptomycin ein Aminoglykosid und hat ähnliche Eigenschaften, zeigt aber keine Kreuzresistenz. Schädigungen des 8. Hirnnerven wurden wiederholt beschrieben. Die Dosierung beträgt 1 000 mg/24 h i. v./i. m., unabhängig vom Körpergewicht.

▶ **Paraaminosalicylsäure** wirkt ausschließlich bakteriostatisch. Nebenwirkungen sind häufig. Die einzunehmende Substanzmenge ist mit 12 g/d als Einzeldosis sehr hoch.

▶ **Terizidon** ist ein Zykloserinabkömmling und nur schwach wirksam. Es führt zu zentralnervösen Störungen, die Kombination mit Fluorchinolonen ist daher kontraindiziert. Dosierung s. Tab. 9.5.

▶ **Amikacin** ist ein breit wirksames Aminoglykosid. Die Kreuzresistenz gegenüber S ist inkomplett. Amikazin ist ototoxisch und nephrotoxisch und ruft Allergien hervor. Die therapeutische Breite ist schmal. Dosierung s. Tab. 9.5. Drugmonitoring!

▶ **Clarithromycin** und andere neue Makrolide: Ihr Platz in der Tuberkulosebehandlung ist noch nicht definiert!

▶ **Fluorchinolone:** In-vitro-Daten und klinische Studien sind ermutigend. Bei H- und R-Resistenz sind sie Standardkombinationspartner. Größere Behandlungsserien fehlen jedoch noch. Die Langzeittoxizität ist unzureichend geklärt. Die Dosierung entspricht der bei anderen bakteriellen Infektionen.

Kombinationstherapie

▶ **Kurzzeittherapie, Vierfachkombination** (s. Tab. 9.3): Sie führt bei 90 % der Patienten innerhalb von 8 Wochen zur Sputumkonversion. E und S sind als alternativ anzusehen, im individuellen Fall ist nach der jeweiligen Toxizität und Praktikabilität zu entscheiden.

▶ **Langzeittherapie, Dreifachkombination** (s. Tab. 9.4): Die Ergebnisse sind bei Sensibilität gegenüber allen Medikamenten gleichwertig. Indiziert, wenn Z wegen Toxizität nicht eingesetzt werden kann und bei geringer Bakterienlast.

▶ **Dosierung:** Bei unregelmäßiger Medikamenteneinnahme muss mit wachsenden Resistenzzahlen gerechnet werden. Bei zu erwartender schlechter Compliance ist eine direkt beobachtete Behandlung („Directly Observed Therapy", DOT) durchzu-

Tab. 9.3 • **6-Monats-Regime, Vierfachkombination.**

Initialphase 2(–3) Monate	Stabilisierungsphase 4 Monate
H, R, Z, S oder E tgl.	H, R tgl.
H, R, Z, S oder E tgl.	H, R 2–3 × /Woche

Tab. 9.4 • **9(–12)-Monats-Regime, Dreifachkombination.**

Initialphase 2(–3) Monate	Stabilisierungsphase 7(–10) Monate
H, R, E tgl.	H, R tgl.
H, R, S tgl.	H, R tgl.
H, R, E oder S tgl.	H, R 2–3 × /Woche

führen. In diesem Fall kann bei ambulanter Betreuung auf die intermittierende Medikamentengabe zurückgegriffen werden. Die Dosierungen für beide Therapiealternativen sind in Tab. 9.5 und Tab. 9.6 dargestellt.

Praktisches Vorgehen

► **Diagnosesicherung** wenn immer möglich mikrobiologisch, ersatzweise histologisch oder klinisch-radiologisch, Isolierung des Patienten, Einleitung einer Umgebungsuntersuchung.

◻ *Cave:* Multiresistenz (Multi-Drug-Resistance, MDR):
  • *Definition:* Resistenz gegenüber H + R (+ evtl. andere Substanzen).
  • In diesem Falle sind die Behandlungsergebnisse schlecht, die Krankheitsprognose dubios. Die Gefährdung im Ansteckungsfall (Krankenhauspersonal!) ist sehr hoch.
  • *Einzelheiten der Therapie bei Multiresistenz:* s. Tab. 9.7.
  • *Vorgehen:* Die Patienten sind streng zu isolieren! Effizientester Schutz des Personals durch geschlossene FFP-2-Masken mit Bakterienfiltern, Ultraviolettlicht und negativem Druck im Patientenzimmer! Einfache Schutzmasken sind nicht ausreichend!

► **Indikationen zur stationären Aufnahme/Therapie:**
  • Schweregrad (große Ausdehnung, mikroskopisch positiv, Symptome, Komplikationen).
  • Schwere Begleiterkrankung.

Tab. 9.5 • **Erwachsenendosierung von Antituberkulotika–tgl. Gabe.**

Medikament	Tagesdosis in mg/kgKG (Standarddosis)	Maximale Tagesdosis
Isoniazid (p. o./i. v.)	5	300 mg
Rifampicin (p. o./i. v.)	10	< 50 kgKG: 450 mg > 50 kgKG: 600 mg
Pyrazinamid (p. o.)	25–35	< 50 kgKG: 1,5 g 51–75 kgKG: 2,0 g > 75 kgKG: 2,5 g
Streptomycin (i. m.)[1]	15–20	< 50 kgKG: 0,75 g > 50 kgKG: 1,0 g
Ethambutol (p. o.)[2]	25, nach 2 Monaten 15	2,0 g
Protionamid (p. o.)	10-15, max. 750 mg/d	1 000 mg
Terizidon (p. o.)	10	1 000 mg (Erwachsene) 500 mg (Kinder) jeweils in 3–4 ED
Paraaminosalizylsäure (i. v.)	12 g/24 h bei Erwachsenen in 2–3 Einzeldosen	16 g
Amikacin (i. v.)	15–20 (1 000 mg/24 h) in einer ED	1 000 mg
Kanamycin (i. v.)	15–20 (1 000 mg/24 h)	1 000 mg
Capreomycin (i. v., i. m.)	1 000 mg/24 h	1 000 mg
Ofloxacin (p. o.)	10 (600 mg/24 h)	800 mg
Levofloxacin (p. o.)	7 (500–1 000 mg/24 h)	1 000 mg
Ciprofloxacin (p. o.)	20 (500 mg/12 h bei < 50 kgKG, 750 mg/12 h bei > 50 kgKG)	1 500 mg
Moxifloxacin (p. o.)	400 mg/24 h	nv
Rifabutin (p. o.)	5 (300 mg/24 h)	450 mg
Thioacetazon (p. o.)	2–2,5 (150 mg/24 h)	150 mg
Clofazimin (p. o.)	100 mg/24 h	300 mg

[1] = bei Personen im Alter von > 60 Jahren sollten 0,75 g/d nicht überschritten werden; nv = nicht verfügbar

Tab. 9.6 • **Dosierung von Antituberkulotika für Kinder und Erwachsene–intermittierende Gabe (2–3 ×/Woche).**

Medikament	3 ×/Woche (Dosis/Dosis-bereich in mg/kgKG)	2 ×/Woche (Dosis/Dosis-bereich in mg/kgKG)	Tagesdosis maximal
Isoniazid	10–15	15	900 mg
Rifampicin	10	10	600 (900)mg
Ethambutol	30	45	2,5 g
Pyrazinamid	35 (30–40)	50 (40–60)	2,5–3,5 g
Streptomycin	15 (12–18)	15 (12–18)	1 g

Tab. 9.7 • **Behandlung der Tuberkulose bei unterschiedlichen Resistenzkonstellationen.**

Resistenzmuster	Alternatives Regime	Therapiedauer	Kommentar
H, S + Z	R, E, Fluorchinolon	9–12 Monate	Ansprechen 100 %, < 5 % Rezidive
H + E (± S)	R, Z, Capreomycin[1], Fluorchinolon	9–12 Monate	Ansprechen 100 %, < 5 % Rezidive
H + R (± S)	Z, E, Capreomycin[1], Moxifloxacin + schwach wirksame A.[2]	18–24 Monate	Resektion bei schlechtem Ansprechen
H, R + E (± S)	Z, Capreomycin[1], Moxifloxazin + 2 schwach wirksame A.[2]	24 Monate nach Konversion	Resektion bei schlechtem Ansprechen
H, R + Z (± S)	E, Capreomycin[1], Moxifloxazin + 2 schwach wirksame A.[2]	24 Monate nach Konversion	Resektion bei schlechtem Ansprechen
H, R, Z, E (± S)	Amikacin[1], Moxifloxazin + 3-4 schwach wirksame A.[2]	24 Monate nach Konversion	wenn möglich Resektion

[1]*Capreomycin 4–6 Monate tgl. i. v.; Überwachung der Nierenfunktion!*
[2]*Schwächer wirksame Antituberkulotika wie Ethionamid, Cycloserin, Paraaminosalizylsäure (PAS). Andere Medikamente mit wahrscheinlicher, aber unsicherer Wirkung sind Clofazimin, Amoxicillin-Clavulansäure. Wahrscheinlich unwirksam sind Clarithromycin, Azithromycin und Rifabutin.*

- Therapieprobleme (Vorbehandlung, Herkunftsland, Ansteckungsquelle hinweisend auf Resistenz), schwere unerwünschte Arzneimittelwirkungen.
- Mangelnde Mitarbeit (Alkoholkrankheit, schlechte soziale Verhältnisse).
- Ambulant nicht klärbare Diagnose.

► **Meldung** an die Tuberkulose-Fürsorgestelle im Gesundheitsamt nach Therapiebeginn mit und auch ohne bakteriologischer Sicherung.
► **Sensibilitätstestung** im mikrobiologischen Labor sicherstellen!
► **Beginn der Chemotherapie** nach den erforderlichen Probenentnahmen!
► **Obligate technische Untersuchungen:** Röntgen-Thorax in 2 Ebenen (evtl. mit CT), Urinstatus, Blutbild/Differenzialblutbild, Leberenzyme, Bilirubin, harnpflichtige Substanzen im Serum sowie eine ophtalmologische (E) und otologische (S) Untersuchung.
► **Verlaufsuntersuchungen:**
  - *Mikroskopischer Sputumbefund* als wichtigster Parameter bei Lungentuberkulose: Unter Therapie alle 4 Wochen mikroskopische und kulturelle Untersuchungen! Bei fehlender Sputumproduktion ist eine Bronchoskopie indiziert.
  - *Klinisch-chemische Kontrollen* in der Initialphase wöchentlich, danach 4-wöchentlich.
  - *Ophtalmologische und otologische* Kontrolluntersuchungen im Verdachtsfall oder nach 4 Wochen.
  - *Erneute Sensibilitätstestung* bei fehlender Sputumkonversion nach 4 Monaten.
  - Bei Unverträglichlichkeit oder Resistenz gegenüber einer Substanz: s. Tab. 9.8.
► **Dauer der Überwachung:** Bei unkompliziertem Verlauf insgesamt 2 Jahre. In anderen Fällen s. Punktetabelle (Tab. 9.9).

Pulmonale Infektionen/Mykobakteriosen

Tab. 9.8 • Therapieregime bei Unverträglichkeit oder bekannter Resistenz gegen eine Standardsubstanz.

Unverträglichkeit/ Resistenz	Kombination in der Initial- phase	Dauer (Monate)	Kombination in der Kontinuitäts- phase	Dauer (Monate)	Gesamtdauer (Monate)
Isoniazid	R, Z, E, S	2	R, E	7–10	9–12*
Rifampicin	H, Z, E, S	2	H, E	10–16	12–18*
Pyrazinamid	H, R, E, (S)	2	H, R	7	9
Ethambutol	H, R, Z	2	H, R	4	6
Streptomycin	H, R, Z	2	H, R	4	6

*ggf. längere Therapiedauer, falls Resistenz bei Therapiebeginn nicht bekannt war.

Tab. 9.9 • Punktetabelle zur Überwachungsdauer.

Kategorie	Punkte
1. Ausdehnung des Restbefundes:	
– minimal (≤1 Segment)	0
– mittel (≤3 Segmente)	1
– weit (3 Segmente)	3
2. Dauer der beobachteten Inaktivität:	
– 0–2 Jahre	2
– 3–5 Jahre	1
– 5 Jahre	o
3. Chemotherapie:	
– keine	2
– korrekte	0
– sonstige	0–3
4. soziale Verhältnisse	0–3
5. Aufenthaltsdauer ausländischer Mitbürger/Asylanten in Deutschland:	
– 0–2 Jahre	3
– 3–5 Jahre	1
– 5 Jahre	0
6. Nebenerkrankungen:	
– Silikose	3
– Diabetes mellitus	2
– Magenresektion, Ulcus ventriculi oder duodeni	2
– Immunmangelsyndrom	15
– sonstige Erkrankungen	1–3

Punkte	Überwachungsdauer
≤6	2 Jahre
7–10	5 Jahre
11–15	6–10 Jahre
15	10 Jahre

Chirurgische Therapie

▸ Die Kollapstherapie, eventuell mit Thorakoplastik, ist erwiesenermaßen unwirksam und heute obsolet.

▸ Resektionsbehandlungen werden bei Folgeerkrankungen (Restkavernen, Spätblutungen), im Notfall (akute Kavernenblutung) oder als Ultima Ratio bei MDR-Tuberkulose und erfolgloser Alternativtherapie durchgeführt. Stets muss eine vollwirksame, ersatzweise die wirksamste antituberkulöse Chemotherapie perioperativ erfolgen.

Prophylaxe

▸ **BCG-Impfung:**
  - *Impfstoff:* Lebende, virulenzgeschwächte TB-Bakterien der Species M. bovis.
  - *Mögliche Komplikationen:* Impfulzera, Lymphadenitis und Osteomyelitis. Generalisierte Erkrankungen kommen nur bei schwerem Immundefekt vor, treten gelegentlich aber auch nach BCG-Instillation in die Blase auf (bei Immuntherapie des Blasenkarzinoms).
  - *Impferfolg:* Für 80 % der geimpften Kinder wird ein relativer Schutz mit einer Wirkdauer von 15 Jahren angenommen (im Kleinkindesalter relativer Schutz gegen eine postprimäre Generalisation, v. a. gegen eine Meningitis tuberculosa). Beim Erwachsenen ist sie weitgehend wirkungslos.
  - *Wertung:* Bei einem allgemeinen Infektionsrisiko von 0,2 % können 2–4 Fälle pro 100 000 geimpften Kindern (bei 0,1 % entsprechend 1–2 Fälle) vermieden werden. Die möglichen Komplikationen sind ebenso häufig, daher gibt es keine generelle WHO-Impfempfehlung bei einem Infektionsrisiko < 0,1 %.
  - *Impfindikation:* In der BRD nur für Kinder in Hochrisikokollektiven (Abstammung aus Ländern mit hoher Tuberkuloseprävalenz)!

▸ **Chemoprophylaxe:** Vorbeugende antituberkulöse Behandlung *tuberkulinnegativer* Personen bei ausgeprägter Infektionsgefahr. Diese Indikation besteht in Europa im Allgemeinen nicht. Vielmehr sollten Tuberkulintests bis 2 Monate nach Expositionsende erfolgen. Bei Tuberkulinkonversion ist eine präventive Chemotherapie indiziert.

▸ **Präventive Chemotherapie:**
  - *Definition:* Vorbeugende antituberkulöse Therapie bei *positiver* Tuberkulinreaktion, jedoch ohne Erkrankungszeichen.

Tab. 9.10 • **Empfehlungen (ATS, 2000) zur präventiven Chemotherapie.**

Risikogruppe	Tuberkulin-Reaktion (Durchmesser)[1]	Therapiedauer (Monate)
HIV-Infektion	≥ 5 mm (oder Anergie bei einem geschätzten TB-Infektionsrisiko von ≥ 10 %)	12
nahe Kontakte zu TB-Patienten	≥ 5 mm[2]	6 (9 bei Kindern)
fibrotische Läsionen im Röntgenbild	≥ 5 mm	12
frisch infizierte Personen	≥ 10 mm	6
Hochrisikoerkrankungen[3]	≥ 10 mm	6–12
Hochrisikogruppen, < 35 J. alt[4]	≥ 10 mm	6
kein höheres Risiko, < 35 J. alt	≥ 15 mm	6

[1] = 72 h nach intradermaler Applikation von 5E Tuberkulin.
[2] = Tuberkulinnegative Kontakte, vor allem Kinder sollten für 2–3 Monate nach Ende des Kontaktes eine Chemoprophylaxe erhalten und danach erneut mit Tuberkulin getestet werden. Bei Negativität Beendigung der Prophylaxe.
[3] = Diabetes mellitus, längere systemische Kortikosteroidtherapie oder sonstige immunsuppressive Therapie, hämatologische und retikuloendotheliale Erkrankungen, HIV-seronegative-i. v.-Drogenabhängige, terminale Niereninsuffizienz, rascher Gewichtsverlust.
[4] = Personen aus Hochprävalenzländern, aus schlechten sozialen Bedingungen, aus Langzeitpflegeeinrichtungen.

- *Indikationen:* Tuberkulinkonversion bei Säuglingen und Kleinkindern, Tuberkulinstarkreagenten, Immunsupprimierte mit Nachweis von Restveränderungen, Exazerbationsprophylaxe bei insuffizient Vorbehandelten im Falle einer großen Operation oder Gravidität.
- *Durchführung* mit H (5 mg/kgKG). Die Therapiedauer richtet sich nach der Länge der Immunsuppression, in anderen Fällen beträgt sie 3–6 Monate. Bei TB-Symptomen ist eine Kombinationstherapie einzuleiten.
- Tab. 9.10 gibt die Empfehlungen der amerikanischen Thoraxgesellschaft (ATS) wieder.

9.4 Miliartuberkulose

Grundlagen

▶ **Definition:** Erkrankung durch hämatogene (meist frühe postprimäre) Generalisation von M. tuberculosis in Lunge, Leber, Gehirn und andere Organe.

▶ **Epidemiologie:**
- *Häufigkeit:* In Mitteleuropa heute sehr selten mit weniger als 100 Fällen jährlich in der BRD.
- *Erkrankungsalter:* Vor allem junge Menschen sind betroffen. Da in Europa heute die Primärinfektion auch später auftreten kann, muss auch bei älteren Menschen an eine Miliartuberkulose gedacht werden.

▶ **Ätiologie und Pathogenese:**
- Auftreten während der frühen Phase der hämatogenen Generalisation im 2.–5. Monat nach Infektion. Eine miliare Aussaat in der späten postprimären Phase ist eine ausgesprochene Rarität. Sie kommt bei fortgeschrittener HIV-Infektion jedoch vor.
- *Risikofaktoren:* Unter- bzw. Fehlernährung (in Europa vor allem bei konsumierenden Erkrankungen und Alkoholismus).

Klinik

▶ **Allgemein körperliche Symptomatik:** Adynamie (bis hin zum endokrinen Koma bei Nebenniereninsuffizienz), Schweißneigung, mäßiges Fieber, Gewichtsabnahme (kann im Vordergrund stehen), trockener Husten.

▶ **Gelegentlich Polyserositis** mit Pleuraergüssen und Aszites.

▶ **Tuberkulöse Meningitis** („Miliar-TB des Gehirns"): Ausfälle v. a. der basalen Hirnnerven (Abduzensparese!) und Bewusstseinsstörungen bis hin zum zerebralen Koma.

▶ **Sepsis gravissima Landouzy (Maximalvariante):** Mykobakterielle Septikämie mit Streuung in zahlreiche Organe und einer klinisch manifesten Nebenniereninsuffizienz. Der Tod erfolgt unbehandelt durch Ateminsuffizienz und Schock.

Diagnostik

▶ Allgemein schwierige Diagnosestellung! Das Intervall zwischen Symptombeginn und Diagnosestellung beträgt im Mittel 6–8 Wochen.

▶ **Anamnese:** Hinweise auf typische Symptomatik (s. o.)?

▶ **Klinischer Befund:** Keine charakteristischen Befunde, zuweilen Hirnnervenausfälle, Hepato-/Splenomegalie. Normaler Perkussions- und Auskultationsbefund der Lunge.

▶ **Röntgenbefund** s. Abb. 9.8: Miliare Herde, diffus verteilt in beiden Lungen (auffällig ist oft die fehlende kraniokaudale Befundzunahme).

▶ **Sonografie:** Meist ist eine Hepatosplenomegalie nachweisbar.

▶ **Liquorbefund** (bei Meningitis): Mittelgradige Eiweißerhöhung mit mäßiger bis mittelgradiger Pleozytose bei Prädominanz von Lymphozyten; die Liquorglukose ist stark erniedrigt.

▶ **Labor:** BSG mittelgradig bis stark erhöht, im Blutbild mäßige Leukozytose mit Lymphopenie < 10 % und deutlicher Linksverschiebung. Das Serumlaktat ist meist stark, die Leberenzyme im Serum mäßiggradig erhöht. Das Kortisol-Tagesprofil deckt nicht selten eine Nebennierenrindeninsuffizienz auf.

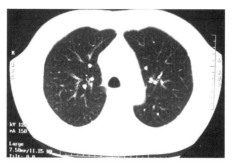

Abb. 9.8 • Miliartuberkulose nach BCG-Instillation („BCGitis") bei einem 84-jährigen Mann mit Blasenkarzinom.

- ► **Erregernachweis:** Sputum ist nur in 30 % der Fälle mikroskopisch oder kulturell positiv. Erfolgreicher ist die bronchoalveoläre Lavage (Treffsicherheit 50–70 %), die transbronchiale Biopsie mit Tupfpräparat und Histologie (70–80 %), sowie die Leberbiopsie (Granulomnachweis in 50 %). Nachweis im Liquor in < 50 %, häufig jedoch durch PCR.
  - ◻ *Cave:* Zahlreiche Differenzialdiagnosen bei Nachweis nichtverkäsender epitheloidzelliger Granulome in der Leber!
- ► **Knochenmarksbiopsie:** In 50 % der Fälle typische Veränderungen oder säurefeste Stäbchen.
- ► **Funduskopie:** Wenig sensitiv (20 %).
- ► **Tuberkulintest:** Selten verwertbar. Er kann aufgrund einer primären (Generalisation vor Tuberkulinkonversion) oder sekundären (Immundefizienz) Anergie negativ sein.

Therapie

- ► **Initial Vierfachtherapie** (s. Tab. 9.3 S. 245).
- ► **Bei Sepsis bzw. Nebennierenrindeninsuffizienz:** Kortikosteroide als Substitution verabreichen (50 mg/6 h Hydrocortison in langsam absteigender Dosierung).
- ► **Bei Polyserositis:** Prednison in pharmakodynamischer Dosis (Prednison 0,7–1 mg/kgKG/24 h i. v. oder p. o.).
- ► **Therapiedauer:**
  - • *Antituberkulotika:* 6-monatige Standardtherapie bei sicherem Ausschluss einer Meningo-Enzephalitis, ansonsten 12 Monate.
  - • *Kortikosteroide:* Nach 2–4 Wochen langsam ausschleichen.
- ► **Ernährung:** Zunächst niedrigkalorische Ernährung enteral oder parenteral, falls, wie häufig, eine Katabolie bei Malnutrition vorliegt.
  - ◻ *Achtung:* Hyperalimentation führt zu Diarrhö, Hypophosphatämie und allgemeiner Stoffwechselentgleisung mit Schock bis hin zum Tod!
  - ◻ *Cave:* Aufgrund der hohen Bakterienlast mit Immunparalyse kann unter erfolgreicher Therapie ein Immunrekonstitutionssyndrom entstehen (IRIS „**I**mmune **R**econstitution **I**nflammatory **S**yndrome"). Es entsteht einige Tage nach Therapiebeginn mit inflammatorischen Symptomen (hohes Fieber, Schweißneigung, Schwäche, Blutdruckanfall) und hat unter Prednisonbehandlung (s. u. Polyserositis) eine gute Prognose.

Prognose

- ► Durch die häufig verzögerte Diagnose und das Auftreten bei bereits zuvor geschwächten Personen versterben etwa 30 % der Patienten.

9.5 Pleuritis exsudativa tuberculosa (specifica)

Grundlagen

▸ **Definition:** Pleuritis durch M. tuberculosis.
▸ **Epidemiologie:** Im Säuglingsalter ist die Pleuritis tuberculosa nahezu unbekannt, bei Kindern ist sie sehr selten. Am häufigsten tritt sie bei Jugendlichen und Erwachsenen bis zum 40. Lebensjahr auf. Männer sind häufiger betroffen als Frauen.
▸ **Ätiologie und Pathogenese:**
  • Die Pleuritis ist Ausdruck der noch inkompletten zellulären Abwehr bei erfolgter Primärinfektion und meist Ausdruck der lymphogenen oder hämatogenen Aussaat, seltener Folge einer direkten pulmonalen Ausbreitung (daher in der Regel Manifestation 4–12 Monate nach Infektion, selten wurde ein Auftreten im zweiten Jahr nach Infektion beobachtet). Gelegentlich entwickelt sich die Pleuritis vor der Tuberkulinkonversion (in etwa 30 %).
  • Unbehandelt entwickelt sich nach der Pleuritis meist eine Organtuberkulose, in 50 % der Fälle im ersten Jahr, in etwa 25 % bis zu 6 Jahre nach der Pleuritis.

Klinik

▸ **Allgemeinsymptome:** Gewichtsabnahme, Müdigkeit, Abgeschlagenheit, Nachtschweiß, selten auch Brechreiz, Fieber (überwiegend bei Jugendlichen).
▸ **Pleuraerguss** (bei Personen < 40 Jahren ist in Europa die tuberkulöse Pleuritis die häufigste Ursache).
▸ **Dyspnoe** in Abhängigkeit von der Ergussgröße.
▸ **Thoraxschmerzen:** Stechend, in die Schulter ausstrahlend, atemabhängig mit trockenem Reizhusten (initial in der Phase der fibrinösen, trockenen Pleuritis).
▸ **Oberbauchbeschwerden bis hin zum Bild des akuten Abdomens** (bei basalen Pleuritiden möglich).
☐ *Hinweis:* Mit dem Auftreten eines Pleuraergusses verschwinden die Schmerzen weitgehend!

Diagnostik

▸ **Klinischer Befund:**
  • *Inspektion:* Bei großem Pleuraerguss Nachschleppen der betroffenen Seite während der Inspiration.
  • *Palpation, Auskultation:* Klopfschall, Bronchophonie und Auskultationsgeräusche sind abgeschwächt.
  • *Verlauf:* Bei später oder ungenügender Behandlung entwickelt sich eine ausgeprägte Pleuraschwarte mit gefesselter Lunge, Persistenz des inspiratorischen Nachschleppens sowie der perkutorischen Dämpfung und reduziertem Atemgeräusch.
▸ **Lungen-, kardiale Funktion:** Respiratorische Insuffizienz bis hin zur Hyperkapnie bei großem Erguss sowie in Einzelfällen pulmonalarterielle Hypertonie mit dekompensiertem Cor pulmonale.
▸ **Tuberkulintest:** Der Tuberkulinhauttest ist in 70 % positiv.
▸ **Röntgenuntersuchung:** Meist großer Pleuraerguss in der nativen Röntgenuntersuchung und im CT, zunächst auslaufend, nach Tagen bis Wochen organisiert mit unregelmäßigen Grenzen. Begleitende pulmonale Infiltrate oder Kavernen sind selten.
▸ **Sonografie:** Sehr rasch Organisationsphänomene im Erguss mit zunächst fadenförmigen Septen, die rasch zystisch degenerieren und schon früh eine parietale Schwarte bilden, die mehrere Zentimeter dick werden kann.
▸ **Pleurapunktion:**
  • *Inspektion:* Meist leicht trüber, bernsteinfarbener Erguss; sanguinolente Ergüsse sind eine Rarität.
  • *Zytologie:* Mäßige Leukozytose mit Lymphozytendominanz; säurefeste Stäbchen können lediglich in etwa 30 % gesehen werden.
  • *Chemie:* Spezifisches Gewicht > 1 015, Albumingehalt > 50 % des Serumalbumins, LDH stark erhöht, Glukose stark erniedrigt.

► **Ungezielte Pleurastanze:** In etwa 50 % der Fälle spezifische, nekrotisierende, epitheloidzellige Granulome.

► **Diagnostische Thorakoskopie:** Hierdurch ist meist die definitive Diagnosestellung möglich (Treffsicherheit > 90 %). Endoskopisch fibrinöse Pleuritis mit spinnwebenartigen Fibrinfäden und flächigen weißlichen Auflagerungen. Eine gezielte Zangenbiopsie mit Mikroskopie und Direktpräparat sowie Kultur ist diagnostisch wegweisend!

Therapie

► **Initial antituberkulöse Vierfachkombination,** nach 2–3 Monaten Fortsetzung mit einer Zweifachkombination mit H und R (s. Tab. 9.3 S. 245). Die Gesamttherapiedauer beträgt in der Regel 6 Monate.

► **Steroidbehandlung:** Nutzen nicht nachgewiesen.

► **Einlage einer Drainage mit kontinuierlichem Sog** bei ausgeprägter Ergussproduktion (zur Vorbeugung der funktionellen Folgen der Pleuraschwarte).

► **Frühdekortikation** (chirurgisch oder videoendoskopisch) ist nicht sinnvoll! Die Spätdekortikation wird ebenfalls selten (bei gefesselter Lunge mit funktionellen Folgen) durchgeführt.

Prognose

► Die Prognose der rechtzeitig behandelten spezifischen Pleuritis ist gut. Respiratorische Insuffizienz oder pulmonale Hypertonie bei ausgedehnter Pleuraschwarte haben eine schlechte Prognose quoad vitam.

9.6 Nichttuberkulöse Mykobakteriosen

Grundlagen

► **Definition:** Erkrankungen durch Mykobakterien, die nicht dem M.-tuberculosis-Komplex angehören.

► **Epidemiologie:**
• Meist Personen im jüngeren bis mittleren Alter.
• *Gemeldete lungenpathogene Erreger 2005 (nationales Referenzzentrum Borstel):* M. avium-Komplex (n = 345), M. fortuitum-Komplex (n = 132), M. kansasii (n = 57) M. chelonae (n = 37), M. xenopi (n = 34), M. malmoense (n = 26), M. szulgai (n = 16), M. celatum (n = 12).

► **Ätiologie und Pathogenese:**
• *Infektionswege, Erregerreservoir:* Während die Mykobakteriosen des M.-tuberculosis-Komplexes sich nur in Mensch und Tier vermehren können, kommen andere Mykobakterien ubiquitär vor und können sich außerhalb des Organismus vermehren. Kontaktinfektionen sind Raritäten (deshalb sind nichttuberkulöse Mykobakteriosen keine meldepflichtigen Erkrankungen!). Sie sind ausgesprochene Opportunisten. Daher ist eine Besiedelung von gesunden und kranken Personen keine Seltenheit. Sie werden im Englischen auch als „environmental" oder als „ubiquitäre" Mykobakterien bezeichnet. Da sie auch im Magensekret und Urin sowie im Prostatasekret vorkommen, ist ihre Qualifizierung als nichttuberkulöse Mykobakterien zur Differenzialdiagnose der Tuberkulose wichtig. Bei der Kolonisation werden die meisten Formen rasch wieder ausgeschieden, während andere (vor allem M.-avium-Komplex) länger persistieren oder den Gastrointestinaltrakt permanent besiedeln können. Meist handelt es sich um nichtpathogene Kommensalen.
• *Klassifizierung:* Die derzeit gebräuchlichste Einteilung ist pragmatisch und klinisch orientiert (s. Tab. 9.11). Die Einteilung nach Rouyon nach fotochromogenen, skotochromogenen, nichtchromogenen und schnellwachsenden Spezies wurde aufgegeben.
▫ *Achtung:* Der Nachweis säurefester Stäbchen im Magensaft und Urin allein reicht nicht aus zum Nachweis einer Tuberkulose bzw. eines Pathogens!
• *Risikofaktoren:* Immunschwäche (v. a. fortgeschrittene HIV-Infektion mit niedrigen CD 4-Zellzahlen, Knochenmark- und Organtransplantation), chronische Er-

Tab. 9.11 • **Klassifikation der humanen nichttuberkulösen Mykobakterien.**

typische Erkrankung	häufige Erreger	Vorkommen und Eigenschaften der Spezies		ungewöhnliche Erreger
		Geografie	*Morphologie*	
pulmonale Erkrankung	– 1. M.-avium-Komplex	weltweit	meist UP, LW	– M. simile – M. szulgai – M. fortuitum – M. celatum – M. asiaticum – M. shimodii – M. haemophilum – M. smegmatis
	2. M. kansasii	USA (Kohlenregion), Europa	P, oft groß und perlschnurförmig (M)	
	3. M. abscessus	weltweit, vor allem USA	SW, UP	
	4. M. xenopi	Europa, Kanada	LW, P	
	5. M. malmoense	Nordeuropa, Großbritannien	LW, UP	
Lymphadenitis	1. M. avium-Komplex	weltweit	meist , UP, LW	– M. fortuitum – M. chelonae – M. abscessus – M. kansasii – M. haemophilum
	2. M. scrofulaceum	weltweit	P	
	3. M. malmoense	Nordeuropa, Großbritannien	LW, UP	
Hauterkrankung	1. M. marinum	weltweit	fotochromogen*, braucht niedrige Temperatur zum Nachweis (28–30°C) (K)	– M.-avium-Komplex – M. kansasii – M. nonchromogenicum – M. smegmatis – M. haemophilum
	2. M. fortuitum	weltweit, vor allem USA	SW, UP	
	3. M. chelonae	weltweit, vor allem USA	SW, UP	
	4. M. abscessus	weltweit, vor allem USA	SW, UP	
	5. M. ulcerans	Australien, Tropen, Afrika, SO-Asien	LW, P	
disseminierte Erkrankung	1. M.-avium-Komplex	weltweit	bei AIDS: P (in 80%)	– M. abscessus – M. xenopi – M. malmoense – M. genavense – M. simiae – M. conspicuum – M. marinum – M. fortuitum
	2. M. kansasii	USA	photochromogen*	
	3. M. chelonae	USA	UP	
	4. M. haemophilum	USA, Australien	UP, benötigt Hämin, oft niedrige Temperaturen und CO_2 zum Wachstum (K)	

*(K) = Kultur, (M) = mikroskopisch; P = pigmentiert; UP = unpigmentiert; LW = langsam wachsend (> 7 d); SW = schnell wachsend (< 7 d) * = fotochromogen: Das Isolat ist im Dunkeln lederfarben, wird aber nach kurzer Lichtexposition gelb.*

krankungen (einzelne Fälle bei Niereninsuffizienz), nach plastischer Mammachirurgie, Herzklappenersatz, bei Malignomen, Unterernährung sowie chronische bronchopulmonale Erkrankungen mit Schleimhaut- und Parenchymschäden (z. B. chronisch deformierende Bronchitis, Bronchiektasen, Silikose, Lungenfibrose, kavernöse Lungentuberkulose).

Klinik

► Meist sind ausschließlich die Lungen betroffen mit einem Krankheitsbild wie bei einer postprimären, symptomarmen, langsam verlaufenden Organtuberkulose. Häufig besteht nur ein leichtes Krankheitsgefühl, Husten und Auswurf sind selten.
► Bei fortgeschrittenen Kavernen kommen Hämoptysen bis hin zum Blutsturz vor. In Spätstadien findet sich zuweilen eine destruierte Lunge mit respiratorischer Insuffizienz oder pulmonaler Hypertonie.
► Bei HIV-Infizierten werden vor allem disseminierte Erkrankungen und Lymphadenopathien beobachtet.
► Klinische Symptome der Grunderkrankung.
► Neben der pulmonalen Manifestation werden bei bestimmten Spezies Lymphadenopathien, Hautinfektionen und disseminierte Erkrankungen beobachtet (s. Tab. 9.11).
   ▫ *Merke:*
   • M. avium ruft schnell verlaufende Lungenerkrankungen (typischerweise bei Männern mit Alkohol- und Nikotinabusus) und langsam verlaufende Formen hervor.
   • Relativ häufige Sonderformen sind einseitige Kopf-, Halslymphadenopathien bei Kindern im Alter von 1–5 Jahren und der Hautbefall durch M. marinum bei Aquariumbesitzern.
   • **Besonderheit:** „Lady-Windermere-Syndrom". Langsam progredient verlaufende nichttuberkulöse Mykobakteriose bei älteren Frauen ohne pulmonale Vorerkrankung oder Immuninkompetenz, die mit „nodulärer Bronchiektasie" (s. u.) einhergeht.

Diagnostik

► **Klinischer Befund:** Klopfschalldämpfung über dem betroffenen Gebiet, meist sind keine Rasselgeräusche auskultierbar.
► **Labor:** Keine obligaten Veränderungen; ausgeprägtere Leukozytosen oder andere humorale Entzündungszeichen sind eher selten.
► **Röntgenuntersuchung:** Dünnwandig begrenzte, nicht selten multiple Kavernen ohne ausgeprägten entzündlichen Randsaum, bevorzugt in den Lungenoberfeldern. Einzelne Lungenrundherde oder diffus verteilte Streuherde kommen vor. Pleuraergüsse sind Raritäten. Eine typische pulmonale Manifestation sind multifokale Bronchiektasen mit multiplen kleinen Knoten im CT (= noduläre Bronchiektasie).
► **Definitive Diagnose:** Wegen des ubiquitären Vorkommens und der Tendenz zur Kolonisierung ist die definitive Diagnose nur zu stellen, wenn strikte Kriterien erfüllt sind. Laborverunreinigungen (Leitungswasser!) sind zu berücksichtigen.
   • Pulmonale Manifestation im Röntgenbild oder in der CT, außerdem
   • bei 3 Sputa/Bronchiallavagen innerhalb von 12 Monaten 3 positive Kulturen bei negativer Mikroskopie oder 2 positive Kulturen und 1 Nachweis in der Mikroskopie oder
   • bei nur einem Sputum oder einer Bronchiallavage positive Kultur mit eindeutig positiver Mikroskopie (+ + bis + + + +) oder Wachstum auf Festmedien (+ + bis + + + +) oder
   • bei nichtdiagnostischem Sputum/Bronchiallavage oder wenn eine andere Erkrankung nicht ausgeschlossen werden kann, transbronchiale oder chirurgische Lungenbiopsie mit Nachweis nichttuberkulöser Mykobakterien bzw. histopathologischem Granulomnachweis, wenn zusätzlich respiratorische Sekrete nichttuberkulöse Mykobakterien (auch in niedriger Zahl) zeigen.
▫ *Achtung:* Bei Nachweis säurefester Stäbchenbakterien ohne Differenzierung und schlechtem Ansprechen auf die Mehrfachchemotherapie muss an nichttuberkulöse Mykobakterien gedacht werden!
► **Gruppensensibilitätstestung** veranlassen!

► **Histologie:** Der Granulomnachweis genügt nicht zur Diagnosestellung.
► **Hauttestung mittels Sensitinen** (entsprechend der Tuberkulintestung): Seren des Statens Serum Instituts in Kopenhagen (RS 10 = M.-avium-Komplex) erlauben Gruppentestungen.
► **Tuberkulin:** Kreuzreaktion! Insbesondere bei Boosterung kommen Kreuzreaktionen vor.
► **Spezialdiagnostik bei AIDS-Patienten:** Untersuchung von Blut, Knochenmark, Lebergewebe und Stuhl sinnvoll, da regelhaft eine Dissemination vorliegt.

Therapie

► **Resistenzrate:** In vitro besteht meist eine Multiresistenz gegenüber Antituberkulotika. Außer in Standardsituationen ist die Empfindlichkeitsprüfung für den Therapieerfolg essenziell.
► **Therapieempfehlungen:**
   • *Pulmonale M.-avium-Komplexinfektion:* Clarithromycin (500 mg/12 h p. o.) oder Azithromycin (250 mg/24 h p. o.) + Rifabutin (300 mg/24 h p. o.) + Ethambutol (25 mg/kgKG/24 h p. o., für 2 Monate danach 15 mg/kgKG), wenn toleriert, zusätzlich Streptomycin (1 000 mg i. m. 3–5 × pro Woche über die ersten 8 Wochen). Behandlungsende 12 Monate nach Negativierung der Kultur.
   • *Disseminierte M.-avium-Komplexinfektion:* Clarithromycin (500 mg/12 h p. o.) oder Azithromycin (250 mg/24 h p. o.) + Ethambutol 15 mg/kgKG/24 h p. o. bei mangelndem Ansprechen zusätzlich Rifabutin (300 mg/24 h p. o.) lebenslang.
   • *Prophylaxe der disseminierten M.-avium-Komplexinfektion (bei AIDS mit CD 4-Zahlen unter 50 Zellen/μl):* Rifabutin (300 mg/24 h p. o.) oder Clarithromycin (500 mg/12 h p. o.) oder Azithromycin (1 200 mg/Woche p. o.) + Rifabutin (300 mg/24 h) sind wirksam.
   • *Pulmonale M. kansasii Infektion:* Isoniazid (300 mg/24 h p. o.) + Rifampicin (600 mg/24 h p. o.) + Ethambutol (15 mg/kgKG/24 h p. o.) über 18 Monate, mindestens jedoch 12 Monate nach Negativierung der Kultur. Ersatz von Rifampicin durch Rifabutin (300 mg/24 h p. o.) oder Clarithromycin (500 mg/12 h p. o.) bei HIV-positiven Patienten mit Protease-Inhibitor-Therapie.
   • Bei allen anderen Infektionen sollte die Therapie sich an der In-vitro-Empfindlichkeitsprüfung orientieren. Bei schnell wachsenden Mykobakterien (M. fortuitum, M. abscessus, M. chelonae) meist Einschluss von Amikacin und Clarithromycin (M. abscessus: + Cefoxitin (200 mg/kgKG, meist 12 g/d i. v. oder Imipenem 500 mg/8 h i. v.) in das Therapieregime.
► **Verlaufsuntersuchungen:** Monatliche Sputumkontrollen bis zur Sputumkonversion.
► **Chirurgische Resektion:** Bei fehlendem Erfolg der Chemotherapie und wenn anatomisch und funktionell möglich, nicht bei disseminierter Erkrankung. Therapie der Wahl bei Lymphadenitis und Rundherd.

Prognose

► Nur in 50–80 % der Fälle kann ein Therapieerfolg erzielt werden, jeder zweite Patient erleidet einen Rückfall.
► Die Prognose ist meist von der Grunderkrankung überdeckt.

10 Pulmonale Parasitosen

10.1 Pulmonale Parasitosen

Grundlagen

▸ **Definition:** Parasitosen der Lunge sind entzündliche Lungenerkrankungen, hervorgerufen durch Protozoen oder Würmer (Helminthen).

▸ **Vorkommen, Epidemiologie:** Aus klimatischen Gründen konzentrieren sich Parasitosen auf tropische und subtropische Regionen. Durch den zunehmenden internationalen Reiseverkehr gewinnen diese Erkrankungen auch in Europa eine gewisse Bedeutung.

▸ **Ätiologie und Pathogenese:**

• *Erreger:* Protozoen sind einzellige Lebewesen mit unabhängigem Stoffwechsel. Helminthen sind multizelluläre Organismen, die komplexe Entwicklungszyklen haben.

• Der Mensch ist in den meisten Fällen ein Zwischenwirt, in dem verschiedene Invasionsvorgänge der Parasiten vorkommen. Das klinische Bild entsteht als Folge der Invasion der Lunge durch Parasitenformen oder häufiger durch eine starke immunologische Abwehrreaktion auf die Parasitenantigene.

• Im Verlauf dieser Immunreaktion spielen Immunglobulin E, eosinophile Granulozyten und T-Lymphozyten die Hauptrolle. Vor allem Wurmerkrankungen können durch die uniforme Abwehrreaktion ein ähnliches und deshalb charakteristisches Bild hervorrufen.

• Zur Infektion kommt es entweder aufgrund der Aufnahme von größeren Parasitenmengen (häufig im außereuropäischen Ausland erworben), oder, bei endemischen Parasiten, durch einen zellulären Immundefekt. Insbesondere die Protozoenerkrankungen (vor allem Pneumocystis jiroveci, Toxoplasma gondii und Cryptosporidium) treten gehäuft bei HIV-Infizierten mit fortgeschrittenem Immundefekt auf (s. S. 195 ff). Aufgrund der gegenüber Bakterien und Viren sowie Pilzen differenten Immunabwehr unterscheiden sich die Krankheitsmanifestationen von der Pneumonie.

• Eine Aufstellung typischer pulmonaler Manifestationen bei Parasitosen findet sich in Tab. 10.1.

10.2 Toxoplasmose

Grundlagen

▸ **Definition:** Erkrankung durch Infektion mit Toxoplasma gondii.

▸ **Epidemiologie, Vorkommen:** Die Toxoplasmose ist weltweit verbreitet und auch in Mitteleuropa endemisch. Alle europäischen Haustiere, vor allem Katzen und Hunde, können befallen werden.

Tab. 10.1 • **Pulmonale Manifestationsmuster bei Parasitosen.**

pulmonale Manifestation	Parasit
flüchtige Infiltrate mit Bluteosinophilie	Nematoden (außer Dirofilaria und akute Erkrankungen durch Parogonimus oder Schistosoma)
Rundherde, Zysten, Abszesse	Echinokokkus, Paragonimus, Strongyloides (massiver Befall), Dirofilaria
Pleuraerguss	Paragonimus, Echinokokkus, Trichinen
Lungenödem	Plasmodien (Malaria), Babesia, Trichinose (massiver Befall), Strongyloides (massiver Befall), Larva migrans visceralis (selten)
Hämoptoe	Echinokokkus, Paragonimus, Strongyloides (massiver Befall), Ascaris lumbricoides (selten)
pulmonale Hypertonie	Schistosoma

Pulmonale Parasitosen (seitliche Marginalie)

Pulmonale Parasitosen

➤ **Ätiologie und Pathogenese:**
- *Erreger:* Toxoplasma gondii ist ein obligat intrazelluläres Protozoon. Außerhalb des Organismus geht es rasch zugrunde.
- *Infektionsmodus:* Am wichtigsten ist der Genuss von rohem Fleisch (Tartar).
- *Risikofaktoren:* AIDS, Tumoren (während Chemotherapie), Z. n. Organtransplantationen.
- Die *pulmonale* Toxoplasmose ist Ausdruck der disseminierten Erkrankung.

Klinik

➤ Die meisten Infektionen beim Erwachsenen verlaufen subklinisch (außer bei Risikopatienten s. o.).
➤ 10–30 % der AIDS-Patienten erkranken an einer pulmonalen Toxoplasmose. Eine Assoziation mit Pneumocystis jirovecii, Zytomegalievirus oder bakteriellen Pneumonien kommt häufig vor. Häufiger ist der zerebrale Befall bei der disseminierten Toxoplasmose. Pulmonaler und zerebraler Befall kommen auch kombiniert vor.
➤ Die Patienten leiden unter uncharakteristischen Symptomen, Fieber, Abgeschlagenheit, Gewichtsabnahme und trockenem Husten.

Diagnostik

➤ **Labor:**
- *Blut:* Uncharakteristisch.
- *Liquor:* Oft mäßige Albuminerhöhung und Pleozytose mit mononukleären Zellen (meist < 500/3 Zellen).
➤ **Röntgen-Thorax:** Weichstreifige, netzige Zeichnungsvermehrungen im Sinne einer interstitiellen Entzündung. Bei schweren Formen findet man gröbere, weichfleckige Verdichtungen. Regelmäßig besteht eine bilaterale hiläre Lymphadenopathie.
➤ **Schädel-CT (CCT):** Immer indiziert zum Nachweis bzw. Ausschluss intrazerebraler Manifestationen.
➤ **Erregernachweis:**
- *Serologie:* Nicht hilfreich wegen häufig asymptomatischer Infektionen.
- *Bronchoalveoläre Lavage:* In manchen Fällen können Trophozoiten nachgewiesen werden.
- *Transbronchiale Biopsie* mittels Bronchoskopie sichert die Diagnose durch Nachweis parenchymaler Trophozoiten.
- *Enzymimmunoassay:* Der Nachweis von Toxoplasmaantigenen wird in Zukunft eine zuverlässigere Diagnose ermöglichen.
▫ *Hinweis:* In der Regel wird bei pulmonaler Infiltration und gleichzeitig bestehender typischer zerebraler Toxoplasmose im Rahmen der HIV-Infektion auch ohne weitere Diagnostik eine Therapie eingeleitet.

Therapie

➤ **Kombinationstherapie:** Pyrimethamin, initial 50–100 mg (anschließend 25–50 mg/ 24 h) zusammen mit Sulfadiazin, initial 4 g (anschließend 1–4 g/24 h p. o.).
➤ **Folsäuresubstitution** zur Prophylaxe einer Knochenmarksdepression.
➤ **Bei Unverträglichkeit:** Versuch mit Clindamycin (600 mg/8 h i. v. oder p. o.). Die klinische Wirksamkeit ist ungesichert.

Prophylaxe

➤ Sulfadioxin + Pyrimethamin (1 Tbl. 2 × /Woche).

Prognose

➤ Tödlicher Verlauf bei fehlender Behandlung und Immundefizienz.

10.3 Malaria

Grundlagen

➤ **Definition:** Durch stechende Insekten übertragene hämatogene Infektion durch Plasmodien.

➤ **Epidemiologie:** In 3–10 % einer schweren Malaria tropica wird die Lunge bei ausgeprägter Parasitämie mitbefallen.
- *Vorkommen der Malaria tropica:* Mittelamerika und nördlicher Teil von Südamerika, Afrika südlich der Sahara bis zur Grenze von Südafrika, Ägypten, Arabien, Mittlerer Osten, Indien und Südostasien einschließlich Südchina.

➤ **Ätiologie und Pathogenese:** Die Malaria tropica wird durch Plasmodium falciparum übertragen.

Klinik

➤ Trockener Husten bis hin zur schweren respiratorischen Insuffizienz i. S. eines nichtkardiogenen Lungenödems. Die Entwicklung eines ARDS schließt sich in der Regel daran an. Bei fortgeschrittener Erkrankung treten Zyanose und Bewusstseinsstörung als Ausdruck der schweren respiratorischen Insuffizienz auf.

➤ Meist assoziiert mit schwerem Multiorganbefall mit zerebralen und renalen Störungen.

➤ Meist (jedoch nicht immer) bestehen Hepatosplenomegalie und Ikterus.

Diagnostik

➤ **Labor:** Hämolytische Anämie, Trombozytopenie, Erhöhung von LDH und Serumkreatinin, des Harnstoffes, des Gesamtbilirubins und der Leberenzyme.

➤ **Röntgenbefunde:** Diskrete diffuse interstitielle Infiltrate oder das Bild des nichtkardiogenen Lungenödems. Kleine Pleuraergüsse können in manchen Fällen auftreten.

➤ **Blutaustrich** (nach Pappenheim gefärbt) zur Diagnosestellung.

Therapie

➤ **Bei Multiorganbefall:** In Regionen mit niedrigen Resistenzraten Cloroquinphosphat 1 g Initialdosis, 500 mg innerhalb der nächsten 3 h und 500 mg für 2 d (Gesamtdosis 2,5 g).

➤ **Resistenzentwicklung bei Plasmodium falciparum:**
- *Betroffene Wirkstoffe:* 4-Aminochinoline, Chloroquin, Sulfadioxin, Pyrimethamin und zunehmend gegenüber Mefloquin.
- *Therapiealternative:* Chinindihydrochlorid 10 mg/kgKG/8 h langsam (!) i. v. (über 2–8 h), bei Besserung Wechsel auf Chininsulfat (300–600 mg/8 h p. o.) kombiniert mit Doxycyclin (100 mg/12 h p. o. für 7 d) oder Mefloquin (initial 0,75 g p. o., nach 6 h 0,5 g und wenn KG > 60 kg nach 12 h 0,25 g) oder Atovaquon + Proguanil (4 Tbl. Malarone tgl. an 3 aufeinander folgenden Tagen). Gesamttherapiedauer 7–8 d.

🗅 *Hinweis:* Die Therapieauswahl sollte an den aktuellen lokoregionalen Verhältnissen orientiert werden!

10.4 Babesiose

Grundlagen

➤ **Definition:** Protozoeninfektion durch Babesia species (auch Piroplasmose oder „Hundemalaria").

➤ **Epidemiologie, Vorkommen:** Erkrankungsfälle wurden in den USA und Südosteuropa (vor allem ehemaliges Jugoslawien) beschrieben.

➤ **Ätiologie und Pathogenese:**
- *Erreger:* Die Erkrankung wird von dem intraerythrozytären Protozoon Babesia verschiedener Gattungen verursacht.
- *Die Übertragung* erfolgt durch Zecken beim Saugakt.

Klinik

➤ Das klinische Bild ist vielfältig von asymptomatisch bis tödlich.

➤ **Typische Symptomatik:** Akut auftretendes hohes Fieber mit Schüttelfrost, Kopfschmerzen, Myalgien, sowie Splenomegalie.

➤ Bei pulmonalem Befall kommt es zur akuten respiratorischen Insuffizienz im Sinne eines ARDS.

Diagnostik

► **Labor:** Intravaskuläre Hämolyse bei normaler Leukozytenzahl oder Leukopenie, häufig Thrombozytopenie, erhöhte Leberenzyme und eine erhöhte alkalische Phosphatase.
► **Röntgenuntersuchung:** Zeichen des nichtkardiogenen Lungenödems.
► **Erregernachweis:** Diagnose durch Protozoennachweis im Blut (die ringförmigen Babesien lassen sich im Blutausstrich identifizieren).

Therapie

► In schweren Fällen ist Clindamycin (600 mg/8 h i. v.), auch in Kombination mit Chinin (s. o.) wirksam. Therapiedauer: 7 d.

Prognose

► Schlechte Prognose bei Auftreten eines ARDS, insbesondere bei Patienten mit Z. n. nach Splenektomie.

10.5 Kryptosporidiose

Grundlagen

► **Definition:** Zoonose durch Cryptosporidium species.
► **Epidemiologie, Vorkommen:** Ubiquitäre Zoonose bei Säugetieren, Vögeln und Reptilien.
► **Ätiologie und Pathogenese:**
  • Infektionsmodus des Menschen ist die Ingestion von Oozyten.
  • Die Erkrankung tritt ausschließlich bei immuninkompetenten Patienten auf, vor allem bei fortgeschrittener HIV-Erkrankung.
  • Unklar ist, ob der pulmonale Befall Ausdruck einer Inhalation von Oozyten oder (wahrscheinlicher) einer hämatogenen Aussaat ist.

Klinik

► Häufig chronische und blutige Diarrhöen, Gewichtsverlust und Fieber.
► Als Ausdruck des pulmonalen Befalls entwickeln sich Kurzatmigkeit und trockener Husten.

Diagnostik

► **Röntgenuntersuchung:** Interstitielle, beidseitige Infiltrate.
► **Erregernachweis:**
  • *Oozyten im Stuhl* bei immungeschwächten Patienten mit Diarrhö.
  • *Magensaft und Sputum* nach einer speziellen Färbemethode (modifizierte Cold-Essyt-Fast-Kinyoun-Färbung).
  • *Transbonchiale Biopsie:* Ebenfalls Nachweis intrazellulärer Protozoen nach dieser Färbemethode.

Therapie

► Flüssigkeitssubstitution und Elektrolytausgleich bei chronischer Diarrhö.
► Eine spezifische Therapie bei Lungenbefall ist nicht bekannt, in manchen Fällen wirkt Paromomycin 500 mg/6 h über 2 Wochen.

10.6 Lungenaskariasis

Grundlagen

► **Definition:** Wurmerkrankung durch Ascaris lumbricoides.
► **Epidemiologie:** Hochprävalenzregionen sind Osteuropa und Südosteuropa sowie alle Entwicklungsländer.
► **Ätiologie und Pathogenese:** Die Infektion durch Ascaris lumbricoides erfolgt auf fäkal-oralem Weg (z. B. über kopfgedüngten Salat) mit Wurmeiern. Die Larven entwickeln sich im Magen, penetrieren die Darmschleimhaut und erreichen die Lunge

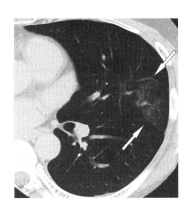

Abb. 10.1 • Milchglasinfiltrat bei pulmonaler Askaridiasis, CT.

über Lungenkapillaren. Hier wandern sie in die Alveole und von dort aszendierend in das Bronchialsystem. Während der pulmonalen Phase entsteht eine infiltrativ-entzündliche Reaktion. Nach Erreichen des Pharynx werden sie verschluckt und entwickeln sich zum erwachsenen Wurm.

Klinik

► In den meisten Fällen verläuft die Askariasis völlig symptomfrei.
► Bei symptomatischen Verläufen bestehen trockener Husten, seltener retrosternale Schmerzen, Luftnot und leichtes Fieber. In 15 % entwickelt sich ein makulopapulöses Exanthem.
► Dyspnoe und Hämoptysen wurden bei massivem Befall beschrieben.

Diagnostik

► **Labor:**
  • *Blut:* Fast immer Eosinophilie; sie kann bis zu 40 % der Leukozyten erreichen.
  • *Sputum*: Eosinophile und Charcot-Leyden-Kristalle.
► **Röntgenuntersuchung:** Flüchtige, wandernde Infiltrate, die innerhalb von 10–14 d völlig verschwinden (s. Abb. 10.1)
☐ *Löffler-Syndrom:* Kombination von Bluteosinophilie und flüchtigen eosinophilen Infiltraten.
► **Erregernachweis:**
  • *Sputum:* Gelegentlich können Larven identifiziert werden (meist keine Diagnosesicherung während pulmonaler Phase).
  • *Stuhl:* Bei Nachweis von Würmern oder Eiern im Stuhl (2–3 Monate nach dem pulmonalen Befall) gilt die Diagnose als gesichert.
  • *Serologie:* In manchen Fällen steigt der Titer von spezifischem IgE gegen Ascaris.
► **Differenzialdiagnose:** Lungeninfiltrate mit Bluteosinophilie anderer Ursachen (Eosinophilenpneumonie, exogen allergische Alveolitiden, medikamentös induzierte Infiltrate), s. S. 356.

Therapie

► Mittel der Wahl ist Mebendazol (100 mg an zwei aufeinanderfolgenden Tagen). Das pulmonale Syndrom ist selbstlimitierend.

10.7 Larva migrans visceralis

Grundlagen

► **Definition:** Wurmerkrankung durch Toxocara species.
► **Epidemiologie, Vorkommen:** Subtropischer Teil Nordamerikas.
► **Ätiologie und Pathogenese:** Die Erkrankung wird durch den Nematoden Toxocara canis oder T. cati verursacht. Wirte sind Hunde oder Katzen.

Klinik

▸ **Zeichen der systemischen Infektion:** Fieber, Abgeschlagenheit, Gewichtsverlust, makulopapulöses Exanthem, schmerzhafte subkutane Knoten und Hepatomegalie.
▸ **Symptome bei pulmonalem Befall:** Husten, Bronchospasmus. Klinisch kann auch eine Pneumonie vorgetäuscht werden. Das Aufreten eines nichtkardiogenen Lungenödems ist sehr selten.

Diagnostik

▸ **Labor:** Leukozytose mit Eosinophilie > 50 %, ausgeprägte Hypergammaglobulinämie.
▸ **Röntgenuntersuchung:** In bis zu 50 % der Fälle flüchtige beidseitige peribronchiale oder pneumonische Infiltrate.
▸ **Funduskopie:** Granulomatöse Läsionen der Retina.
▸ **Lungen- oder Leberbiopsie** zur Diagnosesicherung essenziell.

Therapie

▸ Die Erkrankung heilt spontan und benötigt meist keine Therapie.
▸ Bei schwerem Verlauf Versuch mit Diäthylcarbamazin (2 mg/kgKG/8 h über 7–10 d) oder Mebendazol 100–200 mg/12 h p. o. über 5 d.

10.8 Trichinose

Grundlagen

▸ **Definition:** Muskulotrope Wurmerkrankung durch Trichinella spiralis.
▸ **Epidemiologie:** Ubiquitäre Erkrankung, die bei vernachlässigter Hygiene (Fleischbeschau) jederzeit auftreten kann.
▸ **Ätiologie und Pathogenese:** Übertragung durch Genuss von rohem Schweinefleisch. Nach der Darmphase penetrieren die Larven die Darmwand und verbreiten sich hämatogen.

Klinik

▸ Trockener Husten, Fieber und Luftnot.

Diagnostik

▸ **Röntgenuntersuchung:** Bei schwerer Trichinose können vorübergehende beidseitige basale Lungeninfiltrate vorkommen. Seltener sind mikronoduläre Infiltrate oder Pleuraergüsse.
▸ **Diagnosesicherung:** Muskelbiopsie oder Serologie (Komplementbindungsreaktion).

Therapie und Prognose

▸ **Therapie:** Mebendazol 300 mg/8 h p. o. für 3 Tage, dann 500 mg/8 h für 10 Tage.
▸ **Prognose:**
 • Eine unbehandelte, schwere Trichinose verläuft unter dem Bild der Rhabdomyolyse letal.
 • Nach überlebter, schwerer Erkrankung kann eine Ventilationsinsuffizienz durch Zwerchfellbefall resultieren.

10.9 Echinokokkose

Grundlagen

▸ **Definition:** Die Echinokokkose ist eine Erkrankung durch Hundebandwürmer.
▸ **Epidemiologie, Vorkommen:** Weltweit verbreitet, endemische Regionen sind Osteuropa, die östlichen Mittelmeerrandgebiete, Arabien, Nordafrika, Asien, Australien, Neuseeland und Südamerika.
▸ **Ätiologie und Pathogenese:**
 • *Erreger:* Taenia echinococcus der Gattung granulosus, seltener der Gattung multilocularis.

- *Wirtssystem:* Endwirt ist im Allgemeinen der Hund. Der Mensch (und verschiedene Haustiere) dient als Zwischenwirt von E. granulosus, Nagetiere und Füchse sind Zwischenwirte von E. multilocularis.
- *Infektionsmodus:* Die Eier gelangen durch fäkalkontaminierte Nahrungsmittel in den Intestinaltrakt des Zwischenwirtes. Larven, die sich im Duodenum entwickeln, durchbohren die Darmwand und gelangen mittels Pfortaderkreislauf in die Leber. 15–30 % der Larven passieren die Leber und gelangen in die Lungenkapillaren. Weniger als 10 % können die Lunge passieren und über den systemischen Kreislauf verschleppt werden.
- *Echinokokkus-Zysten (= Zwischenwirt-Form):*
  - E. granulosus: Wachstum nach innen mit multiplen Tochterzysten mit neuen, unreifen Würmern.
  - E. multilocularis: Die Tochterzysten wachsen nach außen und infiltrieren tumorartig diffus das Lungenparenchym. Die Zysten können jahrzehntelang wachsen und riesige Ausmaße annehmen.
- Subpleurale Lungenzysten können sich in die Pleurahöhle entleeren. Ein Pleurabefall kann aber auch hämatogen erfolgen.

Klinik

▸ Die Lungenechinokokkose verläuft in der Regel symptomfrei.
▸ Verdrängungserscheinungen durch große Zysten: Husten, thorakale Schmerzen, Hämoptoe und Dyspnoe.
▸ Bei Einbruch in die Atemwege: Produktiver Husten mit wässrig salzigem Auswurf. Gelegentlich sind weiße Zystenmembranen im Sputum zu finden („Weintraubenhüllen").
▸ Bei Ruptur von Zysten: Häufig allergische Reaktionen, z. T. anaphylaktoid mit Urtikaria und allergischem Schock. In seltenen Fällen kann dabei der gesamte Zysteninhalt abgehustet werden und es erfolgt eine Restitution. Oft kommt es zur bakteriellen Superinfektion mit konsekutivem Lungenabszess.

Diagnostik

▸ **Labor:** Regelmäßig Erhöhung des Gesamt-IgE und des spezifischen IgE; Eosinophilie i. S. seltener und geringer ausgeprägt (20–30 %). Bei Leberbefall finden sich Leberenzymerhöhung und gelegentlich eine Hyperbilirubinämie.
▸ **Röntgenbefunde** (s. Abb. 10.2): Runde, scharf abgegrenzte, intensiv homogene Verdichtungen, häufig in den Unterfeldern gelegen. Die 1–50 cm (!) großen Zysten sind fast immer multipel und befallen mehr die rechte als die linke Lunge. Nach Zystenruptur entsteht ein Flüssigkeitsspiegel mit gewellter Oberfläche (Endomembran, sogenanntes „Wasserlinien-Phänomen", s. Abb. 10.3). Bei Lufteintritt zwischen Ekto- und Endomembran entsteht eine lufthaltige Sichel (Meniskuszeichen). Bei Pleurabefall sind Ergüsse, Hydropneumothorax, Pleuraschwarten oder Pleurazysten nachweisbar.
▸ **Sonografie:** Der Nachweis von typischen Leberzysten zusammen mit dem röntgenologischen Nachweis von Lungenrundherden legt die Diagnose nahe.

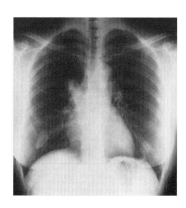

Abb. 10.2 • Echinokokkose (arabische Frau, Kamele als Vektor).

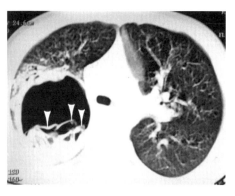

Abb. 10.3 • Wasserlilienphänomen bei rupturierter Lungenzyste durch Echinococcus granulosus.

► **Erregernachweis:**
• *Serologie:*
  – Nachweis von erhöhtem unspezifischem IgE.
  – Ein zuverlässiges serologisches Verfahren ist der Hämagglutinationstest oder die indirekte Immunfluoreszenz.
• *Sputum:* Gelegentlich sind Echinokokkus-Bestandteile mikroskopisch nachweisbar.
• Die Hautreaktion nach Casoni ist in Europa obsolet!
▣ *Cave:* Punktionen oder Biopsien sollten unterlassen werden, da hiermit die Verbreitung angeregt wird und eine allergische Reaktion provoziert werden kann!

Therapie

► **Chirurgische Therapie:**
• *Methode:* Zystenresektion mittels Keilresektion, Segmentresektion oder Lobektomie. Bei intakten Zysten ist gelegentlich eine Enukleation mit Fistelverschluss möglich.
• *Vorgehen:* Bei simultanen Leber- und Lungenzysten sollte erst der hepatische Befund reseziert werden, um eine weitere Aussaat zu vermeiden.
• *Erfolgsrate:* Postoperative Rezidive kommen in etwa 10 % der Fälle vor.
► **Chemotherapie:**
• *Indikation:* Inoperabilität oder Befall durch E.multilocularis.
• *E. granolosis:* Mebendazol (Initialdosis 0,5 g/12 h, danach in ansteigender Dosierung innerhalb von 2 Wochen bis zur Enddosis von 4,5 g tgl. (65 mg/kgKG) für 1–6 Monate.
• *E. multilocularis:* Mebendazol 30–50 mg/kgKG/d für 7 Monate–6 Jahre.

Prognose

► Die Sterblichkeit bei E. granulosus-Infektion beträgt 7 %, bei E.multilocularis 93 % (Hauptursache bei E. multilocularis ist die in 25–60 % der Fälle fehlende Möglichkeit einer chirurgischen Sanierung).

10.10 Schistosomiasis (Bilharziose)

Grundlagen

► **Definition:** Saugwurmerkrankung durch Schistosoma verschiedener Gattungen.
► **Epidemiologie, Vorkommen:** Endemiegebiete sind Afrika, Mauritius, Madagaskar, arabischer Raum, Brasilien, Venezuela, die Antillen, Japan sowie China und die Philippinen.
► **Ätiologie und Pathogenese:** Als Zwischenwirt fungieren im Wasser lebende Schnecken. Der Mensch (Endwirt) erkrankt durch Kontakt mit kontaminiertem Wasser. Die Zerkarien (Zwischenform, die aus den Eiern entsteht) durchdringen die Haut und verbreiten sich hämatogen.

Klinik

▸ **Akuterkrankung:** Der Hautdurchtritt ist durch ausgeprägten Juckreiz gekennzeichnet („Swimmers itch")
▸ **Katayama-Fieber:** Fieber, Schüttelfrost, Gewichtsverlust, Arthralgien und Myalgien, periorbitales Ödem, Abdominalschmerzen, Diarrhö sowie Husten, Bronchospasmus und Lungeninfiltrate mit Eosinophilie. Gelegentlich Hepatosplenomegalie und Lymphadenitis.
▸ **Chronische Erkrankung (Darmbilharziose):** Abdominalschmerzen, intermittierende, z.T. blutige Diarrhöen oder Hämaturie, portale Hypertonie. In 25 % d.F. (meist unbemerkter) pulmonaler Befall durch portosystemische Anastomosen. In 5–20 % d.F. pulmonale Hypertonie (weltweit die häufigste Ursache der chronischen pulmonalen Hypertonie).

Diagnostik

▸ **Röntgenuntersuchung:** In der Akutphase beidseitige flüchtige Infiltrate, bei chronischem Verlauf diffus mikronoduläre Infiltrate (Abb. 10.4) oder isolierte granulomatöse Befunde. In Spätstadien typischerweise Zeichen der pulmonalen Hypertonie.
▸ **Erregernachweis:**
  • Nachweis von Parasiteneiern in Stuhl oder Urin (Konzentrationsverfahren).
  • Blasen- oder Rektumbiopsie (Diagnosesicherung bei negativem Stuhl-/Urinbefund).
  • Serologische Verfahren (zur Therapiekontrolle).
▢ *Hinweis:* Bei nachgewiesener Darm- oder Blasenbilharziose kann bei pulmonalen Infiltraten ein Lungenbefall als gesichert gelten!

Therapie

▸ **Schistosoma mansoni, intercalatum, haematobium:** Praziquantel 20 mg/kgKG p.o. als Erstdosis, Wiederholung nach 4 h (insgesamt 2 Dosen).
▸ **Schistosoma japonicum:** Praziquantel 20 mg/kgKG/8 h p.o. für 1 d (insgesamt 3 Dosen).

Prognose

▸ Bei Erwachsenen werden der chronische Lungenbefall und der Leberbefall durch die Behandlung nicht modifiziert.
▸ Bei chronischem Befall und klinisch manifester pulmonaler Hypertonie ist die Prognose ungünstig.

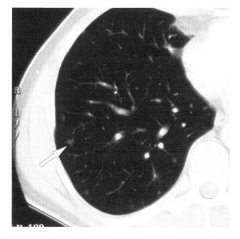

Abb. 10.4 • Pulmonale Bilharziose nach Schwimmen im Tanganyika-See. Unscharfe subpleurale Noduli (→).

11 Bronchopulmonale Tumoren

11.1 Benigne Tumoren

Grundlagen

- **Definition:** Von Bronchien oder Lungenparenchym ausgehende Neoplasien ohne Invasivität oder Metastasierung.
- **Epidemiologie:**
  - *Häufigkeit:* Insgesamt weniger als 2 % aller bronchopulmonalen Neoplasien. Am häufigsten sind Hamartome.
  - *Hamartome (s. u.):* V. a. Männer > 30 Jahre (meist im 6. Lebensjahrzehnt).
  - *Leiomyome (s. u.):* w > m (Altersgipfel zwischen 35 und 40 Jahren).
- **Ätiologie und Histologie:**
  - *Allgemeines:* Morphologisch findet sich meist eine Kapsel und eine geringe Anzahl von Mitosen. Die Gewebe sind meist ausdifferenziert.
  - *Hamartome:* Mischung differenzierter mesenchymaler Gewebe, die zur normalen Ausstattung der Lunge gehören. Häufige Komponenten sind glatte Muskulatur, Kollagen und Knorpel, die in ihrer Zusammensetzung völlig unorganisiert sind. Selten können sie eine Größe erreichen, die einen Hemithorax ausfüllt.
  - *Bronchialadenome:* Von bronchialen Schleimhautdrüsen abgeleitete Tumoren.
  - *Leiomyome:* Von glatter Muskulatur ausgehende Tumoren. Eine eigene Entität sind multiple pulmonale Leiomyome, die häufig bei Frauen gemeinsam mit Uterusmyomen vorkommen. Obwohl diese Koinzidenz eine metastatische Ausbreitung nahelegt, wachsen sie in situ.
  - *Hämangiome:* Gutartige Neubildungen von Blutgefäßen, die multifokal auftreten können. Nicht selten gleichzeitiges Vorkommen von Hämangiomen in anderen Organen.
  - *Chondrome:* Von bronchialem Knorpelgewebe ausgehende Tumoren.
  - *Teratome:* Tumoren, die Gewebe aller drei Keimblätter enthalten können. Sie sind im Gegensatz zu Hamartomen oft völlig ausdifferenziert (Haare, Zähne). Teratome kommen selten in der Lunge vor, häufiger findet man sie als Mediastinaltumoren.
  - *Lipome:* Reife Fettgewebstumoren, die sich häufiger im Pleuraraum, sehr selten intrabronchial finden.
  - *Papillome:* Schleimhautwucherungen im Larynx und Tracheobronchialbaum durch humane Papilloma-Viren (HPV).
  - *Pulmonale Endometriose:* Wahrscheinlich von pluripotentem Lungengewebe ausgehend.

Klinik

- **Allgemein:** Je nach Art, Lage und Größe des Tumors kann die klinische Symptomatik unterschiedlich sein.
- **Tumorspezifische Symptomatik:**
  - *Hamartome:* Meist keine klinische Symptomatik, bei fortgeschrittenem Wachstum kann es zu uncharakteristischem Reizhusten und Belastungsdyspnoe kommen. Hämoptysen sind ausgesprochen selten.
  - *Endobronchial gelegene Tumoren* (Bronchialadenome, Leiomyome, Lipome, Papillome, Chondrome) führen durch Bronchusverlegung häufig zu Atelektasen, Retentionspneumonien (segmental, lobär) und Bronchiektasen mit entsprechender Symptomatik wie Hämoptysen, ausgeprägter Reizhusten, eitriger Auswurf, chronisches oder rezidivierendes Fieber.
  - *Hämangiome:* Rezidivierender Pneumothorax durch häufig subpleurale Tumorlage möglich.
  - *Teratome:* Selten Trichoptysis (Abhusten von Haaren).
  - *Pulmonale Endometriose:* Rezidivierender, katamenialer Pneumothorax in Abhängigkeit vom Menstruationszyklus möglich.

Bronchopulmonale Tumoren

Diagnostik

- ◻ *Hinweis:* Benigne Tumoren sind meist Zufallsbefunde!
- ► **Röntgenuntersuchung:** Häufig als solitäre Lungenrundherde, (s. Abb. 11.1 u. Abb. 11.2):
  - *Intrabronchiale Lage:* Zeichen einer zentralen Bronchialobstruktion in Form von segmentalen/lobären Pneumonien, Atelektasen oder Bronchiektasen.
  - *Subpleurale Lage:* Mögliche klinische Manifestation durch Pneumothorax. Der Tumor ist dann in der kollabierten Lunge schlecht zu erkennen, erscheint jedoch nach Lungenentfaltung als peripherer Rundherd.
  - *Hamartome:* In 5–20 % d.F. Kalzifikationen, typischerweise in „Popcorn"-Form (s. Abb. 3.25, S. 67). Die Tumoren treten selten multipel auf.
  - *Teratome:* Pathognomonische Zeichen sind ausgebildete Zähne.
  - *Lipome* zeigen im CT eine homogene Fettdichte und sind so zuverlässig zu diagnostizieren.
- ► **Bronchoskopie:** Biopsien sind im Gegensatz zu Malignomen auch bei größeren Rundherden oft unergiebig.
- ► **Transthorakale Nadelbiopsie:** Bei subpleural gelegenen, multiplen Herden Alternative zur videoassistierten Thorakoskopie.
- ► **Differenzialdiagnostik:**
  - Bis zum Beweis des Gegenteils immer Verdacht auf ein Malignom.
  - S.S. 127 Lungenrundherde.

Therapie

- ► Ein abwartendes Verhalten ist nur selten gerechtfertigt (z. B. bei funktioneller Inoperabilität, dokumentiertem fehlendem Wachstum über Jahre).
- ► **Parenchymsparende Resektion** unter Schnellschnittbedingungen (= Therapie der Wahl bei benignen Lungentumoren): Bestätigt sich die Benignität, kann der Eingriff

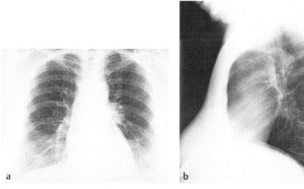

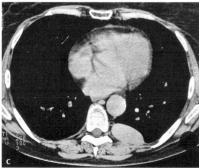

Abb. 11.1 • Links paravertebrales Neurofibrom (Röntgenbild in zwei Ebenen und CT mit Weichteilfenster), 58-jähriger Mann.

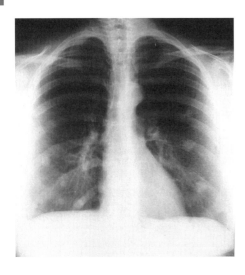

Abb. 11.2 • Angiomyome.

abgeschlossen werden. Liegt dagegen ein Bronchialkarzinom vor, muss der Eingriff nach den Prinzipien der onkologischen Chirurgie erweitert werden.

► **Videoassistierte thorakoendoskopische Entfernung:** Bei subpleuraler Tumorlokalisation möglich.

Prognose

► Die Prognose benigner Lungentumoren ist im Allgemeinen gut. Die Resektion ist kurativ.

11.2 Bronchialkarzinom

Grundlagen

► **Definition:** Maligner epithelialer Tumor, der von der Bronchialschleimhaut oder selten vom Alveolarepithel ausgeht.
► **Epidemiologie:**
  • *Häufigkeit:* Das Bronchialkarzinom ist heute global der häufigste zum Tode führende Tumor.
  • *Altersstruktur:* Das mittlere Alter bei Diagnosestellung beträgt etwa 60 Jahre. Die altersabhängige Inzidenz erreicht ein Maximum zwischen 65 und 70 Jahren.
  • *Inzidenz:*
    – Aufgrund der schlechten Prognose liegt sie nur etwa 12 % höher als die Letalität.
    – Weltweite Erkrankungsfälle: In den Jahren 1975→600 000, 1985→750 000, 2000→ca. 1 Mio. Menschen. Ein starker Zuwachs wird in den Entwicklungsländern beobachtet. Heute versterben jährlich über 1 Mio Menschen weltweit.
    – Bei Männern war Mitte der 80er-Jahre ein Maximum erreicht (seitdem etwa konstant, in einigen Industrieländern ist die Inzidenz leicht rückläufig), bei Frauen weiter zunehmend.
  • *Mortalität:* Um die Jahrhundertwende war das Bronchialkarzinom in Europa ein seltener Tumor. Zwischen 1920 und 1980 stieg die Mortalität um das 50-Fache an. Der Anteil an der Gesamtkrebsmortalität in Deutschland beträgt für Männer etwa 26 %, für Frauen etwa 7 %. Die Mortalitätsziffer beträgt 42/100 000 Einwohner jährlich (Frauen 21/100 000/Jahr, Männer 64/100 000/Jahr). In Absolutzahlen versterben jährlich etwa 10 000 Frauen und 30 000 Männer.

Ätiologie, Risikofaktoren

➤ **Inhalative Karzinogene:** Häufigste Ursache für die Entstehung des Bronchialkarzinoms.
  • *Inhalative Karzinogene:* Polyzyklische aromatische Kohlenwasserstoffe, Nitrosamine, nickel-, kadmium- und asbesthaltige Partikelverbindungen und radioaktive Nuklide wie Polonium. Viele davon sind in Zigarettenrauch enthalten.
    ▫ *Tabakrauch* ist für 85 % aller Bronchialkarzinome verantwortlich und damit als der bedeutendste Risikofaktor anzusehen. Auch Passivrauchen erhöht das Bronchialkarzinomrisiko.
    ▫ *Luftschadstoffe* in Industrie- und Großstädten sind für etwa 5 % der Bronchialkarzinome verantwortlich.
➤ **Berufliche Noxen:** In etwa 8 % d.F. Ursache eines Bronchialkarzinoms.
  • *Als sicher karzinogen gelten:* Arsen, Asbest, Bichlormethyläther, Chromverbindungen, Nickelverbindungen, polyzyklische aromatische Kohlenwasserstoffe, Radon (Uranerzbergbau) und Senfgas.
  • *Möglicherweise karzinogen sind:* Kadmium, chlorierte Toluole, Glasfasern, Blei, Silicium, Talkum, Dimethylsulfat, Acryl, Nitrite, Beryllium und Vinylchlorid.
➤ **Risikoberufe:** Gießereiarbeiter, Schweißer, Maler/Anstreicher, Raffineriearbeiter, Arbeiter in der Zuckerrohrverarbeitung und der gummiverarbeitenden Industrie, Tätigkeit mit Pestiziden, Herbiziden und Dioxin.
    ▫ *Achtung:* Ein begleitendes inhalatives Zigarettenrauchen bedeutet immer das größere Risiko!
➤ **Primär benigne Erkrankungen** wie Asbestose und idiopathische Lungenfibrose erhöhen das Bronchialkarzinomrisiko im Sinne der Tumorpromotion.
➤ **Andere:** Lungenparenchymnarben, Ernährungsfaktoren (z. B. Vitamin-A-Mangel) und die natürliche Radioaktivität bedingen nur etwa 2 % der Bronchialkarzinome.

Pathogenese

➤ Karzinogene Inhalationsnoxen (Initialfaktoren) führen zu somatischen Genschäden. Eine Sequenz von weiteren genetischen Ereignissen („Tumorpromotion") führen nach einer langen Latenz von bis zu 40 Jahren zur Zelltransformation mit klonalem Wachstum und Invasivität sowie Metastasierung. Das Zigarettenrauchen stellt dabei nicht nur den wichtigsten Initialfaktor, sondern auch den wichtigsten Promotionsfaktor dar.
➤ **Wichtige initiale oder intermediäre genetische Ereignisse:**
  • Punktmutationen in ras-Onkogenen mit Genaktivierung.
  • Überexpression des neu- und c-myc-Onkogens.
  • Punktmutationen im p53-Tumorsuppressor-Gen mit Geninaktivierung.
  • Deletion einer Sequenz im kurzen Arm des Chromosoms 3.
  • Inaktivierende Mutationen im Rb-Tumorsuppressorgen.

Pathologie und Histologie

➤ **Lokalisation:** Häufigste Ausgangspunkte von Bronchialkarzinomen sind die Teilungsstellen der Segment- und Subsegmentbronchien. Daher finden sich etwa zwei Drittel der Tumoren im Inspektionsbereich der Fiberbronchoskopie:
  • *Oberlappen:* Re 25 %, li 30 %.
  • *Mittellappen:* 15 %.
  • *Unterlappen:* Bds. ca. 15 %.
➤ **Histologisch** zeigen nur etwa 40 % aller Bronchialkarzinome ein homogenes Bild, es überwiegen Mischtypen. Die häufig klare histologische Zuordnung in kleinen Biopsien ist irreführend.
➤ **Nichtkleinzellige Bronchialkarzinome** (NSCLC = **n**on **s**mall **C**ell **L**ung **C**ancer):
  • *Grundlagen:*
    – Formen: Plattenepithelkarzinom, Adenokarzinom (bronchioloalveoläres Karzinom), undifferenziert großzelliges Karzinom.
    – Merkmale: Stadienweise Progression, relativ späte hämatogene Metastasierung, relative Resistenz gegenüber Chemo- und Strahlentherapie.

Bronchopulmonale Tumoren

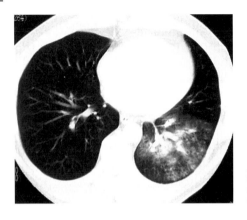

Abb. 11.3 • Alveoläre Infiltrate bei bronchioloalveolärem Karzinom im dorsalen linken Lungenunterlappen.

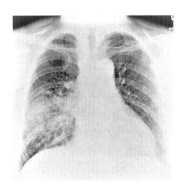

Abb. 11.4 • Bronchioloalveoläres Karzinom im rechten Lungenunter-/mittelfeld, 61-jährige Frau.

- – Ungünstige Prognose bei Aneuploidie (unregelmäßige Chromosomenvermehrung), Überexpression des neu-Gens (auch erbB-2-Gen genannt) und Punktmutation im Kodon 12 des Kirsten-ras-Gens (bei Adenokarzinom).
- *Plattenepithelkarzinom:* Häufigster Karzinomtyp bei Männern (30–40 %); alle Differenzierungsgrade bis zur Verhornung (Grad 1) kommen vor.
- *Adenokarzinom:* Häufigster histologischer Typ bei Frauen, weltweit zunehmende Häufigkeit (ca. 30 % insgesamt). Hochdifferenzierte Formen (Grad 1) können als Siegelringkarzinom wachsen. Im Gegensatz zu allen anderen Formen spielen bei Adenokarzinomen inhalative Karzinogene und somit das Zigarettenrauchen nur bei jedem zweiten Fall eine Rolle.
- *Bronchioloalveoläres Karzinom:* Unterform des Adenokarzinoms (Anteil ca. 2 %). Es geht vom respiratorischen Epithel aus und wächst überwiegend intraalveolär und interstitiell (s. Abb. 11.3). Radiologisch imponiert es als peripherer Rundherd (häufiger) oder als diffuses, unscharf begrenztes Infiltrat (s. Abb. 11.3, Abb. 11.4).
- *Undifferenziertes großzelliges Karzinom:* Häufigkeit < 5 %. Eine Sonderform ist das hellzellige Karzinom, das histologisch schwer vom Nierenzellkarzinom zu unterscheiden ist. Meist gelingt mit der Immunhistochemie die Zuordnung zu einem Differenzierungstyp, z. B. durch Verwendung von Antikörpern gegen TTF-1, die auf ein Adenokarzinom pulmonalen Ursprungs hinweisen. Daher ist ein geringer Anteil undifferenzierter großzelliger Karzinome ein Qualitätsmerkmal für die pathologisch-anatomische Aufarbeitung.
- ► **Kleinzelliges Bronchialkarzinom** (SCLC = **s**mall **c**ell **L**ung **C**ancer, s. Abb. 11.5):
- *Häufigkeit:* 20–25 %.
- *Lokalisation:* Häufig im zentralen Bronchialsystem mit infiltrierendem oder submukösem Wachstum.

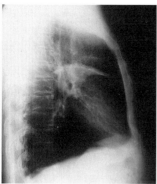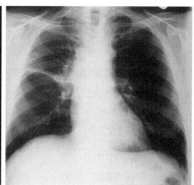

Abb. 11.5 • a–b Bronchialkarzinom (SCLC).

- *Histologie:*
    - Man unterscheidet einen lymphozytenähnlichen „Haferzell"-Typ und einen intermediären Zelltyp. Der Tumor hat morphologisch (neurosekretorische Granula) und biochemisch (Produktion von Peptidhormonen) neuroendokrine Eigenschaften.
    - In etwa 80 % der Fälle homogenes Zellbild mit sehr verletzlichen Zellen. Quetschartefakte in der Biopsie stellen ein Kriterium für das kleinzellige Karzinom dar.
- *Malignität:* Der Tumor neigt zu starker Wachstumstendenz und früher hämatogener Metastasierung. Bei Diagnosestellung liegen fast immer okkulte Metastasen, in 70–80 % auch Fernmetastasen vor.
- *Variantes kleinzelliges Bronchialkarzinom:* Seltene Unterform des kleinzelligen Karzinoms. Es zeichnet sich durch größere Zellen, aggressiveres Wachstum sowie Resistenz gegenüber Chemo- und Strahlentherapie aus.

Grading (Differenzierungsgrad)

▸ **Bedeutung:** Angabe nur für Plattenepithel- und Adenokarzinome sinnvoll, großzellige und kleinzellige Tumoren entsprechen immer Grad 4. Die prognostische Bedeutung des Gradings ist nicht nachgewiesen.
▸ **Einteilung:**
- Grad 1: Gut differenziert.
- Grad 2: Mäßig differenziert.
- Grad 3: Schlecht differenziert.
- Grad 4: Undifferenziert.

Klinik

▸ **Zentrale Bronchialkarzinome:** Häufigeres Auftreten klinischer Symptome als bei peripheren Tumoren.
- *Husten* > 2 Wochen mit oder ohne schleimig- bis mukopurulentem Auswurf.
- *Blutiger Auswurf:* Schwächere Hämoptysen durch kapilläre Tumorblutung, starke Hämoptoe durch Gefäßarrosion, tödlicher Blutsturz durch Arrosion einer Bronchial- oder Pulmonalarterie.
- *Fieber* hervorgerufen durch Tumorzerfall oder Retentionspneumonien.
- *Dyspnoe* hervorgerufen durch Stenosen von Trachea, Karina oder großen Bronchien.
- *Karina-Syndrom:* Exspiratorischer Stridor mit zunehmender Erstickungssymptomatik bei Stenose der Karina durch den Tumor selbst oder häufiger durch karinale Lymphknotenmetastasen.
- *Pleuraerguss* mit entsprechender Klinik infolge Lymphabflussstörung bei zentralem Tumor oder zentraler Metastase (zytologisch dann keine Tumorzellen im Erguss nachweisbar).

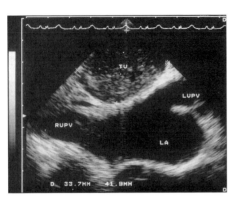

Abb. 11.6 • Bronchialkarzinom mit Infiltration des linken Vorhofs. LA = linker Vorhof, LUPV = linke untere Lungenvene, RUPV = rechte untere Lungenvene, TU = Tumor (transösophageale Echografie).

▶ **Periphere Bronchialkarzinome:** Oft lange keine klinischen Symptome. Bei hilärer oder karinaler Metastasierung Symptome zentraler Karzinome.

- *Zunehmender Husten* mit sanguinolent-purulentem Auswurf weist auf einen nekrotischen Tumorbefall hin (meist Plattenepithelkarzinome).
- *Atemabhängige Schmerzen* bei Pleurabefall.
- *Atemunabhängige Schmerzen* bei Thoraxwandinfiltration.
- *Meist ipsilateraler Pleuraerguss* mit entsprechender Klinik (in 90 % Ausdruck einer Pleuritis carcinomatosa mit Tumorzellen im Erguss).

▶ **Pancoast-Tumoren:** Malignome oberhalb des Sulcus superior pulmonis mit Ausbruch in Pleura und Weichteile der Lungenspitze. Aufgrund ihrer Lokalisation typische Symptomatik, häufig Nervenläsionen:

- *Plexus-brachialis-Syndrom:* Schmerzen und Schwäche in Schulter und Arm, Sensibilitätsausfälle.
- *Horner-Syndrom:* Miosis, Ptosis, Enophthalmus und Störung der Schweißsekretion durch Befall des Ganglion stellatum.
- *Knochendestruktion* von 1. Rippe und 1. BWK.

▶ **Tumorinvasion des Mediastinums:**

- *Heiserkeit* durch linksseitige Stimmbandlähmung bei Infiltration des N. recurrens im aortopulmonalen Fenster.
- *Dyspnoe und Singultus* durch Zwerchfelllähmung bei Infiltration des N. phrenicus.
- *Dysphagie* bei Tumoreinbruch in den Ösophagus.
- *Rezidivierende Aspiration* bei ösophagotrachealer Fistel.
- *Klinisches Bild der akuten Rechtsherzinsuffizienz* bei Perikarderguss, evtl. mit Tamponade.
- *Herzrhythmusstörungen,* links- bzw. rechtsventrikuläre Insuffizienz bei Tumorinfiltration des Herzens (s. Abb. 11.6).
- *Vena-cava-superior-Syndrom* (obere Einflussstauung): Zunächst einseitig betonte Hals- und Gesichtsschwellung, später Zyanose und Schwellung des gesamten supraklavikulären Bereiches mit Ausbildung von Kollateralen zur V. cava inferior (z. B. Sahli'sche Gefäßgirlande an der unteren Thoraxapertur).

▶ **Symptomatik bei extrathorakaler Metastasierung:**

- *Häufigkeit:* Supraklavikuläre Lymphknoten > Leber > Nebennieren > Skelett > Gehirn > Nieren.
- *Hirnmetastasen:* Kopfschmerzen, Schwindel, zerebrale Krampfanfälle, Persönlichkeitsveränderung, Paresen, Halbseitensymptomatik.
- *Skelettmetastasen:* Pathologische Frakturen, Knochenschmerzen.
- *Wirbelsäulenmetastasen:* Querschnittssymptomatik (DD: Einbruch des Primärtumors per continuitatem in Bereich C_7–Th_{11}).
- *Lebermetastasen:* Abdominelle Beschwerden, Ikterus.

▶ **Paraneoplasien:** Extrathorakale oder systemische Symptome ohne direkten Bezug zum Tumorwachstum; sie können der Tumordiagnose um Monate vorausgehen:

- *Hämatologische und angiologische Syndrome:* Hyperkoagulabilität mit venösen Thrombosen und Lungenembolien (häufigste Paraneoplasie).
- *Neuromuskuläre Paraneoplasien* (in bis zu 15 % d.F.): Polyneuropathie, Myopathien, Lambert-Eaton-Syndrom (pseudomyasthenisches Syndrom mit Schwäche und vorzeitiger Ermüdbarkeit überwiegend proximaler Muskeln v. a. beim kleinzelligen Bronchialkarzinom).

  ▫ *Merke:* Das Lambert-Eaton-Syndrom ist vor allem beim SCLC zu finden und ist durch Antikörper gegen spannungsabhängige Kalziumkanäle (**V**oltage **g**ated **C**alcium **C**hannel, VGCC) gekennzeichnet. Ihr Nachweis ist diagnosesichernd. Durch den Einsatz von 3,4-Diaminopyridin ist es erfolgreich behandelbar.
- *Ossäre und dermale Paraneoplasien:*
  - Pierre-Marie-Bamberger-Syndrom: Ausschließlich bei nichtkleinzelligen Karzinomen auftretendes Syndrom mit hypertrophierender Osteoarthropathie mit distal betonten subperiostalen Knochenappositionen, häufig an der distalen Tibia mit Schwellungen und Schmerzen; Bildung von Trommelschlegelfingern. Das Syndrom ist aber nicht pathognomonisch für Bronchialkarzinome, es tritt auch häufig bei fortgeschrittenen Bronchialerkrankungen (Bronchitis, Emphysem) auf.
  - Acanthosis nigricans: Bei Adenokarzinomen auftretendes Syndrom mit Hyperpigmentierung und Papillomatose von Abdomen, Hand- und Fußinnenflächen, Mundschleimhaut.
- *Endokrine Paraneoplasien:* Typisch für das kleinzellige Bronchialkarzinom.
  - Schwartz-Bartter-Syndrom: Syndrom der inadäquaten ADH-Sekretion (SIADH) mit Schwindel, Erbrechen, neurologischer Symptomatik und Persönlichkeitsveränderung infolge Wasserintoxikation (Hyponatriämie, Hypoosmolarität von Serum und Extrazellulärflüssigkeit).
  - Hyperkalzämie: Verursacht durch Sekretion eines parathormonähnlichen Peptids oder Knochenmetastasierung.

Komplikationen

▸ **Atemwege:** Respiratorische Insuffizienz, Retentionspneumonie, Atelektase (s. Abb. 11.7), Obstruktionsemphysem, Hämoptoe.

▸ **Mediastinum:** Obere Einflussstauung, Ösophagusstenose, ösophagotracheale Fistel, Herzinfiltration, Herztamponade, Pulmonalarterienverschluss, Arrosion großer Gefäße (s. Abb. 11.8), Zwerchfellparese, Rekurrensparese.

▸ **Andere lokale Komplikationen:** Pleuraerguss, Thoraxwandinfiltration, Rippendestruktion, Wirbelsäulendestruktion.

▸ **Extrathorakale Komplikationen:** Pathologische Frakturen, Querschnittsyndrom, neurologische Ausfälle, zerebrale Einklemmung, Leberinsuffizienz (Metastasen-Leber), Tumormarasmus.

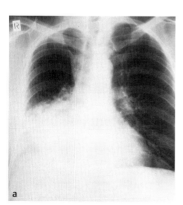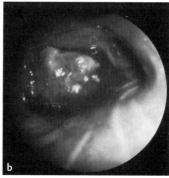

Abb. 11.7 • a–b Adenobronchialkarzinom am Eingang zum Bronchus intermedius mit Bronchusverschluss und Mittel-/Unterlappenatelektase; a) Röntgenbild; b) Bronchoskopisches Bild.

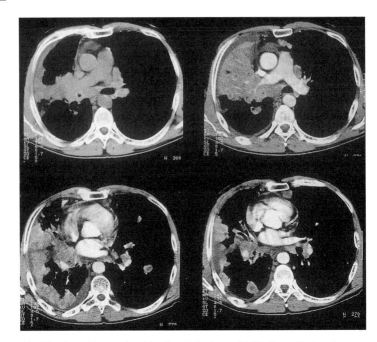

Abb. 11.8 • Ausgedehntes rechtsseitiges Bronchialkarzinom mit Infiltration und hochgradiger Stenose der rechten Pulmonalarterie, Stenose des rechten Hauptbronchus.

Diagnostik

- ◻ *Wichtig:* Oberstes Prinzip des diagnostischen Vorgehens ist es, dem Patienten diejenige Mindestdiagnostik zuzumuten, die eine sichere Therapieplanung erlaubt. Der klinische oder sonografische Nachweis von Fernmetastasen macht aufwändige und invasive diagnostische Maßnahmen überflüssig!
- ► **Anamnese:** Eigenanamnese (Rauchen, berufliche Noxen, Vorerkrankungen, Dauer/ Art des Auswurfs), Familienanamnese.
- ► **Klinischer Befund**:
  - • Genaue klinische Untersuchung v. a. der Lunge.
  - • Lymphknotenstatus: Axillär, supraklavikulär, zervikal.
  - • Untersuchung von Thoraxwand, Stammskelett, supraklavikulären Gefäßverhältnissen.
  - • Neurologischer Status.
- ► **Sputumzytologie:** Nachweis von oberflächlich abgeschilferten Tumorzellverbänden im exspektorierten Sputum.
- ► **Allgemeine Labordiagnostik:**
  - • Blutbild (normo- oder hypochrome Anämie), Differenzialblutbild, Serum-Elektrolyte, Eisen (häufig ↓), Kupfer, harnpflichtige Substanzen, Leberenzyme, Serumeiweiß, Elektrophorese (Albumin ↓, α- und γ-Globuline ↑, LDH ↑, Blutsenkungsgeschwindigkeit ↑).
  - • Bei fortgeschrittenen Tumoren zeigt sich ein humorales Entzündungssyndrom (BSG ↑, CRP ↑, Fibrinogen ↑, α- und γ-Globuline ↑) oder Hinweise auf Malnutrition (Harnstoff ↑, Albumin ↓).
  - • Serumalbumin ↓ oder LDH ↑ im Serum sind Zeichen einer ungünstigen Prognose. Ihre Bestimmung erlaubt jedoch keine Aussagen, die über die Staging- und Funktionsbefunde hinausgehen.
- ► **Tumormarker:**
  - • Bei Vorliegen eines Bronchialkarzinoms lassen sich zahlreiche tumorassoziierte Antigene i. S. nachweisen: Karzinoembryonales-Antigen (CEA), Tissue-Polypepti-

Tab. 11.1 • Diagnostisches Vorgehen.

Basisdiagnostik	– allgemeine und spezielle Anamnese – komplette klinische Untersuchung – Basislaboruntersuchung – Sputumzytologie – EKG – Röntgenthorax in 2 Ebenen – Lungenfunktionsprüfung – Bronchoskopie – Abdomen- und Thoraxsonografie – Knochenszintigrafie
Zusatzdiagnostik bei Tumorsicherung und möglicher Operabilität	– CT von Thorax und Abdomen – MRT des Schädels z. A. von Hirnmetastasen
Zusatzdiagnostik bei grenzwertiger Operabilität (anatomisch oder funktionell) oder fehlender histologischer Diagnosesicherung	– MRT des Thorax – Pulmonalisangiografie – Feinnadelbiopsie (verzichtbar bei Operabilität) – Mediastinoskopie – Thorakoskopie – Belastungs-EKG – Spiroergometrie (s. S. 43)
Stadieneinteilung	– immer
TNM-Klassifikation	– bei jedem operablen Patienten präoperativ erforderlich

de-Antigen (TPA), Cyfra 21–1, Squamous-Cell-Carcinoma -Antigen (SCC), neuronspezifische Enolase (NSE), ektope Hormone.

- Die Bestimmung ihrer Serumspiegel hat klinisch keine Bedeutung, da sie weder die (immun-)histologische Charakterisierung des Tumors noch die Staging-Untersuchungen ersetzen können. Auch zur Screeningdiagnostik oder zur Verlaufsbeurteilung sind sie nicht geeignet.
- Von Interesse ist lediglich die Bestimmung der neuronspezifischen Enolase (NSE), da sie recht zuverlässige Hinweise auf das Vorliegen eines kleinzelligen Karzinoms gibt. Bei nichtkleinzelligen Karzinomen liefert sie Hinweise auf neuroendokrine Anteile.

▶ **Röntgenuntersuchung** (s. Abb. 11.9): Bei jedem Verdacht auf ein Bronchialkarzinom ist eine Thoraxröntgenaufnahme in 2 Ebenen indiziert. Die häufigsten Tumormanifestationen sind:
- Lungenrundherd (unregelmäßig begrenzt, Ausziehungen zur Pleura).
- Dystelektasen und Atelektasen (s. Abb. 11.9).
- „Amputierter Hilus" durch Atelektase und Pulmonalarterienverschluss (s. Abb. 11.10).
- Segmentale oder lobäre pneumonische Verdichtungen.
- Zwerchfellparese mit Hochstand.
- Einseitige Hilusschwellung.
- Verschattung des Supraklavikularraums.
- Flächige, unscharf begrenzte Infiltrate beim bronchioalveolären Karzinom.

▶ **Transthorakale Sonografie:**
- Beurteilung von Thoraxwandinfiltrationen.
- Beurteilung eines Pleuraergusses (Differenzialdiagnose zur Atelektase).
- In einigen Fällen Beurteilung von Mediastinalstrukturen möglich (vor allem bei Vorliegen von Atelektasen).

▶ **Endosonografie:** Neue Zugangswege (transösophageal, transbronchial, transvaskulär) erlauben weitergehende Aussagen über die zentralen Tumorgrenzen und die Lymphknotenausbreitung (s. Kap. 3.7).

▶ **CT** (s. Abb. 11.11): Bei Verdacht auf Bronchialkarzinom und/oder tumorverdächtigen Veränderungen im Thoraxröntgenbild ist in aller Regel eine Spiral-CT indiziert. Mittels Spiral-CT lassen sich 20–30 % mehr Lungenrundherde nachweisen als durch die konventionelle Röntgenaufnahme.

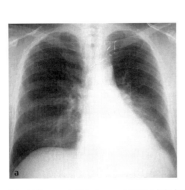
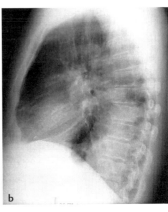

Abb. 11.9 • a u. b Unterlappenatelektase links bei zentralem Plattenepithel-Karzinom mit Retentionspneumonie; a) p. a.; b) Seitaufnahme rechts anliegend.

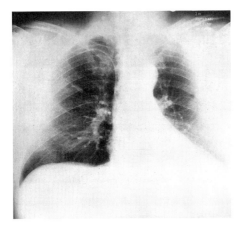

Abb. 11.10 • Amputierter Hilus links und Unterlappenatelektase bei Bronchialkarzinom.

- Beurteilung der Tumorgrenzen in Bezug auf Thoraxwand, Mediastinum und Zwerchfell.
- Beurteilung von Rundherden und mediastinalen Lymphknoten (nach Kontrastmittelapplikation).
- Dichtemessungen (Kalk, wasserhaltige Zysten) erlauben manchmal Aussagen zur Dignität. Die Messung der Lymphknotendichte ermöglicht keine Zusatzinformation.
- Die Bedeutung der Computertomografie in der Lymphknotendiagnostik wird überbewertet: Die Sensitivität beträgt etwa 65 % bei einer Spezifität von 60 %. 30–50 % der als nicht pathologisch bewerteten Lymphknoten mit einem Durchmesser unter 1,5 cm sind befallen, während 30 % der als pathologisch bewerteten Lymphknoten über 1,5 cm lediglich entzündlich verändert sind. Grundlage der Beurteilung ist der Lymphknotendurchmesser in der kurzen (horizontalen) Achse.
  - „Low-Dose-CT": Screeningmethode zur Fallfindung in Hochrisikopopulationen.
- ► **MRT:** Der CT in der Beurteilung von Thoraxwandinfiltration, Tumorausbreitung in Mediastinum und Wirbelsäule (= Regionen mit großen Sprüngen in der Gewebedichte) überlegen. Aufgrund der geringeren Auflösung ist das MRT bei der Beurteilung anderer Strukturen, insbesondere der mediastinalen Lymphknoten, dem CT unterlegen.

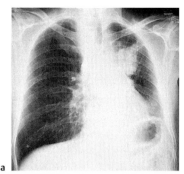

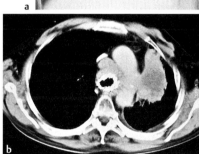

Abb. 11.11 • a u. b Plattenepithel-
karzinom im linken Lungenoberlappen.
Im CT (Weichteilfenster) ausgedehnte
mediastinale Lymphknotenmetastasie-
rung; Tracheastent in situ, 57-jähriger
Mann.

➤ **Bronchoskopie:** Bei jedem Verdacht auf Vorliegen eines Bronchialkarzinoms indiziert. Die Mehrzahl der Tumoren ist endoskopisch sichtbar. Die Untersuchung sollte
mit einem flexiblen Bronchoskop oder in kombinierter Technik (flexibles Bronchoskop über starres Rohr) erfolgen.

- Festlegung der endobronchialen Tumorausbreitung.
- Erkennung und Prognose lokaler Tumorkomplikationen (Blutung, Bronchusverschluss, Karina-Syndrom, s. o.).
- Erkennung der Lymphknotenausbreitung (oft keine sichere Aussagen möglich).
- *Typische bronchoskopische Untersuchungsbefunde:*
  - Exophytisches Tumorwachstum (Plattenepithelkarzinome, großzellige Karzinome): Unmittelbar sichtbares Tumorgewebe (höckerig, blumenkohlartig, seltener halbkugelartig, häufig breitbasig) mit kapillären Tumorblutungen, ge-
  stauten Tumorgefäßen und ulzerierenden Oberflächen (s. Abb. 11.12). Bei inkomplettem Bronchusverschluss weist eine Eiterstraße auf eine Retentionspneumonie hin.
  - Infiltratives Tumorwachstum (kleinzelliges Karzinom, Adenokarzinom): Diffuser Verlust des Schleimhautreliefs mit vermehrten, unregelmäßigen Gefäßen, diffuser Schwellung und unscharfer Begrenzung.
  - Indirekte Tumorzeichen: Bronchuskompression, Verklumpung der Karina, lokalisierte venöse Blutstauungen. Selten starke seröse Sekretion als Hinweis
  auf das Vorliegen eines bronchioloalveolären Karzinoms.

➤ **Bronchoskopische Biopsie:**

- Sicherung des histologischen Tumortyps. Die Trefferquote beträgt bei endosko-
pisch sichtbaren Tumoren 90–100 %, bei peripheren Tumoren ≤ 3 cm 30 % und bei
peripheren Tumoren > 3 cm 70 %.
- *Durchführung der Biopsie:*
  - Exophytische Tumoren: Mehrfache Biopsie mit der Zange im Randbereich
  (evtl. vorherige Entfernung von Nekrosen, Fibrinbelägen).
  - Infiltrativ wachsende Tumoren: Biopsie mit Zange und flexibler Hohlnadel
  (Kooperation mit erfahrenem Zytologen).
  - Periphere Rundherde oder diffuse Infiltrate bzw. Befunde jenseits indirekter
  Tumorzeichen: Gewinnung von 4–6 Proben mittels transbronchialer Biopsie
  mit der Zange unter Durchleuchtung (optimal ist rotierende Röhre) oder
  transbronchialer Nadelaspiration (TBNA).

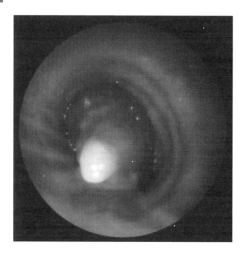

Abb. 11.12 • Exophytisch wachsendes, hochdifferenziertes Adenobronchialkarzinom mit Nekrose der Tumorspitze (Endoskopie linker Hauptbronchus).

– Zentrale resektable Karzinome: Entnahme von Etagenbiopsien im Bereich der präsumptiven Absetzungsstellen proximal (evtl. auch distal) des Tumors. Getrennte Asservation!

► **Lungenperfusionsszintigrafie:** Zuordnung der Perfusion zu den einzelnen Lungenabschnitten (quantitativ) → verbesserte präoperative Abschätzung der postoperativen Lungenfunktion möglich. Indiziert bei eingeschränkter Lungenfunktion ($FEV_1 <$ 2,5 l und > 1,2 l) und sonst gegebener Operabilität.

► **Knochen-/Knochenmarkszintigrafie:** Nachweis stoffwechselaktiver Knochenbezirke bzw. Knochenmarkbezirke. Zur Sicherung des Tumorbefalls sind weitergehende Untersuchungen notwendig (Röntgen, CT, MRT, ggf. Biopsie). Die Knochenmarkszintigrafie ist zur Planung einer Knochenmarkbiopsie in der kurativen Therapie (Chirurgie) des kleinzelligen Karzinoms sinnvoll.

 ☐ *Cave:* Areaktive, rein osteolytische Metastasen können der Erkennung entgehen.

► **Transthorakale Punktion:**

• *Indikation:* Nur bei inoperablen Tumoren und möglicher therapeutischer Konsequenz. Die Trefferquote bei Befunden im Lungenmantel mit einer Größe von mehr als 2 cm beträgt 80 %.

• Die Steuerung der Punktion erfolgt sonografisch (pleuraständiger Befund), unter konventioneller Durchleuchtung oder computertomografisch.

• *Mögliche Komplikationen:* Pneumothorax (20–30 %), bronchiale Blutung (< 10 %), Tumorverschleppung (< 1 %).

► **Mediastinoskopie (s. S. 100):**

• *Indikationen:* Verdacht auf kontralaterale Lymphknotenmetastasen bei sonst gegebener Operabilität, histologische Diagnosestellung mediastinal einbrechender Karzinome, Verdacht auf Karinabeteiligung von außen.

• Die Trefferquote von ipsi- oder kontralateralen prä- oder paratrachealen Lymphknotenmetastasen liegt bei systematischer stufenweiser Biopsie-Entnahme bei > 95 %.

• Die Positronen-Emissions-Tomografie (PET) ersetzt die Mediastinoskopie nicht. Bei Signalen in N2- oder N3-Position muss zum Ausschluss eines Overstagings eine bioptische Sicherung aus den betreffenden Lymphknoten erfolgen.

• *Neue Alternative:* EBUS-TBNA (s. Kap. 3.7).

• *Komplikationen:* Mediastinitis, Blutung, Perforation.

► **Pleuraergusspunktion:** Jeder Pleuraerguss bei Bronchialkarzinomverdacht sollte sonografisch gesteuert punktiert werden.

 ☐ *Merke:* Kleinere Ergüsse sind oft nicht tumorös, sondern durch eine Atelektase bedingt (Transsudat).

► **Thorakoskopie:** Zum Ausschluss einer Pleurakarzinose bei operablem Bronchialkarzinom mit Pleuraexsudat und fehlendem Nachweis von Tumorzellen im Punktat.

Tumorstaging

► **TNM-Klassifikation:**

- Die TNM-Klassifikation stellt die Wertung der lokalen Primärtumorausbreitung (T-Kategorie), der regionalen Lymphknotenausbreitung (N-Kategorie) und der hämatogenen Fernmetastasierung (M-Kategorie) dar (Tab. 11.2).
- Die Einteilung eines individuellen Tumors in die TNM-Klassifikation erfolgt nach prognostischen Gesichtspunkten und dient als Voraussetzung zur Stadieneinteilung gemäß dem internationalen Staging-System (Tab. 11.3 u. Tab. 11.4), zur Therapieplanung und zur Vergleichbarkeit von Patientengruppen. Das Tumorstadium sollte für jeden Patienten bei Diagnosestellung festgelegt werden.
- Zur individuellen Festlegung der TNM-Kategorie sind geeignete endoskopische Verfahren grundsätzlich aussagekräftiger als bildgebende Verfahren. Bei endoskopisch nicht erreichbaren Befunden werden ersatzweise bildgebende Verfahren herangezogen
- Die klinische Klassifikation (cTNM) ist weniger zuverlässig als die chirurgisch gewonnene, pathologisch-anatomisch gesicherte Klassifikation (pTNM). Bei Be-

---

Tab. 11.2 • **TNM-Klassifikation des Bronchialkarzinoms (UICC, 1997).**

T = Ausdehnung des Primärtumors

Tx Primärtumor kann nicht sicher beurteilt werden oder Nachweis von malignen Zellen im Sputum/bei Bronchialspülungen, jedoch Tumor weder radiologisch noch bronchoskopisch sichtbar

T 0 kein Anhalt für Primärtumor

Tis Carcinoma in situ

T 1 Tumor ≤ 3 cm, umgeben von Lungengewebe oder viszeraler Pleura, kein bronchoskopischer Nachweis einer Infiltration proximal eines Lappenbronchus (Hauptbronchus frei)

T 2 – Tumor mit wenigstens einem der folgenden Kennzeichen hinsichtlich Größe oder Ausbreitung:
  - > 3 cm in größter Ausdehnung
  - Hauptbronchus befallen (> 2 cm distal der Karina)
  - Infiltration der viszeralen Pleura
  - assoziierte Atelektase oder obstruktive Entzündung bis zum Hilus, jedoch nicht der ganzen Lunge

T 3 – Tumor jeder Größe mit direkter Infiltration einer der folgenden Strukturen: Brustwand (einschließlich der Sulkus-superior-Tumoren), Zwerchfell, mediastinale Pleura, parietales Perikard
  – *oder:* Tumor im Hauptbronchus ≤ 2 cm distal der Karina, jedoch Karina selbst nicht befallen
  – *oder:* Tumor mit Atelektase oder obstruktiver Entzündung der *ganzen* Lunge

T 4 – Tumor jeder Größe mit Infiltration wenigstens einer der folgenden Strukturen: Mediastinum, Herz, große Gefäße, Trachea, Ösophagus, Wirbelkörper, Karina
  – *oder:* vom Primärtumor getrennte Tumorherde im gleichen Lappen
  – *oder:* Tumor mit malignem Pleuraerguss

N = Befall der regionären Lymphknoten

Nx regionäre Lymphknoten können nicht beurteilt werden

N0 keine regionären Lymphknotenmetastasen

N1 Metastase(n) im ipsilateralen peribronchialen und/oder ipsilateralen Hiluslymphknoten (einschließlich eines Befalls durch direkte Ausbreitung des Primärtumors in intrapulmonale Lymphknoten)

N2 Metastasen in ipsilateralen mediastinalen und/oder subkarinalen Lymphknoten

N3 Metastasen in kontralateralen mediastinalen, kontralateralen Hilus-, ipsi- oder kontralateralen Skalenus- oder supraklavikulären Lymphknoten

M = Fernmetastasen

Mx Fernmetastasen können nicht beurteilt werden

M0 keine Fernmetastasen

M1 Fernmetastasen, einschließlich vom Primärtumor getrennter Tumorherde in einem anderen Lungenlappen (ipsi- oder kontralateral)

Tab. 11.3 • Stadieneinteilung des Bronchialkarzinoms und 5-Jahres-Überlebensraten von Patienten mit nichtkleinzelligem Bronchialkarzinom entsprechend der Zuordnung zum internationalen Staging-System nach TNM-Deskriptoren (UICC, 1997).

ISS-Stadium	TNM	5-Jahres-Überlebensrate	
		klinisches Staging (cTNM)	*chirurgisches Staging (pTNM)*
Stadium IA	T 1|N0|M0	61 %	67 %
Stadium IB	T 2|N0|M0	38 %	57 %
Stadium IIA	T 1|N1|M0	34 %	55 %
Stadium IIB	T 2|N1|M0	24 %	39 %
	T 3|N0|M0	22 %	38 %
Stadium IIIA	T 3|N1|M0	9 %	25 %
	T 1–T 3|N2|M0	13 %	23 %
Stadium IIIB	T 4|N0–N2|M0	7 %	–
	T 1–T 4|N3|M0	3 %	–
Stadium IV	T 1–T 4|N0–N3|M1	1 %	–

Tab. 11.4 • **Vereinfachte Stadieneinteilung des kleinzelligen Bronchialkarzinoms nach Veterans Administration Lung Cancer Study Group(VALG).**

limited Disease

auf einen Hemithorax begrenzter Tumor
– mit oder ohne ipsi- oder kontralaterale mediastinale oder supraklavikuläre Lymphknotenmetastasen
– mit oder ohne ipsilateralen Pleuraerguss unabhängig vom zytologischen Ergebnis

extensive Disease:

Jede Ausbreitung über "limited disease" hinaus

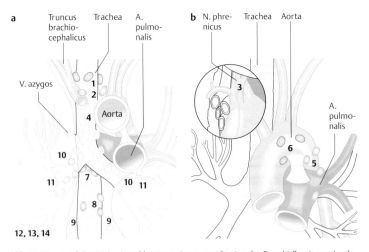

Abb. 11.13 • a u. b Regionäre Lymphknotenstationen zum Staging des Bronchialkarzinoms (nach Mountain CF, Dresler, CM, 1997). 1: hoch mediastinal; 2: hoch paratracheal; 3: prävaskulär/retrotracheal; 4: tief paratracheal/tracheobronchial; 5: subaortal (aortopulmonales Fenster); 6: paraaortal; 7: subcarinal; 8: paraösophageal; 9: Lig. pulmonale; 10: Hilus; 11: interlobär; 12: lobär; 13: segmental; 14: subsegmental.

handlung eines Rezidivs sollte die TNM-Klassifikation neu festgelegt werden (rTNM).

► **Klassifikation der VALG** (**V**eterans **A**dministration **L**ung Cancer Study **G**roup, s. Tab. 11.4): Vereinfachte Klassifikation für konservativ behandelte Patienten mit kleinzelligem Bronchialkarzinom (SCLC). Diese Einteilung ist gröber als die TNM-Klassifikation und wird zunehmend seltener verwendet.

► **Regionäre Lymphknotenstationen:** Zur genaueren Definition des regionären Lymphknotenbefalls im Rahmen der Mediastinoskopie, EBUS-TBNA oder Thorakotomie dient die Einteilung in Abb. 11.13.

☐ *Achtung:* **2009 soll ein Update der TNM-Klassifikation des Bronchialkarzinoms erfolgen. Sie wird u. a. folgende Weiterdifferenzierungen enthalten:**
- T1: T1a = < 2 cm.
  - T1b = > 2 cm und < 3 cm.
- T2: T2a = > 3 cm und < 5 cm.
  - T2b = > 5 cm und < 7 cm.
- T3: > 7 cm (zukünftig).
- Herd im selben Lungenlappen → zukünftig T3 (statt T4).
- Herd in einem anderen, aber ipsilateralen Lappen → zukünftig T4 (statt M1).
- Maligner Erguss → zukünftig M1a (statt T4).
- Herd in einem anderen, kontralateralen Lappen → zukünftig M1a.
- Fernmetastasierung → zukünftig M1b.

Präoperative Funktionsdiagnostik (s. Abb. 11.14)

► **Allgemeines:** Bei gegebener anatomischer Resektabilität entscheiden Vorerkrankungen über die Operationsfähigkeit. Der wichtigste globale Parameter ist die körperliche Belastbarkeit (Beurteilung durch Spiroergometrie oder Ermittlung der 6-Minuten-Gehstrecke, s. S. 38).

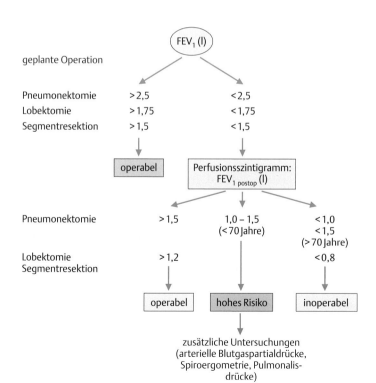

Abb. 11.14 • Flussdiagramm – präoperative pulmonale Funktionsdiagnostik (die Zahlenangaben entsprechen FEV_1-Werten in l).

- **Eingeschränkte Lungenfunktion:** Häufigster limitierender Faktor der Operationsfähigkeit.
  - *Absolute 1-Sekunden-Kapazität (FEV$_1$)* im Rahmen der Spirometrie (wichtigster Einzelmessparameter):
    - FEV$_1$ > 2,5 l: Operabilität für alle Eingriffe bis hin zur Pneumonektomie gegeben.
    - FEV$_1$ 1–2,5 l: s. Abb. 11.14.
    - FEV$_1$ < 1 l: Jeder Resektionseingriff an der Lunge ist kontraindiziert.
  - *Lungenperfusions-Szintigrafie* mit quantitativer Auswertung der Lungenregionen. Dies erlaubt eine approximative Berechnung der postoperativen FEV$_1$. Bei einer berechneten postoperativen FEV$_1$ < 0,8 l besteht Inoperabilität.
- **Koronarinsuffizienz:** Aufgrund des Risikoprofils von Rauchern besteht bei 40 % der Patienten eine koronare Herzerkrankung.
  - *Belastungs-EKG:* Bei anamnestischen, elektrokardiografischen bzw. echokardiografischen Hinweisen auf eine Koronarinsuffizienz.
  - *Koronarangiografie:* Definitiver Nachweis und Lokalisation von Koronarstenosen bei pathologischem Belastungs-EKG.
  - (Bei einer notwendigen Koronarrevaskularisation sollte diese dem thorax-chirurgischen Eingriff vorgeschaltet werden. Gegebenenfalls kann ein Kombinationseingriff durchgeführt werden).
- **Herzinsuffizienz** (ggf. in Kombination mit einer respiratorischen Insuffizienz): Spiroergometrische Bestimmung der *maximalen Sauerstoffaufnahme* als zuverlässige Entscheidungsgrundlage im Hinblick auf die Operabilität. Patienten mit einer maximalen Sauerstoffaufnahme unter 10–15 ml/kgKG sind von einem thoraxchirurgischen Eingriff auszuschließen, da ihre perioperative Mortalität > 10 % beträgt (s. Abb. 11.14).
- **Kardiopulmonale Operabilität** (nach einem Vorschlag von Bolliger, 1998): In die Entscheidung über die Operabilität sollte die Analyse der gesamten kardiopulmonalen Leistungsfähigkeit eingehen. Hierzu gehört neben der pulmonalen Funktionsdiagnostik auch die kardiale Diagnostik (s. Abb. 11.15).
- **Andere Erkrankungen:** Niereninsuffizienz, Leberzirrhose, schwere periphere arterielle Verschlusskrankheit, allgemeine Hinfälligkeit, extreme Kachexie oder Adipositas und therapeutisch nicht einstellbare psychiatrische Erkrankungen können Ausschlusskriterien einer thoraxchirurgischen Operation darstellen.
- *Hinweis:* Das kalendarische Alter allein ist kein Kriterium der Operabilität. Bei Fehlen anderweitiger Kontraindikationen können Lungenresektionen im Alter > 70 Jahren mit vertretbarem Risiko durchgeführt werden.

Chirurgische Therapie

- **Operationsvoraussetzungen:**
  - Komplette Staging-Diagnostik.
  - Ausreichende Funktionsdiagnostik zur Bestätigung der Operabilität und präoperativen Festlegung der maximal möglichen Resektion von Lungenparenchym.
- **Vorbereitung von Risikopatienten:**
  - Optimale Einstellung von Atemwegserkrankungen.
  - Verbesserung der Leistungsfähigkeit durch krankengymnastisch überwachtes Training.
  - Verbesserung der Atemmuskelpumpe, Training mit einem Respirator (nichtinvasiv).
  - Ausgleich von Organdysfunktionen bzw. Stoffwechsel-/Elektrolytentgleisungen.
  - Prophylaxe einer postoperativen Schonatmung und Hustenschwäche durch präoperative Einlage eines Periduralkatheters zur regionalen Schmerztherapie.
- **Grenzen der Resektabilität:**
  - *NSCLC:* Tumorstadien III oder IV.
  - *SCLC:* Operation in kurativer Absicht derzeit nur bei T 1–2, N0–1, M0 vor oder nach onkologischer Therapie.
  - T 4-Tumoren (bei NSCLC) können in seltenen Fällen durch erweiterte Radikalität oder bronchoplastische Verfahren resektabel sein. Dies ist im Einzelfall zu prüfen.

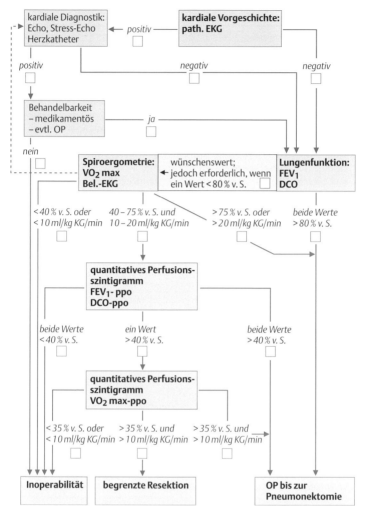

Abb. 11.15 • Flussdiagramm zur präoperativen kardiopulmonalen Funktionsdiagnostik (ppo = postoperativ; VO₂ = Sauerstoffaufnahme; DCO = Diffusionskapazität; v.S. = vom Soll (nach Bolliger, 1998).

- *Inoperabilität:* Obere Einflussstauung, maligner Pleuraerguss, Infiltration in Aorta oder Myokard, Rekurrens- oder Phrenikusparese.
► **Kurative chirurgische Therapie:**
  - *Vorgehen:* Radikale Resektion nach tumorchirurgischen Gesichtspunkten mit mindestens 2 cm Sicherheitsabstand von der Absetzungsstelle. Komplette Entfernung des Tumors und radikale Entfernung aller erreichbaren ipsilateralen und soweit möglich kontralateralen hilären und mediastinalen Lymphknoten.
  - *Operationsverfahren bei kurativer Intention:*
    – Lobektomie.
    – Untere (Unterlappen und Mittellappen) bzw. obere (Oberlappen und Mittellappen) Bilobektomie rechts.
    – Pneumonektomie.
    – Erweiterte Lungenresektion mit Entfernung von Teilen des Zwerchfells, des Perikards, der Thoraxwand mit plastischem Ersatz.
    – Bronchoplastische Verfahren, z. B. Anastomose von Hauptbronchus mit Zwischenbronchus oder Unterlappenbronchus mit pulmonalarterieller Anastomose; Karinaresektion mit Bildung einer Neokarina.

– Bei der Lymphknotenentfernung muss eine genaue anatomische Zuordnung der Lymphknotenstationen als Voraussetzung zur Etablierung der pTNM-Klassifikation erfolgen (s. Abb. 11.13, S. 280).

► **Palliative chirurgische Therapie:**
- *Vorgehen:* Sparsame Entfernung des Tumors zur Prophylaxe oder Behandlung lebensbedrohlicher bzw. beeinträchtigender Tumorfolgen (Blutungen, Schmerzen, Infektionen). Keine systematische Lymphadenektomie.
- *Operationsverfahren:* Atypische Segmentresektion, Lobektomie.

► **Probethorakotomie.** Eröffnung des Thorax unter diagnostischen und therapeutischen Gesichtspunkten bei unklarer Resektabilität. Aufgrund heutiger diagnostischer Standards (s. S. 274 ff) nur noch selten indiziert. Die histologische Schnellschnittdiagnostik erlaubt die intraoperative Bestätigung der Tumordignität und der Operationsradikalität. Bei Inoperabilität Abschluss des Eingriffs als Probethorakotomie mit der geringstmöglichen Invasivität, bei Resektabilität Erweiterung zum kurativen Eingriff.

Radiotherapie

► **Voraussetzungen für Radiotherapie:**
- *Blutbild:* Neutrophile Granulozyten > 2 000/µl, Thrombozyten > 100 000/µl.
- *Ausreichende respiratorische Reserven:* z. B. $FEV_1 > 1–1,2$ l.
- *Ausreichender Aktivitätsindex:* Bettlägerige Patienten sollten nicht einer Radiotherapie unterzogen werden.

► **Kurative Radiotherapie:**
- *Indikation:* Tumor, der mit Bestrahlungsfeldern von maximal 200 cm^2 komplett erfassbar ist (sequenziell oder simultan mit Chemotherapie), vor allem bei funktioneller Inoperabibiliät.
- *Radiotherapie im kurativen multimodalen Konzept:*
  - Kleinzelliges Karzinom: Simultane Chemo-Radiotherapie ab dem 3. Therapiezyklus im Stadium Limited Disease (→ 3-Jahresüberlebensrate + 5 % gegenüber alleiniger CTx); adjuvante Ganzschädelbestrahlung postoperativ oder nach erreichter Vollremission (kurativ im Stadium I–III).
  - Nichtkleinzelliges Karzinom: Im Stadium III adjuvant (bei Befall entnommener N_2-Lymphknoten oder der Resektionsränder = R_1, R_2-Resektion) nach 4 Kursen Chemotherapie bei gutem Allgemeinzustand.
- *CHART = Akzelerierte hyperfraktionierte Radiotherapie:* Etabliertes Verfahren in der Chemoradiotherapie des kleinzelligen Karzinoms im Stadium I–IIIa.
- *Vorgehen:* Linearbeschleuniger (Tele-Kobaltquelle weniger geeignet). Das Zielvolumen muss den Tumor selbst, die anliegenden Lungenbereiche und das Lymphabflussgebiet umfassen. Bestrahlungsdosis 55–70 Gy.

► **Palliative Radiotherapie:**
- *Indikation:* Symptomatische Therapie tumorbedingter Komplikationen wie obere Einflussstauung, Atelektase, lokaler Schmerz, Thoraxwandeinbruch, symptomatische oder funktionell beeinträchtigende Metastasen, besonders in Gehirn und Skelett. Die palliative Indikation setzt entsprechende Symptome voraus; ein inoperabler symptomfreier Patient sollte nicht bestrahlt werden.
- *Vorgehen:* Linearbeschleuniger, Tele-Kobaltquelle, endobronchiale Kleinraumbestrahlung mit [192]Iridium (35–50 Gy).

► **Begleitmaßnahmen:**
- *Hautschutz:* Hautschutzpuder, Verzicht auf Waschen an der betreffenden Region.
- *Schleimhautschutz:* Bepanthen-Lutschtabletten, Bepanthen-Spüllösung, Protonenpumpen-Inhibiotoren (z. B. Omeprazol) bei Ösophagusbestrahlung.
- *Hirnödemprophylaxe:* Dexamethason bei Schädelbestrahlung mit einer Anfangsdosierung von 8 mg/8 h p. o.
- *Kontrolluntersuchungen:* Klinischer Befund, Blutbild, Lungenfunktion (Lungenfunktionskontrolle in 2–4-wöchigem Abstand bis 3 Monate nach Therapieende).

Chemotherapie

▶ **Indikationen:**
- *Kurativ:*
  - SCLC im Stadium Limited Disease.
  - Adjuvante Therapie nach kurativer Resektion eines NSCLC im Stadium II und IIIa (fraglich: Stadium Ib).
- *Palliativ:*
  - SCLC im Stadium Extensive Disease.
  - Rezidiv eines SCLC.
  - Nicht kuratives NSCLC im Stadium III oder IV.
  - „Am Ort der Not" bei symptomatischen Manifestationen (z. B. Knochen).

▶ **Kontraindikationen:**
- Schlechter Allgemeinzustand (Karnofsky-Index < 50 %).
- Fehlende Zustimmung zur Therapie.
- Mangelnde Kooperation des Patienten.
- Schwere Begleiterkrankungen wie dekompensierte Herzinsuffizienz, höhergradige Leber- oder Niereninsuffizienz.
- Mangelnde Knochenmarksreserve.
- Relevante Begleitinfektion.

▶ **Therapieerfolg:**
- *Grundlagen:* Zytostatika gelten als aktiv, wenn in Monotherapie bei adäquater Dosis in mindestens 15 % d.F. eine Voll- oder Teilremission (mindestens Halbierung der messbaren Tumormanifestation) erreicht werden kann. Die aktiven Substanzen beim kleinzelligen und nichtkleinzelligen Karzinom weisen ein unterschiedliches, aber überlappendes Spektrum auf (Tab. 11.5).
- *SCLC:* Bei Monotherapie in bis zu 5 % der Fälle Vollremissionen, Teilremissionen häufig.
- *NSCLC:* Bei Monotherapie sind Vollremissionen eine Rarität, Teilremissionen nur in bis zu 30 % der Fälle.

▶ **Toxizität** (therapiebedingte Todesfälle in 2–5 % der Fälle):
- *Häufigste Komplikation:* Neutropeniebedingte Infektion.
- *Seltenere Komplikationen:*
  - Thrombozytopenische Blutungen.
  - Anaphylaktische Reaktionen.
  - Zytostatikainduziertes Lungenödem.
  - Neuropathischer Ileus, periphere Polyneuropathie.

▶ **Targeted Therapy:** Neuer Therapieansatz, bei dem kritische Wachstums- und Propagationsmechanismen des Tumors durch Ausschaltung definierter Moleküle (mittels Rezeptorantagonismus oder Antikörper) beeinflusst werden. Zwei Prinzipien haben Marktreife erreicht:
- *Erlotinib:* Antagonisierung des EGF-Rezeptors (epidermal Growth Factor, s. Tab. 11.8).
  - Zulassung: Zweitlinientherapie des NSCLC.

Tab. 11.5 • **Aktive Substanzen (Voll- oder Teilremission in mehr als 15 % bei Monotherapie in adäquater Dosierung) zur Chemotherapie der Bronchialkarzinome. Substanzen in Klammern sind schwächer wirksam.**

kleinzelliges Karzinom (SCLC)	nichtkleinzelliges Karzinom (NSCLC)
– Cisplatin, Carboplatin	– Cisplatin, Carboplatin
– Cyclophosphamid	– Ifosfamid
– Ifosfamid	– Adriamycin
– Adriamycin, 4-Epirubicin	– Etoposid
– Etoposid, Teniposid	– Vindesin, Vinorelbin
– Vincristin, Vindesin	– Mitomycin
– Topotecan, Irinotecan	– Docetaxel, Paclitaxel
– (Methotrexat)	– Gemcitabine
– (Procarbacin)	– Permetrexed
– (Hexamethylmelamin)	
– (CCNU)	

- Prädiktoren guten Ansprechens: Weiblicher Patient, Adenokarzinom, keine Raucheranamnese, starke kutane Arzneimittelreaktion (akneiform).
    - Komplikationen: Haut-/Schleimhautschädigung (Exanthem, Durchfall).
    - Dosierung: 150 mg/d p. o., einschleichende Dosierung, Beginn mit 50 mg/d.
- *Bevacizumab:* Ein humanisierter, monoklonaler Antikörper gegen den Vascular Endothelial Growth Factor (VEGF), der in die Tumorangiogenese eingreift.
    - Zulassung: Erstlinientherapie des NSCLC im Stadium IV zusammen mit einer platinhaltigen Chemotherapie (Paclitaxel 200 mg/m^2 + Carboplatin AUC 6 i. v. Tag 1, Wdh. alle 21 d, *Sandler, 2006*).
    - Kontraindikationen: Überwiegende Plattenepithelkarzinom-Differenzierung (→ vermehrte Tumorblutungen), Hirnmetastasen, Hämoptysen.
    - Komplikationen: thromboembolische Ereignisse, Magenulkus-/-perforation.
    - Dosierung: 7,5 (15)mg/kgKG i. v. alle 3 Wochen bis zur Progression.

► **Anwendungsprinzipien:**
- *Polychemotherapie* (s. Tab. 11.6, Tab. 11.7 und Tab. 11.8): Kombination von 2 oder 3 aktiven Substanzen für eine Dauer von 4–6 Zyklen. Die regelmäßige Verabreichung einer möglichst hohen Dosis ist Voraussetzung für das Ansprechen der Therapie. Nach Erreichen der Remission werden 2 weitere Zyklen appliziert. Eine darüber hinausgehende Behandlung verbessert die Ergebnisse nicht.
- Die Platin-basierten Protokolle weisen bei beiden Tumorentitäten die besten Remissionsergebnisse auf.
- *Rezidivbehandlung* mit gleicher Substanzkombination bei vorangegangener Remission und Auftreten des Rezidivs mehr als 12 Wochen nach der letzten Therapie.
- *Chemoresistenz:* Ausbleiben einer messbaren Tumorverkleinerung vor Beginn des 2. (SCLC) oder 3. Therapiezyklus (NSCLC), Zweitlinientherapie.
    - Vorgehen bei SCLC: Einsatz eines „nichtkreuzresistenten" Protokolls (z. B. Platin/Etoposid statt Cyclophosphamid/Adriamycin/Vincristin).
    - Vorgehen bei NSCLC: Therapieversuch mit alternativen Substanzen. Zugelassen zur Zweitlinientherapie sind: Permetrexed, Docetaxel und Erlotinib, s. Tab. 11.8.
- *Prolongierte Toxizität:* Bei Beginn des nächsten Intervalls Leukozyten < 4 000/µl, Neutrophile < 2 000/µl, Thrombozyten < 100 000/µl → Reduktion der Dosierung

Tab. 11.6 • **Geprüfte Protokolle zur Chemotherapie kleinzelliger (SCLC) Bronchialkarzinome.**

Protokoll	Substanzen/Dosierung	Intervall
ACO (Evans et al., 1987)	– Cyclophosphamid 1 000 mg/m^2, Tag 1 i. v. – Adriamycin 50 mg/m^2, Tag 1 i. v. – Vincristin 2 mg, Tag 1 i. v.	alle 3 Wochen
ACE (Aisner et al., 1982)	– Cyclophosphamid 1 000 mg/m^2, Tag 1 i. v. – Adriamycin 45 mg/m^2, Tag 1 i. v. – Etoposid 50 mg/m^2, Tag 1–5 i. v.	alle 3 Wochen
PE (Wilke et al., 1988)	– Cisplatin 50 mg/m^2, Tag 1 + 7 i. v. – Etoposid 170 mg/m^2, Tag 3–5 i. v.	alle 3 Wochen
IE (Wolf et al., 1991)	– Ifosfamid 1 500 mg/m^2, Tag 1–5 i. v. – Etoposid 120 mg/m^2, Tag 1–3 i. v.	alle 4 Wochen
EV (Hartlapp et al., 1988)	– Etoposid 120 mg/m^2, Tag 1–3 i. v. – Vincristin 2 mg, Tag 1 i. v..	alle 3 Wochen
PI (Noda, 2002)	– Cisplatin 60 mg/m^2 Tag 1 i. v. – Irinotecan 60 mg/m^2 Tag 1, 8, 15 i. v.	alle 3 Wochen
PT (Seifart, 2005)	– Cisplatin 75 mg/m^2 Tag 5 i. v. (oder Tag 3 i. v.) – Topotecan 1 mg/m^2 Tag 1–5 i. v. (oder 1,5 mg/m^2 Tag 1–3 i. v.)	alle 3 Wochen
Topotecan * (Eckardt, 2005)	– Topotecan 1,5 mg/m^2 Tag 1–5 i. v. – oder Topotecan 2,3 mg/m^2 Tag 1–5 p. o.	alle 3 Wochen

* Zugelassen zur Second-Line-Therapie

Tab. 11.7 • Geprüfte Protokolle zur Chemotherapie nichtkleinzelliger Bronchialkarzinome (NSCLC).

Protokoll	Substanzen/Dosierung	Intervall
PE (Longeval, 1982)	– Cisplatin 60 mg/m², Tag 1 i. v. – Etoposid 120 mg/m², Tag 3 + 5 + 7 i. v.	alle 3 Wochen
PV (Gralla, 1981)	– Cisplatin 60 mg/m²*, Tag 1 + 29 i. v., danach alle 6 Wochen – Vindesin 3 mg/m², Tag 1, 8, 15, 22, 29, 36 i. v., danach alle 2 Wochen	
IE (Drings, 1986)	– Ifosfamid 2 000 mg/m², Tag 1–5 i. v. – Etoposid 120 mg/m², Tag 1–3 i. v.	alle 4 Wochen
MV (Sculier, 1986)	– Mitomycin 15 mg/m²**, Tag 1 i. v., danach alle 4 Wochen – Vindesin 3 mg/m², Tag 1, 8, 15, 21, 29, 36 i. v., danach alle 2 Wochen	
MIV (Gatzemeier, 1987)	– Mitomycin 10 mg/m², Tag 1 i. v. – Ifosfamid 1 500 mg/m², Tag 1–5 i. v. – Vindesin 3 mg/m², Tag 1 i. v.	alle 4 Wochen
MIP (Crino, 1998)	– Cisplatin 100 mg/m², Tag 2 – Ifosfamid 3 000 mg/m², Tag 1 – Mitomycin 6 mg/m², Tag 1	alle 4 Wochen
PT (ECOG, 1999)	– Cisplatin 100 mg/m², Tag 2 – Paclitaxel*** 135 mg/m², Tag 1	alle 3 Wochen
PG (Cardenal, 1999)	– Cisplatin 100 mg/m², Tag 1 i. v. – Gemcitabin 1 250 mg/m², Tag 1 + 8 i. v.	alle 3 Wochen
PD (Belani, , 2002)	– Cisplatin 75 mg/m², alle 3 Wochen Tag 1 i. v. – Docetaxel 75 mg/m², Tag 1 i. v.	alle 3 Wochen
V (ELVIS, 1999)	– Vinorelbin 30 mg/m², Tag 1 + 8	alle 3 Wochen, geprüft auch bei Patienten > 70 J
G (Gatzemeier, 1996)	– Gemcitabin**** 1 250 mg/m², Tag 1 + 8 + 14 i. v.	alle 4 Wochen
NVB-P (Le Chevalier, 1994)	– Vinorelbin 30 mg/m², Tag 1, 8, 15, 22 i. v. – Cisplatin 120 mg/m², Tag 1 i. v.	Platin wiederholen an Tag 29, dann alle 6 Wochen; Vinorelbin weiter wöchentlich
PEMG (Hanna, 2004)	– Permetrexed 500 mg/m², Tag1 – Gemcitabin 1 250 mg/m², Tag 1 + 8	Alle 3 Wochen

* Alternative: Cisplatin120 mg/m² (Remissionsraten nicht verbessert, Überlebenszeit jedoch verlängert (Gralla et al., 1981).
** bei Vorbehandelten Mitomycin 10 mg/m²
*** Infusionsdauer von Paclitaxel im Gegensatz zur ECOG-Studie 3 h
**** Dosisbereiche in Monotherapiestudien 800–1 250 mg/m² mit ähnlichen Ergebnissen (Ansprechen in ca. 20 %)

Tab. 11.8 • Geprüfte Protokolle zur Second-Line-Chemotherapie nichtkleinzelliger Bronchialkarzinome (NSCLC).

Protokoll	Substanzen/Dosierung	Intervall
Docetaxel (Shepherd, 2000)	– Docetaxel 75 mg/m² i. v.	alle 3 Wochen
Permetrexed (Hanna, 2004)	– 500 mg/m² i. v.	alle 3 Wochen
Erlotinib (Shepherd, 2005)	– Erlotinib 150 mg	täglich

um maximal 30 % ab dem folgenden Zyklus oder Verlängerung des therapiefreien Intervalls um 1 Woche.

▶ **Praktisches Vorgehen:**

- Indikation und Kontraindikationen beachten (s. S. 285).
- Komplette klinische Untersuchung.
- *Notwendige Laboruntersuchungen/-parameter:*
  - Großes Blutbild: Neutrophile Granulozyten > 2 000/µl, Thrombozyten > 100 000/µl.
  - Bilirubin < 1,5 mg/dl.
  - Harnpflichtige Substanzen (Dosisanpassung bei Niereninsuffizienz).
- *Festlegen von Tumormessparametern:* Röntgenbild, Sonografie, CT.
- *Ausführliche Patientenaufklärung:* Therapieziel, Verfahren, Therapiealternativen, mögliche Toxizität, notwendiges Patientenverhalten.
- *Überprüfung der Venenverhältnisse:* Bei schlechtem Venenstatus Implantation eines Port-Katheters.
- *Auswahl des Therapieprotokolls:* Je nach kurativer/palliativer Indikation und individuellem Risikoprofil.
  - Es sollten nur Protokolle eingesetzt werden, die in großen Studien geprüft wurden (s. Tab. 11.6, Tab. 11.7 und Tab. 11.8).
  - Platinhaltige Protokolle weisen bei allen Tumorformen die höchste Potenz, gleichzeitig auch die höchste Toxizität auf. Ihr Einsatz erfolgt daher vor allem bei guten Prognoseparametern und/oder kurativer Indikation. Ersatz von Cisplatin durch Carboplatin (Dosis: AUC 5–6; AUC = Area under the Curve = Fläche unter der Plasmakonzentrations-Zeit-Kurve) bei Nieren- oder fortgeschrittener Herzinsuffizienz.
  - Bei Patienten mit ungünstigen Prognoseparametern (schlechter Allgemeinzustand, Fernmetastasen in mehreren Organen, Knochenmarks- oder Organinsuffizienzen, hohes Lebensalter) Einsatz von moderat-toxischen Kombinationen wie EV, MV oder von Monotherapien (s. Tab. 11.6 u. Tab. 11.7).
- *Intravenöse Applikation:* Nach Vorschrift mit der notwendigen Begleittherapie (Hydratation, Blasenschutz, Antiemetika, Diuretika) über einen sicher platzierten intravenösen Zugang. Keine maschinelle Druckinfusion! Nach Infusionsende intensive Beobachtung des Patienten, Fortführen, evtl. Korrektur der Begleitmedikation.

▶ **Begleitmedikation:**

- *Antiemetika:* Die Intensität der antiemetischen Therapie richtet sich nach der emetogenen Potenz der Kombination. Bei mittel- bis höhergradiger emetogener Potenz sind Ondansetron oder seine Analoga zusammen mit Dexamethason das Mittel der Wahl.
- *Granulozyten-(Makrophagen)Kolonie-stimulierender Faktor (G-CSF):* Nicht routinemäßig indiziert. Durch den Einsatz kann eine Dosisintensivierung der Chemotherapie durch Verkürzung des Zyklusintervalls erzielt werden. Eine Steigerung der Einzeldosen ist auch unter Substitution von G/GM-CSF nicht möglich. Eine Verlängerung der Überlebenszeit durch Einsatz hämatopoetischer Wachstumsfaktoren ist nicht nachgewiesen.
- *Erythropoetin (EPO):* Gegenüber bedarfsweiser Bluttransfusion keine Verbesserung der Lebensqualität oder der Therapieergebnisse (durch Erhöhung des Sauerstoffangebotes) beim Bronchialkarzinom nachgewiesen. Mögliche Tumorpropagation.

▶ **Kontrolluntersuchungen:**

- Im Therapieintervall wöchentliche Blutbildkontrollen.
- Hinweis auf Notwendigkeit der Kontaktaufnahme bei unerwarteten Ereignissen.
- *Vor dem folgenden Therapiezyklus:*
  - Anamnese und ausführliche körperliche Untersuchung.
  - Großes Blutbild, Bilirubin, Leberwerte, harnpflichtige Substanzen.
  - Tumormessparameter.

▶ **Ergebnisse:**

- *Kleinzelliges Karzinom (SCLC), limited disease:*

- Mindestens Teilremission in 70–90 % d.F., Verlängerung der medianen Lebenserwartung auf 11–15 Monate, Erreichen einer Vollremission in 30–50 % der Fälle.
- Langzeitremissionen im Rahmen der multimodalen Therapie (rezidivfreies Überleben mehr als 30 Monate) bei 10 %, im Stadium I–II 30–50 % (mit chirurgischer Resektion) der Patienten.
- Deutliche Verbesserung der Lebensqualität (subjektives Erleben, Aktivitätsindex).
- *Kleinzelliges Karzinom (SCLC), extensive disease:*
  - Mindestens Teilremission in 50–70 % der Fälle, Verlängerung der medianen Lebenserwartung auf 6–10 Monate, Erreichen einer Vollremission in 10–30 % der Fälle.
  - Langzeitremission bei weniger als 3 % der Patienten.
  - Deutliche Verbesserung der Lebensqualität (subjektives Erleben, Aktivitätsindex).
- *Inoperables nichtkleinzelliges Karzinom (NSCLC):*
  - Gesamtansprechen in 25–40 %, Vollremission in weniger als 10 % der Fälle.
  - In Metaanalysen lässt sich ein Überlebensvorteil von etwa 2 Monaten gegenüber supportiver Therapie nachweisen.
  - Der Einfluss der Chemotherapie auf die Lebensqualität kann, bei insgesamt positiver Tendenz, noch nicht abschließend beurteilt werden.

Stadiengerechte Therapie

▶ **Nichtkleinzelliges Karzinom (NSCLC), s. Tab. 11.9:**
- In den Stadien I–III ist eine kurative Resektion anzustreben.
- *Stadium Ia bis IIb:*
  - Alleinige radikale Resektion mit systematischer Lymphknotendissektion. Die 5-Jahres-Überlebensrate ist mit 60 % bis 25 % relativ gut (s. Abb. 11.17 s. S. 292).
  - Im Stadium IIa, IIb (Ib?) adjuvant 4 Zyklen platinhaltige Polychemotherapie
  - Bei funktioneller Inoperabilität Chemo-Radiotherapie in kurativer Intention.
- *Stadium IIIa:*
  - Chirurgisches Vorgehen bei kurativem Ansatz sinnvoll. Bei R1-/R2-Resektion adjuvante Chemotherapie, abschließend Radiotherapie bei gutem Allgemeinzustand.
  - T 3-Tumor mit begrenzter Ausdehnung auf Brustwand, Zwerchfell: Radikale Operation durch erweiterte Lobektomie oder Pneumonektomie.
  - Pancoast-Tumor: Zusätzlich zur Operation Durchführung einer präoperativen Chemoradiotherapie.
  - Adjuvante Chemotherapie (4 Zyklen, platinhaltig) obligat.

Tab. 11.9 • **Stadiengerechte Standardtherapie des nichtkleinzelligen Bronchialkarzinoms.**

Stadium	Chirurgie	Radiotherapie	Chemotherapie
I	ja	nein	nein (Stadium Ib?)
II	ja	nein	adjuvant
IIIa	ja	ja: – bei Inoperabilität – neoadjuvant bei Pancoast-Tumor – adjuvant	ja: – bei Inoperabilität – adjuvant
IIIb	nein Ausnahmen: – resektabler T 4-Tumor – palliativ	ja – kurativ – palliativ – adjuvant	ja – kurativ – adjuvant
IV	nein (Ausnahme: palliativ)	ja (palliativ)	ja (bei guten Prognoseparametern, +/- Bevacizumab)

Bronchopulmonale Tumoren

- – Die 5-Jahres-Überlebensrate ist mit ca. 15 % deutlich schlechter als in den Stadien I und II (s. Abb. 11.17, S. 292).
  - – „Down-Staging" durch neoadjuvante Chemo-Radiotherapie: Bisher keine endgültige Bewertung möglich, kein Standardverfahren.
  - – Bei Inoperabilität definitive Chemo-Radiotherapie.
- • *Stadium IIIb:*
  - – Nur dann Resektion, wenn ein T4-Tumor ausnahmsweise kurativ resektabel erscheint (Karinabefall, minimaler Tracheabefall, minimaler Befall von Perikard/großen Gefäßen, Satelittentumor im gleichen Lappen). Meist Einsatz von bronchoplastischen Verfahren notwendig. Adjuvante Radio-Chemotherapie.
  - – Alternativ zur Resektion kann eine definitive Radio-Chemotherapie in kurativer Dosis erfolgen.
  - – Bei Auftreten von Symptomen, die durch tumorbedingte Komplikationen hervorgerufen werden, Anwendung von Radiotherapie oder Chemo-Radiotherapie in palliativer Absicht.
  - – Die neoadjuvante Therapie hat sich nicht etabliert.
- • *Stadium IV:*
  - – Operation nur unter palliativen Gesichtspunkten (z. B. Tumorblutung, Tumorzerfall mit Infektion) indiziert.
  - – Eine Radiotherapie „am Ort der Not" ist bei Auftreten von Symptomen indiziert.
  - – Chemotherapie erfolgt im Einzelfall. Für den Einsatz sprechen junges Lebensalter, guter Allgemeinzustand, das Fehlen von Knochen- bzw. hämatogenen Metastasen in multiplen Organen sowie rasches Tumorwachstum (messbar im Intervall von 8 Wochen). Beste Ergebnisse werden mit Platin + Taxan, Platin + Gemcitabin oder Platin + Vinorelbine erzielt. Falls nicht kontraindiziert, gegebenenfalls begleitend Bevacizumab.
- ► **Kleinzelliges Karzinom (SCLC), s. Tab. 11.10:**
- • Zum Erreichen einer optimalen individuellen Prognose ist ein multimodales Therapiekonzept zu verwirklichen.
- • *Stadium I und II:*
  - – Primäre Resektion sinnvoll.
  - – Anschließend Polychemotherapie von 4–6 Zyklen mit maximaler Dosierung („Nadir-adaptierte Therapie": Folgender Therapiezyklus sofort nach Erholung des weißen Blutbildes). Die geplante Dosierung sollte eingehalten werden, evtl. unter Einsatz von G-CSF, zusätzlich simultane Radiotherapie. (Beginn nach 2. Chemotherapiezyklus).
  - – Prophylaktische Schädelbestrahlung.

Tab. 11.10 • **Stadiengerechte Therapie des kleinzelligen Bronchialkarzinoms.**

Stadium	Chirurgie	Radiotherapie	Chemotherapie
LD Stadium I–II	ja – initial (experimentell nach Vollremission)	ja – mit Chemotherapie – Schädel prophylaktisch nach Vollremission – im Rezidiv bei Chemoresistenz	ja – initial 4–6 Zyklen oder – postoperativ 4–6 Zyklen – im Rezidiv
LD Stadium IIIa/b oder IV	nein	ja – mit Chemotherapie – Schädel prophylaktisch bei Vollremission	ja – initial 4–6 Zyklen – im Rezidiv
ED	nein	ja – lokal bei Chemoresistenz – bei Hirnmetastasen – bei symptomatischem Befall (Knochen!)	ja – initial 4–6 Zyklen – im Rezidiv

LD = limited Disease; ED = extensive Disease;

Tab. 11.11 • **Therapie häufiger lokaler Komplikationen des Bronchialkarzinoms.**

Komplikation	nichtkleinzelliges Karzinom	kleinzelliges Karzinom
Trachealstenose, Karina-Syndrom, Verschluss großer Bronchien (s. Abb. 11.16)	– Lasertherapie, Endoprothese + Radio-therapie (endobronchial ± perkutan)	– Notfall: Lasertherapie, und/oder Endoprothese – Chemotherapie, bei Nicht-ansprechen Endopro-these + Radiotherapie (en-dobronchial ± perkutan)
Retentions-pneumonie	– Antibiotika (z. B. Cefuroxim + Clindamycin) – zentral: Bronchusdilatation + Laserthera-pie/Endoprothese – palliative Resektion	– Antibiotika (z. B. Cefuroxim + Clindamycin) – Chemotherapie
Tumorblutung (Hämoptyse)	– zentral: Lasertherapie/APC – peripher: Palliative Resektion	– zentral: Lasertherapie/Ar-gon-Plasma-Koagulation – peripher: Chemotherapie
Arrosionsblutung (Hämoptoe)	– zentral: Lasertherapie – peripher: Okklusionsballon, dann palliative Resektion	– zentral: Lasertherapie – peripher: Okklusionsballon, dann evtl. palliative Resek-tion
Vena-cava-superior-Syndrom	– Gefäßendoprothese, danach Radiotherapie	– Chemotherapie, – im Notfall: Ge-fäßendoprothese
tracheo-/broncho-ösophageale Fistel	– kombinierte ösophageale + tracheale/bronchiale Endoprothese	
Ösophagusstenose	– Endoprothese + Radiotherapie – überbrückend perkutane endoskopische Gastrostomie	– Chemotherapie – überbrückend perkutane endoskopische Gastrosto-mie
symptomatischer Pleuraerguss	– Katheterdrainage + Pleurodese	– Pleurozentese – Chemotherapie
Perikardtamponade	– Katheterdrainage (Pigtailkatheter) + evtl. Perikardiodese	– Perikardiozentese – Chemotherapie

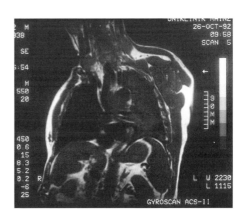

Abb. 11.16 • Hauptbronchus-verschluss durch ein Bronchial-karzinom (MRT, Schrägprojektion).

- *Stadium limited disease* (über Stadium I-II hinausgehender Befall):
  - Initiale Polychemotherapie (s. S. 286) mit simultaner Radiotherapie.
  - Bei Erreichen einer Vollremission prophylaktische Schädelbestrahlung.
- *Stadium extensive disease:*
  - Polychemotherapie, wobei Intensität und Dauer dem Allgemeinzustand ange-passt werden. Bei Vollremission prophylaktische Schädelbestrahlung,
  - Bei Vorliegen von Hirnmetastasen erfolgt eine Schädelbestrahlung.

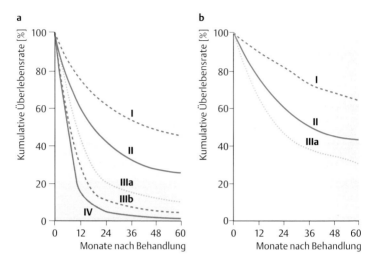

Abb. 11.17 • a–b Stadienabhängigkeit (a = klinisches Stadium, b = chirurgisches Stadium) der Überlebenswahrscheinlichkeit beim nichtkleinzelligen Bronchialkarzinom (nach C. F. Mountain et al., 1992); I, II, IIIa, IIIb, IV = Stadien nach der TNM-Klassifikation.

- – Rezidiv: Bei Auftreten < 3 Monate nach Ende der Primärbehandlung Topotecan oder „nichtkreuzresistente" Kombination (z.B ACO statt PE), ≥ 3 Monaten Wiederholung der Initialtherapie.
- ► **Therapie lokaler Komplikationen:**
  - Bei nichtvorbehandeltem SCLC primär Chemotherapie, bei NSCLC primär Radiotherapie oder interventionelle Therapie.
  - Bei Auftreten lokaler Tumorkomplikationen stehen heute interventionelle Verfahren zur Verbesserung der Lebensqualität zur Verfügung (s. Tab. 11.11).
- ► *Endobronchiale Verfahren:*
  - Lasertherapie, Argon-Plasmakoagulation (APC) → Entfernung von exophytischem Tumorgewebe zur raschen Atemwegseröffnung oder Blutstillung.
  - Stents (Endoprothesen) → Rasche Eröffnung extrinsischer Atemwegskompressionen.
  - Brachytherapie (endobronchiale Kleinraumbestrahlung) → Konsolidierung des Therapieerfolges nach Laser oder Stent (s. S. 505).

Prognose

- ► Siehe Abb. 11.17 und Abb. 11.18.

11.3 Bronchuskarzinoid

Grundlagen

- ► **Definition:** Das Bronchuskarzinoid ist ein in der Regel niedrigmaligner bronchialer Tumor, der von der neuroendokrinen Kulschitzky-Zelle des Bronchialepithels ausgeht.
- ► **Epidemiologie:** Bronchuskarzinoide sind relativ häufig und machen 4 % aller Bronchialtumoren aus. Sie kommen gleichermaßen bei Frauen und Männern in jüngerem Lebensalter (Schwerpunkt 35–40 Jahre) vor.
- ► **Ätiologie und Pathogenese:**
  - *Lokalisation:* 80 % der früher fälschlicherweise als Bronchialadenome bezeichneten Tumoren sind zentral gelegen und der direkten Endoskopie zugänglich (s. Abb. 11.19).

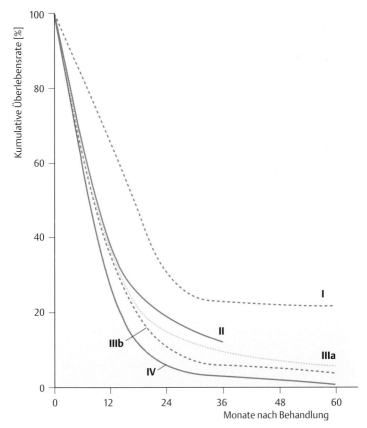

Abb. 11.18 • Stadienabhängigkeit der Überlebenswahrscheinlichkeit beim kleinzelligen Bronchial-karzinom (cTNM), nach C. F. Mountain, 1992.

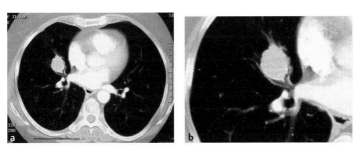

Abb. 11.19 • a u. b Bronchuskarzinoid (Mittellappen der rechten Lunge); CT.

- *Neuroendokrine Eigenschaften:*
  - Morphologisch: Nachweis neurosekretorischer intrazytoplasmatischer Granula.
  - Biochemisch: Expression von Serotonin, seltener Bradykinin, Prostaglandinen oder Gastrin.
- *Manifestationsformen:* Das Spektrum reicht von kapselbildenden, mitosearmen und relativ benignen Tumoren bis hin zu atypischen Karzinoiden, die biologisch und morphologisch kaum von der Haferzellform des kleinzelligen Bronchialkar-

zinoms zu unterscheiden sind. Eine maligne Sonderform ist das großzellige neuroendokrine Karzinom. Ein gemeinsames Merkmal ist das reich durchblutete Stroma.

Klinik

- **Zentrale Tumoren** führen zu Atemwegsverlegung mit Retentionspneumonie, Bronchiektasen und lokalisierter Bronchusobstruktion.
- **Charakteristika beim typischem (atypischen) Karzinoid:** Mittleres Alter 46 (56) Jahre, Zigarettenanamnese 30 % (60–80 %), Lymphknotenausbreitung 4 % (25 %), Fernmetastasen 2 % (20 %), Lokalrezidive nach OP < 1 % (> 2 %).
- **Hämoptysen** kommen in 50 % der Fälle vor.
- **Karzinoid-Syndrom:** Anfallsweise Hautrötung, Kopfschmerzen, Übelkeit, Erbrechen und Blutdruckabfall durch massive Serotoninausschüttung. Ausschließlich bei (hepatischer) Metastasierung.
- **Selten (paraneoplastisch):** Mitral-, Aortenklappenfehler oder Cushing-Syndrom.

Diagnostik

- **Bronchoskopie:**
  - *Typischer Aspekt:* Zentraler, kirschroter polypöser Tumor, oft mit umgebender Bronchuswandinfiltration.
  - *Biopsie:* Wegen der Gefahr starker Blutungen in starrer Bronchoskopie mit begleitender Koagulation (Laser/APC). Häufig werden Bronchuskarzinoide in Unkenntnis jedoch komplikationslos mit dem flexiblen Bronchoskop biopsiert.
- **Diagnosesicherung (feingeweblich):** Elektronenmikroskopischer Nachweis typischer Granula oder immunhistochemischer Nachweis mit neuroendokrinen Markern.
- **Onkologische Durchuntersuchung/Metastasensuche:** Metastasen finden sich am häufigsten in der Leber, selten im Knochen oder im Hirn, daher Abdomen-Sonografie und -CT, Schädel-MRT, Knochen-Szintigrafie.
- **Labor:** 5-Hydroxyindolessigsäure im Urin (bei Metastasierung nachweisbar).
- **Röntgenbefund:** Solitäre Lungenrundherde sind selten Bronchuskarzinoide!

Therapie

- **Operative Therapie:**
  - Die chirurgische Entfernung im Sinne der Malignomchirurgie ist Therapie der Wahl. Häufig sind im Schnellschnitt die Resektionsränder nicht tumorfrei (typisches Eisbergphänomen bei Bronchuskarzinoiden).
  - *Vorgehen:* Nicht selten sind Manschettenresektionen oder Lobektomien bzw. Bilobektomien notwendig. Eine komplette Lymphknotendissektion ist anzuschließen, da mit regionalen LK-Metastasen zu rechnen ist.
  - *Isolierte Organmetastasen:* Bei günstiger Lage ist eine chirurgische Metastasenentfernung sinnvoll (z. B. durch Lebersegmentresektion).
- **Polychemotherapie:**
  - *Indikationen:* Hochmaligne, atypische Karzinoide oder bei ausgedehnterer Metastasierung.
  - *Wirksame Substanzen:* 5-Fluorouracil, Alkylanzien, Doxorubicin und Streptozotocin, außerdem γ-Interferon.
- **Radiotherapie** (das Bronchuskarzinoid ist mäßig strahlensensibel): Versuch bei Chemoresistenz; Dosis 35–55 Gy.

Prognose

- Nach radikaler Entfernung ist die Prognose gut. Die 5-Jahres-Überlebensrate beträgt 80 %. In seltenen Fällen muss mit einer Spätmetastasierung noch nach vielen Jahren gerechnet werden.
- Beim metastasierenden Bronchuskarzinoid beträgt die 5-Jahres-Überlebenswahrscheinlichkeit 20 %. Der Verlauf ist sehr variabel.

11.4 Maligne Lymphome

Morbus Hodgkin

▸ **Vorkommen:** Der primär pulmonale Morbus Hodgkin ist eine Rarität.

▸ **Ätiologie und Pathogenese:** Ausgangspunkt sind Lymphfollikel der peribronchialen Lymphknoten, die weit über die Lunge verbreitet sind.

▸ **Klinik:** Die meist älteren Patienten leiden häufig unter B-Symptomen (Fieber, Nachtschweiß, Gewichtsverlust), trockenem Husten, seltener Thoraxschmerz.

▸ **Diagnostik:**
- *Röntgenuntersuchung:* Entweder solitäre oder multiple pulmonale Rundherde, diffuse Infiltrationen oder zerfallende Herde. Der Befall ist meist einseitig mit Prädominanz der Oberlappen.
- *Transbronchiale Biopsie/chirurgische Lungenbiopsie* zur histologischen Diagnosesicherung.
- *Komplettes Staging:* Alle Lymphknotenstationen und parenchymatösen Organe zum Ausschluss eines extrapulmonalen Lymphoms.

▸ **Differenzialdiagnose:**
- *Ausgedehnter Mediastinalbefall eines Morbus Hodgkin („Bulky Tumor"):* Ausbreitung des Tumors in die Lunge (per continuitatem). Das CT zeigt die Beziehung zwischen Lymphomen und infiltrativen Lungenveränderungen benachbarter Bezirke bei offenen Bronchien.
- *Zustand nach Mantelfeldbestrahlung* (im Rahmen der Primärtherapie): Pulmonales Rezidiv im Randbereich des Bestrahlungsfeldes, oft Jahre nach der Erstbehandlung.

▸ **Therapie:** Der primäre pulmonale Morbus Hodgkin wird durch Chirurgie + Radiotherapie mit guter Prognose behandelt. Die Frage der Chemotherapie beim extranodalen Morbus Hodgkin ist nicht endgültig beantwortet.

Non Hodgkin-Lymphom

▸ **Definition:** Erkrankungen durch monoklonale, unreife Lymphozyten.

▸ **Ätiologie und Pathogenese:** Die Monoklonalität kann durch Nachweis eines spezifischen Gen-Rearrangements im Immunglobulin-Genlokus molekularbiologisch bewiesen werden. Der pulmonale Befall erfolgt meist durch Ausbreitung in hilären Lymphknoten. Selten Ursprung im bronchusassoziierten Lymphgewebe (s. S. 296). Niedrig maligne Lymphome haben einen langen Spontanverlauf und sind recht chemo- und strahlenresistent, während hochmaligne Lymphome früh zu Symptomen führen und erfolgreich konservativ behandelt werden können.

▸ **Klinik:**
- *Typische Symptomatik:* Husten, Luftnot, Thoraxschmerzen sowie Hämoptysen und komplizierende Bronchialobstruktionen (Retentionspneumonie), B-Symptomatik (Fieber, Nachtschweiß und Gewichtsverlust).
- *Paraneoplastische Symptome:* Juckreiz, Erythema nodosum, Autoimmunphänomene, Koagulopathie, Hyperkalzämie und zentralnervöse Ausfälle.

▸ **Diagnostik:**
- *Transbronchiale Biopsie/chirurgische Lungenbiopsie* zur histologischen Diagnosesicherung.
- *Komplettes Staging:* Untersuchung aller Lymphknotenstationen und parenchymatösen Organe sowie des Knochenmarks.

▸ **Therapie:**
- *Lokalisierte, niedrig maligne Lymphome:* Lokale Resektion oder – bei Inoperabilität – Radio- oder Radio-/Chemotherapie. Fortgeschrittenere Tumoren werden bei Symptomen durch Chemotherapie behandelt.
- *Lokalisierte hochmaligne Lymphome:* Bestrahlung, häufig gemeinsam mit Chemotherapie. Bei fortgeschritteneren Stadien steht die Polychemotherapie mit lokaler Bestrahlung von Lymphknotenmassen im Vordergrund.
- ☐ *Hinweis:* Bei Auftreten neuer pulmonaler Läsionen im Verlauf ist ein Rezidiv ebenso wahrscheinlich wie eine opportunistische Infektion.

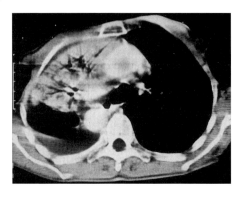

Abb. 11.20 • Infiltration durch ein BALT-Lymphom, ausgehend vom rechten Lungenoberlappen mit Bronchopneumogramm, begleitender Pleuraerguss (CT, Weichteilfenster).

BALT-Lymphome

- ► **Definition:** Primäre pulmonale Lymphome mit den Stigmata der Monoklonalität, die vom bronchusassoziierten Lymphgewebe (**B**ronchus **a**ssociated **L**ymphoid **T**issue = BALT) ausgehen.
- ► **Ätiologie und Pathogenese:** Mukosales Lymphgewebe an den Aufzweigungen der Bronchien kann selten Ausgangspunkt eines niedrig malignen Lymphoms sein.
- ► **Klinik:** Die Symptomatik ist uncharakteristisch mit Gewichtsverlust, Schwächegefühl, Husten und langsam zunehmender Luftnot.
- ► **Diagnostik:**
  - *Röntgenuntersuchung:* Das Bild variiert. Am häufigsten kommen unscharf begrenzte, im Parenchym gelegene, ausgeprägte Verdichtungsfelder mit positivem Bronchopneumogramm vor. Bronchusobstruktionen kommen bei zentralem Befall vor. Die Veränderungen werden meist als Pneumonie oder Bronchialkarzinom missgedeutet. Diffuse interstitielle Infiltrate sind selten. (s. Abb. 11.20).
  - *Biopsie/Histologie:* Monomorphes Bild eines lymphozytären Infiltrates mit Destruktion normaler Strukturen. Die Monoklonalität/Malignität kann häufig nur an großen Biopsien dargestellt werden.
- ► **Therapie:**
  - Bei Operabilität radikale Resektion.
  - Ein abwartendes Verhalten kann bei Inoperabilität gerechtfertigt sein, wenn die Symptomatik gering ist.
  - Bei symptomatischem Verlauf wurden Radiotherapie, Chemotherapie und Steroide mit unterschiedlichem Erfolg eingesetzt. Eine etablierte Polychemotherapie existiert nicht.
- ► **Prognose:** Mehrjährige Verläufe sind häufiger, aggressiveres Wachstum mit einem Verlauf von wenigen Monaten kommt jedoch vor.

Lymphomatoide Granulomatose

- ► **Definition:** Seltene angiozentrische, lymphoproliferative Erkrankung unklarer Ätiologie mit Lungen- und Hautbeteiligung.
- ► **Ätiologie und Pathogenese:** In Läsionen dieser Erkrankung wurde das Epstein-Barr-Virus gefunden. Sie kommt manchmal in Begleitung des Sjögren-Syndroms, der chronischen Virushepatitis, der rheumatoiden Arthritis und nach Nierentransplantation vor. Die Erkrankung wird auch als eine Variante eines malignen Lymphoms angesehen.
- ► **Klinik:**
  - *Pulmonal:* Husten (gelegentlich mit Auswurf), Dyspnoe und allgemeine Schwäche mit Fieber kennzeichnen die Erkrankung. Selten entwickeln sich zentrale Bronchialstenosen.
  - *Zentrales Nervensystem:* Bei jedem vierten Patienten entwickelt sich eine zerebrale Manifestation mit fokalen Ausfällen, zuweilen mit Anfällen.

- • *Dermatologisch:* Fleckige, erythematöse, makulöse oder papullöse Veränderungen ohne Konfluenz. Die Läsionen treten häufig an den Extremitäten auf und können ulzerieren.
- ➤ **Diagnostik:**
  - • *Röntgenuntersuchung:* Parenchymverdichtungen, typischerweise in der Lungenperipherie und in den Unterlappen. Meist wechselnder Verlauf mit Progression, gefolgt von Remissionen. Lymphknotenvergrößerungen sind sehr selten.
  - • *Biopsie/Histologie:* Es findet sich eine destruktive, entzündlich granulomatöse Angiitis aus atypischen und unreifen Zellen mit zahlreichen Mitosen. Lymphozyten stehen ganz im Vordergrund.
- ➤ **Therapie:** Der symptomatische Verlauf wird mit Glukokortikoiden und Zytostatika (v. a. Cyclophosphamid) behandelt.
- ➤ **Prognose:** Ein kleinerer Anteil der Fälle zeigt einen benignen Verlauf mit wechselnden Veränderungen an Lunge und Haut über Monate und Jahre. Allgemein ist die Prognose mit einer 5-Jahres-Überlebensrate von 50 % jedoch schlecht. In etwa 20 % entwickelt sich ein hochmalignes Lymphom.

Angioimmunoplastische Lymphadenopathie

- ➤ **Definition:** Maligne Lymphknotenerkrankung bei Erwachsenen mit den Charakteristika des Morbus Hodgkin, jedoch ohne das zelluläre Substrat (Reed-Sternberg-Zelle). (Ein klassisches malignes Lymphom kann in 5–20 % der Fälle auftreten).
- ➤ **Ätiologie und Pathogenese:** Ursache ist vermutlich eine Immundysregulation. Die Erkrankung kann im Verlauf des Sjögren-Syndroms und bei AIDS auftreten. Auch hier wurde das Epstein-Barr-Virus im lymphatischen Gewebe gefunden.
- ➤ **Klinik:**
  - • Das Kardinalsymptom sind Lymphknotenvergrößerungen, die an allen Stationen auftreten können, häufig im Hilus und im Mediastinum.
  - • Sehr häufig finden sich auch Allgemeinsymptome mit Fieber, Gewichtsverlust und Schwäche sowie Erytheme, Pruritus und Hepatosplenomegalie.
- ➤ **Diagnostik:**
  - • *Röntgenuntersuchung:* Hilär-/mediastinale Lymphadenopathie, Pleuraergüsse, Pleuraverdickungen oder diffuse interstitielle Infiltrate.
  - • *Labor:* Anämie (autoimmunhämolytische Anämie – Coombs-Test positiv), unterschiedliche Blutbildveränderungen wie Leukozytose, Lymphopenie, Thrombozytopenie und Eosinophilie, Dysproteinämie mit polyklonaler Hyperglobulinämie oder mit Hypoglobulinämie bzw. in der Spätphase der Erkrankung monoklonaler Hyperglobulinämie. Häufig Nachweis von Autoantikörpern (ANA).
  - • *Biopsie/Histologie* zur Diagnosesicherung: Charakteristisch ist die Proliferation kleiner Blutgefäße innerhalb der vergrößerten Lymphknoten sowie ein buntes entzündliches Infiltrat mit Verarmung an normalen Lymphozyten und Anhäufung eosinophilen Materials.
- ☐ *Hinweis:* Die histologische Differenzialdiagnose zum sogenannten Lennert-Lymphom oder der Castleman'schen Erkrankung ist schwierig!
- ➤ **Therapie:** Frühzeitiger Einsatz von Steroiden und Zytostatika wie Cyclophosphamid. In einzelnen Fällen wurde Cyclosporin A erfolgreich eingesetzt.
- ➤ **Prognose:** Ein milder Verlauf findet sich bei einem Drittel der Patienten, Spontanremissionen kommen vor. Trotz der sehr unterschiedlichen Verläufe beträgt die mediane Lebenserwartung lediglich 18 Monate.

Multiples Myelom und Morbus Waldenström

- ➤ **Definition:** Neoplasie eines Plasmazellklons (B-Lymphozyten). Meist Produktion von monoklonalem Immunglobulin (Klasse G, A, E, leichte bzw. schwere Ketten, Kappa- oder Lambda-Expression). Immunglobulin-M-produzierende Lymphome werden als Makroglobulinämie vom Typ Morbus Waldenström bezeichnet.
- ➤ **Klinik:** Verschlechterung des Allgemeinbefindens, Knochenschmerzen, Fieber, Gewichtsverlust, seltener hämorrhagische Diathese mit Petechien oder Purpura oder die Zeichen des Hyperviskositätssyndroms. (Ein thorakaler Befall ist in aller Regel Ausdruck einer systemischen Dissemination.)

- **Diagnostik:**
  - *Röntgenuntersuchung:* Am häufigsten Pseudorundherde, die von knöchernen Strukturen (Rippen) ausgehen. Selten kommen echte, unscharf begrenzte Lungenrundherde oder größere Tumoren vor.
  - *Histologie:* Nachweis monoklonaler Immunglobuline im Serum und in der Biopsie.
  - *Wichtige Zusatzuntersuchungen:* Serumelektrophorese, Urineiweißelektrophorese, Knochenmarksbiopsie, Knochenszintigramm mit konventionellen Röntgenaufnahmen des Skeletts.
  - ▢ *Hinweis:* Bei solitärem pulmonalem Myelomherd ist stets durch breite Diagnostik eine systemische Erkrankung auszuschließen!
- **Therapie:**
  - Kurative chirurgische Resektion beim echten, sehr seltenen, solitären pulmonalen Myelom.
  - Bei Pleuraergüssen im späteren Verlauf fortgeschrittener Myelome chemische Pleurodese (s. S. 522).
  - Bei disseminierter symptomatischer Erkrankung erfolgt eine systemische Chemotherapie.
- **Prognose:** Die mittlere Lebenserwartung bei systemischer Dissemination beträgt 3–4 Jahre.

11.5 Mukoepitheliale Malignome

Grundlagen

- **Definition:** Tumorfamilie, die von Schleimdrüsenzellen abgeleitet ist und in Speicheldrüsen und Atemwegen vorkommt.
- **Deskriptive Einteilung:** Mukoepidermoides Karzinom, adenoid-zystisches Karzinom (Zylindrom), polymorphes niedrigmalignes Adenokarzinom, epithelial-/myoepitheliales Karzinom, Basalzelladenokarzinom, papilläres Zystadenokarzinom, muzinöses Adenokarzinom, onkozytisches Karzinom, malignes Myoepitheliom, pleomorphes Adenom mit Karzinom (Mischtumor). Häufig werden die Tumoren als bronchiales Adenokarzinom missinterpretiert.

Klinik

- Die Tumoren nehmen Ausgang von der Trachea oder den großen Bronchien und führen zu Husten (häufigstes Primärsymptom), Obstruktion bis hin zur Asphyxie mit Stridor, Hämoptysen, seltener Fieber oder Gewichtsverlust.

Diagnostik

- Der Befund entspricht einer zentralen Atemwegsobstruktion oder einer Retentionspneumonie: Dyspnoe, Stridor, Bronchospastik langsam zunehmend, außerdem Fieber bei Retentionspneumonie.
- **Lungenfunktionsprüfung:** Zentrale Obstruktion, zuweilen mit Plateaubildung in der Fluss-Volumen-Kurve (s. S. 17).
- **Röntgenuntersuchung:** Oft wenig instruktiv.
- **Computertomografie:** Hier ist oft ein Tumor zu vermuten.
- **Bronchoskopie:** Exophytische, polypoide Tumoren erkennbar.

Therapie

- Die chirurgische Resektion mit breitem Sicherheitsabstand ist die Therapie der Wahl.
- Palliative Maßnahmen sind perkutane Strahlentherapie, endobronchiale Kleinraumbestrahlung und Lasertherapie.
- Bei metastasierenden Tumoren lohnt sich der Versuch einer Polychemotherapie mit Cisplatin/Vindesin.

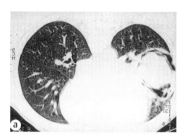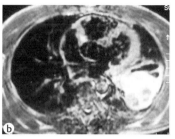

Abb. 11.21 • a u. b a) Primär pulmonales Leiomyosarkom (linker Unterlappen); der Tumor wächst in einer sekundär entstandenen Höhle, HR-CT, Weichteilfenster; b) gleicher Befund im MRT.

Prognose

► **Hohe Rezidivrate:** Polymorphe niedrigmaligne Karzinome, epithelial-/myoepitheliale Karzinome und maligne Myoepitheliome neigen zum Lokalrezidiv, jedoch selten zur Metastasierung. Mukoepidermoide Karzinome sind teilweise deutlich maligner. Alle adenoid-zystischen Karzinome neigen zur frühen Metastasierung.

11.6 Andere epitheliale und mesenchymale Malignome

Sarkome (s. Abb. 11.21)

► **Definition**: Von Mesenchymgewebe ausgehende Malignome.
► **Epidemiologie:** Primär pulmonale Sarkome sind selten.
► **Ätiologie und Pathogenese:** Sie können von allen mesenchymalen Zellformen ausgehen (z. B. Chondro-, Fibro-, Lipo-, Osteosarkom).
  • *Sonderform:* Kaposi-Sarkom bei Immuninkompetenz (s. Kap. 8.5).
► **Klinik:**
  • Zentrale Sarkome rufen Husten, Bronchospastik, Hämoptysen und Retentionspneumonien hervor, periphere Sarkome bleiben lange symptomfrei.
  • Vaskuläre Sarkome führen nicht selten zu Lungenembolien.
  • Allgemeinsymptome sind selten.
► **Diagnostik:**
  • *Röntgenuntersuchung:* Zentrale Sarkome sind *nicht* von Bronchialkarzinomen zu unterscheiden. Periphere Sarkome stellen sich als Rundherde dar.
  • *Biopsie/Histologie:* Die elektronenmikroskopische Auswertung und die Immunhistochemie beweisen die mesenchymale Genese. Die Beurteilung des Differenzierungsgrades ist wichtig für die Prognose.
  • *Tumorsuche* zum Ausschluss eines pulmonal metastasierenden extrapulmonalen Sarkoms.
► **Therapie:** Die chirurgische Resektion ist die Therapiemethode der Wahl. Nicht resektable pulmonale Sarkome werden wie extrapulmonale Weichteiltumoren mit Strahlentherapie oder Polychemotherapie behandelt.
► **Prognose:** Die 5-Jahres-Überlebensrate beträgt insgesamt nur 5–25 %.

Pulmonales Blastom

► **Grundlagen:** Die extrem seltenen pulmonalen Blastome weisen Kriterien eines niedrigmalignen Karzinoms mit unreifen embryonalen epithelialen Anteilen und mesenchymalem Stroma auf, die auch die Malignitätskriterien erfüllen.
► **Klinik, Diagnostik:** Die pulmonalen Rundherde fallen meist zufällig oder durch uncharakteristische Symptome auf.
► **Therapie, Prognose:** Aufgrund der niedrigen Malignität ist die chirurgische Therapie oft kurativ. Rezidive und Metastasen kommen in Einzelfällen vor. Die Radiotherapie ist das einzig geprüfte palliative Behandlungsverfahren.

Karzinosarkom

- ▶ **Definition:** Gemischter Tumor mit malignen epithelialen Anteilen im Sinne eines nichtkleinzelligen Bronchialkarzinoms, umgeben von malignem mesenchymalem Gewebe.
- ▶ **Ätiologie und Pathogenese:** Wie bei Bronchialkarzinomen; es dominieren Raucher und Männer im mittleren und höheren Alter.
- ▶ **Klinik, Diagnostik, Therapie:**
  - Unterscheiden sich nicht von denen der nichtkleinzelligen Bronchialkarzinome.
  - Wenn immer möglich sollte eine Resektion erfolgen. Die Radiotherapie ist palliativ wirksam. Zytostatika spielen keine Rolle im Behandlungskonzept.

Pulmonale Tumorlets

- ▶ **Grundlagen:** Mikroskopisch kleine Areale maligner Zellen mit großer Ähnlichkeit zu Karzinoidtumoren. Sie finden sich nicht selten im Verein mit schweren bronchialen Erkrankungen. Ihre Ableitung von den neuroendokrinen Kulschitzky-Zellen wird vermutet. Zytologische Kriterien sind Argyrophylie und Positivität auf neuronspezifische Enolase und Chromogranin A.
- ▶ **Klinik, Diagnostik, Therapie:** Da Tumorlets immer Zufallsbefunde in größeren Biopsien oder chirurgischen Resektaten sind, ergeben sich keine weiteren diagnostischen oder therapeutischen Konsequenzen.

Primäres pulmonales Melanom

- ▶ **Definition:** Malignom, das von dystopen Melanozyten ausgeht.
- ▶ **Lokalisation:** Sowohl bronchiale wie peripher pulmonale Melanome wurden beschrieben.
- ▶ **Epidemiologie:** Weltweit wurden weniger als 100 Tumoren beobachtet.
- ▶ **Klinik/Diagnostik:**
  - Die klinischen Zeichen sind unspezifisch.
  - *Tumorsuche:* Zum Ausschluss eines pulmonal metastasierenden extrapulmonalen Melanoms. Funduskopie, Untersuchung der Hohlorgane, des Gehirns, Herzens und der Milz.
  - *Histologie:* Immunhistochemie zur Artdiagnose.
  - *Als Tumormarker* ist die neuronspezifische Enolase (NSE) geeignet.
- ▶ **Therapie:**
  - Wenn immer möglich, sollte eine chirurgische Therapie erfolgen.
  - Die Ergebnisse der Radiotherapie, der Chemotherapie und auch der biologischen Therapie mit Interferon sind enttäuschend.

11.7 Lungenmetastasen

Grundlagen

- ▶ **Epidemiologie:** Bei etwa 30c–40 % aller Patienten mit metastasierenden Tumoren treten Lungenmetastasen auf. Im Krankheitsverlauf haben sie sehr unterschiedliche Bedeutung.
- ▶ **Klinische Bedeutung:**
  - Ausgehend von Obduktionsstatistiken wird die klinische Bedeutung von Lungenmetastasen überschätzt (Tab. 11.12). In Autopsien findet man bei Pankreas- oder Uteruskarzinomen in 40 % der Fälle Lungenmetastasen. Klinisch imponieren sie jedoch nur selten.
  - Die unterschiedliche Häufigkeit von Lungenmetastasen bei verschiedenen Primärtumoren bildet jedoch eine gute Basis zur Primärtumorsuche, wenn die Lungenmetastase die Primärmanifestation darstellt.
- ▶ **Ätiologie und Pathogenese:** Tumorzellen aus extrapulmonalen Malignomen erreichen die Lunge durch direkte Invasion, lymphogene Ausbreitung und hämatogene Metastasierung:
  - *Die hämatogene Metastasierung* ist der wichtigste Ausbreitungsweg. Für die Absiedlung in verschiedenen Organen wird derzeit von der „Soil-and-Seed"-Theo-

Tab. 11.12 • Häufigkeit von Lungenmetastasen nach Primärtumor (nach Weiss L et al. Pulmonary metastasis. In: DeVita VT, Hellman S, Rosenberg SA. Cancer: Principles and Practice of Oncology, Lippincott, 2008).

Primärtumor	Häufigkeit in% bei Autopsie	Ausschließlich Lungenmetastasen (in%)
Lunge	20–40	>10
Kolorektum	20–40	9
Mamma	60	21
Prostata	15–50	18
Pankreas	25–40	3
Magen	20–30	7
Leber/Galle	20	<2
Ovarien	10	0
Uterus	30–40	9
Zervix	20–30	14
Plazenta (Chorionkarzinom)	70–100	häufig
Niere	50–75	27
Blase	25–30	9
Hoden	70–80	27
Weichteilsarkome	40–60	?
Kopf/Hals	20–40	?

rie ausgegangen, d. h. die Eigenschaften von Tumorzelle und Wirtsorgan müssen zusammenpassen (Ausstattung mit Oberflächenantigenen, v. a. Zelladhäsionsmolekülen).

- *Hämatogene Lungenmetastasen* (s. Abb. 11.22) dominieren vor allem bei Sarkomen, Nierenzellkarzinom, plazentarem Chorionkarzinom, Schilddrüsenkarzinom sowie Mamma- und Bronchialkarzinom.
- *Die lymphogene Ausbreitung* geschieht entweder über den Ductus thoracicus (z. B. bei Hodenkarzinomen) oder retrograd über mediastinale Lymphbahnen (z. B. bei Lymphomen, Bronchialkarzinomen und Mammakarzinomen).
- *Direkte Ausbreitung:* Bei Brustwandtumoren (Weichteilsarkomen), Mediastinaltumoren (Schilddrüse, Ösophagus, Thymus, Lymphome und Keimzelltumoren), oder benachbarten Oberbauchstrukturen (Magenkarzinom, Kardia- und Leberkarzinom).

Klinik

- ► **Parenchymmetastasen:** Meist lange klinisch stumm. Hauptbeschwerden sind uncharakteristischer Husten und pleuraler Schmerz oder Dyspnoe bei Pleuraerguss.
- ► **Diffuse Ausbreitung über intrapulmonale Lymphwege** (Lymphangiosis carcinomatosa): Zum Teil ausgeprägte Dyspnoe und unproduktiver Husten.
- ► **Selten:** Stimmlosigkeit (Rekurrensparese) oder ein Vena-cava-superior-Syndrom werden selten durch Metastasen hervorgerufen.

Diagnostik

- ► **Klinischer Befund** (Suche nach Manifestationen des Primärtumors):
  - Digital-rektale Untersuchung, Erhebung des kompletten Lymphknotenstatus, bei Frauen Untersuchung des kleinen Beckens und der Mammae, bei Männern Untersuchung der Hoden.
  - Auf beginnende Zeichen der Atemwegsverlegung (Stridor, Bronchospastik) oder der thorakalen Serosabeteiligung (Pleura- bzw. Perikardreiben) achten!

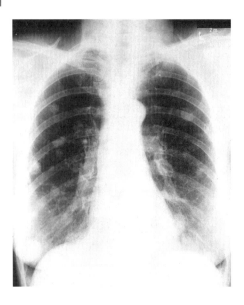

Abb. 11.22 • Lungenmetastasen bei Nierenzellkarzinom.

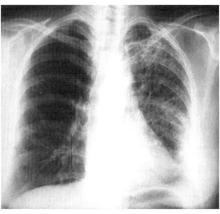

Abb. 11.23 • Lymphangiosis carcinomatosa der linken Lunge.

► **Röntgenuntersuchung:**
- *Lungenmetastasen:* Meist scharf begrenzte Rundherde im Lungenmantel (s. Abb. 11.22); die Kombination mit einer Atelektase weist auf einen neoplastischen Bronchusverschluss hin.
- *Lymphangiosis carcinomatosa* (s. Abb. 11.23): Charakteristisch sind radiäre, zarte Streifen, die vom Lungenmantel zum Hilus ziehen sowie eine noduläre, regional verbreitete Zeichnungsvermehrung.
- Bei Vorliegen solcher Veränderungen und bekanntem Primärtumor ist die Wahrscheinlichkeit der pulmonalen Metastasierung 70–80 %. Differenzialdiagnostisch kann es sich um infektiöse Prozesse handeln.

► **Computertomografie (Spiral-CT):**
- *„Kontraindikation":* Bekanntes fortgeschrittenes, extrapulmonales Tumorleiden (da hier nur von geringem diagnostischem Wert).
- *Indikationen:*
  - Planung einer Metastasektomie.
  - Differenzialdiagnostische Abgrenzung einer Lymphangiosis von anderen interstitiellen Prozessen (typisch: Nachweis stark gefüllter Lymphgefäße im HR-CT) (s. Abb. 3.31, S. 74).
  - Planung einer Radiotherapie.

► **Magnetresonanztomografie:** Das Verfahren bietet in der Metastasendiagnostik keine wesentlichen Zusatzinformationen gegenüber der CT.
► **Diagnosesicherung:**
  • *Transbronchiale Biopsie, transthorakale Nadelbiopsie (sonografisch/CT-gesteuert):* Wichtige Verfahren zur Bestätigung des histologischen Bildes. Meist müssen immunhistologische Kriterien zur Charakterisierung des Primärtumors herangezogen werden.
  • *Serumtumormarker (PSA, β-HCG, CA125 u. a.):* Sie können die Primärtumorsuche beschleunigen und unterstützen in Einzelfällen den Pathologen.

Chemo-, Radiotherapie

► **Chemotherapie:**
  • Bei Lungenmetastasen chemosensibler Tumoren ist die Chemotherapie die geeignete Behandlung. Die folgenden Tumoren sind auch bei Metastasierung in die Lunge potenziell kurabel: Hodenkarzinom, ovarielle Keimzelltumoren, Neuroblastom, Throphoblasttumoren, maligne Lymphome, insbesondere Morbus Hodgkin und das Osteosarkom. Bei diesen Tumoren wird eine aggressive Polychemotherapie durchgeführt. In Einzelfällen werden Residualtumoren in der Lunge chirurgisch entfernt.
  • Bei chemosensiblen oder teilweise chemosensiblen Tumoren ohne kurative Aussichten der Polychemotherapie erfolgt diese unter palliativen Gesichtspunkten. Hierunter fallen auch kleinzellige und nichtkleinzellige Bronchialkarzinome.
► **Radiotherapie:**
  • Lungenmetastasen werden nur ausnahmsweise einer Strahlentherapie unterzogen. Bei disseminierten Metastasen ist die pulmonale Toxizität inakzeptabel.
  • Ausnahmen sind strahlensensible, symptomatische, lokalisierte, großvolumige Metastasen in der Lunge oder im Mediastinum. Hierzu zählen auch Manifestationen maligner Lymphome.

Operative Therapie

► Die chirurgische Metastasektomie erfolgt auf einer empirischen Basis.
► **Notwendige Diagnostik:** Intensive Staging-Diagnostik inklusive Spiral-CT der Lunge.
► **Voraussetzungen zur Metastasektomie:**
  • Primärtumor entfernt oder in Vollremission.
  • Die Entfernung sämtlicher Läsionen ist funktionell tolerabel.
  • Ausschluss extrapulmonaler Metastasen.
  • Keine Metastasen im Lungenkern.
  • Keine Therapiealternativen (z. B. chemoresistente Tumoren).
► **Prognostisch ungünstige Parameter:** Kurze Tumorverdopplungszeit, Vorliegen von Tumoren mit häufiger extrapulmonaler Metastasierung, kurzes Intervall zwischen Primärdiagnose und Diagnose von Lungenmetastasen.
► **Operatives Vorgehen:** Mediane Sternotomie oder sequenzielle beidseitige laterale Thorakotomie. Die apikalen Anteile der Lungenunterlappen können über die mediane Sternotomie schlecht erreicht werden. Metastasen sind meist subpleural gelegen und können dann mit mechanischen Geräten („Stapler") entfernt werden. Alle im CT dargestellten Läsionen müssen entfernt werden. Häufig finden sich palpatorisch bei einseitiger Beatmung noch zusätzliche kleine Läsionen. In einer einzelnen Sitzung können 50 Metastasen und mehr entfernt werden.
► **Operationsrisiko:** Die perioperative Letalität beträgt bei richtiger Indikationsstellung < 2 %, die Komplikationsrate bis zu 10 %. Die häufigste Komplikation (häufiger nach vorangegangener Bestrahlung oder Chemotherapie) ist ein persistierendes Luftleck, Infektionen sind seltener.

Symptomatische Therapie

► **Schmerztherapie:** Bei fortgeschrittener pulmonaler Metastasierung häufig notwendig im Sinne einer intensiven Schmerztherapie mit Opiaten und Nichtopiatanalgetika.
► Sauerstofflangzeittherapie (s. S. 475 ff).

► Psychische, soziale und physikalisch-therapeutische Betreuung.

Prognose
....

► Die 5-Jahres-Überlebensraten nach lege artis durchgeführter pulmonaler Metastasektomie betragen für Weichteilsarkome 20–35 %, Osteosarkome 25–50 %, Melanome 25 %, kolorektale Karzinome 35 %, konnatale Keimzelltumoren 50 %, Nierenzellkarzinome 40 % und Mammakarzinome 35–45 %.

12 Idiopathische, allergische und granulomatöse interstitielle Erkrankungen

► Die Gesamtprävalenz interstitieller Lungenerkrankungen beträgt etwa 81/100 000 Männer und 67/100 000 Frauen (im Südwesten der USA) mit einer Inzidenz von etwa 30 Neuerkrankungen/100 000 Männern/Jahr und 26/100 000 Frauen/Jahr.

12.1 Idiopathische interstitielle Pneumonien

Grundlagen

► **Definition/Systematik:**
- Die idiopathischen interstitiellen Pneumonien (IIP) sind eine Gruppe von diffusen, parenchymatösen Lungenerkrankungen ungeklärter Ätiologie, die zur großen Familie der interstitiellen Lungenerkrankungen gehören (s. Abb. 12.1).
- Sie bilden eine heterogene Gruppe nichtneoplastischer Lungenerkrankungen, die ihren Ausgang vom Interstitium nehmen (Grenzregion zwischen den Basalmembranen des Alveolarepithels und des Gefäßendothels).
- Die IIP sind nicht durch exogene Einflüsse verursacht (z. B. Dämpfe, Stäube, Medikamente), aber mit immunologisch definierten Erkrankungen (z. B. Kollagenosen, Vaskulitiden) oder mit charakteristischen klinisch-pathologischen Merkmalen (z. B. Granulomatosen, Lymphangioleiomyomatose) assoziiert.
- *Eingeschlossen sind folgende Erkrankungen:*
  - Idiopathische Lungenfibrose (IPF), s. S. 308.
  - Nichtspezifische interstitielle Pneumonie (NSIP), s. S. 311.
  - Kryptogene organisierende Pneumonie (COP) bzw. Bronchiolitis obliterans mit organisierender Pneumonie (BOOP), s. S. 312.
  - Akute interstitielle Pneumonie (AIP), s. S. 314.

Idiopathische, allergische und granulomatöse interstitielle Erkrankungen

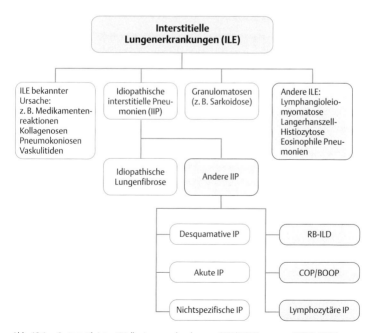

Abb. 12.1 • Systematik interstitieller Lungenerkrankungen (ATS/ERS Konsensus, 2002); COP/BOOP = Kryptogene organisierende Pneumonie/Bronchiolitis obliterans mit organisierender Pneumonie, IP = Interstitielle Pneumonie, RB-ILD = Respiratorische bronchiolitis-assoziierte interstitielle Lungenerkrankung.

- Respiratorische bronchiolitis-assoziierte interstitielle Lungenerkrankung (RB-ILD), s. S. 315.
- Desquamative interstitielle Pneumonie (DIP), s. S. 316.
- Lymphozytäre interstitielle Pneumonie (LIP), s. S. 317 f.

► **Epidemiologie:**
- Seltene Erkrankungen.
- Die Prävalenz der IPF variiert weltweit zwischen 6 und 15/100 000 Einwohnern, aber steigt bei über 75-Jährigen auf über 175/100 000 an.

Diagnostik:

► **Allgemeine Hinweise:**
- Die Diagnostik ist synoptisch durchzuführen und setzt eine Kooperation zwischen Kliniker, Radiologe und Pathologe voraus. Sie ist ein dynamischer Prozess und verlangt die Fähigkeit, neue Befunde in der Zusammenschau mit klinischen Daten zu werten. Die Diagnose kann sich im Verlauf ändern.
- Ein Teil der Erkrankungen ist (zunächst) nicht klassifizierbar, meist aufgrund von Diskrepanzen zwischen Klinik, Radiologie und Pathologie.

► **Anamnese/Klinik:**
- Grunderkrankungen, Rauchen und andere Genussgifte, Medikamente, Beruf, Hobbys und die Familienanamnese können entscheidende diagnostische Hinweise geben.
- Der Nachweis von feinen Rasselgeräuschen und Trommelschlägelfingern ist wertvoll, da diese Befunde sehr unterschiedlich häufig bei IIP vorkommen. Die Befunde von Begleit- oder Systemerkrankungen (Nephritis, rheumatische Gelenkbeschwerden, Anämie, Sklerose der Haut und andere dermatologische Befunde) sind oft wegweisend.

► **Röntgen/CT:** Röntgenbilder dienen vor allem zur Verlaufskontrolle. Das HR-CT ist ein wesentlicher Pfeiler der Diagnosestellung. Folgende dringende Verdachtsdiagnosen sind durch HR-CT möglich: IPF (wenn fortgeschritten) und COP differenzialdiagnostisch Sarkoidose und Langerhans-Zell-Histiozytose. Die Hauptbedeutung des HR-CT in der Differenzialdiagnose besteht im weitgehenden Ausschluss oder Nachweis einer IPF. Typische Befundmuster finden sich in Tab. 12.1.

► **Bronchoalveoläre Lavage:**
- Sie erlaubt in der Regel den Ausschluss eines Tumors, einer Infektion, einer Alveolarproteinose (s. S. 327), einer Langerhans-Zell-Histiozytose (s. S. 325), einer alveolären Hämorrhagie oder einer Lipidpneumonie/Fettembolie.
- Typische Befundmuster, vor allem bei Lymphozytenreichtum (z. B. bei EAA, Sarkoidose, NSIP), können eine klinische Verdachtsdiagnose gemeinsam mit dem HR-CT-Befund unterstützen (s. a. Kap. 4.2, S. 91). Sie kann ansonsten im Formenkreis der IIP keinen Beitrag zur Diagnosestellung leisten.

► **Histologischer Befund:**
- ▣ *Beachte:* Ohne aussagekräftige Biopsie ist eine definitive Diagnose nicht möglich.
- *Den verschiedenen IIP können diskrete histologische Befundmuster zugeordnet werden:*
  - IPF – usual interstitial Pneumonia (UIP).
  - NSIP – unspezifische interstitielle Pneumonie.
  - COP/BOOP – organisierende Pneumonie mit Bronchiolitis obliterans.
  - AIP – diffuser Alveolarschaden.
  - RB-ILD – respiratorische Bronchiolitis.
  - DIP – desquamative interstitielle Pneumonie.
  - LIP – lymphozytäre interstitielle Pneumonie.
- Eine chirurgische Biopsie (offen oder minimalinvasiv) verhilft oft zur definitiven Einordnung. Gezielte Entnahme von bronchialem/alveolärem Gewebe nach Kenntnis des HR-CT. Sowohl aus frischen wie aus fortgeschrittenen (fibrotischen) Veränderungen von unterschiedlichen Lappen nach Absprache zwischen Pneumologe und Thoraxchirurg.
- Wenn mehrere der oben genannten Befundmuster enthalten sind, ist der Nachweis einer UIP entscheidend für das klinische Verhalten der Erkrankung und die Erkrankung muss als IPF eingeordnet werden.

Tab. 12.1 • Typische Befundmuster idiopathischer interstitieller Pneumonien im HR-CT (nach: ATS/ERS-Konsensus, 2002).

klinische Diagnose	Röntgenbefund	Verteilung im CT	CT-Befunde	CT-Differenzialdiagnose
IPF	basal-betonte retikuläre Zeichnungsvermehrung mit Volumenverlust	basal, peripher, subpleural	retikulär, Honigwaben, Traktionsbronchi(ol)ektasen, Störung der Gesamtarchitektur, fokale Milchglasinfiltrate (gering)	Asbestose, Kollagenose, EAA (chronisch), Sarkoidose
NSIP	retikuläres Muster und Milchglasinfiltrate (dominierend)	basal, peripher, diffus, symmetrisch	Milchglasinfiltrate, irreguläre Linien, Konsolidierungen	IPF, DIP, COP, EAA
COP/BOOP	fleckig-konsolidierende, beidseitige, periphere Infiltrate bis zu 10 cm groß	subpleural, peribronchial	multifokale fleckige Konsolidierungen (unscharf) u./o. Knoten z. T. mit Bronchopneumogramm	bakterielle Pneumonie, Vaskulitis, bronchioloalveoläres Karzinom, Lymphom, NSIP Eosinophilenpneumonie
AIP	rasch progrediente, fleckig, später diffuse Milchglasinfiltrate/Konsolidierungen	zunächst fleckig unter Aussparung der Recessus, später zunehmend diffus, mit Betonung der abhängigen Partien	dichte Infiltrate und Milchglasinfiltrate oft mit Aussparung einzelner Lobuli (geografisches Muster), im Verlauf Traktionsbronchiektasen	alveoläres, kardiales Lungenödem, bakterielle Pneumonie, Pneumocystis-jirovecii-Pneumonie, akute eosinophile Pneumonie
RB-ILD	Bronchialwandverdickung, Milchglasinfiltrate	diffus	Bronchialwandverdickung, zentrilobuläre Knötchen, fleckige Milchglasinfiltrate	DIP, NSIP, EAA, atypische Pneumonie, Langerhans-Zell-Histiozytose
DIP	Milchglasinfiltrate oder Normalbefund	Dominanz der Peripherie und der Unterfelder	diffus verteilte Milchglasinfiltrate (obligat) und basale retikuläre Veränderungen (in 60 %), selten auch mit Honigwaben (< 20 %)	RB-ILD, EAA, Sarkoidose, Pneumocystis-jirovecii-Pneumonie, andere atypische Pneumonie, Langerhans-Zell-Histiozytose
LIP	retikuläres Muster, Knötchen	diffus	zentrilobuläre Knötchen, zarte Milchglasverdichtung, Verdickung der Septen und der bronchovaskulären Bündel, dünnwandige Zysten	Sarkoidose, Lymphangiosis carcinomatosa, Langerhans-Zell-Histiozytose

AIP: Akute interstitielle Pneumonie; COP/BOOP: Kryptogene organisierende Pneumonie/Bronchiolitis obliterans mit organisierender Pneumonie; DIP: Desquamative interstitielle Pneumonie; EAA: Exogen-allergische Alveolitis; IPF: Idiopathische Lungenfibrose; LIP: Lymphozytäre idiopathische Pneumonie; NSIP: Nichtspezifische interstitielle Pneumonie; RB-ILD: Respiratorische bronchiolitis-assoziierte interstitielle Lungenerkrankung

Idiopathische, allergische und granulomatöse interstitielle Erkrankungen

- Der Pathologe benötigt zur Befundinterpretation klinische Informationen.
- Transbronchiale Biopsien sind oft nicht ausreichend (Ausnahme: COP/BOOP, Ausschluss von: Sarkoidose, Malignom, Infektion).
- **Klinische Differenzialdiagnose:** s. Tab. 12.2.

Idiopathische Lungenfibrose (IPF)

- **Grundlagen:** Chronisch-fibrosierende Erkrankung des älteren Menschen ohne bekannte Ursache mit ausschließlichem Befall der Lunge und langsamer Progredienz.
- **Klinik:**
  - Bei Diagnosestellung Alter des Patienten meist > 50 Jahre und seit > 6 Monaten bestehende Symptomatik.
  - Leitsymptom ist Atemnot, zunächst mit schleichendem Beginn bei körperlicher Belastung, später Übergang in Ruhedyspnoe mit Tachypnoe (Hechelatmung).
  - Häufig Husten, zuweilen sehr quälend und schlecht auf Antitussiva ansprechend.
  - Allgemeinsymptome sind ungewöhnlich.
  - In 25 bis 50 % Trommelschlägelfinger.
  - ▫ *Beachte:* Akute Exazerbationen mit rasantem Verlauf und schlechter Prognose kommen spontan oder nach unterschiedlichsten – auch mechanischen – Noxen vor (TBB, BAL, VATS, Thorakotomie, stumpfes Trauma).
- **Diagnostik:**
  - *Auskultationsbefund:* Feinblasige Rasselgeräusche (wie beim Öffnen von Klettverschlüssen) bestehen immer, zunächst nur über den basalen Lungenabschnitten/Lungenbasen.
  - *Lungenfunktion:* Die IPF führt immer zu einer restriktiven Ventilationsstörung (gleichsinnige Erniedrigung aller Lungenvolumina mit normaler oder erhöhter relativer Einsekundenkapazität) und zu einer Gasaustauschstörung mit Abfall des p_aO_2 erst bei Belastung, später auch in Ruhe, Anstieg der AaDO$_2$ (alveoloarterielle Sauerstoffdifferenz) und Abfall des T_{LCO}.
  - *Radiologiebefunde:* s. Tab. 12.1 und Abb. 12.2.
  - *Bronchoalveoläre Lavage:* Starke Erhöhung der Gesamtzellzahl mit Dominanz der Neutrophilen und bisweilen geringer bis mäßiger Eosinophilie. Ein Eosinophilenanteil von > 20 % oder Lymphozyten > 15 % sprechen gegen das Vorliegen einer IPF.
  - *Histologischer Befund:* Zum Nachweis einer UIP in einer chirurgischen Biopsie (bei entsprechender klinischer Konstellation und bei Ausschluss einer Systemerkrankung):
    - Zerstörung der Lungenarchitektur mit Honigwabenbildung und disseminierten fibroblastischen Foci mit fleckiger Verteilung vor allem in der Peripherie von Lungenacini und Lobuli. Betroffene Areale werden von Arealen mit weitgehend erhaltener Lungenarchitektur unterbrochen.
    - Entzündungsmerkmale sind mild und werden als sekundäres Phänomen gedeutet: Alveolär-septales Infiltrat durch Lymphozyten, Plasmazellen und Histiozyten, assoziiert mit Hyperplasie der Typ II-Pneumozyten. Fibrosezonen zeigen unterschiedliche Reifegrade mit teilweise großen Kollagenansammlungen.

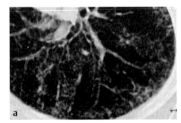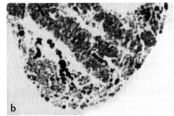

Abb. 12.2 • a u. b Idiopathische Lugenfibrose (IPF).

Tab. 12.2 • **Klinische Differenzialdiagnose der idiopathischen interstitiellen Pneumonien.**

	IPF	NSIP	COP/BOOP	AIP	RB-ILD	DIP	LIP
Alter bei Beschwerde-Beginn (Jahre)	65	50	55	50	35	40	45
Vorkommen bei Kindern	nein	ja	nein	selten	nein	selten	gelegentlich
Risikofaktoren	Alter, Nichtraucher, Prognose	keine	Bestrahlung, Kollagenosen, Medikamente, Infektionen	Kollagenosen, Medikamente	Rauchen	Rauchen	keine
Geschlechterverteilung (w:m)	w = m	w = m	w = m	w = m	w < m	w < m	w > m
Trommelschlägelfinger	häufig	selten	nein	nein	nein	häufig	nein
Fieber	selten	30 %	70 %	50 %	nein	nein	gelegentlich
Verlauf	chronisch	subakut/ chronisch	akut/subakut	akut	chronisch	chronisch	chronisch
Letalität	70 %	10 %	15 %	80 %	< 5 %	30 %	?*
Lebenserwartung (mittlere)	3 Jahre	13 Jahre	>10 Jahre	1,5 Monate	nicht eingeschränkt	12 Jahre	?*
Ansprechen auf Kortikosteroide	schlecht	gut	gut	schlecht	gut	gut	mäßig gut

*Aussagen sind wegen früherer unscharfer Definition (Vermischung mit MALT-lymphom und AIDS-assoziierter lymphozytärer IP) derzeit nicht möglich

Idiopathische, allergische und granulomatöse interstitielle Erkrankungen

Tab. 12.3 • **Diagnosekriterien der idiopathischen Lungenfibrose bei Fehlen einer chirurgischen Lungenbiopsie (ATS/ERS, 2000).**

Hauptkriterien	Nebenkriterien
Ausschluss bekannter Ursachen einer interstitiellen Lungenerkrankung*	Alter über 50 Jahre
restriktive Ventilationsstörung mit Gasaustauschstörung	allmählich auftretende Belastungsdyspnoe ohne andere Erklärung
beidseitige, basal betonte retikuläre Verdichtung im HR-CT mit allenfalls minimalem Milchglasmuster	Erkrankungsdauer über 3 Monate
BAL/transbronchiale Biopsie ohne Hinweis auf andere Diagnosen	bds. basal inspiratorisches Rasseln

Medikamente, Kollagenosen, Umweltnoxen

- Die Honigwaben sind mit Muzin gefüllt und von bronchiolärem Epithel ausgekleidet.
- Hyperplasie glatter Muskulatur in Fibrosearealen und in der Umgebung von Honigwaben.
- *Diagnosestellung:*
  - Chirurgische Biopsie: s. o., nur, wenn die klinischen Kriterien Zweifel lassen.
  - Ohne chirurgische Biopsie kann die Diagnose als sicher gelten, wenn alle 4 Diagnosehauptkriterien und 3 der 4 Nebenkriterien aus Tab. 12.3 erfüllt sind. Der positive prädiktive Wert der klinisch-radiologischen Diagnosestellung beträgt etwa 95 %!

► **Differenzialdiagnose:**
- *Klinische Differenzialdiagnose:* s. Tab. 12.2.
- *Radiologische Differenzialdiagnose:* s. Tab. 12.1.
- *Histologische Differenzialdiagnose:* NSIP, DIP, organisierende Pneumonie, diffuser Alveolarschaden. Bei folgenden Erkrankungen findet sich, neben der IPF, das Muster der UIP: Asbestose, Kollagenosen, Spätphase der EAA, medikamentöse Lungenschäden (z. B. durch Amiodaron), Hermansky-Pudlak-Syndrom (autosomal-rezessiv vererbte Speicherkrankheit, gehäuft in Südholland auftretend, mit Akkumulation von Ceroid und progredienter pulmonaler, therapieresistenter Fibrose).
- *Differenzialdiagnose der akuten Exazerbation:* Pneumonie, Lungenarterienembolie. Histologisch findet sich das Bild der organisierenden Pneumonie (bessere Prognose) oder des diffusen Alveolarschadens (ungünstige Prognose).

► **Therapie** (nach ATS/ERS Konsensus 2000):
Hinweis: Bei keiner Therapie wurde bisher ein Einfluss auf Lebensqualität oder Überleben nachgewiesen, deswegen restriktive Handhabung. Beginn möglichst früh nach Diagnosestellung bei Patienten ohne schwerwiegende Therapierisiken.
- *Stets Kombinationstherapie:*
  - Prednison 0,5 mg/kgKG/d (erwartetes KG nach Alter, Geschlecht, Sollgewicht und Körpergröße) für 4 Wochen, danach 0,25 mg/kgKG/d für 8 Wochen, danach 0,125 mg/kgKG/d oder 0,25 mg/kgKG alle 2 d.
  - + Azathioprin 2 mg/kgKG/d (maximal 150 mg/d) mit einschleichender Dosierung (Beginn mit 25–50 mg, Steigerung um 25 mg/7–14 d) oder
  - + Cyclophosphamid 2 mg/kgKG/d (maximal 150 mg/d) mit einschleichender Dosierung (Beginn mit 25–50 mg, Steigerung um 25 mg/7–14 d).
- *Therapiedauer:* 6 Monate, danach Fortsetzung bei Besserung (Symptombesserung, Vitalkapazität/TLC → + 10 %, T_{LCO} → + 15 %, p_aO_2 → + 4 mmHg oder besser) oder Stabilisierung. Danach Kontrollen nach 12 und 18 Monaten. Abbruch bei Verschlechterung (Symptomverstärkung, Vitalkapazität/TLC → -10 %, T_{LCO} → -15 %, p_aO_2 → -4 mmHg oder mehr).
- *Bei leichter Erkrankung (IVC > 70 % Soll):* Acetylcystein 600 mg/8 h p. o. als Dauertherapie (verlangsamt den Krankheitsverlauf), bei Progression Immunsuppression.
- *Sauerstofflangzeittherapie* nach den etablierten Kriterien (s. S. 475).

- *Lungentransplantation* (meist als einseitige Transplantation) bei Patienten unter 60 Jahren und rasch progredienter Erkrankung. Die Listung sollte bei progredienter Erkrankung erfolgen, sobald die Sauerstofflangzeittherapie indiziert ist und keine Kontraindikationen vorliegen (Einzelheiten s. S. 495).
- ► **Verlauf:** Der Verlauf erstreckt sich über 2,5 bis 3,5 (Frauen) Jahre mit Phasen rascher Verschlechterungen infolge Akzeleration der Erkrankung oder interkurrenten (meist bakteriellen) Pneumonien.
- ► **Prognose:** s. Tab. 12.2.

Nichtspezifische interstitielle Pneumonie (NSIP)

- ► **Grundlagen:** NSIP ist eine vorläufige Klassifikation einer heterogenen Familie von interstitiellen Lungenerkrankungen, denen eine bessere Prognose als die der IPF gemeinsam ist und die sich histologisch von den anderen Formen der IIP unterscheiden lässt.
- ☐ *Beachte:* Nach neuen Hinweisen ist die NSIP in vielen Fällen Ausdruck einer undifferenzierten Kollagenose (undifferentiated connective Tissue Disease = UCTD).
- ► **Klinik:**
  - Risikofaktoren sind keine bekannt, Patienten sind bei Diagnosestellung 10–20 Jahre jünger als IPF-Patienten. Sie weisen eine Anamnese von Kurzatmigkeit bei Belastung und Husten von 6–36 Jahren auf.
  - Akute Verläufe sind selten, kommen aber gelegentlich vor.
  - Allgemeinsymptome (Schwäche, Gewichtsverlust, Fieber) sind häufiger als bei der IPF, aber nicht regelhaft vorhanden.
  - Trommelschlägelfinger sind in 10–35 % vorhanden.
- ► **Diagnostik:**
  - *Lungenfunktion:* Die Beeinträchtigungen sind qualitativ mit denen der IPF vergleichbar, aber schwächer ausgeprägt. Bei über 90 % der Patienten besteht eine restriktive Ventilationsstörung mit Gasaustauschstörung (der T_{LCO} ist immer pathologisch, bei über $2/3$ d.F. entwickelt sich eine Hypoxämie unter Belastung). Ein kleiner Anteil der Patienten zeigt parallel zur Restriktion eine milde obstruktive Ventilationsstörung.
  - *Auskultationsbefund:* Spätinspiratorisches Rasseln ist immer auskultierbar.
  - *Radiologie:* s. Tab. 12.1 S. 307.
  - *Bronchoalveoläre Lavage:* In etwa 50 % besteht eine BAL-Lymphozytose, die den Verdacht auf eine NSIP lenkt. Im gleichen Ausmaß kommen Neutrophilie und Eosinophilie vor.
  - *Histologischer Befund:* Das histologische Muster weist ein Spektrum zwischen zellreicher Entzündung auf der einen Seite und Fibrose auf der anderen Seite auf, s. Tab. 12.4.
- ☐ *Beachte:* Es werden zwei Typen unterschieden:
  - *Zellulärer Typ* (gute Prognose): Irreguläre Verdickung der Septen durch Plasmazellen und Lymphozyten, feineres Fibrosemuster und mehr Milchglasveränderungen im HR-CT.
  - *Fibrotischer Typ* (Prognose schlechter, aber besser als bei der IPF): Geringes bis fehlendes Entzündungsinfiltrat und dominierende Fibrose, gröberes Fibrosemuster im HR-CT mit subpleuraler Betonung.

Tab. 12.4 • **Histologische Befunde bei der nichtspezifischen interstitiellen Pneumonie (NSIP).**

Merkmale des zellulären Typs	Merkmale des fibrotischen Typs
Infiltration mit Lymphozyten und Plasmazellen leichten bis mäßigen Ausmaßes	dichte oder lockere interstitielle Fibrose ohne das Nebeneinander unterschiedlicher Reifegrade wie bei UIP
Hyperplasie der Typ-II-Pneumozyten mit fleckiger Verteilung ohne das Bild der organisierenden Pneumonie oder anderen Formen der dichten Infiltration	Lungenarchitektur besser erhalten als bei UIP
keine schwere diffuse Entzündung der Septen wie bei UIP	keine hyalinen Membranen, eosinophile Infiltrate oder Granulome

- ▸ ▫ *Hinweis:* Eine NSIP im Sinne einer UCTD zeichnet sich aus durch:
  - – Extrapulmonale Symptome (Arthralgien, Morgensteifigkeit, gastroösophagealer Reflux, Raynaud-Syndrom, Sicca-Syndrom).
  - – Nachweis von Autoimmunphänomenen (ANA in 70 % d.F. mit einem mittleren Titer von 320).
  - – Neigung zu Milchglasmuster und Konsolidierungen (20 % d.F) im CT.
  - • *Diagnosestellung:*
    - – Wegen fehlender spezifischer klinischer Charakteristika ist vor Therapiebeginn die Unterscheidung zur IPF schwierig und oft entscheidet erst das Ansprechen auf Kortikosteroide (günstiger bei NSIP).
    - – Die Synopsis von jüngerem Lebensalter, Allgemeinsymptomen, besser erhaltener Lungenfunktion, BAL-Lymphozytose und histologischen Befundmerkmalen kann wegweisend sein.
    - – Entscheidend ist der klinische und serologische Ausschluss einer Systemerkrankung oder einer EAA (zumal eine NSIP einer Kollagenose um Monate bis Jahre vorausgehen kann).
- ▸ **Differenzialdiagnose:**
  - • *Klinische Differenzialdiagnose:* s. Tab. 12.2 S. 309.
  - • *Radiologische Differenzialdiagnose:* s. Tab. 12.1 S. 307 f.
  - • *Histologische Differenzialdiagnose:* UIP, EAA, Langerhans-Zell-Histiozytose, DIP, organisierende Pneumonie, diffuser Alveolarschaden und Sarkoidose.
- ▸ **Therapie:** Prednison in einer Anfangsdosierung von 0,5 mg/kgKG/d. Ein Ansprechen kündigt sich durch Verschwinden von Allgemeinsymptomen an. Die Dosis wird je nach Ansprechen über 3–6 Monate reduziert und niedrig dosiert weitergeführt. Bei Vollremission kann die Therapie unter engmaschigen Kontrollen ausgesetzt werden. Bei Teilremission ist häufig eine Steroidlangzeittherapie notwendig, wobei die niedrigstwirksame Dosis auszutarieren ist.
- ▸ **Verlauf:** Variabler als bei der IPF. Während Spontanheilungen nicht beobachtet wurden, sprechen die meisten Patienten auf eine Kortikosteroidtherapie an mit Stabilisierung des Bildes bis hin zur Vollremission. Das Maß der bei Therapiebeginn vorhandenen Fibrose bestimmt den weiteren Verlauf.
- ▸ **Prognose:** s. Tab. 12.2 S. 309.

Kryptogene organisierende Pneumonie/Bronchiolitis obliterans mit organisierender Pneumonie (COP/BOOP)

- ▸ **Grundlagen:**
  - • *Man unterscheidet 2 Formen:*
    - – Essenzielle organisierende Pneumonie (COP) als Mitglied der Familie der IIP; kommt häufiger vor.
    - ▫ *Hinweis:* Da die begleitende Bronchiolitis obliterans fehlen kann, soll zukünftig der Begriff BOOP nicht mehr verwendet werden.
    - – Sekundäre organisierende Pneumonie (OP) bei entsprechender Grunderkrankung oder Noxe; Ätiologie vor allem Infektionen, Medikamente und entzündliche Systemerkrankungen. s. Tab. 12.5.
- ▸ **Klinik:**
  - • Mittleres Alter bei Diagnosestellung 55 Jahre, beide Geschlechter sind gleich häufig betroffen, die Mehrzahl der Patienten sind Nichtraucher.
  - • Die Symptomdauer bei Diagnosestellung beträgt 3–8 Monate mit Fieber (in 50–90 %) und Atemnot bei Belastung (in 50–90 %).
  - • Trommelschlägelfinger kommen selten vor (in 5 %).
- ▸ **Diagnostik:**
  - • *Auskultationsbefund:* Spätinspiratorische Rasselgeräusche sind meist (in 80 %) auszukultieren.
  - • *Lungenfunktionsprüfung:* Leichte bis mittelschwere restriktive Ventilationsstörung (in 50–60 %) mit fehlender oder leichter Ruhehypoxämie, die bei Belastung zunimmt. Der T_{LCO} ist in 80 % erniedrigt, kann aber bezogen auf das Alveolarvolumen (Transferkoeffizient) auch normal sein.
  - • *Radiologie:* s. Tab. 12.1 S. 307 und Abb. 12.3.

Tab. 12.5 • Ätiologie der sekundären organisierenden Pneumonie.

Infektionen	Medikamente (s. a. S. 370)	Systemerkrankungen
Bakterien:	– Acebutolol	– Rheumatoide Arthritis
– Chlamydia pneumoniae	– Amiodaron	– Lupus erythematodes
– Coxiella burneti	– Amphotericin B	– Dermatomyositis
– Legionella pneumophila	– Bleomycin	– Sjögren-Syndrom
– Mycoplasma pneumoniae	– Busulfan	– Morbus Bechterew
– Nocardia asteroides	– Barbiturate	– Polymyalgia rheumatica
– Pseudomonas aeruginosa	– Dihydralazin	– Morbus Behçet
– Serratia marcescens	– Goldsalze	– Immunmangelsyndrom
– Staphylococcus aureus	– Interferon-al-	– essenzielle Kryoglobulinämie
– B-Streptokokken	pha	– chronisch entzündliche Darmerkran-
– Streptococcus pneumoniae	– Mesalamin	kung
Viren:	– Minozyklin	
– Herpes simplex	– Nilutamid	
– HIV	– Nitrofurantoin	
– Influenza	– Phenytoin	
– Parainfluenza	– D-Penicillamin	
Parasiten:	– Sotalol	
– Plasmodium vivax	– Tacrolimus	
Pilze:	– Ticlopidin	
– Cryptococcus neoformans		
sonstige Erreger:		
– Penicillium janthinellum		
– Pneumocystis carinii		

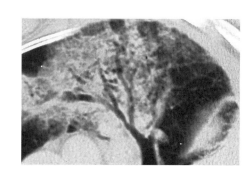

Abb. 12.3 • COP/BOOP.

- *Bronchoalveoläre Lavage:* Pleozytose mit typischem bunten Bild (Lymphozytose, Neutrophilie und Eosinophilie), wobei eine Lymphozytose immer besteht. In über der Hälfte sind schaumig aktivierte Makrophagen und Mastzellen/Plasmazellen nachweisbar. Der T4/T8 Quotient der Lymphozyten ist meist erniedrigt.
- *Histologischer Befund:* Das histologische Muster entspricht einer fleckigen organisierenden Pneumonie mit Einbeziehung von Alveolen und Alveolargängen mit oder ohne intraluminalen bronchiolären Proliferatpolypen. Das organisierende Bindegewebe zeigt uniform denselben Reifegrad. Begleitend kommt ein diskretes interstitielles Infiltrat, Typ-II-Zell-Metaplasie und eine Vermehrung von zum Teil schaumigen Alveolarmakrophagen vor. Die (weitgehend infiltrierte) Lungenarchitektur ist erhalten. Es finden sich keine intraalveolären Neutrophilen, keine akute Bronchiolitis, keine Granulome, eosinophilen Infiltrate, Nekrosen oder hyalinen Membranen.
- *Diagnosestellung:* Synoptische Diagnosestellung bei den klinischen Zeichen des „respiratorischen Infektes" und peripheren, dichten Lungeninfiltraten bei zumeist vorangegangener erfolgloser Antibiotikatherapie. Der BAL-Befund und das Ergebnis der transbronchialen Biopsie bestätigen den Verdacht.

► **Differenzialdiagnose:**
- *Klinische Differenzialdiagnose:* s. Tab. 12.2 S. 309.
- *Radiologische Differenzialdiagnose:* s. Tab. 12.1 S. 307 f.

- *Histologische Differenzialdiagnose:* Diffuser Alveolarschaden, NSIP, DIP, UIP.
- ► **Therapie:**
- Bei sekundärer OP Ausschaltung der Noxe bzw. konsequente Behandlung der Grunderkrankung.
- In allen Fällen wird Prednison mit einer Dosis von täglich 0,5 mg/kgKG verabreicht. Bei Auftreten unter Steroidtherapie oder bei foudroyantem Verlauf das 3–4-fache Dosis. Die Dosisreduktion kann nach 2 Wochen beginnen, bei einer Tagesdosis von unterhalb 15 mg/d ist mit Rezidiven zu rechnen, die auf Erhöhung der Steroiddosis auf mindestens 25 mg prompt wieder ansprechen. Die Therapie sollte nicht vor Ablauf von 6 Monaten abgeschlossen werden, bei Rezidiv nach 9 Monaten. Bei Steroidresistenz oder schweren Nebenwirkungen können Cyclophosphamid oder Azathioprin (Anfangsdosis 150 mg/d p. o.) eingesetzt werden.
- ► **Verlauf:** Unter Therapie verschwinden Symptomatik und pulmonale Infiltrate zumeist. Rezidive nach Therapieende kommen jedoch häufig vor. Rapid progrediente Verläufe bis hin zu dem Bild des akuten Lungenversagens kommen selten (primär und bei Grunderkrankungen) vor. Die frühe, hochdosierte Steroidtherapie ist hier lebensrettend.
- ► **Prognose:** s. Tab. 12.2 S. 309.

Akute interstitielle Pneumonie (AIP)

- ► **Grundlagen:** Die AIP entspricht dem akuten Atemnotsyndrom (ARDS), hat jedoch im Gegensatz dazu keine erkennbare Ursache (dem ARDS geht stets eine schwere, akute Störung, wie z. B. Sepsis oder Schock voraus, s. a. S. 453 ff). Das frühere Krankheitsbild des Hamman-Rich-Syndroms deckt sich nur teilweise mit der AIP. In vielen Fällen handelt es sich dabei um eine akzelerierte Form der IPF.
- ► **Klinik:**
- Erwachsene im mittleren Alter, keine Geschlechterdifferenz, kein Bezug zum Raucherstatus, Anamnesedauer Tage bis zu maximal 2 Wochen.
- Leitsymptome sind rasch progrediente Dyspnoe und Tachypnoe. Die zunächst belastungsabhängige Luftnot dramatisiert sich innerhalb von Stunden bis Tagen zur stärksten Ruhedyspnoe mit Atemfrequenzen über 30/min und Zyanose.
- Oft gehen die Symptome eines viralen Infektes der oberen Atemwege mit Myalgie, Arthralgie, Fieber und Unwohlsein voraus.
- ► **Diagnostik:**
- *Auskultations- und Perkussionsbefund:* Thorakale Klopfschalldämpfung und ohrnahes Rasseln.
- *Lungenfunktionsprüfung:* Restriktives Muster mit rasch fortschreitender respiratorischer Insuffizienz, die bei Beginn der maschinellen Beatmung einen p_aO_2/FiO_2-Quotienten von 200 mmHg unterschreitet und durch einen hohen Rechts-links-Shunt bedingt ist (geringes Ansprechen der Blutgase auf Sauerstoffgabe).
- *Radiologie:* s. Tab.Tab. 12.1 S. 307 f.
- *Bronchoalveoläre Lavage:* Hohe Zellausbeute mit Erhöhung des Granulozytenanteils und Zeichen der alveolären Hämorrhagie (Erythrozyten, hämosiderinbeladene Makrophagen).
- *Histologischer Befund:* Pathologisch-anatomisch entwickelt sich stadienhaft das Bild des akuten Aveolarschadens. Am Anfang proteinreiches Lungenödem aufgrund eines submikroskopischen Schadens der alveolokapillären Schranke. Rasch entwickelt sich eine akute, interstitielle, granulozytenbetonte Entzündung mit hyalinen Membranen (exsudative Phase). In der anschließenden organisierenden/fibrotischen Phase steht zunehmend eine lockere Fibrose der Alveolarsepten und eine Hyperplasie der Typ-II-Pneumozyten im Vordergrund, dabei kommt es zu einer Distorsion der Lungenarchitektur und zur pulmonalen Schrumpfung mit Ausbildung von Traktionsbronchiektasen. In pulmonalen Arteriolen bilden sich Thromben.
- *Diagnosestellung:* Gewebsproben stehen zur Diagnosestellung aufgrund des stürmischen Verlaufs meist nicht zu Verfügung. Die akute respiratorische Insuffizienz ohne erkennbare Ursache legt die Diagnose nahe, wenn eine schwere Pneumonie und ein alveoläres Lungenödem mit hohem pulmonal-kapillärem

Verschlussdruck (> 18 mmHg) ausgeschlossen sind. Die CT ist hilfreich bei typischen Milchglasinfiltrationen mit „geografischem Muster".

► **Differenzialdiagnose:**
- *Klinische Differenzialdiagnose:* Neben dem kardialen Lungenödem, dem ARDS und der schweren mikrobiell bedingten Pneumonie können ähnliche Verläufe durch Reaktionen auf biogene Stäube (EAA, Anamnese!) oder durch einen akuten Schub einer Kollagenose oder einer Vaskulitis (Autoantikörper, Nierenbeteiligung) hervorgerufen werden, s. Tab. 12.2 S. 309.
- *Radiologische Differenzialdiagnose:* s. Tab. 12.1 S. 307 f.
- *Histologische Differenzialdiagnose:* Kennzeichnender Unterschied gegenüber allen anderen IIP ist das Vorhandensein von hyalinen Membranen, während Granulome, Nekrosen oder Eosinophilie nicht zu finden sind. Das Muster des akuten Alveolarschadens findet man auch bei Pneumonien, Kollagenosen, akutem Medikamentenschaden, Inhalationstrauma, Urämie, Sepsis, Massentransfusionen, Schock und Trauma.

► **Therapie:**
- Es gelten die Therapieprinzipien des ARDS (s. S. 456 ff). Kortikosteroide sind von fraglicher Wirksamkeit. Einzelfälle von erfolgreicher hochdosierter Steroidtherapie in der exsudativen Frühphase wurden berichtet. Bei Verdacht auf Vorliegen einer schweren, akuten EAA oder eines schweren Schubes einer Kollagenose/ Vaskulitis im Rahmen der Differenzialdiagnose Versuch der Stoßtherapie mit hochdosiertem Prednison (1 000 mg/d an 5 aufeinander folgenden Tagen + gegebenenfalls Cyclophosphamid 1,5 g/d).
- Vereinzelt wurde bei der AIP eine erfolgreiche Einzellungentransplantation durchgeführt (mit Besserung oder Verzögerung des Verlaufs in der nativen Lunge unter Immunsuppression).

► **Prognose:** s. Tab. 12.2 S. 309.

Respiratorische Bronchiolitis mit interstitieller Lungenerkrankung (RB-ILD)

► **Grundlagen:** RB-ILD und DIP (s. u.) bilden die beiden Enden des Spektrums der „Raucherkondensat-Pneumopathie". Sie gehen ineinander über und können in histologischen Schnitten nebeneinander gefunden werden.

► **Klinik:**
- Die Erkrankung betrifft Raucher meist im 4. Lebensjahrzehnt mit einer Anamnese von über 30 Päckchenjahren.
- Die Symptomatik ist meist milde ausgeprägt. Das Spektrum reicht von Beschwerdefreiheit bis zur Belastungsluftnot und trockenem Husten.
- Trommelschlägelfinger sind selten.

► **Diagnostik:**
- *Auskultationsbefund:* Der pulmonale Auskultationsbefund ist meist unauffällig.
- *Lungenfunktion:* Sie kann unbeeinträchtigt sein oder es liegt eine mäßige Restriktion vor.
- *Blutgasanalyse:* Sie ist in Ruhe oft normal, allenfalls ist der T_{LCO} erniedrigt, in Einzelfällen besteht eine Hypoxämie. Eine zusätzliche Lungenüberblähung (TGV und RV ↑) zeigt ein begleitendes zentrilobuläres Emphysem an, welches auch zu einem erniedrigten T_{LCO} beitragen kann.
- *Radiologie:* s. Tab. 12.1 S. 307 f.
- *Bronchoalveoläre Lavage:* Hohe Gesamtzellzahl mit zahlreichen Alveolarmakrophagen, die Raucherpigment enthalten, mäßig erhöhte Neutrophilenzahl (2–10 %). Pigmentierte Makrophagen bei normaler Zellzahl (und eine grenzwertig erhöhte Neutrophilenzahl) finden sich auch bei gesunden Rauchern.
- *Histologischer Befund:* Das pathologisch-anatomische Korrelat ist die „Respiratorische Bronchiolitis". Mikroskopisch findet sich eine Akkumulation von Alveolarmakrophagen, die gelblich-braunes Raucherpigment enthalten. Sie zeigen eine bronchiolozentrische Verteilung und füllen respiratorische Bronchiolen, Alveolargänge und peribronchioläre Alveolarbezirke aus. Peribronchiolär zeigt sich eine lymphozytär-histiozytäre Entzündungsreaktion mit milder Fibrose. Begleitend besteht oft ein zentrilobuläres Lungenemphysem.

- • *Diagnosestellung:* Die Raucheranamnese in Verbindung mit dem HR-CT-Befund legt die Diagnose nahe. Der BAL-Befund lässt andere IIP weitgehend ausschließen. Die Diagnosesicherung durch transbronchiale Biopsie ist unsicher, die chirurgische Biopsie ist jedoch beweisend.

▸ **Differenzialdiagnose:**
- • *Klinische Differenzialdiagnose:* EAA, „Small Airways Disease" (beginnendes Emphysem), pulmonale Langerhans-Zell-Histiozytose.
- • *Radiologische Differenzialdiagnose:* s. Tab. 12.1 S. 307.
- • *Histologische Differenzialdiagnose:* DIP, NSIP, mikrobiell bedingte Bronchiolitis.

▸ **Therapie:**
- • Nikotinentzugsbehandlung. Dies allein führt oft zur Rückbildung der Erkrankung.
- • Kortikosteroide sind ebenfalls wirksam. Prednison 0,5 mg/kgKG/d für 4 Wochen, danach 0,25 mg/kgKG/d für 8 Wochen, danach 0,125 mg/kgKG/d oder 0,25 mg/kgKG alle 2 d für 4-8 Wochen.

▸ **Verlauf:** Nach Ausschaltung der Noxe oder unter Therapie können sich die Symptome völlig zurückbilden. Ein Fortschreiten bis zur schweren Fibrose kommt nicht vor.

▸ **Prognose:** s. Tab. 12.2 S. 309.

Desquamative interstitielle Pneumonie (DIP)

▸ **Grundlagen:** DIP ist die Maximalvariante der Raucher-Kondensatpneumopathie i. S. einer „Alveolarmakrophagenpneumonie".

▸ **Klinik:**
- • Es sind fast ausschließlich Raucher mit exzessivem Nikotinkonsum im 4. bis 5. Lebensjahrzehnt betroffen. Selten erkranken Personen mit Belastung durch andere inhalative Noxen (oder Passivraucher).
- • Über Wochen oder Monate entwickelt sich trockener Husten und Belastungsdyspnoe bis hin zur Ruhedyspnoe. Bis auf spät behandelte, fortgeschrittene Krankheitsbilder ist die Prognose gut.

▸ **Diagnostik:**
- • *Lungenfunktion:* Die Beeinträchtigung der Lungenfunktion ist mit mäßiger Restriktion und Gasaustauschstörung weiter fortgeschritten als bei der RB-ILD. Der T_{LCO} ist regelmäßig eingeschränkt.
- • *Radiologie:* s. Tab. 12.1 S. 307 f.
- • *Bronchoalveoläre Lavage:* Zellreichtum mit Makrophagendominanz (mit intrazellulärem Raucherpigment), außerdem mäßige Vermehrung der Neutrophilen, Lymphozyten und Eosinophilen (inkonstant).
- • *Histologischer Befund:* Feingeweblich zeigt sich eine diffuse Durchsetzung der Lunge mit Anhäufung von Makrophagen (Raucherpigment enthaltend) vor allem in den peripheren Atemwegen. Die Alveolarsepten sind verdickt durch ein schütteres Infiltrat aus Plasmazellen und (geringer) Eosinophilen, umgeben von plumpen, kuboidalen Pneumozyten. Die DIP unterscheidet sich von der RB-ILD durch die uniforme, diffuse Durchsetzung ohne bronchiolozentrische Verteilung.
- • *Diagnosestellung:* Ohne histologische Sicherung schwierige Diagnose. Die Raucheranamnese ist wegweisend.

▸ **Differenzialdiagnose:**
- • *Klinische Differenzialdiagnose:* Bei ähnlichem CT-Befund spricht der Verlauf gegen eine AIP, die Dominanz von Milchglasinfiltraten spricht gegen eine IPF, der BAL-Befund lässt meist eine IPF und eine Erkrankung mit Lymphozyten-Alveolitis ausschließen s. Tab. 12.2 S. 309.
- • *Radiologische Differenzialdiagnose:* s. Tab. 12.1 S. 307.
- • *Histologische Differenzialdiagnose:* Eosinophile Pneumonie, venookklusive Lungenerkrankung. Schwierig bei Rauchern mit einer anderen Form der IIP wie UIP, NSIP.

▸ **Therapie:**
- • Nikotinentzugbehandlung. Sie führt zur Besserung der Erkrankung.

- Kortikosteroide sind zusätzlich indiziert. Prednison 0,5 mg/kgKG/d für 4 Wochen, danach 0,25 mg/kgKG/d für 8 Wochen, danach 0,125 mg/kgKG/d oder 0,25 mg/kgKG alle 2 d für 4-8 Wochen.
- ➤ **Prognose:** s. Tab. 12.2 S. 309.

Lymphozytäre interstitielle Pneumonie (LIP)

➤ **Grundlagen:** Seltene Form der reaktiven polyklonalen lymphozytären Infiltration im Sinne einer Hyperplasie des mukosa-assoziierten lymphozytären Gewebes (MALT) mit Betonung der Alveolarsepten. Die Eigenständigkeit der Erkrankung wird angesichts einer häufigen Assoziation mit immunologischen Systemerkrankungen infrage gestellt.

➤ **Klinik:**
- Vorkommen in allen Altersstufen, am häufigsten im 5. Lebensjahrzehnt; Frauen sind häufiger betroffen.
- Fast unmerklicher Beginn mit Atemnot bei stärkerer Belastung und trockenem Reizhusten mit prädiagnostischem Verlauf über Monate bis Jahre.
- Gelegentlich kommen Allgemeinsymptome (Fieber, Gewichtsverlust), Thoraxschmerzen und Arthralgien vor. Im Labor fallen eine milde Anämie und eine Dysproteinämie im Sinne einer polyklonalen Hypergammaglobulinämie (oder einer monoklonalen IgG- oder IgM-Vermehrung) auf.
- *Häufig bestehen das Immunsystem betreffende Grunderkrankungen:* Rheumatoide Arthritis, Sjögren-Syndrom, Hashimoto-Thyreoiditis, perniziöse Anämie, Lupus erythematodes disseminatus, autoimmune hämolytische Anämie, primär biliäre Zirrhose, Myasthenia gravis, Hypogammaglobulinämie, Severe Combined Immunodeficiency, AIDS (v. a. bei Kindern).
- Der pulmonale Untersuchungsbefund ist unauffällig, Trommelschlägelfinger werden nicht beobachtet.

➤ **Diagnostik:**
- *Lungenfunktion:* Im Sinne einer mäßigen bis mittelschweren Restriktion eingeschränkt, parallel dazu besteht eine Hypoxämie, oft nur bei Belastung.
- *Radiologie:* s. Tab. 12.1 S. 307 f.
- *Bronchoalveoläre Lavage:* Hoher Lymphozytenanteil mit Polyklonalität in der Immunphänotypisierung (Durchflusszytometrie).
- *Histologischer Befund:* Das Infiltrat besteht vor allem aus T-Lymphozyten, außerdem Plasmazellen und Makrophagen. Ohne Immunhistochemie und molekulare Analyse (auf genetisches Rearrangement) ist die LIP nicht vom lymphoproliferativen, niedrig malignen, monoklonalen B-Zell-Lymphom der Lunge (MALT Lymphom) unterscheidbar.
- *Diagnosestellung:* Setzt eine BAL, besser Gewebeprobe mit Immunphänotypisierung voraus. Die Assoziation zu eventuellen Grunderkrankungen ist zu beachten.

➤ **Differenzialdiagnose:**
- *Klinische Differenzialdiagnose:* Kollagenose, NSIP, EAA, Sarkoidose.
- *Radiologische Differenzialdiagnose:* s. Tab. 12.1 S. 307 f.
- *Histologische Differenzialdiagnose:* MALT-Lymphom, EAA, UIP. Das Muster einer LIP findet sich bei Pneumocystis-jirovecii-Pneumonie, Hepatitis B, Ebstein-Barr-Virus-Infektion, Kollagenkrankheiten und anderen Autoimmunerkrankungen (s. S. 332 ff), Immundefizienz (HIV!), toxische Reaktion (Medikamente).

➤ **Therapie:**
- Bei Vorliegen einer der oben genannten Grunderkrankungen konsequente Therapie derselben.
- Kortikosteroide beeinflussen den Verlauf positiv, verbessern die Symptomatik und führen zu einer Rückbildung des pulmonalen Befalls in einem Teil der Fälle. Bei einem Drittel bis zur Hälfte der Patienten schreitet die Erkrankung bis zur Lungenfibrose fort. Der Therapieversuch erfolgt mit Prednison (0,5 mg/kgKG/d für 4 Wochen, danach 0,25 mg/kgKG/d für 8 Wochen, danach 0,125 mg/kgKG/d oder 0,25 mg/kgKG alle 2 d für 4-8 Wochen.

➤ **Prognose:** Hierzu kann derzeit keine Aussage gemacht werden, insbesondere bei der idiopathischen LIP, die erst jüngst definiert wurde.

Idiopathische, allergische und granulomatöse interstitielle Erkrankungen

12.2 Sarkoidose

Grundlagen

- **Definition:** Die Sarkoidose (Morbus Besnier-Boeck-Schaumann) ist eine granulomatöse Systemerkrankung ungeklärter Ätiologie.
- **Epidemiologie:**
  - Die Sarkoidose ist unter allen interstitiellen Lungenerkrankungen die häufigste Erkrankung.
  - *Inzidenz:* Häufigste aller zur Lungenfibrose führenden Erkrankungen mit in Mitteleuropa 10 Fällen/100 000 Einwohner/Jahr. Die Prävalenz beträgt 50/100 000 (BRD: ca. 30 000 Fälle). Die weltweit höchste Prävalenz haben Dänen, Schweden und Afro-Amerikaner.
  - *Altersverteilung:* Vorzugsweise junge Erwachsene im 3.–4. Lebensjahrzehnt (leichtes Überwiegen des weiblichen Geschlechts).
- **Klinische Einteilung:**
  - *Akute Sarkoidose:* In 10 % der Fälle; mit Fieber, Erythema nodosum, Gelenk- und Lymphknotenbefall (s. u.). Mediastinale LK und Hilus-LK sind fast immer befallen und vergrößert.
  - *Chronische Sarkoidose:* In 90 % der Fälle, 80 % sind Zufallsbefunde. Sämtliche Organe mit Ausnahme des proximalen Dünndarms werden als befallen beschrieben: Lunge 90 %, Leber 60 %, Milz 50 %, präskalenische Lymphknoten 60 %, Haut 20 %, periphere Lymphknoten 30 %, Skelettmuskulatur 20 %, Augen 30 %, zentrales Nervensystem 15 %, Myokard 20 %, Knochen 10 %, Tränen-/Speicheldrüsen 30 %.
- **Pathogenese:** Im Zentrum steht die Aktivierung von Monozyten/Makrophagen mit Umwandlung zu Epitheloidzellen, die ihrerseits zu mehrkernigen Langerhans-Riesenzellen fusionieren können. Die Epitheloidzellen bilden gemeinsam mit den Langerhans-Riesenzellen typische, nicht verkäsende Granulome. Die Langerhans-Riesenzellen können Kalkschollen (= Schaumann-Körper) oder sternförmige, 5-50 µm große Einschlüsse (= „Asteroid Bodies") enthalten. In der Mehrzahl der Fälle Nachweis einer Anergie gegenüber Recall-Antigenen (Tuberkulose, Pilze, Viren). Im betroffenen Gewebe herrscht eine Akkumulation von CD_4-Lymphozyten mit Helfer/Inducer-Aktivität und Freisetzung von Interleukin-2.
- **Pathophysiologie:** Mit zunehmender Fibrosierung kommt es zu einer restriktiven Ventilationsstörung, der chronische Verlauf führt im Endstadium zu respiratorischer Insuffizienz und Cor pulmonale. Häufig (bei Bronchialschleimhautbefall) gelingt der Nachweis einer mäßiggradigen bronchialen Hyperreagiblität.

Klinik

- **Akute Sarkoidose:** Fieber, Gelenkschwellungen (schmerzhafte Arthritis in 70 % der Fälle, v. a. Sprunggelenke, Husten (akut oder subakut auftretend), Erythema nodosum (die Sarkoidose ist Ursache von 50 % aller Fälle).
  - *Löfgren-Syndrom:* Akute Sarkoidose mit bihilärer Lymphknotenschwellung, Erythema nodosum und Polyarthritis.
- **Chronische Sarkoidose:** Trockener Husten, Belastungsdyspnoe, thorakales Engegefühl, periphere Lymphknotenschwellung, Iridozyklitis, Parotisschwellung, Hirnvenausfälle, Splenomegalie, Nierenkolik (Hyperkalzämie, Steinleiden), Hautbefall, kardiale Arrhythmie.
- **Mögliche klinische Syndrome:**
  - *Heerfordt-Syndrom (Febris uveoparotidea):* Befall von Uvea, Speicheldrüsen und N. facialis.
  - *Lupus pernio:* Chronisch-fibrotische Hautsarkoidose mit entstellenden Narben im Gesicht.
  - *Ostitis-multiplex-cystoides-Jüngling:* Kleinzystische Veränderungen in Röhrenknochen, vor allem der Hände.

Diagnostik

- ► **Klinischer Befund:** Gelegentlich tastbar vergrößerte Lymphknoten, Exantheme (E. nodosum oder Hautbefall), selten spätinspiratorisches Rasseln bei Lungenfibrose.
- ► **Röntgenuntersuchung:**
  - • *Typ 0:* Normalbefund bei extrapulmonaler Sarkoidose.
  - • *Typ I:* Bihiläre (ggf. mediastinale) Lymphadenopathie (s. Abb. 12.4).
  - • *Typ II:* Lymphadenopathie mit Lungeninfiltration.
  - • *Typ III:* Lungenbefall ohne Lymphadenopathie.
  - • *Typ IV:* Fortgeschrittene Lungenfibrose mit Strangbildungen und kleinzystischen Veränderungen.
  - • *Sonderformen:* Nodöse Sarkoidose mit scharfbegrenzten Verdichtungen bis 5 cm Größe, zuweilen kavernös zerfallend (s. Abb. 12.5). Verkalkte Lymphknoten bei chronischem Verlauf.
- ► **Computertomografie (HR-CT)** (s. Abb. 12.6):
  - • *Pulmonal:* Perilobuläre, scharfbegrenzte Knötchen (1–2 mm Durchmesser) und noduläre Verdickungen an der Pleura entlang der Lappenspalten, bevorzugt in Ober- und Mittelfeldern. In fortgeschrittenen Stadien irreguläre Verdickung der Interlobulärsepten, Bronchiendilatation (s. Abb. 12.7), honigwabenartige zystische Hohlräume.
  - • *Mediastinal:* Verteilung und Größe der LK.
- ► **Bronchoskopie:**
  - • *Bronchialschleimhaut* (Befall in 50 % der Fälle): Retikuläre Hyperämie und samtartig-höckerige Oberfläche.
  - • *Bronchoalveoläre Lavage* (typischer Befund in 60 % aller Fälle): Erhöhte Gesamtzellzahl mit Lymphozyten-Dominanz (> 15 %), erhöhtes Verhältnis von T 4:T 8-

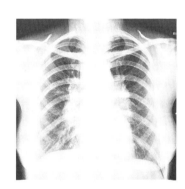

Abb. 12.4 • Sarkoidose mit bihilärer Lymphadenopathie (Röntgentyp I), 52-jährige Frau.

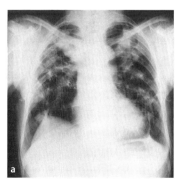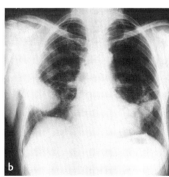

Abb. 12.5 • a u. b Nodöse Sarkoidose im Verlauf mit begleitenden groben fibrotischen Veränderungen (70-jährige Frau).

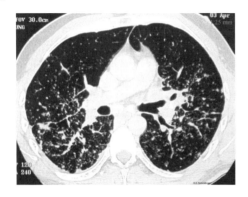

Abb. 12.6 • Pulmonaler Befall bei Sarkoidose im HR-CT, Lungenfenster.

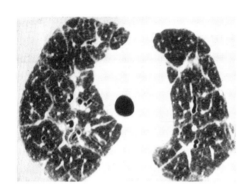

Abb. 12.7 • Lungenfibrose bei chronischer Sarkoidose (Typ IV), HR-CT, Lungenfenster.

Lymphozyten (> 2,5), Nachweis von Aktivierungsmarkern auf Lymphozyten (HLA-DR, Interleukin-2-Rezeptor), s. S. 91.

▶ **Laborbefunde:**
- Bei akuter Sarkoidose ausgeprägtes Entzündungssyndrom (BSG ↑, CRP ↑, α_1- und α_2-Globuline ↑).
- Serummarker s. S. 104.
- Hyperkalzämie oder -urie durch vermehrte Produktion von Vitamin-D-Metaboliten durch Granulomgewebe.

▶ **Lungenfunktionsprüfung:** Restriktive Ventilationsstörung bei ausgeprägter Alveolitis oder Fibrose; in 30 % mäßiggradige bronchiale Hyperreagibilität (positiver Metacholin-Provokationstest). S.a. unter Pathophysiologie.

▶ **Szintigrafie**: Markierung betroffener Organe durch Szintigrafie mit ^{67}Gallium (unspezifischer Test mit positivem Befund bei vielen entzündlichen Erkrankungen, relativ hohe Strahlenbelastung).

▶ **Biopsie zur Diagnosesicherung** (Trefferquote in %): Transbronchiale Lungenbiopsie (90 %), Bronchialschleimhaut (50 %), Leber-Feinnadelbiopsie (50 %), Hautbiopsie (90 %), mediastinale Lymphknotenbiopsie (TBNA) (> 90 %).

▶ **Kveim-Siltzbach-Test:** Hauttest mit Kveim-Reagenz, hergestellt aus der Milz von Patienten. Positive Reaktion = nodöse Hautreaktion. Wegen fehlender Standardisierung nicht mehr gebräuchlich. Auswertbare Reaktion nach 4–6 Wochen, das Reagenz ist kommerziell nicht erhältlich.

Diagnosestellung

▶ **Die Diagnose gilt als gesichert, wenn Folgendes vorliegt:**
- Syndrom der akuten Sarkoidose (s. o.). Die klinischen Kriterien sind hinreichend.
- Bihiläre Lymphadenopathie ohne oder mit pulmonaler Zeichnungsvermehrung bei jungen Erwachsenen und Nachweis typischer Granulome in der transbronchialen Biopsie.

- Typischer Organbefall + histologischer Nachweis nicht verkäsender Granulome in extrapulmonalen Organen (Haut, Leber).

Differenzialdiagnose

▶ **Akute Sarkoidose:** Pneumonie (s. S. 183), Tuberkulose (s. S. 232), malignes Lymphom (s. S. 295), Mediastinaltumor, Katzenkratzerkrankung, Toxoplasmose, Brucellose.
▶ **Chronische Sarkoidose:**
- Idiopathische Lungenfibrose und andere Formen der Alveolitis (s. S. 322 ff).
- Tuberkulose (s. S. 232).
- Morbus Wegener und andere Vaskulitiden (s. S. 343 ff).
- Chronische Berylliose: Nur durch die berylliuminduzierte Lymphozytentransformation zu unterscheiden (s. S. 364).
- Nekrotisierende sarkoide Granulomatose.

Therapie

▶ **Indikationen:**
- Beteiligung von Augen, Herz, zentralem Nervensystem.
- Hyperkalzämie, Hämolyse, Ikterus.
- Entstellende Hautläsionen, starke Beschwerden bei akuter Sarkoidose.
- Respiratorische Symptome wie Husten, Thoraxschmerz, progrediente Belastungsdyspnoe.
- Einschränkungen der Lungenfunktion, radiologisch progrediente Erkrankung bei Lungenbefall im Rahmen des Röntgentyps II, III oder IV.
- Fehlende Regredienz im Spontanverlauf innerhalb eines Jahres (außer mediastinale Lymphknoten, die bei Inaktivität persistieren können).
▶ **Therapie-Verlaufsparameter:**
- Beschwerdesymptomatik, Lungenfunktionsbefunde, Serummarker, BAL-Lymphozytose.
- Röntgenveränderungen der Lunge (außer Lymphknoten).
- *Sonderverläufe:* EKG, Echokardiografie, Kalzium i. S./i.U, Leberwerte Fluoreszein-Angiografie des Auges.
▶ **Steroidtherapie:**
- *Präparat, Initialdosierung:* Prednison, 0,5 mg/kgKG/d.
- *Dauer:* Belassen der Initialdosis über 4 Wochen, danach schrittweiser Dosisabbau über 3 Monate, gelegentlich über 6–12 Monate, dann Erhaltungsdosis von 5–15 mg alle 2 Tage.
- *Ansprechen:* In über 80 % der Fälle Beschleunigung der Remission. In 20–40 % tritt Monate bis Jahre nach Therapieende ein Rezidiv auf, das meist erneut auf Glukokortikoide anspricht.
- Topische Steroide bei isoliertem Hautbefall und bronchialem Befall (Husten) indiziert.
▶ **Therapie bei Steroidresistenz:**
- *Präparate, Dosierung:*
  - Methotrexat 10–25 mg pro Woche p. o. bis zur Remission oder stabilen Restveränderungen (wirkt in 70 % der Fälle, in 30–40 % Rezidiv nach Absetzen).
  - Azathioprin 150 mg/d p. o. oder Zyklophosphamid 50–150 mg/d p. o. oder Chloroquin 150 mg/d bis zu einer kumulativen Dosis von 100 g der Base.
▶ **Zusatztherapie bei starker Hyperkalzämie:** Chloroquin 500 mg/d p. o.
▶ Nachuntersuchungen bei Lungensarkoidose im ersten Jahr alle 3 Monate, später halbjährlich über mindestens 3 Jahre.

Prognose

▶ **Akute Sarkoidose:** In 90 % der Fälle innerhalb einiger Wochen rückläufig.
▶ **Chronische Sarkoidose:**
- Spontanremission bei Röntgentyp I in 75 %, Typ II in 50 %, Typ III in 25 %.
- In ca. 20 % der Fälle chronisch persistierender oder progredienter Verlauf.
- In 1 bis 5 % der Fälle letaler Verlauf (Herzrhythmusstörungen, Befall der Hirnbasis, respiratorische Insuffizienz, Cor pulmonale, Hämoptoe).

Idiopathische, allergische und granulomatöse interstitielle Erkrankungen

Idiopathische, allergische und granulomatöse interstitielle Erkrankungen

12.3 Exogen allergische Alveolitis

Grundlagen

- **Definition:** Alveolitis aufgrund einer komplexen allergischen Reaktion vom Typ III und Typ IV nach Inhalation organischer Stäube bei sensibilisierten Individuen.
- **Epidemiologie, Vorkommen:** Seltenes, v. a. berufsbedingtes Krankheitsbild. Bei Exposition gegenüber potenziellen Allergenen resultiert eine Prävalenz von 5–15 % (Landwirte 10 %, Taubenzüchter bis zu 15 %, s. Tab. 12.6):
  - *Farmerlunge:* Meist Nebenerwerbsbauern bei Exposition gegenüber schimmeligem Heu betroffen.
  - *Vogelhalterlunge:* Bei Exposition gegenüber Vogelkot und Vogelfedern.
  - *Befeuchterlunge:* Sehr seltenes, meist akutes Krankheitsbild. Am häufigsten in der Papierindustrie bei Exposition gegenüber kontaminiertem Wasser.
- **Einteilung:**
  - *Akute Form:* Ergebnis einer zeitlich begrenzten Exposition gegenüber hohen Antigenmengen (Beispiel: Farmerlunge, nach Kontakt mit schimmeligem Heu).
  - *Chronische Form:* Resultat einer leicht überschwelligen Exposition über lange Zeit mit geringen Antigenmengen (Beispiel: Vogelhalterlunge).
- **Ätiologie:**
  - *Biogene Stäube* (vor allem thermophile Pilze und Vogelproteine) mit entsprechenden Allergenen (diese sind bislang nicht molekular definiert, s. a. Tab. 12.6).
  - *Chemikalien* (Medikamente, Isocyanate).
- **Pathogenese:**
  - Nach Inhalation alveolargängiger Partikel (Durchmesser 1-5 µm) kommt es zur Immunkomplexbildung mit präzipitierenden IgG-Antikörpern. Dadurch sekundäre Aktivierung des Komplementsystems mit Alveolarmakrophagenaktivierung und Sekretion von Chemokinen. In der Folge Neutrophileneinstrom mit Ausbildung einer Alveolitis innerhalb von 48 h. Fortgesetzte Antigenstimulation löst eine zellvermittelte Immunreaktion mit Sekretion von Interleukin 12 aus (→Bildung von Th-1-Lymphozyten). Daraus resultiert letztendlich eine Lymphozytenalveolitis mit Dominanz von T-Supressorzellen (CD 8 +).
  - Zusätzliche Wirtsfaktoren und möglicherweise Virusinfektionen tragen zur Auslösung der Erkrankung bei. Zigarettenraucher sind auffällig selten betroffen.
  - *Akute/subakute Alveolitis:* Zellreiche bronchiolozentrische Entzündung mit Lymphozytendominanz, Ausbildung von nicht verkäsenden epitheloidzelligen Granulomen mit Riesenzellen vom Langhans-Typ und einer organisierenden Pneumonie (BOOP-Reaktion mit sogenannten Masson-Körperchen = intrabronchioläre fibromyxoide Füllung). Nachweis zahlreicher aktivierter (vakuolisierterschaumiger) Makrophagen.
  - *Chronische Alveolitis:* Zellärmeres Bild mit interstitieller Fibrose und fokalem Auftreten von Makrophagen sowie wabigem Umbau der Lunge. Vereinzelte Granulome, Riesenzellen oder Astreoid-Körperchen (sternförmige intrazytoplasmatische Einschlüsse) erlauben die Diagnose.
- **Pathophysiologie:** Restriktive Ventilationsstörung, bei der akuten Form innerhalb von Wochen bis Monaten reversibel. Hypoxämie nach akuter Exposition oder bei chronisch progredientem Verlauf.

Klinik

- **Akute Form:**
  - 4–12 h nach Antigeninhalation Dyspnoe (85 %) mit Reizhusten (80 %), Krankheitsgefühl, Kopf- und Gliederschmerzen (90 %), hohes Fieber (40 %) und Schüttelfrost (55 %).
  - Rückbildung innerhalb von Stunden bis Tagen. Jeder erneute Antigenkontakt führt zu einer Dramatisierung des Bildes.
- **Chronische Form:** Ohne zeitliche Beziehung zum Antigenkontakt langsamer körperlicher Verfall (50 %) mit Gewichtsverlust (30 %), progredienter Dyspnoe (80 %), Husten (80 %).

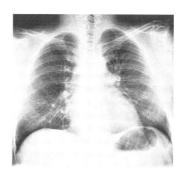

Abb. 12.8 • Exogen-allergische Alveolitis (Vogel-züchterlunge) mit retikulonodulärer Zeichnungs-vermehrung, 45-jähriger Mann.

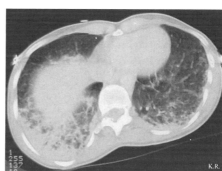

Abb. 12.9 • Ausgedehntes Infil-trat bei akuter exogen-aller-gischer Alveolitis (Nachweis von Präzipitinen gegen Wellensittich-Antigene).

Diagnostik

- ► **Klinischer Befund:**
  - *Akute Form:* Im Vollbild Zyanose, Tachypnoe, Tachykardie, feines, spätinspirato-risches Rasseln (70 %).
  - *Chronische Form:* Spätinspiratorische Rasselgeräusche, Zwerchfellhochstand, Zyanose, Zeichen der Rechtsherzinsuffizienz.
- ► **Röntgen- und CT-Untersuchung** (s. Abb. 12.8 u. Abb. 12.9):
  - *Akute Form:* Fleckige oder diffuse Milchglasinfiltrate und zentrilobuläre mikro-noduläre Zeichnungsvermehrung mit Bevorzugung der Lungenunterfelder oder des Lungenmantels. Mosaikperfusion und Air Trapping im CT mit Exspirations-aufnahme. Bei schwerem Verlauf dichte Infiltrate.
  - *Chronische Form:* Intra- und interlobuläre septale Verdichtungen mit Betonung der Lungenoberfelder (im Unterschied zur UIP) und des Lungenmantels mit fleckiger Verteilung, später mit fibrotischem Umbau (strangförmige Narben, Wa-benlunge, Schrumpfung).
- ► **Lungenfunktionsprüfung** (Spirometrie, Compliance, BGA, Ergometrie):
  - Restriktive Ventilationsstörung mit Verkleinerung aller Lungenvolumina.
  - Abfall des p_aO_2 bei Normo- oder Hypokapnie.
- ► **Labor:** Präzipitinnachweis s. S. 108. Der Nachweis spezifischer IgG im ELISA oder IFT hat die höchste Sensitivität. Ein positiver Befund beweist die Exposition und die Sensibilisierung; er ist jedoch bei vielen nicht Erkrankten ebenfalls zu finden.
- ► **Provokationstest** (s. S. 47): Ein positives Ergebnis (pulmonale Restriktion mit respi-ratorischer Insuffizienz innerhalb von Stunden) erlaubt die Diagnose. *Cave:* Mögli-che schwere Komplikationen! (Hauttests haben keine diagnostische Bedeutung).
- ► **Bronchoalveoläre Lavage** (s. S. 91):
  - *Akute Form:* Vermehrung der neutrophilen Granulozyten bei deutlich erhöhter Gesamtzellzahl.
  - *Chronische Form:* Lymphozytenalveolitis mit hohem Lymphozytenanteil (> 30 %) und typischerweise Dominanz von T-Suppressorzellen (CD 8 +), T 4:T 8 < 0,8.
- ► **Lungenbiopsie:** TBB oder chirurgische Biopsie sind schwer zu bewerten, da die Be-funde ähnlich sind wie bei Sarkoidose (akute Form) oder idiopathischen intersti-

Tab. 12.6 • **Krankheitsbilder und Allergene bei exogen-allergischer Alveolitis.**

Erkrankung	Allergen	Allergenquelle
Farmerlunge	Micropolyspora faeni, Thermoactinomyces vulgaris	feuchtes Heu, Siloanlagen
Befeuchterlunge	Micropolyspora faeni, Penicillium frequentans, Thermoactinomyces candidus	kontaminiertes Wasser von Klimaanlagen, Luftbefeuchtern, Zimmerspringbrunnen
Bagassose	Thermoactinomyces vulgaris und T. sacchari	schimmeliges Zuckerrohr
Vogelhalterlunge	Vogelproteine	Vogelkot und -federn
Bacillus-subtilis-Alveolitis	Antigene von B. subtilis	Waschmittelherstellung
Medikamentenalveolitis	Nitrofurantoin, Hydrochlorothiazid, Amiodaron, Nomifensin, (Carbamazepin)	Medikamentenstäube (pharmazeutische Anlagen)
Käsewäscherlunge	Penicillium glaucum und P. casei	schimmeliger Käse
Allergische Aspergillose	Aspergillus fumigatus	ubiquitär
Korkarbeiterlunge (Suberose)	Penicillium frequentans	Korkstaub
Tomatenzüchterlunge	Penicillium brevicompactum	schimmelige Tomaten
Obstlagerlunge	Penicillium spp.	schimmeliges Obst
Holzarbeiterlunge	Holzfasern (Alternaria tenuis)	Holzstaub
Winzerlunge	(Botrytis cinerea)	edelfaule Weintrauben
Pilzzüchterlunge	thermophile Actinomyceten (Speisepilzsporen)	Staub von Pilzkulturen
Malzarbeiterlunge	Aspergillus clavatus, A. fumigatus	schimmelige Gerste
Hot tub lung	Mycobacterium-avium-Komplex	Whirlpool

tiellen Pneumonien, vor allem NSIP (chronische Form). Die Diagnose ist sicher bei Nachweis aller 3 Kriterien (Lymphozyteninfiltrate, Granulome, BOOP-Reaktion).
► **Diagnosekriterien:** Typische Anamnese oder Exposition gegenüber bekannten Allergenen (s. Tab. 12.6), Nachweis spezifischer IgG-Antikörper, CD 8-dominante Lymphozytenalveolitis.

Differenzialdiagnose

► **Akute Form:** Pneumonie (s. S. 183), diffuse alveoläre Hämorrhagie (s. S. 123).
► **Chronische Form:** Alle langsam progredient verlaufenden diffusen Lungenerkrankungen (interstitielle Pneumonien s. S. 305, Vaskulitiden s. S. 343 ff, Pneumokoniosen s. S. 359 ff, Neoplasien s. S. 266).
► **Organic Dust Toxic Syndrom:** s. Tab. 34.13, S. 555.

Therapie

► **Strenge Expositionsprophylaxe** ist die einzige wirksame Maßnahme!
► **Kortikosteroide:** Trotz breiter Anwendung ist die Rolle von Kortikosteroiden umstritten.
  • *Dosierung:* Behandlungsversuch mit Prednison 0,5 mg/kgKG/d p. o. über 1–2 Wochen, danach stufenweise Dosisreduktion.
  • *Dauer:* Bei der chronischen Form Erhaltungstherapie mit der niedrigsten wirksamen Dosis. Wirksamkeitsnachweis mittels Röntgenbild (s. Abb. 12.10), Lungenfunktion, subjektivem Befinden.

Prognose

► *Akute Form:* Restitutio ad integrum unter Allergenkarenz. In Einzelfällen letaler Verlauf in der akuten respiratorischen Insuffizienz nach wiederholter Exposition.

Idiopathische, allergische und granulomatöse interstitielle Erkrankungen

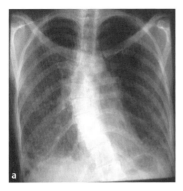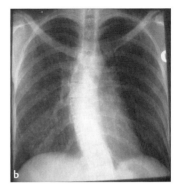

Abb. 12.10 • a–b Akute exogen-allergische Alveolitis a) bei Diagnosestellung, b) nach 1-wöchiger Kortikosteroidtherapie und Expositionsprophylaxe.

► *Chronische Form:* Nach Expositionsende fibrotische Residuen, stationärer Verlauf oder chronisch progrediente Lungenfibrose ohne therapeutische Beeinflussbarkeit (in etwa 10 % aller Fälle).

12.4 Pulmonale Langerhans-Zell-Histiozytose

Grundlagen

► **Definition:** Zu der Langerhans-Zell-Histiozytose (früher Histiozytosis X) wird eine Gruppe von Erkrankungen gezählt, bei denen es zu einer reaktiv oder neoplastisch (monoklonal) bedingten abnormen Vermehrung von Langerhans-Zellen mit Infiltration unterschiedlicher Organsysteme kommt (Klassifikation s. Tab. 12.7).
► **Epidemiologie:**
  • *Prävalenz, Alter, Risikofaktor:* Seltene Erkrankung (< 5 000 Fälle in Deutschland), Altersgipfel im 4. Lebensjahrzehnt mit Dominanz weiblicher Patienten. Im Erwachsenenalter nahezu ausschließlich bei Rauchern und fast nur bei Kaukasiern auftretend. Anteil an allen interstitiellen Lungenerkrankungen 5 %.
  • *Inzidenz:* Bei den maligne verlaufenden kindlichen Formen (Abt-Letterer-Siwe, Hand-Schüller-Christian) 5 Fälle/1 Million Kinder/Jahr.
► **Ätiologie und Pathogenese:**
  • Die kindlichen, systemischen Formen sind neoplastisch-monoklonal.
  • Bei den erwachsenen, pulmonalen Formen kommt es bei Menschen mit abnormer Lymphozytenreaktivität (verursacht durch eine mangelhafte Ausschüttung

Tab. 12.7 • **Klassifikation der Langerhans-Zell-Histiozytose.**

	frühere Bezeichnung	Anteil der Fälle mit Lungenbeteiligung
Organerkrankung		
Lunge, Knochen, Haut, Hypophyse, Lymphknoten andere Organe (Schilddrüse, Leber Milz, Gehirn)	eosinophiles Granulom	> 85 %
Multiorganerkrankung		
– mit Lungenerkrankung		5–15 %
– ohne Lungenerkrankung	Hand-Schüller-Christian-Krankheit*	selten bei Erwachsenen
Systemerkrankung	Morbus Abt-Letterer-Siwe	selten bei Erwachsenen

*Trias von Exophtalmus, Diabetes insipidus und Knochenläsionen

von Interleukin-2, welches die Histiozyten-Proliferation unterdrückt) durch Zigarettenrauch (Tabak-Glykoprotein) zu einer Stimulation präformierter Gewebs-Langerhans-Zellen mit daraus folgender abnormer Proliferation. Außerdem induziert Zigarettenrauch die Bildung von Bombesin-like Peptiden in neuroendokrinen Bronchialepithelzellen. Diese aktivieren Makrophagen (mit TNF-α und GM-CSF) zur Umwandlung in Langerhans-Zellen.

► **Histopathologie:** Peribronchiale knotenförmige Anhäufung von Langerhans-Zellen (= differenzierte Gewebsmakrophagen, die mit dem zytoplasmatischen S-100-Protein anfärbbar sind und an ihrer Oberfläche das CD_{1a}-Antigen [OKT 6] exprimieren. Elektronenmikroskopisch weisen sie tennisschlägerartige pentalaminare Granula – Birbeck-Granula – auf). Die zellulären Läsionen vergesellschaften sich in unterschiedlichem Ausmaß mit Eosinophilen (→ eosinophiles Granulom), Lymphozyten, Plasmazellen, Fibroblasten und pigmentierten Alveolarmakrophagen. Diese knötchenförmigen Proliferate reifen mit der Zeit zu sternförmig konfigurierten fibrotischen Knötchen heran, die zu narbiger Einziehung tendieren und bei diffuser Infiltration Bronchomegalie und dünnwandige Lungenzysten hervorrufen. Das zellreiche Granulom ist also die frühe Form, die zystische Lungenfibrose die späte Manifestation.

► **Pathophysiologie:**
• Meist erhaltene Lungenfunktion bei bereits deutlichen histopathologischen Veränderungen.
• Bei einem Teil der Fälle kommt es zu einer Lungenüberblähung und Zeichen der peripheren Atemwegsobstruktion.
• In (seltenen) Endstadien sind pulmonale Volumenminderung und arterielle Hypoxämie bzw. pulmonale Hypertonie und Cor pulmonale möglich.

Klinik

► **Pulmonal:** Reizhusten, Belastungsdyspnoe, rezidivierender Spontanpneumothorax (in 20 % der Fälle), häufig auch Beschwerdefreiheit (in 25 %).
► **Extrapulmonal:**
• Allgemeinbeschwerden wie subfebrile Temperaturen, Gewichtsverlust und Abgeschlagenheit bei bis zu einem Drittel der Patienten.
• Selten osteolytische Veränderungen des Stammskeletts mit Schmerzen (ossäres eosinophiles Granulom) oder Hautbefall mit hämorrhagischen und nekrotisierenden Papeln und Plaques (juckend oder schmerzhaft), Lymphknotenvergrößerung, Hepatosplenomegalie.
• *Rarität:* Begleitender Diabetes insipidus.

Diagnostik

► **Anamnese:** Nikotin?
► **Klinischer Befund:** Meist unergiebig.
► **Röntgenuntersuchung:**
• Mikronoduläre bis noduläre, symmetrische Verdichtung in beiden Ober- und Mittelfeldern, fast nie Befall der kostophrenischen Winkel.
• Im Verlauf Ausbildung einer retikulonodulären Infiltration mit feinwabiger Transformation.
► **HR-CT:** Bei typischer Ausprägung sind die Veränderungen nahezu pathognomonisch und machen weitere diagnostische Untersuchungen überflüssig. In den Mittel- und Oberfeldern noduläre und zystische Veränderungen. Die Zysten erreichen eine Größe von bis zu 2 cm und sind dünnwandig. Im zeitlichen Verlauf wandelt sich das Muster von feinnodulär über nodulär-zystisch bis hin zu grobfibrotisch (strangförmig)-zystischen Bildern (s. Abb. 3.10, S. 59).
► **Lungenfunktionsprüfung:** S. u. Pathophysiologie.
► **Labor:** Leichte Entzündungshinweise, sonst meist normal; selten Nachweis von zirkulierenden Immunkomplexen.
► **Bronchoalveoläre Lavage** (s. S. 91): Bei > 5 % CD_{1a} (OKT 6)-positiven Zellen ist die Diagnose hochwahrscheinlich. Bei 2–5 % CD_{1a}-positiven Zellen ist die Diagnose unsicher (Raucher, andere ILD).

Idiopathische, allergische und granulomatöse interstitielle Erkrankungen

► **Lungenbiopsie** (obligat zur sicheren Diagnosestellung): Transbronchiale Biopsie mit immunhistochemischer Aufarbeitung (Nachweis des S-100-Proteins) und Elektronenmikroskopie (Nachweis der Birbeck-Granula). Die Trefferquote der transbronchialen Biopsie erreicht nur 10–40 %, wegen inhomogen-fleckiger Verteilung der Läsionen. Chirurgische Biospien erlauben eine Diagnose in > 90 %.
► **Diagnostisches Vorgehen:**
  • Die Verdachtsdiagnose kann aufgrund der Raucheranamnese bei in den Oberfeldern betonten nodulär-zystischen Röntgenveränderungen geäußert werden.
  • Als Nächstes folgt eine HR-CT. Bei klassischem Befund kann die Diagnose als sicher gelten.
  • Bei mehrdeutigem Befund im HR-CT Bronchoskopie mit BAL mit oder ohne transbronchiale Biopsie. Bei positiver Biopsie und/oder > 5 % CD 1a-positiven Zellen in der BAL ist die Diagnostik abgeschlossen, ansonsten erfolgt eine chirurgische Biopsie.

Differenzialdiagnose

► Sarkoidose (s. S. 318), speichernde Lungenerkrankungen, Pneumokoniosen (s. S. 359 ff), interstitielle Pneumonie (DIP, RB-ILB, s. S. 315 f), Miliartuberkulose (s. S. 250), Lymphangiosis carcinomatosa (s. S. 302), tuberöse Sklerose/Lymphangioleiomyomatose (s. S. 387), Morbus Bechterew (s. S. 341), Emphysem.

Therapie

► Strikte Nikotinkarenz!
► **Abwartendes Verhalten** bei Beschwerdefreiheit und fehlenden Funktionsausfällen; Kontrolle des Röntgenbefundes und der Lungenfunktion in zunächst ¼-jährlichen Abständen!
► **Kortikosteroide:**
  • *Indikation:* Progredienz, Beschwerdesymptomatik, funktionelle Ausfälle trotz Nikotinkarenz. Die Evidenz zur Therapie ist gering (Klasse IIb).
  • *Dosierung, Dauer:* Prednison 1 mg/kgKG/d (maximal 60 mg/d), über 6 Monate ausschleichend (nach 8 Wochen 0,5 mg/kgKG, dann 0,25 mg/kgKG, dann nach Verlauf).
► **Bei Steoidresistenz:** Prednison (1 mg/kgKG/d für 6 Wochen) + Vinblastin (6 mg/m^{2}KOF, maximal 10 mg) an Tag 1, 8, 15, 22, 29 und 36.
► **Therapieversuch mit Bronchospasmolytika** bei Lungenüberblähung oder obstruktiver Ventilationsstörung, z. B. Salbutamol 0,1 mg/4–6 h inhalativ.
► **Gezielte Bestrahlung** von Knochenherden.
► **Lungentransplantation:** Bei therapierefraktärer, progredienter Erkrankung mit schwerer Gasaustauschstörung (unter O$_2$-Langzeittherapie).
  ▫ *Cave:* Rezidiv im Transplantat!

Prognose

► Sehr unterschiedliche Verläufe, insgesamt geringe Sterblichkeit < 5 %. Nach Nikotinkarenz stationärer oder regredienter Verlauf bei 50 % der Patienten.
► Ein progredienter Verlauf mit wabigem Lungenumbau, respiratorischer Insuffizienz, Cor pulmonale ist selten.
► Bei Progression unter Steroidtherapie ist die Prognose trotz Einsatz von Immunsuppressiva unsicher.

12.5 Alveolarproteinose

Grundlagen

► **Definition:** Alveoläre Akkumulation von Surfactant bzw. damit verwandten Substanzen.
► **Epidemiologie:** Sehr seltene Erkrankung (Inzidenz 1/1 000 000) bei Erwachsenen mittleren Alters mit männlicher Dominanz (Geschlechterverhältnis m:w = 2:1). Familiäres Auftreten ist kasuistisch beschrieben.

Idiopathische, allergische und granulomatöse interstitielle Erkrankungen

- **Pathogenese:** Die Homöostase von Surfactant resultiert aus der Produktion einerseits und dem Abbau in Alveolarmakrophagen und Pneumozyten Typ II andererseits. GM-CSF (Granulozyten-Makrophagen-Kolonie-stimulierender Faktor) beschleunigt den Metabolismus.
- **Einteilung:**
  - *Sekundär:* Exogen bedingte überstimulierte Produktion im Rahmen von Tumorerkrankungen und nach Staubexposition (akute Silikose, nach Inhalation von sehr feinem, inerten Staub).
  - *Primär kongenital:* Mutiertes Surfactantprotein-B (Frameshift-Mutation 121 Ins2) oder Deletion (122 delT, mit fehlender Produktion oder verminderter Expression des ß-Rezeptors für GM-CSF/IL-3/IL-5).
  - *Primär, Erwachsenenform:* Clearance-Dysfunktion von Alveolarmakrophagen (GM-CSF-Mangel durch neutralisierende Auto-Antikörper oder erhöhtes IL-10 mit Suppression der GM-CSF-Produktion).
- **Pathophysiologie:** Restriktive Ventilationsstörung mit Verminderung der statischen Volumina und erniedrigter Lungencompliance; respiratorische Insuffizienz unterschiedlicher Ausprägung.

Klinik

- Allmählicher Beginn mit Belastungsdyspnoe (50–80 %) und trockenem Husten (30–80 %) (unproduktiv, selten Abhusten kleiner, fester Bestandteile oder Hämoptysen).
- Seltener Gewichtsverlust, Schwächegefühl, atemabhängige Schmerzen und Hämoptysen.
- **Komplikationen:** Infektion (häufig Bakterien, Mykobakterien oder Pilze), Lungenfibrose, Cor pulmonale, Spontanpneumothorax.

Diagnostik

- **Klinischer Befund:** Meist normal, bei schwerer Erkrankung Zyanose, zuweilen Trommelschlägelfinger und spätinspiratorisches Rasseln.
- **Röntgenuntersuchung:** Schmetterlingsförmige Ausbreitung von symmetrischen, weichen Infiltraten, in 20 % asymmetrisch. Selten miliares, retikuläres oder gröberes Infiltrationsmuster.
- **CT** (s. Abb. 12.11):.Typisch sind milchglasartige Infiltrate bis zu alveolären Konsolidierungen mit scharfer Abgrenzung, die ein „geografisches Muster" ergeben. Die betroffenen Interlobularsepten sind betont. In Verbindung mit den dazwischenliegenden Trübungsarealen ergibt sich ein Pflastersteinrelief („crazy paving", s. Abb. 12.11).
- **Lungenfunktionsprüfung:** S.u. Pathophysiologie.
- **Labor:** Polyglobulie bei schwerer Erkrankung, Serum-LDH ↑ in 70 %, manchmal polyklonale Hypergammaglobulinämie, Anti-GM-CSF Auto-AK bei der primären, adulten Form häufig.
- **Bronchoskopie** (BAL, TBB, s. S. 91 ff): Makroskopisch milchige Lavageflüssigkeit. Nachweis von PAS-positivem Material intra- und extrazellulär, elektronenmikroskopisch Nachweis von Lamellarkörperchen. Das BAL-Präparat zeigt zahlreiche

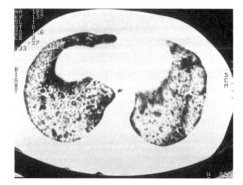

Abb. 12.11 • Typischer CT-Befund bei Alveolarproteinose.

Makrophagen mit schaumig konfiguriertem Plasma, Zellfragmente und zart-eosinophile, amorphe Massen, nur wenige Lymphozyten und Granulozyten. Neutralisierende Anti-GM-CSF-AK sind nicht selten hochtitrig in der BAL nachweisbar.

Differenzialdiagnose

- ◻ *Hinweis:* Wegweisend ist die Diskrepanz zwischen ausgeprägten Röntgenveränderungen und geringem klinischem Befund!
- ► **Radiologische DD:** Diffuse alveoläre Hämorrhagie (s. S. 123), Lungenödem (s. S. 63), akutes Lungenversagen (s. S. 453), Pneumonie (s. S. 183 ff). Bei retikulärem Muster andere diffuse interstitielle Lungenerkrankungen (s. S. 58 ff).

Therapie und Prognose

- ► **Therapie:**
  - • *Abwartendes Verhalten* bei Symptomarmut bzw. nur geringer Funktionsminderung ($S_aO_2 > 90\%$). Keine wirksame medikamentöse Therapie.
  - • *Therapeutische bronchoalveoläre Lavage* bei symptomatischen Patienten oder deutlicher respiratorischer Insuffizienz:
    - – Traditionelles Verfahren: Einseitige Lavage mit 30–40 l köperwarmer NaCl 0,9 % bzw. bis zur völligen Klärung der Spülflüssigkeit (Doppellumentubus, Seitenlagerung mit betroffener Seite oben, sichere Prüfung auf Dichtigkeit des Cuffs, Einzelportionen 1–1,5 l), Behandlung der Gegenseite einige Tage später.
    - – Variante: Nach Spülung einer Seite Umlagerung zur Gegenseite, Beatmung der lavagierten Seite und Ausschaltung der Gegenseite, bei ausreichendem Gasaustausch sofortige Spülung der Gegenseite in einer Narkose mit ~80 l Gesamtvolumen.
    - – Alternativverfahren: Segmentale Lavage mit dem Fiberbronchoskop mit jeweils 300 ml NaCl 0,9 % in mehreren Sitzungen: Nur sinnvoll bei lokalisiertem Befall.
  - ◻ *Hinweis:* Experimentelle Therapie mit GM-CSF (3–9 µg/kgKG/d über 12 Wochen s. c.) bei den primären Formen (unwirksam bei Vorliegen neutralisierender AK).
  - • *Ultima ratio:* Lungentransplantation.
- ► **Prognose:** Breites Verlaufsspektrum von der Spontanremission (25 %) bis zum respiratorischen Versagen. Die Ganzlungenlavage führt bei etwa 80 % der Patienten nach 2 bis 6 Spülungen zur Remission.

12.6 Lipidpneumonie

Grundlagen

- ► **Definition, Epidemiologie:** Sehr seltene Erkrankung mit entzündlicher Reaktion auf pulmonale Ablagerungen von endogenen oder exogenen Lipiden.
- ► **Klinische Einteilung, Ätiologie:**
  - • *Primäre endogene Lipidpneumonie:* Idiopathische Ablagerung von endogenem Cholesterin unbekannter Ätiologie.
  - • *Sekundäre endogene Lipidpneumonie:* Cholesterinablagerung infolge anderer Lungenerkrankungen (Bronchusstenosen, seltener obstruktive Bronchitis oder obliterierende Bronchiolitis).
  - • *Exogene Lipidpneumonie:* Aspiration exogener mineralischer oder organischer Lipide.
- ► **Pathogenese:** Intraalveoläre und interstitielle Entzündungsreaktion mit nachfolgender interstitieller Fibrose.
- ► **Pathophysiologie:** Das Spektrum reicht von Normalbefunden bis zu restriktiven Ventilationsstörungen. Schwere Formen führen zu Gasaustauschstörungen mit eingeschränkter CO-Transferkapazität und zu arterieller Hypoxämie mit Hypokapnie.

Klinik

- ► **Primäre Form:** Bild einer subakuten Pneumonie mit Abgeschlagenheit, mäßig erhöhter Temperatur und unproduktivem Husten.

➤ **Sekundäre Form:** Die klinischen Zeichen der bronchopulmonalen Grunderkrankung (Tumor, obstruktive Bronchitis, Bronchiolitis) dominieren.

➤ **Exogene Form:** Akutes Krankheitsbild mit starkem Husten, hohem Fieber sowie pleuralen Schmerzen.

Diagnostik

➤ **Klinische Untersuchung:** Klopfschalldämpfung, spätinspiratorische Rasselgeräusche, bei der primären Form häufiger auch Normalbefund.

➤ **Labor:** Entzündungszeichen (BSG ↑, CRP ↑).

➤ **Röntgenbefunde:**
- *Primäre Form:* Flächige Infiltrate oder segmentale/lobäre Verdichtungen mit unscharfer Begrenzung, selten diffuse Infiltrate.
- *Sekundäre Form:* Bild einer Atelektase oder einer Lobärpneumonie.
- *Exogene Form:* Lobuläre Infiltrate in den Lungenunterfeldern.

➤ **BAL:** Nachweis zahlreicher Makrophagen mit Fetteinschlüssen.

➤ **Lungenbiopsie:** Diagnosestellung durch bronchoskopische Biopsie bei endogener Lipidpneumonie. Bei der exogenen Form ist die Anamnese entscheidend.

Differenzialdiagnose

➤ Andere Pneumonieformen, s. S. 183 ff.

Therapie und Prognose

➤ **Endogene Form:** Abwartendes Verhalten (primäre Form) oder Behandlung der Grunderkrankung (sekundäre Form).

➤ **Exogene Form:** Frühestmögliche bronchoskopische Absaugung, Antitussiva, Analgetika, Physiotherapie. Bei der häufig auftretenden bakteriellen Sekundärinfektion (Einschmelzung) antibakterielle Chemotherapie mit Erfassung von Staphylococcus aureus, Pneumokokken und Anaerobiern (s. S. 190).

➤ **Prognose:** Von Restitutio ad integrum bis zur letalen respiratorischen Insuffizienz. Todesfälle sind häufig bedingt durch die Grunderkrankung (sekundäre Form) oder bakterielle Superinfektion.

12.7 Alveoläre Mikrolithiasis

Grundlagen

➤ **Definition:** Idiopathisches Krankheitsbild durch alveoläre Deposition kalkdichter Kügelchen aus Hydroxylapatit.

➤ **Epidemiologie:** Sehr seltenes Krankheitsbild (weniger als 1 000 Fälle bisher beschrieben); relativ häufig bei Türken, zu 50 % familiäres Auftreten, keine Geschlechterdominanz.

➤ **Ätiologie und Pathogenese:** Die Ätiologie ist unbekannt, bisher konnte keine systemische Störung des Kalziumstoffwechsels nachgewiesen werden. Mikroskopisch Nachweis von kalzifizierten Sphären aus Hydroxylapatitkristallen mit den Hauptkomponenten Kalzium und Phosphor. Im Verlauf kommt es zu einer zunehmenden Fibrose der Alveolarwände und des Interstitiums.

➤ **Pathophysiologie:** Lungenfunktion lange normal, nach vielen Jahren zunehmende restriktive Ventilationsstörung mit Störung des Gasaustausches; in der Spätphase oft Ausbildung eines Cor pulmonale mit zunehmender Rechtsherzinsuffizienz.

Klinik

➤ Diagnosestellung meist um das 30. Lebensjahr als radiologischer Zufallsbefund oder wegen Husten, Dyspnoe oder Thoraxschmerz.

Diagnostik

➤ **Klinischer Befund:** Lange unauffälliger Befund, im Verlauf spätinspiratorisches Rasseln und basale Klopfschalldämpfung. Bei fortgeschrittener Erkrankung Zyanose, Trommelschlägelfinger, Zeichen der Rechtsherzinsuffizienz.

► **Röntgenuntersuchung:** Diffuse, mikronoduläre, beidseitige, kalkdichte Infiltrate mit Betonung der Lungenunterfelder, Unschärfe der Zwerchfell- und Herzsilhouette.

☐ *Hinweis:* Der Röntgen-/CT-Befund ist ausreichend zur Diagnosestellung!

► **Transbronchiale Biopsie oder bronchoalveoläre Lavage** (Mikrolithen im Sediment) zur Diagnosesicherung.

► **Knochenszintigrafie** (indiziert in Zweifelsfällen): Pulmonale Anreicherung von $^{99\,m}$Technetium.

Therapie

► Lediglich supportive Behandlung möglich.
► In Spätstadien Sauerstofflangzeittherapie oder Lungentransplantation.

Prognose

► Verlauf sehr variabel, meist jahre- bis jahrzehntelange Symptomfreiheit.
► Nur bei einem Teil der Fälle verkürzte Lebenserwartung durch Ateminsuffizienz oder Rechtsherzversagen.

Idiopathische, allergische und granulomatöse interstitielle Erkrankungen

13 Kollagenkrankheiten

13.1 Rheumatoide Arthritis (RA)

Grundlagen

- **Definition:** Entzündliche Systemerkrankung aus dem Formenkreis der Kollagenosen mit vorzugsweise symmetrischer artikulärer Manifestation und häufiger extraartikulärer Beteiligung. *Caplan-Syndrom:* Trias aus rheumatoider Arthritis, Silikose und knotigen Veränderungen im Lungenparenchym.
- **Epidemiologie, Vorkommen:** Lungenmanifestationen in etwa 20 % aller Fälle.
- **Ätiologie und Pathogenese:** Persistierende immunologische Reaktion auf ein bisher nicht identifiziertes Antigen bei genetisch prädisponierten Personen. Meist sind Autoimmunphänomene nachweisbar, diese sind aber nicht spezifisch für die Erkrankung. Zur Bedeutung des Rheumafaktors s. S. 102.
- **Pathologische Anatomie:** Rheumaknoten (spezifisch für RA) sind z. T. zerfallende knotige Läsionen (mikroskopisch klein bis mehrere cm) in vielen Manifestationsorganen (pulmonal meist pleuranah an den Interlobulärsepten).
- **Pulmonale Manifestationsformen und deren Kennzeichen:**
  - *Diffuse fibrosierende Alveolitis:* Häufiger bei Männern im 6. Lebensjahrzehnt; Bild wie bei der idiopathischen fibrosierenden Alveolitis; bei 20 % vor Beginn der Arthritis bzw. ohne Assoziation mit deren Schweregrad.
  - *Pulmonale Rheumaknoten:* Meist periphere Lokalisation, Größe bis maximal 5 cm Durchmesser, z. T. Einschmelzung (v. a. beim Caplan-Syndrom).
  - *Bronchiolitis obliterans:* Mit/ohne organisierende Pneumonie; gelegentlich im Zusammenhang mit einer vorangehenden D-Penicillamin-Therapie.
  - *Pulmonale Hypertonie* im Rahmen einer systemischen Arteriitis ist selten; klinisch und morphologisch bestehen keine Unterschiede zur primären pulmonalen Hypertonie (s. S. 407).
  - *Obstruktive Atemwegserkrankung* im Rahmen einer Bronchiolitis obliterans oder bei Beteiligung der Kehlkopfgelenke.
- **Pleurale Manifestationsformen:** Pleuraerguss in 20 % aller Fälle (davon sind nur 5 % klinisch relevant); Pleuraschwarten sind recht selten.
- **Pathophysiologie:** Art und Ausmaß von Funktionsminderungen hängen von der Manifestationsform ab; häufig restriktive (Alveolitis, Pleuraerguss) oder seltener obstruktive (Bronchiolitis) Ventilationsstörung.

Klinik

- **Bronchopulmonal:** Belastungsabhängige Dyspnoe, über Wochen bis Monate progredient.
- **Pleura:** Meist Beschwerdefreiheit oder (bei größerem Erguss) Belastungsdyspnoe.

Diagnostik

- **Anamnese:** Bekannte rheumatoide Arthritis? Verlauf, bisherige (medikamentöse) Therapie? Die Verdachtsdiagnose ist häufig naheliegend, da meist eine floride, symmetrische Polyarthritis mit typischen Röntgenmanifestationen (gelenksnahe Usuren) vorliegt.
- **Klinischer Befund:** Basale Klopfschalldämpfung (Erguss), diskretes spätinspiratorisches Rasseln (Alveolitis), exspiratorische Spastik (Bronchiolitis).
- **Labor:**
  - *Autoantikörper* sind fast immer nachweisbar (s. S. 102). Antinukleäre Antikörper, zirkulierende Kälteagglutinine und erniedrigte Komplementfaktoren (bei Vaskulitis) können in manchen Fällen nachgewiesen werden.
  - *Rheumafaktor:* Meist hochtitrig, v. a. bei Vorliegen von Rheumaknoten.
- **Lungenfunktionsprüfung:** Siehe unter Pathophysiologie.
- **Röntgenbefund** (s. Abb. 13.1):
  - *Diffuse Lungenfibrose* wie bei idiopathischer fibrosierender Alveolitis.
  - *Rheumaknoten* sind meist nur durch HR-CT erkennbar.
  - *Einseitiger Pleuraerguss,* eventuell später mit Pleuraverdickung.

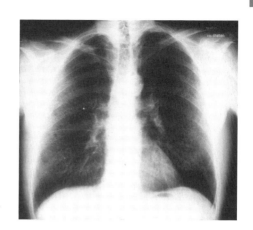

Abb. 13.1 • Rheumalunge: Diffuse feinretikuläre Strukturanhebung.

- **Bronchoalveoläre Lavage** (s. S. 91): Bei interstitieller Lungenerkrankung neutrophilen- oder lymphozyten-dominierte Alveolitis.
- **Lungenbiopsie:**
  - *Transbronchiale Biopsie* (s. S. 95): Meist unspezifische entzündliche Veränderungen (Verdickungen der Alveolarwände mit Lymphozyteninfiltration) oder Nachweis einer organisierenden Pneumonie.
  - *Videoassisierte Thorakoskopie, Bronchoskopie:* Nachweis von Rheumaknoten (Bronchoskopie bei Vorliegen großer Knoten).
- **Pleuraerguss:** Exsudat mit hoher Proteinkonzentration (> 4 g/l), hohem LDH-Spiegel, erniedrigtem pH- und Glukosespiegel (< 30 mg/dl). Rheumafaktor im Erguss meist > 1:320; zytologisch Lymphozytendominanz (vgl. S. 420).

Differenzialdiagnose (s. Tab. 13.1 S. 335)

- **Alveolitis:** Idiopathische fibrosierende Alveolitis, andere Kollagenosen, Vaskulitiden, alle anderen Ursachen diffuser Lungenerkrankungen.
- **Rheumaknoten:** Metastase, Primärtumor, Lungenabszess.
- **Pulmonale Hypertonie:** Primäre pulmonale Hypertonie, chronisch persistierende Lungenembolie (s. S. 411, 407).
- **Pleuraerguss:** Andere Pleuraexsudate (s. S. 419).

Therapie

- **Rheumaknoten und Pleuraerguss** im Rahmen der Grunderkrankung mit nichtsteroidalen Antirheumatika, Kortikosteroiden und Basistherapeutika (Methotrexat 15 (10–25) mg/Woche p. o., oder Gold).
- ▢ *Cave:* Möglicherweise Auslösung einer fibrosierenden Alveolitis durch Gold oder D-Penicillamin!
- **Fibrosierende Alveolitis:** Manchmal Ansprechen auf Prednison (Beginn mit 0,7 mg/ kgKG p. o.), bei Progredienz Cyclophosphamid, Azathioprin oder Methotrexat.
- **Vaskulitis mit pulmonaler Hypertonie:** Immer Immunsuppression (ohne gesicherte Wirksamkeit, aber in Einzelfällen positive Erfahrungen).

Prognose

- Verkürzung der Lebenserwartung durch fibrosierende Alveolitis, Bronchiolitis obliterans oder pulmonale Hypertonie. Bei fibrosierender Alveolitis beträgt die mittlere Lebenserwartung 3–5 Jahre (mit großer Varianz).

13.2 Morbus Sjögren

Grundlagen

- **Definition:** Autoimmune Exokrinopathie mit chronischer Entzündung vor allem der Tränen- und Speicheldrüsen und häufiger systemischer Manifestation.
  Sjögren-Syndrom: Drüsenbeteiligung bei anderen Kollagenosen.
- **Epidemiologie:** In bis zu 10 % der Fälle kommt es zu einer Beteiligung der Atemwege oder Lunge.
- **Ätiologie und Pathogenese:** Ätiologie unbekannt, der Nachweis des Rheumafaktors gelingt in über 90 % der Fälle.
- **Manifestationsformen:**
  - Lymphozytäre Alveolitis.
  - Bakterielle Pneumonie durch Xerotrachea (trockene Trachea) mit chron. Tracheobronchitis.
  - Organisierende Pneumonie (s. S. 162).
  - Lymphom (Pseudolymphom = diffuse oder noduläre Infiltrate durch Lymphozytenmassen, selten malignes pulmonales Lymphom).
- **Pathophysiologie:** Fehlende oder restriktive Ventilationsstörung; nicht selten auch mäßige obstruktive Ventilationsstörung unklarer Bedeutung.

Klinik, klinischer Befund

- **Xerotrachea:** Chronischer Reizhusten.
- **Lymphozytäre Alveolitis:** Unproduktiver Husten, Dyspnoe und endinspiratorisches Rasseln beidseits basal.
- **Bakterielle Pneumonie** s. S. 183, **organisierende Pneumonie** s. S. 162, **pulmonales Lymphom** s. S. 295 ff.

Diagnostik

- **Anamnese, Befund:** Verdachtsdiagnose naheliegend bei begleitender Ceratoconjunctivitis sicca und Xerostomie (Sicca-Syndrom).
- **Labor:** Rheumafaktor ist fast immer nachweisbar (s. S. 102).
- **Röntgenbefunde:**
  - *Alveolitis:* Meist feinretikuläres Muster ohne pulmonale Schrumpfung.
  - *Lymphozytäre Alveolitis oder Pseudolymphom:* Diffuse, milchglasartige Trübung oder mikronoduläre Zeichnungsvermehrung.
- **Bronchoalveoläre Lavage** (s. S. 91): Meist reine Lymphozytenalveolitis mit z. T. hohen Lymphozytenzahlen und vermehrter Gesamtzellzahl, seltener auch Vermehrung der neutrophilen Granulozyten.
- **Lungenbiopsie:**
  - *Lymphozyteninfiltration* in Bronchialwand, Drüsen und Interstitium.
  - *Pseudolymphom:* Lymphozyten-Keimzentren, regionale Lymphknoten frei.
  - *Malignes Lymphom:* Klonales Wachstum von unreifen Lymphozyten, keine Keimzentren, regionale Lymphknoten betroffen.

Differenzialdiagnose (s. Tab. 13.1)

- **Atemwege:** Unspezifische Tracheobronchitis, Relapsing Polychondritis (rezidivierende Polychondritis).
- **Alveolitis:** Andere Kollagenosen, alle Formen diffuser Lungenerkrankungen.

Therapie

- **Kortikosteroide:** Als Therapieversuch bei symptomatischer Xerotrachea oder Alveolitis (Immunsuppressiva ohne gesicherte Wirkung).

Prognose

- Bei schwerer Xerotrachea häufig Entwicklung einer chronisch obstruktiven Bronchitis, von Bronchiektasen und rezidivierenden Pneumonien.
- Das Risiko eines malignen Lymphoms ist bei Morbus Sjögren 40-fach erhöht.

Tab. 13.1 • **Klinische Differenzialdiagnose pulmonaler Kollagenosen.**

	RA	Morbus Sjögren	LED	PM/DM	SS
akute Alveolitis	–	+	+ +	–	+
interstitielle Fibrose	+ +	+ +	+	+ +	+ +
Knoten	+ +	–	–	–	–
organisierte Pneumonie	+	+	–	–	+
alveoläre Hämorrhagie	–	–	+	–	–
Pleuraerguss	+ +	–	+ +	–	–
Pleuraschwarte	+ +	–	+ +	–	+
Aspiration	–	–	–	+ +	+
Hypoventilation	–	–	+	+ +	–
pulmonale Hypertonie	+	–	+	–	+ +
Lungenembolie	–	–	+ *	–	–
Bronchialkarzinom	–	–	–	+	+
malignes Lymphom	–	+	–	–	–

RA = rheumatoide Arthritis; LED = Lupus erythematodes disseminatus; PM = Polymyositis; DM = Dermato-myositis; SS = Systemische Sklerose

13.3 Lupus erythematodes disseminatus

Grundlagen

► **Definition:** Entzündlich-autoaggressive Systemerkrankung mit Befall von viszeralen Organen und Haut, gekennzeichnet durch das Auftreten von antinukleären Antikörpern (v. a. ds-DNS-AK und Anti-Sm-AK).
► **Epidemiologie:** Prävalenz relativ hoch (ca. 10/100 000 Einwohnern in Mitteleuropa); häufig bei Afroamerikanern. Geschlechtsverhältnis Männer : Frauen = 1:9, typischerweise Manifestation im 3.–4. Lebensjahrzehnt.
► **Ätiologie und Pathogenese:** Ätiologie unbekannt, selten durch Medikamente auslösbar (s. S. 369). Pathogenetisch steht eine autoaggressive Vaskulitis mit Ablagerung von Immunkomplexen und Komplementverbrauch im Vordergrund, häufig in der Niere und im zentralen Nervensystem. Die systemisch nachweisbaren Antikörper gegen doppelsträngige DNS haben eine pathogenetische Schlüsselfunktion.
► **Manifestationsformen und deren Kennzeichen:**
  • *Pleuritis:* Auftreten bei 30 % der Patienten, in 5 % der Fälle Erstmanifestation.
  • *Akute Alveolitis:* Selten, beidseits basal lokalisiert (Maximalvariante ist die akute respiratorische Insuffizienz im Sinne eines ARDS, s. S. 453).
  • *Chronisch fibrosierende Alveolitis:* Sie kann aus einer akuten Alveolitis hervorgehen. Auch primär chronische Verläufe kommen vor (pathologisches HR-CT in 40 %).
  • *Diffuse alveoläre Hämorrhagie:* Seltene, z. T. einzige Manifestation, primär im Rahmen der Vaskulitis oder sekundär nach Thrombembolie bei vorhandenen Antiphospholipid-Antikörpern („Lupus Antikoagulans").
  • *Pulmonale Hypertonie:* Folge einer plexogenen Arteriopathie (in 5 %).
  • *Zwerchfellparese* (isolierte muskuläre Schwäche ohne systemische muskuläre Dysfunktion): Selten auch gemeinsam mit Alveolitis.
► **Pathophysiologie:**
  • *Restriktive Ventilationsstörung* mit Einschränkung der statischen Lungenvolumina: Akute Alveolitis, chronische Alveolitis, diffuse alveoläre Hämorrhagie und Zwerchfellparese.
  • *Abfall der Vitalkapazität* um mehr als 25 % im Liegen gegenüber der sitzenden Position bei der Zwerchfellparese.

Kollagenkrankheiten

- *Hypoxämie mit Hypokapnie* bei akuter Alveolitis und schwerer alveolärer Hämorrhagie mit schlechtem Ansprechen auf Sauerstoffgabe.
- *Paradox hoher CO-Transfer* bei alveolärer Hämorrhagie.
- *Isolierter erniedrigter* T_{LCO} bei pulmonaler Hypertonie (zugleich AaDO$_2$ ↑ unter Belastung).

Klinik

- ▶ **Pleuritis:** Pleuraler Thoraxschmerz mit Zunahme bei tiefer Inspiration, häufig mit trockenem Husten, Dyspnoe und Fieber.
- ▶ **Akute Alveolitis:** Bild der akuten Pneumonie mit Dyspnoe, Fieber.
- ▶ **Chronische fibrosierende Alveolitis:** Belastungsdyspnoe.
- ▶ **Diffuse alveoläre Hämorrhagie:** Die Symptomatik reicht von der symptomfreien Anämie bis zur akut lebensbedrohlichen Hämoptoe. Beginn meist mit plötzlichem Fieber und Luftnot, Husten trocken bis produktiv-blutig.
- ▶ **Zwerchfellparese:** Progrediente Dyspnoe bei Belastung und im Liegen.
- ▶ **Pulmonale Hypertonie:** Zunehmend geringere Belastbarkeit, Hämoptysen, Synkopen unter Belastung (s. S. 391 ff). Häufig assoziiert mit Raynaud-Syndrom, digitaler Vaskulitis, Serositis.

Diagnostik

- ▶ **Klinischer Befund:**
  - *Pleuritis:* Häufig beidseitig, kleine Randwinkelergüsse mit Klopfschalldämpfung (bei Einseitigkeit häufig links).
  - *Akute Alveolitis:* Klopfschalldämpfung und spätinspiratorische RG.
  - *Chronische fibrosierende Alveolitis:* Typisch sind basale RG beidseits.
  - *Diffuse alveoläre Hämorrhagie:* s. S. 123.
  - *Zwerchfellparese:* Zunehmender Zwerchfellhochstand und basale Lungenkonsolidierung (Klopfschalldämpfung).
  - *Pulmonale Hypertonie:* s. S. 391 ff.
- ▶ **Verdachtsdiagnose** (bei einer der o. g. *pulmonalen* Manifestationen + typischen *extrapulmonalen* Manifestationen): Erytheme, Photosensibilität, orale Ulzera, Polyarthritis, Polyserositis, hämolytische Anämie, Leukopenie, Lymphopenie, Thrombozytopenie, akutes neurologisches Defizit, Glomerulonephritis.
- ▶ **Röntgenbefund:**
  - *Pleura:* Kleine, beidseitige Pleuraergüsse.
  - *Alveolitis:* Akut beidseitige, basal betonte alveoläre Infiltrate; chronisch beidseits basale retikulonoduläre Zeichnungsvermehrung, die Befunde können denjenigen der IPF (s. S. 308), (UIP) und COP gleichen (s. S. 307).
  - *Alveoläre Hämorrhagie:* Beidseitige, unregelmässig lokalisierte, dichte, wolkige Infiltrate.
  - *Zwerchfellparese:* Beidseitiger Zwerchfellhochstand, basale Dystelektasen.
- ▶ **Bronchoalveoläre Lavage** (s. S. 91):
  - Bei Alveolitis typischerweise Lymphozytendominanz.
  - Bei alveolärer Hämorrhagie makroskopisch blutig-bräunliche Lavageflüssigkeit, mit jeder Lavagefraktion zunehmend, mikroskopisch Siderophagen.
- ▶ **Labor:**
  - *Serologie* (s. S. 102): ANA (homogenes Muster) sind nahezu immer nachweisbar, DNS-AK in 60–90 % der Fälle, Sm-AK (spezifisch) nur in 30–40 % der Fälle.
  - Im akuten Schub hohe CRP-Serumspiegel, Leukozytopenie und Serumkomplementerniedrigung (-verbrauch) sowie Titeranstieg der Auto-AK.
  - Bei pulmonaler Hypertonie Nachweis von Ribonukleoprotein-AK, Rheumafaktor, Antiphospholipid-AK, Antiendothel-Zell-AK.
- ▶ **Lungenfunktion:** Siehe unter Pathophysiologie.
- ▶ **Ergusspunktion:** Exsudat (Eiweiß und Cholesterin hoch), Normalwerte für Glukose und pH (gegenüber rheumatoider Arthritis), hoher ANA-Titer (höher als im Serum) (s. S. 419).
- ▶ **Lungenbiopsie:** Meist nicht zur Diagnosestellung notwendig, da Diagnosestellung im Rahmen der Grunderkrankung.

Differenzialdiagnose (s. Tab. 13.1 S. 335)

► **Rheumatoide Arthritis:** Ergussanalyse, Serologie, extrapulmonale Manifestationsmuster (s. S. 332).
► **Mischkollagenose (Sharp-Syndrom):** Chronische fibrosierende Alveolitis wesentlich häufiger, ANA mit gesprenkeltem Muster, Antikörper gegen extrahierbares nukleäres Antigen (ENA).
► **Overlap-Syndrom:** Neben LED-Befunden Zeichen der Systemsklerose, der Polymyositis oder der Panarteriitis nodosa.
► **Idiopathische fibrosierende Alveolitis** (s. S. 305).

Therapie

► **Pleuritis/Polyserositis:** Nichtsteroidale Antirheumatika, niedrig dosiert Prednison (20–40 mg/d p. o.).
► **Akute Alveolitis/diffuse alveoläre Hämorrhagie:**
  • Methylprednisolon 1 g an Tag 1 + Cyclophosphamid 15 mg/kg KG/d i. v., danach i. v.-Therapie in gleicher Dosis 6 x monatlich, danach Dauerimmunsuppression mit Mycophenolatmofetil (500–1 000 mg [ca. 12 mg/kgKG] /12 h p. o.
  • *Bei Maximalvarianten:* Methylprednisolon und Plasmapherese an den Tagen 1, 2 und 3, ab Tag 4 zusätzlich Cyclophospamid, ab Tag 5 zusätzlich Prednison 2 mg/kgKG/d p. o.
► **Chronische fibrosierende Alveolitis:** Orale Prednisontherapie und Immunsuppressivum (Azathioprin oder Cyclophosphamid p.o).
► **Zwerchfellparese:** Prednison, initial 100 mg/d p. o.
► **Pulmonale Hypertonie:** Lebenslange orale Antikoagulation (s. S. 399). Experimentelle Therapieansätze: Rituximab (AK gegen CD 20 auf B-Lymphozyten) senkt Antids-DNS AK und ist klinisch wirksam; andere Ansätze (Abetimus, Anti-CD 22 AK, Anti-CD 40 Ligand, CTLA-4-Ig, Anti-TBF-α AK, Anti-IL-10 AK) befinden sich in klinischer Prüfung.

Prognose

► Hohe Sterblichkeit bei akuter Alveolitis und schwerer alveolärer Hämorrhagie (50–70 %). Die chronische fibrosierende Alveolitis ist oft prognosebestimmend, Pleuraergüsse sind ohne prognostische Relevanz.
► Bei pulmonaler und/oder renaler Manifestation Verkürzung der Prognose quoad vitam, sonst günstige Langzeitprognose.

13.4 Polymyositis, Dermatomyositis

Grundlagen

► **Definition:** Autoaggressive, chronisch entzündliche Systemerkrankung mit bevorzugtem Befall der quergestreiften Muskulatur und der Haut.
► **Epidemiologie:** Seltene Erkrankung mit einer Inzidenz von 0,5/100 000 Einwohner/Jahr. Bevorzugung des weiblichen Geschlechts bei der idiopathischen Form.
► **Ätiologie:** Paraneoplastisches Syndrom (25 % der Fälle; in 10 % der Fälle kleinzelliges Bronchialkarzinom). In den anderen Fällen ist die Ätiologie und Immunpathogenese unklar.
► **Pathogenese:** Rundzellige Infiltration der Muskulatur, v. a. der proximalen Extremitäten, des Halses und des Pharynx. Muskelzelldegeneration mit Myolyse und Freisetzung von Kreatinkinase (CK), LDH und Transaminasen.
► **Pulmonale Manifestationsformen:**
  • *Aspirationspneumonie:* Häufigste pulmonale Komplikation bei Befall von Ösophagus und Pharynx, verbunden mit Hustenschwäche.
  • *Fibrosierende Alveolitis:* Bei 5–10 % der Patienten, meist mit einem myopathischen Schub, seltener vor Beginn der Haut-/Muskelmanifestation.
  • *Insuffizienz der Atempumpe:* Auftreten in bis zu 10 % der Fälle.
► **Pathophysiologie:** Entwicklung einer restriktiven Ventilationsstörung mit Verkleinerung der statischen und dynamischen Lungenvolumina durch Lungenfibrose

oder Schwäche der Muskelpumpe. Bei Befall der Atemmuskulatur Reduktion der Kapazität der Atempumpe ($P_{i\,max}$ ↓, $P_{0.1\,max}$ ↓) bei normaler oder erhöhter (Lungenfibrose) Last der Atempumpe ($P_{0.1}$).

Klinik

- ► **Aspirationspneumonie:** Rezidivierend Episoden mit Fieber (s. S. 205).
- ► **Fibrosierende Alveolitis:** Progrediente Dyspnoe und unproduktiver Husten; selten massive, akute Alveolitis unter dem Bild der akuten respiratorischen Insuffizienz.
- ► **Insuffizienz der Atempumpe:** Im Zusammenhang mit allgemeiner Muskelschwäche, Dysphagie und Stimmlosigkeit, progrediente Luftnot mit Tachypnoe, rezidivierende Pneumonien.

Diagnostik

- ► **Verdachtsdiagnose:** Naheliegend bei Muskelschwäche und -schmerzen ohne oder mit Erythem des oberen Körperstamms, der Außenseiten der Extremitäten und der Augenlider, bei subfebrilen Temperaturen und diffusem Lungenbefall bzw. Ventilationsinsuffizienz.
- ► **Klinischer Befund:**
  - *Fibrosierende Alveolitis:* Normal, z. T. endinspiratorisches, feines Rasseln.
  - *Insuffizienz der Atempumpe:* Zunehmender Zwerchfellhochstand mit basalen Dystelektasen/Atelektasen.
- ► **Röntgenbefund:** Alveolitis meist als retikulonoduläre, basal betonte, diskrete Zeichnungsvermehrung, bei akuter Verlaufsform Bild des nicht kardiogenen Lungenödems.
- ► **Labor:**
  - *Serologie:* Siehe S. 102. Der Nachweis von Anti-Jo-1-Antikörpern ist eng mit der interstitiellen Lungenerkrankung assoziiert (Nachweis in > 50 % der Fälle bei Lungenfibrose, ohne Lungenfibrose bei < 10 % der Fälle).
  - *Weitere Befunde:* CK-MM ↑, LDH ↑, Aldolase ↑, Transaminasen (GOT) ↑.
- ► **Lungenfunktion:** Siehe unter Pathophysiologie.
- ► **Lungenbiopsie:** Bild der akuten Membranschädigung (akute Alveolitis); häufiger Bild der gewöhnlichen interstitiellen Pneumonie (UIP) wie bei idiopathischer fibrosierender Alveolitis, in Einzelfällen Histologie der organisierenden Pneumonie (COP).
- ► **Elektromyografie** (EMG, s. S. 36): Zeichen der diffusen Muskelnekrosen mit Regenerations- und Entzündungshinweisen.
- ► **Muskelbiopsie:** Diffuse Infiltration mit Lymphozyten und Makrophagen, Myolyse und Myodegeneration mit fibrotischem Ersatz.

Differenzialdiagnose (s. Tab. 13.1 S. 335)

- ► Die fibrosierende Alveolitis ist nicht von anderen Formen (idiopathische Form, Rheumalunge, Lupus erythematodes disseminatus) unterscheidbar.
- ► Raynaud-Syndrom.

Therapie

- ► **Kortikosteroide:** Prednison 0,7–1 mg/kgKG/d p. o., Dosisreduktion über 6 Wochen bis auf 10–20 mg/d. (Spätes Ansprechen, oft erst nach Monaten).
- ► **Additive Immunsuppression:**
  - *Indikation:* Schwerer klinischer Verlauf oder Misserfolg der Steroidtherapie.
  - *Wirkstoffe:* Azathioprin (2–3 mg/kgKG/d p. o.) oder Methotrexat (initial 0,5–0,8 mg/kgKG/d i. v.), später 30 mg p. o. pro Woche bis zur Intoleranz oder Progression. Langzeitdosierung je nach Blutbild (> 1 500 Neutrophile/µl).

Prognose

- ► Relativ günstige Prognose der idiopathischen Form, die 5-Jahresüberlebensrate beträgt 80 %.
- ► Schlechte Prognose bei paraneoplastischer Form.
- ► Hohe Letalität der akuten Alveolitis (selten).

13.5 Progressive systemische Sklerose

Kollagenkrankheiten

Grundlagen

- **Definition:** Autoaggressive entzündliche Bindegewebserkrankung mit Multiorgan-befall. *CREST-Syndrom:* Begrenzte Form mit Kalzinosis, Raynaud-Syndrom, Ösophagusmotilitätsstörungen, Sklerodaktylie und Teleangiektasie.
- **Epidemiologie:** Inzidenz von etwa 0,5/100 000/Jahr. Erkrankungsbeginn meist zwischen 35. und 55. Lebensjahr. (m:w = 1:4).
- **Ätiologie und Pathogenese:** Überwiegend an Haut, Ösophagus, Nieren, Herz und Lunge auftretende lymphozytär dominierte chronische Entzündung des Bindege-webes, häufig mit begleitender Vaskulitis (kleine Arterien und Arteriolen). In der Folge kommt es zu Ischämie, bindegewebiger Verödung, Funktionsverlust, narbiger Schrumpfung und ischämischer Nekrose.
- **Manifestationsformen:**
  - *Extrapulmonal:* Raynaud-Syndrom (in > 90 % der Fälle), Haut und Bindegewebs-verdickung mit Pigmentstörungen, Teleangiektasien und Kalkeinlagerungen, chronische Glomerulonephritis, Kardiomyopathie, Ösophagusmotilitätsstörun-gen, Divertikulose.
  - *Pulmonal:* Fibrosierende Alveolitis (Extremvariante: Akute interstitielle Pneu-monie), Kapillaritis (mit diffuser Hämorrhagie), pulmonale Hypertonie, Aspira-tionspneumonie (bei schwerer ösophagealer Dysmotilität), Bronchialkarzinom (im Rahmen der chronisch progredienten Lungenfibrose als Narbenkarzinom – häufig als bronchioloalveoläres Karzinom).
- **Pathophysiologie:**
  - Restriktive Ventilationsstörung mit Abnahme aller statischen und dynamischen Volumina durch Befall des Lungenparenchyms oder der thorakalen Haut und der Thoraxwand. Frühe Störung des CO-Transfers, progrediente respiratorische In-suffizienz mit Hyperventilation.
  - Bei pulmonaler Hypertonie pulmonale Minderperfusion mit Gasaustauschstö-rung und Rechtsherzbelastung bis zur -insuffizienz. Bei Beteiligung der Pulmo-nalarterien massiv erhöhter Pulmonalarteriendruck bis zum Systemdruck.

Klinik

- **Extrapulmonal:** Trophische Nagelveränderungen, Raynaud-Syndrom, „Rattenbiss-nekrosen", Schluckstörungen, Niereninsuffizienz, Herzinsuffizienz.
- **Pulmonal:**
  - *Fibrosierende Alveolitis:* Progrediente Belastungsdyspnoe und unproduktiver Reizhusten (Bild und Verlauf wie bei idiopathischer fibrosierender Alveolitis).
  - *Pulmonale Hypertonie:* Progrediente Belastungsdyspnoe, Schwindelattacken, Synkopen, Zeichen der Rechtsherzinsuffizienz (Bild und Verlauf wie bei primär pulmonaler Hypertonie, s. S. 407).
  - *Aspirationspneumonie:* Klinisches Bild s. S. 205.
  - *Bronchialkarzinom:* Klinisches Bild s. S. 268.

Diagnostik

- **Röntgenbefund:** Diffuse feinretikuläre Zeichnungsvermehrung mit Betonung der Lungenunterfelder, später mit Honigwabenbildung (Befund wie bei idiopathischer fibrosierender Alveolitis [s. Abb. 13.2]). Im HR-CT werden gelegentlich auch Milch-glasinfiltrate und Konsolidierungen gesehen (Bild der NSIP) (s. Abb. 13.3).
- **Lungenfunktionsprüfung:** Siehe unter Pathophysiologie.
- **Bronchoskopie:** Keine pathognomonischen Befunde in der bronchoalveolären Lava-ge (unspezifische Zellvermehrung mit Granulozyten- und Lymphozytenanstieg) oder der transbronchialen Biopsie.
- **Labor:**
  - *Entzündungszeichen* sind meist nur mäßig erhöht (außer in Schüben).
  - *Autoantikörper* (s. S. 102):
    - Rheumafaktor, antinukleäre Antikörper in < 50 % der Fälle.
    - Scl-70-Antikörper sind in der Mehrzahl der Fälle nachweisbar.
    - Zentromer-Antikörper bei CREST-Syndrom fast immer nachweisbar.

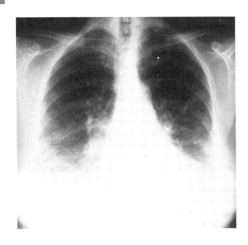

Abb. 13.2 • Basal betonte Parenchymverdichtung bei Systemsklerose.

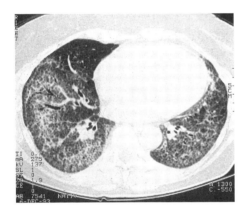

Abb. 13.3 • Lungenfibrose bei Systemsklerose mit Betonung der intermediären Lungenanteile (HR-CT, gleicher Patient wie in Abb. 13.2).

► **Besonderheiten:**
- Pulmonale Hypertonie tritt bei schwerem Raynaud-Syndrom fast immer auf, bei CREST-Syndrom in > 50 % der Fälle.
- Die fibrosierende Alveolitis steht klinisch meist nicht im Vordergrund.

Differenzialdiagnose (s. Tab. 13.1 S. 335)

► Bei typischer extrapulmonaler Manifestation keine DD!
► Bei untypischer extrapulmonaler Manifestation: Idiopathische fibrosierende Alveolitis oder nicht spezifische interstitielle Pneumonie (s. S. 305), rheumatoide Arthritis (s. S. 332), primäre pulmonale Hypertonie (s. S. 407), rezidivierende Lungenembolie (s. S. 411).

Therapie

◻ *Hinweis:* Bisher gibt es keine sicher wirksame Therapie! Kontrollierte Studien fehlen. Eine Langzeittherapie mit Kortikosteroiden kann den Verlauf eher ungünstig beeinflussen.

► **Cyclophosphamid** (15 mg/kgKG) als Infusion (Blasenschutz mit MESNA!) an Tag 1 alle 28 Tage als remissionsinduzierende und -erhaltende Therapie indiziert; Alternative: Cyclophosphamid 2-3 mg/kgKG/d p. o. (etwas höhere Komplikationsrate). Die resultierende Lungenfunktionsbesserung ist nach Therapieende nicht anhaltend, daher Fortsetzung, solange die Therapie toleriert wird.

► **Basistherapie mit D-Penicillamin** (600–1 300 mg/d p. o.). Die Wirkung ist in Studien bisher jedoch nicht bestätigt worden!

- **Kortikosteroide** sind indiziert im schweren akuten Schub und bei Manifestation in viszeralen Organen (Beginn mit Prednison 0,5–1 mg/kgKG/d p. o.).
- Therapie der pulmonalen Hypertension wie bei primärer idiopathischer pulmonaler Hypertonie (s. S. 407). Bei Fehlen einer relevanten systemischen Manifestation und schwerer pulmonaler Hypertonie muss im Einzelfall die Möglichkeit einer Lungentransplantation in Betracht gezogen werden.
- Die akute Kapillaritis spricht auf **Prednison + Cyclophosphamid** an (Dosis s. S. 337).
- **Kalziumantagonisten** (z. B. Nifedipin 40–60 mg/d) als Begleittherapie.
- Bei ulzerierenden Akrenläsionen ist der **Endothelin-Antagonist Bosentan** zugelassen (s. Kapitel 18 Pulmonale Hypertonie).

Prognose

- Insgesamt chronisch progrediente Erkrankung mit schlechter Prognose. Bei CREST-Syndrom seltener Beteiligung kritischer viszeraler Organe, daher bessere Prognose.
- Die progrediente pulmonale Hypertonie entscheidet über die Prognose (5-Jahres-Lebenserwartung < 10 %), eine Lungenfibrose ist dagegen meist nicht prognostisch limitierend.

13.6 Morbus Bechterew

Grundlagen

- **Definition:** Ankylosierende Spondylitis mit vorzugsweise Befall des Stammskeletts, seltener der peripheren Gelenke und der viszeralen Organe.
- **Epidemiologie:** Relativ häufige Erkrankung mit Beginn im mittleren Lebensalter und männlicher Dominanz.
- **Ätiologie und Pathogenese:**
  - Strenge Assoziation mit dem HLA-B27-Antigen.
  - Chronisch-ossifizierende Entzündung vorzugsweise des Stammskeletts mit Verknöcherung von Bändern und Sehnen.
- **Manifestationsformen und deren Kennzeichen:**
  - *Lungenfibrose:* Fibrotisch-zystischer Umbau der Lungenober- und -spitzenfelder; u. U. Ausbildung eines Aspergilloms in einer Zyste (pulmonale Manifestation erst im Rahmen des extrapulmonalen Vollbildes).
  - *Brustwandversteifung:* Ankylosierung der kleinen Wirbelgelenke und der Rippengelenke mit Thoraxstarre.
- **Pathophysiologie:** Mäßige Restriktion durch Hypomotilität der Thoraxwand (Ankylosierung der Wirbelsäule und der kleinen Rippengelenke). Diese Einschränkungen der Atempumpe werden durch eine verstärkte Aktivität des Zwerchfells und der Abdominalwand kompensiert. Ein pulmonaler Befall bleibt in aller Regel ohne Funktionsdefekte (s. S. 433).

Klinik

- **Lungenfibrose:** Klinisches Bild s. S. 305.
- **Brustwandversteifung:** Mäßige Belastungsdyspnoe.

Diagnostik

- **Röntgenbefund:**
  - *Thorax:* Fixierter Thorax bei In- und Exspiration.
  - *Wirbelsäule:* Bild des „Bambusstabes".
  - *Lunge:* Lungenfibrose mit produktiv-zirrhotischem Umbau (symmetrisch in den Ober- und Spitzenfeldern mit Ausbildung von z. T. größeren Zysten).
- **Labor:**
  - *HLA-B 27-Antigen:* Positiv in 80 % der Fälle (20 % der HLA B 27-Träger entwickeln einen Morbus Bechterew); *negativer* Rheumafaktor.
  - *Entzündungsmarker* (BSG, CRP) zur Bestimmung der Prozessaktivität.

Differenzialdiagnose

- Postprimäre, kavernös-produktive Tuberkulose (s. S. 236).

Therapie und Prognose

- **Therapie:**
  - Behandlung der Grunderkrankung.
  - Physiotherapie zur Erhaltung der Thoraxmotilität.
- **Prognose:** Benignes, sehr langsam progredientes Krankheitsbild meist ohne Einschränkung der Lebenserwartung (pulmonale Manifestationen sind ohne prognostische Relevanz).

14 Vaskulitiden

14.1 Wegenersche Granulomatose

Grundlagen

- **Definition** (nach Chapel-Hill-Konsensus): Granulomatöse Veränderungen des Respirationstraktes und nekrotisierende Entzündung kleinerer und mittelgroßer Gefäße, meist nekrotisierende Glomerulonephritis.
- **Manifestationsformen:**
  - Stadienhafter Verlauf mit lokalisiertem Initialstadium (nahezu obligat, zuweilen aber klinisch sehr diskret) und vaskulitischem Generalisationsstadium. Der Verlauf ist meist chronisch-rezidivierend über Jahre.
  - *Initialstadium:* Granulomatöse Erkrankung des Respirationstraktes mit borkig/ulzeröser, antibiotikaresistenter Rhinitis, Sinusitis, Mastoiditis, seltener Tracheitis oder mit pulmonalen Rundherden; Dauer des Initialstadiums: Wochen bis > 10 Jahre.
  - *Generalisationsstadium:* Mehrorganerkrankung (Niere, Lunge, ZNS, periphere Nerven, Herz) mit Allgemeinsymptomen und hoher systemischer Entzündungsaktivität.
- **Epidemiologie:** Selten, im mittleren Lebensalter (m:w = 1:1).
- **Ätiologie, Pathogenese:** Aberrante zelluläre Immunreaktion (Typ-IV-Reaktion nach Gell und Coombs) auf ein unbekanntes exogenes Agens. Besiedelung und Infektion der respiratorischen Schleimhäute mit Staphylococcus aureus propagiert Rezidive und Krankheitsaktivität. Im Generalisationsstadium Aktivierung neutrophiler Granulozyten durch Autoantikörperbindung an die Proteinase 3 (Anti-PR3 Ak = cANCA) mit nachfolgender Entzündungskaskade. Der cANCATiter korreliert mit der klinischen Aktivität.
- **Histopathologie:** Fokale Vaskulitis mit unspezifischen Granulomen bis hin zur fulminanten, diffusen, proliferativen Alveolitis und Kapillaritis.
- **Pathophysiologie:** Oft keine pulmonale Funktionseinschränkung oder mäßige restriktive Ventilationsstörung (Gasaustauschstörung mit Hypoxämie und Abfall des Transferfaktors häufig) – selten bis hin zum akuten respiratorischen Versagen ohne oder mit alveolärer Hämorrhagie (hier paradox erhöhter Transferfaktor). Obstruktive Ventilationsstörungen bei Befall der Atemwege mit subglottischer Stenose oder multiplen Schrumpfungen der größeren Bronchien.

Klinik

- **Initialstadium:** Borkig/ulzeröse häufig blutige, antibiotikaresistente Rhinitis (verstopfte Nase mit blutigem Sekret), Sinusitis, Mastoiditis (Hörstörung, Vestibularisausfall mit Schwindel), seltener Tracheobronchitis und pulmonale Granulome.
- **Tracheobronchitis** (in 25–50 %): Granulomatös-ulzerierende stenosierende und nichtstenosierende Läsionen mit narbiger Schrumpfung im Verlauf, dabei Reizhusten, Hämoptysen, Stridor, Dyspnoe. Typisch sind subglottische Stenosen und Strikturen der Lappen- bis Segmentbronchien.
- **Generalisationsstadium:** Fieber, Unwohlsein, Gelenkschmerzen, Gewichtsverlust und Multiorganmanifestation (*Lunge* in 85 %):
  - *Niere* (in 70 %): Fokal-/segmentale, nekrotisierende Glomerulitis mit akutem bis subakutem Nierenversagen (Mikrohämaturie, Erythrozytenzylinder, Oligurie).
  - *Augen* (in 40 %): Konjunktivitis, Skleritis, Prooptosis, Schmerzen.
  - *Andere Organe* (< 30 %): Multifokale Enzephalitis mit fokalen Ausfällen Mono-/Polyneuritis, kutane Purpura mit Infarkten, Peri-/Myokarditis.
  - *Lungenrundherde:* Meist symptomlos, bisweilen Hustenreiz mit wenig eitrigblutigem Auswurf.
  - *Pneumonitis:* Bild wie bei bakterieller Pneumonie mit schweren Allgemeinsymptomen, oft im Verein mit Glomerulonephritis.
  - *Diffuse alveoläre Hämorrhagie:* Kapillaritis mit Anämie, Hämoptoe, Luftnot bis hin zu akutem respiratorischem Versagen.
  - *Pleuritis:* Nicht isoliert auftretend und meist nicht klinisch relevant.

Diagnostik

- ➤ **Röntgenbefund:**
  - *Multiple pulmonale Knoten* bis zu 10 cm Durchmesser, meist nicht ganz scharf begrenzt, häufig mit zentraler Einschmelzung.
  - *Dichte, aber unscharf begrenzte, flächige Infiltrate*, nebeneinander zu- und abnehmend (Pneumonitis, Hämorrhagie).
  - *Pleuraergüsse* (selten); (keine Hiluslymphknotenvergrößerung).
  - Im *HR-CT* häufig begleitende fokale Milchglasinfiltrate und septale oder nichtseptale Linien erkennbar.
- ➤ **Lungenfunktionsprüfung:** Siehe unter Pathophysiologie.
- ➤ **Labor** (s. S. 102):
  - *Ausgeprägtes Entzündungssyndrom:* BSG ↑, CRP ↑, Hypergammaglobulinämie, Anämie, Thrombozytose, Leukozytose.
  - *Antineutrophile zytoplasmatische Antikörper (cANCA):* Bei generalisierter Erkrankung in 90 %, bei lokaler oder inaktiver Erkrankung in 45 % der Fälle nachweisbar.
  - *Antineutrophile perinukläre Antikörper (pANCA):* In unter 5 % der Fälle.
  - *Rheumafaktor:* In 50 % der Fälle nachweisbar.
  - *Antinukleäre Antikörper (ANA)* sind negativ.
  - *Urinsediment:* Mikrohämaturie renalen Ursprungs und Proteinurie.
- ➤ **Biopsie** (Entnahme im Hauptmanifestationsorgan!):
  - *Indikation:* In jedem Fall notwendig, auch bei Nachweis von cANCA.
  - *HNO-Panendoskopie* mit Entnahme großer Biopsien von Schleimhautläsionen im Nasopharynx.
  - *Lungenbiopsie* (transbronchiale Lungenbiopsien aus Rundherden, ansonsten ist eine videothorakoskopische Biopsie bzw. chirurgische Biopsie nach dem CT-Befund diagnostisch besser).
  - *Schleimhautbiopsie* bei floridem tracheobronchialem Befall oft diagnostisch.
  - *Perkutane Nierenbiopsie* bei Hinweis auf renalen Befall.
- ➤ **Diagnosestellung (nach ACR):** Bei Erfüllen von 2 der 4 Kriterien (Sensitivität 88 %, Spezifität 92 %):
  - Entzündliche nasopharyngeale Veränderungen (Rhinorrhö, Ulzera).
  - Pathologisches Röntgenbild der Lunge (Rundherde, therapierefraktäre Infiltrate, s. Abb. 14.1).
  - Pathologisches Urinsediment (Mikrohämaturie).
  - Granulomatöse Histopathologie (in der Gefäßwand oder peri/extravaskulär).

Differenzialdiagnose

- ➤ Alle Vaskulitiden der kleinen Gefäße (mikroskopische Polyangiitis, Churg-Strauss-Syndrom (s. S. 353), Schoenlein-Henoch-Syndrom (s. S. 350), Kryoglobulinämische Vaskulitis) mit dem Befallsmuster „Atemwege, Purpura, Niere, Nerven, Herz".
- ➤ Lymphomatoide Granulomatose (s. S. 351).
- ➤ Nekrotisierende sarkoide Granulomatose (s. S. 352).
- ➤ Bronchozentrische Granulomatose.
- ➤ Midline Granulom (tumorartig-invasive, granulomatöse Wucherung in den Nasen [neben]höhlen).
- ➤ Lungenmetastasen (s. Abb. 14.2), Bronchialkarzinom (s. S. 268, 335).
- ➤ Bakterielle Pneumonie (nicht selten begleitend vorhanden).

Therapie

- ➤ **Limitierte Erkrankung:** *Prednison* in üblicher Dosierung (s. o.) + *Cotrimoxazol* 800 mg/12 h für 6–12 Monate.
- ➤ **Generalisierte Erkrankung:** Cyclophosphamid + Prednison (variiertes „Fauci-Protokoll"):
  - *Prednison:* Methylprednisolon 1 g i. v. in den ersten 2 Tagen, danach 1 mg/kgKG/d p. o. für 4 Wochen, in langsam absteigender Dosis ausschleichen. Gesamttherapiedauer 3 Monate.

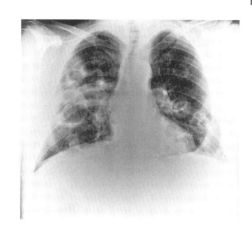

Abb. 14.1 • Großherdige Verdichtungen mit ausgedehntem Zerfall bei M. Wegener.

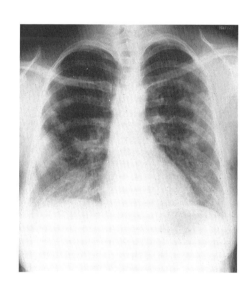

Abb. 14.2 • Pulmonale Rundherde bei M. Wegener.

- *Cyclophosphamid:* Initial 15 mg/kgKG i. v. als Infusion (Blasenschutz mit MESNA) an Tag 1, Wiederholung alle 28 Tage für 6 Zyklen, danach Wechsel auf Azathioprin (2 mg/kgKG/d p. o.) oder Mycophenolatmofetil (500–1 000 mg [ca. 12 mg/ kgKG]/12 h p. o.).
- ☐ *Hinweis:* Bei fulminantem Verlauf Cyclophosphamid 15 mg/kg KG i. v. als Einzeldosis über 5 Tage bei täglicher Blutbildkontrolle; danach Bolus-Intervalltherapie, Kombination mit Plasmaseparation.
- ► **Therapieverlaufsparameter/Kontrolluntersuchungen:**
- *Intervalle:* Zunächst alle 2–4 Wochen, später alle 3–6 Monate.
- *Parameter:* cANCA-Titer (enge Korrelation mit der Prozessaktivität), Allgemeinsymptome, Röntgenbild des Thorax, Urinsediment.

Prognose

- ► Ohne Therapie ist die Erkrankung – außer bei leichter limitierter Variante – immer tödlich (früh durch renale, später durch pulmonale Komplikationen).
- ► Die mittlere Therapiedauer bis zur Vollremission beträgt 12 Monate. Unter Therapiereduktion oder nach Absetzen sind Rezidive häufig, daher sind regelmäßige Kontrollen lebenslang notwendig!

14.2 Mikroskopische Polyangiitis

Grundlagen

➤ **Definition** (Chapel-Hill-Konsensus): Nekrotisierende Entzündung kleiner Gefäße ohne oder mit geringen Immundepots insitu; fakultativ nekrotisierende Entzündung kleiner und mittelgroßer Arterien; meist nekrotisierende Glomerulonephritis; oft pulmonale Kapillaritis.

➤ **Pathologische Anatomie:**
- *Meist aus der Niere:* Wie bei Wegener-Granulomatose (fokal/segmental nekrotisierende pauci-immune Glomerulonephritis mit/ohne extrakapilläre Proliferation). Es sind keine Granulome nachweisbar.
- *Haut:* Leukozytoklastische Vaskulitis; Skelettmuskulatur: nekrotisierende Kleingefäßvaskulitis (bei Myopathiezeichen im EMG).
- *Nerv:* Kleingefäßvaskulitis in der N.-suralis-Biopsie. Die Entzündungsreaktion wird durch Autoantikörper gegen Myeloperoxidase von Neutrophilen (MPO-ANCA = pANCA) ausgelöst oder moduliert. Dies löst in Gefäßwänden eine entzündliche Gewebsläsion aus.

➤ **Klinik:**
- *Primäres Manifestationsorgan ist die Niere* (Hämaturie, Proteinurie, seltener arterielle Hypertonie), häufig auch Haut (Purpura), Muskulatur (Schmerz, Schwäche) und Nerven (Mono-/Polyneuropathie).
- *Pulmonale Manifestationen ohne Nierenbefall sind selten:*
  - Pneumonitis (> 50 % des pulmonalen Befalls): Akut mit Allgemeinsymptomen wie bei bakterieller Pneumonie.
  - Diffuse pulmonale Hämorrhagie (10–50 % des pulmonalem Befalles): Flüchtige Hämoptysen über Wochen bis Monate, dann Auftreten von Infiltraten mit stärkerer Blutung.
  - Fibrosierende Alveolitis (< 10 % des pulmonalen Befalls): Subakute bis chronische, progrediente Belastungsluftnot mit diffusen Infiltraten, die sich kraniokaudal ausbreiten. Manchmal Erstmanifestation der Erkrankung.
  - ▢ *Merke:* Keine andere Vaskulitis geht mit einer fibrosierenden Alveolitis einher. Nicht selten monophasischer Verlauf, geringere Rezidivneigung als bei Wegener-Granulomatose,

➤ **Diagnostik:**
- *Labor:* Nachweis von ANCA in 70 % (davon 95 % pANCA, 5 % cANCA, selten Koexistenz von pANCA und AK gegen glomeruläre Basalmembran).
- *Röntgenbefund:* Bild der akuten Pneumonie (Pneumonitis), der akuten diffusen Infiltration (bei alveolärer Hämorrhagie) oder der kraniokaudal sich langsam ausbreitenden retikulären Zeichnungsvermehrung mit oder ohne Honigwaben wie bei IPF (bei fibrosierender Alveolitis).
- *Lungenfunktionsprüfung:* Restriktive Ventilationsstörung, je nach Akuität und Ausprägung mit Hypoxämie bei Belastung oder in Ruhe.
- *Histologie:* s. o. Die Rolle der transbronchialen Biopsie ist ungewiss, selten ist sie diagnostisch.
- *Diagnosestellung:* Sie beruht auf dem Nachweis von pANCA, einem kompatiblen Bild mit Nephropathie und einer unterstützenden Histologie.

➤ **Differenzialdiagnose:**
- Andere pulmorenale Syndrome (Goodpasture-Syndrom, s. S. 347) und andere Kleingefäßvaskulitiden (s. S. 343), andere Ursachen der diffusen pulmonalen Hämorrhagie (s. S. 123), mikrobielle Pneumonien.

➤ **Therapie und Prognose:**
- Pneumonitis und diffuse alveoläre Hämorrhagie werden unter den gleichen Prinzipien wie bei Morbus Wegener behandelt. Die immunsuppressive Therapie ist in der Therapie der fibrosierenden Alveolitis von fraglichem Wert.
- Die akuten Manifestationen mit Multiorganbefall haben ohne rasche Therapie eine schlechte Prognose. Die Prognose der fibrosierenden Alveolitis ist nicht geklärt.

14.3 Goodpasture-Syndrom

Grundlagen

► **Definition:** Seltene Form des pulmorenalen Syndroms mit einer Kombination von diffuser alveolärer Hämorrhagie und Glomerulonephritis mit Nachweis von Antikörpern gegen alveoläre oder glomeruläre Basalmembranen.

► **Epidemiologie, Vorkommen:**
- Vorkommen vorwiegend bei Männern im 3. und 4. Lebensjahrzehnt.
- Ursache von $^2/_3$ aller diffusen alveolären Hämorrhagien mit Glomerulonephritis, in 10 % manifestiert sich die Glomerulonephritis nicht.
- Ursache für etwa 3 % aller Glomerulonephritiden.

► **Ätiologie und Pathogenese:** Die Ätiologie ist unbekannt (Infektionen, Zigarettenrauchen, Inhalationstraumen wurden als mitverursachende Kofaktoren diskutiert). Entscheidende Bedeutung haben die Autoantikörper (s. o.). Ihr Ursprung ist unbekannt.

► **Pathologische Anatomie:**
- *Allgemein:* Durch Immunfluoreszenz gelingt der Nachweis einer linearen Deposition von IgG und Komplement entlang der Basalmembran, häufiger in der Niere als in der Lunge.
- *Lunge:* Diffuse alveoläre Hämorrhagie mit massenhaft hämosiderinbeladenen Makrophagen. Nach wiederholten Blutungsepisoden Ausbildung einer interstitiellen Fibrose.
- *Niere:* „Rapid progressive" Glomerulonephritis mit Halbmondbildung.

► **Pathophysiologie:**
- *Ventilationsstörung:* Restriktive Ventilationsstörung mit Besserung nach einer Episode, meist verbleibt eine milde Restriktion.
- *Gasaustauschstörung:* Mittelgradige bis schwere Hypoxämie bei Hyperventilation mit paradox erhöhtem CO-Transferfaktor aufgrund großer Mengen extravaskulären Hämoglobins (nach Blutungsende und Leukozytose des Hämoglobins normalisiert sich der Transferfaktor).

Klinik

► **Zu Beginn** in 20 % der Fälle unspezifische Prodromi: Grippeähnliche Symptome, Arthralgien.

► **Im Krankheitsverlauf:**
- *Allgemeine Symptomatik:* Meist schweres Krankheitsgefühl, Dyspnoe, Husten, mäßiges Fieber und Thoraxschmerz ohne Atemabhängigkeit.
- *Pulmonale Blutung:* Spektrum von einfacher Blässe durch Anämie bis hin zur fulminanten Hämoptoe.
- *Progrediente Niereninsuffizienz:* Makrohämaturie, Oligurie, Azidose und Hyperhydratation meist direkt im Anschluss an eine pulmonale Blutung (nur in Ausnahmefällen erst Monate später oder fehlend).

Diagnostik

► **Klinischer Befund:** Akut grobe, inspiratorische Rasselgeräusche, zuweilen mit gedämpftem Klopfschall, Rückbildung innerhalb von 2–3 Wochen.

► **Röntgenbefunde** (s. Abb. 14.3)**:**
- Bilateral symmetrische, dichte lobuläre bis konfluierende, unscharf begrenzte Infiltrate.
- Im Verlauf Auflösung der Infiltrate innerhalb von 2–3 Wochen, zunehmendes retikuläres, interstitielles Verdichtungsmuster.
- Komplette Normalisierung nach einmaliger Episode.

► **Labor:**
- *Blutbild, Gerinnung:* Bei leichten Verläufen Eisenmangelanämie, bei akuter Blutung rascher Hb-Abfall; normale Thrombozytenzahl und Gerinnung.
- *Autoantikörper* (s. S. 102): Zirkulierende Antibasalmembranantikörper (indirekte Immunfluoreszenz, Radioimmunoessay). Die Titerhöhe korreliert schlecht mit

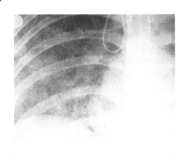

Abb. 14.3 • Goodpasture-Syndrom mit wolkigen Infiltraten (Ausschnitt rechtes Lungenunterfeld; Nebenbefund: Katheterfehllage), 21-jähriger Mann.

der Schwere des Krankheitsbildes. *Keine* ANA, ANCA Kryoglobuline, zirkulierende Immunkomplexe, kein Komplementabfall.

- *Urin:* Mikro- oder Makrohämaturie, mäßige Proteinurie.
- ► **Lungenfunktionsprüfung:** Siehe unter Pathophysiologie.
- ► **Bronchoalveoläre Lavage:** Makroskopisch blutige (rot bis bräunliche) Lavageflüssigkeit. In der Eisenfärbung sind massenhaft Siderophagen (s. S. 91).
- ► **Biopsie:**
  - *Nierenbiopsie:* Höchste Aussagekraft (Immunfluoreszenz)!
  - *Transbronchiale Biopsie:* Der Nachweis der linearen Immunfluoreszenz gelingt selten; der Nachweis einer Vaskulitis gelingt oft nicht.
- ▫ *Rationelle Diagnostik:*
  1. Bronchoskopie (andere Blutungsursachen?) + bronchoalveoläre Lavage.
  2. Nierenbiopsie.

Differenzialdiagnose

- ► Pulmonale Blutung anderer Ursache (s. S. 123).
- ► Wegener-Granulomatose (s. S. 343) und andere Kleingefäßvaskulitiden.
- ► Lupus erythematodes (s. S. 335).
- ► Morbus Behçet (s. S. 354).
- ► Urämie.
- ► Chemisch induzierte Syndrome, z. B. D-Penicillamin, Nitrofurantoin (s. S. 370).

Therapie

- ► **Frühestmögliche aggressive Therapie:**
  - *Plasmapherese:* Intensivstation, tägliche Behandlung, Dauer abhängig vom klinischen Bild.
  - *Parallel Immunsuppression* (Beginn nach der ersten Plasmapherese): Methylprednisolon 1 g i. v. täglich + Cyclophosphamid 15 mg/kgKG i. v. Tag 1 (s. Kapitel 14.1. S, 343).
  - *Zusätzliche Hämodialyse,* falls das Nierenversagen nicht verhindert werden kann.
- ► **Therapiedauer:** Beendigung bei fehlender klinischer Krankheitsaktivität und nicht mehr nachweisbaren Basalmembranantikörpern.
- ► **Kontrolluntersuchungen:** Zunächst engmaschig wöchentlich Röntgen-Thorax, Nierenretentionswerte, ABM-AK.

Prognose

- ► Spontanverlauf immer letal, die mittlere Überlebenszeit beträgt 15 Wochen.
- ► Außer in perakuten Fällen ist die Prognose vom Zeitpunkt des Therapiebeginns abhängig (Dialysepflichtigkeit, Lungenversagen).
- ► Die Autoantikörperproduktion ist nach Wochen bis Monaten selbstlimitierend, in seltenen Fällen gibt es Spätrezidive.

14.4 Idiopathische Lungenhämosiderose (Morbus Ceelen)

Grundlagen

► **Definition:** Idiopathische Form der diffusen alveolären Hämorrhagie ohne extrapulmonale Manifestation (keine Vaskulitis, keine Autoimmunphänomene, kein morphologisch nachweisbarer Kapillarschaden).

► **Epidemiologie:** Meist bei Kindern und Jugendlichen bis zum 3. Lebensjahrzehnt, ausgeglichene Geschlechtsverteilung. In Einzelfällen familiäres Auftreten.

► **Ätiologie und Pathogenese:** Unbekannt; es gibt Beziehung zur Zöliakie (einheimische Sprue), häufig Nachweis einer Kuhmilchunverträglichkeit (v. a. bei Kindern). In Einzelfällen bestehen Zusammenhänge mit Inhalationstraumen (Insektizide, Kohlenwasserstoffe) oder Virusinfekten.

► **Pathophysiologie:** Während akuter Krankheitsepisoden kommt es zu einer restriktiven Ventilationsstörung und respiratorischer Insuffizienz mit paradox erhöhtem CO-Transfer.

Klinik

► Meist milde pulmonale Hämorrhagie mit trockenem Husten, seltener starke bzw. massive Hämoptoe. Typisch sind chronischer, trockener Husten, leichte Ermüdbarkeit, Belastungsdyspnoe und Blässe.

Diagnostik

► **Klinische Untersuchung:** Spätinspiratorisches, feines Rasseln über den Lungenunterfeldern (nur während einer Blutungsepisode).

► **Röntgenbefunde** (s. Abb. 14.4):
  • Akut diffuse bronchioläre bis konfluierende Verdichtung mit Betonung der perihilären Region beidseits.
  • Bereits nach Tagen Umwandlung in retikuläre Zeichnungsvermehrung mit Auflösung innerhalb eines Monats.
  • Nach mehreren Episoden diffuse, konstante retikuläre Zeichnungsvermehrung mit Fibrosezeichen.
  • Bei Kindern bihiläre mäßige Lymphadenopathie beschrieben.

► **Labor:**
  • Eisenmangelanämie (akut normozytär, später mikrozytär).
  • Keine Autoimmunphänomene.
  • Normaler Urinbefund.

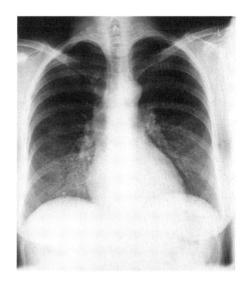

Abb. 14.4 • Idiopathische Lungenhämosiderose mit basal betonter mikronodulärer Strukturvermehrung.

▸ **Sputum/bronchoalveoläre Lavage:**
- Zuweilen blutiges bis rostbraunes Sputum, in der Lavage Bild der diffusen alveolären Hämorrhagie (s. S. 91).
- Immer Nachweis von Siderophagen in der Eisenfärbung.

▸ **Lungenbiopsie:** Bis auf Zeichen der Hämorrhagie normale Struktur, negative Immunhistochemie, kein Vaskulitisnachweis.

Differenzialdiagnose

▫ *Achtung:* Der Morbus Ceelen ist immer eine Ausschlussdiagnose!

▸ Bronchiale Blutungsursachen: Bronchoskopie!

▸ Passive oder aktive pulmonale Hypertonie: Echokardiografie, Rechtsherzkatheter.

▸ Pulmorenales Syndrom: Urinsediment, Autoantikörper, Nierenfunktion.

▸ Vaskulitis: Autoantikörper (s. S. 103).

▸ Kollagenosen: Autoantikörper (s. S. 103).

▸ Koagulopathie: Gerinnungsstatus.

▸ Zöliakie: Dünndarmzottenbiopsie.

Therapie

▸ **Akute Episode:** Therapieversuch mit hochdosierten Steroiden (1 g Methylprednisolon/d i. v.). Eine Steroiderhaltungstherapie nach nur einer Episode erbringt keine besseren Ergebnisse und ist daher nicht indiziert.

▸ **Schwerer Verlauf:** Versuch einer Immunsuppression mit Azathioprin (trotz unsicherer Wirksamkeit): 2 mg/kgKG/d unter Blutbildkontrolle. Ausschleichen nach Vollremission.

Prognose

▸ Günstige Langzeitprognose. Recht selten Tod in der akuten respiratorischen Insuffizienz bei fulminanter Blutung.

14.5 Hypersensitivitätsangiitis

Grundlagen

▸ **Definition:** Formenkreis systemischer Vaskulitiden mit bekannter (oder vermuteter) Ätiologie und dem histologischen Bild der leukozytoklastischen Vaskulitis.

▸ **Wichtige klinische Formen:**
- *Anaphylaktoide Purpura (Schönlein-Henoch-Syndrom):* Leukozytoklastische Vaskulitis mit Purpura, Arthritis und Abdominalschmerzen, Glomerulonephritis und diffuser alveolärer Hämorrhagie.
- *Essenzielle gemischte Kryoglobulinämie:* Purpura, Arthralgien, viszerale systemische Vaskulitis mit Nachweis von Kälteagglutininen im Serum.

▸ **Epidemiologie, Vorkommen:** Insgesamt seltene Erkrankungen; die anaphylaktoide Purpura tritt fast ausschließlich bei Kindern und jungen Erwachsenen auf.

▸ **Ätiologie:** Virusinfektionen allgemein bei anaphylaktoider Purpura, Hepatitis C bei kryoglobulinämischer Vaskulitis, bakterielle Infektionen (Streptokokken, M. tuberculosis), Medikamente (Penizilline, Sulfonamide und andere schwefelhaltige Verbindungen), Malignome (chronisch lymphatische Leukämie, multiples Myelom, Lymphom), Toxine und Nahrungsmittel.

▸ **Pathogenese:** Zirkulierende Kryoglobuline deponieren in der Wand kleiner Gefäße und induzieren eine Vaskulitis, beim Schoenlein-Henoch-Syndrom deponiert sich IgA in den Gefäßwänden und induziert eine nekrotisierende Vaskulitis.

▸ **Pathophysiologie:** Restriktive Ventilationsstörung und respiratorische Insuffizienz mit Hypoxämie und Hypokapnie aller Schweregrade (meist leichte Ausprägung); Zuweilen gibt es in der Fluss-Volumen-Kurve Hinweise auf Obstruktion kleiner Atemwege (s. S. 17).

Klinik

▫ *Hinweis:* Die Lunge steht klinisch meist nicht im Vordergrund!

- ➤ **Allgemeines Krankheitsgefühl,** mäßiges Fieber, trockener Reizhusten, seltener Hämoptysen.
- ➤ **Hauptmanifestationsorgane:** Haut (Urtikaria, palpable Purpura, noduläre Exantheme, nekrotische Ulzerationen), Augen, Gelenke, Gastrointestinaltrakt, peripheres und zentrales Nervensystem, seltener Nieren.

Diagnostik

- ➤ **Anamnese:** Infektionen (Hepatitis C, Streptokokken, Tuberkulose), allergisierende Medikamente oder Grunderkrankung.
- ➤ **Körperlicher Befund:** Auskultatorisch meist diskrete inspiratorische Rasselgeräusche. Wegweisend ist ein typisches Exanthem mit Purpura.
- ➤ **Suche nach anderen Manifestationsorten:** Augenkonsil, Sonografie des Abdomens, Koloskopie, Urinbefund.
- ➤ **Röntgenbefunde:** Bilateral perihiläre oder in den Unterfeldern gelegene, noduläre bis kleinnodöse Infiltrate bzw. retikuläre Zeichnungsvermehrung bis hin zu diffusen Infiltraten bei Kapillaritis mit alveolärer Hämorrhagie.
- ➤ **Labor:**
  - Meist ausgeprägtes Entzündungssyndrom.
  - Kälteagglutinine, Komplement im Serum ↑, Immunglobuline ↑.
  - Autoantikörper sind nicht nachweisbar.
- ➤ **Biopsie:**
  - *Hautbiopsie:* Nachweis einer typischen leukozytoklastischen Vaskulitis (zur Diagnosesicherung) mit Immunreaktanten oder IgA in der Gefäßwand mittels Immunhistologie.
  - *Transbronchiale Lungenbiopsie:* Meist nicht von ausreichender Aussagekraft.
- ➤ **ACR-Diagnosekriterien des Schoenlein-Henoch-Syndroms** (Sensitivität 87 %, Spezifität 88 %; ≥ 2 Kriterien müssen erfüllt sein):
  - Palpable Purpura.
  - Angina abdominalis ± blutige Durchfälle.
  - Alter ≤ 20 Jahre.
  - Granulozytäre Wandinfiltration in Arteriolen/Venolen.

Differenzialdiagnose

- ➤ Bei typischer systemischer Ausprägung gibt es keine DD!
- ➤ Kollagenosen.
- ➤ Andere Formen der pulmonalen Vaskulitis.

Therapie und Prognose

- ➤ **Therapie:** Die Monotherapie mit Prednison (initial 1 mg/kgKG/d) ist meist ausreichend; bei schweren Verläufen zusätzlich Cyclophosphamid wie in Kapitel 14.1 (S. 343) angegeben.
- ➤ **Prognose:** Die Prognose ist meist günstig, der Verlauf monophasisch und selbstlimitierend, wobei Steroide den Verlauf verkürzen können. In Ausnahmefällen tödlicher Verlauf mit akuter respiratorischer Insuffizienz oder Multiorganversagen.

14.6 Lymphomatoide Granulomatose

Grundlagen

- ➤ **Definition:** Systemische Vaskulitis mit angiozentrischer und angiodestruktiver Infiltration durch atypische Lymphozyten, Plasmazellen und Histiozyten.
- ➤ **Epidemiologie, Vorkommen:** Sehr selten, vor allem kasuistisch beschrieben in allen Altersstufen (v. a. im 5. Lebensjahrzehnt). m:w = 2:1.
- ➤ **Ätiologie und Pathogenese:** Unbekannte Ätiologie; enge Beziehungen zum malignen Lymphom.
- ➤ **Pathophysiologie:** Entwicklung einer restriktiven Ventilationsstörung und respiratorischer Insuffizienz.

Klinik

- Hauptbeschwerden sind allgemeines Unwohlsein, Belastungsdyspnoe, Husten (zuweilen blutig) und uncharakteristische Thoraxschmerzen.
- Die Lunge ist Hauptmanifestationsorgan, daneben zentrales und peripheres Nervensystem, Haut, Augen, Muskulatur und obere Atemwege; selten Befall des HNO-Bereiches und der Nieren.

Diagnostik

- **Röntgenbefund** wie bei Morbus Wegener: Multiple Rundherde mit divergierendem Verlauf, auch nekrotisch zerfallend, oder diffuse retikulonoduläre Zeichnungsvermehrung.
- **Biopsie** (zur Diagnosesicherung): Haut- oder Lungenbiopsie (nur bei fehlender Hautmanifestation).

Differenzialdiagnose

- **Morbus Wegener und malignes pulmonales Lymphom** (BALT-Lymphom): Extrapulmonales Befallsmuster.
- **Andere Vaskulitiden und Kollagenosen:**
  - Siehe S. 332–355.
  - *Eosinophilie-Myalgie-Syndrom:* Vaskulitis mit Bluteosinophilie, Ödemen, Müdigkeit, Polyneuropathie, Myalgie, Arthralgie, Erythem und Muskelschmerz nach Einnahme von (verunreinigtem) L-Tryptophan. Pulmonale Manifestation in 50 % mit eosinophiler Pneumonie, Pleuraerguss, pulmonaler Hypertonie und interstitieller Lungenerkrankung. Häufig chronisch progredient.

Therapie und Prognose

- **Therapie:** Immunsuppression mit Cyclophosphamid (2 mg/kgKG/d p. o.) und Prednison (alternierend, Beginn mit 1,5 mg/kgKG jeden 2. Tag).
- **Prognose:** Unter Therapie Remission in 50 % der Fälle. Die mittlere Lebenserwartung beträgt $1^1/_2$ Jahre. Häufig Übergang in ein malignes Lymphom.
- **Prognostisch günstig:** Benigne lymphozytäre Angiitis und Granulomatose. Ein Übergang in die klassische lymphomatoide Granulomatose ist möglich.

14.7 Sarkoide Granulomatose

Grundlagen

- **Definition:** Variante der Sarkoidose mit minimal-nekrotischer granulomatöser Vaskulitis der Pulmonalarterien und Venen.
- **Epidemiologie, Vorkommen:** Seltene Variante der klassischen Sarkoidose; auffällig häufig bei Frauen.
- **Ätiologie und Pathogenese:** Wie bei der klassischen Sarkoidose (gleiche Immunphänomene und Auftreten der Sarkoidoseparameter [ACE, ADA, Neopterin, u. a., s. S. 104, 318]); die Ursache der Vaskulitis ist unklar.
- **Pathophysiologie:** Wie bei klassischer Sarkoidose.

Klinik

- Unspezifische Beschwerden mit Husten, subfebrilen Temperaturen, thorakales Druckgefühl.

Diagnostik

- **Drei Diagnosekriterien:**
  - *Biopsie:* Histologisch konfluierende epitheloidzellige Granulome mit minimal-nekrotisierenden Granulomen in den Pulmonalarterien und Venen.
  - *Röntgenbefund:* Nodöse Lungenveränderungen ohne begleitende hiläre Lymphadenopathie.
  - *Klinischer Verlauf:* Benigne mit häufigen Remissionen auch ohne Therapie.

Differenzialdiagnose

► Fließende Übergänge zur nodösen Variante der Sarkoidose (s. S. 318).
► Andere Vaskulitiden (v. a. Churg-Strauss-Syndrom, Hypersensitivitätsangiitiden).

Therapie

► Abwartend bei Symptomfreiheit und geringer nodulärer Manifestation.
► Prednison bei ausgeprägter Manifestation (beginnend mit 0,7 mg/kgKG/d p. o.).

Prognose

► Im Allgemeinen günstig wie bei der klassischen Sarkoidose.
► Selten massive Hämoptoe oder Ausbildung eines Aspergilloms nach nekrotischem Zerfall eines Knotens.

14.8 Churg-Strauss-Syndrom

Grundlagen

► **Definition** (nach Chapel-Hill-Konsensus): Eosinophilenreiche und granulomatöse Entzündung des Respirationstraktes und nekrotisierende Vaskulitis kleiner und mittelgroßer Gefäße mit Assoziation zu Asthma und Bluteosinophilie.
► **Epidemiologie:** Seltene Vaskulitis (10 % der systemischen Formen). Demaskierung nach Absetzen von Kortikosteroiden bei atopischen Erkrankungen (z. B. unter Therapie mit Leukotrien-Rezeptor-Antagonisten).
► **Ätiologie und Pathogenese:** Die Ursache ist unbekannt, eine Immunpathogenese ist sehr wahrscheinlich bei allergischen Merkmalen, erhöhter T-Zell-Immunität (angiozentrische Granulomatose), erhöhter humoraler Immunität (Hypergammaglobulinämie – v. a. IgE und Nachweis von Rheumafaktor und Immunkomplexphänomenen).
► **Pathophysiologie:** In der Regel schwere variable obstruktive Ventilationsstörung mit Reversibilität im Bronchospasmolysetest wie bei Asthma bronchiale; zusätzlich restriktive Ventilationsstörung bei pulmonalen Infiltraten.

Klinik (s. Tab. 15.1 S. 357 f)

▣ *Hinweis:* Das Vorliegen von Atopie-Symptomen diskriminiert zu allen anderen Vaskulitiden, es geht der Vaskulitis (meist, aber nicht immer) voraus und korreliert im Schweregrad mit der Vaskulitis.
► **Meist werden 3 Phasen durchlaufen:**
  • *Prodromalphase (2. bis 3. Lebensdekade):* Asthma (Atopie in $^2/_3$, häufig mit chronischer Rhinitis/Sinusitis + Polypen).
  • *Eosinophilische Phase:* Pulmonale eosinophile Infiltrate (flüchtig als Löffler'sche Infiltrate oder eosinophile Pneumonie) mit Bluteosinophilie; Infiltration anderer Organe (Magen-Darm-Trakt).
  • *Vaskulitische Phase (3. bis 4. Lebensdekade):* Generalisation mit Allgemeinsymptomen (Fieber, Gewichtsabnahme) und Multiorganbeteiligung (Neuropathie, Haut, Herz, Niere).

Diagnostik (s. Tab. 15.1 S. 357 f)

► **Anamnese:** Neben einem schwer beeinflussbaren (kortikosteroidabhängigen) Asthma bronchiale häufig allergische Rhinitis. Auftreten auch außerhalb einer Exazerbation.
► **Labor:** > 10 % eosinophile Granulozyten (oft 5 000–9 000/µl), Nachweis von pANCA in 30–60 % (mit Nierenbefall assoziiert), hohes Serum-CRP, hoher IgE-Spiegel, zirkulierende Immunkomplexe, normochrome Anämie, Rheumafaktor in niedrigen Titern nachweisbar.
► **Röntgenbefunde:** Flüchtige fleckige Infiltrate oder diffus-noduläre Verdichtungen, selten diffuse alveoläre Hämorrhagie, Pleuraerguss (eosinophil, in 30 %).
► **Biopsie** (zur Diagnosesicherung): Hautbiopsie oder chirurgische Lungenbiopsie mit Nachweis einer granulomatösen Vaskulitis mit Nekrosen in kleinen Gefäßen.

► **ACR-Diagnosekriterien** (bei Erfüllen von 4 Kriterien Sensitivität 85 %, Spezifität 100 %):
- Asthma.
- Bluteosinophilie (≥ 10 %).
- Mono-/Polyneuropathie.
- Wandernde flüchtige Lungeninfiltrate.
- Chronische Sinusitis.
- Extravaskuläre Bluteosinophilie (Biopsie).

Differenzialdiagnose

► Lungeninfiltrate mit Eosinophilie (s. S. 356).
► Hypersensitivitätsvaskulitis (s. S. 350).
► Andere Vaskulitiden.

Therapie

► **Immunsuppressive Therapie:**
- *Schwere Erkrankung/Glomerulonephritis:* Wie bei M. Wegener (s. S. 344). Immunsuppressive Therapie auch bei Kortikosteroid-Versagen.
- *Leichte Erkrankung:* Prednisolon 0,5–1,5 mg/kgKG/d p. o. für 6 bis 12 Wochen oder bis zur Vollremission. Bei Neuropathie, Herz- oder Nierenbefall 1,5 mg/kgKG.

◻ *Hinweis:* ANCA reflektieren nicht die Erkrankungsaktivität, dagegen sind die Eosinophilenzahlen im BB gut geeignet. Spätrezidive nach erfolgreicher Therapie mit Vollremission sind ungewöhnlich.

Prognose

► Die spontane Prognose ist ungünstig (3-Monats-Prognose 50 % bei Vaskulitis); unter Immunsuppression jedoch meist günstiger Verlauf.
► Folgende Akutmanifestationen sind prognostisch ungünstig: Herzinsuffizienz/Myokardinfarkt, Hirnblutung, Niereninsuffizienz, gastrointestinale Blutung, Status asthmaticus.
► Herzbeteiligung, gastrointestinale Erkrankung, Niereninsuffizienz (Serum-Kreatinin > 1,6 mg/dl), Proteinurie (> 1 g/d), ZNS-Beteiligung weisen auf eine schlechte Prognose hin: 5-Jahres-Letalität 12 % (kein Faktor vorhanden), 26 % (1 Faktor vorhanden), 46 % (≥ 3 Faktoren vorhanden).

14.9 Morbus Behçet

Grundlagen

► **Definition**: Systemische Vaskulitis der kleinen und großen Gefäße mit obligaten aphtösen Schleimhautulcera.
► **Pathologische Anatomie**: Unspezifische Vaskulitis mit Infiltration der Gefäßwände durch Lymphozyten, Plasmazellen und neutrophile Leukozyten mit Immunkomplexen und Komplementbindung. Einbeziehung der Vasa vasorum führt zur transmuralen Gefäßnekrose mit Fibrose und Aneurysmabildung.
► **Epidemiologie:**
- Die Verteilung ist weltweit, aber es findet sich eine Häufung im östlichen Mittelmeer und in Japan. In der Türkei beträgt die Prävalenz bis zu 40/10 000 Erwachsenen.
- Verhältnis von Männern:Frauen = 2:1 bis 3:1.

◻ *Hinweis:* Ein isolierter Lungenbefall kommt nicht vor (Lunge nur in 5 % der Fälle insgesamt betroffen). Trotz der Seltenheit des Lungenbefalls ist dieser eine häufige Todesursache (Ruptur eines Aneurysmas der Pulmonalarterie).
► **Diagnosekriterien** (Behçet Syndrom Research Comittee of Japan 1972): Rezidivierende orale Ulzerationen + 2 der folgenden Kriterien:
- Rezidivierende genitale Ulzerationen.
- Augenläsionen (rezidivierende Hypopyon-Iritis oder Iridozyklitis, Chorioretinitis).

- Hautläsionen (Erythema nodosum-artige Eruptionen, subkutane Thrombophlebitis, Hxperirritabilität, Pathergie-Test +).
- ► **Diagnostik:**
  - *Labor:* Keine spezifischen Immunphänomene (ANCA nicht nachweisbar). Assoziation mit dem HLA-B5-Genotyp.
  - *Röntgenbefund:* Pulmonalarterienaneurysmen (bis mehrere cm groß), diffuse Infiltrate oder pulmonale Rundherde.
  - *Lungenfunktionsprüfung:* Normalbefund oder restriktive Ventilationsstörung.
  - *Patergen-Test:* Pustel- oder Knötchenbildung nach Penetration der Haut mit einer sterilen Kanüle. Der Test ist in 85 % der Fälle positiv.
  - *Diagnosestellung:* Sie erfolgt meist klinisch entsprechend der o. g. Kriterien. Hauthistologie: s. o.
- ► **Differenzialdiagnose:** Andere systemische Vaskulitiden (der kleinen Gefäße), andere Lungenrundherde (s. S. 127).
- ► **Therapie:**
  - Glukokortikoide (initial Prednison 0,7 mg/kgKG/d oral).
  - Immunsuppressiva bei Therapieresistenz (Azathioprin oder Cyclophosphamid 2–3 mg/kgKG, nach Remission Ausschleichen). Alternativen: Cyclosporin A, Colchizin.
  - Thalidomid (erfolgreich bei persistierenden Ulzerationen).
- ► **Prognose:**
  - Meist gutes Ansprechen auf die immunsuppressive Therapie mit guter Langzeitprognose.
  - Letalität bei größeren Aneurysmen bis 50 %.

15 Eosinophile Lungeninfiltrate

15.1 Eosinophile Lungeninfiltrate

Grundlagen

▶ **Definition:** Erkrankungen mit Infiltration des Lungenparenchyms durch eosinophile Leukozyten.

▶ **Mögliche Formen:** Löffler-Syndrom, chemisch induzierte eosinophile Lungeninfiltrate, tropische Eosinophilie (Weingarten-Syndrom), allergische bronchopulmonale Aspergillose, chronische und akute eosinophile Pneumonie, hypereosinophiles Syndrom.

▶ **Epidemiologie:** Seltene Krankheitsbilder (Inzidenz < 1/100 000). Geschlechtsdominanz nur bei chronischer eosinophiler Pneumonie (v.a Frauen mittleren Alters) und bei hypereosinophilem Syndrom (v. a. Männer).

▶ **Ätiologie** (unbekannt bei der chronischen und akuten eosinophilen Pneumonie sowie bei hypereosinophilem Syndrom):
  • *Löffler-Syndrom:* Ascaris lumbricoides, seltener Entamoeba histolytica, Fasciola hepatica, Necator americanus und Strongyloidis stercoralis (Darmparasiten).
  • *Medikamenteninduzierte Infiltrate:* s. S. 369 ff.
  • *Tropische Eosinophilie:* Nematoden wie Wuchereria bancrofti, Brugia malayi, seltener andere tropische Würmer.
  • *Allergische bronchopulmonale Aspergillose:* Aspergillus fumigatus, sehr selten andere Aspergillus species oder Candida.

▶ **Pathogenese:** Bronchopulmonale Infiltration durch eosinophile Granulozyten mit Beteiligung der Alveolen, des Interstitiums und teilweise der Bronchien (bei Löffler-Syndrom, allergischer bronchopulmonaler Aspergillose).

▶ **Pathophysiologie:**
  • Die pulmonale Infiltration führt zu einer restriktiven Ventilationsstörung mit Gastransferstörung unterschiedlichen Ausmaßes (Hypoxämie).
  • Gleichzeitig führt die Wirkung der Eosinophilen-Mediatoren häufig zu einer obstruktiven Ventilationsstörung durch Bronchospasmus (vor allem bei Löffler-Syndrom, tropischer Eosinophilie und eosinophiler Pneumonie).

Klinik

▶ Siehe Tab. 15.1 S. 357 f.

Diagnostik

▶ Siehe Tab. 15.1 S. 357 f. Medikamentenanamnese, Allergiediagnostik, mikrobiologische Diagnostik.

▶ **Diagnosekriterien:** Typische Ätiologie (Würmer, Parasiten, Pilze) + erhöhte Eosinophilenzahlen (bronchoalveoläre Lavage, peripheres Blut).

▶ **Spezielle diagnostische Merkmale:**
  • *Allergische bronchopulmonale Aspergillose:* Typisches Röntgenbild, Typ-I- und Typ-III-Allergie gegen Aspergillus, Pilzhyphen in Sputum oder Lavageflüssigkeit.
  • *Chronische und akute eosinophile Pneumonie:* Ausschlussdiagnose!
  • *Hypereosinophiles Syndrom:* Nachweis eines Multiorganbefalls klinisch, durch bildgebende Verfahren und – wenn möglich – bioptisch.

Differenzialdiagnose

▶ Siehe Tab. 15.1 S. 357. Wichtigste DD ist das Churg-Strauss-Syndrom (Mehrorganbefall und Nachweis einer granulomatösen Vaskulitis).

Therapie

▶ **Löffler-Syndrom:** Mebendazol (100 mg an Tag 1 und 2).
▶ **Medikamenteninduzierte Eosinophilie:** Absetzen des betreffenden Medikaments, bei schwerem Krankheitsbild Prednison 0,5–1 mg/kgKG/d p. o.
▶ **Tropische Eosinophilie:** Diäthylcarbamazin 6 mg/kgKG/d p. o. für 3 Wochen.

Tab. 15.1 • Differenzialdiagnose eosinophiler Lungeninfiltrate.

	Anamnese	Klinik	befallene Organe	Röntgen	Labor	Histologie
Löffler-Syndrom	Ingestion von Ascaris lumbricoides vor 10–16 d	Fieber, Husten, Bronchospastik, Urticaria (leicht)	Lunge, Bronchien	flüchtige (2 Wochen), wandernde, weiche Infiltrate	2–10 Eos/nl Blut; Stuhl (Ascaris) positiv nach 4–10 Wochen	eosinophiles Infiltrat von Bronchien, Alveolen, Interstitium
chemisch induzierte eosinophile Lungeninfiltrate	einige Stunden bis Tage nach Medikamenteneinnahme	Husten. Luftnot, Fieber, Rasseln	Lunge	diffuse Infiltrate	5–20 Eos/nl Blut	eosinophiles Infiltrat von Alveolen und Interstitium
tropische Eosinophilie (Weingarten-Syndrom)	Aufenthalt in Asien, Afrika oder Südamerika, Nematodenkontakt (Moskito)	nächtlicher Husten, Luftnot, Bronchospastik, Fieber, Gewichtsverlust	Lunge, Lymphknoten	diffuse mikronoduläre Zeichnung mit Betonung der Basis	5–60 Eos/nl Blut, Anti-Filaria Antikörper, Hohes IgE	histiozytäre und eosinophile Alveolitis; Mikrofilarien in Lunge und Lymphknoten
allergische bronchopulmonale Aspergillose	allergisches Asthma seit Kindheit	zunehmende, periodische Luftnot, produktiver Husten, Bronchospastik	Lunge	fingerförmige zentrale Verdichtungen, Segmentatelektasen, Bronchiektasen	0,5–2 Eos/nl Blut, Typ I- (hohes IgE, Prick-Test) + präzspez. IgG-AK [Präzipitine], Aspergillus im Sputum	nichtinvasive eosinophile Bronchitis mit Pilzhyphen
chronische eosinophile Pneumonie	neu aufgetretenes Asthma (inkonstant), Frauen mittleren Alters, Beginn innerhalb von > 2 Wochen, rezidivierend	Husten, heller Auswurf, Nachtschweiß, Fieber, Gewichtsverlust	Lunge	subpleurale Infiltrate wechselnder Ausprägung (s. Abb. 15.1)	0,2–5 Eos/nl Blut, Blutneutrophilie, BSG > 100/h, Sputum-Eosinophilie	interstitielle und alveoläre eosinophile Infiltrate mit Makrophagen und Riesenzellen
akute eosinophile Pneumonie	Beginn innerhalb von < 2 Wochen; kein Rezidiv nach Steroidtherapie	Fieber, Luftnot (paO₂ < 60 mmHg)	Lunge	diffuse retikulonoduläre Zeichnung	0,2–5 Eos/nl Blut, Blutneutrophilie, Sputum-Eosinophilie	eosinophile Alveolitis
hypereosinophiles Syndrom	Männer : Frauen = 9:1; mittleres Lebensalter	Husten, Fieber, Appetitlosigkeit, Gewichtsverlust, Arrhythmien, Thrombembolien	Herz, Lunge, ZNS, Haut, (alle Organe)	subpleurale flächige Verdichtungen, Pleuraerguss	5–180 Eos/nl Blut	Multiorganinfiltrate durch vakuolisierte Eosinophile
Churg-Strauss-Syndrom (s. S. 353)	Rhinitis, Sinusitis, Asthma	Fieber, Gewichtsverlust, Bronchospastik	Lunge, Leber, Herz, Niere, Milz, Haut, GI-Trakt	wandernde Infiltrate	5–10 Eos/nl Blut	eosinophile Gewebsinfiltration und nekrotisierende granulomatöse Vaskulitis (kleine Gefäße)

Eosinophile Lungeninfiltrate

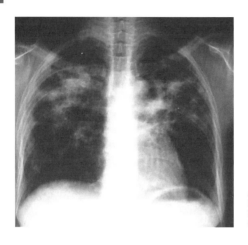

Abb. 15.1 • Eosinophile Infiltrate bei chronischer eosinophiler Pneumonie in beiden Lungenmittel- und Lungenoberfeldern.

- ► **Allergische bronchopulmonale Aspergillose:** Prednison 0,5 mg/kgKG/d p.o. für 4–12 Wochen (je nach Verlauf). Antimykotika sind nur fraglich wirksam und meist nicht notwendig (Itraconazol 200 mg/d p.o.).
- ► **Chronische und akute eosinophile Pneumonie:** Prednison 0,5 mg/kgKG/d p.o. mit langsamer Dosisreduktion. Häufig monatelange Rezidivprophylaxe notwendig mit niedriger Dosis (5–10 mg/d).
- ► **Hypereosinophiles Syndrom:** Prednison 100 mg/d i.v., später p.o. Bei Thrombembolie Antikoagulation. Bei fehlendem Ansprechen zusätzlich Hydroxyharnstoff.
- ◻ *Hinweis:* Das Ansprechen auf Steroide ist meist rasch und gut (außer bei hypereosinophilem Syndrom). Die Therapiedauer mit Steroiden ist stets dem Verlauf anzupassen.

Prognose

- ► Löffler-Syndrom, chemisch induzierte Infiltrate und tropische Eosinophilie: Fast immer vollständige Ausheilung möglich.
- ► Chronische und akute eosinophile Pneumonie: Gute Langzeitprognose.
- ► Allergische bronchopulmonale Aspergillose: Meist Defektheilung (Bronchiektasen, Atelektasen, Vernarbungen).
- ► Hypereosinophiles Syndrom: Todesfälle durch kardiale, zentral nervöse und pulmonale Komplikationen sind beschrieben.

16 Umwelterkrankungen

16.1 Anorganische Pneumokoniose: Silikose

Grundlagen

► **Definition:** Anorganische Pneumokoniosen sind Lungenerkrankungen durch Inhalation von anorganischen Stäuben mit pulmonaler Deposition und Gewebsreaktion. Die Silikose ist eine fibrosierende Lungengerüsterkrankung durch Inhalation von freiem Siliziumdioxid (SiO_2), Christobalit und Tridymit.

► **Klinische Einteilung, Sonderformen:**
- *Chronische Silikose:* Symptomentwicklung später als 20 Jahre nach Expositionsbeginn.
- *Akzelerierte Silikose:* Symptombeginn 2–5 Jahre nach Beginn einer intensiveren Exposition.
- *Akute Silikose:* Symptombeginn 6 Monate bis 2 Jahre nach massiver Exposition, unter Umständen mit extrapulmonaler Fibrose in Leber oder Nieren.
- *Variante:* Akute Silikoproteinose im Sinne einer exogenen Alveolarproteinose (s. S. 327).
- *Caplan-Syndrom:* Gleichzeitiges Auftreten von rheumatoider Arthritis und Silikose mit ausgeprägter Ausbildung von pulmonalen Rheumaknoten.
- *Silikotuberkulose:* Meist kavernöse oder exsudativ-kavernöse Lungentuberkulose bei bestehender Silikose.

► **Epidemiologie:**
- Wichtigste Berufserkrankung, Vorkommen vor allem im Bergbau.
- Jährlich etwa 1 300 Verdachtsanzeigen, entsprechend 5 % aller Anzeigen auf Vorliegen einer Berufskrankheit. Etwa 1 000 Fälle werden anerkannt.
- Abnehmende Tendenz wegen verbessertem Arbeitsschutz und Grubenschließungen.

► **Häufig assoziierte Erkrankungen:**
- Erhöhtes Tuberkuloserisiko (Tuberkuloseprävalenz von bis zu 25 %).
- Erhöhtes Risiko von Kollagenkrankheiten (Prävalenz von bis zu 10 %), insbesondere rheumatoide Arthritis, systemischer Lupus erythematodes und progressive Systemsklerose.

► **Ätiologie und Pathogenese:**
- *Substanzen:* SiO_2 ist ein Hauptbestandteil der Erdkruste. Silikatsalze (Verbindungen von SiO_2 und anorganischen Kationen wie Magnesium, Kalzium, Eisen oder Aluminium) rufen keine Silikose hervor, sind jedoch auch zum Teil schwach fibrogen.
- *Berufliche Tätigkeiten mit hoher SiO_2-Exposition:* Kies- und Sandindustrie, Sandstrahlarbeiten, Umgang mit Erd- und Ockerfarben, Zementherstellung, Kieselgurmahlen und -brennen (in der Isolatorenherstellung), Gießen und Formen von Metallen, Arbeiten mit Keramik und Steingut, Erz- und Kohlebergbau, Graphitherstellung, Edelsteinverarbeitung. (Maximale Staubkontaminationen entstehen beim Sandstrahlen, Schleifen und Scheuern).
- *Voraussetzungen zur Silikoseentstehung:*
  - Partikelgröße (lungengängige Partikel 0,5–5 μm).
  - Dosis-Zeit-Produkt (Staubdichte × Expositionszeit).
  - Individuelle Empfindlichkeit.
- *Pathogenese:* Effektorzellen sind Alveolarmakrophagen; diese werden durch Quarzpartikel aktiviert, was zur Freisetzung von Entzündungsmediatoren mit nachfolgender Rekrutierung von Lymphozyten, Neutrophilen und weiterer Makrophagen führt. Nach frustraner Phagozytose von Quarzpartikeln kommt es zum Untergang dieser Zellen mit Freisetzung von reaktiven Sauerstoffspezies aus Phagolysosomen. Dieser Zyklus wiederholt sich nach erneuter Freisetzung des Partikels. Resultierende Gewebsreaktionen sind Fibroblasteneinwanderung, Fibroneogenese, Bildung von Kollagen und Hyalin.

► **Pathologische Anatomie:** Grundform ist ein hyalines Knötchen aus drei Schichten (zellfreie zentrale Zone mit Quarzpartikeln und Bindegewebe; mittlere Zone mit

Fibroblasten und Kollagen; äußere Zone mit Makrophagen, Fibroblasten und freiem Quarz). Die Größe der Knötchen beträgt 1–10 mm (v. a. in den Lungenoberfeldern lokalisiert). Starke Exposition führt zur Ausbildung einer Pleurafibrose mit Verdickung und Schwellung/Fibrosierung regionaler Lymphknoten.

► **Pathophysiologie:** Variable Funktionsausfälle (häufig erst bei ausgeprägten Befunden) mit restriktiver oder kombinierter restriktiv-obstruktiver Ventilationsstörung. Die diffuse Fibrosierung führt zu Gasaustauschstörungen mit Hypoxämie unter Belastung, später auch in Ruhe. Final kann es zur Ausbildung eines Cor pulmonale chronicum durch chronische Hypoxämie, Architekturstörung der Gefäße und Gefäßkompression durch Silikoseknoten kommen.

Klinik

► Trockener Husten, Belastungsdyspnoe; bei akuter Silikose rasch progrediente Dyspnoe mit Ausbildung einer respiratorischen Insuffizienz und Tod im Lungenversagen.

► **Seltene Manifestationen:** Pneumothorax, blutiger oder schwarzer Auswurf („Phthisis atra") bei Einschmelzung von Herden.

▫ *Hinweis:* Je kürzer die klinische Latenz, desto stärker die Symptomatik und umso rascher der Verlauf!

Diagnostik

▫ *Achtung:* Zur Diagnosestellung reicht die Kombination einer gesicherten Exposition in der Anamnese (Berechnung oder Schätzung der Arbeitsplatzbelastung) und einer typischen Röntgenmanifestation!

► **Labor:** Vermehrtes Auftreten von Immunphänomenen (Hypergammaglobulinämie, antinukleäre Antikörper, Rheumafaktor, zirkulierende Immunkomplexe).

► **Röntgenuntersuchung** (Veränderungen liegen bei Symptombeginn in jedem Fall bereits vor):
  • Großflächige Infiltrate (akute Silikose, Silikoproteinose).
  • Beidseitige noduläre Verdichtungen (Fremdkörpergranulome) mit Betonung der Oberfelder (Durchmesser 1–10 mm) mit identischer Dichte.
  • Konfluenz größerer Granulome zu Konglomerattumoren in den Mittel-/Oberfeldern.
  • Begleitende retikuläre Zeichnungsvermehrung mit Zwerchfellhochstand.
  • Vergrößerung hilärer und mediastinaler Lymphknoten im Abflussgebiet der Parenchymveränderungen.
  • Verkalkung von Granulomen und Lymphknoten (typische eierschalenartige Verkalkungsstrukturen).
  • Scharf begrenzte Knoten (Caplan-Syndrom).
  • Oberfelderbetonte Kavernen mit umgebendem Infiltrat (Silikotuberkulose).

► **Röntgenklassifikation der International Labour Organisation** (ILO-Klassifikation, s. Abb. 16.1): Sie gilt für alle Pneumokoniosen und wird insbesondere in der Arbeitsmedizin und medizinischen Begutachtung verwendet. Durch Einführung von Symbolen ist eine differenzierte, erschöpfende Kurzbeurteilung aller möglichen Röntgenphänomene möglich.

► **Lungenfunktionsprüfung:** Wenig sensitiv und spezifisch, da die Veränderungen spät einsetzen und sehr variabel sind; früheste Veränderung ist der Abfall der statischen pulmonalen Compliance, Gasaustauschstörungen sind prognostisch wegweisend. Feinherdige Silikosen („pinhead-Typ") neigen zu ausgeprägten funktionellen Auswirkungen.

► **Lungenbiopsie** (die Indikation zur Biopsie ist nur gegeben bei unsicherer Expositionsanamnese und untypischem Röntgenbefund!):
  • *Transbronchiale Biopsie:* Nur in 50 % der Fälle diagnosesichernd.
  • *Chirurgische Biopsie (videoassistierte Thorakoskopie, s. S. 524):* Definitive Diagnosesicherung durch Nachweis eines typischen hyalinen Knötchens oder von Quarz (Röntgenspektralanalyse bzw. Elektronenmikroskopie, der Nachweis doppelbrechender Kristalle in der Lichtmikroskopie ist nicht ausreichend!).

Internationale Staublungenklassifikation (ILO 2000 – Deutsche Version)

Schema nach Prof. Dr. med. J. Thürauf © 2008
(Vgl. ILO Occup. Saf. Hlth: Ser. No. 22 (Rev. 2000) ISBN 92-2-102 463-6;
Hering KG et al. (15 Zweitbeurteiler): Die Weiterentwicklung der internationalen
Staublungenklassifikation – von der ILO 1980 zur ILO 2000/Version Bundesrepublik
Deutschland, Arbeitsmed. Sozialmed. Umweltmed. 38; 10; 504-512, 2003
dito in: Pneumologie. 57; 10: 576-584, 2003)

Bildgüte		

Bildgüte | + | = gut | +/− | = annehmbar | +/= | = mangelhaft | u | = unbrauchbar

↳ zusätzlich mit | T | = Technik;
Begründung: Kommentar zu Mängeln

Lungen-schatten

Streuung 12-Stufen-Skala für
Streuungsdichte *(vgl. Standard-Filme)*

0/−	1/0	2/1	3/2
0/0	**1/1**	**2/2**	**3/3**
0/1	1/2	2/3	3/+

Verbreitung
(Lungenfelder)

Rechtes **O**berfeld = **RO | LO** = **L**inkes **O**berfeld
Rechtes **M**ittelfeld = **RM | LM** = **L**inkes **M**ittelfeld
Rechtes **U**nterfeld = **RU | LU** = **L**inkes **U**nterfeld

Größe
kleine Schatten
Form:

rundlich | p | = ● − 1,5 mm | q | = ● > 1,5 − 3 mm | r | = ● > 3 − 10 mm

unregelmäßig
(Breite) | s | = ╱ − 1,5 mm | t | = ╱ > 1,5 − 3 mm | u | = ╱ > 3 − 10 mm

gemischt (z.B.) | p/q | | p/s | | t/q | | s/t | , etc.

große Schatten (in cm Ø bzw. | RO | -Fläche)
| A | = 1 − 5 cm ø (+ø) | B | > 5 cm ø − | RO | | C | => | RO | ø

Kostrophrenischer Winkel

Adhärenz | R | = Rechtsseitig
    | L | = Linksseitig *(vgl. Standardfilme 1/1 t/t rechtsseitig)*

Pleura-Verdickung   [   ] im Profil   [   ] in Aufsicht
Dicke
(max. Saumbreite in mm) [   ] = < 3   [a] = 3 − 5   [b] = 5 − 10   [c] = > 10
Verbreitung
(Gesamtlänge, Summe maximaler Ausdehnungen, getrennt für jede Seite)
laterale Brustwand als Bezugsgröße [0] = o.B.
[1] = $< \frac{1}{4}$ [2] = $\frac{1}{4} - \frac{1}{2}$ [3] => $\frac{1}{2}$

▶ **diffus, seitliche Brustwand** (Saum, tangential im Profil/Aufsicht)
Lokalisation:
vgl. Vorderseite, z.B. RechtsOben = [RO] etc.

▶ **umschrieben**
– hyaline Plaques
– verkalkte Plaques
Lokalisation:
Brustwand – Zwerchfell (unberücksichtigt bei Gesamtlänge)
jeweils Rechts = [R]   [L] = Links

▶ **Pleuraverkalkung**
Lokalisation:
(als einzige Angabe) Zwerchfell – Brustwand – Sonstige (z.B. Mediastinum)
jeweils Rechts = [R]   [L] = Links

Symbole
(mit oder ohne Bezug zu pneumokonitischen Veränderungen: Originaltext englisch)

aa	= Aorten-Artheromatose		**hi**	= Hilus- oder Mediastinal-Lymphknotenvergrößerung
at	= Pleurakuppenschwiele		**ho**	= Honigwabenlunge
ax	= Koaleszenz		**id**	= Zwerchfellunschärfe (> 1/3 Zwerchfellhälfte)
bu	= bullöses Emphysem		**ih**	= Herzkonturunschärfe (> 1/3 li Herzrand)
ca	= Karzinom der Lunge		**kl**	= Kerley-Linien (basal, perihilar)
cg	= verkalkte Granulome oder andere nicht pneumokoniotische Knötchen		**me**	= Mesotheliom der Pleura
cn	= Calcifikation in kleinen pneumokoniotischen Schatten		**od**	= sonstige Auffälligkeiten/Erkrankungen angeben (z.B. Pneumonie, Aspergilom, Struma, Hiatushernie)
co	= Cor, Größe/Form-Veränderungen		**pa**	= Plattenatelektase
cp	= Cor pulmonale		**pb**	= Parenchymband
cv	= Caverne		**pi**	= Pleuraverdickung (interiobar ca. 1 mm)
di	= Distorsion (Verziehung)		**px**	= Pneumothorax
ef	= Effusion (Pleuraerguss)		**ra**	= Rundherdatelektase
em	= Emphysem		**rp**	= rheumatoide Pneumokoniose (Caplan-Syndrom)
es	= Eierschalenhilus (Verkalkungen)		**tb**	= Tuberkulose (in-/aktiv)
fr	= Fraktur der Rippe(n)			

Abb. 16.1

► **Differenzialdiagnose:**
  • *Noduläre, nodöse Veränderungen:* Bronchialkarzinom (s. S. 268), Sarkoidose (s. S. 318), Tuberkulose (s. S. 232), Metastasen (s. S. 300), Vaskulitis (s. S. 343).
  • *Retikuläre Zeichnungsvermehrung:* Fibrosierende Alveolitiden (s. S. 305), Lymphangiosis carcinomatosa, andere Pneumokoniosen (s. u.).
  • *Lymphknotenvergrößerungen mit eierschalenartiger Verkalkung:* Sarkoidose (s. S. 318), Tuberkulose (s. S. 232), pathogene Pilze (s. S. 226).

Therapie

► **Fibrosierung:** Hier ist keine Einflussnahme möglich, Ausnahme ist die therapeutische bronchoalveoläre Lavage bei akuter Silikoproteinose (s. S. 327).
► **Therapie der Komplikationen:**
  • *Mykobakteriose* (Tuberkulose oder nicht tuberkulöse Mykobakterien): Antimikrobielle Therapie (s. S. 243).
  • *Bakterielle oder mykotische Superinfektion (Aspergillom):* Medikamentöse (s. S. 191, 198) oder chirurgische Therapie.
  • *Respiratorische und ventilatorische Insuffizienz:* Sauerstofflangzeitbehandlung und intermittierende Heimbeatmung (s. S. 475).
► **Konsequente Therapie von Begleiterkrankungen:**
  • Kollagenose (s. S. 332 ff).
  • Chronisch obstruktive Bronchitis (s. S. 153).

Prognose

► **Chronische Silikose:** Meist keine Einschränkung der Lebenserwartung.
► **Akzelerierte Silikose:** Variable Prognose.
► **Akute Silikose:** Meist Tod in der respiratorischen Insuffizienz nach Monaten bis wenigen Jahren.

16.2 Anorganische Pneumokoniose: Asbestose

Grundlagen

► **Definition:** Disseminiert verteilte, interstitielle, alveolarseptale und peribroncheoläre Lungenfibrose mit Obliteration des pulmonalen Kapillarbettes bei Vorhandensein von Asbestkörperchen oder Asbestfasern.
► **Epidemiologie:**
  • Asbest kommt ubiquitär vor. Autopsiefeldstudien zeigen vereinzelte Asbestkörperchen in geringer Anzahl bei 30 % aller Menschen. Die Lungenasbestose tritt nur bei beruflichem oder engem Umweltkontakt in der Nähe von Förderanlagen oder verarbeitender Industrie auf.
  • Die Latenz zwischen Expositionsbeginn und Diagnose beträgt im Median 20 Jahre, minimal 10 Jahre, maximal 60 Jahre.
► **Ätiologie:**
  • *Asbest:* Faserförmiges, mineralisches Silikat mit Magnesiumanteilen. Alle Formen sind pathogen. Überwiegend (zu 94 %) wurde Weißasbest (Chrysotil) eingesetzt, seltener Blauasbest (Krokydolith), Braunasbest (Amosit) und der finnische Antophyllit. Chrysotil bildet sehr dünne, instabile, kurvilineare Strukturen mit der Tendenz, sich weiter fibrillär aufzuspalten.
  • *Voraussetzung zur Krankheitsinduktion* (nach Inhalation): Länge > 5 µm, Durchmesser < 3 µm, Verhältnis Länge:Durchmesser > 3:1.
  • *Berufe mit Asbestexposition:* Asbestförderung (Südafrika, Russland), Fertigung und Verarbeitung von Isolationsmaterial, Asbestzement, feuerfestem Material, feuerfesten Textilien und Papier, Verstärkung von Kunststoffen, Filtration alkoholischer Getränke und Medikamente. Bei Arbeit in beengten Verhältnissen (z. B. Schiffsbau) ist die Exposition besonders intensiv.
  • Eine geringe Exposition ist ausreichend zur Induktion eines Mesothelioms, andere Formen treten nur bei starker Exposition auf (die Krankheitsausprägung der nicht tumörösen Erkrankungen korreliert mit der Schwere der Exposition).

➤ **Pathogenese und pathologische Anatomie:**
- Es gilt das Konzentrations-Zeitprodukt. Ein Faserjahr entspricht der Einwirkung von 1×10^6 Asbestfasern/m^3 Atemluft über ein Beschäftigungsjahr (240 Arbeitstage × 8 h Exposition). 30 Faserjahre gelten als krankheitsinduzierend, bei 100 Faserjahren weisen 10 % der Exponierten radiologisch nachweisbare Lungengerüstveränderungen auf.
- Die alveoläre Asbestdeposition induziert eine zelluläre Entzündung durch Makrophagen und neutrophile Granulozyten, deren freigesetzte lysosomale Enzyme fibrogen wirken. Der frustrane Versuch des zellulären Abbaus wirkt entzündungsunterhaltend.
- Vom Alveolarraum werden die Fasern in den subpleuralen Raum transportiert und von dort in den Pleuraspalt (mit lebenslanger Deposition).
- Asbestkörperchen sind mikroskopisch braune bis orangene Fasern mit streichholzartiger Form und einer Länge von 50–100 µm. Sie resultieren aus der Phagozytose von Asbestfasern durch Makrophagen, welche die Fasen mit einer eisenhaltigen Mukopolysaccharid-Matrix umhüllen.

➤ **Mögliche Folgekrankheiten:**
- *Parenchym:* Asbeststaublungenfibrose, Rundatelektase.
- *Pleura:* Benigner Pleuraerguss (früheste Manifestation), hyaline Pleuraplaques, verkalkte Pleuraplaques, diffuse Pleurafibrose und diffuses malignes Mesotheliom.
- *Assoziierte Erkrankungen:* Bronchialkarzinom, malignes peritoneales Mesotheliom.

➤ **Pathophysiologie:** Gleichsinnige Verkleinerung der Lungenvolumina im Sinne einer restriktiven Ventilationsstörung in der Spirografie und der Pneumotachografie. Im Verlauf Störung des Gausaustausches mit Entwicklung einer Belastungshypoxämie, später Ruhehypoxämie. Erniedrigte Diffusionskapazität für CO (T_{LCO}).

Klinik und Diagnostik

➤ **Klinik:** Dyspnoe, zunächst nur bei Belastung, später auch in Ruhe.

➤ **Diagnostische Kriterien:**
- *Hauptkriterien:*
  - Zuverlässige Expositionsanamnese (Asbestfaserjahre).
  - Entsprechendes Latenzintervall zwischen Exposition und Diagnosestellung/ Beschwerdebeginn.
- *Nebenkriterien:* Typischer Röntgenbefund (s. u.), restriktive Lungenfunktionsstörung mit erniedrigter Diffusionskapazität für CO (s. o. Pathophysiologie), spätinspiratorische Rasselgeräusche über der Lungenbasis.

➤ **Klinischer Befund:** Spätinspiratorische Rasselgeräusche (initial v. a. in der mittleren Axillarlinie basal über dem Zwerchfell hörbar). Später Entwicklung von Trommelschlägelfingern bei respiratorischer Insuffizienz mit Zyanose und Zeichen des Cor pulmonale.

➤ **Röntgenuntersuchung (s. Abb. 16.2):**
- Beidseits in den Unterfeldern zentripetales retikuläres interstitielles Muster, seltener diffus noduläres Muster (HR-CT s. Kap. 3.3, S. 17).
- Umschriebene Pleuraverdickungen (Plaques), umschriebene Pleuraverkalkungen oder diffuse Pleuraverdickung.

➤ **Lungenfunktionsprüfung:** S. Pathophysiologie.

➤ **Quantitative pulmonale Asbestanalyse:**
- *Indikation:* Geplante Anerkennung als entschädigungspflichtige Berufserkrankung (keine Relevanz für die klinische Diagnostik).
- *Vorgehen, Prinzip:* Veraschung eines chirurgisch, minimalinvasiv oder mittels Obduktion gewonnenen Parenchymwürfels (1 cm Kantenlänge) und Auszählung der darin enthaltenen Asbestfasern.
- *Aussage:* Klinisch relevant bei Überschreiten einer akzeptierten Grenzkonzentration.

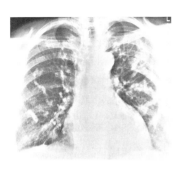

Abb. 16.2 • Asbestose mit typischen scholligen, pleuralen Verkalkungen, 62-jähriger Mann.

Differenzialdiagnose

▶ **Lungenasbestose:** Idiopathische Lungenfibrose (s. S. 305), exogen allergische Alveolitis (s. S. 322), Kollagenose, Sarkoidose (s. S. 318), Lymphangiosis carcinomatosa, Strahlenpneumonie (s. S. 372), Silikose (bevorzugt Lungenoberfelder, s. S. 359).

▶ **Pleuraasbestose:**
  • *Plaques einseitig:* Pleurametastase (s. S. 426), benignes Mesotheliom, malignes Mesotheliom (s. S. 428), Lymphom, Myelom, infektbedingte Pleurafibrose, Traumafolge, abheilende Rippenfraktur, Sklerodermie, rezidivierende Mineralölaspiration.
  • *Plaques beidseitig:* Keine Differenzialdiagnose.

Therapie

▶ Es existiert keine wirksame Therapie, die Erkrankung schreitet auch nach Expositionsende fort. Steroide sind wirkungslos.

▶ Im Spätstadium Sauerstofflangzeittherapie und/oder intermittierende Selbstbeatmung (s. S. 475).

Prognose

▶ Nach massiver Exposition Progredienz bis zur chronisch respiratorischen Insuffizienz.

▶ Das Mesotheliomrisiko beträgt etwa 20 %, das Bronchialkarzinomrisiko ist nur bei gleichzeitigem Zigarettenrauchen stark erhöht.

16.3 Andere anorganische Pneumokoniosen

Grundlagen

▶ **Definition:** Akut entzündliche oder chronisch-fibrotische Reaktionen des Lungenparenchyms auf quarz- und asbeststaubfreie anorganische Stäube.

▶ **Epidemiologie:** Überwiegend von historischer Bedeutung, soweit die maximalen Arbeitsplatzkonzentrationen eingehalten werden. Vorkommen lediglich in wenigen, spezifischen Berufen (nicht in der Allgemeinbevölkerung).

▶ **Ätiologie und Pathogenese:**
  • *Inerte Stäube,* die nach Partikelinhalation lediglich im Lungenparenchym deponiert werden ohne entzündlich-fibrotische Reaktion und ohne funktionelle Folgen: Talkum (Steatit, wasserhaltiges Magnesiumsilikat), Kaolin (kristallines Aluminiumsilikat, weißer Ton zur Porzellanherstellung), Eisen, Zinn, Schwerspat, Antimon.

  ▢ *Hinweis:* Verunreinigungen mit Quarz (Talkum, Kaolin) oder Asbest (Talkum) können als Mischstaubsilikose oder Mischstaubasbestose pathogen wirken.

  • *Akut entzündlich wirkende Stäube* (z. T. immunogen wirkend), einhergehend mit Bronchitis, Bronchopneumonie oder toxischem Lungenödem nach massiver Exposition: Wolfram, Titan, Tantal, Niob, Molybdän, Chrom, Vanadium, Aluminium, Beryllium, Kadmium, Nickelcarbonyl, Thomasschlacke (Mangan, Braunstein und Vanadium).

- *Fibrogene Stäube,* die im Allgemeinen zu benignen (stationären) Lungenfibrosen führen (in wenigen Einzelfällen progrediente, letal verlaufende Lungenfibrose): Aluminium (Aluminose), Beryllium (Berylliose – gleiches klinisches Erscheinungsbild wie die chronische Sarkoidose), Zahntechnikermischstaub (Lungenfibrose durch Schleifen und Polieren von Zahnersatzwerkstücken), Hartmetalle (Wolfram, Titan, Tantal, Molybdän, Chrom und Vanadium mit Kobalt, Nickel oder Eisen als Bindemittel).

► **Pathophysiologie:**
  - *Inerte Stäube:* Keine funktionellen Veränderungen.
  - *Akut entzündlich wirkende Stäube:* Deutliche Restriktion mit z.T. schwerer Gasaustauschstörung (Hypoxämie mit Hyperventilation).
  - *Fibrogene Stäube:* Typische restriktive Ventilationsstörung (meist mäßig ausgeprägt).

Klinik

► **Inerte Stäube:** Fehlende Symptomatik und Befunde.
► **Akut entzündlich wirkende Stäube:** Bild einer akuten Bronchitis oder Bronchopneumonie bis hin zur akuten respiratorischen Insuffizienz mit Fieber, Luftnot und unproduktivem Husten. Akutreaktion bei Reexposition.
► **Fibrogene Stäube:** Belastungsdyspnoe, trockener Husten, beidseits basal endinspiratorische, feine Rasselgeräusche (inkonstant).

Diagnostik

► **Diagnostische Kriterien:** Typische Anamnese (quantitative Arbeitsplatzbelastung), Röntgen- sowie Funktionsbefund.
► **Röntgenuntersuchung:**
  - *Inerte Stäube:* Mikronoduläre, basal betonte, beidseitige Zeichnungsvermehrung.
  - *Akut entzündlich wirkende Stäube:* Normalbefund oder lobuläre Infiltrate bis hin zum Bild des nicht kardiogenen Lungenödems.
  - *Fibrogene Stäube:* Retikulonoduläre Zeichnungsvermehrung bis hin zum Bild der Fibrose (Bronchomegalie, Parenchymschrumpfung, grobsträhnige Zeichnungsvermehrung).
► **Lungenfunktionsbefund** (s. a. Pathophysiologie):
  - Diskrepanz zwischen meist deutlichen Röntgenveränderungen und fehlenden Funktionsausfällen; die statische pulmonale Compliance ist der sensitivste Parameter.
  - Bei fibrogenen Stäuben gleichsinnige Reduktion statischer und dynamischer Volumina.
► **Lungenbiopsie:**
  - *Indikation:* Lediglich im Begutachtungsfall (zur klinischen Diagnosestellung nicht notwendig).
  - *Vorgehen, Prinzip:* Chirurgische Biopsie notwendig (transbronchiale Biopsie meist nicht diagnostisch ausreichend).
  - *Aussage:* Quantitative Auswertung erforderlich, da eine geringe Deposition auch in der Allgemeinbevölkerung vorhanden ist.
► **Labordiagnose der Berylliose** (s. S. 94 f): Lymphozytentransformationstest (dosisabhängige Stimulierbarkeit von T-Lymphozyten im peripheren Blut und der bronchoalveolären Lavage durch Berylliumsulfat).

Differenzialdiagnose

► **Silikose, Asbestose:** Kann bei Verunreinigungen vorliegen (Talkum, Kaolin, Zahntechnikerstäube, andere Mischstäube).
► **Sarkoidose:** Von Berylliose nur durch fehlende Exposition zu unterscheiden (s. S. 318).
► Andere fibrosierende Alveolitiden, organische Pneumokoniose und Lymphangiosis carcinomatosa.

Therapie

► Beendigung der Exposition.

► **Akutreaktion auf immunogene Stäube und chronische Berylliose:** Behandlungsversuch mit Prednison (initial 0,5 mg/kgKG, p. o.), Regime wie bei Sarkoidose (s. S. 318).

► Wirksame Prophylaxe durch Atemschutzgeräte und Einhalten der Grenzwerte für die maximale Arbeitsplatzkonzentration (MAK).

Prognose

► Vitale Gefährdung nur durch massive, akute Exposition.

► Die chronischen, unter 16.3 zusammengefassten, Pneumokoniosen neigen nicht zur Progredienz (Ausnahme: Hartmetallstaublunge bei starker, fortgesetzter Exposition).

16.4 Byssinose

Grundlagen

► **Definition:** Akuter Bronchospasmus bei der Verarbeitung von Rohbaumwolle, Flachs oder Sisal (im weiteren Sinne chronische Bronchitis nach Langzeitkontakt mit diesen Pflanzen).

► **Epidemiologie:** Das Krankheitsbild ist seit 250 Jahren bei Arbeitern in der Baumwoll- und Flachsindustrie bekannt; durch Globalisierung der Industrie heute überwiegend in Entwicklungsländern.

► **Ätiologie und Pathogenese:**
  • Durch niedermolekulare Peptide (Endotoxin, Serotonin und Serotoninrezeptor-Agonisten) kontaminiertes Rohmaterial führt pathologisch-anatomisch nach Langzeitexposition zum Bild einer chronischen Bronchitis mit hypertrophierten submukösen Drüsen und hyperplastischen Becherzellen.
  • Gereinigte, gewaschene Baumwolle ist daher ungefährlich.
  ◘ *Unterschiede zur asthmatischen Reaktion:* Nicht IgE-vermittelt, lange Latenz von 90–120 min nach Expositionsbeginn, Tachyphylaxie nach regelmäßig wiederholter Exposition.

► **Pathophysiologie:**
  • *Akutreaktion:* Bronchospasmus mit erniedrigter relativer Einsekundenkapazität, erhöhtem Atemwegswiderstand und reduzierten exspiratorischen Flüssen über das gesamte forcierte Exspirationsmanöver.
  • *Chronisches Bild:* Zunehmende exspiratorische Flusseinschränkung.

Klinik und Diagnostik

► **Klinik:**
  • „*Monday disease*": Die Beschäftigten klagen am ersten Arbeitstag nach einer Arbeitspause über Luftnot mit dem Gefühl, nicht durchatmen zu können. Die Symptomatik bessert sich bei fortlaufendem Kontakt und tritt nach einer längeren Arbeitspause erneut auf.
  • Bei Dauerkontakt über Jahre Entwicklung von produktivem Husten und langsam zunehmender Belastungsdyspnoe (rezidivierende eitrige Bronchitiden als Komplikationen).

► **Diagnostik:**
  • *Diagnostisch wegweisend:* Typische Symptomatik, Kontakt mit dem pflanzlichen Rohmaterial.
  • *Arbeitsplatzbezogener Provokationstest:* Indiziert in Zweifelsfällen mit engmaschiger Lungenfunktionsprüfung.
  • *Klinischer Befund:* Auskultationsbefunde der Bronchospastik sind nur nach aktueller Exposition nachweisbar; im Intervall Normalbefund, unauffälliges Röntgenbild und normaler endoskopischer Befund.

► **Differenzialdiagnose:**
  • Berufsasthma (s. S. 141).
  • *Exogen allergische Alveolitis:* Restriktive Ventilationsstörung, Allgemeinsymptome (s. S. 322).
  • *Silofüllerkrankheit („Organic Dust Syndrome"):* Akute, selbstlimitierende Erkrankung mit Fieber, Schüttelfrost, Husten, Dyspnoe und Kopfschmerz. Auftreten

4–8 h nach intensivem Kontakt mit großen Mengen organischer Stäube. Häufige Quellen sind Futtersilos und Schweinezuchtanlagen. Bis zur kompletten, folgenlosen Rückbildung nach 36–48 h entwickelt sich eine zunächst neutrophile, dann lymphozytäre Alveolitis, die mit radiologisch nachweisbaren Infiltraten einhergeht. Die begleitende hypoxämische Atmungsinsuffizienz ist meist milde.

Therapie

► **Prävention** durch Ersatz von Baumwolle durch Synthetikmaterial, maschinelle Reinigung der Rohfasern, arbeitsmedizinische Überwachung.
► Inhalative Kortikosteroide und Bronchospasmolytika sind nur teilweise wirksam.
► Behandlung der chronischen Form wie bei chronischer Bronchitis (s. S. 153).

Prognose

► Keine Langzeitfolgen der Akutreaktion, die chronische Form ist langsam progredient bis hin zur chronischen Ateminsuffizienz.

16.5 Schäden durch Chemikalien

Grundlagen

► **Definition:** Akute oder subakute bronchopulmonale Schädigung durch Inhalation gas- oder partikelförmiger Chemikalien.
► **Epidemiologie:** In erster Linie bei beruflichen Unfällen in Industrie und Landwirtschaft. Auswirkungen kurzfristiger Überschreitungen von festgesetzten Grenzwerten (z. B. Ozon) sind schwer zu bewerten.
► **Ätiologie und Pathogenese:**
  • *Pathogenitätsfaktoren:*
    – Fremdstoffkonzentration in der Atemluft.
    – Toxizität und Irritabilität der Substanz: Wasserlösliche Inhalate werden überwiegend bereits in den oberen Atemwegen resorbiert, sodass die unteren Atemwege und Alveolen weitgehend verschont werden. Stark schleimhautreizende Substanzen lösen sofortige Schutzreflexe aus. Die unteren Atemwege bleiben verschont. Wenig irritierende Gase schädigen dagegen die oberen und unteren Atemwege sowie den Alveolarapparat mit einer Latenz von Stunden bis Tagen.
    – Individuelle Disposition, z. B. vorbestehende bronchopulmonale Schäden (Asthma, Bronchitis, Emphysem).
  • *Oxidativ wirkende Gase* (Stickoxide, Ozon, Chlorgas): Unmittelbare Schädigung des Zellstoffwechsels von Bronchial- und Alveolarepithelien mit Struktur- und Funktionsverlust von Proteinen und Enzymen, Bildung freier Sauerstoffradikale und Verlust von SH-Gruppen.
  • *Säuren und Basen* (HCl, SO_2, Schwefelsäure, Ammoniak): Veränderung des intrazellulären pH-Werts mit Proteindenaturierung und Zellnekrose, erhöhte Membranpermeabilität.
► **Pathologische Anatomie:** Schleimhautödem, schwere Entzündung von Bronchialwand und Lungeninterstitium, Verlust der mukoziliären Clearance, Verlust von Typ-I-Pneumozyten, Proliferation von Typ-II-Pneumozyten, Bronchiolitis obliterans und interstitielle Fibrose.
► **Pathophysiologie:** Je nach dominierender Reaktionsform zentrale (Reizgase) bzw. periphere Obstruktion, restriktive Ventilationsstörung (Bronchiolitis obliterans) bzw. akutes respiratorisches Versagen (Lungenödem) mit schwerer Hypoxämie bei alveolärer Hyperventilation.

Klinik

► **Wasserlösliche Reizgase** (z. B. Salzsäure, Ammoniak): Larynxödem, zentrale Schleimhautverätzungen, nur bei massiver Exposition ödematöse Bronchitis und Lungenödem (vitale Gefährdung in der Initialphase, auch durch Verätzungen der Haut und der nasopharyngealen Schleimhäute).

▸ **Unlösliche Reizgase** (z. B. Chlorgas, Rauchgas, Cadmium, Zink, Osmiumtetroxid, Paraquat und Vanadium): Schwere ödematöse Bronchitis, Bronchiolitis und Lungenödem mit Schleimhautnekrosen mit unstillbarem Husten und zunehmender Luftnot.

- *Chlorgas:* Kombinierte obstruktive/restriktive Ventilationsstörung.
- *Cadmium:* Lungenemphysem mit Cor pulmonale als Langzeitfolge möglich.

▸ **Nicht reizende toxische Chemikalien** (z. B. Stickoxide, Phosgen, Quecksilber, Nickelcarbonyl; z. B. „Silofüller-Krankheit" nach massiver Inhalation von Stickoxiden durch Tätigkeit an oder in Futtersilos): Zweiphasiger Verlauf mit initialem Husten, Luftnot und Krankheitsgefühl, gefolgt von einer Latenz von bis zu 2 d, danach akute respiratorische Insuffizienz mit Allgemeinsymptomen (Muskelschmerzen, Fieber). Bei voller Ausprägung Bild des nichtkardiogenen Lungenödems, das bei Überleben im Einzelfall nach 2–5 Wochen wiederkehren kann.

▢ *Hinweis:* Die häufige Rauchgasintoxikation ist eine inhalative Mischform aller 3 klinischen Formen. Es treten sowohl Reaktionen der zentralen Atemwege (selten) als auch Bronchospasmus und Lungenödem auf. Bei Schwärzung der Rachenhöhle liegt eine schwere Form vor; mit einem Lungenödem ist dann zu rechnen.

Diagnostik

▸ **Anamnese und klinischer Befund** sind zur notfallmäßigen Diagnosestellung meist ausreichend.

▸ **Röntgenuntersuchung:**
- *Ausschließliche Schleimhautschädigung:* Normalbefund.
- *Alveoläre Schädigung:* Schmetterlingsförmiges Lungenödem ohne pulmonalvenöse Stauung und Kardiomegalie.
- *Bronchiolitis obliterans:* Überblähungszeichen oder diffuse Zeichnungsvermehrung.
- *Folgestadium, rezidivierende Exposition (Paraquat, Metalldämpfe):* Diffuse interstitielle Fibrose.

▸ **Differenzialdiagnose:**
- Bronchopulmonale Virusinfektion.
- Bronchiolitis obliterans anderer Genese (s. S. 162).
- Akute respiratorische Insuffizienz anderer Genese (Sepsis, Schock).

Therapie

▸ **Inhalative Kortikosteroide:** Prophylaktisch frühestmöglich nach Exposition (z. B. Beclomethason), alle 10 min 2 Hub bis zur kompletten Leerung des Inhalationsgerätes.

▸ **Systemische Kortikosteroide:** Bei schwerem Schleimhautödem, Bronchiolitis obliterans oder Lungenödem (Prednison 100 mg/d).

▸ **Frühe Tracheotomie:** Bei zentralem Schleimhautödem (Hypopharynx, Larynx, Trachea).

▸ **Antibiotika:** Großzügige Indikationsstellung bei schweren Schleimhautläsionen (betalaktamaseinhibitorgeschützte Aminopenizilline, z. B. Ampicillin/Sulbactam, 1,5 g/8 h oder Cephalosporine der 2. Generation, z. B. Cefuroxim, 1,5 g/8 h, i. v.).

▸ **Endoskopisches Debridement** von Fibrinmembranen bei Schleimhautnekrosen im Folgestadium.

Prognose

▸ Alle Verlaufsformen bis hin zum letalen Atemnotsyndrom sind möglich.
▸ Bei Überleben der Akuterkrankung meist gute Prognose.
▸ Durch unlösliche Reizgase und nicht reizende toxische Gase kommt es über Monate bis Jahre zu Funktionseinschränkungen.
▸ **Rarität:** Progredientes Lungenemphysem nach Cadmiuminhalation.

16.6 Schäden durch Medikamente

Grundlagen

► **Definition:** Funktionelle oder morphologische pathologische Veränderungen des respiratorischen Systems durch Einnahme von Medikamenten.

► **Epidemiologie:**
- Art und Häufigkeit von pulmonalen Medikamentenreaktionen sind sehr variabel; das höchste Risiko hierfür besteht bei Zytostatika (pulmonale Reaktionen in bis zu 10 %).
- Reaktionsart und Wahrscheinlichkeit werden durch zugrundeliegende Erkrankungen moduliert (z. B. Intoleranz gegenüber Acetylsalicylsäure bei 5–10 % der Asthmatiker).
- Bestimmte Medikamente können nahezu alle Reaktionsformen hervorrufen: Penicillin, Propranolol, Carbamazepin, Cyclophosphamid, Nitrofurantoin.

► **Ätiologie und Pathogenese:** Betroffen sind Medikamente fast aller chemischen Gruppen. Hauptmechanismen und Wirkstoffbeispiele, s. Tab. 16.1 (aktualisierte Daten der klinischen Studiengruppe „Groupe d'Études de la Pathologie Pulmonaire Iatrogène", GEPPI; www.pneumotox.com).
- *Antigenwirkung, Auslösung einer Typ-I-Reaktion:* Asthma durch jodhaltiges Kontrastmittel.
- *Antigenwirkung, Auslösung einer Typ-III-Reaktion:* Exogen-allergische Alveolitis durch Goldsalze.
- *Induktion einer autoantigenen Reaktion:* Lupus erythematodes-ähnliches Syndrom durch Dihydralazin.
- *Induktion oxidativer Gewebsschäden:* Lungenödem, Alveolitis und Fibrose durch Bleomycin.
- *Induktion anderer Immunmechanismen:* Eosinophiles Infiltrat durch Isoniazid.
- *Veränderungen der Koagulabilität:* Lungenembolie durch Procainamid, alveoläre Hämorrhagie durch Kumarole.
- *Eingriff in die Mediatorenkaskade:* Asthma durch nichtsteroidale Antirheumatika.
- *Funktioneller (Ant-)Agonismus:* Asthma durch β-Blocker.
- *Induktion einer mediastinalen Lymphadenopathie:* Ungeklärte Pathogenese.
- *Induktion der pulmonalen Hypertonie durch Appetitzügler:* Ungeklärte Pathogenese.
- *Induktion eines pulmonalen Kapillarschadens durch D-Penicillamin:* Ungeklärte Pathogenese.
- *Induktion einer fibrosierenden Alveolitis durch Amiodaron:* Ungeklärte Pathogenese.

► **Pathophysiologie:** Alle pathologischen Funktionsmuster kommen vor, häufig als akute Obstruktion im Sinne eines Bronchospasmus. Subakut oder chronisch entstehende restriktive Ventilationsstörungen treten vor allem bei fibrosierender Alveolitis bzw. eosinophilen Infiltraten auf.

Klinik

► Die klinischen Bilder und ihre Ursachen sind in Tab. 16.1 aufgelistet.

Diagnostik

► **Wichtigste Diagnosekriterien:**
- Zeitlicher Zusammenhang zwischen Medikamenteneinnahme und Symptombeginn.
- Bei manchen Substanzen sind Schwellendosen zu beachten: Bleomycin-Alveolitis nach einer kumulativen Dosis von mindestens 450 mg; Carmustin (BCNU)-Alveolitis nach einer kumulativen Dosis von mindestens 1 000 mg/m²KOF.
- Verlauf nach Absetzen der Substanz.

► **Lungenfunktionsprüfung:**
- Salicylat-Provokationstest bei vorliegender Hyperreagibilität (vor Therapiebeginn).

Umwelterkrankungen

Tab. 16.1 • **Medikamentenreaktionen am respiratorischen System (Beispiele), aktuelle Informationen unter www.pneumotox.com.**

Krankheitsbild	Wirkstoffe, Substanzen (Beispiele)
fibrosierende Alveolitis	– Acebutolol, Amiodaron, Azathioprin, – Bleomycin, Busulfan, Bromocriptin – Carbamazepin, Carmustin, Chlorambuzil, Ciclosporin, Clomiphen, Cotrimoxazol – GM-CSF, Goldsalze – Hydrochlorothiazid, Hydroxyharnstoff – Melphalan, Methotrexat, Methysergid, Mitomycin C – Nitrofurantoin, Nitrosoharnstoff – Paclitaxel, D-Penicillamin, Phenytoin, Procainamid – Retinolsäure – Sulfonamide, Sulfasalazin
eosinophile Lungeninfiltrate	– ACE-Hemmer, ASS, Amiodaron – Bleomycin, Beclomethason – Carbamazepin, Cotrimoxazol, Cyclophosphamid – Dexamethason – GM-CSF, Goldsalze – Kontrastmittel (jodhaltig) – Nitrofurantoin, NSAR – PAS, D-Penicillamin, Penicillin, Phenytoin, Propanolol – Streptomycin, Sulfonamide, Sulfasalazin – Trimethoprim, Trimipramin, Tryptophan (bis 1988)
Lungenödem, Lungenversagen	– ASS – Bleomycin – Carbamazepin, Carmustin, Chlorprothixen, Cotrimoxazol, Cytarabin – Desferroxamin, Dexamethason – GM-GSF – Immunglobuline, Interleukin-2, Isofluran – Kontrastmittel (jodhaltig) – Methotrexat, Mitomycin-C[1]
Bronchospasmus	– ACE-Hemmer, ASS – Betablocker – Dexamethason
Pleuraerguss	– Bromocriptin – (Di)hydralazin – Ergotamin – Isotretinoin – Nitrofurantoin
organisierende Pneumonie	– Amiodaron – Bleomycin, Busulfan, Barbiturate – (Di)hydralazin – Goldsalze
pulmonaler Lupus erythematodes	– Carbamazepin – Hydralazin – Isoniazid – Nitrofurantoin – Procainamid – Sulfasalazin
alveoläre Hämorrhagie	– Carbamazepin, Cumarole – Mitomycin-C – D-Penicillamin[2] – Streptokinase – TNF-α
pulmonale Hypertonie	– Aminorex (bis 1970) – Bleomycin[3] – Carmustin[3] – (Dex)fenfluramin – Lomustin[3] – Tryptophan (bis 1988)
exogen-allergische Alveolitis	– Carbamazepin – Goldsalze – Nitrofurantoin
sklerosierende Mediastinalfibrose	– Methysergid

Tab. 16.1 • **Fortsetzung**

Krankheitsbild	Wirkstoffe, Substanzen (Beispiele)
mediastinale Lymphknoten-vergrößerung	– ASS – Bleomycin – Carbamazepin – Penicillin, Phenytoin – Sulfonamide – Trimethoprim
pulmonale Vaskulitis	– Nitrofurantoin – Penicillin, Phenytoin, Propylthiouracil – Sulfonamide, Sulfasalazin – Tryptophan (bis 1988)
pulmonale Kalzifikationen	– Kalziumsalze
pulmonale Thrombembolie	– Acrylat – Clomiphen – Desferroxamin – Phenytoin, Procainamid

bis 1970, 1988: aus dem Verkehr gezogene Medikamente mit Angabe des Jahres, in dem die Zulassung widerrufen wurde
[1]: hämolytisch-urämisches Syndrom
[2]: Goodpasture-Syndrom
[3]: venookklusive Lungenerkrankung
ACE = Angiotensin Converting Enzyme; ASS = Acetylsalizylsäure; BOOP = Bronchiolitis obliterans mit organisierender Pneumonie; G(M)-CSF = Granulozyten (Makrophagen)-koloniestimulierender Faktor; NSAR = Nichtsteroidale Antirheumatika; PAS = Paraaminosalizylsäure; TNF-α = Tumornekrosefaktor α
Hinweis: *Weitere aktuelle Informationen finden sich im Internet unter www.pneumotox.com (Pneumologische Universitätsklinik Dijon, Frankreich)*

- T_{LCO} und statische Lungencompliance (Monitoring bei Zytostatikatherapie).
► **Labor:** Bei medikamenteninduziertem Lupus erythematodes können Antikörper gegen Einzelstrang-DNA nachgewiesen werden, während Antikörper gegen Doppelstrang-DNA nicht nachweisbar sind.
► **Bronchoalveoläre Lavage** (Indikationen, mögliche Befunde, s. S. 91):
  - *Verdacht auf exogen allergische Alveolitis:* Lymphozyten-Alveolitis mit niedrigem T 4/T 8-Verhältnis.
  - *Verdacht auf diffuse alveoläre Hämorrhagie:* Makroskopischer Befund, Siderophagen.
  - *Verdacht auf eosinophiles Infiltrat:* Eosinophilen-Alveolitis.
  - *Verdacht auf organisierende Pneumonie:* „Buntes Bild" mit Lymphozyten, Neutrophilen und Eosinophilen.
► **Lungenbiopsie** (TBB, s. S. 95): Sinnvoll bei Verdacht auf organisierende Pneumonie. Bei anderen Infiltratformen oft nicht aussagekräftig, daher meist nicht notwendig.
► **Röntgenuntersuchung:**
  - Wegweisend bei dem Befund des nicht kardiogenen Lungenödems.
  - Mediastinale und hiläre Lymphknotenvergrößerungen oder Pleuraergüsse und Pleuraverdickungen können dargestellt werden.
  - Verdachtsdiagnose einer schweren pulmonalen Hypertonie.
  - Unspezifisch in der Beurteilung von medikamentös induzierten Infiltraten.
► **Echokardiografie:**
  - Unterscheidung kardiogenes/nicht kardiogenes Lungenödem.
  - Diagnostik der pulmonalen Hypertonie und Embolie.
  - Darstellung von Perikarderguss und Perikardverdickung.

Differenzialdiagnose

► Schwierig bei fehlendem zeitlichem Zusammenhang zwischen Medikamenteneinnahme und Symptomatik.
► **Medikamente als wichtige Differenzialdiagnose bei folgenden Erkrankungen:**
  - *Chronischer Husten:* ACE-Hemmer.
  - *Nicht allergisches Asthma:* Nichtsteroidale Antirheumatika, Betablocker.
  - Eosinophile Lungeninfiltrate: s. Tab. 16.1 und Tab. 15.1, S. 357.

- Pulmonaler Lupus erythematodes ohne renale und zerebrale Beteiligung: s. Tab. 16.1.
- Idiopathische pulmonale Hypertonie: s. Tab. 16.1.
- Organisierende Pneumonie: s. Tab. 16.1.
- Diffuse alveoläre Hämorrhagie: s. Tab. 16.1.

Therapie

▸ **Medikament absetzen** (wichtigste Maßnahme)!
▸ **Kortikosteroide:**
- *Dosierung:* Je nach Akuität und Schwere 0,5–20 mg/kgKG/d (Methyl-)Prednison i. v. oder p. o., Therapiedauer je nach Krankheitsbild.
- *Sinnvolle Indikationen:*
  - Nicht kardiogenes Lungenödem, fibrosierende Alveolitis oder organisierende Pneumonie bei zytotoxischen und nicht zytotoxischen Medikamenten.
  - Medikamenteninduzierter Lupus erythematodes.
  - Eosinophile Lungeninfiltrate.
  - Asthma und exogen allergische Alveolitis.
▸ Antiinflammatorische und bronchospasmolytische Therapie bei Asthmareaktionen (s. S. 145).
▸ Symptomatische Therapie bei respiratorischer Insuffizienz (s. S. 453).
▸ Maschinelle Atemhilfe bei nicht kardiogenem Lungenödem, ARDS oder alveolärer Hypoventilation durch Sedativa, Hypnotika, Antihistaminika oder Muskelrelaxanzien.

Prognose

▸ **Hohes Risiko bei folgenden Erkrankungen/Ursachen:**
- Akutes Lungenversagen und nicht kardiogenes Lungenödem.
- Asthmaanfall durch Betablocker oder Salicylate.
- Schwere diffuse alveoläre Hämorrhagie.
▸ Relevante Restveränderungen treten häufig bei fibrosierender Alveolitis und organisierender Pneumonie auf.
▸ Günstige Langzeitprognose von eosinophilen Infiltraten.

16.7 Strahlenschäden

Grundlagen

▸ **Definition:** Akutes und chronisches bronchopulmonales Gewebstrauma durch energiereiche Strahlen (Röntgenstrahlen, Gammastrahlen).
▸ **Einteilung:**
- *Akuter Strahlenschaden:* Strahlenpneumonie.
- *Chronischer Strahlenschaden:* Strahlenfibrose.
▸ **Epidemiologie:** Als Folgezustand einer Strahlentherapie des Bronchialkarzinoms, maligner Lymphome, des Mammakarzinoms und anderer, seltenerer Thoraxtumoren. (Bei älteren Bestrahlungsmethoden bei Mammakarzinom in 10 % der Fälle, bei Morbus Hodgkin in 6 % der Fälle). Das Risiko ist bei neueren Methoden deutlich geringer.
▸ **Ätiologie und Pathogenese:**
- Ionisierende Strahlung kann die Struktur und Funktion zellulärer Makromoleküle stören und zu DNS-Schäden, Proteindenaturation und Schädigung von Zellmembranen führen.
- *Die Sensibilität einzelner Zellen ist abhängig von der Zellteilungsrate:* Bronchialepithelien > Pneumozyten Typ I > Endothelzellen > Pneumozyten Typ II.
▸ **Einflussfaktoren:**
- *Bestrahlungsvolumen* (am Beispiel von 30 Gy): Bei Bestrahlung von 25 % des Lungenvolumens treten, bei gesunder Restlunge, keine funktionellen Auswirkungen auf. Die Bestrahlung der ganzen Lunge führt dagegen zur akuten respiratorischen Insuffizienz.

Tab. 16.2 • Histopathologische Veränderungen nach Thoraxbestrahlung.

Zeit nach Bestrahlungsbeginn	Folgen
1 Woche	Störungen der kapillären Endothelzellen
2 Monate	kapilläre Hyperämie, Kapillarbrüche, Intimaproliferation mit Mikrothromben, alveoläre Füllung mit zellreichem Exsudat, Ausbildung hyaliner Membranen, Proliferation von Typ-II-Pneumozyten
3 Monate	Fibroblastenproliferation, Persistenz der erhöhten Gefäßpermeabilität, „Remodeling" mit bindegewebigem Ersatz
6 Monate	Beginn der Lungenfibrose, Rückbildung der Zellularität und des Ödems, Narbenbildung und Architekturstörung, Ausbildung von Bronchioloektasen und zystischen Hohlräumen

- *Dosis, Fraktionierung:* Je höher die Einzeldosis und je geringer die Fraktionierung, desto stärker der Strahlenschaden.
- *Begleittherapie:* Erhöhte Toxizität durch eine Chemotherapie vor/während/nach Strahlentherapie (v. a. bei Cisplatin, Actinomycin D, Bleomycin, Doxorubicin, Cyclophosphamid).
- ► **Pathologische Anatomie:** S. Tab. 16.2.
- ► **Pathophysiologie:** In der frühen Akutphase besteht eine bronchiale Hyperreagibilität (positiver unspezifischer bronchialer Provokationstest). Im Verlauf kommt es zu einer zunehmenden restriktiven Ventilationsstörung mit Einschränkung aller statischen und dynamischen Lungenvolumina Es folgt eine arterielle Hypoxämie bei erweitertem alveoloarteriellen Sauerstoffgradient durch mikrovaskuläre Perfusionsstörungen und Ventilations-/Perfusions-Mismatch mit Abfall von T_{LCO} und pulmonaler Compliance als früheste Parameter 4–8 Wochen nach Bestrahlungsende.

Klinik

- ► **Strahlenpneumonie** (Dauer ca. 2–6 Wochen): Beginn frühestens sechs Wochen und bis zu drei Monaten nach Bestrahlungsende mit starkem, unproduktivem Reizhusten, Luftnot mit dem Gefühl, nicht durchatmen zu können, Fieber bis zu 40 °C. Seltener pleuritische Thoraxschmerzen und rötlicher Auswurf.
- ► **Strahlenfibrose** (nach Akutreaktion mit subklinischer oder klinischer Pneumonie; je stärker die Strahlenpneumonie, desto ausgeprägter die Strahlenfibrose): Langsam zunehmende Kurzatmigkeit, Belastungsdyspnoe und Tachypnoe bei kleinem Atemzugvolumen.
- ► **Seltene Komplikationen:** Akute respiratorische Insuffizienz (ARDS) als Maximalvariante der akuten Strahlenpneumonie, Spontanpneumothorax, tracheoösophageale Fistel, reparative Bronchusstenose, Rippenfraktur durch Osteonekrose.

Diagnostik

- ► **Diagnostische Kriterien:** Zeitintervall von der Bestrahlung zur Symptomatik und Begrenzung der radiologischen Veränderungen auf das Bestrahlungsfeld (s. u.) – eine weitere Abklärung (Biopsie) ist nicht notwendig!
- ► **Klinischer Befund:**
  - *Strahlenpneumonie:* Auskultationsbefund meist normal, zuweilen feines endinspiratorisches Rasseln, selten Klopfschalldämpfung.
  - *Strahlenfibrose:* Auskultatorisch Lungenschrumpfung mit Höhertreten der Zwerchfellgrenzen und grobes spätinspiratorisches Rasseln in den kranialen Lungenanteilen.
- ► **Lungenfunktionsprüfung:** Siehe unter Pathophysiologie.
- ► **Röntgenuntersuchung:** Insgesamt strikte Begrenzung auf das Bestrahlungsfeld:
  - *Strahlenpneumonie:* Milchglasartige oder bronchopneumonische Infiltrate, selten komplette alveoläre Füllung mit Bronchopneumogramm. Später Auflösung mit grob-retikulärem Muster. Zuweilen kleiner, ipsilateraler Randwinkelerguss, der sich spontan nach 3–6 Wochen auflöst.

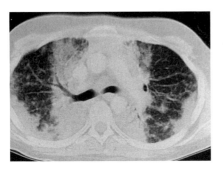

Abb. 16.3 • Strahlenpneumonitits 4 Monate nach Beendigung einer Strahlentherapie eines mediastinalen malignen Lymphoms. CT: Nach lateral scharf begrenzte flächenhafte Verdichtungen in dem innerhalb des Bestrahlungsfeldes gelegenen Lungenparenchym. Zusätzliche bronchopneumonische Infiltrate in der Lungenperipherie. (Quelle: Bücheler E, Lackner K-J, Thelen N. Einführung in die Radiologie. 11. Aufl. Stuttgart: Thieme 2006).

- *Strahlenfibrose:* Unregelmäßige, narbige Verdichtung, Zystenbildung, Bronchusdeformierung, bei großen Feldern Schrumpfung mit Mediastinalverziehung und Zwerchfellhochstand.
- ► **Differenzialdiagnose:**
  - *Bakterielle Pneumonie (cave - häufige Superinfektionen!), Lymphangiosis carcinomatosa:* Das Bestrahlungsfeld wird nicht respektiert.
  - *Organisierende Pneumonie:* Auftreten nicht selten nach Bestrahlung bei Mammakarzinom, identischer klinischer Befund, aber beidseitige, pleuraständige, oft deltaförmige Lungeninfiltrate.

Therapie

- ► **Prophylaxe:** CT-gestützte Dosisberechnung, Verwendung von Linearbeschleunigern, Fraktionierung, Wechsel der Einstrahlungsebenen.
- ► **Kortikosteroide:** Bei symptomatischer Strahlenpneumonie (Prednison 1 mg/kgKG/d) für 2–4 Wochen je nach Schwere und Ausdehnung, danach stufenweise Dosisreduktion über einige Wochen.
- ► **Antitussiva, Antipyretika und Sauerstoff** zur Aufrechterhaltung einer arteriellen Sauerstoffsättigung von 90 %.
- ► **Antibiotikatherapie** (Aminopenizilline, Basiscephalosporine), indiziert bei Symptompersistenz unter Steroidtherapie, eitrigem Auswurf, Ausbreitung des Infiltrats.

Prognose

- ► Im Allgemeinen günstig bei frühzeitiger Steroidtherapie, in Einzelfällen kommt es zu einer schweren Strahlenfibrose mit chronischer respiratorischer Insuffizienz und Bronchiektasie.
- ► Bei Strahlenunfällen oder Anwendung von Atomwaffen letales akutes respiratorisches Versagen durch oxidative Zerstörung des Lungenparenchyms und der Bronchialschleimhaut.

16.8 Beinaheertrinken

Grundlagen

- ► **Definition:** Akutes Atmungsversagen durch Atemstillstand im Wasser oder durch Wasseraspiration.
- ► **Epidemiologie:** Häufigste Unfalltodesursache im Alter bis 25 Jahre. Bei älteren Erwachsenen vor allem im Rahmen von Vorerkrankungen (Herzinsuffizienz, Hirnerkrankungen, chronisch respiratorische Erkrankung).
- ► **Ätiologie und Pathogenese:**
  - *Folgen einer Inhalation von Wasser:*
    - Reflektorischer Laryngospasmus mit Atemstillstand in 10 % der Fälle („trockenes Ertrinken").
    - Wasseraspiration in 90 % der Fälle („nasses Ertrinken"; die aspirierte Wassermenge beträgt meist unter 20 ml/kgKG).
    - Elektrolytverschiebungen spielen eine untergeordnete Rolle.

– Der eintretende Bewusstseinsverlust verhindert die weitere Aspiration. Die zerebrale Anoxie bestimmt die weitere Prognose, wobei geringes Lebensalter und Hypothermie die zerebrale Anoxietoleranz erheblich steigern.

- *Süßwasseraspiration:* Akute osmotische Störung kleiner Atemwege und der Alveolen mit akutem Verlust von Surfactant und rascher Atelektasenbildung mit Rechts-links-Shunt.
- *Salzwasseraspiration:* Osmotische und irritative Effekte durch Sand, Algen und andere Partikel, gefolgt von einer exsudativen Reaktion mit Ausbildung eines alveolären Lungenödems. Salzwasser wird langsam resorbiert (Isotonie gegenüber Serum), reduziert die Gasaustauschfläche und erhöht ebenfalls den Rechts-links-Shunt.
- *Physiologie (besonderes Risiko bei Vorerkrankungen):* Der erhöhte Außendruck im Wasser (Zunahme um 9,81 kPa/m Wassertiefe) und die Füllung pulmonaler Kapazitätsgefäße durch Kompression der Extremitätengefäße führen zu einer Reduktion der funktionellen Residualkapazität. Hinzu kommen ein erhöhter Sauerstoffbedarf und eine vermehrte Atemarbeit bei erhöhter Ventilationslast durch erhöhten Außendruck, vermehrte Wärmeabgabe und körperliche Belastung. (Deshalb ist das Risiko von Schwimmunfällen bei chronisch Kranken, vor allem bei chronischen bronchopulmonalen Erkrankungen, aber auch bei Herzinsuffizienz, erhöht.)

► **Pathophysiologie:** Nach Rettung verminderte pulmonale Compliance und arterielle Hypoxämie durch Ventilations-Perfusions-Inhomogenitäten und erhöhte venöse Beimischung aufgrund von Atelektasen (Süßwasser) und/oder Persistenz des Aspirates (Salzwasser).

Klinik und Diagnostik

► **„Trockenes Ertrinken":** Reflektorischer Laryngospasmus mit Bewusstseinsverlust ohne oder mit kardialer Rhythmusstörung, meist ohne Hilferuf oder Schwimmversuche.

► **„Nasses Ertrinken":** Wasseraspiration mit weiteren Schwimmversuchen.

► Nach Rettung oft Atemstillstand und Bradykardie oder Tachyarrhythmie bzw. mechanischer Herzstillstand.

► **Diagnostik:** Keine weitere Notfalldiagnostik, bis auf Untersuchung der manuell erreichbaren Atemwege und Prüfen der Herzaktion.

► **Differenzialdiagnose:**
- Ertrinken nach Schädelhirntrauma, spinalem Trauma (Sprung bei niedriger Wassertiefe).
- Ertrinken nach Akutereignis mit endogener Ursache (Krampfanfall, maligne kardiale Arrhythmie).

Therapie

► **Ambulante Notfallmaßnahmen:** Kardiopulmonale Reanimation nach der ABCD-Regel über mindestens 1 h. Empirische Gabe von Natriumbikarbonat und Sauerstoff sowie Magenentleerung durch Sonde (wenn möglich).

▨ *Achtung:* Keine Zeit verlieren mit dem Versuch, aspiriertes Wasser zu fördern!

► **Stationär (Intensivstation):**
- Prolongierte maschinelle Beatmung mit PEEP (falls $p_aO_2/F_iO_2 < 300$ mmHg), s. Kap. 29.
- Azidoseausgleich.

▨ *Hinweis:* Steroide und Antibiotika nicht routinemäßig einsetzen, eine Hirnödemprophylaxe durch Barbiturate, kontrollierte Hyperventilation, Diuretika oder Kortikosteroide hat keinen gesicherten Effekt, während das hypoxische Hirnödem durch kontrollierte Hypothermie (32–34°C für 24 h) günstig beeinflusst werden kann.

Prognose

► **Prognoselimitierende Komplikationen nach erfolgreicher Reanimation:**
- Neurologisches Defizit (5–10 %).
- Akutes Atemnotsyndrom (selten).

► Völlige Gesundung möglich, selbst nach Anoxiezeiten von über 20 min und einer Reanimationsdauer von über 2 h (vor allem bei Kindern).

16.9 Dekompressionssyndrome

Grundlagen

► **Definition:** Gesamtheit der klinischen Manifestationen durch die Volumenausdehnung von intrakorporalem Gas beim Auftauchen aus tiefem Wasser.
► **Manifestationsformen:**
  • *Lungenruptur:* Auftauchen mit geschlossener Glottis oder Vorliegen schlecht ventilierter Emphysemblasen oder Zysten führt zu Rupturen mit interstitiellem Emphysem oder Pneumothorax.
  • *Caisson-Krankheit:* Bildung *intravaskulärer Bläschen* von inertem Gas mit systemischer Organschädigung.
► **Epidemiologie:** Mehr als 5 % der Taucher – häufiger Hobby- als Berufstaucher – sind betroffen.
► **Ätiologie und Pathogenese:**
  • Ein Aufstieg um 1 m bei voller Inspiration und Atemstillstand (Inflationsdruck 30 cmH$_2$O) führt zu einer kritischen intrapulmonalen Druckerhöhung (Zerreißdruck der gesunden Lunge 75–100 cmH$_2$O).
  • Bei langsamem Aufstieg aus Tiefen über 10 m entweicht inertes Gas (etwa 80 % des Gesamtgasvolumens) langsam durch Diffusion über die Lunge, bei schnellem Aufstieg wird die Löslichkeit überschritten und es bilden sich interstitielle und intravaskuläre Gasbläschen. Die Gasbildung in der Endstrombahn führt zur spinalen oder zerebralen Ischämie, Knochen- und Weichteilnekrosen.
  • *Risikofaktoren* (das Risiko der Bildung von Gasblasen ist individuell unterschiedlich): Übergewicht, niedrige Wassertemperatur, mangelndes Training, erhöhter p$_a$CO$_2$, höheres Lebensalter und weibliches Geschlecht sowie eine Flugreise wenige Stunden nach Auftauchen aus über 10 m Tiefe.
  • Kompression und Dekompression der Gase ist zeitabhängig, daher sind größere Tiefen bei kurzen Tauchgängen (20 m, 1 h) in der Regel ungefährlich. Tiefen über 20 m sind ohne langsame Dekompression in jedem Fall gefährlich (ein gefahrloser Aufenthalt in 30 m Tiefe ohne Aufstiegspause ist lediglich für eine Dauer von 10 min möglich).
  ▫ *Achtung:* Starke individuelle Toleranzschwankungen!
► **Pathophysiologie:**
  • *Lungenruptur:* Das interstitielle Lungenemphysem ist funktionell ohne Folgen, der Pneumothorax führt bei größerer Ausdehnung zu einer akuten respiratorischen Insuffizienz.
  • *Caisson-Krankheit:* Keine pulmonalen Funktionsausfälle!
  • Lungenembolie, s. Kap. 18.2.

Klinik

► **Lungenruptur** (Symptome während oder unmittelbar nach dem Aufstieg): Husten, Luftnot, Bluthusten, Stimmänderung, Schluckstörungen, Druckgefühl im Nacken oder retrosternal (interstitielles Emphysem).
► **Caisson-Krankheit** (Symptombeginn einige Minuten bis einige Stunden nach dem Auftauchen):
  • *Typ I:* Hautreizung und/oder Schmerzen in den Extremitäten.
  • *Typ II:* Hautreizung, Extremitätenschmerzen, neurologische Ausfälle, häufig auf Spinalniveau C 5–Th 5, Benommenheit, Sehstörungen, Husten mit retrosternalem Engegefühl.
  • *Spätfolgen:* Knochennekrosen mit Gelenkdeformationen, bleibende neurologische Defizite.

Diagnostik

► **Klinischer Befund bei Lungenruptur:** Subkutanes Knistern und/oder Befund des Pneumothorax bei der physikalischen Untersuchung (s. S. 9, 414).

➤ Keine technische Diagnostik notwendig und meist nicht möglich.

➤ **Differenzialdiagnose:**
- Trauma beim Tauchen (Spinalverletzung, Schädelhirntrauma).
- Unabhängige pulmonale und zentralnervöse Ereignisse.

Therapie

➤ **Notfalltherapie:** Sofortige Lagerung auf die linke Körperseite mit angehobener Hüfte und Kopftieflagerung (vermindert das Risiko einer Hirnembolie).
➤ **Sauerstofftherapie:**
- Unkomplizierte Lungenruptur (leichtes Haut- oder Mediastinalemphysem): 2–3 d 3–5 l O_2/min über eine Nasensonde.
- Caisson-Krankheit Typ I: Reine Sauerstoffatmung für einige Stunden.
➤ **Hyperbare Therapie** (s. S. 480):
- Bei komplizierter Lungenruptur.
- *Caisson-Krankheit Typ II:*
  - Bei leichter Symptomatik Kompression auf 2 atm für mindestens 10 min bei 100 % Sauerstoffgehalt.
  - Bei schwerer (zentralnervöser) Symptomatik Kompression auf 3 atm für mindestens $4^1/_2$ h bei reiner Sauerstoffatmung, danach vorsichtige Dekompression.
➤ **Pleurasaugdrainage** zusätzlich bei größerem Pneumothorax.

Prognose

➤ Tödliche Unfälle sind selten.
➤ Asymptomatische Knochennekrosen kommen bei 1–5 % aller Taucher vor, seltener Gelenkstörungen und neurologische Ausfälle.

16.10 Höhenassoziierte Erkrankungen

Grundlagen

➤ **Definition:** Gesamtheit der Hypoxie-assoziierten Syndrome, die bei Nichtadaptierten ab einer Höhe von 2 500 m über NN akut auftreten.
➤ **Mögliche Syndrome** (ineinander übergehend): Höhenkrankheit, Höhenhirnödem und Höhenlungenödem.
➤ **Epidemiologie:** Ausschließlich bei nicht Höhenadaptierten bei raschem Aufstieg; Inzidenz der Höhenkrankheit 15–70 %, davon erkranken 5–10 % an Höhenhirn- oder Höhenlungenödem.
➤ **Ätiologie und Pathogenese:**
- Bei konstantem Sauerstoffanteil fällt der Sauerstoffpartialdruck der Umgebungsluft mit zunehmender Höhe (z. B. Meereshöhe → 159,1 mmHg, 1 000 m → 141,2 mmHg, 5 000 m → 84,8 mmHg). Die Hypoxieadaptation über die alveoläre Hyperventilation hinaus benötigt Tage bis Wochen (Atemantrieb, Homogenisierung von Ventilation und Perfusion, Erhöhung der Permeabilität der alveolokapillären Membran, Erhöhung des pulmonal-kapillären Blutvolumens, Polyglobulie).
- Ein rascher Aufstieg auf über 2 500 m über NN führt zu einer allgemeinen Störung des Wasserhaushaltes mit Flüssigkeitsretention, zu einer pulmonalen hypoxischen Vasokonstriktion mit pulmonaler Hypertonie sowie zu einer allgemeinen Permeabilitätserhöhung der Kapillaren.
- *Höhenkrankheit und Höhenhirnödem:* Diskretes oder stärker ausgeprägtes diffuses Hirnödem.
- *Höhenlungenödem:*
  - Ursachen: Druckerhöhung im kleinen Kreislauf durch hypoxische Vasokonstriktion; hypoxisches, schlafassoziiertes periodisches Atmen; pulmonal-kapilläre, irreguläre Permeabilitätsstörung; neurogen induzierte Katecholaminausschüttung mit pulmonaler Venokonstriktion (neurogenes Lungenödem).

– Pathologische Anatomie: Protein- und makrophagenreiches Alveolarexsudat mit hyalinen Membranen, kapillären und arteriolären Mikrothromben, Mikrohämorrhagie und Infarkten.
– Pathophysiologie: Entspricht dem nicht kardiogenen Lungenödem mit akuter respiratorischer Insuffizienz (s. S. 453).

Klinik

► **Höhenkrankheit** (Beginn unmittelbar nach Aufstieg): Kopfschmerzen, Übelkeit und Erbrechen, Abfall der Harnproduktion und generelle Ödemneigung, Schwächegefühl, Schlaflosigkeit, Appetitlosigkeit.
► **Höhenhirnödem** (im Anschluss an Höhenkrankheit): Symptome der Höhenkrankheit, außerdem Bewusstseinsstörungen bis hin zum Koma, Ataxie, Sehstörungen mit Papillenödem, Reflexabnormitäten, selten Halluzinationen und Krampfanfälle.
► **Höhenlungenödem** (v. a. bei jungen, trainierten Männern am 2.–4.d nach raschem Aufstieg, vor allem nachts): Zunehmender Reizhusten, Zyanose, Tachykardie, Tachypnoe, schließlich Ruhedyspnoe, Orthopnoe, rötlicher Auswurf (fast immer auch zusätzlich Zeichen der Höhenkrankheit, s. o.).

Diagnostik

► **Klinischer Befund** (technische Untersuchungen sind meist nicht verfügbar!):
  • *Höhenkrankheit:* Tachykardie oder relative Bradykardie, Tachypnoe, periodisches Atmen im Schlaf, fixierte Spaltung des 2. Herztons.
  • *Höhenhirnödem:* Siehe unter Klinik.
  • *Höhenlungenödem:* Zusätzlich grobe inspiratorische Rasselgeräusche (häufig einseitig).
► **Röntgenuntersuchung, CCT/MRT:**
  • *Höhenlungenödem:* Asymmetrisch ausgedehntes, alveoläres Lungenödem bei normaler Herzgröße und venöser Füllung.
  • *Höhenhirnödem:* Im CT oder MRT des Schädels in schweren Fällen ausgeprägtes Hirnödem mit verstrichenen Sulci.
► **Lungenfunktionsprüfung:**
  • Höheninadäquate, schwere Hypoxämie mit ausgeprägter Hypokapnie und respiratorischer Alkalose.
  • Mäßige bis schwere restriktive Ventilationsstörung.

Differenzialdiagnose

► **Höhenkrankheit:** Dehydratation, Hypothermie, Alkohol-Kater, CO-Intoxikation, respiratorische oder zerebrale Infektion.
► **Höhenhirnödem:** CO-Intoxikation, hypertensive Krise, diffuse zerebrale Hypoxie, zerebrale Blutung, -Ischämie oder -Thrombose, Migraine accompagnée, Epilepsie.
► **Höhenlungenödem:** Kardiales Lungenödem, Pneumonie.

Therapie

► **Prophylaxe:**
  • *Allgemein:* Langsamer Aufstieg, kein Alkohol, keine Sedativa, keine körperliche Belastung bei Symptomentwicklung.
  • *Medikamentös:*
    – Höhenkrankheit, Höhenhirnödem: Acetazolamid 2,5 mg/kgKG/12 h p. o. (umstritten).
    – Höhenlungenödem: Retardiertes Nifedipin 20 mg/12 h p. o., Sildenafil 20 mg/8 h p. o.
► **Bei bestehender Symptomatik:**
  • *Reoxigenierung* durch Abstieg um 500 (Höhenkrankheit) bis 1 000 (Hirn-/Lungenödem) Höhenmeter, O_2-Atmung oder hyperbare Kammer (s. S. 480).
  • *Medikamentös (keines der Medikamente ist für diese Indikation zugelassen):*
    – Höhenkrankheit, Höhenhirnödem: Acetazolamid 250 mg/12 h p. o. oder Dexamethason 4 mg/6 h p. o.
    – Höhenlungenödem: Nifedipin 40–60 mg/d in 4–6 Einzeldosen, Sildenafil 20–50 mg/8 h p. o.

Prognose

- Die frühe und adäquate Therapie führt zur Rückbildung der Höhenkrankheit innerhalb von 12 h, des Höhenlungenödems innerhalb von 24 h und des Höhenhirnödems innerhalb von 2–4 d.
- Häufigste Todesursache ist das Höhenlungenödem mit einer Mortalität von 1:1 000 bis 1:10 000.

17 Kongenitale Erkrankungen

17.1 Anomalien: Tracheobronchomegalie

Grundlagen

- **Synonym:** Mounier-Kuhn-Syndrom.
- **Definition:** Vergrößerung des Durchmessers des zentralen Tracheobronchialsystems.
- **Epidemiologie:** Seltene Entwicklungsstörung der Knorpelspangen.
- **Ätiologie und Pathogenese:** Pathologische Vergrößerung und Erweiterung der Knorpelspangen von Trachea und zentralen Bronchien, bedingt durch eine Gefüge- und Elastizitätsstörung des Bindegewebes zwischen Knorpelspangen und Pars membranacea. Hierdurch kommt es zu einer fluss- und druckabhängigen Instabilität der zentralen Atemwege.
- **Pathophysiologie:** Bei starker Ausprägung obstruktive Ventilationsstörung durch exspiratorische Flusseinschränkung aufgrund der Atemwegsinstabilität.

Klinik

- Im Kindesalter beginnender chronischer Reizhusten, rezidivierende eitrige Bronchitiden und Pneumonien durch verminderte Hustenclearance (nicht selten mit Ausbildung von Bronchiektasen).

Diagnostik

- Normaler klinischer Untersuchungsbefund.
- **Röntgenuntersuchung** (Rö-Thorax, Trachea-Zielaufnahme): Erweiterung von Trachea und Bronchien.
- **Lungenfunktionsprüfung** mit Spirografie und Pneumotachografie: S. unter Pathophysiologie.
- **Bronchoskopie** zur Diagnosesicherung immer indiziert.

Differenzialdiagnose

- Tracheobronchomegalie bei ausgeprägter Lungenfibrose durch pulmonale Schrumpfung.

Therapie

- Atem-Physiotherapie.
- Infektbekämpfung.

Prognose

- Eingeschränkt bei chronischen Infektionsfolgen (Bronchiektasen).

17.2 Anomalien: Williams-Campbell-Syndrom

Grundlagen

- **Definition:** Angeborene Fehlbildung der knorpeligen Bronchialwand.
- **Epidemiologie:** Seltene, lokalisierte Entwicklungsstörung der bronchialen Knorpelspangen.
- **Ätiologie und Pathogenese:**
  - Knorpelhypo-/-aplasie vor allem im Bereich der Subsegmentabgänge. In der Folge kommt es zur Instabilität des Bronchialsystems mit Störung der mukoziliären Clearance und Überblähung der abhängigen Lungenpartien.
  - Bei lokalisiertem Befall (Bronchien einzelner Lappen, vor allem der Oberlappen) entwickelt sich eine Lappenüberblähung mit Verdrängung des umgebenden Parenchyms.
- **Pathophysiologie:** Obstruktion, vor allem bei forcierter Ausatmung.

Klinik

► Chronischer Reizhusten (beginnend im Kindesalter).
► Später rezidivierende bronchopulmonale Infektionen und Belastungsdyspnoe.

Diagnostik

► **Klinischer Befund:** Auskultatorisch verlängertes Exspirium, tiefstehendes Zwerchfell mit geringer Beweglichkeit, leises Atemgeräusch.
► **Röntgenuntersuchung:** Zeichen der Lungenüberblähung (generalisiert oder lokalisiert).
► **Lungenfunktionsprüfung:** Zentrale exspiratorische Flussbegrenzung, vor allem bei forcierter Exspiration (Fluss-Volumen-Kurve).
► **Fiberbronchoskopie:** Starke Kaliberschwankungen im Subsegmentbereich mit exspiratorischem Bronchialkollaps.
► **Dünnschicht-Computertomografie oder Bronchografie** zur Dokumentation.

Differenzialdiagnose

► Bronchiale Instabilität bei deformierender Bronchopathie im Rahmen einer chronischen Bronchitis.
► α_1-Proteaseinhibitormangel (s. S. 109, 180).

Therapie

► **Meist nur symptomatische Therapie möglich:**
  • Bei lokalisiertem, zentralem Befall Einlage eines oder mehrerer Bronchus-Stents oder Lappenresektion erwägen.
  • Atemphysiotherapie, Infektbekämpfung.

Prognose

► Bei diffusem Befall meist eingeschränkte Lebenserwartung durch raschen Funktionsverlust infolge Lungenüberblähung oder Residuen von Infektionen.

17.3 Anomalien: Syndrom der immotilen Zilien

Grundlagen

► **Definition:** Angeborene Strukturanomalie der Zilien des Bronchialepithels.
► **Cartagener-Syndrom:** Syndrom der immotilen Zilien + totaler Situs inversus visceralis + Bronchiektasen + chronische Bronchitis + männliche Infertilität.
► **Epidemiologie:** Seltene, angeborene Zilienstörung (Situs inversus in 50 % der Fälle, kein einzelner Erbgang, da mehrere Defekte elektronenmikroskopisch beschrieben wurden).
► **Ätiologie und Pathogenese:** Ein Strukturdefekt der Zilien-Dynein-Arme führt zur Ziliendyskinesie oder -akinesie und damit zu einer schweren Beeinträchtigung der mukoziliären Clearance sowie zur männlichen Infertilität; möglicherweise auch zum Situs inversus.
► **Pathophysiologie:** Bereits in der Kindheit Entwicklung einer kombinierten restriktiv-obstruktiven Ventilationsstörung durch entzündliche bronchiale und parenchymatöse Prozesse.

Klinik

► Chronischer Husten, beginnend im Kindesalter mit Zeichen der chronischen Bronchitis und häufig rezidivierenden bronchialen und pneumonischen Infekten.
► Regelmäßig Entwicklung von Bronchiektasen.

Diagnostik

► **Klinischer Befund:** Auskultatorisch frühinspiratorische, z.T. grobe Rasselgeräusche wie bei chronischer Bronchitis.
► **Röntgenuntersuchung:**
  • „Dirty chest", später grob-streifige Zeichnungsvermehrung und narbig-konsolidierte Bezirke.

- Zeichen der Lungenüberblähung, „Straßenbahngleise" wie bei Bronchiektasen.
- **HR-CT** (wegen häufiger Bronchiektasen immer bei der Erstdiagnostik indiziert): Direkte Darstellung von narbigen Prozessen und Bronchiektasen.
- **Lungenfunktionsprüfung:**
  - Exspiratorische Flusseinschränkung und Einschränkung der relativen und absoluten Sekundenkapazität.
  - Erhöhtes Residualvolumen bei ansonsten reduzierten Lungenvolumina.
- **Bronchoskopie:**
  - *Möglicher Befund:* Eitriges Bronchialsekret, deformierende Bronchopathie.
  - *Bronchusbiopsie zur Diagnosesicherung* (Fixierung in Glutaraldehyd): Elektronenmikroskopischer Nachweis der Strukturanomalie.
- **Erregernachweis** (Sputum und Bronchialsekret): Nachweis typischer Bronchitiskeime (Pneumokokken, Hämophilus influenzae), später Selektion von multiresistenten Keimen bis hin zu Pseudomonas species.

Differenzialdiagnose

- Mukoviszidose, α_1-Proteaseinhibitormangel, rezidivierende Aspirationen.

Therapie und Prognose

- **Symptomatische Therapie:** Konsequente Infektionstherapie und intensive Physiotherapie mit Drainagehilfen bei Bronchiektasen (s. S. 166).
- **Prognose:** Eingeschränkte Lebenserwartung, jedoch besser als bei zystischer Fibrose.

17.4 Anomalien: Lungensequestration

Grundlagen

- **Definition:** Pulmonale Missbildung mit Separation eines dystopen, funktionslosen Lungenanteils innerhalb der Pleura parietalis.
- **Epidemiologie:** Nach den Bronchusfehlanlagen häufigste bronchopulmonale Missbildung mit einer Häufigkeit von 1:60 000.
- **Anatomie:** Der dysplastische Lungenanteil enthält Zysten und unbelüftete bronchiale und alveoläre Strukturen. Die arterielle Versorgung erfolgt aus der Aorta, selten aus Interkostalarterien oder anderen Arterien des Thorax und Oberbauchs. Die venöse Drainage erfolgt fast immer in die Pulmonalvenen (Shunt im großen Kreislauf). Fast ausschließlich im Bereich der Lungenunterlappen mit Bevorzugung der linken Seite.
- **Manifestationsformen:**
  - *Extralobär:* Lage außerhalb eines normalen Lungenlappens, eigene Pleura visceralis (häufig kombiniert mit anderen Missbildungen wie Herzfehlern, Zwerchfellhernien, weiteren Lungenmissbildungen).
  - *Intralobär:* Sie haben keine eigene Pleura visceralis, sind häufig innerhalb eines Lungenlappens lokalisiert und an normale Bronchien angeschlossen.
- **Pathophysiologie:** Keine pulmonale Funktionseinschränkung.

Klinik

- Meist keine Beschwerden und damit Zufallsbefund.
- Infektionen (Beginn in $^1/_3$ der Fälle schon im Kindesalter) führen zu chronisch produktivem, eitrigem Husten und rezidivierenden Pneumonien mit Fieber (Komplikationen wie Pneumonie, Abszess und Bonchiektasen gibt es fast ausschließlich bei intralobären Sequestern).

Diagnostik

- **Röntgenuntersuchung:** Scharf begrenzte, flächige Verdichtung im Lungenunterfeld mediobasal, oft retrokardial.
- **Angiografie:** Immer zur Operationsvorbereitung indiziert; aortografische Darstellung der arteriellen Versorgung und des venösen Abflusses.

- ► **Spiral-CT:** Immer zur Op-Vorbereitung indiziert; genaue Lokalisationsdiagnostik, Klärung der extra-/intralobären Lage.
- ► Eine bronchoskopische Abklärung ist wenig hilfreich.

Differenzialdiagnose

- ► Lungentumor, Zwerchfellhernie, Lungenabszess, Atelektase.

Therapie und Prognose

- ► **Therapie:**
  - • *Medikamentös:* Antibiotika bei Infektion.
  - • *Operativ:* Absolute Indikation bei symptomatischen, intralobären Sequestern (Lobektomie!), relative Indikation bei asymptomatischen Sequestern (Entfernung ohne Beeinträchtigung normalen Lungengewebes).
- ► **Prognose:** Nach Sequesterentfernung ohne Einschränkungen.

17.5 Anomalien: Zystische Lungenfehlbildungen

Grundlagen

- ► **Definition:** Glattwandig begrenzte, mit Luft oder Flüssigkeit gefüllte intrapulmonale Hohlräume. Im Unterschied zu Emphysemblasen mit Bronchialepithel ausgekleidet.
- ► **Epidemiologie:** Häufige Lungenfehlbildung, meist Zufallsbefund im CT.
- ► **Ätiologie und Pathogenese:**
  - • Entwicklungsfehlbildungen bei der Ausformung der kleinen Atemwege in der prä- oder postnatalen Phase.
  - • Alle anatomischen Varianten von Zysten können Bronchusanschluss haben und neigen daher zur Infektion.
- ► **Mögliche Formen:**
  - • *Kongenitale zystische adenomatoide Malformation:*
    - – Multizystische Umwandlung terminaler Bronchien mit adenomartiger Vermehrung der Mukosa.
    - – Meist einseitig lokalisiert. Zystisch transformierte Regionen können jedoch mehrere Lappen betreffen. Die Zysten sind meist ähnlich groß. Einzelne große, raumfordernde Zysten werden durch solides Lungengewebe voneinander abgegrenzt.
  - • *Lungenparenchymzysten:* Postnatale Fehlbildungen der respiratorischen Bronchiolen erster Ordnung, die mit zylindrischem Epithel ausgekleidet sind und solitär oder multipel in allen Lungenbezirken auftreten.
  - • *Lungenwaben, Wabenlunge*: Intraazinär gelegene Zysten mit einem maximalen Durchmesser von 3 cm. Auskleidung mit Flimmerepithel. Es können einzelne anatomische Einheiten (Segment, Lappen) oder die ganze Lunge betroffen sein.
- ► **Pathophysiologie:** Bei Einschränkung der Lungenfunktion liegt meist eine restriktive Ventilationsstörung vor (Kompression gesunden Parenchyms, solide interstitielle Anteile, Infektionsfolgen). Die pulmonale Compliance ist erhöht.

Klinik

- ► Häufig unspezifische Symptome (chronischer Husten, lageabhängige Luftnot) oder völlige Symptomfreiheit.
- ► **Komplikationen:**
  - • Zysteninfektion mit subfebrilen Temperaturen, vermehrt Reizhusten (meist ohne Auswurf) und protrahiertem Verlauf.
  - • Pneumothorax durch Zystenruptur (vor allem Lungenparenchymzysten).

Diagnostik

- ► **Klinischer Befund:** Meist unauffällig.
- ► **Röntgenuntersuchung:** Scharf begrenzter, glattwandiger Aufhellungsbezirk innerhalb der normalen Lunge (erlaubt die Verdachtsdiagnose).

Kongenitale Erkrankungen

- **HR-CT:** Indiziert vor geplanten operativen Eingriffen. Genaue Lokalisationsdiagnostik, weitgehender Ausschluss eines Lungenemphysems, Differenzialdiagnose der einzelnen Zystenformen, Darstellung der Kompression normalen Lungengewebes.
- **Bronchoskopie:** Indiziert bei der Erstdiagnostik. Ausschluss anderer Hohlraumbildungen (Abszess, Tumornekrose, Kaverne) und zur Infektionsdiagnostik.

Differenzialdiagnose

- Emphysemblasen (meist assoziiert mit generalisiertem Lungenemphysem).
- Zystische Lungengerüsterkrankungen(z. B. Langerhanszell-Histiozytose, Lymphangioleiomyomatose): Multiple, diffus verteilte Zysten.
- Nichtzystische Lungenhohlräume (Abszess, zerfallender Tumor, tuberkulöse Kaverne, Infarktkaverne, knotige Sarkoidose, silikotischer Konglomerattumor).
- „Honigwaben" bei Lungenfibrose.
- Dysplasie nach Beatmung bei kindlichem Atemnotsyndrom.
- Pneumatozelen bei Staphylokokkenpneumonie.

Therapie

- ☒ *Achtung:* Keine Behandlung bei symptomlosem Zufallsbefund!
- **Behandlung der Komplikationen:**
  - Antibiotikatherapie bei Zysteninfektion.
  - Drainagebehandlung eines Pneumothorax.
- **Indikationen für chirurgische Zystenresektion:**
  - Kompression normaler Lungenanteile in größerem Umfang.
  - Rezidivierende Infektionen.
  - Rezidivierende Pneumothoraces.

Prognose

- In der überwiegenden Mehrzahl der Fälle bedeutungsloser Zufallsbefund.
- Im Einzelfall chronisch progredientes Leiden bei generalisierter Wabenlunge oder großflächiger zystisch-adenomatoider Malformation.

17.6 Anomalien: Arteriovenöse Malformation

Grundlagen

- **Definition:** Kurzschlussverbindung zwischen Pulmonalarterie und Pulmonalvene.
- **Assoziierte Erkrankung – Morbus Rendu-Osler-Weber** (hereditäre hämorrhagische Teleangiektasie): Erbkrankheit mit systemischen AV-Fisteln in der Haut, den Schleimhäuten, viszeralen Organen und im Gehirn.
- **Epidemiologie:** Die Häufigkeit von AV-Malformationen ist unbekannt, in 70 % der Fälle handelt es sich um einen Morbus Rendu-Osler-Weber mit pulmonalem Befall. 15 bis 35 % der Morbus-Osler-Patienten entwickeln eine pulmonale Gefäßmalformation. Prävalenz der hereditären Teleangiektasie 1:2 500–1:40 000 je nach geografischer Lage. In den anderen Fällen spontanes Auftreten mit ausschließlich pulmonaler Manifestation.
- **Ätiologie und Pathogenese:**
  - Einfacher, nicht geschlechtsgebundener Erbgang bei Morbus Rendu-Osler-Weber. Alle 12 bekannten Mutationen beeinträchtigen die zytoplasmatische Aktivin-Rezeptor-like-Kinase 1 in endothelialen Zellen.
  - Meist nur eine wandschwache zuführende Arterie (selten mehrere) mit zentralem Aneurysma (Größe meist 1–5 cm) und schwachem umgebendem Bindegewebe. Oft subpleural und überwiegend in den Lungenunterlappen lokalisiert. Die Drainage erfolgt meist über eine einzelne Lungenvene. Selten (unter 20 %) komplexe Missbildungen mit mehreren zu- und abführenden Gefäßen. Es bestehen keine Verbindungen zur umgebenden Lunge.
  - **Pathophysiologie:** Venöse Beimischung des arterialisierten Blutes von bis zu über 50 % des Herzzeitvolumens mit Hypoxämie bei alveolärer Hyperventilation mit Hypokapnie und chronischer Volumenbelastung des rechten Herzens. Die Shuntfraktion nimmt mit dem hydrostatischen Druck zu.

Klinik

- ❏ *Hinweis:* Die Mehrzahl der erwachsenen Patienten ist symptomatisch!
- ► **Dyspnoe** (30–70 %): Zunahme bei:
  - Körperlicher Belastung.
  - Aufrechter Körperhaltung und Besserung im Liegen (= Platypnoe), da die meisten Malformationen in den basalen Abschnitten gelegen sind).
  - Seitenlagerung auf die betroffene Seite.
- ► **Bluthusten** (meist kleinere Hämoptysen) in 5–15 %.
- ► **Epistaxis** (30–70 %).
- ► **Hämatothorax** (selten, bei Ruptur in die Pleurahöhle).
- ► **Neurologische Ereignisse** durch arterielle Thrombembolie aus der Malformation oder Blutung aus zerebralen Malformationen: Tinnitus, Krampfanfälle, motorische oder sensible Ausfälle, Kopfschmerz.
- ► Andere Blutung bei Morbus Rendu-Osler-Weber (Haut, Schleimhäute, Gastrointestinaltrakt).

Diagnostik

- ► **Klinischer Befund:**
  - *Inspektion:* Plethora, Zyanose (10–70 %), Trommelschlägelfinger (10–80 %), Teleangiektasien (30–80 %).
  - *Auskultation:* Thorakale extrakardiale Strömungsgeräusche über der Malformation, die bei Inspiration und Tieflagerung der Läsionen zunehmen.
- ► **Röntgenuntersuchung** (pathologisch in 98 %): Lobulierte, scharf begrenzte Raumforderung (Durchmesser zwischen 1–5 cm) in der Lungenperipherie, häufig in den Unterlappen, auch multipel. Das zu- und abführende Gefäß ist in vielen Fällen erkennbar.
- ► **Lungenfunktionsprüfung:**
  - *Blutgasanalyse:* Hypoxämie in 30 % der Fälle.
  - *Orthodeoxie:* Abfall von p_aO_2 und S_aO_2 bei Übergang von der liegenden zur sitzenden/stehenden Körperlage.
  - *Oxymetrie* mittels Sauerstoffatmung zur Shuntberechnung.
    - Atmung von 100 % O_2 über Mundmaske mit Nasenklemme für mindestens 15–20 min (steady state). Danach Blutgasanalyse.
    - Formel zur Berechung des Rechts-links-Shunts (bei $F_iO_2 = 1,0$):
      $$\text{Shuntfraktion} = \frac{Q_S}{Q_T} = \frac{C_{CO_2} - C_{aO_2}}{C_{CO_2} - C_{vO_2}}.$$
    - Dabei ist:
    - C_{CO_2} = Kapilläre Sauerstoffkonzentration, approximativ aus der alveolären Gasgleichung $(Pb \times 0,003) + (1,0 \times Hb \times 1,39)$,
    - C_{aO_2} = Arterielle Sauerstoffkonzentration $(1,39 \times Hb \, Sat/100)$,
    - C_{vO_2} = Gemischtvenöse Sauerstoffkonzentration, approximativ: $(C_{aO_2} - 5)$. Dabei wird $C_{aO_2} - C_{vO_2}$ als 5 (ml O_2/dl Blut) gesetzt.
    - Sensitivität der Methode 85 %, Spezifität 70 %.
  - *Ergometrie* mit Blutgasen.
  - *Spiroergometrie* zur Objektivierung der Leistungsfähigkeit und Differenzialdiagnose (Anstieg der Shuntfraktion unter Belastung).
- ► **Echokardiografie** zur Funktionsbeurteilung des rechten Herzens.
  - Der Herzindex ist meist normal bzw. erhöht mit einem Anstieg in der Inspiration.
  - Untersuchung mit Kontrastmittel (peripher-venöse Injektion von NaCl-Lösung, die mit Luftbläschen versetzt ist): Beweis eines Rechts-links-Shunts auf pulmonaler Ebene durch Auftauchen der kontrastgebenden Bläschen im linken Herzvorhof 3–8 Herzaktionen (2–5 s) nach Kontrastierung des rechten Vorhofs.
- ► **Pulmonalis-Angiografie:** Indiziert vor operativen Eingriffen und im Rahmen der Katheterembolisation. Darstellung aller Gefäßregionen und selektive Darstellung der Läsion.

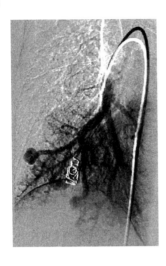

Abb. 17.1 • Angiografischer Befund (DSA) nach Katheterembolisation einer arteriovenösen Malformation im rechten Lungenunterlappen mittels Coils. In einer benachbarten Arterie befindet sich eine unbehandelte Fistel.

Differenzialdiagnose

► Posttraumatische AV-Fistel, Fistel bei Schistosomiasis, Mitralstenose, Aktinomykose, Schilddrüsenkarzinommetastasen, Fanconi-Syndrom.
► Lungentumor (s. S. 266 ff), Lungensequester (s. S. 382).

Therapie

► **Chirurgische Resektion:** Klassische Form der Sanierung durch Segment- oder Lappenresektion. Das offene Verfahren wird zunehmend durch die Katheterembolisation verdrängt.
► **Katheterembolisation** (s. Abb. 17.1)**:**
  • *Indikation:* Shuntfluss > 20 % des Herzzeitvolumens.
  • *Vorgehen:* Die AV-Malformation wird selektiv mit Kontrastmittel dargestellt, zur Klärung der funktionellen Wirksamkeit wird eine Ballonokklusion des vermutlich zuführenden Gefäßes angeschlossen. Die Embolisation erfolgt mit fibrinumhüllten Metallspiralen („Coils"), die zu einer sekundären Thrombosierung führen. *Cave* Embolisation durch Manipulation.
  • Die Erfolgsrate (signifikante Shuntminderung) beträgt 99 %, Komplikationen sind selten (Pleuraschmerz, Coil-Migration). Die funktionellen Spätergebnisse sind gut.

Prognose

► Einschränkung der Langzeitprognose bei einer Shuntdurchblutung von > 20 % des HZV (höhergradige Hypoxämie führt zu Poyglobulie, Cor pulmonale und Rechtsherzversagen).
► In 30 % der Fälle kommt es zu neurologischen Ereignissen.
► Die Lebenserwartung bei Morbus Rendu-Osler-Weber ist eingeschränkt.
► Nach Operation oder Katheterembolisation unbeeinträchtigte Prognose.

17.7 Neurofibromatose

Grundlagen

► **Definition:** Lungenfibrose bei Patienten mit Neurofibromatose (Morbus von Recklinghausen).
► **Epidemiologie:** Seltene, genetisch determinierte Erkrankung, eine Lungenbeteiligung tritt lediglich bei 10–20 % der Betroffenen auf.
► **Ätiologie und Pathogenese:**
  • Die Inaktivierung des Neurofibromatose-Gens, eines Tumorsuppressorgens, führt zur Bildung von multiplen Neurofibromen.

- Die Pathogenese der Lungenfibrose ist unbekannt, sie ist von der idiopathischen Form histologisch nicht abgrenzbar, tritt aber bevorzugt in den Oberfeldern auf.

► **Pathophysiologie:** Zunehmende restriktive Ventilationsstörung mit Verminderung der statischen und dynamischen Volumina. Zunächst Belastungshypoxämie, später Ruhehypoxämie.

Klinik

► **Allgemein:** Primär benigne Neurofibrome mit überwiegend neurokutaner Manifestation. Typische „Café-au-Lait-Flecken", selten Neurofibrome im hinteren Mediastinum, thorakale Skoliose.
► **Pulmonal:** Langes symptomfreies Intervall, später Dyspnoe, Tachypnoe.

Diagnostik

◻ *Diagnosekriterium:* Koinzidenz mit den obligat zu fordernden Manifestationen der Grunderkrankung!
► **Klinischer Befund:** Meist unauffällig bis auf Zeichen der diffusen Neurofibromatose.
► **Röntgenuntersuchung:** Zunächst diffuse, weiche Infiltrate, bevorzugt in den Oberfeldern. Nach Jahren Transformation in ein grob retikuläres Muster mit „Honeycombing" (Honigwabenlunge), ebenfalls v. a. apikal.
► **Lungenfunktionsprüfung:**
  - Erniedrigte statische Compliance, Verminderung aller Lungenvolumina.
  - Erniedrigte T_{LCO}, langsam zunehmende Hypoxämie.
► Eine Lungenbiopsie ist überflüssig.

Differenzialdiagnose

► Langerhanszell-Histiozytose (s. S. 325): Einfache DD (Lungenfibrose tritt nicht im 4.–6. Lebensjahrzehnt auf, fehlendes Vollbild der Neurofibromatose).

Therapie und Prognose

► **Therapie:** Nur symptomatische Maßnahmen sind sinnvoll: Sauerstofflangzeittherapie, intermittierende Selbstbeatmung (s. S. 475).
► **Prognose:** Langsamer Verlauf über viele Jahre; die Lebenserwartung wird meist durch die Grunderkrankung begrenzt.

17.8 Tuberöse Sklerose und Lymphangioleiomyomatose

Grundlagen

► **Definitionen:**
  - *Tuberöse Sklerose (Morbus Bourneville-Pringle):* Autosomal-dominant vererbbare Erkrankung mit Bildung benigner, vorwiegend neurokutaner Tumoren.
  - *Lymphangioleiomyomatose:* Proliferation atypischer glatter Muskelzellen in der Lunge und im Mediastinum („muskuläre Zirrhose der Lunge", von Stössel, 1937) infolge somatischer Mutation des mit tuberöser Sklerose assoziierten TSC-2-Gens in der Lunge.
► **Epidemiologie:**
  - *Tuberöse Sklerose:* Die Prävalenz beträgt 1:10 000.
  - *Lymphangioleiomyomatose:* Etwa 100–200 Fälle/Jahr ausschließlich bei geschlechtsreifen Frauen vor der Menopause. Sie kann isoliert oder assoziiert mit der tuberösen Sklerose (in 30–40 % der Fälle) vorkommen. Die Prävalenz beträgt 1:1 000 000.
► **Ätiologie und Pathogenese:**
  - *Tuberöse Sklerose:* Verlust der Heterozygotie im TSC-1 oder TSC-2 Gen auf Chromosom 16. Die Folge ist die Bildung multipler Hamartome (zerebral, retinal, kutan [Angiofibrome, Adenomata sebacea], renal [Angiomyolipome], sklerotische Knochenläsionen und kardiale Rhabdomyome).
  - *Lymphangioleiomyomatose:* Vermehrung glatter Muskelzellen mit Hormonrezeptoren. Die epitheloidzellartigen, spindelzelligen oder klein-rundlichen Zellen exprimieren ein Glykoprotein (GP 100), das mit dem Marker HMB-45 spezifisch

bindet (= LAM-Zellen). LAM-Zellen setzen Matrix-Metalloproteinasen frei, die Alveolarwände proteolytisch zerstören. Die LAM-Zell-Proliferate führen zur Verlegung von Lymphgefäßen (Kerley-B-Linien, Chylothorax), peripherer bronchialer Obstruktion und zur venookklusiven Lungenerkrankung.

➤ **Pathophysiologie:**
- Zeichen der Lungenüberblähung mit erhöhter Totalkapazität und erhöhtem Verhältnis von Residualvolumen zur Totalkapazität (in 10–30 %).
- Periphere obstruktive Ventilationsstörung mit erniedrigter absoluter und relativer Sekundenkapazität (in 10–80 %).
- In 5–30 % rein restriktives Muster (TLC < 80 % Soll) oder kombiniert restriktiv/obstruktiv (in 10–30 %).
- Erniedrigte T_{LCO} bei normalem Verhältnis von T_{LCO} zum Alveolarvolumen (der Membrananteil der Diffusion ist nicht betroffen).

Klinik

➤ **Pulmonal:**
- Zunehmende Luftnot bei prämenopausalen Frauen (40 % bei Diagnosestellung, 90 % im Verlauf).
- Chylothorax (10 % bei Diagnosestellung, 30 % im Verlauf), s. S. 424, rezidivierende Hämoptysen (15 % bei Diagnosestellung, 20 % im Verlauf), Pneumothorax (40 % bei Diagnosestellung, 65 % im Verlauf).
- Diffuse, mäßig ausgeprägte Thoraxschmerzen (in 15 % bei Diagnosestellung, in 35 % im Verlauf).
- Selten chylöser Aszites, Chylurie.

➤ **Extrapulmonal** (Hamartome):
- „Vogt-Trias": Mentale Retardierung, Krampfanfälle, Adenoma sebaceum der Gesichtshaut (Vorkommen in 30 % der Fälle, häufiger finden sich Abortivformen).
- Angiomyolipome in zahlreichen viszeralen Organen, vor allem in der Niere (sonografisch echodichte Tumoren).

◻ *Hinweis:* Insgesamt große Manifestationsbreite, die zerebrale Manifestation kann fehlen! Das Geschlechterverhältnis ist bei Geburt angeglichen, wegen schlechter Prognose der Knaben sind im erwachsenalter 85 % der Betroffenen Frauen. Nur sie entwickeln die pulmonale Manifestation.

Diagnostik

◻ *Merke:* Bei jüngeren Frauen mit rezidivierendem Pneumothorax, Chylothorax oder Angiomyolipomen daran denken!

➤ **Klinischer Befund:** Basale Klopfschalldämpfung bei Chylothorax, sonst häufig normaler Befund, selten endinspiratorische Rasselgeräusche.

➤ **Röntgenuntersuchung:** In 30 % bei Diagnosestellung normal, bei 35 % retikulonoduläre, diffuse Zeichnungsvermehrung, in der Mehrzahl dann zusätzlich Zysten und Bullae.

➤ **HR-CT (s.Abb. 17.2):** Multiple Lungenwaben (dünnwandig, ⌀ 0,5–5 cm, diffus verteilt) und Parenchymverdichtung, mediastinale Lymphknotenvergrößerung, erweiterte Lymphspalten, mediastinale Strukturvermehrung, Pleuraverdickung.

➤ **Lungenfunktionsprüfung:** S.u. Pathophysiologie.

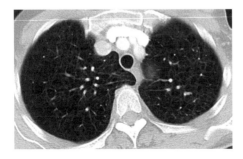

Abb. 17.2 • Pulmonale Manifestation einer tuberösen Sklerose bei einer 69-jährigen Frau (symptomarmer Verlauf).

- ► **BAL:** Nachweis von Siderophagen.
- ► **Lungenbiopsie:**
  - *Mikroskopisch:* Typische Proliferation glatter Muskelzellen mit Obstruktion normaler Strukturen.
  - *Immunhistochemisch:* Koexpression von Muskelzellmarkern (Aktin, Desmin) und einem Marker der Melanogenese (HMB 45). Nachweis von Rezeptoren für Östrogen und Progesteron.
  - *Treffsicherheit:* Transbronchiale Biopsie 50 %, chirurgische Biopsie 100 %.

Differenzialdiagnose

- ► Langerhanszell-Histiozytose und andere interstitielle Lungenerkrankungen.
- ► Pulmonales Kaposi-Sarkom (s. S. 199 ff).
- ► Lungenhämosiderose s. S. 349.
- ► Differenzialdiagnose des Chylothorax s. S. 425.
- ► α_1-Antiproteasemangel (s. S. 180).

Therapie

- ► **Allgemein:** Bronchospasmolytika, Sauerstofflangzeittherapie (s. S. 475), sichere antikonzeptive Maßnahmen. Bei Kinderwunsch Beratung über Vererbung und Komplikationsgefahr während der Schwangerschaft.
- ► **Operativ:**
  - Pleurodese (s. S. 522) bei Spontanpneumothorax oder Chylothorax.
  - Ligatur des Ductus thoracicus bei erfolgloser Pleurodese (bei Chylothorax).
- ► **Hormonelle Intervention:**
  - Medroxyprogesteron 800 mg i. m. einmal monatlich, bei Erfolg Versuch der Umstellung auf 200–500 mg Medroxyprogesteron einmal täglich p. o.
- ► **Bei Therapieresistenz Lungentransplantation** erwägen. Das 5-Jahres-Überleben beträgt 50 %. Vereinzelt rezidiviert die Erkrankung im Transplantat.

Prognose

- ► Starke Schwankung der Progressionstendenz.
- ► Die Lebenserwartung liegt meist unter 10 Jahren, selten über 20 Jahren.
- ► Eine Schwangerschaft verschlechtert, eine Hormontherapie verbessert in den meisten Fällen die Prognose (bei allerdings unterschiedlichem Ansprechen).

17.9 Morbus Gaucher

Grundlagen

- ► **Definition:** Hereditäre Erkrankung mit Speicherung von Glukocerebrosid.
- ► **Epidemiologie:** Seltene Erkrankung (Auftreten in den ersten drei Lebensjahrzehnten), die pulmonale Manifestation ist eine Rarität (weniger als 20 Fälle bisher beschrieben); überwiegend bei Ashkenazi-Juden.
- ► **Ätiologie, Pathogenese:**
  - Autosomal-rezessiver Enzymdefekt der Glukocerebrosidase, Anhäufung von Glukocerebrosid im retikuloendothelialen System.
  - *Gaucherzellen* (pathognomonisch!): Retikuloendotheliale Zellen (Makrophagen) mit schaumigem Zytoplasma, Speicherorgane sind vor allem Leber, Milz und Knochenmark.
- ► **Pathophysiologie:** Normale Lungenfunktion oder restriktive Ventilationsstörung, selten mit respiratorischer Insuffizienz bis zum Cor pulmonale.

Klinik

- ► Oft Zufallsbefund.
- ► Trockener Husten, zunehmende Dyspnoe.
- ► Rezidivierende bronchopulmonale Infektionen.
- ► **Extrapulmonal:** Splenomegalie, Hepatomegalie, Osteopenie/-sklerosen/-infarkte, Blutungsneigung, Anämie, neurologische Symptome.

Diagnostik

- ▶ **Klinischer Befund:** Hepatosplenomaglie, Anämie. Pulmonaler Befund unauffällig.
- ▶ **Labor:** Anämie, Thrombozytopenie, erhöhte saure Serumphosphatase. Diagnosestellung durch Bestimmung der β-Glukocerebrosidase in Leukozyten oder Nachweis der Mutation molekulargenetisch.
- ▶ **Röntgenuntersuchung:**
  - *Lunge:* Mikronoduläre, diffuse Zeichnungsvermehrung.
  - *Skelett:* Erosive Veränderungen in den Röhrenknochen.
- ▶ **Bronchoalveoläre Lavage/transbronchiale Biopsie:** Nachweis schaumiger Makrophagen, die biochemisch Glukocerebrosid enthalten.

Differenzialdiagnose

- ▶ Morbus Niemann-Pick: Ähnliche Erkrankung mit Speicherung von Sphingomyelin.

Therapie und Prognose

- ▶ **Therapie:**
  - *Symptomatisch:* Sauerstofflangzeittherapie (s. S. 475), Infektionsbehandlung.
  - *Enzymsubstitution* (Imiglucerase, z. B. Cerezyme) führt zum Abbau des gespeicherten Glucocerebrosids.
- ▶ **Prognose:**
  - Die schwere, infantile Form ist bereits in der Kindheit letal (zentralnervöse Manifestation).
  - Der Verlauf der adulten Form ist meist benigne mit nur mäßiger Einschränkung der Lebenserwartung.

18 Pulmonale Hypertonie

18.1 Grundlagen

Definitionen und Klassifikation

► **Referenzwerte laut 4. Weltsymposium zur PAH, Dana Point 2008:**
  • Bei gesunden Probanden beträgt der mittlere Pulmonalisdruck maximal 20,4 mmHg (PAPm, Mittelwert + 2 sD).
  • *Pulmonale Hypertonie:* PAPm ≥ 25 mmHg.
  • *Pulmonale Grenzwerthypertonie:* PAPm 21–24 mmHg vor.
  • *Latente pulmonale Hypertonie:* Belastungshypertonie bei normalen Ruhedrücken, wurde nicht mehr definiert, da die Drücke unter Belastung bei Gesunden sehr stark schwanken (bis > 45 mmHg!).

► **Chronische pulmonale Hypertonie:** Die mit Abstand häufigsten Formen sind diejenigen, die mit chronischen pulmonalen oder linkskardialen Erkrankungen assoziiert sind. Die wesentlich selteneren primär pulmonalen Gefäßerkrankungen haben jedoch wegen ihrer ernsten Prognose und neuer Therapieoptionen erheblich an Bedeutung gewonnen. Die Erkrankungsformen und Ätiologien sind zahlreich. Tab. 18.1 gibt die seit 2003 geltende Venedig-Klassifikation wieder.

Tab. 18.1 • **Revidierte Klassifikation der pulmonalen Hypertonie nach der PH-Weltkonferenz, Venedig 2003.**

Klasse 1	*pulmonale arterielle Hypertonie*	
– 1.1	– idiopathisch (IPAH)	
– 1.2	– familiär (FPAH)	
– 1.3	– *assoziiert mit... (APAH):*	
– 1.3.1	• Kollagenosen	
– 1.3.2	• kongenitalen systemisch-pulmonalen Shuntvitien	
– 1.3.3	• portaler Hypertension	
– 1.3.4	• HIV-Infektion	
– 1.3.5	• Drogen/Medikamenten	
– 1.3.6	• anderen Erkrankungen (Schilddrüse, Glykogenspeicherkrankheiten, Morbus Gaucher, hereditäre Teleangiektasie, Hämoglobinopathien, myeloproliferative Erkrankungen, Splenektomie)	
– 1.4	– *assoziiert mit signifikanter venöser/kapillärer Beteiligung:*	
– 1.4.1	• pulmonale venookklusive Erkrankung (PVOD)	
– 1.4.2	• pulmonale kapilläre Hämangiomatose (PCH)	
– 1.5	– persistierende pulmonale Hypertonie der Neugeborenen	
Klasse 2	*pulmonale Hypertonie bei Linksherzerkrankungen*	
– 2.1	– linksatriale oder linksventrikuläre Erkrankungen	
– 2.2	– linksseitige Klappenerkrankungen	
Klasse 3	*pulmonale Hypertonie assoziiert mit Lungenerkrankungen und Hypoxie*	
– 3.1	– chronisch-obstruktive Lungenerkrankung (COPD)	
– 3.2	– interstitielle Lungenkrankheit	
– 3.3	– Schlafapnoesyndrom	
– 3.4	– Erkrankungen mit alveolärer Hypoventilation	
– 3.5	– Höhenbewohner	
– 3.6	– pulmonale Entwicklungsstörungen	
Klasse 4	*pulmonale Hypertonie bei chronischer thrombotisch/embolischer Erkrankung (CTEPH)*	
– 4.1	– Thrombembolie der proximalen Lungenarterien	
– 4.2	– Obstruktion der distalen Lungenarterien	
– 4.3	– sonstige Lungenembolien (Tumor, Parasiten, Fremdkörper)	
Klasse 5	*Sonstiges*	
	– Sarkoidose, Langerhanszell-Histiozytose, Lymphangioleiomyomatose, Gefäßkompression von außen (Lymphknoten, Tumoren, fibrosierende Mediastinitis)	

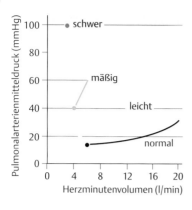

Abb. 18.1 • Mittlerer Pulmonalarteriendruck in Ruhe und unter Belastung bei Gesunden und bei verschiedenen Schweregraden der pulmonalen Hypertonie (nach Murray 1988).

Tab. 18.2 • **Mechanismen und Ursachen der pulmonalen Hypertonie.**

Typ	Mechanismus	Erkrankungen
passiv	passive postkapilläre pulmonale Hypertonie	– Klappenvitien – Linksherzinsuffizienz mit Einflussstörung
hyperkinetisch	erhöhte pulmonale Flussrate	– Vorhofseptumdefekt – Ventrikelseptumdefekt – persistierender Ductus arteriosus Botalli
obstruktiv	pulmonale Gefäßverlegung	– venöse Thrombembolie und andere Embolien – Mediastinalfibrose – kongenitale Stenose – Fremdkörper (z. B. Talk) – tumoröse Gefäßstenose – Hämoglobinopathien – Thrombozytose – Schistosomiasis (Eier)
obliterativ	pulmonale Gefäßverengung	– CREST-Syndrom – primäre pulmonale Hypertonie – venookklusive Lungenerkrankung – pulmonale Vaskulitiden – Anorektika (Aminorex, Fenfluramin) – Toxic-oil-Syndrom (Rapsöl) – Eosinophilie-Myalgie-Syndrom (L-Tryptophan) – Amphetamine – Zytostatika (venookklusive Erkrankung) – Crack (Kokain) – HIV-Infektion – portale Hypertension
vasokonstriktiv	hypoxische Vasokonstriktion (Euler-Liljestrand-Mechanismus)	– Hypoxie (z. B. Höhe) – Schlafapnoesyndrom – Thoraxdeformitäten – neuromuskuläre Erkrankungen
rarefizierend	Reduktion des vaskulären Gesamtquerschnitts	– Pneumonektomie – Lungenemphysem
atemmechanisch	alveolärer Überdruck	– maschinelle Überdruckbeatmung
polyätiologisch	Kombination mehrerer Mechanismen	– COPD – Asthma bronchiale – Lungenparenchymerkrankungen – kongenitale Anomalien

Tab. 18.3 • **Schweregradeinteilung der chronischen pulmonalen Hypertonie.**

Grad 0	– normale pulmonale Drücke – rechter Vorhof (RA) a: 3–6 mmHg; v: 1–4 mmHg; m: 1–5 mmHg – rechter Ventrikel (RV) syst.: ≤ 30 mmHg; enddiast.: 2–7 mmHg – Pulmonalarterie (PAP) syst.: 16–30 mmHg; diast.: 4–12 mmHg, m: 14 +/–3,3 mmHg
Grad 1	– grenzwertiger pulmonaler Ruhedruck – PAPm: 21–24 mmHg
Grad 2	– leicht erhöhter Ruhedruck – PAPm: 25–35 mmHg – gute RV-Funktion: ZVD < 10 mmHg
Grad 3	– mittelschwer erhöhter Ruhedruck – PAPm: 36–50 mmHg – beeinträchtigte RV-Funktion: ZVD > 9 mmHg, SvO_2, < 60 %, $AVDO_2$ > 6,5 ml/100 ml
Grad 4	– stark erhöhter Ruhedruck – PAPm: > 50 mmHg – beeinträchtigte RV-Funktion (s. o.)

a = arteriell; $AVDO_2$ = arteriovenöse Sauerstoffdifferenz; v = venös; m = mittel; PAPm = mittlerer PA-Druck; syst = systolisch; endiast = enddiastolisch, SvO_2 = gemischtvenöse Sauerstoffsättigung; ZVD = zentralvenöser Blutdruck

Ätiologie und Pathogenese

► **Akute pulmonale Hypertonie:** Ursache ist meist eine akute Lungenarterienembolie oder ein akuter Asthmaanfall. Die akute Erhöhung des pulmonalen Gefäßwiderstandes führt zur Reduktion der rechtsventrikulären Auswurfleistung und/oder zu supraventrikulären bzw. ventrikulären Arrhythmien. Eine akute pulmonale Hypertonie erreicht maximal Werte bis zu 40 mmHg, höhere Druckwerte können vom rechten Ventrikel nicht aufgebracht werden.
► **Chronische pulmonale Hypertonie:**
  • Mechanismen und Ursachen s. Tab. 18.1 und Tab. 18.2. In Entwicklungsländern ist die Schistosomiasis die häufigste Ursache, während in den Industriestaaten COPD und Linksherzerkrankungen im Vordergrund stehen.
  • Anhaltswerte zur Schweregradeinteilung s. Tab. 18.3.
  • Mit dem Ausmaß der pulmonalen Hypertonie fällt das Ruheherzzeitvolumen ab. Der Anstieg des Pulmonalisdrucks unter Belastung verläuft steiler (s. Abb. 18.1).
  • Bei den Kategorien 1.1 bis 1.3.1 und 1.3.4 bis 1.3.6 (letztere teilweise) handelt es sich um präkapilläre pulmonale primäre Gefäßerkrankungen.
  • Bei den anderen Kategorien sind Störungen außerhalb dieses Gefäßbettes ursächlich. Im Unterschied zur akuten Druckerhöhung passt sich das rechte Herz der Nachlasterhöhung durch ventrikuläre Hypertrophie an. Je ausgeprägter die rechtsventrikuläre Adaptation ist, umso höher steigt der pulmonale Druck.
  ▫ *Hinweis:* Wird nach einem akuten thorakalen Ereignis ein pulmonalarterieller Mitteldruck > 40–45 mmHg gemessen, so liegt auf keinen Fall eine ausschließlich akute Druckerhöhung vor! Durch Kompensationsmechanismen (Muskelhypertrophie) bei langsamer Druckerhöhung bzw. 6–8 Wochen nach akuter Druckerhöhung können höhere Werte bis hin zu Systemdruckwerten erreicht werden!
► ▫ *Hinweis:* Es ist zu berücksichtigen, dass bei schwerer pulmonaler Hypertonie der Druck oft nicht weiter ansteigt und trotz weiter wachsendem Gefäßwiderstand später wegen zunehmender rechtsventrikulärer Dysfunktion sogar abfallen kann.

18.2 Akute Lungenembolie

Grundlagen

► **Definition:** Akuter Verschluss von Pulmonalarterien durch verschlepptes thrombotisches Material.
► **Epidemiologie:** Inzidenz von ca. 200/100 000 Einwohner/Jahr (insgesamt sehr unsichere Zahlenangaben, da hohe Dunkelziffer).

Tab. 18.4 • **Risikofaktoren venöser Thrombembolien.**

venöse Intimaläsion	Stase	Thrombophilie
Verletzung/Operation an Bein oder Becken	– Immobilisation – Allgemeinanästhesie > 30 min – Herzinsuffizienz – Schwangerschaft – Postpartalphase – Varikosis – Adipositas – hohes Lebensalter – Dehydratation – Flugreisen > 5 h – Herzinsuffizienz – nephrotisches Syndrom	*hereditär (Auswahl)* – Resistenz gegen aktiviertes Protein C = APC-Resistenz (Faktor-V-Leiden) – Prothrombinmutation – Antithrombin-III-Mangel – Protein-C-Mangel – Protein-S-Mangel *erworben* – Postpartalphase – Tumorerkrankung – Östrogentherapie – Zigarettenrauchen – Antiphosholipid-Antikörper (Anti-Cardiolipin und Lupus-Antikoagulans) – Polyglobulie, Polyzythämie – Antithrombin-III-Mangel (z. B. Leberzirrhose)

▶ **Ätiologie:** Thrombosen
- *Tiefe Bein-/Becken-Venenthrombosen* sind in über 80 % der Fälle die Ursache. Unterschenkelvenenthrombosen führen sehr selten zur Lungenembolie.
- *Seltene Thromboselokalisationen:* Venöses Iliaca-interna-Gebiet, oberflächliche Beinvenen, Nierenvenen, Armvenen, rechter Ventrikel, arterielle Thromben (paradoxe Embolie bei offenem Foramen ovale).
- *Risikofaktoren* (s. Tab. 18.4): Sie wirken kumulativ. Das höchste Risiko besteht bei angeborener Hyperkoagulabilität (typischerweise Lungenembolien „aus heiterem Himmel", oft in jungen Jahren und häufig rezidivierend).

▶ **Pathogenese:**
- Typisch ist der gemischte (rote) Thrombus. Die Ausgangspunkte der komplexen Thrombusentwicklung werden durch die Virchow'sche Trias charakterisiert: Venöse Intimaläsion, Stase, erhöhte Gerinnungsneigung.
- Hämodynamisch gefährlichster Zeitpunkt ist die Frühphase nach der Embolisation (→ akutes Rechtsherzversagen). Nach dem 7.–10. d der Erkrankung ist der Thrombus entweder durch das Fibrinolysesystem aufgelöst oder in die Venenwand inkorporiert.
- Die physiologische Fibrinolyse führt zur weitgehenden oder kompletten Auflösung der Emboli innerhalb von 2–30 d. In etwa 1 % der Fälle bleibt die Lyse aus, dann resultiert eine chronische thromboembolische pulmonale Hypertonie (s. S. 411).

▶ **Pathophysiologie:** Parallel zur Belastung des rechten Ventrikels entsteht eine alveoläre Totraumventilation und häufig eine regionale Bronchokonstriktion. Die Ventilations-/Perfusions-Fehlverteilung steigert die alveoloarterielle Sauerstoffdifferenz. Es resultiert eine arterielle Hypoxämie sowie kompensatorisch eine Hypokapnie durch Hyperventilation. Innerhalb von 24 h bricht lokal die Surfactant-Produktion zusammen mit einer Dys-/Atelektase der betroffenen Region. Zu einem Lungeninfarkt kommt es lediglich in < 10 % der Fälle (doppelte Gefäßversorgung der Lunge!).

Klinik

- **Typische akute Beschwerden:** Dyspnoe (70 %), Husten (40 %), Kreislaufschock (8 %), Hämoptysen (15 %), Fieber, Synkope, Schmerzen (65 %). Fieber, Schmerz und Hämoptysen sind Zeichen des eingetretenen Lungeninfarktes.
- ▱ *Merke:* Wegen des breiten Spektrums und der Vieldeutigkeit der Beschwerden wird die Diagnose zu selten gestellt. Klinische Scores wie z. B. der Wells Score (s. Tab. 18.5) erhöhen die Prä-Test-Wahrscheinlichkeit erheblich und ihre Erhebung sollte technischen Untersuchungen vorgeschaltet werden.

Tab. 18.5 • **Bestimmung der klinischen Thrombembolie-Wahrscheinlichkeit (modifiziert nach Wells, 1989).**

Kriterium	Punktewert
klinische Zeichen einer tiefen Beinvenenthrombose	3
Embolie wahrscheinlicher als andere Diagnose	3
Herzfrequenz > 100/min	1,5
Immobilisation/OP (letzte 4 Wochen)	1,5
frühere venöse Thrombose/Embolie	1,5
Hämoptyse	1
Krebserkrankung (letzte 6 Monate oder aktiv)	1
Bewertung	
Embolie wahrscheinlich	> 4 Punkte
Embolie unwahrscheinlich	≤ 4 Punkte

Diagnostik

▶ **Klinischer Befund:**
- *Auskultation, Perkussion:* Betonter 2. Herzton (25 %), 4. Herzton (25 %). Innerhalb von Tagen Pleurareiben, inspiratorisches Rasseln (50 %) und evtl. basale Dämpfung durch Pleuraerguss.
- *Inspektion, Palpation:* Tachypnoe (70 %), Tachykardie. Zeichen der tiefen Beinvenenthrombose in etwa 50 % der Fälle.

▶ **Blutgasanalyse:**
- p_aO_2: Enge Korrelation mit dem Schweregrad einer akuten Lungenembolie.
  - Normal: Kleine, hämodynamisch nicht wirksame Embolie.
  - 65–79 mmHg: Submassive Embolie.
  - 50–64 mmHg: Massive Embolie.
  - < 50 mmHg: In der Regel fulminante Embolie.
- p_aCO_2: Parallel zur arteriellen Hypoxämie entwickelt sich eine alveoläre Hyperventilation mit Hypokapnie, deren Schweregrad ebenfalls mit der Ausprägung der Embolie korreliert. Es werden jedoch selten p_aCO_2-Werte < 25–30 mmHg erreicht.

▶ **Labor:**
- *Humorales Entzündungssyndrom* (nach 1 d): CRP ↑, Fibrinogen ↑, Thrombozyten ↑.
- *Gerinnung:* PTT ↓, TZ ↓ (durch Gerinnungsaktivierung).
- *D-Dimer (Abbauprodukt von vernetztem Fibrin):* Früher und sensitiver Parameter (Sensitivität 95 %). Ein normaler Wert (bis 0,5 µg/ml Plasma) schließt eine Thrombembolie aus. Nach Ausschluss anderer Ursachen (Infektion, Tumor, Schwangerschaft) spricht ein pathologisch erhöhtes D-Dimer bei entsprechender Klinik für eine akute Thrombembolie. Die Erhöhung bleibt über Wochen bis Monate.
- ❑ *Beachte:* Die Spezifität beträgt etwa 50 %, aber bei zuvor hospitalisierten Patienten < 10 % und ist dann nicht verwertbar.
- *Troponin-I und -T, Brain Natriuretic Peptide (BNP bzw. NT-proBNP)*: Sie zeigen eine Rechtsherzüberlastung an, sind wenig sensitiv und wenig spezifisch (zur Diagnosestellung nicht geeignet), aber erhöhte Serumspiegel erlauben eine prognostische Aussage über zu erwartende Komplikationen und der Patient sollte stationär aufgenommen werden.
- *Thrombophilie-Screening:* Bei Patienten ohne Risikofaktoren vor Einleitung der Therapie indiziert. Bei positivem Screening (z. B. positiver ProC Global-Test) oder bei familiärer Disposition serologischer und molekularbiologischer Nachweis des Thrombophilie-Defektes (s. Tab. 18.4, S. 394).
- ❑ *Cave:* Artefakte unter Antikoagulation!

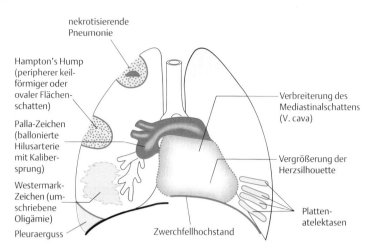

nekrotisierende
Pneumonie

Hampton's Hump
(peripherer keil-
förmiger oder
ovaler Flächen-
schatten)

Palla-Zeichen
(ballonierte
Hilusarterie
mit Kaliber-
sprung)

Westermark-
Zeichen (um-
schriebene
Oligämie)

Pleuraerguss

Verbreiterung des
Mediastinalschattens
(V. cava)

Vergrößerung der
Herzsilhouette

Platten-
atelektasen

Zwerchfellhochstand

Abb. 18.2 • Schema typischer Röntgenveränderungen bei akuter Lungenembolie.

▸ **Röntgenuntersuchung:**
- *Wertung:* Änderungen der Röntgenmorphologie haben eine geringe Sensitivität und korrelieren schlecht mit der Ausprägung einer Lungenembolie. Wegen der guten Verfügbarkeit der Röntgendiagnostik können entsprechende Befunde jedoch differenzialdiagnostisch verwendet werden.
- *Typische Röntgenveränderungen bei akuter Embolie s. Abb. 18.2:*
  - Einseitiger Zwerchfellhochstand.
  - Deltaförmiges (keilförmiges), sehr dichtes und recht scharf begrenztes Infiltrat mit pleuraständiger Basis.
  - „Hamptons Hump": Pleuraständige, halbkugelige Verdichtung, ebenfalls als Hinweis auf Vorliegen eines Lungeninfarktes.
  - Segmental begrenzte Belüftungsstörungen.
  - Amputation einzelner zentraler Pulmonalarterien.
  - Aufhellungszonen im Sinne einer regionalen Minderdurchblutung.
  - Dilatation des rechten Vorhofs und Ventrikels, Erweiterung der Mediastinalsilhouette durch Dilatation der Vena cava superior.
  - ▢ *Hinweis:* Nur die Gefäßamputation und die regionale Minderperfusion sind Frühzeichen! Die anderen Befunde sind Ausdruck eines eingetretenen Lungeninfarktes oder hämodynamischer Folgen.
▸ **EKG:**
- *Wertung:* Veränderungen treten meist nur bei schwerer Embolie auf, sind diagnostisch wenig sensitiv und unzuverlässig. Von Bedeutung sind akut oder flüchtig auftretende Veränderungen (s. u.). Sie sind nie beweisend, jedoch v. a. differenzialdiagnostisch verwertbar.
- *Typische EKG-Befunde bei Lungenembolie:*
  - Sinustachykardie, Tachyarrhythmia absoluta.
  - Rechtspräkardiale Brustwandableitungen: ST-/T-Negativierungen, T-Inversion.
  - Pathologisches Q in Ableitung III sowie ein S in Ableitung I mit Anhebung der ST-Strecke in III und terminal negativem T sowie diskreter ST-Senkung in I und II (McGinn-White-Syndrom).
  - Rotation der Herzachse mit Verlagerung des RS-Umschlages nach linkspräkardial.
  - Inkompletter oder kompletter Rechtsschenkelblock.
  - T-dextrokardiale.
  - AV-Blockierung.

Pulmonale Hypertonie

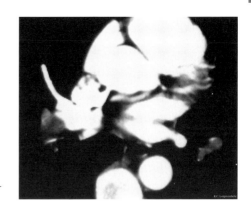

Abb. 18.3 • Lungenarterienembolie mit Kontrastmittelaus-
sparungen rechts zentral
(Unterlappenarterie) und in Segmentarterien links.

► **Lungenszintigrafie:**
- *Wertung:* Wichtiges bildgebendes Verfahren bei submassiven Lungenembolien. Perfusionsszintigrafie (s. S. 77) am besten kombiniert mit Ventilationsszintigrafie (s. S. 77). Geringe Spezifität (10 %), aber hohe Sensitivität (98 %). Ein normales Lungenszintigramm schließt eine klinisch relevante Lungenembolie aus.
- *Hauptindikationen:* Ausschlussdiagnostik, Nachweis submassiver Embolien.
- *Befundung:* Sie kann bei schweren Ventilations-/Perfusionsinhomogenitäten (z. B. bei schwerer COPD) schwierig werden. „Nichtgematchte" Perfusionsausfälle einer anatomischen Einheit sind gleichbedeutend mit einer Embolie:
  - Größe < 1 Lungensegment: Niedrige Wahrscheinlichkeit einer Lungenembolie (0–40 %).
  - Größe ≥ 1 Lungensegment: Hohe Wahrscheinlichkeit einer Lungenembolie (> 80 %).
► **Bein-/Beckenphlebografie, Duplexsonografie:** Indiziert bei Nachweis einer Lungenembolie mit oder ohne klinische Zeichen der Phlebothrombose v. a. zur Abschätzung des weiteren Embolierisikos, insbesondere bei Kontraindikationen gegen eine Antikoagulation oder Thrombolysetherapie (Phlebografie und Sonografie erlauben Aussagen über Alter und Adhärenz der Thromben).
► **Lungenfunktionsprüfung:**
- *Wertung:* Akut selten durchführbar; die Befunde sind unspezifisch.
- *Mögliche Befunde:* Spirometrie, Fluss-Volumen-Kurve und der Atemwegswiderstand sind in vielen Fällen normal. In der Frühphase kann es vorübergehend zu obstruktiven Ventilationsstörungen kommen. Mit Ausbildung eines Lungeninfarktes entwickelt sich eine leichte bis mittelgradige restriktive Ventilationsstörung.
► **Angio-Spiral-CT** (s. Abb. 18.3): Mit optimalem Kontrastmittelbolus können pulmonale Gefäßverschlüsse bis in den Bereich der Segmentarterien gut dargestellt werden. Die Sensitivität beträgt über 90 % (Versagen nur bei sehr kleinen subsegmentalen Embolien) bei einer Spezifität von ebenfalls 90 %. Aufgrund besserer Spezifität und rascher Verfügbarkeit verdrängt sie die Szintigrafie in der Akutdiagnostik.
► **Pulmonalisangiografie:**
- *Goldstandard* in der Darstellung von Lungenembolien. Am besten in Blattfilmtechnik (Sensitivität und Spezifität > 95 %), bei digitaler Subtraktionsangiografie (DSA) nur mit hochauflösenden Geräten der neuesten Generation mit EKG-Triggerung.
- Gegenüber Multislice-CT heute keine wesentlichen Vorteile mehr. Der Einsatz erfolgt noch gelegentlich bei chronisch thromboembolischer pulmonaler Hypertonie zur Planung der pulmonalen Thrombendarteriektomie.
► **Echokardiografie:**
- Indiziert zur Darstellung zentraler Embolien und zur raschen Evaluation der hämodynamischen Folgen mit zuverlässiger Darstellung der akuten pulmonalen Hypertonie (Dilatation von rechtem Vorhof und Ventrikel, paradoxe Septumbewegung, Trikuspidalinsuffizienz). Methode der Wahl in der Notfalldiagnostik.

Pulmonale Hypertonie

Tab. 18.6 • **Diagnostik und Therapie der Lungenembolie nach Schweregrad.**

Klinik

massive Lungenembolie		submassive Lungenembolie	
Kreislaufstillstand	Schock	klinisch wahrscheinlich (s. Tab. 18.5), Blutdruck und Puls normal	

Diagnostik

| Echokardiografie | Echokardiografie, D-Dimer | Echokardiografie, D-Dimer, CT/Szintigrafie | |
| ↓ | ↓ | ↓ | ↓ |

Stadieneinteilung

| Stadium IV[1] | Stadium III[2] | Stadium II[3] | Stadium I[4] |
| ↓ | ↓ | ↓ | ↓ |

Therapie

| Thrombolyse [a] oder Katheterfragmentation | Thrombolyse [a] oder Katheterfragmentation | Antikoagulation oder Thrombolyse [b] | Antikoagulation |

[1]*Diagnosekriterien: Akutes Rechtsherzversagen nach Echokardiografiebefund*
[a]*Katheterfragmentation bei Kontraindikation zur Thrombolyse*
[2]*Diagnosekriterien: Akute Rechtsherzbelastung nach Echokardiografiebefund, erhöhtes D-Dimer*
[3]*Diagnosekriterien: Rechtsherzbelastung nach Echokardiografiebefund, Thrombembolienachweis in CT oder Szintigramm, erhöhtes D-Dimer*
[b]*Thrombolyse nur bei Fehlen absoluter und relativer Kontraindikationen*
[4]*Diagnosekriterien: Keine Rechtsherzbelastung nach Echokardiografiebefund, erhöhtes D-Dimer, Thrombembolienachweis in CT oder Szintigramm*

- In der Darstellung zentraler Embolien Konkurrenzmethode zum CT.
- Gelegentlich Darstellung eines „Passagethrombus".
► **Pulmonalisdruckmessung:**
  - *Wertung:* Die Pulmonalisdruckmessung ist ein invasives, sensitives, aber unspezifisches Verfahren. Ein normaler Pulmonalisdruck schließt eine mindestens mittelschwere Embolie aus. Sie erlaubt keine verwertbare Zusatzinformation gegenüber den anderen Diagnoseverfahren.
  - *Befunde:* Der Pulmonalismitteldruck steigt abhängig von der Schwere der Embolie bis maximal 40 mmHg an, das HZV steigt bei submassiven Lungenembolien an, fällt aber bei massiven oder fulminanten Embolien ab.
► **Praktisches Vorgehen bei Diagnostik und Therapie nach Schweregrad** s. Tab. 18.6.
▭ *Merke:*
  - Im akuten Notfall ist der Nachweis echokardiografischer Zeichen der akuten Rechtsherzbelastung zur Diagnosestellung und Therapieeinleitung hinreichend.
  - Der schnelle D-Dimer ELISA-Test weist eine Sensitivität und einen negativen prädiktiven Wert von nahezu 100 % auf; bei Normalbefund ist eine Thrombembolie weitestgehend ausgeschlossen. Auch bei normalem Szintigramm ist eine Embolie sicher ausgeschlossen, während bei einem Normalbefund im Spiral-CT mit Kontrastmittelbolus allenfalls eine subsegmentale Embolie vorliegen kann.
► **Differenzialdiagnosen** nach Leitsymptomen s. Tab. 18.7.

Therapie

► **Allgemeine Therapie:**
  - Bettruhe bis zur Duplexsonografie/Phlebografie der unteren Extremität.
  - Elastischer Kompressionsverband beider Beine (von distal nach proximal abnehmende Kompression).
  - Sauerstoff über Nasensonde (Ziel: S_aO_2 von 90 %).
  - Analgosedierung (zentral wirkendes Analgetikum + Benzodiazepin, z. B. Fentanyl + Midazolam) nach Bedarf.

Tab. 18.7 • **Differenzialdiagnose der Lungenembolie nach Leitsymptomen.**

Symptom	Differenzialdiagnose
akute Luftnot	– Pneumothorax – Lungenödem – Pneumonie – Asthma bronchiale – Pleuritis exsudativa – Pericarditis exsudativa – Bronchusverschluss
akuter Thoraxschmerz	– Koronarischämie – Pleuritis – Perikarditis – Aortendissektion – akutes Abdomen – Milzinfarkt – Pankreatitis – Gallenkolik – Interkostalneuralgie, radikuläres BWS-Syndrom
Tachykardie	– paroxysmale supraventrikuläre Tachykardie – Hochdruckkrise – Orthostasesyndrom – vasovagale Reaktion
Synkope	– zerebraler Krampfanfall – Hypoglykämie – zerebrale Embolie – Intoxikation – Bradykardie (AV-Block, Sick Sinus, Karotissinussyndrom) – vasovagale Reaktion
Schock	– Myokardinfarkt – Perikardtamponade – brady-/tachykarde Herzrhythmusstörungen – rupturierendes Aortenaneurysma – Sepsis – Anaphylaxie – Myokarditis, Endokarditis – Vorhofmyxom – Pankreatitis

▶ **Spezielle Therapie: Antikoagulation**
- *Indikation:* Bei allen Schweregraden, als Begleittherapie zur Thrombolysetherapie und im Anschluss an eine Thrombolysetherapie (s. u.).
- *Kontrolluntersuchungen:* Steuerung über die partielle Thromboplastinzeit (Ziel: aPTT 2–3-fache Norm) bzw. bei fragmentiertem Heparin über den Parameter Anti Xa (Ziel: 0,5–1,0). Im Intervall Kontrolle der Thrombozytenzahl und des Antithrombin III (bei Unwirksamkeit). Bei Schemadosierung von fraktioniertem Heparin sind Laborkontrollen nicht notwendig (Ausnahmen: Niereninsuffizienz, Körpergewicht > 100/ < 50 kg, Kontraindikationen!).
- *Durchführung:* Bolus mit 5 000 I.E. Heparin, danach 18 I.E./kgKG/h. Fragmentiertes Heparin: Nach Angaben des Herstellers. Ab Tag 1 Einleitung einer oralen Dicumarolbehandlung mit einem Ziel-INR von 2,0–3,0 (Quick 25–40%), erst dann Beendigung der intravenösen Antikoagulation.
- *Dauer der oralen Antikoagulation:* 6 Monate, bei rezidivierenden Thrombembolien oder hereditärer Thrombophilie (s. o.) lebenslange Antikoagulation.

▶ **Spezielle Therapie:** Thrombolyse.
- *Indikation:* Kreislaufstillstand, Schock oder rechtsventrikuläre Dysfunktion zur raschen Senkung des Pulmonalisdrucks.
- *Substanzen:*
  - Streptokinase: Nur indirekt steuerbar. Spezielle Kontraindikationen sind rezente Streptokokkeninfekte und Vortherapie mit Streptokinase.
  - Urokinase: Direkte Dosis-Wirkung-Beziehung, langsamer Wirkungseintritt.

– Rekombinanter Gewebeplasminogenaktivator (r-TPA): Direkte Dosis-Wirkung-Beziehung. Schnellerer Wirkungseintritt, daher Notfallmedikament der Wahl.

- *Absolute Kontraindikationen:* Akute Blutung, frischer zerebraler Insult, Tumorerkrankung, arteriovenöse Missbildung, hämorrhagische Diathesen, erstes Schwangerschafts-Trimenon, Postpartalphase bis zum 6.d, Hypertonie mit $RR_{syst} > 200$ mmHg und/oder $RR_{diast} > 100$ mmHg, bakterielle Endokarditis, Retinopathie (diabetischer oder hypertoner Genese) Grad III, akute Pankreatitis, in der Postoperativphase (abhängig vom Blutungsrisiko).
- *Relative Kontraindikationen:* Septische Thrombosen, Leberzirrhose, schwere Niereninsuffizienz, Zustand nach arterieller Injektion, Zustand nach i.m.-Injektion (8–10 d), Bronchiektasen, floride Lungentuberkulose, Alter > 70 Jahre.
- *Kontrolluntersuchungen vor Thrombolyse:* Blutbild, Nierenwerte, Leberwerte, Prothrombinzeit, PTT, Thrombinzeit, Fibrinogen, Reptilasezeit, D-Dimer.
- *Durchführung:*
  - *Streptokinase:* 50 mg Prednisolon i.v., 250 000 I.E. Streptokinase in 50 ml NaCl 0,9%/30 min. Danach (Erhaltungsphase) 100 000 I.E./h über 4–6 d. 2–3-mal täglich Kontrolle von Fibrinogen und Thrombinzeit (Ziel: Fibrinogenabfall auf 50–80 mg/dl). Bei Werten > 80 mg/dl Halbierung der Streptokinase-Dosis über mehrere Stunden. Nachbehandlung mit 800–1 000 I.E. Heparin/h und Beginn der Dicumaroltherapie.
  - *Urokinase:* Initialdosis 250 000–500 000 I.E., gefolgt von 100 000 I.E./h über 2–8 d (je nach Klinik, BGA und Pulmonalisdruck). Parallel zum Therapiebeginn Einleitung einer Heparintherapie in therapeutischer Dosis (s.o.). Dosisanpassung nach Fibrinogenspiegel (Ziel: ≤ 100 mg/dl) und Reptilasezeit (Ziel: Verdreifachung).
  - *rTPA (Alteplase):* 100 mg Gesamtdosis mit 10 mg als Bolus, danach 90 mg/2 h oder 50 mg/1 h, anschließend Restdosis über weitere 11 h.

➤ **Spezielle, interventionelle Therapie**
- *Indikation:* Kreislaufstillstand, unter Reanimation oder bei Hypotonie/Schock und Kontraindikationen gegen eine Thrombolysetherapie.
- *Angiografie:* Mechanischer Rekanalisationsversuch zentraler Pulmonalarterien unter Angiografiebedingungen (dies ist auch unter laufender kardiopulmonaler Reanimation möglich). Bei pulmonalisangiografischem Nachweis zentraler Emboli mechanische Zertrümmerung mit einem Pigtail-Katheter (mit Mandrin-Verstärkung). Alternativ Ballondilatationskatheter oder Absaugen. Im Anschluss an die Fragmentierung der Emboli (Vergrößerung der Oberfläche, Teileröffnung zentraler Pulmonalarterien) lokale Boluslyse über den Pulmonaliskatheter mit rtPA, falls nicht kontraindiziert.
- *Chirurgische Embolektomie:* Die sogenannte Trendelenburg-Operation hat überwiegend historische Bedeutung. Auch nach Einführung des Extrakorporalkreislaufs während der Embolektomie war die perioperative Sterblichkeit inakzeptabel hoch. Möglicherweise nach Versagen aller oben genannten Maßnahmen indiziert.

➤ **Prophylaxe**
- *Primärprophylaxe* (Prophylaxe von Thrombosen der unteren Extremität):
  - Bei stark erhöhtem Risiko, insbesondere mit Immobilität: Beinhochlagerung, aktive Bewegung der unteren Extremitäten, Kompressionsstrümpfe, elektrische Stimulation der Beinmuskulatur und v.a. Frühmobilisierung.
  - Medikamentöse Prophylaxe während der Immobilität oder vor einem operativen Eingriff, beginnend mit niedrig dosiertem Heparin, z.B. 5 000 I.E. Heparin/8 h s.c. oder mit niedermolekularem Heparin (nach Dosierungsvorschrift).
- *Sekundärprophylaxe:*
  - Orale Antikoagulation: Indiziert nach Phlebothrombose der unteren Extremität oder nach Lungenembolie (Vorgehen + Dauer s.o.), bei Kontraindikationen alternativ Langzeitheparinisierung mit z.B. 5 000 I.E. Heparin/12 h s.c. (oder niedermolekularem Heparin).
  - Cava-Schirm: Implantation in die untere Hohlvene (nur bei Kontraindikationen gegen eine Antikoagulation) nach Embolierezidiv.

Prognose

▸ > 10 % der akuten Embolien verlaufen unmittelbar tödlich, bei chronischen Lungenerkrankungen 20 %.

▸ Bei Gefäßobstruktion < 50 % beträgt die Letalität 5 %, bei > 50 % Gefäßverlegung 16 %, bei Kreislaufschock 32 %.

18.3 Lungenembolie – Sonderformen

Fettembolie

▸ **Ätiologie und Pathogenese:**
- Komplikation bei Frakturen langer Röhrenknochen (Wahrscheinlichkeit nach Tibia-Schaft-Fraktur 3 %, nach Femur-Schaft-Fraktur 5 % und nach kombinierter Femur-/Tibia-Fraktur 28 %).
- Sehr selten bei Hyperlipidämie ohne Trauma und nach chirurgischen Eingriffen im Fettgewebe.
- *Zusätzliche Risikofaktoren:* Hypalbuminämie, Anämie, Blutungsschock.
- Durch posttraumatische Schwellung übersteigt der interstitielle Druck im Markraum den intravenösen Gefäßdruck und es kommt zum Übertritt fetthaltigen Knochenmarks in das venöse System und damit zunächst zur Obstruktion kleiner Pulmonalarterien mit Anstieg des Pulmonalisdrucks. Später führen freigesetzte Fettsäuren zu einem nichtkardiogenen Lungenödem bis hin zum Vollbild der akuten respiratorischen Insuffizienz (ARDS).

▸ **Klinik und Diagnostik:**
- *Klinische Trias:* Dyspnoe, petechiale Blutungen (v. a. am Hals und in der Axillarregion) und zerebraler Verwirrtheitszustand (bis zum Koma); Beginn bis zu 72 h nach dem Trauma. Daneben schon früh Sinustachykardie und subfebrile bis fieberhafte Temperaturen.
- *BGA:* Oft schwere Hypoxämie mit fehlender Besserung auf nasale O_2-Gabe.
- *Labor:* Abfall von Hämatokrit und Thrombozytenzahl.
- *Nachweis der Fetttröpfchen:*
  – In petechial veränderter Haut, seltener in Urin, Sputum und Liquor.
  – BAL: > 50 % Makrophagen mit Fetttröpfchen sichern die Diagnose.
- *Röntgenbefund:* Akut Normalbefund. Später zunächst perihiläre, dann diffuse, interstitielle und schließlich alveoläre Verdichtungen. Ein stadienhafter Ablauf im Sinne eines ARDS ist die Regel (s. S. 453).

▸ **Therapie:** Symptomatisch mit Korrektur der Hypoxämie und Blutungsfolgen. Meist ist eine Infektionsbehandlung notwendig. Ansonsten gelten die Regeln der Therapie der akuten respiratorischen Insuffizienz (s. S. 453).

▸ **Prophylaxe:** Bei Hochrisikopatienten posttraumatisch prophylaktische Gabe von Prednisolon in hoher Dosierung. Genaue Dosierungsrichtlinien liegen nicht vor.

Luftembolie

▸ **Ätiologie und Pathogenese:** Eintritt größerer Luftmengen bei Traumen mit Verletzung größerer Venen oder bei ärztlichen Eingriffen. Als letale Dosis gelten 5–7,5 ml/kgKG. Der protrahierte Eintritt über längere Zeit wird besser toleriert. Das Gas sammelt sich im rechten Ventrikel und in den Pulmonalarterien. Es kommt zur Verlegung der Lungenstrombahn, vor allem jedoch zur Reduktion der Herzleistung durch kompressibles Gas im Ventrikel.

▸ **Klinik und Diagnostik:**
- Die Diagnose wird meist klinisch durch den typischen Hergang gestellt.
- Die Luft lässt sich echokardiografisch und im CT darstellen.

▸ **Therapie:** Symptomatische Maßnahmen (Schockbehandlung, Sauerstoffzufuhr, Sedierung). Größere Luftansammlungen im rechten Ventrikel können direkt via Punktion abgesaugt werden. Ansonsten hyperbare Sauerstofftherapie in einer Druckkammer.

Fruchtwasserembolie

- ► **Ätiologie und Pathogenese:** Peripartaler Übertritt von Fruchtwasser in das mütterliche iliakale Venensystem führt zur Verlegung der Pulmonalarterien durch Gewebspartikel. Die fibrinolytisch hochaktive Fruchtwasserflüssigkeit induziert ein Hyperfibrinolyse-Syndrom (Vorkommen sowohl bei der Spontangeburt wie bei Sectio caesarea).
- ► **Klinik und Diagnostik:** Typische Konstellation einer postpartalen akuten respiratorischen Insuffizienz mit Hyperfibrinolyse (Fibrinogen ↓, Fibrinogen-Spaltprodukte ↑, PTT ↑, Thrombinzeit ↑, zunächst ohne Thrombozytenabfall). In der späteren Phase Vollbild der Verbrauchskoagulopathie mit Thrombozytenabfall.
- ► **Therapie:**
  - Versuch der Korrektur der Hyperfibrinolyse/Verbrauchskoagulopathie mit niedrig dosiertem Heparin (300–500 I.E. Heparin/h), Substitution von Antithrombin III und menschlichem Frischplasma.
  - Früher Einsatz von Antifibrinolytika wie Aprotinin.
  - Ansonsten gelten die Prinzipien der Therapie der akuten respiratorischen Insuffizienz (s. S. 453 ff).
- ► **Prognose:** Meist entwickelt sich ein Multiorganversagen – hier führend das Lungenversagen – oft mit letalem Ausgang.

Fremdkörperembolie

- ► **Ätiologie und Pathogenese:** Einschleusung von Fremdkörpern (iatrogen oder akzidentell bei i. v.-Drogenabhängigen) in die Pulmonalarterie mit sekundärer Infektion oder sekundärem Gefäßverschluss und dem Bild einer Lungenembolie.
- ► **Klinik und Diagnostik:**
  - Oft handelt es sich um radiologische Zufallsbefunde. Dyspnoe bei respiratorischer Insuffizienz in Abhängigkeit von der Ausdehnung des Befundes.
  - *Sonderform:* Diffuse periphere pulmonalarterielle Gefäßverschlüsse mit direkter Kontrastierung im Röntgenbild oder unter dem Bild der interstitiellen Lungenerkrankung bei intravenöser Injektion von Tablettenaufschlämmungen.
  - ▢ *Hinweis:* Häufigste interstitielle Lungenerkrankung bei i. v.-Drogenabhängigen! In der Frühphase besteht oft eine septische Embolie mit hochfieberhaftem Krankheitsbild.
- ► **Therapie:**
  - Bei diffus verteiltem peripherem Material symptomatische Therapie; bei Embolisation von Nadelfragmenten, Kathetern oder Sondenfragmenten transvenöse Entfernung über eine Drahtschlinge (unter Durchleuchtung).
  - Antibakterielle Therapie mit staphylokokkenaktiven Medikamenten (z. B. Oxacillin, Clindamycin).

18.4 Chronische pulmonale Hypertonie

Definition und Klassifikation s. Kap. 18.1.1

Klinik und Diagnostik

- ► **Anamnese und klinischer Befund:** Die Anamnese ist uncharakteristisch (Belastungsintoleranz, Belastungsdyspnoe, Synkopen bei Belastung). Der pulmonale Befund ist unauffällig oder durch die Grunderkrankung geprägt. Kardial können folgende Befunde vorliegen: Betonter 2. Herzton, jugulärer Doppelpuls, Systolikum über dem 3. bis 5. ICR links parasternal (Tricuspidalklappeninsuffizienz) oder ein diastolisches Decrescendo-Geräusch (Pulmonalinsuffizienz). Galopprhythmus und obere oder untere Einflussstauung weisen auf eine rechtsventrikuläre Dekompensation hin.
- ► **Labor:**
  - Bei zunehmender Hypoxämie allenfalls Polyglobulie, sonst unauffällig.
  - Ein Screening auf zirkulierende Autoantikörper wird empfohlen. IPAH und FPAH gehen oft mit niedrig-titrigen ANA einher. SSA-, SCL-70-Centromer- oder hoch-

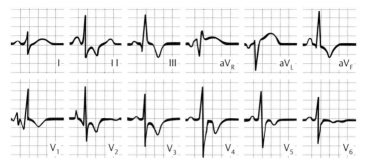

Abb. 18.4 • EKG bei chronischer pulmonaler Hypertonie mit Hypertrophie des rechten Herzens: P-dextrokardiale, Rechtstyp, Drehung der Herzachse in der Horizontalebene nach rechts, Repolarisationsstörungen.

titrige DNS-AK weisen auf eine Kollagenose hin. Cardiololipin-AK deuten auf eine CTEPH hin.

- NT-proBNP ist ein empfindlicher Suchtest. Erhöhte Plasmawerte finden sich aber auch bei allen anderen Formen der kardialen Belastung.

► **Röntgenuntersuchung:** In den Spätphasen rechtsventrikuläre und rechtsatriale Herzvergrößerung, Dilatation der zentralen Pulmonalarterien und peripher helle Lunge bei Hypovaskularisation.

► **EKG:** Der Befund ist in über 80 % pathologisch: Zeichen der rechtsventrikulären Hypertrophie, Drehung der Herzachse in der Horizontalebene nach rechts mit Wanderung des R/S-Umschlags und Rechtsschenkelblock. Abb. 18.4 zeigt ein EKG mit den Zeichen der Hypertonie des rechten Vorhofs und der rechten Herzkammer.

► **Echokardiografie:** Wichtigstes Screeninginstrument.
- Vergrößerung und Hypertrophie des rechten Vorhofs und Ventrikels. Paradoxe Septumbewegung, hohe Flussgeschwindigkeit des Regurgitationsjets der Pulmonalinsuffizienz sowie hohe systolische Flussgeschwindigkeit des Regurgitationsjets der Trikuspidalinsuffizienz.
- Die definierten Grenzwerte der systolischen transtricuspidalen Gradienten (< 2,5 m/s = normal, 2,5–2,8 m/s = grenzwertig, > 2,8 m/s = manifeste Hypertonie) führen gelegentlich zu falsch positiven Ergebnissen. Das Verfahren darf daher zur Diagnosestellung nicht alleine eingesetzt werden.

► **Blutgasanalyse:** Bis zur ausgeprägten Hypertonie oft normaler Ruhebefund (nicht selten Hypokapnie). Später arterielle Hypoxämie mit Normo- oder Hypokapnie (zunächst unter Belastung, später in Ruhe). (Die Hypoxämie ist Ausdruck einer vergrößerten arteriovenösen Sauerstoffdifferenz bei abnehmender Herzleistung.)

► **Lungenfunktionsprüfung:** Bei fortgeschrittener pulmonaler Hypertonie leichte bis mäßige multifunktionell bedingte restriktive Ventilationsstörungen. Nicht selten Nachweis einer unspezifischen bronchialen Hyperreagibilität als Epiphänomen.

► **Perfusionslungenszintigrafie:** Fleckige, diffus verteilte, subsegmentale Perfusionsdefekte im Gegensatz zum segmentalen, irregulären Muster bei chronischer Lungenembolie.

► **Rechtsherzkatheter (definitive Diagnosestellung):**
- *Prinzip:* Messung von Pulmonalisdruck, HZV und pulmonalem Gefäßwiderstands über einen mehrlumigen Swan-Ganz-Einschwemmkathether. Der Nachweis der pulmonalarteriellen Platzierung ist durch Analyse der Drücke und der Kurvenform möglich (s. Abb. 18.5).
- *Druckmessung:* Normaler pulmonalarterieller Verschlussdruck bei ausgeprägter pulmonaler Hypertonie bis hin zu systemarteriellen Drücken.
- *Pulmonalisangiografie:* Dilatierte zentrale Gefäße mit konzentrischer Lumenreduktion und diffuser Hypoperfusion in der Lungenperipherie ohne Wandunregelmäßigkeiten.
- ❏ *Cave:* Erhöhtes Risiko der Rechtsherzkatheteruntersuchung aufgrund einer hohen Arrythmierate und der Gefahr eines plötzlichen rechtsventrikulären Versa-

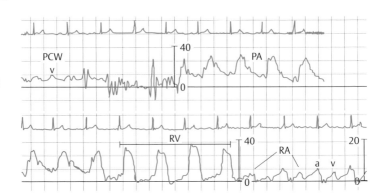

Abb. 18.5 • Registrierbeispiel für die Druckkurven im rechten Herzen und in der Pulmonalarterie; Abkürzungen: PCW = pulmonaler Kapillardruck (wedge pressure); PA = Pulmonalarteriendruck; RV = rechter Ventrikel; RA = rechter Vorhof; Kalibrierung für den Druckbereich 6–40 mmHg; das EKG ist mitregistriert.

gens während der Kontrastmittelinjektion bei schwerer Erkrankung. Kontrastmittelverbrauch möglichst gering halten.

• *Pharmakologische Testung:* Sie sollte in erfahrenen Zentren durchgeführt werden. Vasoreagibiliätsprüfung mit inhalativem Iloprost (Ventavis) 2,5–7,5 µg über 5–10 min oder inhalativem Stickoxid (NO, 10–50 ppm). Ziel ist es, Patienten zu identifizieren, die von einer hochdosierten Kalziumantagonistentherapie profitieren und gleichzeitig nicht mit einem Abfall des Herzindexes, des Systemdrucks oder Gasaustauschstörungen reagieren. Erfolgskriterium: Abfall des PAPm um > 10 mmHg mit Erreichen eines PAPm von < 40 mmHg.

► **Lungenbiopsie (chirurgisch, seltener transbronchial):** Definitive morphologische Diagnosestellung. Auch hier stark erhöhtes Untersuchungsrisiko. Im Hinblick auf eine spätere Lungentransplantation sollte eine diagnostische Thorakotomie möglichst unterbleiben. Die Indikation ist nur in Zweifelsfällen (Systemerkrankung?) bei mäßig schwerer Erkrankung zu stellen.

◻ *Hinweis:* Im Hinblick auf Nutzen und Risiko ist eine nichtinvasive Diagnostik, komplettiert durch Rechtsherzkatheter mit Angiografie, hinreichend zur Diagnosestellung.

Therapie

► **Ziele:** Eine kausale Therapie der pulmonalen Hypertonie ist meist nicht möglich. Die Behandlung zielt auf Lebensverlängerung und Verbesserung von körperlicher Belastbarkeit und Lebensqualität. Sie ist abhängig vom Schweregrad. Auf jeder NYHA-Stufe wird die Verbesserung um jeweils eine Funktionsklasse angestrebt. Bei NYHA II kann alternativ ein rechter Vorhofdruck ≤ 12 mmHg oder ein Herzindex ≥ 2,5 l/min/qm Ziel sein.

► **Körperliche Aktivität:** Sie ist unterhalb der Dauerbelastungsgrenze empfohlen. Dyspnoe, Schwindel, Synkopen oder Brustschmerzen sind zu vermeiden.

► **Hypoxie:** Höhen > 2 000 m sind konsequent zu vermeiden, Aufenthalt auf < 1 200 m ist unproblematisch. Flugreisen sollten mit Sauerstoffinsufflation unternommen werden (Informationen unter www.phev.de erhältlich).

► **Supportive Maßnahmen:**
  • Ein Aderlass ist erst bei einem Hämatokrit ≥ 65 % empfohlen.
  • *Antikoagulation bei folgenden Erkrankungen:*
    – IPAH/FPAH, Kollagenose, HIV, und appetitzügler-assoziierte pulmonale Hypertonie, PVOD und PCH lebenslang mit INR 1,5–2,5.
    – CTEPH lebenslang mit INR = 2,5–3,5.
    – Thrombozytenaggregationshemmer sind nicht indiziert.
  • Bei Rechtsherzdekompensation sind kaliumsparende Diuretika zu bevorzugen (z. B. Spironolacton), nur bei Ineffektivität Schleifendiuretika. Digitalispräparate kommen nur bei tachykardem Vorhofflimmern zum Einsatz.

- Für die Langzeitsauerstofftherapie gelten die üblichen Kriterien (s. Kap. 28).
- Frauen im gebärfähigen Alter benötigen eine zuverlässige Kontrazeption.
  - ▢ *Cave:* Interaktion oraler Kontrazeptiva mit Endothelin-Rezeptor-Antagonisten!
- **Nicht empfohlene Medikamente:** ß-Blocker (außer bei verursachender Linksherzinsuffizienz), Kalziumantagonisten bei negativem Vasoreagibilitätstest, ACE-Hemmer, Angiotensin-Antagonisten, Nitrate und Molsidomin.
- **Gezielte medikamentöse Therapie:**
  - *Kalziumantagonisten* (bei IPAH/FPAH): Bei Response im Vasoreagibilitätstest kommen die Kalziumantagonisten Nifedipin (120–240 mg/d), Diltiazem (360–900 mg/d) oder Amlodipin (15–30 mg/d) in hoher Dosierung zum Einsatz. Der PAP lässt sich meist auf 20–40 mmHg senken.
  - *Intravenöses Prostazyklin* (Epoprostenol) bei PAH/NYHA IV: Besserung der Hämodynamik, Belastbarkeit und des Überlebens. Dosis in der Langzeittherapie 40–60 ng/kgKG/min.
  - *Intravenöses Iloprost* (stabiles Prostazyklin-Analogon): Besserung der Belastbarkeit und des Überlebens. Dosierung 1–5(–10)ng/kgKG/min.
  - *Inhalatives Iloprost* (bei PAH und CTEPH, NYHA III–IV): Wirksamkeit und Verträglichkeit nachgewiesen. Applikation über I-neb Vernebler mit 6 × 2,5 µg bis 9 × 5 µg/d.
  - *Beraprost:* Oral verfügbares, stabiles Prostazyklin-Analogon. Geringe Evidenz (Belastbarkeitsverbesserung). Bisher keine Zulassung in Europa. Dosis: 4 × 60–120 µg/d.
  - *Treprostinil:* Parenteral (s. c., i. v.) applizierbares Prostanoid. Belastbarkeitsverbesserung nachgewiesen. Häufige lokale Nebenwirkungen (s. c.). Dosis 10–100 ng/kgKG/min.
  - *Bosentan:* Dual selektiver Endothelin-Rezeptor-Antagonist (blockiert ET-A und ET-B-Rezeptoren): Aufgrund guter Evidenz Zulassung für PAH/NYHA III (zukünftig auch II). Günstige Effekte auch bei HIV-assoziierter PAH, PAH bei Kollagenosen und bei portopulmonaler Hypertonie. Kombination mit Sildenafil und Prostanoiden effektiv und sicher. Hepatotoxizität in 10 % (reversible Hemmung der Gallensalz-Transportpumpe). Ödembildungen in 10 %. Dosis: 62,5–125 mg/12 h p. o. Die Substanz zeigt in kleinen Studien Potenzial zur Kombinationstherapie mit Prostanoiden und Sildenafil.
  - *Sitaxentan:* Endothelin A-selektiver Rezeptor-Antagonist. Nach zwei Studien Verbesserung der Belastbarkeit bei PAH/NYHA II und III. Geringes hepatotoxisches Potenzial. Dosierung 100 mg/d. Keine Langzeitdaten.
  - *Ambristentan:* Endothelin A-selektiver Rezeptor-Antagonist. Nach zwei Studien Besserung der Belastungstoleranz und anderer funktioneller Parameter bei PAH/NYHA II und III. Geringes Potenzial hepatotoxischer Reaktionen und Arzneimittelinteraktionen. Dosierung 5 oder 10 mg/d in einer Dosierung. Keine Langzeitdaten.
  - *Sildenafil:* Phosphodiesterase-5-Inhibitor. Mehrere Studien bei PAH/NYHA III zeigen eine Besserung der Belastbarkeit. Erste Hinweise auf Wirksamkeit bei PAH im Rahmen interstitieller Lungenerkrankungen und CTEPH. Die Dosis 20 mg/8 h ist zugelassen, es ergeben sich aber Hinweise auf eine positive Dosis-Wirkungs-Beziehung. In kleinen Kollektiven wurden positive Effekte der Kombinationstherapie mit Bosentan oder Prostanoiden demonstriert. Es gibt keine Langzeitdaten.
- **Nicht medikamentöse Maßnahmen:**
  - *Atriale Septostomie:* Ein durch Ballondilatation produzierter Vorhofseptumdefekt führt zur Entlastung des rechten Ventrikels und verbessert den Sauerstofftransport. Der Eingriff ist risikoreich und ist bei weit fortgeschrittener Erkrankung (NYHA IV) indiziert.
  - *Lungentransplantation:* Ultima ratio bei erfolglos behandelter PAH/NYHA IV. Die perioperative Letalität beträgt bis zu 25 % und die 1-Jahres-Letalität 35–40 %. Die 5-Jahres-Überlebensrate beträgt 40 %.
- **Die schweregradabhängige Stufentherapie ist in Abb. 18.6 dargestellt.**

Pulmonale Hypertonie

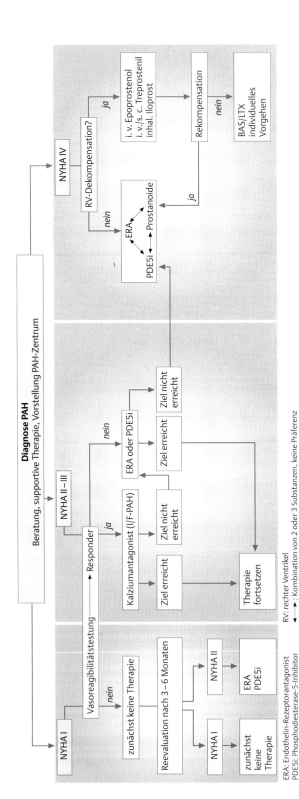

ERA: Endothelin-Rezeptorantagonist
PDE5i: Phosphodiesterase-5-Inhibitor
BAS: Ballon-Atrioseptostomie
LTX: Lungentransplantation

RV: rechter Ventrikel
◀▬▶: Kombination von 2 oder 3 Substanzen, keine Präferenz

Abb. 18.6 • Therapiealgorithmus bei pulmonaler Hypertonie (4. Weltsymposium zur PAH, Dana Point 2008).

18.5 Idiopathische/familiäre pulmonale Hypertonie

Grundlagen

► **Definition:** Endogene Erkrankung mit progressiver Obliteration kleiner bis mittelgroßer Pulmonalarterien. Äußere Einflüsse oder Grunderkrankungen, die zur PAH disponieren, müssen ausgeschlossen sein. Eine familiäre Form liegt vor, wenn mindestens 2 Familienmitglieder betroffen sind.

► **Epidemiologie:** Überwiegend bei Frauen im dritten bis vierten Lebensjahrzehnt (w:m = 1,7:1). Die Inzidenz beträgt 1–3 Fälle/1 Million Einwohner/Jahr. Die spontane Lebenserwartung beträgt knapp 3 Jahre.

► **Ätiologie und Pathogenese:**

- Ursache der sporadischen und familiären „idiopathischen" Form sind Störungen der Signalkette Angiopoietin-1, TIE 2 (der endotheliale Angiopoietin-1-Rezeptor) und Bone Morphogenetic Protein Receptor Typ 1A und 2 (BMPR 1 + 2). Diese steuern die Proliferation glatter Muskulatur in Pulmonalarterien. Bei familiären Formen liegt eine vererbte Mutation bei einem Glied der Kette (oft BMPR Typ II) vor. Die pulmonale Hypertonie bei hereditärer Ataxia teleangiectatica ist durch Schäden am Activin-Receptor-Like-Kinase-1-Gen (ALK 1) bedingt.
- *Morphologische Kriterien:* Veränderungen der kleineren und mittelgroßen Pulmonalarterien mit Intimahyperplasie, Muskelhypertrophie, plexiformen Läsionen und Mikrothromben ohne Gefäßveränderungen in anderen Organen.

Klinik, Diagnostik und Differenzialdiagnose

► S. Kap. 18.4.
► **Bei voller Ausprägung:**
- Links parasternale ventrikuläre Hebung in der Systole.
- Palpabler Pulmonalklappenschluss.
- Lauter Pulmonalklappenton.
- Fixierte Spaltung des zweiten Herztons, mit oder ohne systolischen Klick.
- Systolisches Geräusch parasternal (Trikuspidalklappeninsuffizienz).
- Leises diastolisches Geräusch (Pulmonalinsuffizienz, Graham-Steel-Geräusch).

► Ausschlussdiagnose mit schwieriger Diagnostik! Im Mittel vergehen zwei Jahre zwischen Symptombeginn und Diagnosestellung.
► Diagnosemaßnahmen: Siehe Kap. 18.4
► **Differenzialdiagnose:** Folgende Erkrankungen müssen ausgeschlossen sein.
- *Sekundäre pulmonale Hypertonie bei pulmonal parenchymatösen Erkrankungen:* CT.
- *Alveoläre Hypoventilationssyndrome:* Blutgasanalyse, Oximetrie, Kapnografie und Polysomnografie.
- *Funktionsstörungen des linken Herzens einschließlich Klappenvitien, Shunt-Vitien, Vorhofmyxom:* Ausschluss durch transösophageale Echokardiografie und Rechtsherzkatheter.
- *Pulmonalvenöse Obstruktion und venookklusive Lungenerkrankung:* Rechtsherzkatheter, CT (vgl. S. 408).
- *Karzinoid-Tumor:* CT, Messung der 5-Hydroxyindolessigsäure.
- *Chronische Lungenembolie:* Ausschluss durch Rechtsherzkatheter mit Pulmonalisangiogramm (s. S. 411).
- Seltene Ursachen der pulmonalen Hypertonie (s. Tab. 18.2 S. 392).
- Die Formen der APAH aus Tab. 18.1.

Therapie

► Gezielte medikamentöse Behandlung in Abhängigkeit vom funktionellen Schweregrad (NYHA I–III, bei NYHA IV je nach dem rechtskardialen Kompensationsgrad). Die Stufentherapie ist in Abb. 18.6 dargestellt.
► Supportive Maßnahmen bei allen Schweregraden.
► Hochdosierte Kalziumantagonisten werden nach positivem Vasoreagibilitätstest im Schweregrad NAYHA I–II(–III) eingesetzt.

- Vasodilatanzien (Endothelin-Rezeptorantagonisten, Phosphodiesterase-5-Inhibitoren, Prostanoide) kommen in den Stadien II–IV zum Einsatz, bei Verfehlen des klinischen Zieles auch in Kombination (trotz geringer Evidenz für die Kombinationstherapie).
- Parenterale Prostanoide bei den Schweregraden NYHA III und IV.
- Operative Maßnahmen bei Schweregrad NYHA IV.

Prognose

- Die mittlere spontane Überlebenszeit nach Diagnosestellung beträgt knapp drei Jahre. Die Streuung ist breit. Verlängerte Lebenserwartung bei Vorliegen eines persistierenden Foramen ovale und bei Symptombeginn nach dem 40. Lebensjahr.

18.6 Andere Formen der pulmonalarteriellen Hypertonie (PAH) der Klasse I

Grundlagen

- Eine pulmonale Druckerhöhung bei Kollagenosen kann Ausdruck eines Cor pulmonale (infolge Lungenfibrose, s. Kap. 18.8) oder einer eigenständigen Gefäßerkrankung sein. Letztere tritt bei progressiver Systemsklerose und Mischkollagenose in 10-20 % und bei CREST-Syndrom in über 30 % auf, bei Lupus erythematodes in 3-5 %.
- Die Prävalenz einer PAH bei HIV-Infektion beträgt etwa 0,5 %. Ihr Auftreten korreliert nicht mit dem Schweregrad der HIV-Erkrankung oder der Therapie. Das histologische Bild der Pulmonalarterien entspricht dem der IPAH.
- Die Einnahme von Aminorex erhöht das Risiko einer PAH um das 50-Fache. Auch bei Fenfluramin und Dexphenfluramin ist das Risiko 10–20-fach erhöht.

Diagnostik und Differenzialdiagnose

- Bei der Diagnosestellung sind die Anamnese (systemische Manifestationen), extrapulmonale Befunde und Laborbefunde zu berücksichtigen.
  - ☐ *Beachte:* Bei der Differenzialdiagnose ist der klinische Befund und die Auto-Antikörper-Konstellation entscheidend (CREST-Syndrom: Centromer-Auto-AK!).
- **Leberzirrhose mit portaler Hypertension:** Man unterscheidet zwei Formen der pulmonalen Beeinträchtigung mit Dyspnoe und Hypoxämie.
  - Die portopulmonale Hypertonie ist durch einen erhöhten pulmonalen Gefäßwiderstand gekennzeichnet. Bei einem PAP > 50 mmHg ist die Prognose sehr schlecht und eine Lebertransplantation sehr risikoreich.
  - Das hepatopulmonale Syndrom geht mit niedrigen Drücken bei geöffneten pulmonalen Shunts einher und hat eine „chronische NO-Intoxikation" infolge gestörter Leberclearance zur Ursache.

Therapie

- Die Erkrankungen der Klasse 1.3.1 bis 1.3.4 (s. Tab. 18.1) sind aufgrund kleiner Fallserien einer medikamentösen Therapie mit Vasodilatanzien zugänglich. Die umfangreichsten Erfahrungen liegen mit Bosentan vor. Ein Therapieversuch ist gerechtfertigt.
- Zu den Klassen 1.3.5 und 1.3.6 gibt es nur sehr wenige Erfahrungen.

18.7 Venookklusive Erkrankung

Grundlagen

- **Definition, Epidemiologie:** Sehr seltene postkapilläre Form der chronischen pulmonalen Hypertonie durch Obstruktion kleiner Venen und Venolen infolge Intimafibrose. Erstbeschreibung durch J. Höra in München 1934.
- **Ätiologie und Pathogenese:** Meist idiopathisch; in Einzelfällen wurden Knochenmarkstransplanationen und Zytostatika verantwortlich gemacht (Bleomycin, Carmustin, Mitomycin-C). Zuweilen finden sich autoimmune Merkmale wie ein Raynaud-Phänomen, eine nichtdestruktive Arthritis und Serumautoantikörper. Nicht selten sind virale Infekte im Vorfeld eruierbar. Ihre Bedeutung ist unklar.

Klinik

► Dyspnoe und Zyanose.
► Belastungsinduzierte Synkopen.
☐ *Hinweis:* Aufgrund der postkapillären Gefäßobstruktion sind Hämoptysen bis hin zum diffusen alveolären Hämorrhagiesyndrom ein Leitsymptom!

Diagnostik

► **Die Befunde entsprechen denen bei chronisch pulmonaler Hypertonie (s. S. 402). Ausnahmen:**
  • *Röntgenuntersuchung:* Neben Zeichen der pulmonalen Hypertonie Auftreten von KerleyB-Linien. Diese finden sich bei der präkapillären pulmonalen Hypertonie nicht. Alveoläre Infiltrate mit oder ohne Hämoptysen entsprechen der alveolären Hämorrhagie. Auch Pleuraergüsse sind nicht selten.
  • *HR-CT:* Verdickte Interlobularsepten und/oder zentrilobuläre Verschattungen. Häufig vergrößerte Lymphknoten, Pleura- und Perikarderguss.
  • *Rechtsherzkatheter:* Erhöhte pulmonal-kapilläre Drücke und diastolischer PAP, aber der Verschlussdruck ist normal (statische Blutsäule bei normaler Linksherzfunktion).
  • *Echokardiografie:* Linksventrikuläre Funktionsstörung mit erhöhten enddiastolischen Drücken ausschließen! Die Konstellation „postkapilläre pulmonale Hypertonie bei normalem linksatrialem bzw. enddiastolischem linksventrikulärem Druck" beweist die venookklusive Erkrankung.
► **Lungenbiopsie** (thorakoskopisch, videoassistiert gewonnen oder offen, riskant!): Direkter Nachweis der mikrovenösen Intimaverdickung.

Therapie und Prognose

► **Therapie:**
  • Behandlungsversuch mit Immunsuppressiva (Azathioprin) bei Nachweis von Autoimmunphänomenen. Auch Kortikosteroide sind im Einzelfall wirksam.
  • Orale Antikoagulation mit Dicumarol (INR 2–3).
  • Immer Behandlungsversuch mit Kalziumantagonisten.
  • Nach Ausschluss einer Systemerkrankung und Persistenz Lungentransplantation diskutieren.
  • Dramatische Verschlechterung nach Gabe von Prostanoiden beobachtet!
► **Prognose:** Ungünstig mit einer mittleren Lebenserwartung von Monaten bis wenigen Jahren. Verlängerung nur durch eine Transplantation gesichert.

18.8 Cor pulmonale chronicum

Grundlagen

► **WHO-Definition:** Hypertrophie und/oder Dilatation der rechten Herzkammer aufgrund einer primären Beeinträchtigung der Lungenfunktion oder -struktur. Somit ist das chronische Cor pulmonale jede pulmonale Hypertonie aufgrund einer bronchopulmonalen Erkrankung, einer Erkrankung der Atempumpe, bei chronisch-rezidivierenden alveolären Hypoventilationszuständen, bei chronischer Hypoxieatmung und aufgrund pulmonaler Gefäßerkrankungen (s. Tab. 18.8).
► **Ätiologie und Pathogenese:**
  • Reduktion des pulmonalen Gesamtgefäßquerschnitts (pulmonale Umbauvorgänge, z. B. Lungenemphysem, Lungenfibrose; Lungenresektionen).
  • Reflektorische, hypoxische Vasokonstriktion (Euler-Liljestrand-Reflex).
  • Bei den wichtigen pulmonalen Ursachen Kombination beider Faktoren (z. B. bei chronisch obstruktiven Atemwegserkrankungen und bei fibrosierenden Lungenerkrankungen).

Klinik

► **Geringere Belastbarkeit:** Dyspnoe, Tachykardie.

Tab. 18.8 • Ursachen des chronischen Cor pulmonale.

Komplex	Diagnosen
bronchopulmonale Erkrankungen	– chronisch obstruktive Lungenerkrankung
	– Bronchiektasen
	– zystische Fibrose
	– Pneumokoniosen
	– Lungenfibrosen
	– Z. n. Lungenresektionen
	– Lungenmissbildungen
	– postinfektiöse Parenchymdestruktionen
Erkrankungen der Atempumpe	– Thoraxdeformitäten
	– Z. n. Thorakoplastik
	– Pleuraschwarten
	– chronische neuromuskuläre Erkrankungen
alveoläre Hypoventilationszustände	– Schlafapnoesyndrom
	– Obesitas-Hypoventilationssyndrom
Hypoxie	– Höhenhypoxie („Cerro-de-Pasco-Syndrom")
pulmonale Gefäßerkrankungen	– Lungenarterienembolie
	– venookklusive Lungenerkrankung
	– primäre pulmonale Hypertonie

► In der Frühphase stehen die Befunde der Grunderkrankung im Vordergrund, später dominiert die Rechtsherzinsuffizienz.

Diagnostik

► **Klinischer Befund:**
  • *Auskultation:* Betonter zweiter Herzton, betonter rechtsventrikulärer Impuls, betonter Pulmonalverschlusston, Systolikum bei Trikuspidalinsuffizienz, Diastolikum bei Pulmonalinsuffizienz.
  • *Inspektion, Palpation:* Bei dekompensierter Rechtsherzinsuffizienz positiver hepatojugulärer Reflux, obere und untere Einflussstauung mit prominenten Halsvenen, Fußrücken- und Unterschenkelödemen.
► **Apparative Diagnostik:**
  • Labor, Röntgen-Thorax, EKG, Echokardiografie, Lungenszintigrafie und Rechtsherzkatheter. Die Befunde entsprechen denen der chronischen Lungenarterienembolie (s. S. 411) und der primären pulmonalen Hypertonie (s. S. 402). Die PAP sind meist nur gering erhöht. Bei einem PAPm von > 40 mmHg muss eine andere Diagnose in Betracht gezogen werden (z. B. CTEPH).
  • *Lungenfunktionsprüfung:* Die Befunde der Grunderkrankung dominieren, die pulmonale Hypertonie führt zu keiner richtungweisenden Befundänderung. Dies gilt nicht für das Cor pulmonale vasculare.

Therapie

► Primär Therapie der Grunderkrankung, z. B. bronchospasmolytische Therapie; hierdurch erhebliche Reduktion der pulmonalen Hypertonie.
► **Sauerstofflangzeittherapie:** Indiziert bei $p_aO_2 < 55$ mmHg (trotz optimierter Therapie der Grunderkrankung) zur Drucksenkung durch Ausschalten der hypoxischen Vasokonstriktion. Sauerstoffinsufflation täglich über mehr als 18 h. Ziel ist eine $S_aO_2 \geq 92\%$ auch bei körperlicher Belastung; ein geringer Anstieg des p_aCO_2 ist in Kauf zu nehmen. (Mobile Patienten erhalten ein Flüssigsauerstoffsystem; beschränkt sich der Aktionsradius auf die Wohnung, so sind Sauerstoffkonzentratoren geeignet. Einzelheiten s. S. 475 ff.)
► **Aderlass:** Indiziert bei Polyglobulie; Entnahme von 500 ml Blut mit Gabe einer Elektrolytlösung (isovolämisch). Dies verringert das Thrombembolierisiko. Eine Verbesserung der körperlichen Leistungsfähigkeit resultiert dagegen nicht.
► **Medikamentös**:
  • Positive Erfahrungen bei Cor pulmonale vasculare; bei Cor pulmonale infolge chronisch obstruktiver Atemwegserkrankung ist jedoch kein Nutzen belegt.

- *Substanzen:* Die Wirkung von Theophyllin, Nitraten und Molsidomin ist klinisch nicht relevant. Bei gleichzeitig bestehender linksventrikulärer Funktionsstörung sind ACE-Hemmer vorzuziehen. Kalziumantagonisten sind nicht indiziert. Auch Prostanoide, Endothelin-Antagonisten und Phophodiesterase-5-Inhibitoren haben keine gesicherte Wirkung.
- ▸ **Dekompensiertes Cor pulmonale chronicum:** Reduktion des vermehrten Gesamtkörperwassers durch Schleifendiuretika (z. B. Furosemid 20–120 mg/d) und Aldosteron-Antagonisten(z. B. Spironolacton 25–50 mg/d).
- ▸ **Konsequente Therapie der Herzinsuffizienz** (Vor- und Nachlastsenker, Diuretika). Digitalispräparate sind nur bei gleichzeitig bestehender supraventrikulärer Tachykardie indiziert. Sie sind bei pulmonaler Hypertonie niedrig zu dosieren.
- ▸ **Lungentransplantation (s. S. 495):** Individuelle Indikationsstellung (Art und Schwere der pulmonalen Grunderkrankung, Komorbidität?).
- ▸ **Körperliches Training** ist in adäquatem Umfang möglich und sinnvoll, am besten unter Sauerstoffatmung (wichtig zur Osteoporoseprophylaxe unter Steroidtherapie!). Festlegung der Belastbarkeit im Ergometrielabor.
  - *Empfehlenswert* sind Wandern oder Radfahren in mäßigem Tempo in der Ebene und Brust- und Rückenschwimmen in temperiertem Wasser.
  - *Ungünstig* sind starke plötzliche Anstrengungen, langandauernde Belastungen ≥ Dauerbelastungsgrenze, statische Belastungen, Anstrengungen unter Pressatmung, körperliche Aktivität in Höhen > 2 000 m, Unterwassersport, Interkontinentalflüge, sportliche Betätigung bei Kälte, Nässe, Zugluft.
- ▸ **Ernährung:**
  - Bei Übergewicht Gewichtsreduktion zur Besserung der Blutgaswerte.
  - Bei Emphysempatienten mit pulmonaler Kachexie durch erhöhten Grundumsatz bei vermehrter Atemarbeit ist eine Ernährungstherapie zusammen mit körperlichem Training indiziert.

Prognose

- ▸ Abhängig von der Schwere der Grunderkrankung und vom pulmonalarteriellen Druck.
- ▸ Bei chronisch obstruktiver Atemwegserkrankung und normalem mittlerem Pulmonalisdruck beträgt die 5-Jahres-Überlebensrate etwa 70 %, bei erhöhtem mittlerem Pulmonalisdruck < 50 mmHg ca. 30 %, bei > 50 mmHg 0 % mit einer 1-Jahres-Überlebensrate von 50 %.
- ▸ Bei erstmalig dekompensiertem Cor pulmonale beträgt die mittlere Lebenserwartung ca. 18 Monate.

18.9 Chronische thromboembolische pulmonalarterielle Hypertonie

Grundlagen

- ▸ **Epidemiologie:**
  - Bei etwa 1 % der akuten Lungenembolien erfolgt keine spontane Lyse der Thrombemboli in der Lungenstrombahn. Die jährliche Inzidenz beträgt somit etwa 2/100 000 Einwohner.
  - Meist sind jüngere Menschen im Alter zwischen 20 bis 55 Jahren ohne abgelaufene bzw. anamnestisch eruierbare embolische Ereignisse oder Phlebothrombosen betroffen.
- ▸ **Ätiologie und Pathogenese:**
  - Die unvollkommene endogene oder therapeutische Lyse führt zur Integration des Thrombembolus in die Gefäßwand (fibröser Umbau und Vernarbung der Gefäßwand mit Ausbildung membranöser Verschlüsse, Strikturen und intraluminärer Narbenstränge = „Strickleiterphänomen". Nicht selten sekundäre Thrombosierung des Restlumens).
  - Die Verlegung von > 60 % der Lungengefäßstrombahn führt zur pulmonalarteriellen Hypertonie. Reparative Veränderungen (reaktive Mediahypertrophie und

Sklerosierung) führen zur weiteren Erhöhung des pulmonalarteriellen Widerstandes. Bei erhöhtem Pulmonalisdruck ist die Lebenserwartung eingeschränkt.

Klinik

➤ Belastungsdyspnoe bis hin zur Ruhedyspnoe, belastungsassoziierte Synkopen, unspezifische thorakale Palpitationen.

Diagnostik

➤ **Klinischer Befund:** Zyanose bei geringer Belastung oder in Ruhe, seltener Zeichen der dekompensierten Rechtsherzinsuffizienz mit oberer und unterer Einflussstauung, positivem hepatojugulärem Reflux oder Ödemen der abhängigen Partien.
➤ **Labor:** Unauffällige Laborbefunde oder Polyglobulie.
➤ **Röntgenuntersuchung:** Rechtsventrikuläre Herzdilatation mit Ausfüllung des Retrokardialraums, erweiterte zentrale Pulmonalarterien, Amputation peripherer Pulmonalarterien, oft mit inhomogenen Perfusionsausfällen in unterschiedlichen Lungenregionen („Mosaikperfusion").
➤ **Blutgasanalyse:** Arterielle Hypoxämie mäßiger bis mittlerer Ausprägung, meist mit alveolärer Hyperventilation (Hypokapnie).
➤ **Lungenfunktionsprüfung:** Allenfalls mäßige restriktive Ventilationsstörung mit leichter Reduktion der statischen Lungenvolumina und erniedrigter pulmonaler Compliance.
➤ **Rechtsherzkatheter:** Massive Erhöhung des mittleren Pulmonalisdrucks auf im Mittel 55 mmHg. Nicht selten werden systemarterielle Drücke erreicht. Der Herzindex ist pathologisch erniedrigt auf im Mittel 2 l/min × qm. Der pulmonalarterielle Widerstand ist massiv erhöht auf im Mittel 1 000 dyn × s × cm^{-5} .
➤ **Andere bildgebende Verfahren:** Pulmonalisangiografie und/oder Mehrschicht-Angio-CT sind unverzichtbar.
➤ **Echokardiografie:**
  • Erweiterung des rechten Vorhofs und Ventrikels.
  • Paradoxe Septumbewegung.
  • Erweiterung der rechten Pulmonalarterie sowie der Vena Cava inferior.
  • Dicke der Wand des rechten Ventrikels > 5 mm als Zeichen der chronischen Rechtsherzbelastung mit Normo- bis Hyperkinesie.
  • Maximale diastolische Flussgeschwindigkeit des Regurgitations-Jets der Pulmonalinsuffizienz > 1,6 m/s.
  • Maximale systolische Flussgeschwindigkeit des Regurgitations-Jets der Trikuspidalinsuffizienz > 3,0 m/s.
  ☐ *Hinweis:* Die Ventrikelstärke, der Nachweis der Hyperkinesie sowie der Nachweis von Jet-Phänomenen nach den oben genannten Kriterien erlaubt die Diagnose einer chronischen pulmonalen Hypertonie.

Therapie

➤ **Medikamentös:**
  • In jedem Fall Langzeitantikoagulation.
  • Unter blutiger bzw. unblutiger (echokardiografischer) Messung des Pulmonalisdrucks Therapieversuch mit einem Vasodilatator (z. B. Bosentan) zur Drucksenkung.
➤ **Spätlyse :** Indiziert bei Verdacht auf frischere Thromben (oder Sekundärthromben) mit Urokinase oder rTPA (s. o.).
➤ **Chirurgisch:**
  • *Pulmonale Thrombendarteriektomie:* Indiziert bei Nachweis zentraler Gefäßverlegungen bis maximal hin zu den pulmonalen Segmentarterien. Kontraindiziert bei diffusen peripheren Gefäßverschlüssen. Unter extrakorporaler Zirkulation wird über eine mediane Sternotomie eine Ausschälplastik als „wahre" Endarteriektomie in der Gefäßmedia durchgeführt. Die Gefäßintima wird zirkumferentiell entfernt. Postoperativ lebenslange Antikoagulation.
  • *Lungentransplantation:* Wenn die Indikation zur Thrombendarteriektomie nicht gestellt werden kann.

Pulmonale Hypertonie

Prognose

► Die perioperative Letalität bei Thrombendarteriektomie beträgt bis zu 20 %, bei Lungentransplantation etwa 5–10 %.
► Die Lebenserwartung bei konservativer Therapie und Vorliegen des Vollbildes beträgt wenige Monate bis etwa 2 Jahre.

19   Erkrankungen der Pleura

19.1 Pneumothorax

Grundlagen

► **Definition:** Ansammlung von Luft im Pleuraraum.
► **Einteilung:**
- *Idiopathischer Spontanpneumothorax:* Pneumothorax ohne äußere Ursache bei Patienten *ohne* bronchopulmonale Erkrankung (Sonderform: Katamenialer Pneumothorax = assoziiert mit der Menstruation).
- *Symptomatischer Spontanpneumothorax:* Pneumothorax ohne äußere Ursache bei Patienten *mit* bronchopulmonalen Erkrankungen.
- *Traumatischer Pneumothorax:* Pneumothorax durch äußere oder innere Gewalteinwirkung (iatrogen, perforierende Thoraxverletzungen, nicht perforierende, stumpfe Thoraxverletzungen, Atemwegsüberdruck).

► **Epidemiologie:**
- *Idiopathischer Spontanpneumothorax:* Alter 20–40 Jahre; Inzidenz von ca. 5 Fällen/100 000 Einwohner/Jahr. Selten vererbbar (autosomal-dominant), m:w = 5:1.
  – Katamenialer Pneumothorax: Seltene Beobachtung bei Frauen im Alter ab 25 Jahren innerhalb der ersten zwei Tage der Menstruation.
- *Symptomatischer Spontanpneumothorax:* Alter im Mittel 60 Jahre; Inzidenz 6/100 000 (Männer), 2/100 000 (Frauen) bei m:w = 3:1.
- *Traumatischer Pneumothorax:* Starke Zunahme durch die Zunahme interventioneller medizinischer Maßnahmen.

► **Ätiologie des idiopathischen Spontanpneumothorax:**
- Ruptur apikaler Lungenparenchymzysten, z.T. durch hohen thorakalen Druck (Pressen bei geschlossener Glottis), häufig jedoch bei Ruheatmung.
- Katamenialer Pneumothorax: Ungeklärt, evtl. subpleurale Endometriose, vaginosalpyngoperitoneales Luftleck über Zwerchfell-Lücken.
- *Risikofaktoren:* Rauchen (relatives Risiko bei Männern × 8, bei Frauen × 22), leptosomer Habitus, männliches Geschlecht, höhere intrathorakale Druckschwankungen bei größerem Lungenvolumen, positive Familienanamnese (s. o.).

► **Ätiologie des symptomatischen Spontanpneumothorax:**
- Ruptur der Pleura visceralis durch anatomische Schwäche (Entzündung, Umbauvorgänge) oder höhere mechanische Beanspruchung (mangelhafte exspiratorische Entleerung von peripheren Atemwegen oder Hohlräumen).
- *Risikofaktoren:* Chronisch obstruktive Atemwegserkrankung (> 50 %), Lungenfibrose, Lungenabszess, obstruierendes Bronchialkarzinom, Tuberkulose, Silikose, subpleurale Lungenmetastasen, Pneumocystis-jirovecii-Pneumonie, zystische Fibrose, Asthma bronchiale, Berylliose, Histiozytosis X, Lungenechinokokkose, idiopathische Lungenhämosiderose, Lymphangioleiomyomatose/tuberöse Sklerose, Marfan-Syndrom, Alveolarproteinose, Lungeninfarkt, pulmonale Kollagenose. Seltenere Manifestation eines α_1-Proteaseinhibitormangels (vor allem bei der M.-Heerlen-Variante).

► **Ätiologie des traumatischen Pneumothorax:**
- Meist durch direkte, iatrogene Perforation bei Pleurapunktion, transthorakaler oder transbronchialer Biopsie bzw. kardiopulmonaler Reanimation. Hohes Risiko auch bei maschineller Überdruckventilation bei kranker Lunge (ARDS, Pneumonie).
- Stumpfe nicht perforierende Traumen führen durch plötzliche Druckerhöhungen zu Rippenfraktur mit Dislokation, Trachea- oder Bronchusruptur.

► **Pathogenese:**
- Außenluft (absoluter Gasdruck etwa 560 mmHg~760 cmH$_2$O) gelangt in die unter relativem Unterdruck (etwa -5 cmH$_2$O) stehende Pleurahöhle (bis zum Druckausgleich oder bis zum Verschluss des Defektes).
- *Spannungspneumothorax*: Ventileffekt mit inspiratorischer Öffnung (pleuraler Druckabfall) und exspiratorischem Verschluss (Druckanstieg).

- Ein akutes kardiopulmonales Versagen entsteht v. a. durch schwerste Hypoxämie und präterminale Hyperkapnie mit metabolischer Azidose, nicht durch mechanische Störungen der Hämodynamik (Gefäß-, Herzluxation).
- ► **Pathophysiologie:**
  - Verminderung der Lungenvolumina, insbesondere der Vitalkapazität, inhomogene Atmung (Öffnung der Resistance-Schleife, s. S. 20).
  - Hypoxämie durch regionale Hypoventilation mit erhaltener Perfusion, Hyperkapnie tritt nur beim Spannungspneumothorax und bei vorbestehender Lungenerkrankung mit chronisch überlasteter Atempumpe auf.
  - Vergrößerung des Gesamtthoraxvolumens durch Verminderung der elastischen Rückstellkräfte, die an der Thoraxwand angreifen.

Klinik

- ► Plötzlicher Thoraxschmerz auf der betroffenen Seite (75–90 %).
- ► Zunehmende Luftnot (80–100 %) mit atemabhängigen thorakalen Palpitationen, seltener Husten (25–35 %).
- ☐ *Hinweis:* Die Symptomatik ist bei idiopathischem Spontanpneumothorax oft gering ausgeprägt, daher zuweilen lange Latenz bis zur Diagnosestellung.

Diagnostik und Differenzialdiagnose

- ► **Klinischer Befund:**
  - *Allgemein:* Relative Vergrößerung und Nachschleppen der betroffenen Thoraxseite, einseitig aufgehobener Stimmfremitus, einseitig hypersonorer Klopfschall, einseitiger Zwerchfelltiefstand. Abgeschwächte oder aufgehobene Atemgeräusche über der betroffenen Seite.
  - *Bei Spannungspneumothorax:* Positiver Schockindex (Puls > 100/min, RR < 100/60 mmHg, Zyanose), final elektromechanische Entkopplung des Herzens.
  - *Bei maschineller Beatmung:* Plötzlicher O_2-Sättigungsabfall, Anstieg des Inspirationsspitzendrucks und Plateaudrucks, Unruhe, gestaute Halsgefäße.
- ► **Röntgenuntersuchung** (wenn möglich im Stehen und in Exspirationstellung):
  - *Zwei Diagnosekriterien:*
    - Darstellung einer zarten, konvexen Pleuralinie.
    - Fehlende Lungenfeinstruktur distal dieser Linie.
  - *Quantitative Schätzung des Lungenkollapses nach Light:*
    $$\text{Kollapsanteil}(\%) = \frac{\text{Horizontaler Lungendurchmesser}^3}{\text{horizontaler Hemithoraxdurchmesser}^3} \times 100.$$
- ► **Blutgasanalyse:** Hypoxämie bei Normo- oder Hypokapnie. Bei schwerer Hypoxämie ($p_aO_2 < 45$ mmHg) oder Hyperkapnie Verdacht auf Ventilpneumothorax oder symptomatischen Spontanpneumothorax bei schwerer pulmonaler Grunderkrankung.
- ► **Differenzialdiagnose:**
  - *Großzystische Prozesse:* Konkave Pseudopleuralinie.
  - *Schweres Emphysem* („Vanishing lung"): Schwierige Beurteilbarkeit, zur sicheren Diagnosestellung CT.

Therapie

- ► **Notfalltherapie bei Spannungspneumothorax:**
  - *Sofortentlastung* durch Pleurapunktion (3. ICR in der Medioklavikularlinie der betroffenen Seite) mit großlumiger Kunststoff-Verweilkanüle (s. S. 515).
  - *Sofortdiagnostik* durch Anschluss einer zu 50 % gefüllten 20-ml-Spritze mit entferntem Stempel: Bei Vorliegen eines Spannungspneumothorax Entweichen von Luft über die flüssigkeitsgefüllte Spritze.
- ► **Konservative Therapie:**
  - *Indikationen:*
    - Erster idiopathischer Spontanpneumothorax mit Pleuraabhebung < 3 cm.
    - Asymptomatischer iatrogener Pneumothorax mit Pleuraabhebung < 3 cm.
  - *Vorgehen:* Abwartend unter engmaschiger Kontrolle (Röntgenbild alle 12 h in den ersten 2 d). Resorptionsbeschleunigung mit nasaler Sauerstoffgabe (Fluss 5-7 l/min).

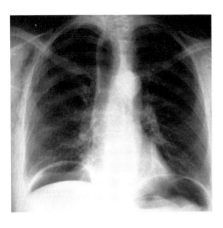

Abb. 19.1 • Spontanpneumothorax rechts (Pleuradrainage in situ) mit Pneumoperitoneum.

► **Luftaspiration:**
- *Indikationen:*
  - Erster idiopathischer Spontanpneumothorax mit Pleuraabhebung > 3 cm ohne Symptomatik.
  - Symptomatischer iatrogener Pneumothorax mit Pleuraabhebung < 3 cm.
- *Vorgehen:* Punktion mit einer Kunststoff-Verweilkanüle im 3. ICR in der Medioklavikularlinie oder gezielt nach Röntgenbefund. Über einen 3-Wege-Hahn mit 50-ml-Perfusorspritze Luft absaugen. Danach Kanüle einige Stunden belassen, dann erneut Aspirationsversuch → danach Entfernung.
► **Pleuradrainage** (s. Abb. 19.1)**:**
- *Indikationen:*
  - Symptomatischer, rezidivierender oder größerer Spontanpneumothorax.
  - Größerer iatrogener oder sonstiger traumatischer Pneumothorax.
  - Erfolglose konservative Therapie oder Aspirationstherapie.
- *Vorgehen s. S. 518:*
  - Nach Platzierung Wasserschloss oder kontinuierlicher Sog (5 cmH$_2$O), bis Pleura anliegt (Kontrolle mittels Wasserschloss und Sonografie).
  - Nach Reexpansion der Lunge oder Sistieren des Luftlecks weiterer Sog für 24 h. Danach Abklemmen der Drainage für 24 h, bei fehlendem Rezidiv Entfernung.
► **Pleurodese:**
- *Indikationen:*
  - Symptomatischer Pneumothorax bei schwerer pulmonaler Grunderkrankung, insbesondere bei Rezidiv.
  - Zweites Rezidiv eines idiopathischen Spontanpneumothorax.
- *Vorgehen s. S. 522.* Bei Pneumothorax Verwendung von Tetracyclin, Fibrin oder Talkum (auch bei persistierender bronchopleuraler Fistel, jedoch nicht bei persistierendem Pneumothorax möglich).
► **Videoassistierte Thorakoskopie/Thorakotomie:**
- *Indikationen:*
  - Rezidivierender idiopathischer Spontanpneumothorax.
  - Idiopathischer Spontanpneumothorax bei Risikopatienten, z. B. große apikale Zysten im CT, Berufsrisiko (Pilot, Fallschirmspringer).
  - Erfolglose Pleurodese.
- *Vorgehen* (s. S. 524): Rezidivprophylaxe durch Zystenligatur oder Koagulation, evtl. zusätzlich Anrauen der Pleuraoberflächen oder partielle Pleurektomie. Gute Ergebnisse werden mit der „Nadel-Video-Thorakoskopie" (Intrument mit 3 mm Durchmesser) berichtet.

Prognose
....
► **Rezidiv:** Die Rezidivrate bei idiopathischem Spontanpneumothorax beträgt etwa 30 %, bei symptomatischem Spontanpneumothorax etwa 40 %. Die Rezidivwahr-

scheinlichkeit nimmt mit dem Abstand zum Erstereignis ab, das höchste Risiko besteht in den ersten 3 Monaten.

► **Letalität:** Bei symptomatischem Pneumothorax im Mittel 17 %. Bei schwerer Grunderkrankung (z. B. zystische Fibrose, endgradiges Lungenemphysem) > 20 %.
► **Operationsletalität:** 10 % bei Thorakotomie und erfolglos vorbehandeltem symptomatischem Spontanpneumothorax.

19.2 Pleuraerguss: Transsudat

Grundlagen

► **Definition:** Pleuraerguss mit niedriger Zell- und Proteinkonzentration bei intakter Pleura.
► **Epidemiologie:** Häufige Manifestation regionaler und systemischer Erkrankungen.
► **Ätiologie** (bei intaktem Kapillarsystem und Pleuramesothel):
  • *Erhöhter hydrostatischer Druck in den Kapillaren der viszeralen oder parietalen Pleura:* Herzinsuffizienz, Lungenembolie.
  • *Erniedrigter intrapleuraler Druck:* Atelektase.
  • *Erniedrigter onkotischer Druck in den Blutgefäßen:* Leberzirrhose, nephrotisches Syndrom.
  • *Erhöhter onkotischer Druck im Pleuraspalt:* Vorbestehendes Pleuraexsudat.
  • *Erhöhter interstitieller Flüssigkeitsdruck in der Lunge:* Herzinsuffizienz.
  • *Übertritt aus der Peritonealhöhle:* Leberinsuffizienz, Peritonealdialyse, Urinothorax.
► **Pathogenese:**
  • *Pleuraler Flüssigkeitstransport:* Täglich werden 0,24 ml/kgKG Flüssigkeit gebildet bei einer Absorptionskapazität von 4,8 ml/kgKG/d (über Lymphgefäße und elektrolytgekoppelten Flüssigkeitstransport durch das Pleuramesothel).
  • *Herzerkrankungen*: Meist beidseitig und rechtsbetont (selten isoliert links). Die Menge korreliert am besten mit dem pulmonal-venösen Druck (pulmonal-kapillären Verschlussdruck), ist aber auch vom systemischen venösen Druck abhängig.
  • *Erkrankungen der Leber:* Überwiegend rechtsseitig (in 70 %, in 15 % linksseitig, in 15 % beidseitig) mit individuell stark unterschiedlicher Ausprägung, dem Druckgradienten zum negativen Pleuradruck folgend, daher auch bei geringer Aszitesmenge auftretend (unterstützt durch Hypalbuminämie).
► **Pathophysiologie:** Einschränkung der statischen und dynamischen Lungenvolumina, Abfall des p_aO_2.

Klinik

► Belastungsdyspnoe, selten Ruhedyspnoe, thorakales Engegefühl.
► Symptome der Grunderkrankung (Nykturie, Dyspnoe, Aszites, Ödeme).

Diagnostik

► **Klinischer Befund:**
  • Über dem Erguss aufgehobener Stimmfremitus, Klopfschalldämpfung und abgeschwächtes Atemgeräusch; kranial des Ergusses bei größerer Flüssigkeitsmenge Bronchialatmen („Kompressionsatmen").
  • *Befunde der Grunderkrankung:* Positiver hepatojugulärer Reflux, inspiratorische pulmonale RG, Nykturie, nächtliche Dyspnoe bei biventrikulärer Herzinsuffizienz; Leberhautzeichen, Aszites bei Leberinsuffizienz; generalisierte Ödeme bei Leberinsuffizienz und nephrotischem Syndrom.
► **Sonografie** (s. Abb. 3.36, S. 83 u. Abb. 19.2 S. 427): Darstellung auch kleinster Ergüsse unabhängig von der Körperlage mit Feinbeurteilung (Fibrinfäden, fibrotische Organisation, Pleuraverdickung), Volumetrie, Vorbereitung auf diagnostische und therapeutische Punktion (zur weitergehenden Klärung Echokardiografie und Abdomen-Sonografie).

▶ **Röntgenuntersuchung (Aufnahme im Stehen):**
- In der Seitaufnahme als frühestes Zeichen Abstumpfung des hinteren kosto-diaphragmalen Rezessus.
- Bei Ergüssen > 300 ml Ausbildung einer Ellis-Demoisseau'schen-Linie (nach un-ten konvexe Grenzlinie, die nach lateral oben verläuft) = Artefakt bei der p.-a. Aufnahme im Stehen.
- Subpulmonale Ergüsse sind rechts durch Pseudohochstand des Zwerchfelles, links durch Distanzierung der Magenblase erkennbar.

▶ **Ergusspunktion** (s. S. 515): 50 ml sind zur Analyse ausreichend.

▶ **Ergussanalyse (= Transsudat-Kriterien):**
- Cholesterin im Erguss ≤ 60 mg/dl (Accuracy 87 %) oder Cholesterinverhältnis Er-guss/Serum ≤ 0,3 (Accuracy 85 %).
- *Eiweißgehalt:* Erguss: Serum ≤ 0,5 (Accuracy 92 %).
- *Laktatdehydrogenase (LDH):*
  - $^2/_3$ des oberen Serum-Normwertes (= 307 IU/l, Accuracy 80 %) oder
  - Erguss : Serum ≤ 0,6 (Accuracy 90 %).
- *„Light-"-Kriterien des Transsudates* (Accuracy 96 %):
  - Eiweißgehalt Erguss/Serum ≤ 0,5 +
  - LDH Erguss/Serum ≤ 0,6 +
  - LDH Erguss ≤ 307 IU/l.
- Weitere Analysen (Zellen, Proteine, Kultur) sind bei einem Transsudat nicht not-wendig! Zellzahl < 1 000/µl (Lymphozyten und Mesothelien).

▶ **Differenzialdiagnose** s. Tab. 19.1.
- *Differenzialdiagnostische Besonderheiten:*
  - Urinothorax: Kreatinin im Erguss höher als im Serum.
  - Peritonealdialyse: Sehr hohe Glukosekonzentration.

Tab. 19.1 • **Differenzialdiagnose des Pleuraergusses.**

Transsudat

– dekompensierte Herzinsuffizienz	– Myxödem
– portal dekompensierte Leberzirrhose	– Atelektase
– Peritonealdialyse	– Urinothorax
– nephrotisches Syndrom	– Infusionsthorax
– obere Einflussstauung	– Hypalbuminämie
	– Lungenembolie (selten)

Exsudat

Tumoren:	**Systemerkrankungen:**
– Bronchialkarzinom	– chronische Polyarthritis (5 %)
– Metastasen	– systemischer Lupus erythematodes (50 %)
– malignes Pleuramesotheliom	– Wegener-Granulomatose (5 %)
– malignes Lymphom	– Mischkollagenose (< 6 %)
Infektionen:	– Churg-Strauss-Syndrom (30 %)
– Pneumonie	– Morbus Behçet (< 5 %)
– Tuberkulose	– familiäres Mittelmeerfieber (> 50 %)
– Parasitosen	**Herzerkrankungen:**
Lungenembolie	– Dressler-Syndrom/Postkardiotomiesyndrom
Oberbaucherkrankungen:	– Perikarditis
– akute/chronische Pankreatitis	*Sarkoidose*
– intraabdominale Abszesse	*Urämie*
– Zustand nach Oberbaucheingriffen	*Yellow-Nail-Syndrom*
– maligner Aszites	*Meigs-Syndrom*
– Ösophagusperforation (nach Ösophagus-varizensklerosierung)	*ovarielles Hyperstimulationssyndrom*
– Zwerchfellhernie	*nach Thoraxtrauma*
Endometriose	*medikamentös induziert (s. Tab. 16.1, S. 370)*
	benigner Asbesterguss
	strahleninduziert

Lymphflüssigkeit – Chylothorax

Blut – Hämatothorax

Pus – Pleuraempyem

Therapie

► **Behandlung der Grunderkrankung** (Pleuratranssudate heilen bei Rekompensation der Grunderkrankung ohne Folgen ab).
► **Entlastungspunktion:** Indiziert bei großen, symptomatischen Pleuraergüssen; Durchführung s. S. 515 (Punktion von 500–1 000 ml meist ausreichend, bei größerer Menge simultane Messung des Pleuradrucks → bei Werten < –20 cmH$_2$O keine Gefahr des Reexpansionslungenödems).
► **Pleuradrainage, Pleurodese:**
  • *Indikation:* Nur bei konservativ nicht beherrschbaren Ergüssen oder der Gefahr der Verschlechterung der Grunderkrankung (Eiweißverluste). Bei starker Ergussproduktion (> 500 ml/d, Leberzirrhose) nur geringe Erfolgsaussichten.
  • *Vorgehen:* Meist beidseits, da sonst der Erguss kontralateral auftritt (Durchführung s. S. 518 ff).
► **Thorakotomie** zum Verschluss von Zwerchfelllücken bei Leberinsuffizienz (hohes Operationsrisiko, selten erfolgreich).
► **Peritoneovenöser Shunt:** Indiziert bei nicht beherrschbaren hepatischen Ergüssen. Selten erfolgreich.
  ▫ *Cave:* Gefahr der Induktion einer Verbrauchskoagulopathie!

Prognose

► Im Wesentlichen abhängig von der Grunderkrankung, Pleuratranssudate per se limitieren nicht die Lebenserwartung.

19.3 Pleuraerguss: Exsudat

Grundlagen

► **Definition:** Pleuraerguss infolge entzündlich oder neoplastisch gestörter Integrität der Pleurawand.
► **Ätiologie und Pathogenese:**
  • *Häufigkeit:* Pneumonie (20 % aller Pleuraergüsse) > Pleurametastasen (15 %) > Lungenembolie (10 %) > Viruserkrankung (6 %) > Oberbaucherkrankungen (2 %) > entzündliche Systemerkrankung (0,4 %) > benigner Asbesterguss (0,1 %), Tuberkulose (0,1 %).
  • Hyperämie, entzündliche oder entzündlich/neoplastische Leckage aus den viszeralen und parietalen Kapillaren und dem Lungeninterstitium: Einfließen von zell- und proteinreichem Exsudat.
  • Abflussbehinderung durch maligne oder entzündliche Lymphgefäßbeteiligung.
  • Oft zusätzliche Transsudation durch Atelektase (verminderter intrapleuraler Druck), Hypalbuminämie und hohen onkotischen Druck im Pleuraraum.
► **Pathophysiologie:** Siehe S. 417.

Klinik

► Meist dominieren die Symptome der Grunderkrankung.
► Belastungsdyspnoe, atemabhängige Schmerzen (bei Lungenembolie und Infektionen in der Mehrzahl der Fälle, bei malignen Ergüssen nur bei 25 % der Patienten).

Diagnostik

► **Klinischer Befund:** Aufgehobener Stimmfremitus, Klopfschalldämpfung, abgeschwächtes bis fehlendes Atemgeräusch, kranial des Ergusses Bronchialatmen.
► **Sonografie** (s. Abb. 3.37, S. 83).
► **Pleurapunktion:** S. S. 515.
► **Ergussanalyse:**
  • *Eiweißkonzentration* Quotient Erguss:Serum > 0,5.
  • *Makroskopie:*
    – Erguss ist rötlich → Hämatokrit bestimmen → Hämatokrit < 50 % des Bluthämatokrits = sanguinolenter Erguss; Hämatokrit ≥ 50 % des Blutwertes = Hämatothorax.

- – Milchig-trüber Erguss → Zentrifugation → Klärung = Zellreichtum; Persistenz der Trübung = Chylothorax oder Pseudochylothorax.
- – Eitriger Erguss: Pleuraempyem.
- *Glukosekonzentration* < 60 mg/dl bei parapneumonischem Erguss, malignem Erguss, tuberkulösem Erguss, Erguss bei chronischer Polyarthritis oder bei Churg-Strauss-Syndrom.
- *Amylase-Spiegel* über Grenzbereich des Serumspiegels → pankreatischer Erguss (Pankreatitis, Pankreaskarzinom, dann auch erhöhte Lipase), Ösophagusperforation oder maligner Erguss (in beiden Fällen ohne Lipase-Erhöhung).
- *Laktatdehydrogenase (LDH):*
  - – Spiegel > 500 U/l bei hoch entzündlichen und malignen Ergüssen, Werte > 1 000 U/l bei Empyem (beim malignem Pleuraerguss korreliert der Spiegel mit der pleuralen Tumorlast).
  - – Anstieg bei parapneumonischen Ergüssen unter Therapie zeigt Therapieversagen an.
  - – Quotient Erguss : Serum > 0,6. Absoluter LDH-Wert im Erguss über $^2/_3$ des oberen Normwertes für Serum-LDH.
  - ☐ *Achtung:* Bei einem Transsudat kann unter diuretischer Therapie die Eiweißkonzentration im Erguss auf über 50 % der Serumkonzentration ansteigen, der LDH-Spiegel erhöht sich aber nicht!
- *Leukozytenzahl und Differenzierung:*
  - – Leukozytenzahlen > 10 000/µl bei parapneumonischen Ergüssen, Pankreatitis, Lungenembolie, entzündlichen Systemerkrankungen, Tuberkulose und malignen Tumoren.
  - – Dominanz von Neutrophilen bei Pneumonie, Lungenembolie, Pankreatitis und abdominellem Abszess.
  - – Dominanz von Monozyten bei chronisch entzündlichen Prozessen, Tumor, abheilender Pneumonie oder Tuberkulose.
  - – Dominanz von Lymphozyten bei Tuberkulose (Cave: Tuberkulinhauttest in 30 % negativ!) oder malignem Tumor.
  - – Über 10 % Eosinophile bei benignem Asbesterguss, medikamentös induziertem Erguss (Eosinophilie besteht auch bei 40 % der idiopathischen Pleuraexsudate – 20 % aller exsudativen Ergüsse).
  - – Nachweis der malignen Genese mit einer Trefferquote von etwa 50 %. Verbesserung der Treffsicherheit durch Immunzytochemie, Durchflusszytometrie (Chromosomenanomalien), Nachweis der Monoklonalität und Elektronenmikroskopie.
- *Gramfärbung und Kultur:* Abnahme/Aufarbeitung für aerobe und anaerobe bakterielle Kultur, Gramfärbung, mykobakterielle und Pilzkulturen.
- *pH-Wert* (Entnahme und Aufarbeitung wie bei der Blutgasanalyse):
  - – pH-Wert < 7,2: Systemische Azidose, Ösophagusruptur, chronische Polyarthritis, Tuberkulose, maligner Erguss bei hoher Tumorlast, parapneumonischer Erguss.
  - – pH-Wert < 7,0: Pleuraempyem.
- *Autoantikörper, Autoantigene, Tumormarker:*
  - – ANA: Titer ≥ 1:160 oder über Serumtiter → Lupuspleuritis sehr wahrscheinlich.
  - – RF: Titer ≥ 1:320 oder über Serumtiter → chronische Polyarthritis sehr wahrscheinlich.
  - – Tumormarkerbestimmungen sind diagnostisch wertlos.
- *Exsudat-Kriterien nach Light (Accuracy 96 %, Sensitivität 99 %):*
  - – Eiweiß Erguss/Serum > 0,5
  - – LDH Erguss/Serum > 0,6
  - – LDH Erguss > 307 IU/l.
- ► **Transkutane Pleurabiopsie:**
  - *Indikation:* Erfolglose Ergussanalyse, falls eine Thorakoskopie als zu riskant erscheint oder nicht möglich ist.

- *Durchführung* wie bei Pleurapunktion (s. S. 515). Verschiedene Systeme zur ungezielten oder sonografisch gesteuerten Entnahme kleiner Pleurabiopsien sind verfügbar (Ramel-Nadel, Abrams-Nadel).
- *Wertung:* Trefferquote beim Nachweis tuberkulöser Granulome und von Tumoren etwa 50 %.
▶ **Thorakoskopie** (Methode der Wahl bei erfolgloser Ergussanalyse):
  - *Durchführung* s. S. 524, aufgrund der erweiterten Möglichkeiten der Inspektion und Intervention wenn möglich als videoassistierte Thorakoskopie.
  - *Wertung:* Trefferquote > 80 %, bei maligner und tuberkulöser Genese > 90 %.
▶ **Bronchoskopie:** Indiziert bei pleuraständiger pulmonaler Verdichtung mit Erguss, Hämoptysen bzw. großem Erguss mit weitgehender Atelektase.
▶ **Differenzialdiagnose** (s. Tab. 19.1 S. 418): Zusammen mit den klinischen Symptomen und Befunden klärt die eingehende Ergussanalyse in über 70 % der Fälle die Diagnose.

Therapie

▶ **Behandlung der Grunderkrankung** (wenn der Erguss nicht zu Beschwerden führt) bei parapneumonischen Ergüssen geringer Entzündungsaktivität (s. u.), entzündlichen Systemerkrankungen, Oberbauchprozessen und Lungenembolie.
▶ **Analgetika:** Indiziert bei stärkeren Schmerzen im Rahmen parapneumonischer Ergüsse, eines malignen Ergusses oder einer Lungenembolie. Meist ist eine Kombination von peripher (z. B. Paracetamol 3 × 500–1 000 mg) und zentral wirksamer Substanz (z. B. Tramadol 2 × 30 mg retardiert p. o.) notwendig.
▶ **Entlastungspunktion:** Indiziert bei jedem Erguss, der Dyspnoe hervorruft (Durchführung s. S. 515).
▶ **Pleurodese:** Indiziert bei persistierendem Erguss trotz adäquater Therapie der Grunderkrankung (Nachlaufen trotz zweimaliger Entlastungspunktion innerhalb von 7 d). Bei malignem Erguss Würdigung der Gesamtsituation (Gesamtprognose, Einschränkung der Lebensqualität). Durchführung (s. S. 522) mit Talkum oder Tetrazyklin, bei malignem Erguss evtl. auch mit Bleomycin.
▶ **Dauerdrainage** (PleurX-Katheter): Getunnelter Pleurakatheter zur Langzeittherapie chronischer Pleuraexsudate, meist malignen Ursprungs (s. Abb. 32.3, S. 519).

Prognose

▶ Abhängig von der Prognose der Grunderkrankung.
▶ Maligne Ergüsse, die rasch nachlaufen, einen LDH-Spiegel von 500U/l oder einen pH-Wert von < 7,2 aufweisen, sind mit einer kurzen Lebenserwartung (Wochen bis wenige Monate) verbunden.
▶ Eine Ösophagusperforation mit Pleuraexsudat verläuft letal, wenn nicht notfallmäßig operativ interveniert wird.

19.4 Parapneumonischer Erguss und Pleuraempyem

Grundlagen

▶ **Definitionen:**
  - *Parapneumonischer Erguss (p.E.):* Pleuraexsudat im Verlauf einer ipsilateralen bakteriellen Pneumonie, eines Lungenabszesses oder bei infizierten Bronchiektasen (unkomplizierter p.E. = nicht infizierter Reizerguss; komplizierter p.E. = infizierter Begleiterguss, makroskopisch nicht eitrig).
  - *Pleuraempyem:* Infizierter Erguss, dessen hoher Leukozytengehalt ihm bereits makroskopisch ein eitriges Aussehen verleiht.
  - *Pleuritis:* Jede infektiöse oder nichtinfektiöse Pleuraentzündung.
    - Pleuritis sicca: Mit klinischen und konventionell-radiologischen Mitteln ist kein Erguss nachweisbar.
    - Pleuritis exsudativa: Klinisch und konventionell-radiologisch nachweisbarer Pleuraerguss.
▶ **Epidemiologie:** Parapneumonische Ergüsse machen 20 % aller Pleuraergüsse aus (zweithäufigste Ursache nach Herzinsuffizienz).

► **Ätiologie:**
- *Parapneumonischer Erguss:* Bakterielle pulmonale Infektion (s. o.).
- *Pleuraempyem:* Folge von parapneumonischem Erguss, thoraxchirurgischem Eingriff, penetrierendem Thoraxtrauma, Spontanpneumothorax, Ösophagusperforation, Pleurapunktion, fortgeleiteter Oberbauchinfektion oder Sepsis.

► **Stadien/Pathogenese:**
- *Trockenes Stadium (Pleuritis sicca):* Der Entzündungsprozess erreicht die viszerale Pleura (Schmerzempfindung durch indirekte Reizung der sensorisch innervierten Pleura parietalis; die Pleura visceralis ist nicht sensorisch innerviert).
- *Exsudatives Stadium:* Erhöhte Gewebs- und Gefäßpermeabilität mit Ausstrom eiweißreicher Flüssigkeit (klar, steril, normaler pH-Wert, LDH < 1 000 U/l, mäßige Leukozytose mit Neutrophilendominanz).
- *Fibropurulentes Stadium:* Die Infektion erreicht den Pleuraraum (makroskopisch trübe-eitrig mit zahlreichen Neutrophilen und Zelltrümmern; Ausbildung von Fibrinsepten, später segelartigen Membranen, LDH meist > 1 000 U/l, Abfall des pH-Wertes).
- *Organisationsstadium:* Fibroblasteneinwanderung, Bindegewebssepten führen zur Kompartimentierung des Ergusses und zunehmender Pleurafibrose (Wandverdickung). Mögliche Folgen der Empyempersistenz sind chronisches Empyem, bronchopleurale Fistel mit Lungenabszess, Empyema necessitans (Spontanperforation in die Thoraxwand). Häufig langsame Defektheilung mit Fibrothorax, der sich meist über Monate zurückbildet.

► **Pathophysiologie:**
- Oft schwere restriktive Ventilationsstörung durch „gefesselte Lunge" mit funktionellem Ausfall der betroffenen Seite.
- Mäßige bis schwere Hypoxämie durch entzündliche Vasodilatation bei stark reduzierter Ventilation (niedriges Ventilations-/Perfusionsverhältnis).

Klinik

► **Zeichen der Pneumonie:** Fieber, schlechtes Allgemeinbefinden, purulenter Auswurf, spätinspiratorische Rasselgeräusche.
► **Pleuritis sicca:** Quälende, atemabhängige Thoraxschmerzen mit auskultatorisch nachweisbarem Pleurareiben.
► **Zunehmende Exsudation und Organisation:** Nachlassen des pleuralen Schmerzes und des Pleurareibens, Ruhedyspnoe mit Tachypnoe und zentraler Zyanose, Nachschleppen der betroffenen Seite, zunehmende Klopfschalldämpfung und aufgehobenes Atemgeräusch.
► **Nach Organisation (Fibrothorax):** Schrumpfung des Hemithorax, zuweilen Ausbildung einer Skoliose, aufgehobene Thoraxbeweglichkeit, hochstehendes Zwerchfell, fehlendes Atemgeräusch und Klopfschalldämpfung.

Diagnostik

► **Anamnese:** Häufig Pneumokokken oder Aspiration als Ursachen der Pneumonie (Risikofaktoren: Schlechte Zahnhygiene, Alkoholismus, Schluckstörungen, neurologische Ausfälle).
► **Röntgenuntersuchung:** Pulmonales Infiltrat mit ipsilateralem Pleuraerguss (der Erguss ist häufig atypisch lokalisiert und bogenförmig verkapselt).
► **Sonografie** (mögliche Befunde):
- Häufig echoreicher Erguss, bei Empyem körnige Binnenechos mit atemabhängiger Bewegung.
- Pleuraverdickung, Fibrinsepten (atemabhängige, segelartige Bewegungen), Bindegewebssepten (starr).
► **CT:**
- Darstellung der Pleuraverdickungen, aber nicht der inneren Ergussorganisation.
- Vermehrte Kontrastmittelaufnahme der Pleurawände als Entzündungshinweis.
► **MRT (T 1-gewichtet):**
- Örtliche Auflösung geringer als bei Computertomografie.
- Vermehrte Signaldichte der inneren Thoraxwand als Entzündungshinweis.

- ► **Pleurapunktion:** Durchführung s. S. 515. Bei nicht eitrigem Erguss engmaschige Kontrolle bis zum Nachlassen der Entzündungsaktivität (in den ersten Tagen tägliche Punktion).
- ► **Ergussanalyse:**
  - *Makroskopie:*
    - – Klar-gelblich bis bräunlich, gering trübe → parapneumonischer Erguss.
    - – Gelb-grünlich eitrig → Empyem.
  - *Leukozytenzahl und Differenzierung:* s. S. 420.
  - *Gramfärbung und Kultur:* Bakterien, Mykobakterien und Pilze.
  - *pH-Wert* (Durchführung wie bei der Blutgasanalyse):
    - – pH-Wert ≥ 7,2 → unkomplizierter parapneumonischer Erguss.
    - – pH-Wert < 7,2 → komplizierter parapneumonischer Erguss oder Empyem.
  - *Glukosespiegel, LDH-Aktivität als Verlaufsparameter:* s. S. 420.

Differenzialdiagnose

- ► **Lungenembolie:** Erguss häufig sanguinolent.
- ► **Tuberkulose:** Nur initial Neutrophilendominanz, später Lymphozytendominanz ($CD 4+$, $T_4:T_8 > 4$) nie rahmig-eitrig.
- ► Autoimmunerkrankungen.
- ► Medikamenteninduzierte Pleuritis.
- ► Durchwanderungsreaktion aus Oberbauchprozessen.

Therapie

- ► **Symptomatisch:** Analgetika, Sauerstoff.
- ► **Antibiotika:**
  - Ambulant erworbene Pneumonie: S. S. 184.
  - Aspirationspneumonie: S. S. 205.
  - Nosokomiale Pneumonie: S. S. 192.
- ► **Pleuradrainage:**
  - *Indikationen:*
    - – Bei Erregersicherung (Gramfärbung oder Kultur).
    - – Makroskopisch Empyem.
    - – pH-Wert < 7,0 oder unter Antibiotikatherapie auf < 7,2 fallend.
  - Durchführung (s. S. 518) mit dicklumiger (mindestens 24 Ch.) oder doppellumiger (z. B. Van Sonnenberg) Drainage (hier mit kontinuierlicher Spülung mit 1 l 0,9 % NaCl-Lösung/d).
  - ☐ *Hinweis:* Eine Spülung mit Antibiotika ist obsolet!
- ► **Intrapleurale Fibrinolytika („Pleurolyse"):**
  - *Indikation:* Frühestmöglich im fibropurulenten Stadium bei inkomplett durchführbarer Saugdrainage (infolge Kompartimentbildung). Erfolgsrate 70–100 %. Nicht indiziert bei weit fortgeschrittener Organisation, da erfolglos.
  - *Durchführung:* Verdünnung von 250 000 I.E. Streptokinase oder 100 000 I.E. Urokinase in 100 ml 0,9 % NaCl-Lösung und Instillation über die liegende Pleuradrainage, Abklemmen über 3 h, danach Öffnen der Drainage unter Sog. Bei Erfolg (Mobilisierung von Erguss) tgl. wiederholen.
  - *Komplikationen:* Allergie auf Streptokinase, Blutung (Rarität).
- ► **Thorakoskopische Adhäsiolyse/Dekortikation:** Frühestmöglich bei erfolgloser Fibrinolysetherapie indiziert (Durchführung s. S. 524). Die primäre Thorakoskopie ist sinnvoll bei spät diagnostiziertem, organisiertem Empyem.
  - *Frühdekortikation:* Innerhalb der ersten Wochen, falls keine Infektionskontrolle durch Antibiotika und Drainage erreicht wird, meist bei organisiertem, spät diagnostiziertem Empyem.
  - *Spätdekortikation:* Frühestens nach 9 Monaten bei persistierend gefesselter Lunge (selten notwendig und sinnvoll).
- ► **Thorakotomie:** Nur indiziert bei technisch unmöglicher Thorakoskopie (ausgedehnte Verwachsungen, Spätdekortikation).
- ► **Offene Drainage:**
  - Indiziert bei subakutem bis chronischem, teilorganisiertem Empyem (zuvor Ausschluss eines Pneumothorax bei Öffnen der Drainage).

- Alternative zur Dekortikation bei Hochrisikopatienten: Eröffnung der Pleurahöhle nach außen mit persistierender Kommunikation.

Prognose

► **Unkomplizierter parapneumonischer Erguss:** Keine Verschlechterung der Prognose einer Pneumonie.
► **Komplizierter parapneumonischer Erguss oder parapneumonisches Empyem:** Letalität $\geq 20\%$.
► **Pleuraempyem anderer Ursache:** Letalität $\geq 10\%$ (vor allem posttraumatisch und iatrogen bei fortgeleiteten Oberbauchinfektionen).

19.5 Chylothorax

Grundlagen

► **Definition:** Ein Chylothorax ist das Auftreten von Chylus im Pleuraraum (Chylus = milchartiger Inhalt des Ductus thoracicus, -protein-, fett- und lymphozytenreiche Lymphe, überwiegend aus dem Gastrointestinaltrakt stammend).
► **Epidemiologie:** Seltenes Krankheitsbild ohne Alters- oder Geschlechtsspezifität.
► **Physiologie:** Mittlere Tagesproduktion 2 l (stark ernährungsabhängig), mit hohem Triglycerid- und niedrigem Cholesteringehalt und Chylomikronen. Durch starken Lymphozytenreichtum ist Chylus bakteriostatisch, der Verlust von Chylus führt zu rascher Malnutrition und Immuninkompetenz.
► **Ätiologie:**
  - *Trauma* (Manifestation oft erst Tage nach dem Ereignis):
    – Stumpfes Thoraxtrauma (Dehnung der Brustwand oder der Brustwirbelsäule), starker Husten oder Erbrechen, während der Geburt.
    – Thoraxchirurgie (0,5 %), Halschirurgie, Bestrahlungsfolgen, Sklerosierungstherapie von Ösophagusvarizen.
  - *Erkrankungen der Lymphgefäße:* Lymphom (v. a. Non-Hodgkin-Lymphome), andere maligne + benigne Mediastinaltumoren, retrosternale Struma, Sarkoidose, tuberöse Sklerose/Lymphangioleiomyomatose, Yellow-Nail-Syndrom, Hämangiomatose, Tuberkulose, Amyloidose, Filiaria-Infektion, obere Einflussstauung, transdiaphragmaler Einstrom von chylösem Aszites.
  - *Idiopathisch* (häufig später Diagnose eines malignen Lymphoms).
► **Pathogenese:** Zunächst Bildung eines Chyloms (Chylus unterhalb der Pleura parietalis), das sich dann in den Pleuraraum ergießt (v. a. rechts wegen des überwiegend rechtsseitigen Verlaufes des Ductus thoracicus im langen kaudalen Anteil).
► **Pathophysiologie:** Restriktive Ventilationsstörung mit Hypoxämie wie bei anderen Pleuraergüssen.

Klinik

► Initial zuweilen einseitiges, plötzliches, thorakales Schmerzereignis wie bei Pneumothorax (Chylom).
► Rasch zunehmende Dyspnoe.

Diagnostik

► **Klinischer Befund:** Meist einseitig (rechts > links) basal aufgehobener Stimmfremitus, Klopfschalldämpfung und aufgehobenes Atemgeräusch.
► **Ergussanalyse:**
  - *Makroskopie:* Trüb-milchige bis rahmig-weißliche Flüssigkeit.
  - *Chemie:* Triglyceride meist > 110 mg/dl (nie < 50 mg/dl); Cholesterin stets < 200 mg/dl), Nachweis von Chylomikronen (der Nachweis von Chylomikronen oder eine Triglyceridkonzentration > 110 mg/dl sichern die Diagnose).
► **Röntgenuntersuchung, Sonografie:** Nachweis eines frei auslaufenden Pleuraergusses, nicht selten subpulmonal lokalisiert.
► **CT (Spiral-CT):**
  - Darstellung des gesamten Verlaufes des Ductus thoracicus vom Oberbauch nach kranial bis zur Supraklavikularregion.

- Suche nach vergrößerten Lymphknoten oder anderen Tumorzeichen im Mediastinum.
- Ausschluss einer Sarkoidose (s. S. 318) oder Lymphangioleiomyomatose (s. S. 387).
► **Lymphografie:** Zur Lokalisationsdiagnostik der Ductus-Ruptur.

Differenzialdiagnose

► **Pseudochylothorax:**
  • *Ätiologie:* Cholesterinreicher, chylös aussehender Erguss bei chronischen, jahrelang bestehenden, mangelhaft organisierten Pleuraergüssen in einem Fibrothorax (nach Tuberkulose, therapeutischem Pneumothorax oder Thoraxplombe bzw. Thoraxtrauma mit Hämatothorax).
  • *Klinik:* Meist symptomlos, evtl. langsame Vergrößerung.
  • *Diagnostik:* Cholesterin > 200 mg/dl, Cholesterinkristalle.
  • *Therapie*: Bei Symptomfreiheit Beobachtung, ansonsten Entlastungspunktion, eher abwartendes Verhalten.
► **Pleuraempyem (s. S. 421):** Klärung der Flüssigkeit nach Zentrifugation, kein Nachweis hoher Fettkonzentration, aber Neutrophilenreichtum.

Therapie

► **Entlastungspunktion, Pleuradrainage:**
  • *Indikation:* Rasches Nachlaufen großer Chylusmengen mit starker Dyspnoe (Versuch der Pleurodese meist erfolglos).
  • *Dauer:* Mehr als 5 d sollten vermieden werden.
  • *Komplikationen:* Rascher Stoffwechselkatabolismus, Malnutrition und Immuninkompetenz; geringe Empyemgefahr auch bei längerer Drainage.
► **Diät:**
  • *Ceres-Diät:* Mittelkettige Triglyceride, die direkt enteral resorbiert werden (→ Nachlassen der Chylusproduktion, Spontanverschluss).
  • *Totale parenterale Ernährung über zentralvenösen Katheter* (bei stärker nachlaufendem Chylus): Maximale Produktionshemmung, hierdurch kann in 50 % der Fälle ein Spontanverschluss des Ductus thoracicus erreicht werden.
► **Videoassistierte Thorakoskopie (s. S. 524):**
  • *Indikation:* Erfolglose konservative Therapie.
  • *Vorgehen:* Exploration des ipsilateralen Mediastinums, Tumor- oder Lymphknotenbiopsie; Ligatur des Ductus thoracicus über dem Zwerchfell.
  • *Wertung:* Definitive Therapie mit einer Erfolgsrate von über 90 %, keine konsekutiven Chylusabflussstörungen aufgrund zahlreicher Anastomosen.
► **Behandlung der Grunderkrankung:** Antineoplastische, antiinflammatorische Therapie (diese hat keinen Einfluss auf den Verlauf des Chylothorax).

Prognose

► Die Gesamtprognose ist abhängig von der Grunderkrankung.
► Schlechte Prognose bei verschleppter oder inadäquater definitiver Therapie.
► Bei Entzug des Chylus über mehrere Wochen Gefahr der Stoffwechselentgleisung und/oder Sepsis.

19.6 Hämatothorax

Grundlagen

► **Definition:** Ein Hämatothorax ist eine Blutansammlung in der Pleurahöhle.
► **Vorkommen:** Meist in der Chirurgie, fast immer in Verbindung mit einem Trauma.
► **Ätiologie und Pathogenese:** Eintritt von Blut in die Pleurahöhle durch:
  • Penetrierende oder stumpfe Thoraxtraumen.
  • Punktion zentraler Gefäße, Pleurapunktion, Pleurabiopsie, Lungenbiopsie, Ösophagusvarizen-Sklerosierung, Bougierung des Ösophagus.
  • *Nichttraumatisch:* Pleurametastasen, Antikoagulation oder Fibrinolyse (Lungenembolie!), Aneurysmen (Aorta, Pulmonalarterie), persist. Ductus arteriosus, Aor-

tenkoarktation, Hämophilie, Thrombozytopenie, Spontanpneumothorax, Lungensequestration, Endometriose.

- Geronnenes Blut wird durch Bewegung und Defibrinierung sekundär verflüssigt; dennoch rasche Organisation mit Ausbildung eines Fibrothorax.
▶ **Pathophysiologie:** Meist schwere restriktive Ventilationsstörung mit respiratorischer Insuffizienz bei größerer Blutung.

Klinik und Diagnostik

▶ **Klinik:** Starke Luftnot, Thoraxschmerz, Anämie oder Zyanose.
▶ **Anamnese:** Verdacht bei jedem relevanten Thoraxtrauma oder bei rascher Ergussausbildung nach iatrogener Manipulation.
▶ **Klinischer Befund:** Perkutorisch großflächige Dämpfung und fehlendes Atemgeräusch. Bei Trauma häufig kombiniert mit einem Pneumothorax.
▶ **Röntgenuntersuchung:**
- Großflächige Verschattung mit oder ohne Begleitpneumothorax, posttraumatisch sofort oder innerhalb von 24 h.
- Suche nach Begleitverletzungen (Wirbelsäule, Rippen, Sternum, Clavicula).
▶ **Pleurapunktion (s. S. 515), Ergussanalyse:**
- *Makroskopisch* blutig, bei frischem Trauma gerinnbar.
- *Hämatokrit* über 50 % des Bluthämatokrits. Bei niedrigerem Hämatokrit liegt kein Hämatothorax vor (dann sanguinolentes Exsudat).

Therapie

▶ **Pleuradrainage** (> 24 Ch.): Sonografisch gesteuert Einlage in den 5. ICR in der mittleren Axillarlinie, möglichst komplette Ergussentfernung zur Prophylaxe einer Infektion oder eines Fibrothorax. Kontrolle der Fördermenge.
▶ **Thorakotomie:** Indiziert bei Fördermenge > 100–200 ml/h, Herztamponade, Gefäßverletzungen, Bronchialverletzungen, avitalem, verletztem Gewebe, mikrobiell kontaminierter, offener Pleuraverletzung.
▶ **Antibiotikaprophylaxe:** Indiziert bei penetrierender Verletzung oder Drainagetherapie über mehr als 2 d (z. B. Cephazolin 2 g/8 h i. v.).

Prognose

▶ Bei inadäquater Versorgung schlechte Akutprognose.
▶ *Spätkomplikationen bei nicht ausreichender Drainage:* Pleuraempyem (posttraumatisch in bis zu 5 %), Fibrothorax.

19.7 Pleurametastasen

Grundlagen

▶ **Definition:** Wachstum von primär extrapleuralen Tumorzellen auf der Pleuraoberfläche.
▶ **Epidemiologie:** Häufige Ursache eines (exsudativen) Pleuraergusses. Obwohl prinzipiell jeder Tumor in die Pleura metastasieren kann, sind nur 5 Malignome für ca. 80 % der Pleurametastasen verantwortlich.
▶ **Ätiologie:** Bronchialkarzinom (35 %) > Mammakarzinom (25 %) > malignes Lymphom (10 %, Hodgkin-Lymphome metastasieren selten und spät, Non-Hodgkin-Lymphome dagegen häufig und früh) > Ovarialkarzinom (5 %) > Magenkarzinom (2 %) > seltene Ursachen wie Sarkome, Melanome oder andere (14 %) > unbekannter Primärtumor (7 %).
▶ **Pathogenese:**
- *Viszerale Pleurametastasen:* Mikroembolisation via Pulmonalarterie oder Ausbreitung per continuitatem über das Lungeninterstitium.
- *Parietale Pleurametastasen:* Meist via Exfoliation durch Befall des viszeralen Blattes.
- *Direkte Ausbreitung aus dem Primärtumor:* Bronchialkarzinom, malignes Lymphom, Mammakarzinom (Invasion von Lymphgefäßen der Brustwand).

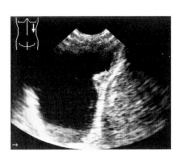

Abb. 19.2 • Metastase eines Kollumkarzinoms auf der rechten Pleura diaphragmatica mit Pleuraerguss.

- *Ausbreitung aus subdiaphragmalen Tumoren* meist hämatogen über etablierte Lebermetastasen.
- ▶ **Pathophysiologie:** Ausbildung einer restriktiven Ventilationsstörung, Erhöhung der Atemarbeit und Ausbildung einer Gasaustauschstörung (respiratorische Insuffizienz) entsprechend der Ergussmenge.

Klinik

- ▶ Belastungsdyspnoe, nur bei sehr großen Ergüssen mit Mediastinalverdrängung Ruhedyspnoe.
- ▶ Unproduktiver Reizhusten.
- ▶ Pleuraschmerzen eher selten (25 %).
- ▶ Bei 25 % der Patienten Beschwerdefreiheit.
- ▶ Als Ausdruck der fortgeschrittenen Tumorerkrankung häufiger Gewichtsverlust und konstitutionelle Symptome (Nachtschweiß, Krankheitsgefühl, geringe Leistungsfähigkeit).

Diagnostik

- ▶ **Klinischer Befund:** Als Ausdruck des meist vorliegenden Pleuraergusses basale Klopfschalldämpfung und abgeschwächtes Atemgeräusch, selten Pleurareiben.
- ▶ **Röntgenuntersuchung und Sonografie** (s. Abb. 19.2)
- ▶ *Ergussvolumen meist 500–2 000 ml.*
- ▶ *Bei fehlender Mediastinalverdrängung in der Röntgenaufnahme:*
  - Begleitende Atelektase bei zentralem Bronchialkarzinom.
  - Rigides Mediastinum bei Lymphknotenbefall.
  - Ausgedehnte Tumorinfiltration der ipsilateralen Lunge mit Schrumpfung.
  - Solide pleurale Tumormassen (meist bei Mesotheliom).
- ▶ Im Ultraschall ist der Erguss echofrei oder echogen, frei auslaufend oder mäßig organisiert mit Fibrinsepten.
- ▶ **Ergussanalyse:**
  - *Erythrozyten:* In der Regel mäßige Hämorrhagie mit 30 000–50 000 Ery/µl.
  - *Leukozyten:* 1 500–4 000/µl, überwiegend Lymphozyten (50–70 %), Makrophagen und nur wenige Neutrophile.
  - *Tumorzellen:*
    - Direktfärbung (damit in 50 % der Fälle nachweisbar).
    - Zweite Punktion einige Tage nach quantitativer erster Punktion.
    - Einsatz von Immunzytochemie und Durchflusszytometrie (DNS-Gehalt, Nachweis der Monoklonalität).
  - *Eiweißgehalt:* In der Regel um 4 g/dl (1,5–8 g/dl).
  - *Hinweise für eine hohe Tumorlast:* pH-Wert < 7,2, Glukosekonzentration von < 60 mg/dl oder eine LDH > 1 000 U/l.
- ▶ **Pleurabiopsie:** Die Ausbeute der transkutanen Biopsie ist nicht höher als die der Ergusszytologie (50–60 %), die Thorakoskopie erlaubt in > 90 % der Fälle die definitive Diagnose.

Differenzialdiagnose

▸ **Paramaligner Pleuraerguss:**
- *Transsudat:* Lymphabflussstörung durch mediastinalen Lymphknotenbefall, Lungenatelektase, gefesselte Lunge (durch Befall des Lungeninterstitiums oder der viszeralen Pleura), obere Einflussstauung (durch erhöhten systemischen Venendruck), Hypalbuminämie.
- *Exsudat:* Parapneumonischer Erguss bei Retentionspneumonie, paraneoplastische Lungenembolie, Strahlenpleuritis, toxischer Erguss durch Zytostatika.
- *Blutiger Erguss* (maligne oder paramaligne): Direkte Gefäßinvasion, Verschluss kleiner Venen, Tumorangiogenese oder erhöhte Gefäßpermeabilität durch Tumormediatoren.
- *Chylothorax* (vor allem bei malignem Lymphom, s. S. 424).

▢ *Achtung:* Ein Pleuraerguss bei Bronchialkarzinom ist in 5–10 % der Fälle benigne, vor allem bei Vorliegen eines Randwinkelergusses. Daher definitive Klärung vor Ausschluss der chirurgischen Therapie!

Therapie

▢ *Hinweis:* Ein maligner Pleuraerguss zeigt immer einen inkurablen Tumor an!

▸ **Entlastende Pleurapunktionen:** Als ausschließliche Therapieform bei weit fortgeschrittenem Tumorleiden, Lebenserwartung im Bereich von Wochen und Hinweisen für eine hohe Tumorlast (s. o.).

▸ **Strahlentherapie:** Nur bei starker Lymphabflussstörung bei mediastinalem Lymphknotenbefall (in anderen Fällen *nicht* indiziert!).

▸ **Systemische Chemotherapie:** Indiziert v. a. bei malignem Lymphom, kleinzelligem Bronchialkarzinom, Mammakarzinom und Ovarialkarzinom (bei anderen Grunderkrankungen wenig aussichtsreich).

▸ **Pleurodese** (Prinzip und Durchführung s. S. 522):
- *Indikation:* Guter bis mäßig beeinträchtigter Allgemeinzustand, Lebenserwartung im Bereich von Monaten.
- *Bevorzugte Chemikalien:* Talkum (Erfolg in 90 %), Tetrazyklin (Erfolg in 70 %) und Bleomycin (Erfolg in 70 %).

▸ **Pleurale Abrasio oder Pleurektomie** (mittels videoassistierter Thorakoskopie oder in offener Technik): Nur indiziert bei Patienten in sehr gutem Allgemeinzustand und bei Fehlen anderer Metastasenmanifestationen (Erfolgsrate nahezu 100 %, Op-Letalität bei Tumorpatienten 1–4 %).

▸ **Getunnelter Dauerkatheter** (palliativ).

Prognose

▸ **Mammakarzinom:** Lebenserwartung von einigen Monaten bis zu 10 Jahren nach Pleurodese oder Pleurektomie.

▸ **Bronchialkarzinom und pleurale Metastasen subdiaphragmaler Karzinome:** Lebenserwartung lediglich einige Monate.

▸ **Malignes Lymphom:** Intermediäre Lebenserwartung.

▸ **Ungünstig:** Rasches Ergussrezidiv, hohes Lebensalter, hohe Tumorlast (s. o.).

19.8 Malignes Pleuramesotheliom

Grundlagen

▸ **Definition:** Tumor durch maligne Entartung des Pleuramesothels.

▸ **Epidemiologie:**
- Insgesamt selten, jedoch starke Zunahme seit den 60er-Jahren (s. Abb. 19.3).
- **Inzidenz** (USA): Männer 11,4/Frauen 2,8/1 000 000 Einwohner/pro Jahr.
- **Mittleres Alter bei Diagnosestellung:** 6. Lebensjahrzehnt.
- Epidemiologisch enge Verbindung mit Asbestkontakt.

▸ **Ätiologie:** In 50–70 % der Fälle positive Asbestanamnese (Berg-, Schiffsbau, Isolationsindustrie, Bremsbelagherstellung, Filteranlagen).

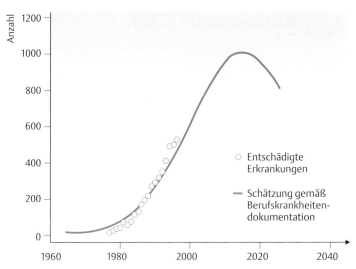

Abb. 19.3 • Beobachtete und erwartete Mesotheliomfälle in Westdeutschland (nach Coenen).

▸ **Pathogenese:**
- Asbest ist ein hochpotentes (Ko-)Karzinogen. Je länger und dünner die Faser, desto wahrscheinlicher ist die Mesotheliomentstehung (Krokydolith > Chrysotil und Anthophyllith-Fasern); auch Eryonith (chemisch nicht mit Asbest verwandt) ruft Mesotheliome hervor.
- Es besteht keine strenge Dosis-Wirkungs-Beziehung.
- Zigarettenrauchen hat *keinen* Einfluss.
- Die mittlere Latenz zwischen erster Asbestexposition und Diagnose liegt bei 35 Jahren, selten unter 20 Jahren.
- Ausgang oft (60 %) von der rechten parietalen Pleura mit sehr diskreten Knötchen oder flächiger Pleuraverdickung. Primär beidseitiger Befall in 5 %. Überwiegend regionale Ausbreitung entlang der Pleuraoberfläche mit Bildung einer meist irregulären, aber durchgehenden Pleuraverdickung. Übergreifen auf subpleurale Lunge, Brustwand, Zwerchfell, Perikard, Peritoneum.
- Seltener Metastasierung in regionale Lymphknoten (30 %), kontralaterale Lunge, Knochen, Leber, Gehirn.

▸ **Histologische Typen:**
- Epithelialer Typ (50 %).
- Sarkomatöser Typ (25 %).
- Biphasischer Typ (25 %) mit epithelialen und sarkomatösen Merkmalen.
- Undifferenzierter polyklonaler Typ (selten).

▸ **Pathophysiologie:** Langsam progrediente restriktive Ventilationsstörung (Abfall der thorakalen und pulmonalen Compliance, Verdrängung durch Pleuraerguss und Tumormassen); in der Spätphase respiratorische Insuffizienz meist mäßiger bis mittelschwerer Ausprägung.

Staging

▸ **TNM-Klassifikation und Stadieneinteilung** (UICC/AJCC, 1997): s. Tab. 19.2.
- *T-Primärtumor:*
  - T 1a: Tumor begrenzt auf die ipsilaterale parietale und/oder mediastinale und/oder diaphragmale Pleura. Keine Beteiligung der viszeralen Pleura.
  - T 1b: Tumor begrenzt auf die ipsilaterale parietale und/oder mediastinale und/oder diaphragmale Pleura. Fokaler Befall der viszeralen Pleura durch einzelne Tumorherde.

Tab. 19.2 • **TNM-Klassifikation und Stadieneinteilung des malignen Pleuramesothelioms. International Mesothelioma Interest Group (IMIG), 1997.**

Stadium	Primärtumor	Lymphknoten	Metastasen
Stadium IA	T 1a	N0	M0
Stadium IB	T 1b	N0	M0
Stadium II	T 2	N0	M0
Stadium III	T 1,2	N1	M0
	T 1,2	N2	M0
	T 3	N0-2	M0
Stadium IV	T 4	N0–3	M0
	T 1-4	N3	M0
	T 1–4	N0-3	M1

- T 2: Tumorbefall aller ipsilateralen Pleuraoberflächen mit zusätzlicher Beteiligung einer der folgenden Strukturen: Muskuläres Zwerchfell, viszerale Pleura (diffus), ipsilaterale Lunge (von der viszeralen Pleura aus).
- T 3: Tumor lokal fortgeschritten, aber noch potenziell resektabel. Befall aller ipsilateralen Oberflächen mit zusätzlicher Beteiligung einer der folgenden Strukturen: Fascia endothoracica, mediastinales Fettgewebe, Perikard (nichttransmural), Brustwand (einzelne, komplett entfernbare Herde).
- T 4: Tumor lokal fortgeschritten und nicht resektabel. Befall aller ipsilateralen Oberflächen mit zusätzlicher Beteiligung einer der folgenden Strukturen: Brustwand (multifokal, diffus), Peritoneum, kontralaterale Pleura, Mediastinalorgane, Wirbelsäule.
• *N-Lymphknoten:*
  - N0: Kein Lymphknotenbefall
  - N1: Metastasen in ipsilateralen peribronchialen und/oder Hiluslymphknoten (einschließlich Befall durch direkte Ausbreitung).
  - N2: Metastasen in ipsilateralen mediastinalen und/oder subkarinalen Lymphknoten.
  - N3: Metastasen in kontralateralen hilären oder mediastinalen Lymphknoten oder ipsi-/kontralateralen Skalenus- oder supraklavikulären Lymphknoten.
• *M-Fernmetastasen:*
  - M0: Keine Fernmetastasen.
  - M1: Fernmetastasen.

Klinik

► **Langsam zunehmender Thoraxschmerz,** meist schlecht lokalisierbar (Ausbreitung in den Schulter-Armbereich oder Hals; bei Befall eines Interkostalnervs scharfer, neuritischer Schmerz).
► Trockener Reizhusten, Belastungsdyspnoe mit kaum merklichem Beginn.
► Schwächegefühl, Gewichtsverlust, subfebrile Temperaturen, Nachtschweiß.
► **Seltene Erstmanifestationen:** Aszites, Perikardtamponade mit subakutem Herzversagen.
► Das Vollbild der Asbestose liegt meist nicht vor (s. S. 362)

Diagnostik

► **Klinischer Befund:**
  • Nachschleppen der betroffenen Seite, zuweilen Schrumpfung der betroffenen Seite mit Ausbildung einer Skoliose; Klopfschalldämpfung, aufgehobener Stimmfremitus, abgeschwächtes Atemgeräusch.
  • *Spätbefunde:* Palpable Tumormassen in der Brustwand, der Tumor wächst durch Punktionsstellen oder Drainageöffnungen, Rekurrensparese, Horner-Syndrom, obere Einflussstauung, segmentale Schmerzen oder Hyp-/Anästhesie.

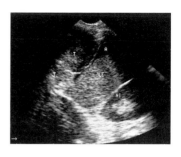

Abb. 19.4 • Pleuramesotheliom im rechten kostodiaphragmalen Sinus A = Aszites; Le = Leber; Ni = rechte Niere; T = Tumor.

► **Sonografie** (s. Abb. 19.4):
- Inhomogene Pleuraverdickung, Aufhebung der Thoraxwandschichten, Infiltration der umgebenden Strukturen, z. T. monströse Tumorknoten.
- Meist mäßig großer Pleuraerguss (im Verlauf gefangen), Aszites.

► **Röntgenuntersuchung/CT:**
- Einseitiger Pleuraerguss (in 20 % fehlend), irreguläre Pleuraverdickung.
- Fehlende Mediastinalverlagerung trotz Erguss, Schrumpfung des Hemithorax mit Mediastinalverdickung und Rippendestruktion.
- Diffuser Übergang in die benachbarten Strukturen.
- Perikarderguss, Aszites, Lymphknotenbefall.

► **Lungenfunktionsprüfung:** Gleichsinnige Einschränkung der statischen und dynamischen Lungenvolumina, später Hypoxämie.

► **Laborbefund:**
- Uncharakteristische, meist mäßig ausgeprägte Entzündungszeichen.
- Typischerweise erhöhte Hyaluronsäure im Serum.

► **Pleurapunktion/Ergussanalyse:**
- Nachweis eines Pleuraexsudats (zuweilen hämorrhagisch).
- Zytologisch ist meist keine Differenzierung zwischen aktivierten Pleuramesothelzellen und Mesotheliomzellen möglich.
- *Korrelation mit der Tumorlast:* pH ↓, Glukose ↓, Hyaluronsäure ↑ auf > 0,2 ng/ml (kann einen hochviskösen Erguss erzeugen).

► **Pleurabiopsie** (gezielte Biopsie mittels videoassistierter Thorakoskopie):
- *Makroskopisch* alle Formen zwischen diffuser Pleuraverdickung und einzelnen Tumorknoten.
- *Histologisch* Nachweis von Tumorgewebe, DD Adenokarzinom.
- *Differenzierung durch Immunhistochemie:*
  - Mesotheliom: TTF1, CEA und Milchfettprotein negativ, Zytokeratin und Vimentin positiv.
  - Adenokarzinom: TTF1, CEA oder Milchfettprotein positiv, Zytokeratin und Vimentin negativ.

Differenzialdiagnose

► **Pleurametastasen:** Sicherer Ausschluss eines Adenokarzinoms nur durch Immunhistochemie (s. o.).

► **Asbestose** (s. S. 262):
- Sicherer Tumorausschluss nur durch invasive Diagnostik.
- Bei Pleuraplaques Fehlen des invasiven Wachstums.
- Der benigne Asbesterguss ist meist klein (< 500 ml) und tritt nach Exposition früher auf.

► **Benignes fibröses Pleuramesotheliom (Pleurafibrom):**
- Sehr selterner, benigner, umschriebener Pleuratumor mit Kapsel ohne Bezug zur Asbestexposition.
- Meist Zufallsbefund, z. T. Hypoglykämie oder Trommelschlägelfinger als paraneoplastisches Syndrom.
- Kein Pleuraerguss, nach chirurgischer Entfernung kein Rezidiv.

► Andere Pleuraexsudate (s. S. 419).

► Rundatelektase (mögliche Manifestation der Asbestose!).

► Postentzündliche Pleuraschwarte.

Therapie

▸ Eine Kuration ist meist nur in Stadium I möglich. Moderne Zytostatika (Multitarget-Folat-Antagonisten) haben eine Verbesserung der Lebenserwartung möglich gemacht.

▸ **Operativ:**
- *Stadium IA nach IMIG:* Parietale Pleurektomie.
- *Stadium IB nach IMIG:* Parietal-viszerale Pleurektomie, wenn möglich unter Erhalt der Lunge.
- *Stadium II nach IMIG:* Extrapleurale Pleuropneumonektomie mit Zwerchfell- und Perikardresektion (mit plastischem Ersatz) in kurativer Intention im Rahmen eines multimodalen Therapiekonzepts. Voraussetzung ist ein guter Funktionsstatus (s. Abb. 11.15, S. 283).
- Pleurektomie als palliative Resektion.

▸ **Chemotherapie:** Ansprechraten > 10 % durch Permetrexed, Raltitrexed, Doxorubicin, Methotrexat, Vinorelbin, Ifosfamid. Beste Ergebnisse mit:
- *Therapiestandard:*
  - Cisplatin (75 mg/m^2, Tag 1 i. v.) + Permetrexed (500 mg/m^2 Tag 1 i. v. mit Vitaminsupplementation) alle 21 Tage.
  - Cisplatin (80 mg/m^2, Tag 1 i. v.) + Raltitrexed (3 mg/m^2 Tag 1 i. v. alle 21 Tage.
  - Cisplatin (100 mg/m^2, Tag 1 i. v.) + Gemcitabin (1 000 mg/m^2 Tag 1, 8, 15 alle 28 Tage i. v.).
- *Monotherapie bei ungünstigem Funktionsstatus:*
  - Permetrexed 500 mg/m^2 Tag 1 alle 21 Tage (+ Vitaminsupplementation)
  - Raltitrexed 3 mg/m^2 Tag 1 i. v. alle 21 Tage
  - Gemcitabin 1 250 mg/m^2 Tag 1, 8, 15 alle 28 Tage i. v.
  - Vinorelbin 30 mg/m^2 i. v. Tag 1 wöchentlich.

▸ **Strahlentherapie:** Als Monotherapie nicht lebensverlängernd. Palliativer Einsatz bei Schmerzen oder Fernmetastasen. In der multimodalen Therapie adjuvanter Einsatz zur lokalen Tumorkontrolle (55 Gy).

▸ **Multimodale kurative Therapie:** Hohe Toxizität und kein sicherer Benefit der Radio-Chemotherapie. Bei präoperativ kurativem Ansatz und dann aber häufiger R1-Resektion adjuvante Chemotherapie plausibel, aber nicht ausreichend empirisch geprüft.

▸ **Pleurodese** (rein palliativ) mit Talkum, Tetrazyklin, Bleomycin (s. S. 522).

▸ **Schmerztherapie:** Meist ist eine Kombination von peripher und zentral wirksamen Analgetika notwendig; evtl. Interkostalblockade bei umschriebenen, starken Schmerzen.

▸ **Sauerstofflangzeittherapie** bei fortgeschrittenem Krankheitsbild (s. S. 475).

Prognose

▸ Im Vergleich einer Therapie mit Platin + Folatantagonist mit „Best Supportive Care" bei inkurablen Patienten ergibt sich unter Platin + Folat eine Lebensverlängerung von im Mittel 3 Monaten.

▸ Die spontane Lebenserwartung beträgt im Mittel 18 Monate, bis zu 30 % der Patienten leben nach 2 Jahren, 10 % nach 4 Jahren.

▸ Die mittlere Lebenserwartung beträgt beim epithelialen Typ 12 Monate (bis zu 4 Jahren), beim biphasischen Typ 6 Monate (bis 2,5 Jahre) und beim sarkomatösen Typ 4,5 Monate (bis 1 Jahr).

20 Erkrankungen der Ventilationspumpe

20.1 Wirbelsäulenerkrankungen

Grundlagen

▸ **Definitionen:**
- *Skoliose:* Seitliche Verkrümmung der Wirbelsäule.
- *Kyphose:* Nach dorsal konvexe Verkrümmung der Wirbelsäule.
- *Kyphoskoliose:* Kombination von Kyphose und Skoliose (häufig).
- *Morbus Bechterew (ankylosierende Spondylitis):* Entzündlich-rheumatische Erkrankung mit vorwiegendem Befall des Stammskeletts, insbesondere mit Ankylosierung der kleinen Wirbelgelenke und der Ileosakralgelenke (s. S. 341).

▸ **Epidemiologie:**
- *Kyphoskoliose:* Häufige, mit dem Alter progrediente Erkrankung.
- *Skoliose:* Nahezu immer mit einer Kyphose verbunden, während die Kyphose auch als alleinige Deformität vorkommt.
- *Morbus Bechterew:* Überwiegend bei Männern (m:w = 4–8:1).

▸ **Ätiologie:**
- *Kyphoskoliose:* In 80 % der Fälle idiopathisch, in 20 % sekundäre Kyphose/Kyphoskoliose bedingt durch (in abnehmender Häufigkeit): Poliomyelitis, Syringomyelie, Neurofibromatose, kongenitale Wirbeldefekte, Osteomalazie, Knochentumoren, Tuberkulose, Pleurafibrose, Pneumonektomie, Folgen einer Lungentuberkulose.
- *Morbus Bechterew:* s. S. 341.

▸ **Pathogenese (thorakale Skoliose):**
- *Konvexseite:* Überdehnung der Interkostalräume und Rotation der Wirbelkörper mit Dorsalverlagerung der Rippen, dabei Verschmälerung des Rippenbogens mit erhöhtem Residualvolumen, erhöhter funktioneller Residualkapazität und Fixation in der Inspirationsstellung.
- *Konkavseite:* Stauchung der Rippen mit Ventralverlagerung, Stauchung der Lunge mit Verkleinerung des Residualvolumens und der inspiratorischen Residualkapazität sowie Einschränkung der Vitalkapazität, Fixation in der Exspirationsstellung.

▸ **Pathophysiologie:**
- *Kyphoskoliose:*
  - Restriktive Ventilationsstörung mit starker Erniedrigung der Totalkapazität und der Vitalkapazität bei relativ gut erhaltenem Residualvolumen. Das Verhältnis von Residualvolumen zur Totalkapazität vermehrt sich zunehmend bis auf über 50 %.
  - Zunehmende Einschränkung der Kapazität der Atempumpe mit Abfall des maximalen Mundverschlussdrucks ($P_{i\,max}$), parallel dazu Anstieg ihrer Beanspruchung in Ruhe ($P_{0.1}/P_{i\,max}$). Ermüdung der Atemmuskulatur bei $P_{0.1}/P_{i\,max}$ von über 20 % mit konsekutivem Anstieg des p_aCO_2.
  - In der Nacht Entlastung der chronisch ermüdeten Atemmuskulatur durch schlafassoziierte Hypoventilation mit Anstieg des p_aCO_2 als Versuch, die Muskelenergiereserven zu erhalten.
- *Morbus Bechterew (mit schwerem Stammskelettbefall):*
  - Meist Ausbildung einer pathologischen, tiefsitzenden Brustkyphose mit Vermehrung des Thoraxtiefendurchmessers; hierdurch Ausbildung einer mäßigen restriktiven Ventilationsstörung mit Erniedrigung der Totalkapazität und Vitalkapazität.
  - Meist keine Atemmuskelermüdung, soweit die Zwerchfellfunktion erhalten ist.
  - In Ruhe meist keine Hypoxämie, dagegen unter körperlicher Belastung mittelgradige Einschränkung der maximalen Sauerstoffaufnahme, in schweren Fällen Belastungshyperkapnie durch Ermüdung der Muskelpumpe.

Klinik

▸ **Abhängig von der Schwere der Thoraxdeformität:**
- Belastungsdyspnoe, Ruhedyspnoe, Zyanose, Somnolenz bei CO_2-Narkose, selten Zeichen der Rechtsherzinsuffizienz.
- Aufgrund der eingeschränkten Mobilisierbarkeit von Lungenvolumen starke Tachypnoe unter körperlicher Belastung.
- Bei interkurrenten Erkrankungen (Asthma, Bronchialinfekt, Pneumonie) starke Zunahme der Luftnot.

Diagnostik

▸ **Röntgenuntersuchung:**
- *BWS in 2 Ebenen:* Quantifizierung der Skoliose und Kyphose, Nachweis der Wirbelsäulenankylosierung bei Morbus Bechterew („Bambusstabphänomen").
- *Thoraxorgane:* Darstellung der pulmonalen Deformation.

▸ **Lungenfunktionsprüfung** (s. Pathophysiologie):
- Spirometrie und Ganzkörperplethysmografie (Residualvolumen und thorakales Gasvolumen).
- Spiroergometrie zur Bestimmung der Belastungstoleranz.
- Messung der Ventilationspumpe (v. a. $P_{0.1}$ und $P_{i\,max}$) zur Bestimmung der Kapazität und Beanspruchung der Ventilationspumpe, insbesondere als Verlaufsparameter.

▸ Blutgasanalyse.

▸ Echokardiografie zur Verlaufskontrolle der Rechtsherzfunktion (technisch häufig nur als transösophageale Untersuchung möglich).

▸ Nächtliche Polygrafie, insbesondere zum Nachweis nächtlicher Hypoxie und Hyperkapnie.

▸ **Labor** (bei Morbus Bechterew): HLA B 27 (in 80 % der Fälle positiv), Entzündungszeichen (s. S. 341).

▸ **Differenzialdiagnose:** Wirbelsäulendeformationen anderer Genese.
- *Osteoporose:* Keine Verknöcherung der kleinen Wirbelgelenke im Sinne des „Bambusstabes", dagegen Rarefizierung der Knochenstruktur.
- *Osteomalazie* mit Kyphose.

Therapie

▸ **Operativ:**
- *Implantation eines „Harrington-Stabes"* zur Stabilisierung bei Kyphoskoliose: Nur bei bei jungen Patienten mit progredienter Skoliose und einem Skoliosewinkel von > 50° indiziert (keine Verbesserung der pulmonalen Situation, lediglich Progressionsprophylaxe).
  - KI (wegen Op-Risiko): Hyperkapnie, auch unter Belastung.
- *Externe Korrektur der Thoraxdeformität* bei mäßiger Deformation im Kinder- und Jugendalter.

▸ **Therapie der Ateminsuffizienz:**
- *Sauerstofflangzeittherapie* bei Hypoxämie ohne schwere Hyperkapnie (s. S. 475).
- *Nichtinvasive Heimbeatmung mittels Nasenmaske:* Indiziert bei Hyperkapnie in Ruhe, im Schlaf oder bei geringer Belastung (Prinzip und Durchführung s. S. 475).

▸ **Begleitende Physiotherapie:** Aufbau der Atemmuskelkraft, Therapie muskulärer Verspannungen, Ergometrie unter O_2 (auch bei mäßiger Hyperkapnie).

▸ **Medikamentöse Therapie:**
- Behandlung des Cor pulmonale mittels Diuretika und Vorlastsenker.
- Schutzimpfungen (Pneumokokken, Influenza).
- Antibiotikatherapie bei bakteriellen Atemwegsinfekten.
- Therapie des Morbus Bechterew mit nichtsteroidalen Antiphlogistika (Kortikosteroide und Immunsuppressiva sind nur fraglich wirksam).

▸ Vermeidung von Sedativa, Zigarettenrauchen, Übergewicht.

Prognose

► **Pulmonale Beeinträchtigung bei Skoliose abhängig vom Deformitätswinkel:**
  • Lungenfunktionsstörungen ab einem Skoliosewinkel von 25°, klinische Manifestationen regelmäßig ab einem Skoliosewinkel von > 100°.
  • Belastungseinschränkung bei einem Kyphosewinkel von > 20°.
► Erste manifeste Ateminsuffizienz meist im Rahmen einer Sekundärerkrankung (Pneumonie).
► Mittlere Lebenserwartung nach erster Dekompensation 9 Jahre.
► Bei Morbus Bechterew ist die Lebenserwartung infolge pulmonaler Komplikationen meist nicht eingeschränkt.

20.2 Zwerchfellerkrankungen

Grundlagen

► **Definition:** Erkrankungen, die Funktion und Bau des Zwerchfells beeinträchtigen.
► **Epidemiologie:**
  • *Angeboren* (Zwerchfellhernien): Bei 0,5‰ aller Neugeborenen.
  • *Erworben:* Bei vielen chronischen Lungenerkrankungen und s. u.
► **Ätiologie und Pathogenese:**
  • *Zwerchfelllähmung* (paradoxe Aufwärtsbewegung bei der Inspiration):
    – Einseitig: Schädigung des N. phrenicus durch Bronchialkarzinom, chirurgisches Trauma oder Unfalltrauma, häufig idiopathisch (postentzündliche Neuropathie?).
    – Beidseitig: Rückenmarkstrauma, postentzündliche Neuropathie, Kältetrauma nach herzchirurgischem Eingriff.
  • *Zwerchfelllücken (Hernien):* Teilweise Übertritt von Abdominalinhalt (Magen, Darm, bei Bochdalek-Hernie auch Milz, Leber) in die Thoraxhöhle:
    – Folge einer Entwicklungshemmung des aus mehreren Anlagen verschmelzenden Zwerchfells.
    – Bochdalek-Hernie: Meist linksseitige posterolaterale, pleuroperitoneale Hernie bei Neugeborenen.
    – Morgagni-Hernie: Retrosternale (parasternale) Hernie, die in jedem Lebensalter auftreten kann.
    – Hiatus-Gleithernie: Auseinanderweichen des Ösophagus-Hiatus, überwiegend bei Erwachsenen (führt immer zu einem gastroösophagealen Reflux).
  • *Zwerchfelleventration* (fehlende Ausbildung des muskulären Zwerchfellanteils): Unterschiedliche Grade der Ausprägung, bis zum totalen Funktionsausfall; durch mangelnde Muskeltätigkeit passives Höhertreten des Zwerchfells wie bei Paralyse.
  • *Sonderformen – pathologische Zwerchfellkontraktionen:*
    – Singultus: Folge einer Zwerchfellirritation durch Magenüberdehnung, Aerophagie, Mediastinitis, Mediastinaltumoren, Perikarditis, Pleuritis, Gastritis, Peritonitis oder Herzschrittmacher.
    – Respiratorischer Myoklonus (Leeuwenhoek-Erkrankung): Anfälle mit klonischen Zwerchfellkontraktionen (Frequenz etwa 100/min.).
► **Pathophysiologie:**
  • Gleichsinnige Erniedrigung der statischen und dynamischen Lungenvolumina (Total-, Vital-, Sekundenkapazität, funktionelle Residualkapazität).
  • Bei einseitiger Zwerchfellhernie sinkt die Totalkapazität und der $P_{i\ max}$ um 20-25 % (verstärkt bei Übergang von sitzender in liegende Position).
  • Bei zunehmender Zwerchfellermüdung Hypoxämie und Hyperkapnie, zunächst im Schlaf, dann bei körperlicher Belastung, im Sitzen und Liegen.

Klinik

► Dyspnoe, stärker ausgeprägt im Liegen als im Stehen; Belastungsdyspnoe.
► Akutes Atemnotsyndrom bei Neugeborenen durch Bochdalek-Hernie.

➤ Retrosternales Brennen oder rezidivierende Aspirationspneumonien sind Hinweise auf Hernien bei Erwachsenen (jedoch meist asymptomatisch).

Diagnostik

➤ **Klinischer Befund:**
- *Perkussion, Auskultation:* Zwerchfellhochstand (einseitig oder beidseitig), mit geringer (Parese) oder fehlender (Paralyse) Atemverschieblichkeit.
- *Beidseitige Zwerchfellparalyse:* Bei ruhiger Atmung im Liegen „Schaukelatmung" (inspiratorische Einwärtsbewegung der vorderen Abdominalwand) mit vermehrter Beanspruchung der Atemhilfsmuskulatur (die Halsmuskulatur ist der Inspektion am besten zugänglich). Daher Bevorzugung der sitzenden Position mit Aufstützen der Arme.

➤ **Röntgenuntersuchung:**
- Ein- oder beidseitiger Hochstand (bei Eventration immer beidseitig).
- Bei Hernien intrathorakal gelegener Darminhalt (Luft-/Flüssigkeitsspiegel).

➤ **Sonografie:** Zwerchfellhochstand; Nachweis der Zwerchfelllähmung:
- *Schnupfversuch:* Bei rascher Inspiration mit geschlossenem Mund paradoxe Zwerchfellbewegung nach kranial.
- Versuch der maximalen Inspiration aus der Atemruhelage bei verschlossenem Atemweg → paradoxe Aufwärtsbewegung.

➤ **Lungenfunktionsprüfung:**
- Spirometrie, Ganzkörperplethysmografie, Mundverschlussdruckmessung.
- Arterielle Blutgase im Stehen, im Liegen und unter körperlicher Belastung.
- Fortlaufende Pulsoximetrie und Kapnografie, v. a. auch nachts.
- Direkte Messungen der Zwerchfellfunktion: Transdiaphragmaler Druck (s. S. 36), Nachweis der Phrenikusfunktion durch Elektromyografie (s. S. 36).

Differenzialdiagnose

➤ **Zwerchfellhochstand:** Hepato-/Splenomegalie, Aszites, Adipositas, Ileus.
➤ **Pseudohochstand („Upside-down-stomach"):** Thoraxmagen bei großer Gleithernie.
➤ **Zwerchfelllähmung:**
- Generalisierte neuromuskuläre Erkrankungen (z. B. Amyotrophe Lateralsklerose, Multiple Sklerose, Syringomyelie, Guillain-Barré-Syndrom).
- Zerebrale Erkrankungen (z. B. Intoxikation, Hirnödem, Schädel-Hirn-Trauma, zervikales Rückenmarkstrauma).

Therapie

➤ **Notfalloperation** bei der Bochdalek-Hernie des Neugeborenen.
➤ **Symptomlose Hernien, einseitige Lähmung:** Abwartendes Verhalten bei Erwachsenen.
➤ **Zwerchfellermüdung:** Konservative Therapie der pulmonalen Grunderkrankung, Sauerstofflangzeittherapie, intermittierende Selbstbeatmung (s. S. 475).
➤ **Komplette Lähmung:** Elektronischer Zwerchfellschrittmacher durch chirurgisch implantierte Signalgeber am N. phrenicus (externer Sender; sukzessive Verbesserung der Zwerchfellfunktion bei zunächst bestehender Atrophie).

Prognose

➤ Postentzündliche oder postoperative Zwerchfelllähmungen können sich innerhalb eines halben Jahres zurückbilden.
➤ Bei kompletter Zwerchfelllähmung verkürzte Lebenserwartung, da keine Funktionsreserven bestehen (Dekompensation durch Pneumonie, Herzinsuffizienz, Aspiration).

21 Mediastinalerkrankungen

21.1 Mediastinaltumoren

Grundlagen

- ► **Definition:** Primär vom Mediastinum ausgehende Tumoren.
- ► **Topografie des Mediastinums:**
  - *Vorderes Mediastinum:* Im kranialen Anteil nach dorsal von der Trachea, kaudal vom rechten Herzvorhof und Ventrikel begrenzt.
  - *Mittleres Mediastinum:* Raum zwischen dem vorderen Mediastinum und der Ebene der Wirbelvorderkanten.
  - *Hinteres Mediastinum:* Mediastinalraum dorsal der Wirbelvorderkanten.
- ► **Epidemiologie:**
  - *Inzidenz:* 1:100 000 (alle Altersgruppen sind betroffen ohne geschlechtsspezifische Unterschiede).
  - *Lokalisation:* 50 % im vorderen, je 25 % im mittleren/hinteren Mediastinum.
  - *Tumorspezifische Häufigkeit:* Thymome > neurogene Tumoren > maligne Lymphome > Keimzelltumoren > Organzysten > endokrine und mesenchymale Tumoren (s. Tab. 21.2). Primäre Mediastinaltumoren sind viel seltener als sekundäre Raumforderungen (Metastasen, Lymphknotenvergrößerungen).
  - *Malignität:* 25 % der Tumoren bei Erwachsenen, 50 % bei Kindern.
- ► **Pathophysiologie:** Trotz z. T. erheblichen Wachstums keine relevante Beeinflussung des mobilisierbaren pulmonalen Volumens; bei Verdrängung oder Einwachsen in die Trachea Einschränkung des exspiratorischen Atemflusses.

Pathologisch-anatomische Kriterien der einzelnen Tumoren

- ► **Thymom:**
  - *Histologische Klassifikation (WHO, 1999):*
    - Typ A: Spindelförmige oder ovale epitheliale Zellen.
    - Typ B: Polygonal oder rundzellig, Subdifferenzierung nach der Lymphozyteninfiltration: B1 → sehr starke lymphozytäre Infiltration, B2 → Infiltration intermediär, B3 → besonders reich an epithelialen Zellen.
  - Das zelluläre Bild ist benigne. Ein klinisch malignes Verhalten ergibt sich aus dem intraoperativen Befund, aufgrund dessen eine Stadieneinteilung und Prognoseeinschätzung erst möglich ist (s. Tab. 21.1).
  - Das zytologisch und histologisch maligne Thymuskarzinom ist eine Rarität.
  - Ausschluss von sekundären Thymustumoren durch elektronenmikroskopischen Nachweis von Desmosomen und Bündeln von Tonofilamenten.
- ► **Maligne Lymphome** ($^2/_3$ Non-Hodgkin-, $^1/_3$ Hodgkin-Lymphome): Selten primärmediastinale Lokalisation ohne Nachweis extramediastinaler Lymphome („primär mediastinales Lymphom"); die Einteilung erfolgt nach der WHO-Klassifikation.
- ► **Keimzelltumoren:**
  - *Teratome und Dermoidzysten:* Desorganisierte Mischung der drei Keimblätter mit Haut, Zähnen, Haaren, Knorpel, Knochen, neurovaskulärem Gewebe, respiratorischem und intestinalem Epithel.

Tab. 21.1 • **Stadieneinteilung des Thymoms (nach Masaoka).**

Stadium	
Stadium I	makroskopisch vollständig bekapselter Tumor mikroskopisch keine Kapselinfiltration
Stadium II	makroskopisch Invasion in das umgebende Fettgewebe oder die mediastinale Pleura, mikroskopisch Kapselinvasion
Stadium III	makroskopisch Invasion in Nachbarorgane (Perikard, Lunge, große Gefäße)
Stadium IV	lymphogene oder hämatogene Metasasierung

- *Seminome:* Hormoninaktiv (Mischtumoren mit Anteilen anderer Keimzelltumoren sind jedoch nicht selten).
- *Nicht seminomatöse maligne Keimzelltumoren* (Embryonalzellkarzinom, Choriokarzinom, Dottersacktumor): CEA-, α_1-Fetoprotein- oder β-HCG-positive Tumoren (Humanes Choriogonadotropin).
- *Teratokarzinom:* Mischung aus Teratom- und Embryonalzellkarzinom.

▸ **Endokrine, hormonaktive Tumoren:**
- *Schilddrüsengewebe:*
  – Retrosternale, primär zervikale Struma (Gefäßversorgung aus Halsgefäßen).
  – Dystopes mediastinales Schilddrüsengewebe (Gefäßversorgung aus Thorakalgefäßen).
- *Dystope Epithelkörperchenhyperplasien:* Meist innerhalb des Thymus.
- *Karzinoide:* Ausgehend von Kulschitzky-Zellen des Thymus. Vorkommen im Thymus oder in anderen Teilen des vorderen Mediastinums.

▸ **Organzysten:** Ausgehend vom Bronchus (bronchogene Zysten), Perikard oder ektoper Darmschleimhaut, jeweils ausgekleidet mit dem organtypischen Epithel (z. B. bronchogene Zysten = respiratorisches Epithel).

▸ **Mesenchymale Tumoren:** Abgeleitet von mesenchymalen Geweben (Lipome, Fibrome, Mesotheliome, Lymphangiome mit oder ohne sarkomatöse Entartung).

▸ **Neurogene Tumoren:** Sekundäre maligne Entartung kommt vor.
- *Peripherer Nerv:* Neurofibrome, Neurilemmome (Schwannome), Neurosarkome).
- *Sympathische Ganglien:* Ganglioneurome oder paraganglionäres Gewebe (Phäochromozytom), Paragangliome.
- Manifestation einer Neurofibromatose (s. S. 386).

Klinik und Diagnostik

▸ **Klinik** (s. Tab. 21.2A + B): Asymptomatische Mediastinaltumoren (Zufallsbefund) sind in 80–90 % der Fälle benigne, symptomatische Tumoren in der Mehrzahl maligne.

▸ **Röntgenuntersuchung:** Erweiterung des Mediastinalraumes bis zur monströsen Ausweitung mit der Möglichkeit einer groben topografischen Zuordnung (s. Abb. 21.1).

▸ **Computertomografie:**
- *Topografische Zuordnung:*
  – Vorderes Mediastinum: Thymom, Lymphom, Keimzelltumor, endokriner Tumor.
  – Mittleres Mediastinum: Zyste, Lymphom.
  – Hinteres Mediastinum: Neurogener Tumor, Lymphom, ektope Schilddrüse.
- *Zyste* (Flüssigkeit mit Luft oder soliden Anteilen):
  – Luft/Flüssigkeitsspiegel: Organzyste.
  – Zyste mit Zähnen und anderem solidem Material: Dermoidzyste.
  – Lokalisation im rechten kardiophrenischen Winkel: Perikardzyste.
  – Lokalisation in Umgebung der Hauptkarina: Bronchogene Zyste.
- *Thymom:* Häufig zwischen Herz und großen Gefäßen lokalisiert.
- *Neurilemmom:* Wächst durch das Neuroforamen mit interner und externer Raumforderung und möglicher Rückenmarkskompression = *Sanduhr-Tumor.*
- *Lipom:* Dichte von Fett.

▸ **Szintigrafie:**
- *Jod-Szintigrafie:* Bei Struma, ektoper Schilddrüse.
- *Jodobenzylguanidin-Szintigrafie:* Bei Phäochromozytom, Paragangliom.

▸ **Tumormarker:** V. a. bei systemischer Symptomatik (s. Tab. 21.2).

▸ **Endoskopie:** Verdrängung oder Penetration von Trachea oder Ösophagus.

▸ **Biopsie:** In jedem Fall indiziert (außer bei Dermoidzyste, Lipom, Organzysten – hier Diagnosestellung durch CT). Zunächst endoskopischer oder transkutaner Versuch, ansonsten Mediastinoskopie, Mediastinotomie oder intraoperative Sicherung mittels medianer Sternotomie.

Tab. 21.2A • Differenzialdiagnose von Mediastinaltumoren

	Thymom	Lymphom	Dermoidzyste/Teratom	Seminom
Häufigkeit	20 %	15 %	8 %	2 %
Lokalisation	VM	VM (MM, HM)	VM	VM
Prädilektionsalter	4.–6. Dekade	3.–4. Dekade	2.–3. Dekade	3. Dekade (Männer)
Malignität	–bis + +	+ + bis + + +	–(80 %), + + (20 %)	+ + +
Lokalsymptome	(60 %); Husten, Schmerz, obere Einflussstauung	(80 %); Schmerz, Husten, Dyspnoe, obere Einflussstauung, Perikardtamponade	(65 %); Husten, Schmerz, Trichoptoe, Hämoptoe, Perikardtamponade	(50 %); Schmerz, Dyspnoe, Husten, Heiserkeit, Dysphagie, obere Einflussstauung
systemische Symptome	Myasthenie (40 %), Hypogammaglobulinämie, Morbus Whipple, aplast. Anämie, Morbus Cushing, Mega-Ösophagus	B-Symptomatik (Fieber, Gewichtsverlust, Nachtschweiß), Schwäche, extrathorakale Lymphome	Hypoglykämie	Fieber, zervikale u. supraklavikuläre Lymphknotenvergrößerungen
Röntgenbefund	RF zwischen Herz und großen Gefäßen, rund bis lobuliert	einseitige Lymphadenopathie bis zu monströser, irregulärer RF	Teratom: solide-lobuliert-Dermoidzyste: rund; Inhalt flüssig-solide, ggf. Zähne	unregelmäßig begrenzte RF
Tumormarker	Serumantikörper gegen Acetylcholin-Rezeptoren (bei Myasthenie)	–	CEA, α₁-Fetoprotein, β-HCG (maligne Form)	α₁-Fetoprotein, β-HCG (in 80 % Mischtumoren)
Therapie	I: Resektion II: Resektion + RT III: Resektion + RT IV: Resektion + RT + CTx	Typen- und stadiengerechte Therapie OP → primär mediast. Lymphom (10 %)	benigne: Resektion, maligne: OP →Debulking + Polychemotherapie	Resektion, Polychemotherapie, Bestrahlung
Prognose (5 Jahre)	Stadium I: 96 %, Stadium II: 86 %, Stadium III: 69 %, Stadium IV: 50 %	je nach Typ und Stadium	80 %	75 %, nach dem 35. Lebensjahr schlechter

CTx = Chemotherapie; HM = hinteres Mediastinum; MM = mittleres Mediastinum; RF = Raumforderung; RT = Radiotherapie; VM = vorderes Mediastinum Malignität: – = benigne, + = lokal invasiv, + + = lokal invasiv und metastasierend, + + + = früh metastasierend

Mediastinalerkrankungen

Mediastinalerkrankungen

Tab. 21.2B • **Differenzialdiagnose von Mediastinaltumoren**

	nichtseminomatöse Keimzelltumoren	endokrine Tumoren	Zysten	neurogene Tumoren
Häufigkeit	2 %	5 %	15 %	20 %
Lokalisation	VM	VM	MM	HM
Prädilektionsalter	3.–4. Dekade	5.–7. Dekade	3.–5. Dekade	alle Altersstufen
Malignität	+ + +	–	–	– bis + + (25 %)
Lokalsymptome	(80 %); Schmerz, Dyspnoe, Husten, Heiserkeit, Dysphagie, obere Einflussstauung	(20 %); Husten, Heiserkeit, Stridor, Dyspnoe, Dysphagie	Husten, Stridor	(30 %), neurogener Schmerz, segmentale Anästhesie
systemische Symptome	Gynäkomastie	Hyperparathyreoidismus	Fieber (bei Superinfektion)	generalisierte Neurofibromatose; Hypoglykämie, Fieber, Gewichtsabnahme, Diarrhö, Hypertonie (Katecholaminbildung)
Röntgenbefund	unregelmäßig begrenzte RF	kranial: „Tauchkropf" kaudal: rundlich, isoliert Jod-Szintigramm!	bronchogen: karinanaher Flüssigkeitsspiegel; Perikard: RF im rechten kardiophren. Winkel	rundliche RF im paravertebr. Sulcus. Osteodestruktion, Sanduhr-Tumor im Neuroforamen
Tumormarker	Embryonalzell-Tu: CEA, α-Feto- proteinChorio-Ca: β-HCG	TSH, T_3, T_4, Kalzitonin	–	Phäochromozytom, Ganglioneurom, Paragangliom: Katecholamine
Therapie	Induktionschemotherapie, danach Resektion	Resektion (falls symptomatisch)	Resektion	Resektion
Prognose (5 Jahre)	<30 %, Dottersack-Tu: 60 %	>90 %	>90 %	70–80 %

CTx = Chemotherapie; HM = hinteres Mediastinum; MM = mittleres Mediastinum; RF = Raumforderung; RT = Radiotherapie; VM = vorderes Mediastinum Malignität: – = benigne, + = lokal invasiv, + + = lokal invasiv und metastasierend, + + + = früh metastasierend

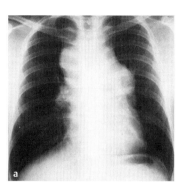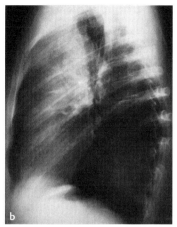

Abb. 21.1 • a u. b Malignes Thymom; knotige Raumforderung im Bereich des gesamten vorderen Mediastinums. Hili und Herzkontur nur noch teilweise abgrenzbar.

Differenzialdiagnose

► **Benigne mediastinale Lymphadenopathie:** Pneumonie, Tuberkulose, Sarkoidose, Silikose.
► Angiofollikuläre Lymphknotenhyperplasie (Castleman-Lymphom): Selten.
► Mediastinale Lymphknotenmetastasen durch Bronchialkarzinom > Ösophaguskarzinom > Mammakarzinom > Nierenzellkarzinom > Magenkarzinom.

Therapie und Prognose

► Siehe Tab. 21.2 A + B.
► **Chemotherapie:** Bei Inoperabilität oder bei R1/R2-Resektion im Stadium II und III mit kurativer Indikation. Im Stadium IV palliative Indikation.
  • *Kurative Indikation:*
    – Cisplatin (50 mg/m² Tag 1, i. v.) + Adriamycin (50 mg/m² Tag 1, i. v.) + Cyclophosphamid (500 mg/m² Tag 1 i. v.) alle 21 d.
    – Cisplatin (60 mg/m² Tag 1, i. v.) + Etoposid (120 mg/m² i. v. Tag 1 i. v.) alle 28 d.
  • *Palliative Indikation:*
    – Paclitaxel (90 mg/m² Tag 1 i. v.) + Gemcitabin (1 000 mg/m² Tag 1 i. v.) + Oxaliplatin (60 mg/m² Tag 2 i. v.) alle 28 d.
    – Octreotid (0,5 mg s. c. alle 8 h tgl. für 6–8 Wochen, bei Ansprechen bis Progression). Einschleichende Dosierung; Beginn mit 0,05 mg/12 h, Steigerung nach Verträglichkeit.
    – Prednison (40 mg/m² p. o. tgl. für 6–8 Wochen, bei Ansprechen bis Progression).

21.2 Mediastinalemphysem

Grundlagen

► **Definition:** Ansammlung von Luft im Mediastinalraum (Pneumomediastinum). (Gasansammlung bei Infektion mit gasbildenden Bakterien ist kein Mediastinalemphysem, sondern eine Mediastinitis!).
► **Ätiologie:**
  • Bei peripheren oder (häufiger) zentralen Atemwegstraumen.
  • Alveolärer Überdruck infolge maschineller Beatmung, stumpfem Thoraxtrauma, Husten, Valsalva-Manöver.
  • Erkrankungen mit pulmonaler Architekturstörung (Emphysem, Fibrose).
  • Ösophagusperforation.

- Tracheobronchiale Ruptur (iatrogen, stumpfes Thoraxtrauma, Tumoren, Entzündungen).
- Zahnextraktion.
- Im Rahmen der Dekompressionserkrankung bei Tauchunfällen (s. S. 376).

➤ **Pathogenese:** Luftübertritt meist infolge Alveolarruptur mit Ausdehnung über das Lungeninterstitium entlang der bronchovaskulären Bündel nach medial in den Mediastinalraum.

➤ **Pathophysiologie:** Die pulmonale Funktion bleibt unbeeinflusst (außer bei massiver Gasansammlung).

Klinik

➤ Meist symptomloser Nebenbefund bei Pneumothorax oder Hautemphysem.

➤ Juguläres Knistern bei der Palpation.

➤ Bei massiver Gasansammlung scharfer, perikardialer Schmerz oder Halsvenenstauung durch Venenkompression.

Diagnostik

➤ **Röntgenuntersuchung** (Aufnahme im sagittalen und lateralen Strahlengang): Markierung der mediastinalen Gefäße und der Trachea durch Luftansammlung, Markierung des Perikards durch intraperikardiale Luft, Abhebung des rechten Herzvorhofes vom Zwerchfell. (Die Seitaufnahme ist am aussagekräftigsten.)

➤ **Differenzialdiagnose:**
- Herzinfarkt, Lungenembolie (bei perikardialem Schmerz).
- Mediastinitis durch gasbildende Bakterien.

Therapie und Prognose

➤ **Therapie:**
- Ursachenbeseitigung (Beatmungsmanagement, Verschluss einer Ruptur von Ösophagus oder Trachea); bei Symptomfreiheit keine spezifischen Maßnahmen.
- Bei starken Schmerzen oder Einflussstauung Inzision kranial des Sternums und Kanülierung zum Entweichen der Luft, ggf. Perikardpunktion.

➤ **Prognose:** Abhängig von der Ursache. Bei zentralem Atemwegsdefekt folgt häufig eine bakterielle Mediastinitis.

21.3 Akute Mediastinitis

Grundlagen

➤ **Definition:** Meist akute, bakterielle Infektion des Mediastinums.

➤ **Epidemiologie:** Seltene Komplikation, Vorkommen in allen Altersstufen.

➤ **Ätiologie:** Stets Folge einer Integritätsverletzung der Mediastinalgrenzen mit Invasion von Bakterien.
- *Ösophageales Leck:* Perforation durch Endoskopie, Dilatation, Fehlintubation, Fremdkörperbolus, Verletzung, Nahtinsuffizienz; Spontanruptur bei schwerem Erbrechen (Boerhaave-Syndrom); Ösophagus-Karzinom.
- *Tracheobronchiales Leck:* Spitzes oder stumpfes Tracheal- oder Thoraxtrauma, (starre) Endoskopie.
- *Direkt iatrogene Ursachen:* Infektion nach medianer Sternotomie oder Mediastinoskopie.
- *Fortgeleitete Infektion:* Nach Kieferosteomyelitis, Angina tonsillaris, Pneumonie, Pleuritis (Empyema necessitans), Spondylodiszitis, Sternuminfektion (meist iatrogen), Wirbelkörperosteomyelitis. Anthrax (s. S. 218), Aktinomykose.

➤ **Pathogenese:** Rasche Ausbreitung im Mediastinalraum, da keine mechanischen oder immunologischen Barrieren bestehen, danach in aller Regel hämatogene Disseminierung.

➤ **Pathophysiologie:** Keine unmittelbare Beeinflussung der pulmonalen Funktion; sekundär im Rahmen der Sepsis evtl. akute respiratorische Insuffizienz.

Klinik

► Juguläres Hautemphysem oft als initiales Zeichen der Perforation.
► Innerhalb von 24 h nach Eintritt von Bakterien in das Mediastinum hohes Fieber, Verwirrtheit, Zyanose, septischer Schock, danach Multiorganversagen.
► Initiale kutane Läsion bei Milzbrand (Rarität): „Pustula maligna".
► Schmerzen und Schwellung zervikal und supraklavikulär mit Fieber bei Kopf-Hals-Infektionen (selten: Aktinomykose mit subakutem Auftreten).

Diagnostik

► **Röntgenuntersuchung:**
  • *Nativ:* Pneumoperikard, Pneumomediastinum, Mediastinalverbreiterung, linksseitiger Pleuraerguss (bei Leckage des unteren Ösophagus).
  • *Ösophagus-Breischluck mit wässrigem Kontrastmittel:* Darstellung der Leckage.
► **Computertomografie:**
  • Mediastinale Volumenvermehrung, diffuse Kontrastmittelanreicherung.
  • Mediastinale Luftansammlung (in geringem Ausmaß auch bei Fehlen eines Lecks durch bakterielle Gasbildung).
  • Darstellung der Ursache wie Empyem, Pneumonie, Kopf-Hals-Infektion, Sternitis.
► **Bronchoskopie:** Nachweis eines tracheobronchialen Defektes.
► **Venöse Blutkultur:**
  • Meist grampositive/gramnegative Mischkultur, Beteiligung von anaeroben Bakterien.
  • Nach Sternitis: Staphylococcus aureus, Pseudomonas aeruginosa.
► **Differenzialdiagnose:**
  • *Inflammatorischer Mediastinaltumor:* Malignes Lymphom, Keimzelltumor.
  • Mediastinalemphysem.

Therapie

► **Hämodynamische Stabilisierung:** Substitution von Volumen und Katecholamingabe.
► **Breitspektrumantibiotika:**
  • Clindamycin 600 mg/8 h i. v. + Ceftazidim 2–4 g/8 h i. v.
  • *Oder:* Imipenem oder Meropenem 1 g/8 h.
► **Chirurgische Intervention:**
  • Verschluss der Leckage, Sanierung des verursachenden Herdes.
  • Dekompression und Drainage des Mediastinums.
☐ *Hinweis:* Bei kleinem tracheobronchialem oder ösophagealem Leck (wenige Millimeter) parenterale Ernährung, Antitussiva, Breitspektrumantibiotika, supportive Maßnahmen und Abwarten über 24–48 h ohne chirurgische Intervention.

Prognose

► Bei definitiver Sanierung innerhalb von 24 h beträgt die Mortalität etwa 10 %.
► Bei massiver Mediastinitis und fehlender definitiver Sanierung beträgt die Mortalität 50–80 %.

21.4 Mediastinalfibrose

Grundlagen

► **Definition:** Chronische fibrosierende Entzündung des Mediastinums mit Einbeziehung der großen Leitstrukturen.
► **Ätiologie** (chronische Lymphadenitis):
  • Komplikationen chronisch granulierender Infektionen (selten idiopathisch).
  • *Bekannte Ursachen:* Tuberkulose, Sarkoidose, Aktinomykose, Nokardiose, Aspergillose, Histoplasmose, maligne Infiltration, Medikamente (z. B. Methysergid, s. S. 369 ff).
  • *Unbekannte Ursache:* Idiopathische fibrosierende Mediastinitis.

► **Pathogenese:**
- *Granulierende Infektionen:*
  - Chronisch-entzündliche mediastinale Lymphadenitis mit Übergriff auf das paranodale Gewebe (Periadenitis), später bindegewebiger Ersatz mit narbiger Schrumpfung und Ausbildung von Konglomerattumoren.
  - Komplikationen: Ösophagus (Motilitätsstörungen, Stenose, Traktionsdivertikel), V. cava superior mit Zuflüssen (Obstruktion mit Gefäßverschluss), Tracheobronchialbaum (Trachealstenose, Bronchialstenose, Mittellappensyndrom, Retentionspneumonie, Obstruktionsemphysem), Epituberkulose (s. S. 237).
- *Idiopathische fibrosierende Mediastinitis:*
  - Fibrotische Obstruktion von Lymphgefäßen (meist paraaortal) mit Übertritt von proteinreicher Lymphflüssigkeit in das Mediastinum und damit Perpetuierung der fibrosierenden Entzündung (ähnlich retroperitonealer Fibrose = Morbus Ormond).
  - Komplikation: Stenose oder Verschluss der Vena cava superior oder ihrer Zuflüsse.

► **Pathophysiologie:** Bei Beeinträchtigung der zentralen Atemwege Zeichen der intrathorakalen Stenose mit exspiratorischer Flusseinschränkung (Ausbildung eines Plateaus in der Fluss-Volumen-Kurve, seitendifferente Atmung mit Ovalisierung der Resistanceschleife bei einseitiger Bronchusstenose). Bei Ausbildung einer Retentionspneumonie restriktive Ventilationsstörung.

Klinik

► Der Entzündungsprozess verläuft symptomlos, bei pulmonalen Komplikationen (Retentionspneumonie, Bronchiektasie) Husten, Fieber, Luftnot.
► Obere Einflussstauung mit Anschwellen der Kopf-Hals-Region und der Arme, Ausbildung von Umgehungskreisläufen am Körperstamm, kraniale Zyanose.
► Schluckstörungen, Dysphagie, Regurgitation mit rezidivierender Aspiration.
► **Besonderheit:** Expektoration eines Broncholiths nach Einbruch eines verkalkten Lymphknotens in das Bronchialsystem.

Diagnostik

► **Röntgenuntersuchung:**
- Mediastinalerweiterung, pulmonale Atelektasen.
- Nach Kontrastmittelgabe Unregelmäßigkeit und Stenosierung des Ösophagus und/oder der Vena cava superior und ihrer Zuflüsse.
► **CT:** Darstellung einer diffusen mediastinalen Raumforderung; meist keine Zeichen der Verdrängung, dagegen Schrumpfung und Stenosierung.
► **Biopsie:**
- Transbronchiale Lungenbiopsie (s. S. 95) bei begleitender Lungenmanifestation (Tuberkulose, Pilzinfektion, Sarkoidose).
- Mediastinale Biopsie durch Mediastinoskopie.
► **Differenzialdiagnose:** Mediastinaltumoren (s. S. 437).

Therapie

► **Behandlung der Grunderkrankung** (bei Tuberkulose, Aktinomykose, Mykose, Nokardiose und Sarkoidose), Absetzen des verursachenden Medikamentes (z. B. Methysergid).
► **Wiederherstellung der Kontinuität:**
- Bronchusdilatation + Stent-Implantation.
- Ösophagusdilatation + Stent-Implantation.
- Venöse Stent-Implantation, operativer Venenersatz.
► Bei idiopathischer fibrosierender Mediastinitis keine sichere Wirkung von Kortikosteroiden oder Immunsuppressiva.

Prognose

► Meist benigner Verlauf mit stationären Residuen (Ösophagusstenose, Bronchiektasen).
► Notfallsituation bei Verschluss der Vena cava superior (sekundäre Thrombosierung, Hirnblutung).

22   Schlafassoziierte Atmungsstörungen

22.1 Schlafassoziierte Atmungsstörungen

Definitionen

▶ **Dyssomnien:** Schlafstörungen, die Ein- oder Durchschlafschwierigkeiten oder übermäßige Schläfrigkeit verursachen.

▶ **Primäres Schnarchen**: Laute pharyngeale Atemgeräusche, die im Gefolge einer pharyngealen Obstruktion entstehen und keine Insomnie (Ein- und Durchschlafstörung mit mangelnder Schlafdauer, -qualität und -synchronie) oder Hypersomnie (vermehrte Schlafbedürftigkeit) am Tag verursachen.

▶ **Obstruktives Schlafapnoe-/Hypopnoe-Syndrom**: Krankheitsbild im Gefolge einer pharyngealen Obstruktion, das durch mindestens fünf Ereignisse pharyngealer Obstruktionen pro Stunde Schlaf gekennzeichnet ist:
- *Obstruktive Hypopnoen:* Abnahme der Atmungsamplitude mit nachfolgendem Abfall der Sauerstoffsättigung um mindestens 3 % oder einer nachfolgenden Weckreaktion („Arousal") oder
- *Obstruktive Apnoen:* Sistieren der Atmung von mindestens 10 s bei fortbestehenden thorako-abdominalen Atembewegungen.
- Es geht einher mit Hypersomnie und (seltener) Insomnie.

▶ **Schlaf-Hypoventilations-Syndrome**: Ohne pharyngeale Obstruktion. Durch primäre Störungen der Atmungsregulation oder sekundär infolge von Erkrankungen der Lunge, des Thorax oder der Atmungsmuskulatur werden folgende Phänomene beobachtet:
- Lange nächtliche Sauerstoffentsättigungen, die nicht durch Apnoen oder Hypopnoen erklärt sind (phasische Hypoxämie), oder
- nächtliche Anstiege des p_aCO_2 um > 10 mmHg verglichen mit den Werten des wachen, liegenden Patienten (phasische Hyperkapnie).
- Zusätzlich besteht mindestens eine der folgenden Störungen: Cor pulmonale, pulmonale Hypertonie, Hypersomnie, Polyglobulie, Hyperkapnie im Wachzustand.

▶ **Zentrales Schlafapnoe-/Hypopnoe-Syndrom**: Pro Stunde Schlaf mindestens fünf zentrale Apnoen (Sistieren des Atemflusses und der thorakoabdominalen Atembewegungen) oder Hypopnoen, gegebenenfalls im Sinne der Cheyne-Stokes-Atmung (periodische Hyperventilation mit nachfolgender kompensatorischer Hypo-/Apnoe bei schwerer Herzinsuffizienz oder zerebralen Erkrankungen), verbunden mit gehäuften Weckreaktionen, Insomnie oder selten Hypersomnie.

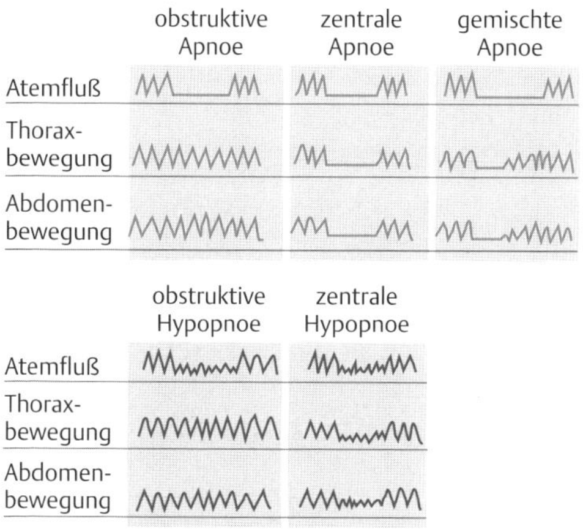

Abb. 22.1 • Grundmuster schlafbezogener Störungen.

▸ **„Upper-Airway-Resistance-Syndrome":** Verstärkte Atemanstrengung aufgrund einer Verengung der oberen Atemwege im Schlaf mit kurzen zentral-nervösen Weckreaktionen, jedoch ohne erkennbare Atemflusslimitierung oder Schnarchphasen.

Grundlagen

▸ **Epidemiologie:**
- Das obstruktive Schlafapnoesyndrom hat die größte epidemiologische Bedeutung, es ist durch gemischte und obstruktive Apnoen gekennzeichnet (s. o.).
- *Gesamtprävalenz (Erwachsene):* 2–3 % (vergleichbar mit Asthma oder Diabetes mellitus). In der BRD ca. 800 000 Patienten!
  - Männer: 40.–60. Lj. bis zu 20 %, 65.–70. Lj. bis zu 60 %.
  - Frauen: Fast immer erst nach der Menopause, Prävalenz > 50. Lj. 1–2 %.
- *Assoziierte Erkrankungen:* Arterielle Hypertonie, Herzinfarkt, plötzlicher Herztod, Hirninfarkt, pulmonale Hypertonie, Herzrhythmusstörungen, Polyglobulie, Ventilationsinsuffizienz.

▸ **Physiologie**
- Im Schlaf zyklische Abfolge von Tiefschlafphasen und Traumschlafphasen (REM-Schlaf), wobei zum Schlafbeginn Tiefschlaf und zum Ende des Schlafes Traumschlafperioden dominieren (s. Abb. 22.2).
- *Non-REM-Schlaf:* Schlafstadien 1 bis 4. Im EEG zunehmende Verlangsamung der hirnelektrischen Aktivität bei gleichzeitig hohen Amplituden; Verminderung des Atemantriebs durch Abnahme des Atemzugvolumens bei konstanter Atemfrequenz; Verminderung der Sensitivität der Chemorezeptoren mit Anstieg des p_aCO_2 um 2–8 mmHg und Abfall des p_aO_2 um 5–10 mmHg.
- *REM-Schlaf :* Im EEG hohe Frequenzen und niedrige Amplituden; ausgeprägte Verminderung des Atemantriebs im Vergleich zum Non-REM-Schlaf; Erschlaffung der Skelettmuskulatur mit Ausnahme des Diaphragmas, hierdurch Verminderung der funktionellen Residualkapazität und Erhöhung des Strömungswiderstands der oberen Atemwege.

▸ **Ätiologie:** Anatomisch, genetisch, endokrin, exogen:
- *Lokal:* Retrognathie, Mikrognathie, Makroglossie, Adenoide, Tonsillenhypertrophie, chronische Rhinitis, Choanalatresie, Septumdeviation, Nasenpolypen, Fettinfiltration des Pharynxgewebes bei Adipositas, kurzer Hals, Pharynxtumoren, nasale Fremdkörper.
- *Extrapharyngeal:* Familiäre Disposition, Adipositas, männliches Geschlecht, Alter > 40 Jahre, Postmenopause, Hypothyreose, Akromegalie, Diabetes mellitus, Androgenbehandlung bei Frauen, Marfan-Syndrom, Langzeiteinnahme von Sedativa, Hypnotika, Psychopharmaka oder Alkohol.
- ▯ *Hinweis:* Anatomische Veränderungen können Ursachen, aber auch Folgen sein, z. B. Flüssigkeitseinlagerung, Verdickung und Verlängerung des weichen Gaumens durch Vibrationstraumen (Schnarchen) und hohe negative inspiratorische Druckwerte.

▸ **Pathogenese der obstruktiven Schlafapnoe:** Der Tonusverlust der Pharynxmuskulatur im REM-Schlaf (+ höheren Non-REM-Stadien) führt zu Unterdruck im extratho-

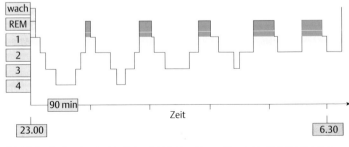

Abb. 22.2 • Stadien des physiologischen Schlafes (aus Sturm, Clarenbach. CL Schlafstörungen. 1. Aufl. Stuttgart: Georg Thieme; 1997).

rakal gelegenen Oropharynx und zu Instabilität. Die konsekutiven Schwingungen des Gaumensegels und der lateralen Pharynxwand und die intrathorakalen Druckschwankungen sowie die Schwankungen der kardialen Füllungsdrücke begünstigen die weitere Obstruktion des Oropharynx bis zum Verschluss (→ Hypoxämie und Hyperkapnie). Anatomische Veränderungen mit Obstruktion der Rachenhöhle (Adipositas, Akromegalie und viele andere) erhöhen die Wahrscheinlichkeit des pharyngealen Kollapses. Die als Alarm folgende, sympathikotone Weckreaktion ermöglicht eine vorübergehende Anhebung der Vigilanz, Wiedereröffnung des Pharynx, Hyperventilation und Normalisierung der Blutgase. Rezidivierende (Mikro-) Arousals münden jedoch in eine Zerstörung der physiologischen Schlafstruktur (Schlaffragmentierung). Längere Tiefschlaf- und REM-Phasen werden nicht erreicht.

► **Pathophysiologie:**
- *Allgemein:* Abhängig von der Dauer führt eine Apnoe/Hypopnoe zu Gewebshypoxämie und Hyperkapnie, rezidivierenden Schlafunterbrechungen, Herzfrequenz- und Blutdruckschwankungen (Bradykardie in der Hypoxie, Tachykardie und RR ↑ im Arousal, Hypoxie-assoziiertem Anstieg des Blutdrucks in der Pulmonalarterie) und starken intrathorakalen Druckschwankungen.
- *Folgen höhergradiger Apnoesyndrome* (Apnoe-/Hypopnoe-Index > 20/h):
  – Weitgehendes Fehlen von REM-Schlaf und Tiefschlaf (chronischer Schlafmangel).
  – Verstärkung der endothelialen Dysfunktion und Beschleunigung der Arteriosklerose (z. B. Risikofaktor von Myokardinfarkt und Schlaganfall).
  – Hypoxie-bedingte Polyglobulie.
  – Chronische Ventilationsinsuffizienz durch nächtliche Überbelastung der Atempumpe (vor allem bei Vorliegen weiterer Risikofaktoren wie COPD).
  – Fixierte arterielle Hypertonie durch Stimulation vasoaktiver Hormone des Herzvorhofs bei schwankendem kardialem Füllungsdruck und Störung der Blutdruckregulation in der Formatio reticularis.
  – Fixierte pulmonale Hypertonie durch Hypoxie-bedingte Gefäßveränderungen und schwankende kardiale Füllungsdrücke.
  – Herzinsuffizienz durch Apnoe-bedingten Anstieg des linksventrikulären enddiastolischen Füllungsdrucks, Abfall des Herzzeitvolumens und pulmonale Hypertonie (→ Rechtsherzinsuffizienz).
  – Herzrhythmusstörungen durch Wechsel von erhöhtem Vagotonus während der Apnoe bei erhöhtem intrathorakalem Druck und erhöhtem Sympathikotonus infolge der Hypoxie.
  – Vegetative und psychosomatische Fehlregulationen durch chronischen Schlafentzug und vegetative Entgleisung (→ Depression, Impotenz).

Klinik

► **Leitsymptome:**
- Lautes und unregelmäßiges Schnarchen mit Atempausen.
- Gesteigerte Tagesmüdigkeit mit Einschlafneigung und Sekundenschlaf. Schweregradeinteilung: s. Tab. 22.1.

► **Zusatzsymptome:**
- Morgendliche Kopfschmerzen und Abgeschlagenheit.
- Erinnerung an Albträume und Erstickungsgefühl.
- Konzentrations- und Gedächtnisstörungen.
- Depressive Verstimmung.
- Libidoverlust und Potenzstörungen.
- Subjektiver und objektiver Leistungsverlust.

► **Häufige Befunde und Begleiterkrankungen:** Adipositas, arterielle Hypertonie, pulmonale Hypertonie, Herzrhythmusstörungen, Herzinsuffizienz, respiratorische Insuffizienz, Ventilationsinsuffizienz, Polyglobulie, Myokardinfarkt, apoplektischer Insult, zerebrale Blutung, Unfallneigung.

Tab. 22.1 • **Schweregradeinteilung von Hypersomnie und Insomnie (nach: Leitlinie zur Diagnostik und Therapie schlafbezogener Atmungsstörung beim Erwachsenen, DGP 2001).**

	leicht	**mittelschwer**	**schwer**
Hypersomnie	Schläfrigkeit nur in Situationen geringer Aufmerksamkeit (z. B. Fernsehen, Beifahrer)	Schläfrigkeit täglich in Situationen mittelgradiger Aufmerksamkeit (z. B. Autofahren, Konzert)	Schläfrigkeit täglich in Situationen mittlerer und höherer Aufmerksamkeit (z. B. Essen, Unterhaltung)
Schlaflatenz im multiplen Schlaflatenztest (MSLT)	10–15 min	5–10 min	< 5 min
Insomnie	nach nahezu jeder Nacht unausgeschlafen; nach normaler Zeit im Bett; *manchmal* tagsüber Unruhe oder etwas Angst	nach jeder Nacht unausgeschlafen; nach normaler Zeit im Bett; *oft* tagsüber Unruhe, ggf. etwas Angst	in jeder Nacht subjektiv kein Schlaf; nach normaler Zeit im Bett; tagsüber Unruhe, Erschöpfungsgefühl und ggf. Angst

Diagnostik

- ► **Klinischer Befund:** Abhängig von Begleiterkrankungen (s. o.), ansonsten meist unauffällig; nebenbefundlich häufig Mikrognathie, Retrognathie, enger, unübersichtlicher Pharynxbereich (Malampati Klasse III oder IV).
- ► **Stufendiagnostik:**
  1. *Anamneseerhebung:* Standardisierte Fragebögen (z. B. Marburger Erhebungsbogen) mit hoher Sensitivität, jedoch niedriger Spezifität.
  2. *Schlaffragebögen* zur Objektivierung des nichterholsamen Schlafes (z. B. Pittsburgh- Schlafqualitätsindex), Schläfrigkeitsskalen (z. B. Epworth-Skala), Schlaftagebücher (z. B. visuelle Analogskalen) und neuropsychologische Testverfahren (z. B. Wiener Testsystem, multipler Schlaflatenztest, MSLT).
  3. *Nächtliche Polygrafie:*
     - Nächtliche, fortlaufende Registrierung von Atemfluss, thorakalen und abdominellen Effort-Signalen, Schnarchen, Sauerstoffsättigung, Herzfrequenz, Bewegung/Körperlage, optional EKG. Die fehlende EEG-Registrierung verhindert eine Beurteilung der eigentlichen Schlafstörung, das obstruktive Schnarchen und vor allem das „Upper-Airway-Resistance-Syndrome" entgeht der Diagnostik. Das Verfahren ist daher als Screeningmethode ungeeignet, aber zur Verlaufskontrolle sinnvoll.
     - Abklärung häufiger assoziierter Störungen: Lungenfunktionsprüfung, Blutgasanalyse, Röntgenuntersuchung der Thoraxorgane, EKG, Hals-Nasen-Ohren-Befund.
  4. *Nächtliche Polysomnografie (s. Abb. 22.3):*
     - Ermittlung der Schlafstadien: 2 EEG-Ableitungen (C 4-A1, C 3-A2), 2 Elektrookulogrammableitungen (EOG), Kinn-Elektromyogramm (EMG).
     - Ermittlung von periodischen Extremitätenbewegungen: Bein-EMG, Arm-EMG.
     - Beurteilung der Apnoe/Hypopnoe: Nasaler und oraler Fluss über Termistor-Sonden, Thorax- und Abdomen-Effort-Signal, Pulsoximetrie, Schnarchmikrofon.
     - Monitoring der Körperlage.
     - Langzeit-EKG.
     - Zusatzdiagnostik: Multipler Schlaflatenz-Test (4–5 Einzelmessungen am Tag mit EEG, EOG und EMG) zur Objektivierung der Tagesschläfrigkeit; Ösophagusdruckmessung zur Objektivierung des erhöhten Ventilations-Efforts bei obstruktivem Schnarchen und „Upper-Airway-Resistance-Syndrome" (s. o.); optional (bei zentraler Apnoe oder periodischem Atmen) Echokardiogramm und MRT des Gehirns; Laboruntersuchungen (TSH-basal, Schilddrüsenhormo-

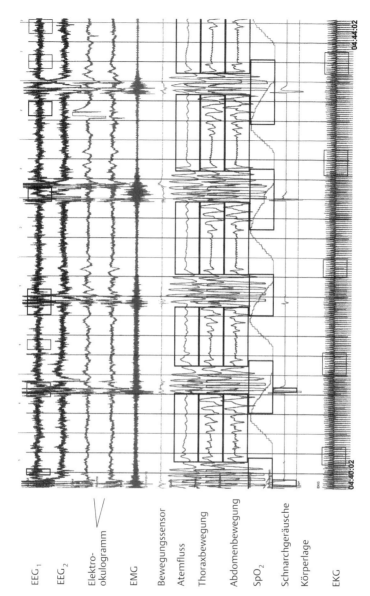

EEG$_1$

EEG$_2$

Elektro-
okulogramm

EMG

Bewegungssensor

Atemfluss

Thoraxbewegung

Abdomenbewegung

SpO$_2$

Schnarchgeräusche

Körperlage

EKG

Abb. 22.3 • Originalausdruck einer Polysomnografie bei ausgeprägtem obstruktivem Schlafapnoe-syndrom; assoziiert mit den Apnoephasen (Sistieren des Atemflusses) sind Abfälle der arteriellen Sauerstoffsättigung (S$_p$O$_2$)und Herzfrequenzvariationen (EKG); Weckreaktionen zeigen sich durch Schnarchgeräusche, heftige Thorax-/Abdominalbewegungen und vertieften Atemfluss sowie vermehrte EEG-, EMG- und EOG-Aktivität an; EEG$_{1,2}$: Elektroenzephalogrammableitungen; EMG: Elektromyogramm; EOG: Elektrookulogramm; S$_p$O$_2$: Pulsoximetrisch gemessene, arterielle Sauer-stoffsättigung.

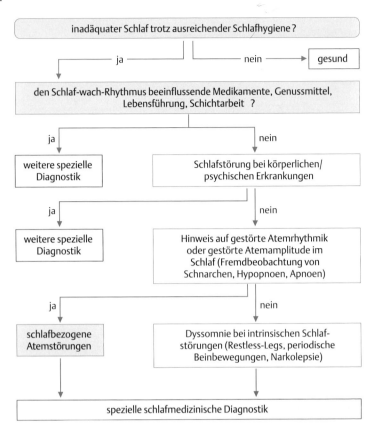

Abb. 22.4 • Differenzialdiagnostik des nicht erholsamen Schlafes (nach: DGP/DGSM-Leitlinie, 2001).

ne, Blutzucker, Blutbild, Blutfette, bei klinischem Verdacht auf Akromegalie Wachstumshormon).

► **Differenzialdiagnose:**
- Für Schlafstörungen mit und ohne Tagesmüdigkeit s. Tab. 22.2 S. 451, Ausschluss durch eingehende Anamnese, klinische Untersuchung, Polysomnografie und Zusatzuntersuchungen (psychiatrische Exploration, neurologische Diagnostik, Lungenfunktionsprüfung).
- Abb. 22.4 erläutert den differenzialdiagnostischen Algorithmus beim nichterholsamen Schlaf.

Therapie

► **Allgemeine Maßnahmen:**
- *Schlafhygiene* Optimierung der Schlafumgebung, Regulation der Schlafperiode, Ausschluss störender Einflüsse, Reduktion psychischer Belastungen.
- *Ausschluss muskelrelaxierender Einflüsse:* Alkohol, Sedativa, Hypnotika, Sedativa, Antihypertensiva.
- Gewichtsreduktion.
- **Medikamentöse Therapie:** Wirkungslos sind Theophyllin, Progesteron, Protriptylin, Acetazolamid, Octreotid, transdermales Nikotin.

► **n-CPAP (nasal continious positive Airway Pressure):**
- *Indikation:* Mäßiges bis schweres, obstruktives Schlafapnoesyndrom, v. a. bei deutlicher Beschwerdesymptomatik und/oder Folgeerkrankungen.
- *Prinzip:* Innere pneumatische Schienung der oberen Atemwege (s. Abb. 22.5).

Tab. 22.2 • **Internationale Klassifikation von Schlafstörungen (Auszug 2005).**

Dyssomnien	Parasomnien	Schlafstörungen bei organischen/psychiatrischen Erkrankungen	Schlafstörungen unterschiedlicher Genese
intrinsisch:	**Aufwachstörungen:**	**psychiatrisch:**	– Kurzschläfer
– Narkolepsie	– Schlafwandeln	– schizophrene Psychosen	– Langschläfer
– rezidivierende Hypersomnie	**REM-Schlaf-abhängige:**	– affektive Psychosen	– Subvigilanzsyndrom
– idiopathische Hypersomnie	– Albträume	– Angsterkrankungen	– nächtliches Schwitzen
– posttraumatische Hypersomnie	– Sinus-Arrest im REM-Schlaf	– Panikerkrankungen	– Schlafstörung bei Menses und Menopause
– obstruktives Schlafapnoesyndrom	**andere:**	– Alkoholabhängigkeit	– Schlafstörung während und nach der Schwangerschaft
– zentrales alveoläres Hypoventilationssyndrom	– Syndrom des ungeklärten nächtlichen Todes	**neurologisch:**	– Erstickungsanfälle im Schlaf
extrinsisch:	– primäres Schnarchen	– degenerative Hirnerkrankungen	
– inadäquate Schlafhygiene	– angeborenes zentrales Hypoventilationssyndrom (Undines-Fluch-Syndrom)	– Demenz	
– umgebungsbedingte Schlafstörung	– kindliche Schlafapnoe	– Parkinsonismus	
– höhenbedingte Insomnie	– Syndrom des plötzlichen Kindstodes	– letale familiäre Schlaflosigkeit	
– Schlafmangelsyndrom		– schlafbezogene Epilepsie	
– Schlafstörung bei Fehlen fester Schlafzeiten		– Status komplex-partieller Anfälle im Schlaf (EEG)	
– Schlafstörung bei Hypnotikaabhängigkeit		– schlafgebundene Kopfschmerzen	
– Schlafstörung bei Stimulanzienabhängigkeit		**internistisch:**	
– Schlafstörung bei Alkoholkonsum		– afrikanische Schlafkrankheit	
Störungen des zirkadianen Schlaf-Wach-Rhythmus:		– nächtliche kardiale Ischämie	
– Schlafstörung bei Zeitzonenwechsel (Jetlag)		– chronisch-obstruktive Lungenerkrankung	
– Schlafstörung bei Schichtarbeit		– schlafgebundenes Asthma	
		– schlafgebundener gastroösophagealer Reflux	
		– peptisches Ulkus	
		– Fibromyalgie-Syndrom	

Schlafassoziierte Atmungsstörungen

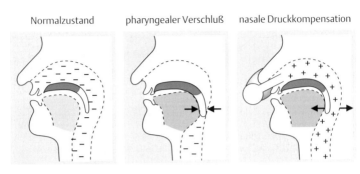

Abb. 22.5 • Wirkprinzip der nasalen CPAP-Therapie.

- *Vorgehen:* Ermittlung des effektiven Mindestdrucks im Schlaflabor (meist 7-11 mbar) zur Unterdrückung von Apnoen, Hypopnoen und obstruktivem Schnarchen mit Wiederherstellung des normalen Schlafprofils.
- *Nebenwirkungen:* Chronische Rhinitis, Schleimhauttrockenheit, Konjunktivalreizung durch Leckage, Epistaxis, Aerophagie.
- *Wirksamkeit:* Besserung bei ca. 90% der Patienten, günstige Wirkung auf Sekundärsymptome und Folgeerkrankungen, Rückgang der Letalität, meist unwirksam bei rein zentralem Schlafapnoesyndrom; Langzeitakzeptanz 70–80%.

► **BiPAP (bilevel positive Airway Pressure) :**
- *Indikation:* Inakzeptabel hoher CPAP-Druck (> 12 mbar) oder zentrales Apnoesyndrom (dann Beatmung im kontrollierten T-Modus).
- *Prinzip:* Kontrollierte Ventilation bei fehlendem Atemantrieb; der exspiratorische Druck ist wesentlich geringer als der Inspirationsdruck, daher geringerer Exspirationswiderstand und bessere Akzeptanz.
- *Wirksamkeit:* Ähnlich gut wie CPAP.

► **Auto-CPAP:**
- *Indikation:* Stark schwankender CPAP-Bedarfsdruck (z. B. zwischen Rücken- und Seitenlage).
- *Prinzip:* Anpassung des CPAP-Drucks an den jeweiligen Bedarf (Schwankungen je nach Schlafstadium und Körperlage).

► **Andere technische Verfahren:**
- *Zungenhalteverfahren:* Unwirksamer Versuch der Pharynxöffnung durch Vorverlagerung der Zunge.
- *Unterkieferprotrusionsschienen:* Im Einzelfall wirksame Pharynxöffnung durch Unterkiefervorverlagerung; Langzeitnebenwirkungen sind nicht ausreichend untersucht (Kiefergelenksarthrose); unterschiedliche individuelle Akzeptanz.

► **Operative Verfahren:**
- *Tracheotomie:* Nur indiziert bei schwerstem Krankheitsbild und nicht durchführbarer Überdrucktherapie. Definitive Therapie des obstruktiven Schlafapnoesyndroms, jedoch erhebliche Beeinträchtigung der Lebensqualität mit Sekundärmorbidität (bakterielle tracheobronchiale Besiedlung, chronische Bronchitis, Pneumonie, Weichteilinfektion).
- *Uvulopalatopharyngeoplastik (UPPP):* Erheblicher operativer Eingriff, der in ca. 50% der Fälle zu einer Besserung führt (Resektion von Teilen der Pharynxschleimhaut, der Muskulatur, der Uvula und des Zungengrundes). In erfahrenen Zentren wird Art und Umfang des Eingriffes individuell angepasst.
- *Vorverlagerung von Unter- und Oberkiefer durch Osteotomie:* Im Einzelfall guter Erfolg bei obstruktivem Schlafapnoesyndrom bei anatomischen Varianten, sehr adipösen Patienten und sehr hohen CPAP-Drücken. (Schwerwiegender Eingriff.)

Prognose

► Die Letalität bei Patienten mit obstruktivem Schlafapnoesyndrom ist gegenüber gleichaltrigen Gesunden 4-fach erhöht. Todesursachen sind meist kardiovaskulärer Natur.
► Tracheotomie und Positivdruckverfahren können die Letalität deutlich reduzieren.

23 Akute Atmungsinsuffizienz

23.1 Akute respiratorische Insuffizienz (ARDS)

Grundlagen

▶ **Definitionen** (amerikanisch-europäische Konsensuskonferenz, 1994):
- *ARDS:* Akute Hypoxämie, die sich innerhalb von 6–48 h entwickelt und folgende Kriterien erfüllt:
  - Das Verhältnis des arteriellen Sauerstoffpartialdrucks zum inspiratorischen Sauerstoffanteil (p_aO_2/FiO_2) ist < 200 (unabhängig von der Höhe des positiven endexspiratorischen Druckes unter maschineller Beatmung).
  - Beidseitige Lungeninfiltrate im Röntgenbild mit sagittalem Strahlengang.
  - Fehlende Zeichen einer Linksherzinsuffizienz oder pulmonalarterieller Verschlussdruck < 18 cmH_2O.
- *Akute Lungenschädigung (acute lung injury):* p_aO_2/FiO_2 < 300 unabhängig vom positiven endexspiratorischen Druck bei gleichen radiologischen und hämodynamischen Kriterien wie bei ARDS.

▶ **Epidemiologie:** Inzidenz von 5–8 Fällen/100 000 Einwohner/Jahr. Das Syndrom wurde zuerst bei Vietnam-Soldaten im Blutungsschock beobachtet (DaNang-Lunge), später bei anderen Schockzuständen („Schocklunge") und erst in jüngerer Zeit bei anderen Schädigungen.

▶ **Ätiologie:**
- *Direkte Schädigung:* Aspiration von Mageninhalt (30 %), Pneumonie (10 %), Inhalationstrauma, Beinahe-Ertrinken, Höhenlungenödem, Lungenkontusion, Reexpansionslungenschädigung, Strahlenschaden.
- *Indirekte (hämatogene) Schädigung:* Sepsis (30 %. Pulmonale Manifestation des Multiorganversagens; gleichzeitig Nierenversagen in 40 %, Leberversagen in 10 %, Kreislaufversagen in > 50 % der Fälle), extrathorakales Trauma (Polytrauma 20 %), disseminierte intravaskuläre Gerinnung (20 %), Massentransfusion (20 %), Schock, großflächige Verbrennungen, nekrotisierende Pankreatitis, Urämie, diabetische Ketoazidose, Schädelhirntrauma, Subarachnoidalblutung, kardiopulmonaler Bypass, venöse Thrombembolie, Fettembolie, Luftembolie, Spätgestosen, HELLP-Syndrom, akute pulmonale Tumormetastasierung.

Pathogenese und zeitlicher Ablauf

▶ **Pathogenese:** Durch den Primärstimulus werden Alveolarmakrophagen zur Mediatorfreisetzung (TNF, IL-1, PAF und andere) angeregt. Hierdurch aktivierte Leukozyten adhärieren an Endothelzellen und wandern damit in die Alveolen ein. Aktivierte neutrophile Granulozyten setzen Sauerstoffradikale, Proteasen, Stickoxid und Arachidonsäuremetaboliten frei. In der Folge Schädigung alveolärer Zellen und erhöhte Permeabilität der alveolokapillären Membran mit Bildung eines proteinreichen Lungenödems (→ Circulus vitiosus). Nach Überwindung der Akutphase kommt es durch Fibroblastenrekrutierung zu einer reparativen Lungenfibrose.

▶ **Exsudative Phase (1. Woche):**
- Initial interstitielles und alveoläres proteinreiches Ödem.
- Nekrose des Alveolarepithels mit Freilegung der Basalmembran und Bildung von eosinophilen hyalinen Membranen aus Fibrin und Zelltrümmern.

▶ **Proliferative Phase (4.–10. Tag):**
- Abnahme des Ödems, Proliferation von Typ-II-Pneumozyten, Abbau hyaliner Membranen.
- Fibroblastenproliferation, Wachstum kollagenen Bindegewebes im Interstitium, in den Atemwegen, den Bronchioli respiratorii und den kleinen intraazinären Gefäßen mit Architekturstörung und „Remodeling".

▶ **Chronische Phase (nach dem 8. Tag):**
- Umbau durch kollagenes Bindegewebe, Obliteration der Alveolarräume.
- Ausbildung von Narbenfeldern neben zystischen Hohlräumen.
- Verbreiterung der Alveolarsepten durch Bindegewebe.
- Ersatz von Typ-III-Kollagen durch dauerhafteres Typ-I-Kollagen.

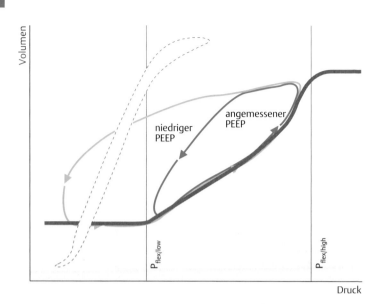

Abb. 23.1 • Verhältnis von Volumen und Druck (Hysteresekurve) bei Überdruckbeatmung der gesunden Lunge (gestrichelt) und bei ARDS (durchgezogene Linien); die Druck-Volumen-Schleife bei maschineller Ventilation mit angemessenem bzw. niedrigem positivem endexspiratorischen Druck (PEEP) ist skizziert; bei niedrigem PEEP ($<P_{flex/low}$) kommt es zu einem zyklischen Alveolarkollaps und zum Auftreten erheblicher Gewebescherkräfte.

- Langsame Fibroserückbildung über viele Monate.
- ☐ *Hinweis:* Verschiedene ARDS-Stadien können nebeneinander auftreten, unterbrochen von weitgehend unauffälligem Parenchym. Die maximale Ausprägung der pathologischen Veränderungen findet sich in den abhängigen Partien (höherer hydrostatischer Druck).

Pathophysiologie

▸ **Atemmechanik:**
- *Schrumpfung und Versteifung der Lunge:* Erniedrigung der funktionellen Residualkapazität und der Vitalkapazität, Abfall der pulmonalen Compliance vor allem im Bereich der funktionellen Residualkapazität. Der Öffnungsdruck der Alveolen verschiebt sich nach oben. Eine angemessene Beatmung muss sich zwischen alveolärem Öffnungsdruck ($P_{flex/low}$) und maximaler Lungendehnbarkeit ($P_{flex/high}$) bewegen (s. Abb. 23.1).
- ☐ *Beachte: Ventilator induced Lung Injury (VILI):* Ein Beatmungsdruck oberhalb $P_{flex/high}$ führt zum „Barotrauma" (Alveolarüberdehnung mit Einrissen bis zum Pneumothorax oder Mediastinalemphysem). Bei Öffnung/Schließung von Alveolarbezirken im Bereich von $P_{flex/low}$ (= "Volutrauma") bei niedrigem PEEP treten starke Gewebescherkräfte auf. Neben der mechanischen Schädigung Auslösung einer lokalen Entzündungsreaktion durch Aktivierung von Epithelzellen und proinflammatorischen Zellen. Eine systemische Entzündungsreaktion wird durch Verschleppung von Mediatoren lokaler, immunkompetenter Zellen und durch Translokation von Zellen, Mediatoren und Infektionserregern in den Kreislauf unterhalten (→„Biotrauma").
- *Inhomogene Verteilung* mit einem Nebeneinander von fragilen, normalen Alveolareinheiten (→ Gefahr der Überdehnung), ödematösen, aber rekrutierbaren Einheiten und nichtrekrutierbaren starren, fibrotischen Einheiten ohne Gasaustausch (tragen zur niedrigen Gesamtcompliance bei). Aufgrund des hydrostatischen Druckes finden sich beim auf dem Rücken liegenden Patienten die schwersten pathologischen Veränderungen in den dorsalen Lungenabschnitten (→ Betrachtung der ARDS-Lunge als „Baby Lung").

➤ **Gasaustausch:**
- Ausbildung eines schweren, intrapulmonalen Rechts-links-Shunts (Ventilation: Perfusion = 0) mit sauerstoffrefraktärer Hypoxämie. Parallel dazu Vergrößerung des physiologischen Totraums (Ventilation:Perfusion = ∞) in anderen Lungenbezirken.
- Ein ansteigender physiologischer Totraum führt bei gegebenen Atemminutenvolumen zur progressiven arteriellen Hyperkapnie.
- Bei spontan atmenden Patienten zunächst rascher Abfall des p_aO_2 bei Hyperventilation (→ Hypokapnie) trotz Sauerstoffgabe, später erst Anstieg des p_aCO_2 durch Erschöpfung der Atempumpe.

➤ **Hämodynamik:**
- Ausbildung einer mäßigen präkapillären pulmonalen Hypertonie durch hypoxische Vasokonstriktion und Reduktion des Gesamtgefäßquerschnitts.
- Mäßiger Abfall des rechtskardialen Auswurfvolumens und Verschiebung des interventrikulären Septums nach links mit kompensiertem Abfall des Gesamtherzminutenvolumens.

Klinik
....

➤ **Innerhalb von 6–48 h nach dem ursächlichen Ereignis:**
- Rasch zunehmende Luftnot und Tachypnoe, meist innerhalb eines Tages Übergang in Zyanose, Nasenflügeln, Unruhe bis zur Verwirrtheit.
- Meist kein Husten, keine Sputumproduktion (außer nach Aspiration oder im Rahmen einer auslösenden Pneumonie).
- Keine pathologischen Atemgeräusche oder Atemnebengeräusche, selbst bei bereits ausgeprägten Röntgenveränderungen.
- Auffällig fehlende Besserung auf nasale O_2-Gabe (auch bei hohem Fluss).
- Bei Spontanverlauf rasches Atemversagen.

➤ Im Einzelfall Überlagerung durch die Symptome des auslösenden Ereignisses (z. B. Sepsis, Polytrauma).

Diagnostik
....

➤ **Blutgasanalyse:** Ausgeprägte Hypoxämie, meist auch Hypokapnie. Der berechnete Rechts-links-Shunt beträgt 20–50 %.

➤ **Röntgenuntersuchung, CT** (s. Abb. 23.2): Mit einer Latenz von bis zu einem Tag (normaler Röntgenbefund bei schwerer respiratorischer Insuffizienz):
- *Frühstadium:* Lungenvolumenverkleinerung (Höhertreten des Zwerchfells), durch Ödem zunehmende Unschärfe von Gefäßen und Bronchien.
- *Später:* Beidseitiges Lungenödem mit symmetrischer oder asymmetrischer Ausprägung, zunehmendes positives Bronchopneumogramm und perikardial ödemfreie Zone bis hin zum Bild der weißen Lunge.
- *CT:* Ausgeprägte Konsolidierung in abhängigen Lungenpartien bei teilweise erhaltener Belüftung in ventralen Lungenanteilen.
- *Ultraschall und CT:* Nahezu immer kleinere bis mittelgroße beidseitige Pleuraergüsse.
- *Verlauf:*
  - Auflösung des diffusen Ödems mit zunehmender retikulärer Zeichnungsvermehrung.
  - Zeichen des Beatmungstraumas (bei konventioneller Beatmung): Nebeneinander von dys-/atelektatischen Lungenregionen und überblähten Bezirken. Pulmonale Zysten, interstitielles, perikardiales oder mediastinales Emphysem, Pneumothorax (zuweilen nur im CT sichtbar).

➤ **Pulmonalarterielle Druckmessung:**
- Mäßige Erhöhung des pulmonal-arteriellen Mitteldrucks um 5–10 cmH$_2$O bei einem pulmonal-kapillären Verschlussdruck < 18 cmH$_2$O.
- Messung der Sauerstofftransportkapazität zur Optimierung der Beatmungsparameter ($\dot{V}O_2$ = Herzminutenvolumen × Differenz zwischen arteriellem und gemischt venösem Sauerstoffgehalt).
- ☐ *Cave:* Beeinflussung der Hämodynamik durch den erhöhten Alveolardruck unter Beatmung (mit abnehmender Lungencompliance geringerer Einfluss).

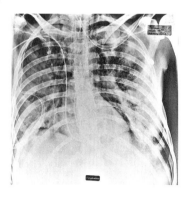

Abb. 23.2 • ARDS nach Rauchgasinhalation, proliferative Phase. Pleuradrainage rechts nach Pneumothorax. Endotrachealtubus, Pulmonaliskatheter und Magensonde in situ, 50-jähriger Mann.

► **Bronchoskopie:** Zur Kontrolle des Beatmungstubus und der Atemwege sowie zur Diagnostik häufig begleitender Pneumonien.
► **Differenzialdiagnose:**
  • Kardiales Lungenödem, schwere Pneumonie.
  • Ventilationsinsuffizienz (s. S. 458).
  • Asthma-Exazerbation, Lungenembolie.

Therapie

► **Beatmungstherapie:**
  • *Analgosedierung* bis zur Tolerierung der maschinellen Ventilation, z. B. mit Fentanyl und Midazolam. Die Spontanatmung sollte möglichst erhalten bleiben.
  • *Initialsetting:* Assist-Control-Mode (= Spontantriggerung, jedoch garantiertes Minutenvolumen), Atemzugvolumen 10–12 ml/kgKG, $FiO_2 = 1{,}0$, PEEP = 5 cmH_2O. Weiteres Vorgehen nach 30 min je nach BGA und Hämodynamik entscheiden.
  • *Verlaufs-Zielgrößen:*
    – Ziel-$S_aO_2 \geq 88\,\%$ (–92 %) → FiO_2 anpassen (bis 1,0).
    – Maximaler Inspirationsdruck ≤ 30 cmH_2O. Stets den minimal möglichen P_{max} einstellen (1. Priorität!).
    – PEEP an Schwere der Gasaustauschstörung anpassen ($FiO_2 = 0{,}3{:}5$; $FiO_2 = 0{,}4{:}5$–8; $FiO_2 = 0{,}5{:}10$; $FiO_2 = 0{,}6{:}10$; $FiO_2 = 0{,}7{:}12$–14; $FiO_2 = 0{,}8{:}14$; $FiO_2 = 0{,}9{:}16$–18; $FiO_2 = 1{,}0{:}18$–24 cmH_2O). Neuere Daten zeigen keinen prognostischen Vorteil bei Wahl sehr hoher PEEP-Niveaus (> 15 cmH_2O). Bei inhomogenem ARDS (Pneumonie) ist ein PEEP > 10 cmH_2O oft nachteilig („low recruiters").
    – Beatmungsvolumen: $V_T = 6$(–8)ml/kgKG, Atemfrequenz steigern bis zum p_aCO_2-Ziel von 45 mmHg oder bis zum Auftreten eines hohen intrinsischen PEEP (≥ PEEP ex, s. o.) Bei Nichterreichen des p_aCO_2-Ziels wird vor weiterer Steigerung des V_T eine Hyperkapnie bis zu einem arteriellen pH von 7,2 zugelassen (evtl. Pufferung mit Na-Bikarbonat). Dieses Ziel hat ebenso 1. Prorität.
    – Inspirationsfluss: Zur Homogenisierung der Lungenfüllung druckkonstante statt flusskonstante Flusscharakteristik (dezelerierender Fluss).
    – Spontanatmung: Zwerchfellkontraktionen verhindern zwerchfellnahe Lungenatelektasen und führen zur Rekrutierung basaler Alveolarbezirke. Wenn immer möglich sollte daher eine assistive Beatmungsform (z. B. BIPAP) erhalten bleiben.
► **Einflussfaktoren der Beatmung auf die Atemmechanik:**
  • *PEEP:* Ein angemessener PEEP rekrutiert Alveolen zum Gasaustausch, verbessert die funktionale Residualkapazität und die Compliance. Die o. g. Vorgaben PEEP können variiert werden aufgrund folgender Umstände:
    – Bei fixem V_T sollte mit steigendem PEEP P_{imax} unterproportional wachsen.
    – Bei steigendem PEEP sollte der p_aO_2 und die $\dot{V}O_2$ ansteigen.

► **Volumentherapie**:
- *Ziel:* Neutrale Flüssigkeitsbilanz zur Reduktion des mikrovaskulären Druckes. Aufgrund der pulmonalen Schrankenstörung ist das extravaskuläre Lungenwasser stark vom linksatrialen Druck abhängig.
- *Voraussetzungen:* Messung des zentralen Venendrucks, optimal PA-Katheter, engmaschiges Monitoring von Hämodynamik, Elektrolyten, Organfunktionen (Nierenfunktion, Leberfunktion).
- *Limitierung:* Abfall des Sauerstofftransports durch Abnahme der Herzleistung bei Hypovolämie.
- *Vorgehen:* Kreislaufunterstützung durch Katecholamine und ggf. kontinuierliche venovenöse Hämofiltration bei abnehmendem linksventrikulärem Füllungsdruck und Nierenperfusionsdruck. Ein prärenales Nierenversagen sollte nicht provoziert werden.
- *Kontraindikation:* ARDS bei Sepsis. Hier ist eine mangelnde Flüssigkeitszufuhr mit schlechter Prognose assoziiert.

► **Kinetische Therapie**:
- *Ziel:* Umlagerung des Patienten zur Verbesserung der Atemmechanik und des Gasaustauschs durch Mobilisierung des alveolären und interstitiellen Lungenödems.
- *Indikation:* $p_aO_2 < 55$ mmHg bei einem $FiO_2 > 0,6$ und adäquater Beatmung in der ersten Krankheitswoche.
- *Kontraindikationen:* Manifester Schock, Polytrauma (manchmal).
- *Vorgehen:* Beatmung in Bauchlage, so früh und so lange wie möglich ($> 8–12$ h), danach Beatmung in Rückenlage (periodischer Wechsel). Fortsetzung nur bei erheblicher Verbesserung des Gasaustauschs. Akute Effekte sind häufig; eine Verbesserung der Prognose konnte in Studien noch nicht überzeugend nachgewiesen werden.

► **Pharmakotherapie:**
- Herkömmliche Konzepte (Antioxidanzien und andere) sind wirkungslos!
- *Steroide:* Im späten ARDS (ab Tag 7) Verkürzung der Beatmungsdauer durch antifibrotische Effekte, aber keine Verbesserung der Prognose quoad vitam, da Neuro-/Myopathien begünstigt werden. Dosierung: 2 mg Methylprednison/kg-Soll-KG/Tag bis zum Ende der Gasaustauschstörung.
- *Experimentelle Ansätze* (bisher keine Zulassung dieser Substanzen):
  - Inhalatives Stickoxid (NO), Prostazyklin: Zum Teil dramatische Soforteffekte mit pulmonaler Vasodilatation und Abfall der Shuntfraktion. Eine Beeinflussung der Sterblichkeit ist bisher nicht nachgewiesen; mögliche Gefahr durch NO (= Entzündungsmediator).
  - Systemische Gabe von Almitrine und Prostaglandin E_1: Keine Prognoseverbesserung.
  - Bronchoskopische Surfactantapplikation: Führt akut oft zur Auflösung von Atelektasen und Verbesserung der Oxigenierung, ein Einfluss auf die Prognose konnte bisher nicht nachgewiesen werden.
- *Antibiotika:* Die Prävalenz der Pneumonie in der proliferativen ARDS-Phase beträgt bis zu 70 %. Daher großzügige Indikationsstellung zur Antibiotikatherapie nach den Prinzipien der nosokomialen Pneumonie (s. Kap. 8.3, S. 192).

► **Extrakorporaler Gasaustausch und Hochfrequenzoszillation (HFO):**
- Im Gegensatz zum hoch invasiven Verfahren der Membranoxigenierung (ECMO) erlaubt die pumpenlose extrakorporale Lungenassistenz (ECLA), die mit der Druckdifferenz zwischen A. und V. iliaca arbeitet, eine wenig invasive, extrakorporale CO_2-Elimination (und eine mäßige Verbesserung des p_aO_2). Damit kann das lungenprotektive Beatmungskonzept (s. o.) auch bei schwerstem ARDS weitergeführt werden.
- Die Beatmung mit HFO (VT $\ll$ Totraumvolumen bei einer Frequenz von etwa 5 Hz (300/min), appliziert über eine oszillierende Membran) verhält sich komplementär zur ECLA, da sie eine effiziente pulmonale O_2-Aufnahme mit geringer CO_2-Elimination verbindet.

- Beide Verfahren haben, alleine oder in Kombination, das Potenzial, VILI zu minimieren und die Letalität des ARDS weiter zu senken. Kontrollierte Studien stehen aber noch aus.

Prognose

► Die Letalität des ARDS beträgt heute in Studien mit aktuellen Therapiekonzepten etwa 30%; durch moderne Therapieverfahren konnte die Letalität in den letzten 20 Jahren um 30–40% gesenkt werden.
► Relativ günstige Prognose bei Polytrauma, Fettembolie, anderen chirurgischen Ursachen.
► Ungünstige Prognose bei älteren Patienten, Multiorganversagen, Sepsis, Knochenmarkstransplantation, opportunistischer Pneumonie.
► Überlebende haben noch nach einem Jahr trotz fast normalem Spirometriebefund mittelschwere Gasaustauschstörungen, Fatigue und muskuläre Schwäche („wasting").

23.2 Ventilationsinsuffizienz

Grundlagen

► **Definition:** Ateminsuffizienz mit arterieller Hyperkapnie durch alveoläre Hypoventilation.
► **Epidemiologie:** Häufigste Form der Ateminsuffizienz (auch in der Neurologie, Psychiatrie, der Unfallchirurgie und der Endokrinologie); keine Abhängigkeit von Geschlecht oder Lebensalter.
► **Ätiologie:** Versagen der Ventilationspumpe oder pathologische Vergrößerung des physiologischen Totraums (= anatomischer Totraum + nicht perfundierte Lungenareale):
  • *Atemzentrum:*
    – Intoxikationen: Narkotika, Sedativa, Alkohol.
    – Hirnstammstörung: Tumor, Infarkt, Entzündung.
    – Metabolische Störung: Hyponatriämie, Hypokaliämie, Hypophosphatämie, Hypomagnesiämie, metabolische Alkalose.
    – Myxödem.
    – Funktionsstörung (Undines-Fluch-Syndrom, Pickwickier-Syndrom).
  • *Neurogen:* Poliomyelitis, amyotrophe Lateralsklerose, Guillain-Barré-Syndrom, multiple Sklerose, Rückenmarksschädigung.
  • *Muskulär:* Progressive Muskeldystrophie, Polymyositis, Muskelatrophie, Lupus erythematodes , Hyperthyreose.
  • *Thoraxwand:* Skoliose, Rippenserienfraktur, Sternumfraktur, Thorakoplastik, Lungenemphysem, Lungenschrumpfung (Fibrose).
  • *Störungen in der Übersetzung des Alveolardrucks in Ventilation:* Asthma, Emphysem, Trachealstenose, obstruktives Schlafapnoesyndrom, beidseitige Rekurrensparese.
  • *Vergrößerter physiologischer Totraum:* Asthma, Bronchitis, Emphysem, ARDS.
► **Pathogenese:** Hyperkapnie, Hypoxämie und respiratorische Azidose führen zum Anstieg des Pulmonalarteriendrucks und Dilatation der Zerebralgefäße mit Versagen der Autoregulation. Hohe CO_2-Blutkonzentrationen wirken narkotisch und führen zum Atemstillstand.
► **Pathophysiologie:**
  • *Hypoventilationsbedingte Hypoxämie:* Normaler alveoloarterieller Sauerstoffgradient (AaDO$_2$ = p$_A$O$_2$-p$_a$O$_2$).
  • *Zerebrale Ursache:* Nur der Atem*antrieb* ist vermindert. Die Willkürventilation ist (bei erhaltenem Bewusstsein) nicht beeinträchtigt.
  • *Bronchopulmonale Erkrankungen:* Ermüdung der Ventilationspumpe bei chronischer Überbeanspruchung (p$_{0,1}$/p$_{imax}$ ist hoch).

Klinik

- **Unspezifische Frühsymptome:** Geringe Dyspnoe, Kopfschmerzen, Tagesmüdigkeit, Konzentrationsstörungen, Abnahme der Leistungsfähigkeit.
- **Spätsymptome:** Verwirrtheit, Persönlichkeitsänderungen, Bewusstseinsstörungen bis zum Koma, Papillenödem, Nasenbluten, Zyanose.
- **Pathologische Atemtypen:**
  Rapid shallow breathing (Atemzüge pro Minute/V_T (l) > 100), periodische Atmung, Biot'sche Atmung.

Diagnostik

- Mögliche Grunderkrankung (s. o.) abklären.
- Lungenfunktionsprüfung (s. S. 10), Funktionsuntersuchung der Atempumpe (s. S. 35).
- Blutgasanalyse (s. S. 31).
  - *Kompensierte chronische Ventilationsinsuffizienz:* p_aCO_2 erhöht, p_aO_2 erniedrigt, pH normal, BE stark erhöht.
  - *Akut dekompensierte chronische Ventilationsinsuffizienz:* p_aCO_2 ansteigend, p_aO_2 abfallend, pH abfallend unter 7,35, BE erhöht und langsam ansteigend.
- **Differenzialdiagnose:**
  - Andere Ursachen der Bewusstseinsstörung (metabolische Entgleisung, Stoffwechselentgleisung, Hirnstörung wie z. B. Meningoenzephalitis, Hirndruck).
  - Respiratorische Insuffizienz (s. S. 453).

Therapie

- **Sauerstofftherapie:** Nur sinnvoll und wirksam bei einer Mischung aus respiratorischer Insuffizienz und Ventilationsinsuffizienz bei chronischen bronchopulmonalen Erkrankungen.
  - ❑ *Cave:* Verlust des Atemantriebs bei „hypoxic drive".
- **Therapie der Grunderkrankung:**
  - Akutbehandlung bei bronchopulmonaler Erkrankung (Bronchospasmolytika, Kortikosteroide).
  - Antagonisierung und Entgiftung bei Medikamentenüberdosierung, Pharmakotherapie der Myasthenia gravis oder eines Myxödems, Immuntherapie des Guillain-Barré-Syndroms (Plasmapherese, Immunglobuline).
- **Atemanaleptika:**
  - *Indikation:* Therapieversuch allenfalls bei primärer Atemantriebsstörung.
  - *Kontraindikation:* Erschöpfte Ventilationspumpe.
  - *Substanzen:* Theophyllin (mäßige Verstärkung der Zwerchfellkontraktibilität), Almitrin (Muskelantriebssteigerung und Verbesserung des Ventilations-/Perfusionsverhältnisses). Die Effekte sind meist klinisch nicht relevant.
- **Maschinelle Atemhilfe:** Entlastung und Ersatz der Atempumpe durch (vorzugsweise) nichtinvasive Beatmung (s. S. 482).

Prognose

- Meist ungünstige Spontanprognose mit deutlicher Verbesserung der Langzeitprognose durch intermittierende Selbstbeatmung (s. S. 482).

24 Raucherentwöhnung

24.1 Raucherentwöhnung

Grundlagen

► **Definition:** Maßnahmen zur Primär- und Sekundärprophylaxe von Folgekrankheiten des Rauchens, die die psychische und physische Abhängigkeit (Nikotinsucht) als Merkmal des Tabakkonsums voraussetzen.

► **Bedeutung, Hintergrund:**
  • *Assoziierte Erkrankungen:* Lungenemphysem, chronische Bronchitis, Bronchialkarzinom, Asthma bronchiale, seltene bronchopulmonale Erkrankungen (z. B. Langerhans-Zell-Histiozytose).
  • *Prognosefaktor:* Durch das Rauchen einer Zigarette verkürzt sich die Lebensdauer um durchschnittlich 5,5 min.
  • *Pneumologisch relevante Schadstoffe:* Kohlenmonoxid (Verdrängung von Sauerstoff an Hämoglobin), polyzyklische aromatische Kohlenwasserstoffe (Karzinogene), aromatische Amine, Nitrosamine (Karzinogene), Phenole, Aldehyde (epithelschädigend, zilienparalysierend), Arsen, Kadmium, Nickel (Karzinogene), ^{210}Polonium (Karzinogen), Makrophagenaktivierende Substanzen und Chemotaxine.

► **Nikotinwirkungen** (verantwortlich für die psychophysischen und hämodynamischen Wirkungen des Rauchens):
  • Freisetzung von Acetylcholin, Noradrenalin, Dopamin, Serotonin, ACTH, Vasopressin und β-Endorphin, Stimulation des Nebennierenmarks.
  • Physische Abhängigkeit, Toleranzentwicklung, endokrine und Stoffwechselwirkungen (z. B. Gewichtsreduktion).

► **Rauchertypen:** Abhängige Raucher (Suchtraucher = Mehrheit der Raucher), Genussraucher, Stressraucher (neurotische Raucher).

Methoden

► **Motivierende Beratung (S 3-Leitlinie der DGP, 2008):**
  • *Aufklärendes (meist ärztliches) Beratungsgespräch mit folgender Struktur („die 5 A"):*
    – *A*bfragen des Rauchstatus, *a*nraten des Rauchverzichtes, *a*bfragen der Aufhörmotivation, *a*ssistieren beim Rauchverzicht und *a*rrangieren der Nachbetreuung.
  • *Zur Motivationssteigerung bei nicht entwöhnungswilligen Rauchern gelten die „5 R":*
    – *R*elevanz aufzeigen. Verknüpfung der Motivation mit dem körperlichen Zustand, der familiären und sozialen Situation, mit gesundheitlichen Bedenken, Alter, Geschlecht und anderen Merkmalen wie frühere Ausstiegsversuche.
    – *R*isiken benennen. Kurzfristige wie Kurzatmigkeit, Impotenz, Unfruchtbarkeit, erhöhte CO-Konzentration im Serum, erhöhter Puls und Blutdruck. Langfristige wie Infektanfälligkeit, chronische Bronchitis und Empysem, Herzinfarkt, Schlaganfall, Lungenkrebs und andere Krebsarten.
    – *R*eiz des Rauchstopps verdeutlichen: Frage nach den persönlichen Vorteilen des Stopps und Betonung derjenigen, die die höchste emotionale Bedeutung haben.
    – *R*iegel (Hindernisse) des Rauchstopps ansprechen: Entzugssymptome, Angst vor dem Scheitern, Gewichtszunahme, fehlende soziale Unterstützung, Depression, Freude am Rauchen.
    – *R*epetition: Nicht ausstiegswillige Raucher sollten bei jedem Folgekontakt erneut mit dieser Strategie konfrontiert werden.

► **Punkt-Schluss-Methode:** Abrupter Entwöhnungsversuch durch Willensentschluss + Suggestivmethoden (Hypnose, Akupunktur) zur Aufrechterhaltung der Entwöhnung.

► **Medikamentöse Therapie:**
- Medikamente mit Kreuztoleranz zu Nikotin (Antabuseffekt: Nausea bei gleichzeitigem Rauchen) sind obsolet. Die Effektivität ist nicht höher als bei Plazebo.
- *Bupropion*
  - Wirkungsweise: Verschreibungspflichtiges Antidepressivum, das über eine zentrale Wiederaufnahmehemmung von Noradrenalin und Dopamin wirkt. Die orale Einnahme erleichtert die Entwöhnung durch Senkung des Rauchverlangens und der Gewichtszunahme.
  - Nebenwirkungen: Sie erklären sich durch die zentrale Stimulation; trockener Mund, Schlafstörungen, Kopfschmerzen, Übelkeit, Erregungszustände, paranoide Reaktionen, Tachykardien, bei Koronarinsuffizienz Auslösung von Angina pectoris und Myokardinfarkt in Einzelfällen, Krampfanfälle bis hin zum Grand-Mal (vor allem bei bekannter Krampfneigung und bei Diabetes mellitus).
  - Dosierung: Initialdosis 150 mg/24 h p.o. in den ersten 3 d, danach 150 mg/12 h p.o. über insgesamt 7–9 Wochen. Die Kombination mit Nikotinersatzprodukten ist möglich und erhöht die Entwöhnungswahrscheinlichkeit. Die Substanz ist in mehreren kontrollierten Untersuchungen geprüft.
- *Vareniclin*
  - Wirkungsweise: Hochspezifischer, hochaffiner partieller Agonist neuronaler α4ß2 nikotinerger Acetylcholinrezeptoren. Vareniclin konkurriert mit Nikotin um die Rezeptorbindung, hat aber eine geringe intrinsische Wirkung. So werden das Rauchverlangen und die Entzugssymptome gemildert. Die antagonistische Wirkung bei Nikotinkonsum besteht in der Blockade der Bindung von Nikotin am Rezeptor. In kontrollierten Studien war Vareniclin überlegen gegenüber Plazebo und Bupropion in der Abstinenzinduktion und gegenüber Plazebo im Abstinenzerhalt.
  - Nebenwirkungen: Die Abbruchrate wegen unerwünschter Wirkungen beträgt 11 %. Häufig ist eine vorübergehende Übelkeit in der Anfangsphase (leichte bis mäßige Ausprägung). Alle anderen Ereignisse waren auf Plazeboniveau. Keine klinisch relevanten Arzneimittelinteraktionen; zusammen mit Nikotin (z. B. Nikotinersatztherapie) leichte Blutdrucksenkung. Dosishalbierung bei einer glomerulären Filtrationsrate von < 30 ml/min.
  - Dosierung: 0,5 mg/24 h Tag 1–3; 0,5 mg/12 h Tag 4–7; 1 mg/12 h ab Tag 8. Mindestbehandlungsdauer 12 Wochen. Bei Erfolg kann eine weitere Behandlung für 12 Wochen erwogen werden. Bei Gefahr eines Rückfalls kann ausschleichend dosiert werden (wie in der Initialphase). Eine Kombination mit der Nikotinersatztherapie ist nicht geprüft. Die Einnahme sollte 1 bis 2 Wochen vor Beendigung des Rauchens begonnen werden.

► **Nikotinsubstitution:**
- *Oral (Kaugummis):* Führen zu Schleimhautreizungen (Mund, Magen). Durch Bedarfssteuerung bleibt das suchttypische Verhalten bestehen.
- *Transdermal (Pflaster) – empfohlene Methode:*
  - Kontinuierliche Nikotinabgabe, keine Überdosierungen, das Suchtverhalten wird entkoppelt. Die Nikotinfreisetzung (10–40 mg/24 h) ist abhängig von der Pflastergröße. Sie wird nach der Stärke des Suchtverhaltens dosiert.
  - Wichtig sind Informationen über den täglichen Pflasterwechsel, die Anwendung (Hautregionen), Aufbewahrung und Entsorgung der Pflaster sowie das Verhalten bei unerwünschten Nebenwirkungen (Gefäßspasmen, Intoxikation bei simultanem Rauchen).
  - Kontraindikationen: Symptomatische kHK und pAVK im Stadium II–IV nach Fontaine, symptomatische zerebrale Ischämie.

► **Verhaltenstherapie:** Bewusstmachung suchttypischer Verhaltenssituationen durch Psychotherapie.
- Erhöhung der kognitiven Dissonanz (Bewusstmachung der negativen Folgen des Rauchens).
- Situations- und Verhaltensanalyse (genaue introjektive Verhaltensbeobachtung).
- Schrittweises Beenden des Rauchens durch Selbstkontrollverfahren (Veränderung der Rauchersituation durch selbst aufgestellte Regeln).

- Kognitive Umstrukturierung (Einstellungsveränderung).
- Rückfallprophylaxe (Bewusstmachung von Situationen mit Versuchungscharakter und entsprechende Verhaltenstrategien).
▶ **Eklektisches Vorgehen:** Kombination verschiedener Entwöhnungsmethoden in Abhängigkeit vom Rauchertyp und im Rahmen eines Entwöhnungsprogrammes.

Indikationen, Kontraindikationen

▶ **Indikationen:** Jeder Raucher, v. a. bei vorliegender bronchopulmonaler Erkrankung (relative Indikation bei inkurablem, nicht kleinzelligem Bronchialkarzinom; bei operablem, nicht kleinzelligem Bronchialkarzinom und bei kleinzelligem Bronchialkarzinom kann die Prognose durch Raucherentwöhnung verbessert werden).
▶ **Kontraindikationen:**
- *Für Psychotherapie:* Akute psychische Krise (z. B. psychotischer Schub).
- *Für Nikotinsubstitution:* Koronare oder sonstige symptomatische arterielle Verschlusserkrankung.

Durchführung

▶ **Punkt-Schluss-Methode** (bei entsprechender Patientenpersönlichkeit, hoher Motivation und bei Erstversuch):
- Vor dem Stichtag verhaltenstherapeutische Vorbereitung (s. o.) und gegebenenfalls Beginn der Vareniclin-Einnahme 1–2 Wochen zuvor.
- Am Stichtag als Alternative Applikation eines transdermalen Nikotinpflasters und abrupte Beendigung des Rauchens.
- Nach dem Stichtag Festigung des Abstinenzverhaltens durch Verhaltensmodifikation (s. o.). Gegebenenfalls ausschleichende Nikotinsubstitution.
▶ **Praxis der schrittweisen Reduktion** (nach erfolglosen Entwöhnungsversuchen):
- *1. Woche:* Systematische Selbstbeobachtung, Erhöhung der kognitiven Dissonanz, Situations- und Verhaltensanalyse.
- *2. Woche:* Reduktion des Nikotinkonsums um 50 % mit Beginn der Nikotinsubstitution. Praktizierung von Selbstkontrollregeln, Fortsetzung der kognitiven Dissonanz sowie der Verhaltensanalyse. Beginn der kognitiven Umstrukturierung.
- *3. Woche:* Verfestigung der Selbstkontrollfertigkeiten, öffentliches Bekennen der Bemühungen, weitere Reduktion des Konsums um 50 %.
- *4. Woche:* Reduktion des Rauchens auf null, Fortsetzung der Verhaltenstherapie, Festigung der Rückfallprophylaxe.
- Bei starker Abhängigkeit können die Entzugssymptome durch Nikotinersatz, Bupropion oder Vareniclin behandelt werden.
- ☐ *Hinweis:* Der Übergang von einer Lernstufe zur nächsten ist nur sinnvoll, wenn die Teilziele des vorhergehenden Programmabschnittes erreicht worden sind. Eventuelle Kontrolle durch Messung des CO-Hb oder von CO in der Ausatemluft. Nach Abschluss der Entwöhnung sind mindestens 4 Wochen lang regelmäßige Kontakte mit dem Therapeuten notwendig.

Komplikationen

▶ **Symptome bei rascher Entwöhnung:**
- Verlangen nach Nikotin.
- Irritiertheit, Dysphorie, Angst.
- Konzentrationsstörungen, Ruhelosigkeit, Arbeitsstörungen.
- Relative Bradykardie.
- Verstärkter Appetit und Gewichtszunahme (durchschnittlich 6 kg) in 60 % der Fälle.

Ergebnisse

▶ Bei freiwilliger Raucherentwöhnung sind 80 % der Abstinenzversuche zunächst erfolgreich, die langfristige Spontanremissionsrate beträgt etwa 15 %. Effektive Entwöhnungsmethoden sollten höhere Langzeiterfolge haben.
▶ Die Kombination von Beratung, Verhaltenstherapie mit transdermaler Nikotinsubstitution und Bupropion oder Vareniclin weist nach etwa 12 Monaten eine Erfolgsrate von etwa 35 % auf. Bei normaler Betreuung betrug die 12-Monats-Abstinenz

nur 9 % (Lung Health Study). Nach 14 Jahren lässt sich in einer Intension-to-treat-Analyse eine signifikante Letalitätsreduktion mit dem Entwöhnungsprogramm nachweisen.

▶ **Günstige prognostische Merkmale:** Männliches Geschlecht, Alter über 40 Jahre, geringer Zigarettenkonsum, geringer Abhängigkeitsgrad, hohe Entwöhnungsmotivation, starke Erfolgserwartung, verheiratete Raucher.

25 Patientenschulung

25.1 Patientenschulung

Grundlagen

- **Definition:** Maßnahmen zur Wissensvermittlung, Verhaltensänderung und Einstellungsänderung bei Patienten mit obstruktiven Atemwegserkrankungen (Asthma bronchiale, chronische Bronchitis, Lungenemphysem).
- **Ziele:**
  - Höhere Patientencompliance.
  - Übernahme von teilweiser Selbstverantwortung in der Langzeittherapie.
  - Verbesserter Umgang mit der Krankheit im Alltag.
  - Höhere Akzeptanz der chronischen Erkrankung.
  - Erleichterte Integration in Familie und Arbeitsumfeld.
  - Erlernen von Selbstkontrolle und Selbsthilfe.
- **Wesentliche Komponenten der Informationsvermittlung:**
  - Patienteninformationen (Broschüren, Videos usw.).
  - Vermittlung kognitiven Wissens (eigentliche Schulung).
  - Verhaltenstraining mit kognitiver, emotionaler und motorischer Vermittlungsebene.
  - Arbeit in Kleingruppen oder Einzelschulungen.
  - Aktive Patientenmitarbeit unter Einbeziehung der Lebenspartner.
  - Einübung schematisierter Abläufe in Selbstüberwachung und Therapieanpassung.

Indikationen, Kontraindikationen

- **Indikationen:**
  - Alle obstruktiven Atemwegserkrankungen (auch α_1-Protease-Inhibitor-Mangel und Bronchiektasen).
  - Absehbar chronischer Verlauf mit lebenslanger Therapie.
  - Bestehende Chance, irreversible Störungen zu vermeiden oder eine Progression zu verhindern.
- **Kontraindikationen:**
  - Akut krisenhafte Krankheitsentwicklung.
  - Irreversibles Krankheitsendstadium.
  - Fehlende Motivation und Freiwilligkeit.
  - Kognitives Unvermögen.

Durchführung

- ☐ *Hinweis:* Im Rehabilitationsverfahren besteht eine Mitwirkungspflicht des Patienten!
- **Voraussetzungen:**
  - Entscheidung für ein Trainingsprogramm.
  - Erfahrenes Schulungspersonal (Arzt, Psychologe, Pädagoge, Physiotherapeut oder Pflegeperson).
  - Abgeschlossenes Trainertraining mit Weiterbildung durch einen anerkannten Weiterbildungskurs.
  - Im Schulungsteam ausgewogene Verteilung von medizinischer, physiotherapeutischer, psychologischer und pädagogischer Kompetenz.
  - Räumlich-apparative Ausstattung.
- **Evaluierte Programme/Schulungsmaterialien:**
  - *COBRA:* Umbenennung von AFBE = Das Ambulante Fürther Schulungsprogramm für Patienten mit chronisch obstruktiver Bronchitis und Lungenemphysem.
  - *NASA:* Nationales ambulantes Schulungsprogramm für erwachsene Asthmatiker (Variation von AFAS = Die ambulante Fürther Asthmaschulung).
  - *Kontakt:* Deutsche Atemwegsliga e. v. (http://www.atemwegsliga.de); Materialien der pharmazeutischen Industrie (z. B. „Ingelheimer Modell", Firma Boehringer/Ingelheim).

► **Wesentliche Trainingsinhalte:** Informationen zu Anatomie, Physiologie und Erkrankungen der Atmungsorgane (sowie deren Ursachen), möglichen Triggermechanismen (Allergene, Noxen, Infekte, Belastungen, Angst), zur medikamentösen Therapie (Asthma, chronische Bronchitis, Lungenemphysem) mit Medikamentenkunde (Wirkungen, Nebenwirkungen, Prinzipien der Dauertherapie, Therapieängste, Inhalationstechnik, Selbstmedikation), zur nicht medikamentösen Therapie und Selbsthilfetechniken sowie zur Notfalltherapie.

► **Beispiel für ein strukturiertes Schulungsprogramm:** Empfehlungen der Arbeitsgruppe Patientenschulung der deutschen Gesellschaft für Pneumologie und der Deutschen Atemwegsliga (Pneumologie 49 [1995], 455–460).

Ergebnisse

► Rückgang der Notfall-Hospitalisationen, Abnahme der Letalität.
► Rückgang von Arbeitsunfähigkeit und Schulfehltagen.
► Kosteneinsparung in der Therapie, verbesserte Lebensqualität.

26 Spezifische Immuntherapie

26.1 Spezifische Immuntherapie (SIT)

Grundlagen

► **Definition:** Die spezifische Immuntherapie mit Allergenen (SIT, Hyposensibilisierung) ist eine immunmodulatorische Behandlung mit dem Ziel einer spezifischen (allergenbezogenen) Immuntoleranz bei der IgE-vermittelten Typ-I-Allergie.

► **Prinzip, Ziel:** Beginn mit sehr geringen Dosen bei subkutaner oder oraler Applikation des verantwortlichen Allergens mit langsamer Dosissteigerung. Ziel ist die Entwicklung einer immunologischen Toleranz gegenüber dem krankmachenden Allergen. Der Wirkmechanismus umfasst:
- Hemmung von Th2-Zellen durch vermehrte Freisetzung von Interleukin 10 (wirkt immuninhibitorisch).
- Induktion allergenspezifischer regulatorischer T-Zellen, die die allergische Spätreaktion hemmen (s. S. 139).
- Hemmung proinflammatorischer Effektorzellen (Eosinophile, Basophile).
- Induktion von allergenspezifischem IgG („blockierende Antikörper").

► **Verwendbare Substanzen:**
- *Sublinguale Anwendung:* Wässrige Lösungen in einer Kapsel (s. Tab. 26.1). Die Immuntherapie wird eingeschlichen oder kann mit der Enddosierung begonnen werden. Die Behandlung erfolgt mindestens 2, besser 3–4 Monate vor der Allergensaison (Pollen). Sie kann ohne ärztliche Aufsicht zu Hause erfolgen (sublinguale Deposition der Tablette bis zur Auflösung (Nahrungskarenz ≥ 5 min). Nebenwirkungen treten fast nur lokal auf (Juckreiz, Schwellungen).
- *Zur Injektion* stehen wässrige Extrakte und Depotextrakte (= Standard) mit Adsorption an Formaldehyd, Kalziumphosphat oder Tyrosin sowie denaturierte Allergoide (zur verringerten Bindungsfähigkeit für IgE-Antikörper mit Glutaraldehyd oder Formaldehyd vorbehandelt) zur Verfügung. Sie sollten im Kühlschrank bei 4–8°C gelagert werden. Typ und Hersteller sollten während der Therapie nicht gewechselt werden.
- *Standardisierungseinheiten:*
  - Noon-Einheit (entspricht Extrakt aus 1 µg Allergen).
  - Gewicht-/Volumeneinheit (Allergenmenge im Verhältnis zum Volumen der Extraktionsflüssigkeit).
  - Protein-Stickstoff-Gehalt (Protein-Nitrogen-Unit = PNU).
  - Biologische Einheiten (BE), die bei Kontrollallergikern eine identische Hautreaktion hervorrufen.

► Tab. 26.1 gibt eine Übersicht über geläufige Allergenextrakte mit Hinweisen auf die Präparatezusammensetzung.

Indikationen, Kontraindikationen

► **Indikationen:**
- *Gesichert:* Insektengiftallergie (Wespen, Bienen).
- *Akzeptiert:*
  - Allergische Rhinokonjunktivitis mit saisonaler Symptomatik seit mindestens 2–3 Jahren über mindestens 3–4 Wochen jährlich, mit zunehmender Symptomausprägung, beginnender Asthmasymptomatik oder ungenügender Wirkung der Lokaltherapie.
  - Allergisches Asthma bronchiale bei nicht ausschaltbaren ubiquitären Allergenen, ausnahmsweise auch bei Berufsallergenen (wenn ein Berufswechsel nicht möglich ist).
  - Andere allergische Erkrankungen vom Soforttyp bei schwerem Krankheitsbild und unmöglicher Allergenkarenz.

▫ *Merke:* **Allgemeine Voraussetzungen sind:**
- Sicherung einer IgE-vermittelten Sensibilisierung (Hauttest, In-vitro-Diagnostik) und eindeutiger Zusammenhang mit der Symptomatik (ggf. Provokationstestung).

Tab. 26.1 • **Allergenextrakte zur Hyposensibilisierungstherapie.**

Hersteller	wässrige Allergene (s. c.)	wässrige Allergene (p. o.)	Depot-Allergene (s. c.)	Depot-Allergoide (s. c.)
Abello	– BU-Pangramin Pangramin	– Oral-Pangramin	– BU-Pangramin Depot (AL) – Depot-Pangramin (AL)	
Abello (Alk-Scherax)		– Grazax		
Allergopharma		– Novo-Helisen oral	– Novo-Helisen Depot (AL)	– Heligoid (FA) – Allergovit (FA/AL)
a.m.b. Maser (Diephuis)	– Diepset	– Dieporal	– Diepdepot	
HAL Allergie	– Allerset	– HAL-oral	– Depot-HAL – Depot-HAL S (AL)	– Purethal (GA/AL)
Scherax (Allergol. Labor Kopenhagen = Alk)	– Alk-wässrig – Alk-lyophiliert SQ – Reless Bienen-/Wespengift	– Alk-oral N – Alk-oral SQ	– Alk-Depot N (AL) – Alk-Depot SQ (Suspension)	
Stallergenes		– Staloral 300		
Glaxo Smith Kline Pharma (Bencard)	– SDL – Venomil Biene – Venomil Wespe	– SDL-oral	– ADL (AL) – Bencard DS (AL) – Tyrosin S (TYR) – Alpare (AL) – Conjuvac (ALG)	– TA Gräserpollen (GA/TYR) – TA Baumpollen (GA/TYR)

AL = Aluminiumadsorbiert, ALG = Alginat, FA = Formaldehyd, GA = Glutaraldehyd, TA = Tyrosinallergoid, TYR = Tyrosinadsorbiert

- Verfügbarkeit von standardisierten/hochwertigen Allergenextrakten.
- Wirksamkeitsnachweis der geplanten SIT für die jeweilige Indikation.
- Allergenkarenz nicht oder schwer möglich.

► **Kontraindikationen:**
  - Unkontrolliertes Asthma.
  - Schwere bronchopulmonale Zweiterkrankung (Emphysem, Bronchiektasen, Tuberkulose, Tumor) mit klinischer Relevanz, Symptomatik trotz angemessener Therapie oder schwerer Prognoseeinschränkung.
  - Autoimmunerkrankungen, Immundefizienz.
  - Impfungen (Pause der SIT).
  - Schwangerschaft.
  - Mögliche und zumutbare Antigenkarenz.
  - Aktuelle Infektion.
  - Unzureichende Patientencompliance.
  - Behandlung mit Beta-Blockern.
  - Kardiovaskuläre Erkrankungen bei hohem Risiko von Nebenwirkungen nach Adrenalingabe (außer bei Insektengiftallergie).

  ▢ *Hinweise:*
  - Die SIT sollte bei Schwangerschaft nicht begonnen, bei lebensbedrohlicher Insektengiftallergie aber fortgesetzt werden.
  - Beta-Blocker (und weniger ACE-Hemmer) erhöhen das Risiko asthmatischer Komplikationen und schwächen die Wirkung von Adrenalin. Die Kontraindikation ist relativ.

- Eine Woche Mindestabstand zu einer Impfung, Fortsetzung der SIT zwei Wochen nach einer Impfung oder gemäß Gebrauchsinformation.

Schrittweises Vorgehen

1. **Sichere Diagnosestellung** durch Allergieanamnese, Hauttests und Laborbefunde (Gesamt-IgE, allergenspezifisches IgE im Serum).
2. **Ausschöpfung möglicher Antigenkarenzmaßnahmen:**
   - Austausch von Federbetten und Kopfkissen gegen Kunststoff-/Kunstfaserprodukte, von Matratzen aus Naturmaterial gegen Kunststoffmatratzen, von Woll- und Felldecken gegen milbenundurchlässige Bezüge, von Tierhaarbodenbelägen gegen Kunststoff- oder Holzböden.
   - Entfernung aller häuslichen „Staubfänger", Abschaffen von Haustieren.
   - Sanierung von feuchten Stellen in der Wohnung, Entfernung von Zimmerpflanzen.
   - Sanierung feuchter Klimaanlagen, Entfernung von Luftbefeuchtern.
3. **Ausstellen einer Rezeptur in der allergenfreien/-armen Zeit** (z.B. 3 Monate vor Blütebeginn): Maximal 5 (besser 3) Antigene pro Extrakt nach aktueller Relevanz.
4. **Applikation:**
   - *Subkutane Injektion* (bei ausgeprägter Sensibilisierung oder schwerem Krankheitsbild Vorverdünnung, die Auswahl einer wässrigen Lösung oder Depotform ist willkürlich):
     – Vom Hersteller werden 3–4 Fläschchen unterschiedlicher Konzentration (nummeriert von 1–4) geliefert. Man beginnt üblicherweise mit 0,1 ml s.c. aus Flasche 1.
     – Wässrige Extrakte: Beginn mit 1–10 Noon-Einheiten, Steigerung bis 20 000 Noon-Einheiten.
     – Semidepotextrakte: Steigerung von 20 PNU auf 10 000 PNU.
   - ◨ *Hinweis:* Die Hinweise der Hersteller sind streng zu beachten!
   - Streng subkutane Applikation (Streckseite der Oberarme, handbreit über dem Olekranon) nach Schema in steigender Dosierung unter Beachtung der Nebenwirkungen, gegebenenfalls Dosisreduktion. Die Höchstdosis soll angestrebt und weiter appliziert werden.
   - *Orale Hyposensibilisierung:* Vorwiegend bei Kindern angewendet mit täglicher Steigerung nach Verträglichkeit und Schema über insgesamt drei Jahre.
5. **Exakte Dokumentation** der Behandlung, Kontrolle der Beschriftung (Name, Dosierungsstufe) der jeweiligen Injektionen.
6. **Strenge Einhaltung der Dosierungsintervalle.** Nach Unterbrechungen (Infektion, Impfung) Reduktion der Dosis. Die Behandlung fortsetzen, wenn die Höchstdosis toleriert wird (auch hier auf die entsprechende Dosisanpassung achten!).
   - ◨ *Merke:* Die Therapieabstände liegen in der Steigerungsphase (Verdoppelung der Vordosis) zwischen 3 und 7 d bei wässrigen Lösungen und 1–2 Wochen bei Depotlösungen. Bei Erreichen der tolerablen Maximaldosis können die Injektionsabstände oft auf 4 Wochen vergrößert werden (Gebrauchsinformation beachten).

Verlauf einer Sitzung (parenterale SIT)

- ► **Kurzanamnese** (Verträglichkeit der letzten Allergabe, interkurrente Erkrankungen?); Kontrolle des Injektionsabstandes zur Vorbehandlung.
- ► **Streng subkutane Injektion,** jeweils alternierend an den Streckseiten der Oberarme.
- ► **Nachbeobachtungsphase** von (30–)60 min + Kontrolle vor Entlassung.
- ► Körperliche Anstrengungen sollten 24 h nach der Sitzung unterbleiben.

Komplikationen

- ► **Risikofaktoren:** Unkontrolliertes Asthma, aktuelle allergische Symptome, Allergenbelastung, hoher Sensibilisierungsgrad, Therapie mit Betablockern, ACE-Hemmern, unangemessene Dosissteigerung.
- ► **Mögliche Reaktionen:**
   - *Lokalreaktionen:*
     – Leicht: Lokale Rötung/Schwellung am Injektionsort, Durchmesser < 5 cm.

Tab. 26.2 • **Behandlung allergischer Komplikationen bei Hyposensibilisierung.**

Schock (Blässe, Unruhe, Schweißausbruch, RR-Abfall)	Allgemeinreaktion mit vorwiegendem Asthma	Allgemeinreaktion mit vorwiegender Urtikaria
Erstmaßnahmen:		
venöse Verweilkanüle, Antihistaminika (p. o., i. v.), kühlen der Injektionsstelle		
Allgemeintherapie:		
Adrenalin 1 mg/10 ml : 0,1 mg/min i. v. Bei unzureichender Wirkung: Noradrenalin 0,05–1 mg/min	β_2-Mimetikum (als Dosieraerosol) 2–6 Hub, danach 2 Hub alle 2 h	Antihistaminika (H_1 und H_2) i. v.
100–1 000 mg Prednisolon i. v.	Prednisolon (250–500 mg) i. v.	Prednisolon (50–100 mg) i. v.
Ringer-Lösung (Volumenersatz) 500–1 000 ml als Infusion	Theophyllin langsam i. v. (200 mg, danach 800 mg/24 h)	bei Bed. Adrenalin 1 mg/ 10 ml: 0,1 mg/min i. v.
Sauerstoff (2–6 l/min) über Nasensonde	bei Bed. Adrenalin 1 mg/ 10 ml: 0,1 mg/min i. v.	
Intubation, Beatmung, Reanimation bei Bedarf		
Lokaltherapie:		
Abbinden oberhalb Injektionsstelle	bei schwerem Bild wie bei Schock	Antihistaminika oder Steroidsalben
Unter- und Umspritzung mit Adrenalin (1 Amp. in 10 ml 0,9 % NaCl, 3–5 ml)		bei schwerem Bild wie bei Schock

- – Mittelstark: Lokale Rötung/Schwellung Durchmesser > 5 cm.
  - – Stark: Gelenkübergreifende Lokalreaktion.
- • *Organreaktionen:*
  - – Leicht: Rhinokonjunktivale oder bronchiale Reizung, Hautjucken.
  - – Mittelstark: Leichter bis mäßiger Asthmaanfall.
  - – Stark: Schwerer Asthmaanfall, Status asthmaticus.
- • *Allgemeinreaktionen:* Urtikaria oder anaphylaktischer Schock (mit potenziell letalem Ausgang!).
- ► **Mögliche Ursachen:**
- • *Iatrogen (am häufigsten):* Unzureichende Indikationsstellung, zu hohe Initialdosis, intravasale Injektion, keine Dosisreduktion nach Erkrankung oder Pause, zu kurze Beobachtungsdauer, unzureichende Schockbehandlung.
- • *Patientenbedingt:* Verschweigen von Nebenwirkungen, Begleiterkrankungen, körperliche Anstrengungen nach Injektion.
- • *Hersteller:* Fehlerhafte Präparatezusammensetzung, falsche Etikettierung, unzureichende Dosierungsanweisungen (sehr selten).
- ► **Prophylaxe:**
- • Behandlungsdurchführung streng lege artis.
- • Erfahrung in Notfallmedizin, Notfallbereitschaft mit entsprechender Ausrüstung.
- • Behandlung allergischer Komplikationen bei Hyposensibilisierung: s. Tab. 26.2.

Ergebnisse

- ◻ **Allgemein:** Die Ergebnisse sind umso schlechter, je länger die Anamnese zurückreicht, je älter der Patient ist und je breiter das Allergenspektrum ist. Nasale Symptome sprechen besser an als konjunktivale oder orale Symptome, auch Asthma ist therapieresistenter.
- ► **Insektengiftallergie:** Ausheilung bei 90 % der Behandelten. Bei 5 % keine volle Wirksamkeit, bei weiteren 5 % kann die Behandlung wegen schwerwiegender Reaktionen nicht vollständig durchgeführt werden.
- ► **Pollinosis:** Wirksamkeit 50–90 %. Die Prophylaxe eines Etagenwechsels (Entwicklung eines Asthma bronchiale) ist wahrscheinlich. Hohe Wirksamkeit bei Gräser-,

Roggen- und Ragweedallergie, gute Wirkung bei Birken-, Erlen-, Haselallergie sowie Beifuß- und Pasitariaallergie. Bei perennialer Symptomatik kann bei Hausstaubmilben- und Haustierallergie mit Besserung gerechnet werden.

► **Allergisches Asthma:** Wirksamkeit 70 % (bei einer Plazebowirkung von 30 %). Die Ergebnisse bei Pollenallergie sind besser als bei Hausstauballergie.

► **Evidenz der sublingualen SIT:** Seit 2006 liegen 3 große plazebokontrollierte prospektive Studien vor, die eine Symptomreduktion und subjektive Besserung des Befindens belegen.

27 Inhalationstherapie

27.1 Inhalationstherapie

Grundlagen

► **Prinzip:** Die Inhalationstherapie ermöglicht die topische Behandlung bronchopulmonaler Erkrankungen mit folgenden positiven Auswirkungen:
  • Niedrigere Dosierung → Reduktion systemischer Nebenwirkungen.
  • Verbesserte lokale Bioverfügbarkeit → rascher Wirkungseintritt, stärkere Wirkung.

► **Voraussetzungen:**
  • *Erzeugung von bronchien- oder alveolengängigen Partikeln* (bei ⌀ [mittlerer Massendurchmesser] < 0,5 μm freie In- und Exhalation, keine Deposition; bei ⌀ 0,5–3 μm Deposition in Alveolarraum + kleinen Atemwegen; bei ⌀ 3–10 μm bronchiale Deposition; bei ⌀ > 10 μm Verbleib in den oberen Atemwegen).
  • *Topische Wirksamkeit der applizierten Medikamente:* Bronchoalveolär deponierte Stoffe wirken vorwiegend lokal (Mukosa, respiratorisches Epithel), alveolengängige Partikel erreichen über Makrophagen und Lymphtransport auch das Lungeninterstitium.
  • *Richtige Inhalationstechnik:*
    – Der Gas- und Partikelfluss ist bis zur Glottis turbulent; abhängig von der Atemstromstärke kommt es zu einer zunehmend laminaren Strömung in den peripheren Atemwegen. Forcierte Inspiration und zu geringe Atemstromstärke führen zu zentraler Partikeldeposition; der Partikeltransport in die Lungenperipherie ist optimal bei ruhiger, tiefer Spontanatmung.
    – Auch bei optimalem Partikelgrößenspektrum werden > 60 % des Inhalates oropharyngeal deponiert. Hierdurch werden lokale oder systemische pharmakologische Wirkungen erzeugt (z. B. Bronchialerweiterung von β_2-Sympathomimetika nach Resorption, Mundsoor durch Kortikosteroide).
    – Der größte Anteil zentral deponierter Stoffe wird verschluckt. Systemische Nebenwirkungen hängen dann von der Resorption im Magen-Darm-Trakt und dem First-Pass-Effekt ab.

Applikationssysteme

► **Offene Dampfinhalation** (erhitzte wässrige Lösung, eventuell intensiviert durch Ganzkopfmasken oder umgehängte Tücher): Traditionelle Form der Inhalationstherapie in der Hausmedizin.

► **Geschlossene Systeme mit Mundstück** (aktive Mitarbeit gefordert).

► **Masken (Nasen- o. Mund-Nasen-Masken):** Erfordern keine Mitarbeit, Einsatz auch bei schwerkranken Patienten (z. B. während eines Asthmaanfalls). Fixierung am Kopf über flexible Halterungen. Inspiration von Luft im Bypass muss möglich sein.

► **Endotrachealtubus:** Beimischung aerosolisierter Pharmaka beim maschinell beatmeten Patienten.

► **Inhalationshilfen (Spacer):** In Verbindung mit Dosieraerosolen zwischen Mundstück und Mund zwischengeschaltet, die Aerosolfreisetzung erfolgt in den Spacer. Eine Koordination mit dem Sprühstoß ist überflüssig. Große Partikel werden an der Spacerwand deponiert → Optimierung des Partikelspektrums (der Depositionsanteil in den tiefen Atemwegen erhöht sich um etwa 5 % auf 18–22 %). Steroid-Dosieraerosole sollten ausschließlich über Spacer inhaliert werden.

Durchführung

► **Inhalationstechnik:**
  • Inhalation beginnend mit dem exspiratorischen Reservevolumen ruhig und tief bis zur Vitalkapazität. Der Sprühstoß sollte kurz nach Inhalationsbeginn ausgelöst werden.
  • Persönliche Demonstration der korrekten Technik bei Therapiebeginn, evtl. Einsatz von Instruktionshilfen (Schautafeln, Videosequenzen).

- Tief und ruhig während der Inhalation atmen. Bei der Vernebelung wässriger Lösungen Atem nach der Inhalation einige Sekunden anhalten.
- Inhalation *nur* durch den Mund, da die Nase viele Partikel abfängt.
- Die Exspiration entspannt mit normalem Fluss oder etwas forciert durchführen. Ein leichter Bronchialkollaps verbessert die Deposition in der Bronchusperipherie.

► **Bei Kleinkindern** Einsatz von Inhalierhilfen, die eine Koordination der Medikamentenfreisetzung unnötig machen. Bei Dosieraerosolen Einsatz von Spacern (s. o.) oder Verwendung des „Autohaler-Systems" (inspirationsgetriggerte Medikamentenfreisetzung durch das Mundstück) bei geschlossenem System.

► **Lungenfunktionsprüfungen** zur Objektivierung des Therapieerfolgs (z. B. Bronchospasmolysetest bei Bronchospasmolytika).

► **Bei Unverträglichkeitsreaktionen** (s. u.) Wechsel der Trägersubstanz oder Umsteigen auf äquivalente Systeme.

Spezielle Partikelerzeugungs- und freisetzungssysteme

► **Pulverinhalation:**
- Das Pharmakon in Pulverform wird dosiert aus einer Kapsel oder direkt aus einem Vorratsbehälter freigesetzt. Der mikronisierte Wirkstoff wird in manchen Systemen an einen gröberen Trägerstoff (z. B. Laktose ∅ 100 µm) angelagert und während der Inhalation durch Scherkräfte im Luftstrom freigesetzt. Beim Turbohaler wird der mikronisierte Wirkstoff durch einen Sphäronisationsprozess in kleine kugelförmige Pellets überführt, die stabil genug und locker agglomeriert sind, um die Lungenperipherie zu erreichen.
- Die notwendige inspiratorische Atemstromstärke ist gering (> 0,5 l/s), bei schwerem Asthmaanfall eventuell dennoch nicht aufzubringen.
- Grundsätzlich feuchtigkeitsempfindliche Systeme (außer Pulverkapseln) – Atmen *in* das Applikationssystem muss vermieden werden.

► **Dosieraerosol:**
- Gemisch aus Treibmittel (früher Fluorchlorkohlenwasserstoffe, FCKW, heute Fluorkohlenwasserstoffe/Hydrofluoralkane, HFA, z. B. Tetrafluorethan) mit genau dosierter Menge mikronisierter Medikamentenpartikel. Das Aerosol wird nach manueller Auslösung mit hohem Impuls aus dem Device gepumpt → hoher Anteil pharyngealer Deposition.
- Zahlreiche Fehlermöglichkeiten wie:
  - Verschlusskappe nicht entfernt.
  - Fehlende Homogenisation des Aerosols (mehrmaliges Schütteln!).
  - Fehlende Koordination zwischen Atmung und Medikamentenfreisetzung (Ziel: Kurz nach Inspirationsbeginn).
  - Keine ausreichende Exspiration vor der Inhalation.
  - Zu kurze Inspiration (< 4 s).
  - Inhalation bei geschlossenem Mund.
  - Kein Atemanhalten nach der Inspiration (bei Glukokortikoidinhalation).

► **Weiterentwicklungen von Dosieraerosolen:**
- *Atemzuggetriggerte Dosieraerosole:* Die Freisetzung der definierten Aerosoldosis wird durch Unterdruck (Inspiration) ausgelöst. *Vorteil:* Keine unkoordinierte Freisetzung.
- *Spacer/Aerosolkammern:* Das Aerosol wird in eine (möglichst voluminöse) Kammer gepumpt, bleibt für einige Sekunden inhalierbar und wird von dort aus inhaliert. *Vorteil:* Geringerer pharyngealer Depositionsanteil.

► **Düsenvernebler:** Kontinuierlicher Aerolsolstrom (evtl. Inspirationstriggerung); Aerosolerzeugung durch Aufprall in einem Prallhelm (die Partikelgröße ist abhängig vom durch Druckluft erzeugten Aufpralldruck). Meist ist nur ein kleiner Partikelanteil zur peripheren Deposition geeignet.

► **Ultraschallvernebler**: Aerosolgeneration durch Ultraschallwellen. Die Ergebnisse sind denen bei Düsenverneblern vergleichbar. Die Geräuschentwicklung ist geringer.

► **Überdruckinhalation:** Kombination von Düsenvernebelung mit positivem inspiratorischem Druck (ohne Verbesserung der Atemwegsdeposition).

▶ **Wasserdampf** (Gesichtssaunen, Klimamasken, Klardampfinhalation oder Bronchitiskessel):
- Mit Zusatz ätherischer Öle bei akuten Erkrankungen der oberen Atemwege (Rhinitits, Sinusitis) zur Symptomlinderung weit verbreitet.
- Die Inhalation destillierten Wassers mit niedrigem Dampfdruck führt zur Sekreteindickung und kann aufgrund der hohen Temperatur Bronchospasmen auslösen.
- Fehlende Quantifizierbarkeit → Medikamentenapplikation ist obsolet.

Indikationen, Kontraindikationen

▶ **Indikationen, verwendbare Substanzen:**
- *Bronchiale Erkrankungen* (Therapie der 1. Wahl bei Asthma und chronisch obstruktiver Atemwegserkrankung): Cromoglycinsäure, Nedocromil, β_2-Sympathomimetika, Anticholinergika, Glukokortikoide, Sekretolytika/Mukolytika, Antibiotika (z. B. Aminoglykoside, Colistin), Antimykotika (z. B. Amphotericin B), Desoxyribonuklease, Solelösungen.
- *Obere Atemwege:* Solelösungen, Ephedrin, Adrenalin (bei Pseudokrupp), ätherische Öle, Glukokortikoide.
- *Lungenparenchym:* Antibiotika, experimentell Antimykotika, α_1-Antitrypsin, Zytokine, Vektoren zur Gentherapie, Antioxidativa.
- ▷ *Hinweis:* Die Inhalationstherapie ist nebenwirkungsarm und in aller Regel bei pharmakodynamischer Gleichwertigkeit einer systemischen Therapie vorzuziehen!

▶ **Kontraindikationen:**
- *Unsachgemäße Inhalationstechnik* des Patienten (z. B. Kinder, alte Menschen). Manche Inhalationssysteme benötigen ein hohes Maß von Patientenmitarbeit (z. B. Dosieraerosole ohne Inhalationshilfen).
- *Bekannte lokale Unverträglichkeitsreaktionen* (Husten, Bronchospasmus): Häufig bei Sekretolytika; Bronchospasmolytika können im Einzelfall zu einer „paradoxen" Bronchospastik führen. Die individuelle Toleranz gegenüber Treibgasen (FCKW) oder den Pulverpartikeln ist sehr unterschiedlich.
- *Allergische Reaktion auf die Wirksubstanz.*
- *FCKW als Treibgase* sind wegen ihrer umweltschädigenden Wirkung heute obsolet. Die Zulassungen der entsprechenden Präparate sind erloschen.

▶ **Komplikationen** (insgesamt selten):
- Mikrobielle Kolonisation der tiefen Atemwege durch verunreinigte Vernebler.
- Atemwegsirritation oder Bronchospasmus durch das Medikament (Mukolytika/Sekretolytika!) oder die Trägersubstanz (Kältereiz durch Treibmittel, Irritation durch Pulverpartikel).
- Mundsoor oder Heiserkeit durch inhalierte Glukokortikosteroide.
- Schleimhautödem, evtl. mit Glottisödem bei allergischer Reaktion (z. B. Antibiotika).

▶ **Vorgehen:** Inhalation sofort unterbrechen, systemische Therapie einleiten. Bei schwerem Bronchospasmus oder Glottisödem endotracheale Intubation oder Nottracheotomie.

▶ **Empfehlungen zur Auswahl von Systemen:** Je nach klinischer Situation und Studienlage sind die Systeme unterschiedlich geeignet (Tab. 27.1); allgemeine Prinzipien sind:
- Bei gleichzeitiger Verwendung mehrerer inhalativer Medikamente möglichst wenige unterschiedliche Devices einsetzen.
- Bei Verwendung von Steroiden + lang wirksamen Beta-Agonisten möglichst ein einziges Device verwenden.
- Bequem und einfach einsetzbare Systeme bevorzugen.
- Präferenzen von Patient oder Arzt berücksichtigen.
- System den Patientenmöglichkeiten anpassen (z. B. Einschränkungen der Feinmotorik).
- Kosten berücksichtigen.

Tab. 27.1 • Kriterien zum Systemauswahl in der Inhalationstherapie von Erwachsenen (American College of Chest Physicians, 2006).

	Vernebler	Dosieraerosol (DA)	DA (getriggert)	DA + Spacer	Pulver-Inhalator
SABA im Notfall	+			+	
SABA bei Beatmung	+	+			
BA stationär	+			+	+
BA ambulant		+	+	+	+
Steroide				+	+
BA + Ach bei COPD	+	+	+	+	+

Ach = Anticholinergika; BA = Beta-Agonisten; DA = Dosieraerosol; SABA = kurz wirksamer Beta-Agonist

Hygieneanforderungen

➤ **Dosieraerosole und Pulverinhalationssysteme** sind hygienisch unbedenklich und wartungsfrei.
➤ **Vernebler:**
   • Gefahr der Verunreinigung mit Bakterien und Pilzen aus Umwelt und Respirationstrakt.
   • Das Verneblerteil täglich einmal unter fließendem Wasser oder in der Spülmaschine reinigen und anschließend vollständig trocknen, nicht auskochen. Die anderen Teile sollten zerlegbar sein, damit das Trocknen erleichtert wird.
   • Inhalationslösungen immer frisch zubereiten oder aus steril zubereiteten Vorratsflaschen entnehmen.
   • Vor Benutzung oder Reinigung des Inhalationsgerätes sorgfältige Händereinigung.

Ergebnisse

➤ Basis der Behandlung von obstruktiven Atemwegserkrankungen.
➤ Die Inhalation von Mukolytika/Sekretolytika, Antibiotika/Antimykotika ist umstritten. Ausnahmen:
   • Amphotericin B bei neutropenischen Patienten zur Prophylaxe pulmonaler Organmykosen.
   • Aminoglykoside (z. B. Tobramycin, sulfitfrei, 300 mg/12 h) oder Colistin (1–2 Mio I.E./12–8 h/d) zur Sekundärprophylaxe von Pseudomonas-aeroginosa-Infektionen bei fortgeschrittener zystischer Fibrose in Form der Intervallprävention für 28 d alle 2 Monate.
➤ Die Inhalation von Desoxyribonuklease-alpha (2,5 mg/24 h z. B. mit dem Pari LC Jet-Vernebler) bei zystischer Fibrose ist ein geprüftes, effektives Verfahren zur Herabsetzung der Schleimviskosität.
➤ **Experimentelle Therapie:** Einsatz von Medikamenten in der Lungenperipherie (α_1-Proteinaseinhibitor [PI] bei α_1-PI-Mangel-Emphysem, Zytokine bei pulmonaler Immuninkompetenz oder pulmonalen Tumoren, virale Vektoren zur pulmonalen Gentherapie).

28 Sauerstofftherapie

28.1 Normobare Sauerstofftherapie

Grundlagen

▶ **Prinzip:** Ziel ist die Verbesserung einer zu geringen Gewebeoxigenierung, bei der folgende Mechanismen beteiligt sein können: Ventilation, alveolokapilläre Diffusion, Verteilungsstörungen von Ventilation und pulmonaler Perfusion, Bildung von Oxihämoglobin, Hämoglobinmenge, Herzzeitvolumen, Gewebekapillarfluss, Gewebediffusion. Die Komponenten sind Glieder einer Kette und gemeinsam zu betrachten.

▶ **Physiologische Parameter** (s. Tab. 28.1):
- *Alveoloarterielle Sauerstoff-Partialdruck-Differenz (A_aDO_2):* Maß für den pulmonalkapillären Sauerstoffübertritt; eine Erhöhung zeigt Störungen im Verhältnis von Ventilation/Perfusion oder pulmonale Diffussionsstörungen an.
- *Sauerstofftransportrate:* Produkt von Herzzeitvolumen (Q) und arteriellem O_2-Gehalt (C_aO_2). Eine Reduktion der Sauerstofftransportrate zeigt einen erniedrigten Sauerstoffpartialdruck, eine reduzierte Sauerstoffaffinität des arteriellen Blutes oder ein reduziertes Herzzeitvolumen an.
- *Arterieller Sauerstoffpartialdruck (p_aO_2):* Abhängig vom alveolären Sauerstoffpartialdruck, dem pulmonalen Shuntvolumen, pulmonalen Ventilations-/Perfusionsinhomogenitäten und der alveolokapillären Diffusion (s. S. 31).
- *Arterielle Sauerstoffsättigung (S_aO_2):* Bestimmt vom p_aO_2 und der Sauerstoffaffinität des arteriellen Blutes (s. S. 32). Der S_aO_2 kommt eine höhere Bedeutung zu als dem p_aO_2, da sie die Voraussetzungen der Gewebeoxigenierung besser erfasst. Dabei darf die Hämodynamik nicht vergessen werden, da sie die zweite wichtige Determinante in der Sauerstoffversorgung der arteriellen Endstrecke ist.
- *Sauerstoffgewebeausschöpfung (Differenz zwischen p_aO_2 und dem zentralvenösen Sauerstoffdruck):* Mittelbares, jedoch unsicheres Maß für die Gewebeoxigenierung. Die venöse Blutentnahme muss in der Pulmonalarterie erfolgen.

▶ Tab. 28.1 fasst die wichtigsten Kenngrößen der Sauerstoffversorgung zusammen.

Klinische Zielgrößen

▶ **Messwerte:** Außer in besonderen hämodynamischen Situationen (Schock, Sepsis) ist eine $S_aO_2 = 90\%$ zur suffizienten Gewebeoxigenierung ausreichend. Dies wird im Allgemeinen mit einer Anhebung des p_aO_2 auf 60 mmHg erzielt. Eine $S_aO_2 < 90\%$ bei einem $p_aO_2 \geq 60$ mmHg impliziert eine Verlagerung der Sauerstoffbindungskurve, z.B. durch Anämie (Anstieg von 2,3-Diphosphoglycerat im Erythrozyten), Hyperkapnie, erhöhten CO-Hb (Raucher, Intoxikation).

▶ **Körperliche Reaktionen bei Hypoxie:** Tachykardie, Rhythmusstörungen; Verwirrtheit bis zur Somnolenz; Abfall des systemischen Blutdrucks; Anstieg des Pulmonalarteriendrucks (pulmonale Vasokonstriktion); Anstieg des Herzzeitvolumens (Kompensationsmechanismus); Anstieg des Serum-Laktat-Spiegels (anaerober Zellstoffwechsel); Polyglobulie (später Kompensationsmechanismus).

Tab. 28.1 • **Kenngrößen der Sauerstoffversorgung (Ruhewerte).**

Parameter	Abkürzung (Einheit)	mittlere Normwerte
arterieller Sauerstoffpartialdruck	p_aO_2 (mmHg)	95–75 (altersabhängig)
alveoloarterielle Sauerstoffdifferenz	A_aDO_2 (mmHg)	<10, oder 8,8 + Alter (J) × 0,002
arterielle Sauerstoffsättigung	S_aO_2 (%)	98–94 (altersabhängig)
Sauerstoffbindung von Hämoglobin (Hüfner-Zahl)	ml O_2/g Hb	1,34
arterielle Sauerstoffkonzentration	C_aO_2 (ml/dl)	90 (Hb-abhängig)
arterielle Sauerstofftransportrate	$C_aO_2 \times Q$ (dl/min)	4 500

Sauerstofftherapie

Sauerstofftoxizität

► Sauerstoff ist auch ein Medikament mit unerwünschten Wirkungen bei hohen Konzentrationen.

► Ein hoher Sauerstoffanteil im Inspirationsgas (FiO_2) von $\geq 60\%$ über > 24 h kann zur klinisch relevanten Bildung freier Sauerstoffradikale führen. Die pulmonalen oxidativen Schutzmechanismen (Superoxiddismutase, Katalase und Glutathionperoxidase, Vitamin E) werden überfordert und es kommt zur Beeinträchtigung zellulärer Mechanismen bis hin zum Zelltod. Die darüber hinaus aktivierten Alveolarmakrophagen initiieren die pulmonale Fibrogenese.

► **Mögliche Folgen:** Akute Tracheobronchitis, pulmonale Schrankenstörung (Schädigung der Alveolarwände), bronchopulmonale Dysplasie (v. a. bei Neugeborenen), Resorptionsatelektasen bei $FiO_2 = 1,0$.

► **Maßnahmen:** Bisher gibt es keine wirksame Strategie gegen die Sauerstofftoxizität. Vitamin C und andere Sauerstoffradikalfänger sind wirkungslos, hochdosiertes Acetylcystein (als Glutathionvorläufer) und Superoxiddismutase als Aerosol werden experimentell als Therapeutika untersucht. Die wirksamste Therapie ist die Reduktion des FiO_2 auf $< 0,6$ zum frühestmöglichen Zeitpunkt.

▢ *Hinweise:* Der Beitrag eines hohen FiO_2 zur Pathogenese des ARDS wird im Allgemeinen überschätzt. Eindeutige humanpathologische Daten liegen nicht vor. Das Vorenthalten einer ausreichenden Gewebeoxigenierung aus Furcht vor der Sauerstofftoxizität ist nicht gerechtfertigt.

Indikationen

► **Akute Sauerstofftherapie** = alle Formen der akuten und chronischen Gewebehypoxie:
  • Akutes Versagen der Atempumpe, Lungenversagen.
  • Akute oder chronische Herzinsuffizienz.
  • Anämie.
  • CO-Intoxikation.
  • Lungenembolie.
  • Ateminsuffizienz bei Atemwegserkrankungen oder Lungenparenchymerkrankungen.
  • Pulmonaler Rechts-Links-Shunt (venöser Beimischung) mit geringem Shuntvolumen (bei einem Shuntanteil von $> 30\%$ ist auch mit einem $FiO_2 = 1,0$ ein $p_aO_2 \geq 60$ mmHg nicht zu erreichen).

► **Sauerstofflangzeittherapie:**
  • $p_aO_2 \leq 55$ mmHg oder $S_aO_2 \leq 90\%$ bei Normoventilation in Ruhe im Sitzen (oder ≤ 60 mmHg bei chronischem Cor pulmonale).
  • Mehrmalige Unterschreitung dieser Grenzwerte innerhalb eines Monats.
  • Mehrmalige deutliche Unterschreitung der Grenzwerte im Belastungstest (Fahrradergometrie bei 25 Watt ≥ 6 min oder auf dem Laufband mit einer Gehgeschwindigkeit von 30 m/min mittels Pulsoximetrie).
  • Mehrfaches deutliches Unterschreiten der Grenzwerte bei der nächtlichen Oximetrie (Pulsoximetrie oder transkutane Oximetrie) bei Ausschluss von Apnoen/Hypopnoen mittels Polysomnografie.
  • Bei Messwerten im Bereich der Grenzwerte, jedoch Vorliegen einer sekundären Polyglobulie oder eines mittleren pulmonalarteriellen Drucks von ≥ 20 mmHg.
  • Die Möglichkeiten der medikamentösen Therapie müssen ausgeschöpft sein.
  • Die chronische Erkrankung muss in einer stabilen Situation sein.
  • Kooperationsfähigkeit und -wille sowie Nikotinkarenz des Patienten.

Kontraindikationen

► **Relativ:**
  • *Keine Therapie trotz Unterschreiten der Grenzwerte in folgenden Fällen:*
    – p_aO_2-Anstieg bleibt aus (Rechts-Links-Shunt alleinige Ursache).
    – Ausgangs-$p_aCO_2 < 70$ mmHg.
    – Oder: Sauerstoffgabe (auch bei geringer Dosierung) wird mit einer ausgeprägten CO_2-Retention (p_aCO_2-Anstieg um > 15 mmHg) beantwortet.

– Fortgesetzter Nikotinabusus.
► **Keine absoluten Kontraindikationen.**

Applikationsformen

► **Nasensonde oder Nasenbrille.**
► **Maske,** vor allem bei schwerkranken Patienten mit selbsthaltender Maske.
► **Transtracheale Sonde:** Einsatz in der Langzeittherapie. Sie minimiert Sauerstoffverluste, erlaubt die Applikation eines $FiO_2 > 0,3$ und ist kosmetisch günstiger. Zugang über eine Minitracheotomie (Teflonkathether) oder subkutane Tunnelung (distaler Hautschnitt).
► **Endotrachealtubus:** Zur Sauerstofftherapie bei maschineller Atemhilfe bis zu einem $FiO_2 = 1,0$.
☐ *Hinweis:* Eine Sauerstoffanfeuchtung ist umso notwendiger, je weiter zentral der Sauerstoff appliziert wird (Trachea > Mund > Nase). Die Anfeuchtung durch destilliertes Wasser führt zur Schleimeindickung.

Sauerstoffquellen

► **Gasdruckflasche** (Inhalt: klein = sog. Satelliten: 0,8–2,0 l; groß 10–40 l): Nur sinnvoll bei intermittierender Sauerstofftherapie, vor allem bei Patienten mit kurzer Lebenserwartung (< 1 Jahr) und Immobilität. Sauerstoffsatelliten ermöglichen dem Patienten Mobilität für 4–8 h (je nach Flussrate; Transport mittels Laufwagen oder Tragetasche).
► **Sauerstoffkonzentrator** (S. 478, Tab. 28.2):
  • *Prinzip:* Durch katalytische Absorption von Luftstickstoff an Zeolith 7 (metallisches Aluminiumsilikat) durch Molekularsiebe wird eine kontinuierliche Konzentration von Sauerstoff aus der Raumluft (durch Kompressor angesaugt) erzielt. Der abgegebene FiO_2 ($0,95 \pm 3\%$) sinkt mit zunehmender Flussrate. Bis zu einem Fluss von 4 l/min sollte die FiO_2 mehr als 80 % betragen. Bei einer Flussrate > 4 l/min fällt die O_2-Konzentration stark ab. Die Geräte sind sicher, wartungsarm und leicht zu handhaben. Sie erlauben eine Bewegungsfreiheit von bis zu 15 m (innerhalb der Wohnung) über verlängerte Zuleitungsschläuche. Das Betriebsgeräusch (Kompressor) wird als störend empfunden. Eine Geräteunterbringung in einem anderen Zimmer während des Schlafes verbessert die Akzeptanz.
  • *Indikationen:* Sauerstofflangzeittherapie bei längerer Lebenserwartung (> 1 Jahr) bei auf die Wohnung beschränkter Mobilität.
► **Flüssigsauerstoff** (s. Tab. 28.2):
  • *Prinzip:* Häuslicher Reservoirtank, aus dem der Patient kleine Satellitentanks nachfüllen kann. Die Anschaffungskosten sind erheblich. Eine intensive Wartung mit 24-h-Dienst sowie eine intensive Patientenaufklärung (Explosionsgefahr!) sind sicherzustellen.
  • *Indikationen:*
    – Langzeittherapie bei mobilen Patienten mit längerer Lebenserwartung, insbesondere bei erhaltener Arbeitsfähigkeit.
    – Reine Belastungshypoxie.
► **Sauerstoffsparsysteme:** Bei reiner Nasenatmung können durch Sauerstoffeinstrom ausschließlich während der Inspirationsphase bis zu 70 % des Sauerstoffverbrauchs eingespart werden (bei gleicher Effektivität).

Praktische Durchführung

► **Akute respiratorische Insuffizienz** (s. S. 453):
  • *Respiratorische Insuffizienz (nach BGA):* Beginn der Sauerstofftherapie mit einer Flussrate von 2–12 l/min über eine schaumstoffgepolsterte Nasensonde. Kontrolle im „Steady-State" (nach 30 min) mittels BGA/Pulsoximetrie (primär kapillär, bei V. a. auf periphere Minderperfusion arteriell). Dosisanpassung entsprechend dem p_aO_2. Bei fehlendem Ansprechen liegt ein schwerer Rechts-Links-Shunt vor. Bei Flussraten > 4 l/min ist die Sauerstoffmaskeninhalation effektiver.

Tab. 28.2 • Geräte zur Sauerstofflangzeittherapie.

Hersteller, Verteiler[1]	Bezeichnung
Konzentratoren:	
Atmos	Medico 400
Betro GmbH (Briox, USA)[1]	Briox plus
Buderus AG	Med O_2-h
De Vilbiss GmbH	MC 44
Dräger AG	Permox 2
Hauni Elektronik	PrO_2-vital
Heinen & Löwenstein GmbH (Healthdyne, USA)[1]	Healthdyne BX 5 000
Carl Heyer GmbH (Mountain Medical, USA)[1]	Spend O_2
Hoyer GmbH (L'Air Liquide, Frankreich)[1]	$VIVO_2$/Zefier
Linde AG (Puritan-Bennett, USA)	Heimox-Ska
Medanz Starnberg GmbH	Pari Oxymobil I
Medicap	MSK 4
Optimed GmbH (Allied Healthcare, USA)[1]	Polaris/Timeter Critirion I
Vital Aire/VTG GmbH (Bunn, USA)[1]	Bunn 2001, Bunn 3 001, Bunn 5 001
Weinmann GmbH & Co	Oxymat 2
Flüssigsauerstoff (z. B.):	
Linde AG	Heimox-mobil-S 41 und T 1,2

[1] *Originalhersteller (mit deutscher Verteilerlizenz)*

- *Ventilationsinsuffizienz (nach BGA):* Hier ist primär eine maschinelle Atemhilfe (Maske oder Endotrachealtubus) indiziert, gegebenenfalls mit zusätzlicher O_2-Zufuhr.
- ► **Akute Exazerbation der chronischen Ateminsuffizienz:**
  - *Respiratorische Insuffizienz:* Siehe Vorgehen bei akuter respiratorischer Partialinsuffizienz.
  - *Ventilationsinsuffizienz:* Einschleichender Beginn der Sauerstofftherapie über Nasensonde mit einem Fluss von 0,5 l/min. BGA-Kontrolle nach 30–45 min („Steady-State" wird spät erreicht).
- ► **Sauerstofflangzeittherapie bei chronischer Ateminsuffizienz:** Testatmung in Ruhe mit schrittweiser Erhöhung der Sauerstoffmenge (Stufen von 0,5 lO_2/min) und jeweiliger Messung von p_aO_2 und S_aO_2 nach 30–60 min („Steady-State"). Ziel-Flussrate: O_2-Fluss, bei dem ein p_aO_2 von 65 mmHg ($S_aO_2 = 92\%$) ohne Anstieg des $p_aCO_2 > 15$ mmHg erreicht wird. (Anschließend erfolgt die gleiche Messung mit dem patienteneigenen Gerät).
- ► **Langzeittherapie bei belastungsinduzierter Hypoxie:** Testbelastung unter den oben angegebenen definierten Bedingungen unter pulsoximetrischer Kontrolle. Ziel-Flussrate: O_2-Fluss, der eine $S_aO_2 = 92\%$ unter Belastung ermöglicht.
- ► **Sauerstofflangzeittherapie bei schlafassoziierter Hypoxämie:** Nach Ausschluss eines Schlafapnoesyndroms (s. S. 445) oder bei nicht ausreichender Besserung der BGA-Werte unter nCPAP- oder BiPAP-Therapie nächtliche Sauerstoffzufuhr unter pulsoximetrischer Kontrolle. Ziel-Flussrate: O_2-Fluss, bei dem eine Mindest-$S_aO_2 = 92\%$ erzielt wird. Auch hierbei sollte der $p_aCO_2 \leq 10$ mmHg ansteigen. (Optimal ist hierbei eine kontinuierliche Kapnografie.)

Kontrolluntersuchungen

- ► Bei allen Formen der Sauerstofflangzeittherapie nach spätestens zwei Monaten Kontrolle von Therapieakzeptanz, Wirksamkeit und Nebenwirkungen. Hierzu notwendig sind: Anamnese und kompletter klinischer Befund, kleines Blutbild, Lungenfunktionsprüfung, Blutgase bzw. Pulsoximetrie ohne und mit mindestens 30-minütiger Sauerstoffatmung unter der eingestellten Dosis mit eigenem Gerät.

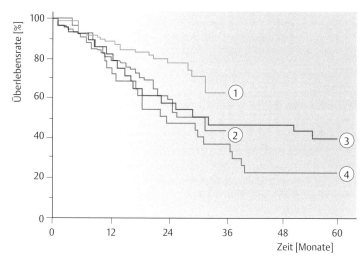

Abb. 28.1 • Änderung der Lebenserwartung durch Sauerstofflangzeittherapie bei chronisch obstruktiver Atemwegserkrankung: Überlebensrate (nach Kaplan Meier) bei 203 Patienten unter (1) 24-h-O_2-Gabe, (2) 12-h-O_2-Gabe, (3) 15-h-O_2-Gabe und (4) alleiniger medikamentöser Therapie (Nocturnal Oxygen Therapy Trial Group, 1980).

► **Weitere Kontrollen:** Im ersten Therapiejahr vierteljährlich, danach halbjährlich oder bei Verschlechterung der Grunderkrankung.

Komplikationen

► **Bei akuter respiratorischer Insuffizienz:**
  • Bis zu einem $FiO_2 < 0,6$ ist keine relevante Komplikation zu erwarten. Dies gilt insbesondere für die nasale Insufflation (hier wird maximal ein FiO_2 von 0,35 erreicht).
  • Ab einem $FiO_2 \geq 0,6$ ist mit den folgenden Komplikationen zu rechnen (in der Reihenfolge des Auftretens):
    – Akute Tracheobronchitis (nach 6 h).
    – Störung der mukoziliären Clearance (nach 6 h).
    – Resorptionsatelektasen (bei $FiO_2 > 0,9$ nach 6–24 h).
► **Langzeittherapie:** Brand- oder Explosionsunfälle durch Sauerstoffkonzentratoren und besonders durch Flüssigsauerstoffsysteme (v. a. bei Rauchern).
► **Transtracheale Sauerstofftherapie:** Selten Blutungen, Mediastinalemphysem oder lokoregionäre Infektionen.
► **Chronische respiratorische Insuffizienz:** Alveoläre Hypoventilation mit Hyperkapnie und ihren Folgen (Verwirrtheit, Koma, Atemstillstand). Ursache ist ein Ventilations-/Perfusions-Mismatch durch Aufhebung des Euler-Liljestrand-Mechanismus (hypoxische Vasokonstriktion) und eine verminderte CO_2-Antwort des zentralen Atemzentrums bei eingeschliffenem „Hypoxic-Drive". Daher muss bei chronischer respiratorischer Insuffizienz eine Feineinstellung der Sauerstoffgabe erfolgen.
► **Bei Früh- und Neugeborenen:** Retrolentale Fibroplasie und bronchopulmonale Dysplasie (auch selten bei Erwachsenen) als komplexe Folge der Sauerstofftherapie und/oder Überdruckbeatmung.

Ergebnisse

► Die Sauerstofflangzeittherapie über täglich 18–24 h bei chronischer Ateminsuffizienz wirkt sich positiv auf Lebensqualität und Lebenserwartung aus (s. Abb. 28.1). Die Effektivität ist bisher nur bei chronisch obstruktiver Atemwegserkrankung belegt, jedoch auch bei anderen Formen der Ateminsuffizienz zu unterstellen.
  • Rückbildung der reaktiven Polyglobulie (relevant bei pulmonalarterieller Hypertonie) ist unterschiedlich.

- p_aO_2 ↑ auch unter Raumluftatmung („reparativer pulmonaler Effekt").
- Verbesserung der rechtskardialen Funktionsparameter.
- Abnahme der Hospitalisierungsfrequenz.
- Verlängerung der nächtlichen Schlafzeit.
- Verbesserung der Vigilanz, Merkfähigkeit, anderer kognitiver Funktionen.
- Zunahme der Mobilität.

► Patienten mit niedrigem mittlerem Pulmonalarteriendruck (< 30 mmHg) oder Abfall des Drucks um > 5 mmHg unter Sauerstofftherapie und Patienten < 60 Jahren profitieren in besonderer Weise.

28.2 Hyperbare Sauerstofftherapie

Grundlagen

► **Definition:** Hyperbare Sauerstofftherapie ist die Gabe reinen Sauerstoffs bei superatmosphärischem Luftdruck.
► **Prinzip:** Eine Mehrpersonenkammer wird mit komprimierter Luft gefüllt (max. 3 Atm). Der Patient atmet reinen Sauerstoff über eine Maske oder einen Endotrachealtubus. Ärztliches und Pflegepersonal befinden sich ebenfalls in der Kammer. Bei einem Umgebungsdruck ensprechend einer Meerestiefe von 10 m erreicht der Sauerstoffpartialdruck 1 500 mmHg.
► **Ziel:** Hohe Sauerstoffpartialdrücke im erkrankten Gewebe.
► **Mögliche Anwendungen:**
- Bei Erkrankungen, die hypoxische Sauerstoffwerte benötigen, kann eine Heilung eingeleitet werden.
- Hohe O_2-Konzentrationen wirken bakterizid bei anaeroben Infektionen wie Gasbrand und stimulieren die hypoxisch inaktivierten immunkompetenten Zellen. Auf diese Weise wird auch eine beschleunigte Wundheilung eingeleitet.
- Im Blut verdrängt hochkonzentrierter Sauerstoff Kohlenmonoxid aus der Bindung an Hämoglobin.
- Dekompressionserkrankung: Der hohe Druck bringt die Gase wieder in Lösung.

Indikationen, Kontraindikationen

► **Indikationen:**
- Luftembolie.
- Kohlenmonoxidvergiftung.
- Ausgedehnte Weichteilverletzungen (nur wenn die chirurgischen Möglichkeiten ausgeschöpft sind).
- Akute traumatische Ischämie.
- Dekompressionserkrankung (s. S. 376).
- Gasgangrän und Chlostridienmyonekrose.
- Nekrotisierende anaerobe Infektionen.
- Therapierefraktäre Osteomyelitis.
- Strahlennekrose, Osteoradionekrose.
- Kompartment-Syndrom.
- Ausgedehnte Verbrennungen (kontrovers beurteilt).
- Manche Formen von Wundheilungsstörungen.
► **Kontraindikationen:** Pneumothorax (s. S. 414), Grand-Mal-Anfälle, Otitis media, Lungenzysten (s. S. 383), großbullöses Lungenemphysem (s. S. 179), akute respiratorische Insuffizienz (relative Kontraindikation).

Durchführung

► Voruntersuchung zur Klärung der Indikation und zum Ausschluss von Kontraindikationen.
► Einstieg in die Kammer – klaustrophobe Patienten werden vorübergehend sediert.
► Langsamer Druckanstieg (Ziel ist der minimale effektive Überdruck), danach langsamer Druckabfall (Aufenthalt 1–3 h).
► Die Therapie kann mehrfach erfolgen, je nach Verlauf.

Komplikationen

► Mögliche Risiken beziehen sich auf Druckänderungen und Sauerstofftoxizität. Durch vorsichtige Druckänderung und kurze, intermittierende Behandlungen kann dies weitgehend verhindert werden:
  • Barotrauma: Manifestiert sich vorwiegend an den Nasennebenhöhlen, dem Innenohr sowie durch Pneumothorax.
  • Sauerstoffassoziierte Krampfanfälle (selten).
  • Eine Verschlimmerung oxidativer Parenchymschäden im Rahmen der akuten respiratorischen Insuffizienz kann nicht völlig ausgeschlossen werden (bei richtiger Anwendung kein pulmonaler Sauerstoffschaden!).

Ergebnisse

► Verbesserung der Prognose bei Dekompressionserkrankungen, Luftembolie, Gasgangrän, CO-Intoxikation.

29 Maschinelle Atemhilfe

29.1 Nichtinvasive Atemhilfe (NIV)

Grundlagen

▸ **Definition:** Assistive oder komplette maschinelle Ventilation ohne endotracheale Intubation zur vorübergehenden Unterstützung auf der Intensivstation oder zur häuslichen Langzeitanwendung (intermittierende Selbstbeatmung = ISB).

▸ **Wirkprinzipien:**
- Eröffnung oberer (obstruktives Schlafapnoesyndrom) oder unterer Atemwege.
- Übernahme der Atemarbeit bei chronisch ermüdeter Atempumpe zur Erholung (Auffüllen der Energiespeicher).
- Ventilationshilfe bei zentralen Atemantriebsstörungen oder neuromuskulären Erkrankungen.
- Intensives Sauerstoffangebot und Entlastung des insuffizienten linken Herzens.

▸ **Ziele:**
- Intervention bei akuter Ateminsuffizienz.
- Entwöhnung nach invasiver maschineller Atemhilfe (s. S. 492).
- Häusliche Atemhilfe zur Lebensverlängerung, Verbesserung der Lebensqualität, Prophylaxe von Komplikationen.

Indikationen

▸ **Intensivmedizinische Indikationen:**
- Akute Dekompensation bei neuromuskulären Leiden (Post-Polio, Duchenne-Muskeldystrophie, amyotrophe Lateralsklerose).
- Akute Dekompensation bei restriktiven Thoraxstörungen (Kyphoskoliose, posttuberkulotisches Syndrom).
- Akute Exazerbation der COPD und andere Formen des hyperkapnischen Atemversagens.
- Beatmungsentwöhnung: Zur Verkürzung der Intubationsdauer; Entwöhnungsversagen.
- Palliative Anwendung bei Ateminsuffizienz mit infauster Prognose.
- Kardiales Lungenödem , vor allem bei Hyperkapnie (außer bei hämodynamischer Instabilität).
- Nach postoperativer Extubation (zur Vermeidung der Reintubation).
- Bei schwerer Pneumonie und hohem Intubationsrisiko (z. B. bei Immuninkompetenz).

  ▫ *Beachte* die Voraussetzungen zur Indikationsstellung:
  - *Symptomatik:* Schwäche, Luftnot, Kopfschmerzen, Hechelatmung.
  - P_aCO_2: ≥ 45 mmHg bei neuromuskulären/restriktiven Leiden; ≥ 55 mmHg, Anstieg und pH-Abfall < 7,35 bei COPD.
  - S_aO_2 ≤ 88 % bei neuromuskulären/restriktiven Leiden.
  - *Vitalkapazität* < 50 % Soll (neuromuskuläre Leiden).

▸ **Intermittierende Selbstbeatmung:**
- Chronisch hyperkapnische Ventilationsinsuffizienz.
- Nächtliche Hypoventilation.
- Nach akuter respiratorischer Insuffizienz bei Risikopatienten.
- Drohende oder vorliegende Hyperkapnien bei neuromuskulären Erkrankungen, Thoraxdeformitäten, Tuberkulosespätfolgen, Obesitas-Hypoventilationssyndrom, zentraler Hypoventilation. Die Indikation wird bei Funktionsverschlechterung (Vitalkapazität, p_aCO_2) innerhalb von Wochen oder nach einer Episode schwerer, akuter Ateminsuffizienz gestellt.

  ▫ *Merke:* Der Einsatz der Heimbeatmung bei stabiler COPD mit chronischer Ventilationsinsuffizienz ist nicht ausreichend gesichert und sollte nach Abwägung aller Umstände nur durch erfahrene Zentren im Einzelfall eingeleitet werden.

Kontraindikationen

▶ **Intensivmedizinische Kontraindikationen:**
- Non-Compliance nach intensivem Therapieversuch.
- Koma (relativ).
- Sepsis, Oberbauch-/Thoraxtrauma oder -infektion.
- Aspirationsgefahr, gastrointestinale Blutung.
- Gesichts-/Schädeltrauma.
- Anatomische Hindernisse im Gesichtsschädelbereich.
- Obstruierendes Bronchialsekret.
- Atemstillstand, Schnappatmung, verlegte Atemwege.
- Im akuten Notfall, bei hämodynamischer Instabilität.

▶ **Kontraindikationen bei häuslicher Anwendung:**
- Unfähigkeit oder Unwille des Patienten zur Mitarbeit.
- Mangelnde soziale, pflegerische und technische Versorgung (24-h-Technik-Service).
- Fortgesetzter Nikotinkonsum.
- Andauernde Probleme mit Maske oder Tracheostoma.

Durchführung/Zugang

▶ **Maske:** Nasenmasken oder Ganzgesichtsmasken individuell auswählen.
- *Nasenmaske*: Vorteile: Bequemer, bessere Toleranz, geringerer Totraum, Sprechen und Abhusten möglich; Nachteile/Kontraindikation: Luftlecks, behinderte Nasenatmung.
- *Gesichtsmaske*: Vorteile: Seltener Luftlecks, Mundatmung ist möglich, höhere Drücke sind applizierbar; Nachteile/Kontraindikationen: Größere Gefahr der Aspiration, häufiger klaustrophobe Reaktionen, Totraumvergrößerung, Aerophagie.
- *Kopf-/Hals-Helm:* Vorteile: Keine Leckage, gutes Volumenmonitoring, geringes Aspirationsrisiko; Nachteile/Kontraindikationen: Keine Sprachkommunikation, großer Totraum, Gehörirritation.
- *Individuelle Masken* sind indiziert bei anatomischen Problemen und schlechtem Sitz von Konfektionsmasken.

▶ **Tracheostoma** zur häuslichen invasiven Beatmung (selten) bei: Zunehmender Ateminsuffizienz, kürzer werdenden Spontanintervallen, Verlust des Hustenstoßes zur Bronchialtoilette, Schluckstörungen mit rezidivierender Aspiration, persistierenden Maskenproblemen.

Beatmungstechniken

▶ **Kontinuierliche Überdruckatmung (CPAP = Continuous Positive Airway Pressure):**
- *Prinzip:* Spontanatmung mit wählbarem kontinuierlichem Überdruck, der über einen Kompressor mit Luftstrom von 80–120 l/min in die Atemwege geleitet wird. Der effektive Therapiedruck liegt meist zwischen 6–12 mbar.
- *Indikation:* Schweres obstruktives oder gemischtes Schlafapnoesyndrom, Weaning, Atelektasen.
- *Wirkung:* Rekrutierung nicht oder schlecht belüfteter Alveolarbezirke und Wiedereröffnung kollabierter Atemwege, Vorlastsenkung bei linksventrikulärer Dysfunktion.

▶ **Biphasisch positive Atemdruckatmung (BIPAP – Biphasic Positive Airway Pressure Ventilation, „Dräger-BIPAP"):**
- *Prinzip:*
  - Weiterentwicklung von CPAP; volle Spontanatmungstätigkeit auf zwei maschinell vorgegebenen Druckniveaus. Dabei werden die Druckniveaus auf einen weitgehend konstanten Wert geregelt (bei Druckanstieg (= Inspiration) Zufluss von Atemgas, bei Druckabfall (= Exspiration) Öffnung des CPAP-Ventils. Der zyklische Wechsel der CPAP-Niveaus (bzw. in der Patientenlunge FRC-Niveaus) induziert einen Atemfluss und damit eine maschinelle Ventilation (zeitgesteuert, druckgeregelt). Bei fehlender Spontanatmung liegt eine druckkontrollierte maschinelle Beatmung vor (im Unterschied zur PCV = Pressure

Maschinelle Atemhilfe

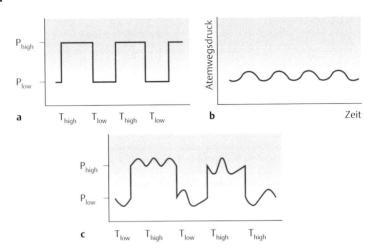

Abb. 29.1 • a–c Kombination von Spontanatmung und druckgeregelter Beatmung bei BIPAP; a) kontrollierte Beatmung (Spontanatmung = 0); b) CPAP (maschinelle Phasenfrequenz = 0; c) BIPAP mit Spontanatmung.

Control Ventilation mit jederzeit offenem System). Bei Spontanatmung besteht eine Druckunterstützung, die die Spontanatmung nicht beeinträchtigt. Jedes Verhältnis von Spontanatmung und BIPAP-Unterstützung ist möglich, bei Phasenwechselfrequenz = 0 liegt eine CPAP-Atmung vor. Abb. 29.1 erläutert die Möglichkeiten von BIPAP.

- *Indikation:* Kontrollierte Beatmung bei allen Indikationen; augmentierte Spontanatmung zum Teilersatz der Atempumpe oder zur Beatmungsentwöhnung. BIPAP ist heute die Beatmungsform mit dem breitesten Einsatzfeld (invasiv und nichtinvasiv).

▶ **Bilevel positive Atemdruckatmung (BiPAP – Bilevel Positive Airway Pressure Ventilation, „Respironics-BiPAP"):**
- *Prinzip:* Zur häuslichen Maskenbeatmung entwickeltes Beatmungsverfahren (druckgesteuert). Es unterstützt die Patienteneigenatmung wie bei einer druckunterstützten Beatmung (PSV = Pressure Support Ventilation). 3 Optionen sind möglich:
  - S-Mode: Inspiratorische Druckunterstützung (inspiratory positive airway pressure, IPAP = PSV) mit einem externen PEEP (exspiratory positive airway pressure, EPAP).
  - T-Mode: Kontrollierte Beatmung. Vorgegeben sind IPAP, EPAP, Atemfrequenz und Zeitverhältnis von In- zu Exspiration.
  - ST-Mode: Kombination aus inspiratorischer Druckunterstützung (S-Mode) und kontrollierter Beatmung (T-Mode) bei Unterschreiten einer vorgewählten Minimalatemfrequenz. Die vorgewählte Schutzfrequenz hat ein festes Atemzeitverhältnis und gewährleistet eine ausreichende Ventilation bei Apnoe/Hypopnoe. Bei einer Atemfrequenz oberhalb der Schutzfrequenz besteht Atmung im S-Mode. Im Gegensatz zu BIPAP wird jeder Spontanatemzug mit einem Hilfsdruck unterstützt, freie Atmung auf zwei Druckniveaus ist nicht möglich.
- *Indikationen:*
  - Obstruktives Schlafapnoesyndrom mit hohem CPAP-Druck (oft > 12 mbar), bei dem die exspiratorische Atemarbeit als unangenehm empfunden wird oder nicht zu leisten ist.
  - Intermittierende Selbstbeatmung bei Atempumpstörung, Weaning.

▶ **Intermittierend positive Druckbeatmung (IPPV = Intermittent Positive Pressure Ventilation):**
- *Synonym:* CMV + ZEEP (Zero-PEEP bzw. PEEP = 0).

- *Prinzip:* Konventionelle, druckbegrenzte, kontrollierte Beatmung. (Bei den Geräten zur Heimbeatmung fehlen z. T. Alarmsysteme.)
- *Indikation:* Chronische Hypoventilation:
  - Primäre Hypoventilation („Undines-Fluch-Syndrom").
  - Sekundäre Hypoventilationsformen bei Versagen der Ventilationspumpe (s. S. 458).
- *Ventilatoren:*
  - Volumengesteuerte Geräte sind am weitesten verbreitet, da einfach, zuverlässig und bedienerfreundlich. Das Atemzugvolumen muss in einem weiten Bereich einstellbar sein, O_2-Gabe sollte zusätzlich möglich sein (Flüssig-O_2, Konzentrator).
  - Typische Einstellung: Atemminutenvolumen 10–20 ml/kgKG; I:E = 1:2; Atemfrequenz 12–18/min.

Praktische Durchführung

- ► Einleitung auf der Intensivstation, der Intermediate Care Station oder der Notaufnahme.
- ► **Adaptationsphase:** Vertraut machen durch Atmung über die diskonnektierte Maske (ggf. mit leichter Morphinsedierung). Dann Maskenkonnektion an den Ventilator mit dem Ziel der Snchronisierung von Spontanatmung und Maschine.
- ► **Typische Ersteintstellung:** AF > 20/min, IPAP 12–15 cmH_2O, EPAP 4–6 cmH_2O, dann AF senken und IPAP auf 20–25 cmH_2O steigern.
- ► Sicherstellung des apparativen und personellen Monitorings bei akuter Ateminsuffizienz: 1 Pflegeperson/Patient (die initial immer anwesend sein muss!), nichtinvasive Online-Kontrolle der O_2-Sättigung + Vitalparameter, engmaschige BGA-Kontrollen.
- ► Intensive Patientenaufklärung (außer bei akuter Episode einer respiratorischen Insuffizienz).
- ► Präzise Anpassung der Maske mit Halterung (zur Auswahl s. o.).
- ► Geräteeinstellung meist als unterstützte Spontanatmung (BiPAP, BIPAP); Beginn mit niedrigen Drücken und Anpassung je nach Patiententoleranz und BGA.
- ► Patientenbegleitung (Allgemeinbefinden, Luftnot, Maskentoleranz, Angst, Schmerz)!
- ► Intensivstation: Pflege (Mund, Nase, Atemwege) und Patientenbeobachtung (Stress, RR, Puls, Schwitzen, Zyanose, Hechelatmung, Luftlecks, Aspiration)!
- ► Bei der Entwöhnung intermittierende Spontanatmung bis zur kompletten Entwöhnung.
- ► **Kontrollen bei ISB:** Zunächst individuell in kurzen Abständen. Nach einem halben Jahr stationäre Kontrolluntersuchung, weiterhin wenigstens halbjährlich Routinekontrollen, bei instabilem Zustand individuell häufiger.

Komplikationen

- ► Aspiration.
- ► Luftleck oder Hautläsionen durch falsch sitzende Maske.
- ► Erhöhung der Atemarbeit oder Abfall des Herzzeitvolumens durch inkorrekte Anwendung. Im Extremfall akutes kardiopulmonales Versagen.
- ► **Komplikationen der ISB:** Kardiopulmonale Insuffizienz bei fehlerhafter Anwendung (insbesondere bei wechselnder Atemmechanik, COPD!); mikrobielle Kolonisation und Infektion des Atemtraktes; Schleimhautaustrocknung, Sekretretention.

Ergebnisse

- ► **Vorteile der nichtinvasiven Beatmung:**
  - Analgosedierung/Relaxation überflüssig (hämodynamische, zentrale, muskuläre Effekte der Analgosedierung bleiben aus).
  - Verkürzung der Beatmungsphase auf der Intensivstation.
  - Fehlen von Intubationskomplikationen, vor allem weniger nosokomiale Pneumonien.
  - Erhaltener Hustenreflex.
  - Erhaltene Patientenmitarbeit.

Maschinelle Atemhilfe

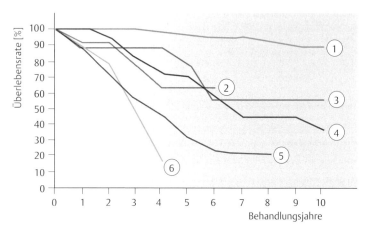

Abb. 29.2 • Lebenserwartung unter Heimbeatmung nach Grunderkrankung (Langzeitheimbeatmung mit Tracheostoma): (1) Nach Poliomyelitis, (2) Myopathien, (3) Kyphoskoliose, (4) Tuberkulosefolgen, (5) COPD, (6) Bronchiektasen (nach D. Robert et al., Rev Fr Mal Resp 11 [1983], 923).

► **30–50 % der Patienten** mit akuter Ateminsuffizienz auf der Intensivstation können nichtinvasiv beatmet werden!

► Bei akuter Exazerbation einer chronischen Ateminsuffizienz wird die Letalität und Aufenthaltsdauer auf der Intensivstation reduziert. Die Number-needed-to-treat-Kennzahl (NNT) bei hyperkapnischer Exazerbation der COPD beträgt gegenüber konventioneller Therapie lediglich 8 (8 NIV-Behandlungen, um einen Todesfall zu verhindern)!

► Der lebensverlängernde Effekt der intermittierenden Heimbeatmung ist abhängig von der Indikation (s. Abb. 29.2).

29.2 Invasive Atemhilfe

Grundlagen

► **Definition:** Maschinelle assistive oder kontrollierte Ventilation über Endotrachealtubus.

► **Prinzip:** Passive Füllung der Lungen mit Atemgas durch intermittierende Anwendung eines positiven Atemwegdrucks. (Das Prinzip der Negativdruckventilation [„Eiserne Lunge„] wird trotz hämodynamischer und atemmechanischer Vorteile kaum eingesetzt).

► **Therapieziele:**
- *Primär:* Verbesserung der nicht ausreichenden alveolären Ventilation (Entfernung von metabolisch produziertem CO_2).
- *Sekundär:*
  – Anstieg der arteriellen Sauerstoffsättigung.
  – Ausgleich einer respiratorischen oder metabolischen Azidose.
  – Erholung ermüdeter Atemmuskulatur.
  – Reduktion des ventilationsbedingten Sauerstoffverbrauches.
  – Erniedrigung des physiologischen Totraumes, Atelektaseneröffnung.
  – Erhöhung der pulmonalen Compliance.
  – Offenhalten der Atemwege.
  – Aspiratonsprophylaxe.

Indikationen

► **Absolut:** Akuter Atemstillstand.

► **Relativ:**
- Schwere akute respiratorische Insuffizienz mit $p_aO_2/FiO_2 < 300$ mmHg (= „Acute Lung Injury").

Tab. 29.1 • **Indikationen zur invasiven maschinellen Atemhilfe.**

	Normalbereich	kritischer Bereich
inspiratorische Vitalkapazität (ml/kg)	60–75	<15 (<1 l)
Sekundenkapazität (ml/kg)	50–60	<10 (<0,5–0,6 l)
Inspirationsdruck (cm H_2O)	80–100	<25
Atemfrequenz (1/min)	12–20	>35, <6
Atemzugvolumen (ml/kg)	6–8	<5
Atemminutenvolumen (l/min)	6–8	>10–15, <4
Atemgrenzwert (l/min)	>100	<20
p_aCO_2 (mmHg)	36–44	<25, >55
pH	7,36–7,44	<7,25
p_aO_2 (mmHg)	75–95	<55 bei 6 l O_2/min
S_aO_2 (%)	94–97	<88 bei 6 l O_2/min
p_aO_2/FiO_2 (mmHg)	350–450	<300
Atemfrequenz/-zugvolumen (1/min/l = Rapid shallow breathing index)	10–40	>100
$AaDO_2 = p_AO_2 - p_aO_2$ (mm Hg)	8–20	>150 bei $FiO_2 = 1,0$

- Akute Episode einer chronischen Ateminsuffizienz im Notfall oder bei unmöglicher nichtinvasiver Beatmung.
- Kontrollierte Hyper- oder Hypoventilation aus extrapulmonaler Indikation.

▫ *Achtung:* Bei relativer Indikation muss stets der Gesamtzustand des Patienten berücksichtigt werden. Keine starre Handhabung nach Messwerten! Entscheidung in Abhängigkeit von der Grunderkrankung. Trends sind wichtiger als Absolutwerte!

► **Anhaltswerte zur Indikationsstellung** sind in Tab. 29.1 dargestellt.

Kontraindikationen

► Irreversibler Endzustand einer unheilbaren Krankheit.

► Erklärter Entzug des Patienteneinverständnisses.

Endotrachealtubus (s. Tab. 29.2)

► **Material:**
- Chemisch und mechanisch resistenter, thermolabiler Kunststoff.
- Der Cuff soll sicher, aber ohne Schleimhautläsion abschließen.
  (Voraussetzung: Großvolumiger Niedrigdruck-Cuff mit Druckausgleichsballon, Cuff-Druck <25 mmHg).

► **Zugangswege s. Tab. 29.2:**
- *Orotracheal, nasotracheal:* Standardverfahren ist die orotracheale Intubation wegen der niedrigsten Komplikationsrate.
- *Tracheotomie*: Höhere Komplikationsrate. Die weniger invasive Dilatationstracheotomie (via Punktion und Führungsdraht unter endoskopischer Kontrolle) ist weniger komplikationsträchtig als die operative Variante und Methode der Wahl bei einer (prospektiven) Beatmungsdauer von mehr als 5–7 d. Die chirurgische Tracheotomie ist nur bei dauerhafter invasiver Beatmung indiziert.

Ventilatortypen

► **Druckgesteuerter Ventilator:**
- Maschinelle Inspiration bis zu einem vorgegebenen Atemwegsdruck, danach passive Exspiration.
- Das erreichte Atemzugvolumen (V_T) ist abhängig von der thorakopulmonalen Compliance und dem Atemwegswiderstand.
- Die nicht elektronisch gesteuerten Geräte (Typ „Bird") sind heute in der Intensivmedizin obsolet (Mängel in Monitoring und Steuerung). Sie werden nur noch

Tab. 29.2 • **Bewertung und Einsatz verschiedener Intubationswege der invasiven Beatmung.**

orotracheal	nasotracheal	Tracheotomie
Vorteile:		
– technisch einfach – einfachere Nasenpflege	– problemlose Mund- pflege – einfache Fixierung	– gute Nasen-/Rachenpflege – einfache Bronchialtoilette – gute Kommunikationsfähigkeit – Atemwegswiderstand, Atemarbeit geringer – Schluckreflex erhalten
Nachteile:		

– schlechtere Fixierung
– unangenehm für wache
  Patienten
– schwierigere Mundpflege
– behinderte Kommunika-
  tion
	– technisch schwieriger
	– Sinusitis
	– nasale Knorpelschädi-
	  gung
	– engeres Tubuslumen
	– Verkeimung bei Intuba-
	  tion
	– keine Nasenpflege mö-
	  glich
		– Komplikationsrate 25 %:
		  • Infektionen
		  • Pneumothorax
		  • Haut-/Mediastinalemphysen
		  • Blutungen
		  • Kanülenverlegung
		  • Trachealstenose, Fistel

Anwendung:		

– Standardintubation
– Notintubation
	– bei oraler Infektion/Ver-
	  letzung
		– Säureverätzung
		– Larynxödem/-trauma
		– schwere Gesichtsverletzung
		– sekundär: (Beatmungsdauer
		  ≫1 Woche, wacher Patient)

zur intermittierenden Überdruckbeatmung (IPPB) bei der Aerosoltherapie eingesetzt.

▶ **Zeitgesteuerter Ventilator:**
- Der inspiratorische Gasfluss wird nach vorgegebener Zeit abgebrochen.
- Das V_T wird über die Flussrate und die Inspirationszeit angenähert.
- Kontraindiziert bei fluktuierender Atemmechanik.
- Geräte dieser Art sind meist nicht mehr im Einsatz.

▶ **Volumengesteuerter Ventilator:**
- Das V_T (und der maximal zugelassene Spitzendruck) werden vorgewählt. Der Atemwegsdruck passt sich innerhalb gewählter Grenzen den Volumenbedürfnissen an.

Konventionelle Beatmungstechniken

▶ **Kontrollierte mechanische Atmung (CMV = Controlled Mechanical Ventilation) :**
- *Prinzip:* Ein vorgegebenes Atemminutenvolumen (AMV) wird mit starrer Frequenz appliziert. 2 Varianten: Volumenkontrollierte (VC-CMV) versus druckkontrollierte (PC-CMV) Möglichkeit.
- *Voraussetzung:* Tiefe Analgosedierung (z. B. Fentanyl und Midazolam) mit oder ohne Muskelrelaxion (z. B. Pancuronium). Grund: Spontanatemmanöver unter CMV sind frustran, führen zu erhöhtem Sauerstoffbedarf, Erschöpfung der Atempumpe, Erhöhung des Atemwegdruckes und zum Abfall des AMV.

▶ **Assistierte kontrollierte Atmung (ACV = Assist-Control Ventilation) :**
- *Synonyme:* A/C, S-IPPV (synchronized intermittend positive pressure ventilation), S-CMV (synchronized controlled mandatory ventilation).
- *Prinzip:* Spontanatemmanöver (Druckabfall bzw. Spontanfluss) induzieren maschinenseitige, kontrollierte Atemmanöver. Innerhalb gewählter Grenzen Anpassung an die Spontanatemfrequenz. Bei Grenzunterschreitungen setzen maschinelle Atemzüge zum Erhalt einer minimalen Atemfrequenz ein.
- *Voraussetzung, Komplikation:* Mäßig sedierter Patient. Bei nicht optimaler Einstellung Gefahr der Hypo-/Hyperventilation.

► **Intermittierende Bedarfsatmung (IMV = Intermittent Mandatory Ventilation):**
  • *Prinzip:*
    – Kombination von spontaner und maschineller Ventilation. Spontanatemzüge werden ergänzt durch maschinelle Atemzüge a) in fester Frequenz unabhängig von spontanen Atembewegungen, oder b) synchron mit der Spontanatemtätigkeit (synchronized IMV = SIMV).
    – IMV erlaubt bei optimaler Einstellung eine assistierte Beatmung durch intermittierenden Ersatz der Atemmuskelkraft ohne Risiko der Hyperventilation.
  • Anwendbarkeit und Toleranz sind nur bei gut angepasster Synchronisation von Patient und Maschine gegeben. In der Praxis Herantasten an die individuell beste Einstellung durch sukzessive Reduktion der maschinellen Atemzüge.
  • Ungünstige Methode zur Respiratorentwöhnung, da oft Atemarbeit konsumierend.

► **Druckunterstützte Atmung (PSV = Pressure Support Ventilation):**
  • *Synonyme:* IPS (Inspiratory Pressure Support), PS (Pressure Support), Druckunterstützung.
  • *Prinzip:* Jeder spontane Atemzug wird durch einen vorgegebenen, extrinsischen Inspirationsdruck unterstützt bis zum Ende der spontanen Inspiration.
  • *Voraussetzung:* Spontanatmung. Der Patient bestimmt Atemfrequenz, Flussrate und Inspirationszeit, daher hoher Patientenkomfort. Wechselnde Atemmechanik wird vom Gerät nicht berücksichtigt. Erfolgreicher Einsatz als Entwöhnungsmethode, da die Atemarbeit reduziert wird.

► **Proportional Assist Ventilation (PAV):** Assistierte Spontanatmung (wie bei PSV). Die Druckunterstützung des Ventilators erfolgt proportional zur Atemanstrengung des Patienten. Die Entlastung passt sich mit jedem Atemzug dem Bedarf des Patienten an.

► s. auch **BIPAP** S. 484.

► Abb. 29.3 gibt die Druck/Zeit-Kennkurven einiger wichtiger Beatmungstechniken wieder.

Unkonventionelle Beatmungstechniken

► **Hochfrequenzbeatmung (HFV = High Frequency Ventilation):**
  • *Charakteristika:* Maschinelle Beatmung mit AZV ≤ Totraumvolumen mit einer Atemfrequenz von 60–3 500/min.
  • *Formen:*
    – Hochfrequenzüberdruckbeatmung (HFPV = High Frequency Pressure Ventilation): Frequenz 60–100/min mit konventionellen volumengesteuerten Ventilatoren. Das AZV beträgt 200–300 ml.
    – Hochfrequenzoszillationsbeatmung (HFO = High Frequency Oscillation): Frequenz 180 bis > 500/min. Die Oszillation wird mit einer schwingenden Membran produziert.
    – Hochfrequenzjetbeatmung (HFJV = High Frequency Jet Ventilation): Der Jet wird mit einem intratrachealen Katheter appliziert. Die Frequenz beträgt 60–600/min.
  • *Wertung der HFV:*
    – Sie ist der konventionellen Atemhilfe grundsätzlich im Hinblick auf Morbidität, Letalität, Herz-Kreislauf-Funktion und Gasaustausch nicht überlegen.
    – Mit zunehmender Frequenz (fallendem V_T) nimmt die Kapazität der CO_2-Elimination ab, während das Oxigenierungspotenzial günstig bleibt. Bei längerer Beatmungsdauer ist eine Kapnometrie obligat.
    – Charme der HFO ist das Vermeiden relevanter atemzyklusabhängiger Druckschwankungen und damit die Prophylaxe von Volu- und Biotrauma (s. u. Komplikationen). Erste günstige klinische Studien weisen auf eine Indikation beim schweren ARDS hin.
    – Eine sichere Indikation der HFV ist ein großes bronchopleurales Leck (> 30 % des AZV).
    – HFJV im offenen System empfiehlt sich wegen der einfachen Handhabbarkeit bei Interventionen mit starrer Bronchoskopie.

Maschinelle Atemhilfe

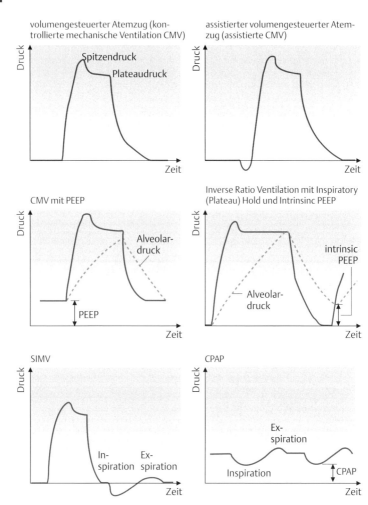

volumengesteuerter Atemzug (kontrollierte mechanische Ventilation CMV)

Spitzendruck
Plateaudruck

assistierter volumengesteuerter Atemzug (assistierte CMV)

CMV mit PEEP

Alveolardruck

PEEP

Inverse Ratio Ventilation mit Inspiratory (Plateau) Hold und Intrinsinc PEEP

intrinsic PEEP

Alveolardruck

SIMV

Inspiration   Exspiration

CPAP

Exspiration

Inspiration   CPAP

Abb. 29.3 • Beatmungstechniken und zugehörige Druck/Zeit-Kennkurven.

➤ **Beatmung mit umgekehrtem Atemzeitverhältnis (IRV = Inverse Ratio Ventilation):**
- *Prinzip:* Die Inspirationszeit wird auf Kosten der Exspirationsphase gestreckt (s. Abb. 29.3). Das Inspirations-Exspirations-Verhältnis ist > 1. Durchführung mit konventionellen volumengesteuerten Ventilatoren.
- *Ziel:*
  - Verlängerung der Mischung der Atemgase und Rekrutierung von minderbelüfteten Alveolarbezirken durch Erhöhung des mittleren Atemwegdruckes ohne notwendige Erhöhung des Spitzendruckes. Das Inkrement zwischen Atemwegsdruck und Alveolardruck wird aufgehoben. Mit zunehmender Exspirationsverkürzung beginnt der folgende Inspirationszyklus bei superatmosphärischem Druck im Alveolarraum (intrinsic PEEP).
  - Im Einzelfall kann damit eine weitere Verbesserung der Compliance, des Atemwegswiderstandes und des Gasaustausches erreicht werden.
- *Nachteile:* $PEEP_i$ wird vom schwach sedierten Patienten meist nicht toleriert, die Gerätetriggerung bedarf größerer Atemmuskelkraft mit erhöhtem Sauerstoffverbrauch, das Herzzeitvolumen wird wie bei höherem Extrinsic-PEEP reduziert.
- *Mögliche Indikation:* $FiO_2 > 0,6$, $S_aO_2 < 90\%$ trotz angemessenem PEEP bei einem Atemwegspitzendruck von 35 cmH_2O.

- *Voraussetzungen:* Tiefe Sedierung, evtl. Muskelrelaxation. Kontrolle des AZV, der BGA und des mittleren und Spitzen-Atemwegdruckes, der Hämodynamik und des $PEEP_i$.

► **Extrakorporale Lungenassistenz (ECLA, Novalung):**
- *Prinzip:* Extrakorporale CO_2-Elimination über eine Membranlunge, deren Blutfluss durch die arteriovenöse Druckdifferenz (ilioiliakal) betrieben wird. Der Gasaustausch erfolgt durch Diffusion gegen reinen Sauerstoff.
- *Mögliche Indikationen:* Rescueverfahren bei progressivem ARDS unter konventioneller, protektiver Beatmung (s. S. 453 Kap. 23.1) (gegebenenfalls in Kombination mit HFO). Experimentell: Im gleichen Setting früher Einsatz zur Vermeidung des Beatmungstraumas.
- ▱ *Hinweis:* Bisher liegen nur retrospektive Fallbeobachtungen vor!
- *Komplikationen:* Ischämie im Bereich der kanülierten Extremität, Blutung.

Einstellungsvariablen

► **Inspiratorische Sauerstoffkonzentration (FiO_2):**
- *Grundeinstellung:* Zu Beginn der maschinellen Atemhilfe $FiO_2 = 1,0$. Danach Reduktion des FiO_2 nach Maßgabe der arteriellen Blutgasanalyse.
- *Ziel:* Aufrechterhaltung einer arteriellen O_2-Sättigung von $\geq 88\%$. Eine höhere Sättigung bietet keine Vorteile für die Organoxigenierung und birgt die Gefahr der Sauerstofftoxizität (s. S. 476). Ausnahmen: Sepsis, Schock, akuter Myokardinfarkt.

► **Atemzugvolumen (V_T), Atemminutenvolumen ($\dot{V}_E$):**
- *Grundeinstellungen:*
  - V_T: In der Regel 10–12 mg/kgSoll-KG.
  - $\dot{V}_E$ (Atemminutenvolumen) = $V_T \times$ Atemfrequenz. Das $\dot{V}_E$ muss den Bedürfnissen der CO_2-Elimination gehorchen und beträgt beim Gesunden 6–9 l/min.
- *Gefahr durch Atemwegsdruck (Barotrauma) und Gewebescherkräfte (Volutrauma):* Versuch der Reduktion des V_T und Erhöhung der AF, um einen p_aCO_2 von 45–50 mmHg zu erzielen.
- *„Permissive Hyperkapnie":* Tolerierung einer stärkeren Hyperkapnie (bis 70-100 mmHg) zur Prophylaxe des Baro-/Volutraumas. Durch Gabe von Bikarbonat wird die entstehende respiratorische Azidose auf pH $\geq 7,20$ begrenzt.
- *Bei assistierender Atemhilfe, z. B. ACV (s. o.):* Maschinelle Basisventilation mit einer Grundfrequenz von 2–4 AZ/min unterhalb der Spontanfrequenz.

► **Inspirationsflussrate (IFR):**
- *Grundeinstellung:*
  - IFR: In der Regel 40–60 l/min. Höhere Flüsse führen zur ungleichmäßigen Ventilationsverteilung.
  - Inspirations-Exspirations-Verhältnis: 1:2 mit einer effektiven Inspirationszeit von 1–1,5 s.
- *Anwendung:* Bei inhomogener Atemmechanik ist statt konstanter IFR eine druckkonstante Inspiration (dezelerierter Fluss) zur Rekrutierung von Arealen mit schlechter Resistance/Compliance indiziert. Eine höhere IFR bei obstruktiven Atemwegserkrankungen erlaubt eine längere Exspiration, reduziert das „Air Trapping" und damit den mittleren thorakalen Druck.

► **Alarmdruck :**
- *Prinzip:* Begrenzung des Inspirationsspitzendrucks (P_{max}) zur Prophylaxe des pulmonalen Barotraumas bei volumengesteuerten Ventilatoren. Spitzendrücke > 35–40 mmHg gehen regelmäßig mit Traumatisierung einher. Es ist jederzeit der geringstmögliche P_{max} einzustellen, da (bei akuter Lungenschädigung) ein nicht traumatischer oberer Grenzdruck nicht existiert.
- *Grundeinstellung:* Üblicherweise 10 cmH_2O über dem beobachteten Spitzendruck, maximal 35 mmHg.
- *Vorgehen bei wiederholtem Alarm:* Manuelle Ventilation und Ursachensuche (Tubusobstruktion, Sekretverlegung der Bronchien, Pneumothorax).

► **Positiver endexspiratorischer Druck (PEEP, s. a. S. 456):**
- *Prinzip:* Aufrechterhaltung eines überatmosphärischen Drucks durch den Ventilator am Ende der Exspiration (extrinsischer PEEP = $PEEP_e$).
- *Ziel:* Wiedereröffnung kollabierter Atemwege und Rekrutierung nicht belüfteter Alveolarbezirke, dadurch Anstieg der FRC, Abfall des Atemwegwiderstandes und Anstieg der pulmonalen Compliance, Reduktion des Rechts-Links-Shunts und verbesserter Gasaustausch (insbesondere beim ARDS).
- *Indikation:* Diffuser Lungenparenchymschaden (z.B. ARDS, kardiales Lungenödem, schwere Pneumonie) mit einer $S_aO_2 < 90\%$ bei einem $FiO_2 \geq 0,5$. Der atemmechanisch beste PEEP ist etwas oberhalb des Übergangs vom flachen zum linear-steilen Teil der inspiratorischen Druck-Volumen-Kurve („lower inflection point", $P_{flex/low}$, Abb. 23.1, S. 454): Beim ARDS häufig im Bereich von 10–18 cmH_2O).
- *Nachteile:* Bei höherem PEEP (> 5 cmH_2O) mögliche Reduktion des Herzzeitvolumens; prinzipielle Verstärkung eines Barotraumas ($\rightarrow$ *cave* Hypovolämie, schlechte Herzfunktion, Hypotension, Lungenemphysem, Lungenzysten und bereits vorliegendes Barotrauma).

Ventilatorentwöhnung

► **Voraussetzungen:**
- Stabiler Gesamtzustand, kein Fieber (Sauerstoffbedarf!), $p_aO_2 > 60$ mmHg bei $FiO_2 \leq 0,4$, PEEP ≤ 5 cmH_2O, normales Atemmuster und ein ausreichend wacher und kooperativer Patient.
- *Günstige prädiktive Parameter beim Spontanatemversuch:* AMV ≤ 10 l/min bei einem Atemgrenzwert $\geq 2 \times$ AMV, Vitalkapazität > 1 l, Inspirationsdruck ≥ 30 cmH_2O, Spontanatemfrequenz < 30/min. (Unsichere Kriterien! 10–20% der Patienten, die sie erfüllen, können nicht entwöhnt werden, während 30% der Patienten, die die Kriterien nicht erfüllen, erfolgreich zu entwöhnen sind).
- *Rapid Shallow Breathing Index (Frequenz-Volumen-Index):* Er beschreibt das Verhältnis von Atemzugtiefe und Frequenz. Je größer der Wert, desto schneller und flacher ist die Atmung. Entwöhnungsindikation bei < 100/min/l. Entscheidend ist der klinische Gesamteindruck.

► **Entwöhnungsmethoden:**
- *Periodische Diskonnektion* vom Gerät mit zunehmenden Spontanatmungsintervallen (am einfachsten und meist auch erfolgreich).
- PSV, CPAP, BIPAP (s. oben). Erfolgreich bei schwierigem Weaning einsetzbar, sie verlängern aber oft die Entwöhnungsphase.

▫ *Hinweis:* Das Beachten der Voraussetzungen und die Wahl des richtigen Zeitpunktes sind wichtiger als die gewählte Methode!

▫ *Merke:* Durch tägliche Überprüfung, ob die Entwöhnungskriterien erfüllt sind, kann die maschinelle Ventilation abgekürzt werden.

Extubation

► Entfernung des Endotrachealtubus nach sichergestellter spontaner Ventilation (Komplikationen s.u.) und Überprüfung der Abwehrreflexe (Husten, Schluckreflex).
► Aspirationsprophylaxe (Oberkörperhochlagerung, Unterbrechung der oralen Ernährung für 12 h, Schluckversuche; s. S. 208).
► Zur Vorbereitung 0,5 mg Atropin i. v., 50 mg Prednisolon i. v. (2–4 h vor Extubation).

Komplikationen

► **Tubus:** Fehllage, Obstruktion, Leck.
► **Ventilatorfehlfunktion:** Ausfall von Alarm, Kompressor, Kontrollfunktionen oder Indikatoren, Luftleck, Fehlfunktion der Exhalationsklappe, elektronisches Versagen, Fehlbedienung.
► **Beatmungstrauma:**
- *Barotrauma:* Überdehnung der Lunge ($P_{max} > P_{flex, high}$). Manifestation als interstitielles Lungenemphysem, Pneumomediastinum, subkutanes Emphysem, Pneumoperitoneum, Pneumoperikard, Pneumothorax und subpleurale Zysten, Zu-

nahme der Totraumventilation und der Shuntperfusion, Abfall der pulmonalen Compliance.

- – Ein (auch kleiner) Pneumothorax ist beim Beatmeten stets potenziell bedrohlich und bedarf der Drainage (ausreichend dicklumige Saugdrainagen ≥ 18 French, häufig mehrere). Bei relevanter bronchopleuraler Fistel (> 30 % des V_T) Hochfrequenzventilation (s. S. 489) in Erwägung ziehen. In der Liegendröntgen-Aufnahme oft schwierige Diagnose.
- – Andere Barotraumafolgen sind radiologische Indikatoren eines drohenden oder vorliegenden Pneumothorax.
- – Prophylaxe: Stets Wahl des geringstmöglichen P_{max}.
- *Volutrauma:* Alveolarschädigung durch atemzyklische Gewebescherkräfte bei Beatmungsdruckschwankungen um $P_{flex,low}$. Vor allem bei vorgeschädigter Lunge treten Mikroatelektasen, Einblutungen und Membraneinrisse auf. Induktion inflammatorischer Reaktionen mit Freisetzung von Zytokinen und Zellaktivierung (lokal und extrapulmonale Translokation). Freisetzung und Verbreitung von Pathogenen über die Zirkulation (= Biotrauma). Dies hat pathogenetisch erhebliche Bedeutung bei der Perpetuierung von ARDS und Sepsis.
- *Prophylaxe:* Kleines V_T (6 ml/kg Soll-KG) bei ausreichend hohem PEEP (s. S. 492).
- *Seltene Komplikationen:* Systemische Luftembolie mit zerebralem Insult, akuter Herzinsuffizienz und Livedo reticularis der unteren Extremitäten.
- *Risikofaktoren:* Asthma, COPD, Lungenfibrose, nekrotisierende Pneumonie, ARDS, hoher Atemwegsspitzen- und Mitteldruck, großes V_T, zu niedriger/hoher PEEP, pulmonale Hyperinflation.

▶ **Flüssigkeitsretention mit Hyponatriämie und Oligurie.**
- *Ursache:* Vermehrte Freisetzung von ADH und atrialem natriuretischem Faktor sowie kardiale Dysfunktion.
- Die hämodynamischen Auswirkungen der Beatmung sind in Abb. 29.4 dargestellt.
- *Maßnahmen:* Flüssigkeitsrestriktion, Reduktion der Atemwegsdrücke, Spontanatmung soweit möglich erhalten.

▶ **Pneumonie:**
- *Ursachen:* Fehlender Glottisverschluss, Kontamination des Ventilatorkreislaufes von außen – insbesondere Kondensatflüssigkeit, bronchiale Manipulationen durch Personal, Aspiration bei inkomplettem Cuff-Verschluss, unvermeidliche Mikroaspirationen, Kontamination des Mageninhaltes durch pH-Anhebung.
- *Prophylaxe:*
  - – Penible Hygiene(!), Wechsel des Schlauchsystems nur alle > 72 h, Verzicht auf Antazida, H_2-Antagonisten und Protonenpumpenhemmer bei der Blutungsprophylaxe. Grundlage ist stringente Hygiene (Händedesinfektion, thermische Sterilisation, Entfernen von Kondenswasser, geschlossene Sekretabsaugung).

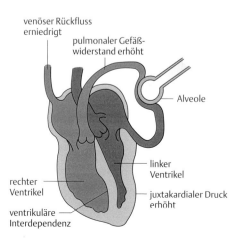

Abb. 29.4 • Hämodynamische Folgen der maschinellen Überdruckventilation.

venöser Rückfluss erniedrigt

pulmonaler Gefäßwiderstand erhöht

Alveole

linker Ventrikel

juxtakardialer Druck erhöht

rechter Ventrikel

ventrikuläre = Interdependenz

– Die oropharyngeale Dekolonisation mit Antibiotika oder Desinfizienzien, die selektive Darmdekontamination und die prophylaktische Antibiotikainstillation in den Tubus haben sich in der internistischen Intensivmedizin *nicht* bewährt.

– Entscheidend ist die Vermeidung einer (Re-)Intubation (→ nichtinvasive Atemhilfe).

• *Therapie* der nosokomialen Pneumonie s. S. 192.

► **Komplikationen der Extubation:**
• *Larynxödem mit Stridor (1 %).* Prophylaxe: Gabe von Prednison (50 mg i. v. 2–4 h vor Extubation), Vernebelung mit β_2-Agonisten. Bei schwerem Glottisödem oder vorangegangener Larynxverletzung Tracheotomie vor Tubusentfernung.
• *Laryngospasmus:* Selten und meist flüchtig.
• *Heiserkeit* nach naso-/orotrachealer Langzeitintubation in 80 % der Fälle. Sie löst sich meist nach einigen Tagen auf. Ansonsten HNO-ärztliche Spiegeluntersuchung.
• *Trachealstenose durch Cuff:* Langsame Entwicklung über Wochen. Bei leichter Trachealstenose keine Maßnahmen, bei relevantem Atemstromhindernis Resektion, Stent-Implantation (s. S. 508), bei membranösen Stenosen Lasertherapie (s. S. 501).
• *Aspirationsgefahr* (v. a. bei frisch extubierten Patienten): Daher zuvor klinische/endoskopische Diagnostik des Schluckvorganges, Oberkörperhochlagerung, Unterbrechung der oralen Ernährung für 12 h, erste Schluckversuche unter direkter Beobachtung.

Ergebnisse

► Maschinelle Atemhilfe ist eine lebensrettende Maßnahme bei schwerer pulmonaler Gasaustauschschädigung oder Ventilationsversagen.

► Die Überlebensrate streut abhängig von der Indikationsstellung von > 99 % (postoperativ) bis < 50 % (ARDS bei schwerer Sepsis mit Multiorganversagen).

► Die Letalität bei Langzeitbeatmung (> 72 h) beträgt im Mittel 10–20 %.

► **Haupttodesursachen:**
• Fortschreiten der Grunderkrankung.
• Beatmungskomplikationen.
• Ventilatorassoziierte Pneumonie.

30 Lungentransplantation

30.1 Lungentransplantation

Grundlagen

- **Definition:** Organersatz durch Verpflanzung einer humanen Spenderlunge.
- **Voraussetzungen:**
  - Richtige Empfängerauswahl, AB0-Blutgruppenkompatibilität.
  - Gutes Spenderorgan (1 geeigneter Lungenspender auf etwa 20 Nierenspender).
  - Geeignete Organkonservierung.
  - Optimale Operationstechnik.
  - Standardisierte, konsequente Immunsuppression.
  - Standardisiertes Management von Abstoßung und Infektion.
- **Zeitpunkt** der Empfängerdiagnostik/Aufnahme in die aktive Transplantationsliste (allgemein):
  - Geschätzte Lebenserwartung < 18 Monate.
  - Rapide Verschlechterung der Lungenfunktion (Verlauf wichtiger als Absolutdaten).

Indikationen

- **Unilaterale Lungentransplantation:**
  - Alter < 55 Jahre.
  - Luftnot NYHA III–IV.
  - Progrediente Belastungsintoleranz.
  - *Schwere restriktive Ventilationsstörung* (TLC < 60 % des Sollwertes, Hypoxämie – auch bei Belastung – mit Abfall des $P_aO_2 < 60$ mmHg und des $S_aO_2 < 90$ %) bei:
    - Idiopathischer Lungenfibrose.
    - Exogen allergischer Alveolitis.
    - Pulmonaler Sarkoidose.
    - Pulmonaler Langerhans-Zell-Histiozytose.
    - Alveolarproteinose.
  - *Schwere obstruktive Ventilationsstörung* ($FEV_1 < 20$ % des Sollwertes, Hypoxämie in Ruhe mit $P_aO_2 < 5$ mmHg, Abfall unter Belastung) bei:
    - α_1-Antitrypsinmangel.
    - Zystenlunge.
  - ❑ *Hinweis:* Befürchtungen, dass nach einseitiger Transplantation bei Emphysem die native Lunge die Spenderlunge verdrängt und eine Ventilations-Perfusions-Fehlverteilung bedingt, haben sich nicht bestätigt. Die funktionellen Reserven sind jedoch bei bilateraler Transplantation größer. Sie sollte daher bei jungen Patienten bevorzugt werden.
  - *Pulmonale Hypertonie* (je nach Dringlichkeit und Organangebot) bei:
    - Chonischer pulmonalarterieller Hypertonie.
    - Eisenmenger-Syndrom bei operativ korrigiertem Vitium (VSD, ASD, persistierender Ductus Botalli).
- **Bilaterale Lungentransplantation:**
  - Zystische Fibrose.
  - Bronchiektasen.
  - Schwerer α_1-PI-Mangel mit progredientem Lungenemphysem (Alter < 45 Jahre).
  - Lungenemphysem (Alter < 40 Jahre).
  - Pulmonale Hypertonie (nach Risikoabschätzung, bei Verfügbarkeit zweier Spenderlungen).
  - Bronchiolitis obliterans.
  - Churg-Strauss-Syndrom.
  - ❑ *Hinweis:* Bilaterale Transplantation immer bei chronisch bakterieller oder mykotischer Kolonisation (zystische Fibrose, Bronchiektasen, z. T. bei Emphysem oder Lungenfibrose).

► **Herz-Lungen-Transplantation :**
- Fortgeschrittene bronchopulmonale Erkrankungen mit irreversibler Rechtsherz-schädigung (anamnestisch mehrfache Dekompensationen, Ejektionsfraktion < 25 %).
- ▯ *Hinweis:* Eine weit fortgeschrittene, sekundäre rechtsventrikuläre Insuffizienz ist auch bei alleiniger Lungentransplantation in aller Regel rückbildungsfähig. Eine linksventrikuläre Ejektionsfraktion < 25 % weist dagegen auf ein nicht erholungs-fähiges Herz hin. In diesem Fall kommt nur die Herz-Lungen-Transplantation in-frage.
- Cor pulmonale chronicum.
- Chronische Lungenembolie.
- Idiopathische/familiäre pulmonale Hypertonie.
- Eisenmenger-Syndrom bei komplexem Herzvitium.
- Unabhängige kardiale Zweiterkrankung (fortgeschrittene koronare Herzkrank-heit).

► **Zeitpunkt der Vorstellung im Transplantationszentrum (nach Grunderkrankung) :**
- *Zystische Fibrose:* FEV_1 < 30 % Soll oder rascher Abfall, p_aCO_2 > 50 mmHg, p_aO_2 < 55 mmHg, klinische Verschlechterung (häufige Hospitalisation, Hämoptoe, rezi-divierender Pneumothorax, Gewichtsabnahme).
- *Lungenfibrose:* Funktionelle Verschlechterung unter Steroiden/Immunsuppressi-va, Ruhehypoxämie, pulmonale Hypertonie, T_{LCO} < 40 % Soll.
- *Emphysem:* FEV_1 < 20 % Soll, p_aCO_2 > 45 mmHg, homogene Emphysemverteilung, pulmonale Hypertonie.
- *Pulmonale Hypertonie (PAH, s. S. 391):* NYHA-Funktionsklasse III oder IV trotz Therapie, 6-Minuten-Gehstrecke < 350 m, Synkopen, Hämoptyse, rechtsventri-kuläre Dekompensation (Herzindex < 2 l/min/m², rechter Vorhofdruck > 15 mmHg, S_vO_2 < 60 %).

Kontraindikationen

► **Speziell:**
- *Unilaterale Transplantation:* Biologisches Alter > 55 Jahre.
- *Bilaterale Transplantation:* Biologisches Alter > 45 Jahre.

► **Allgemein:**
- Kachexie, massiv reduzierte Muskelmasse.
- Adipositas.
- Aktive, intraktable Infektion (z. B. panresistente Erreger).
- Ventilatorabhängigkeit, Bettlägerigkeit (Ausnahme: Intermittierende Selbstbeat-mung).
- Systemerkrankungen mit dominanter extrapulmonaler Manifestation (Vaskuli-tis, Kollagenose, Langerhans-Zell-Histiozytose).
- Niereninsuffizienz (Kreatinin-Clearance < 50 % des Sollwertes).
- Lebererkrankungen (HbsAG +, Zirrhose oder chronisch-aktive Hepatitis mit PT < 70 %, CHE < 2 000 U/l, Bilirubin > 1,2 mg/dl).
- Tuberkulose (aktiv, ausgedehnte Restveränderungen).
- Koronare Herzkrankheit (falls nicht durch PTCA/Stent saniert, Herz-/Lungen-Transplantation s. o.).
- Schwere Osteoporose (Sinterung von mehr als einem Wirbelkörper).
- Maligne Tumoren, außer nach langem rezidivfreiem Intervall > 5 Jahre nach ku-rativer Therapie.
- Suchterkrankungen, auch Nikotingenuss vor < 3 Monaten.
- Psychosoziale Probleme wie mangelnde Kooperation, schlechte soziale Einbet-tung.
- Neurologisch-psychiatrische Erkrankungen, z. B. Myopathien, Krampfleiden, Multiple Sklerose, zerebrovaskuläre Erkrankungen, psychiatrische Leiden.
- Thorakale Voroperationen wie z. B. ausgedehnte Pleuraverschwartungen, Zu-stand nach Pleurodese (relative Kontraindikationen).

Empfängerdiagnostik, -vorbereitung

► **Allgemein:**
- Komplette Anamnese.
- Gründliche klinische Untersuchung (Voroperationen, anatomische Varianten im Bereich des Thorax).
- Körpergewicht, Größe, Brustumfang in Mammillenhöhe.
- Neurologische Untersuchung.
- Psychiatrisches Konsil mit psychologischer Diagnostik.
- Rücksprache mit der Krankenkasse zur Frage der Kostenübernahme.
- Nach Ausschluss von Kontraindikationen intensive mündliche und schriftliche, Aufklärung unter Einschluss der Angehörigen. Einholung der schriftlichen Zustimmung des Patienten.
- Versorgung mit Funkempfänger (muss jederzeit erreichbar sein!).

► **Labor:**
- Umfassendes Routinelabor.
- Autoantikörper (bei Lungenfibrosen).
- Blutgruppenbestimmung, HLA-Status.
- Tuberkulintest.

► **Bildgebung:**
- Röntgenaufnahme der Thoraxorgane in zwei Ebenen.
- Ultraschall der Abdominalorgane.
- Computertomografie des Thorax.
- Lungenventilations-/perfusionszintigramm (quantitativ).
- Osteodensitometrie bei Steroidlangzeittherapie.

► **Funktionsdiagnostik:**
- Lungenfunktionsprüfung.
- Blutgase unter Belastung.
- Messung der Atemmuskelfunktion ($P_{0.1\,max}$).
- Rechtsherzkatheter mit hämodynamischer Messung.
- Linksherzkatheter mit Koronarangiografie. Indiziert bei:
  - Alter > 45 Jahre.
  - V. a. koronare Herzkrankheit.

► **Mikrobiologische Diagnostik/Serologie:**
- Bronchoskopie mit Sekretgewinnung.
- Serologie inkl. Viren der Herpes-Gruppe, CMV, Varicella-zoster-Virus, Toxoplasmose, respiratorische Viren, Legionellen, Chlamydien, Antropozoonosen.

Spenderdiagnostik

► **Allgemein:**
- Alter kein unabhängiges Kriterium! Biologisches Alter möglichst < 60 Jahre.
- Anamnestischer Ausschluss einer bronchopulmonalen Erkrankung.
- Möglichst Nichtraucher.
- *Anthropometrisch passende Lungengröße auswählen:*
  - Bei Lungenfibrose eher kleinere Lunge.
  - Bei Emphysem eher größere Lunge im Vergleich zum Empfänger.
- Einverständnis und Hirntoddiagnostik lege artis.

► **Labor:**
- AB0-Blutgruppenkompatibilität mit dem präsumptiven Empfänger?
- CMV-Serologie (Antikörper?).

► **Beatmungsparameter:** Dauer möglichst < 5 d; $p_aO_2/FiO_2 > 300$ mmHg bei kontrollierter Beatmung mit PEEP von 5 cmH$_2$O.

► **Bildgebung:** Unauffällige Röntgenaufnahme der Thoraxorgane im Liegen.

► **Bronchoskopischer Normalbefund** (auch kein eitriges Bronchialsekret!).

Spenderoperation und Lungenkonservierung

► Im Rahmen des Eurotransplantprogrammes oder durch Mitglieder des Transplantationsteams.

► Transport des lege artis entnommenen Lungenblocks im Inspirationszustand auf Eis in 4°C kalter Konservierungslösung (z. B. Euro-Collins-Lösung) in einem sterilen Plastikbeutel.

► Ischämiezeit (Abklemmung bis zur fertigen Anastomose im Empfänger < 8 h, besser < 6 h).

Empfängeroperation: Unilaterale Transplantation

► **Wahl der Pneumonektomie:**
  • Generell Entfernung der funktionell schlechteren Seite (entsprechend der Lungenperfusions-/ventilationsszintigrafie).
  • Vermeidung eines voroperierten Hemithorax.
  • Bevorzugung der linken Seite bei restriktiven Lungenerkrankungen (mobileres Zwerchfell bei geschrumpftem Hemithorax).
  • *Bevorzugung der rechten Seite:*
    – Bei obstruktiven Lungenerkrankungen (Ausweichen der Nativlunge nach kaudal).
    – Bei pulmonaler Hypertonie (einfachere Kanülierung der Aorta descendens und des rechten Vorhofes).

► Einsatz der Herz-Lungen-Maschine bei ventilatorischer oder hämodynamischer Insuffizienz unter Einlungenbeatmung.

► Zugang in Seitenlagerung durch posterolaterale Thorakotomie im 5. ICR unter peinlicher Schonung des N. phrenicus.

► Maximal mögliche Kürzung von Spender- und Empfängerhauptbronchus.

► Teleskopförmige Bronchusanastomose. Die früher übliche, gestielte Omentumummantelung ist nicht notwendig.

Empfängeroperation: Bilaterale Transplantation

► Bilateral-sequenzielle Transplantation über beidseitige anterolaterale Thorakotomie mit Sternumquerdurchtrennung und Hauptbronchusanastomosen.

◻ *Obsolet:* En-bloc-Transplantation mit Trachea-Anastomose (wegen schwerer Anastomosenkomplikationen).

Postoperative Therapie

► **Immunsuppression:**
  • *Methylprednisolon:* Beginn intraoperativ mit 1 000 mg i. v. nach Eröffnung der Klemmen, jeweils 2 × 125 mg i. v. an den drei folgenden Tagen. Danach s. unter Langzeitimmunsuppression.
  • *Cyclosporin A:* Bereits präoperativ 1 mg/kgKG, am ersten postoperativen Tag 100–150 mg i. v., die weitere Dosis nach Serumspiegel anpassen.
  • *Azathioprin:* Ab erstem postoperativem Tag (2 mg/kgKG/d über Magensonde), alternativ *Mycophenolat* 1 000 mg/12 h über Sonde.

► **Infektionsprophylaxe:**
  • *Routinemäßig Breitspektrumantibiotika,* z. B. Imipenem 3 × 1 g in den ersten 5–7 d.
  • *Routinemäßige CMV-Erstprophylaxe* (außer bei negativer Serologie bei Spender + Empfänger):
    – CMV-Hyperimmunglobulin : 5 g an Tag 1, 2, 3, 9 und 16.
    – Ganciclovir: 5 mg/kgKG/12 h an Tag 1–14, danach halbierte Dosis für 2 Wochen mit Aussparen der Wochenenden.
  • *Orale Dauerprophylaxe:* Am ersten postoperativen Tag Beginn mit Cotrimoxazol und Aciclovir.

► **Maschinelle Beatmung:**
  • Volumenkontrollierte, drucklimitierte maschinelle Ventilation mit P_{max} < 30 mbar.
  • PEEP = 10 cmH$_2$O (stufenweise Reduktion).
  • Ziel: S$_a$O$_2$ > 92 %.
  • Frühestmögliche Extubation.

► **Konsequent negative Bilanzierung** mit Einsatz von Schleifendiuretika, Therapie eines Reperfusionslungenödems (bei präexistenter pulmonaler Hypertonie).

- ► **Bronchoskopie:** Mehrfach in der Postoperativphase zur Erregerdiagnostik und Anastomosenbeurteilung.
- ► **Therapie sekundärer Infektionen:**
  - • *Bakterielle Pneumonien* (meist innerhalb der ersten 4 Wochen): Gezielt nach Bronchoskopieergebnissen.
  - • *Opportunistische Infektionen* (CMV!, in der Regel ab der dritten postoperativen Woche): Hyperimmunglobulin und Ganciclovir (s. o.).
- ► **Vorgehen bei früher Abstoßungsreaktion** (meist im ersten Monat): Methylprednisolon 500 mg i. v. an drei aufeinander folgenden Tagen.
- ❑ *Hinweis:* Opportunistische Infektionen und akute Abstoßung sind meist nicht unterscheidbar (diffuse Infiltrate, Gasaustauschverschlechterung). Eine kombinierte antivirale und Steroidtherapie ist dann in der Regel notwendig.

Nachsorge

- ► **Untersuchungsintervalle:** In den ersten 6 Monaten wöchentlich, im 2. Halbjahr zweiwöchentlich, danach alle 4 Wochen.
- ► **Untersuchungsprogramm:**
  - • Anamnese und komplette klinische Untersuchung.
  - • Blutbild, Differenzialblutbild, CRP, Leber- und Nierenwerte.
  - • Cyclosporin A-Serumspiegel (Talspiegel zunächst 300–350 ng/ml, dann 200-250 ng/ml bis zum Ende des ersten Jahres, dann 150–200 ng/ml).
  - • Gegebenenfalls CMV-EA (Early-Antigen) im Serum oder Polymerase-Kettenreaktion (PCR).
  - • Röntgenbild der Thoraxorgane in zwei Ebenen.
  - • Lungenfunktionsprüfung mit T_{LCO} und kapillärer BGA.
  - • Bronchoskopie (Anastomose, Infektion, Abstoßung) mit bronchoalveolärer Lavage (obligat: CMV-PCR, wenn Spender oder Empfänger CMV pos.) und ggf. transbronchialer Biopsie (immer im Verdachtsfall).
- ► **Langzeitimmunsuppression:** Sie erfolgt mit einer Dreierkombination.
  - • *Kortikosteroid:*
    - – 0,5–1 mg/kgKG/d × 3 Monate, 5 mg/d nach 6 Monaten.
    - – Plus
  - • *Kalzineurin-Inhibitor:*
    - – Cyclosporin A (CsA): Talspiegel 300 ng/ml × 6 Monate, dann 250 ng/ml × 6 Monate, dann 200 ng/ml,
    - – oder Tacrolimus 12–15 ng/ml × 6 Monate, dann 10–12 ng/ml × 6 Monate, dann 8–10 ng/ml + Zellzyklusinhibitor.
    - – Plus
  - • *Zellzyklus-Inhibitor:*
    - – Azathioprin 1–3 mg/kgKG (cave: Allopurinol!),
    - – oder Mycophenol 1 g/12 h,
    - – oder Sirolimus (bei Niereninsuffizienz): Talspiegel 10–20 ng/ml.

Komplikationen

- ► **In den ersten Stunden:**
  - • *Primäres Transplantatversagen (Primary Graft Failure)*
    - – Ursache: Massive immunologische Inkompatibilität, mangelnde Konservierung, lange Ischämiedauer.
    - – Diagnostik: Beatmungsparameter.
    - – Therapie: Maschineller Lungenersatz, Re-Transplantation.
  - • *Multiorganversagen*
    - – Ursache: Sepsis, systemische Perpetuierung von Entzündungskaskaden.
    - – Diagnostik: Beatmungsparameter, Nieren-, Leberfunktion, Hämodynamik.
    - – Therapie: Beatmungstherapie, Kreislaufunterstützung, Antibiotika, Organersatztherapie.
- ► **In den ersten Tagen:**
  - • *Bakterielle Pneumonie/Pleuritis:*
    - – Ursache: Exazerbation einer subklinischen Spender-/Empfängerinfektion, iatrogen.

- – Diagnostik: Bronchoskopie, Pleurapunktion.
- – Therapie: Breitspektrumantibiotikum mit gramnegativem Keimspektrum und Staphylokokkenwirksamkeit (z. B. Imipenem 1 g/8 h i. v.).
- • *Akute Abstoßung*
  - – Ursache: Immunologische Inkompatibilität.
  - – Diagnostik: Röntgenbild, Gasaustausch (BGA).
  - – Therapie: Methylprednisolon 500–1 000 mg i. v. an drei aufeinander folgenden Tagen, bei Nichtansprechen Antilymphozytenglobulin oder OKT 3 (*cave* Immunkompetenz!).
- ► **Dritte Woche bis 12. Monat:**
  - • *Akute Abstoßung (s. o.).*
  - • *Opportunistische Infektion* (CMV, Pneumocystis carinii, Herpesvirus, Pilze):
    - – Ursache: Immunsuppression.
    - – Diagnostik: BAL, TBB, Antigennachweis.
    - – Therapie: Empirisch Ganciclovir und CMV-Hyperimmunglobulin (s. o.), ansonsten gezielt (s. S. 195 ff.).
- ► **Ab dem zweiten Jahr:**
  - • *Chronische Abstoßung* (Bronchiolitis obliterans, s. S. 162):
    - – Ursache: Unbekannt.
    - – Diagnostik: TBB, Lungenfunktionsprüfung.
    - – Therapie: Keine bekannt.
  - ▭ *Hinweis:* Die sensitivsten Parameter zur Diagnostik bei opportunistischer Infektion und Abstoßung sind Klinik („grippiges Gefühl", Kurzatmigkeit), CO-Diffusionskapazität, statische Lungencompliance.

Ergebnisse

- ► In Deutschland werden jährlich etwa 160 Lungentransplantationen durchgeführt. Dieser Zahl stehen etwa doppelt so viele Anmeldungen gegenüber.
- ► **Periopertive Letalität** < 10 % (für bilateral sequenzielle Transplantationen nur wenig ungünstiger als für unilaterale Transplantationen).
- ► **Langzeitlebenserwartung** (abhängig vom Eingriff und von der Grunderkrankung): Nach einem Jahr überleben im Mittel 75–80 % (Todesfälle v. a. durch Anastomosenprobleme, bakterielle und opportunistische Infektionen und akute Abstoßungen), nach 2 Jahren 65–70 %, nach 3 Jahren 55–65 %, nach 5 Jahren etwa 45–55 % der Patienten.
- ► **Spätprognose:**
  - • Vor allem begrenzt durch chronische Abstoßung (Bronchiolitis obliterans, „Vanishing bronchus").
  - • *Günstig:*
    - – Verfahren: Bilateral sequenzielle und unilaterale Transplantation.
    - – Vorerkrankungen: Lungenfibrose und Lungenemphysem.
  - • *Ungünstig:*
    - – Verfahren: Bilaterale „En-bloc-Resektion" und Herz-Lungen-Transplantation.
    - – Vorerkrankungen: Pulmonale Hypertonie, Bronchiektasen und zystische Fibrose.

31 Endobronchiale Interventionen

31.1 Endobronchiale Lasertherapie

Grundlagen

► **Definition:** Fototherapeutische Beseitigung von intraluminalem Fremdgewebe.
► **Verwendeter Laser:**
  • *Neodym-YAG-Laser:* Neodym-Yttrium-Aluminium-Granat als laseraktives Medium.
  • Es resultiert eine Wellenlänge im Infrarotbereich (1 064 nm).
  • Kennzeichnend ist ein niedriger Absorptions- und hoher Streuungskoeffizient im Gewebe.
► **Biologischer Effekt abhängig von der Dosisleistung** (Bereich: 10–100 Watt):
  • *Niedrige Leistung (10–30 Watt):* Gewebetemperatur 40–60°C, Koagulation, Gefäßverschluss bis zu 6 mm Eindringtiefe.
  • *Mittlere Leistung (30–50 Watt):* Gewebetemperatur 60–120°C; Karbonisation, Eindringtiefe bis 3 mm.
  • *Hohe Leistung (60–100 Watt):* Gewebetemperatur > 120°C, Karbonisation, Vaporisation, Eindringtiefe < 2 mm.
► **Vorgehen:**
  • *Applikation* über den Arbeitskanal eines Endoskops mittels flexiblem Quarzfaserlichtleiter.
  • *Zieleinstellung* über einen koaxial geführten Helium-Neon Pilotlaser im sichtbaren (roten) Wellenbereich.
  • *Laserbetrieb* im berührungsfreien Verfahren.

Indikationen

► Stenosierend wachsende, exophytische zentrale, inoperable Bronchialtumoren (Lokalisation: Trachea, Carina, Hauptbronchien, Bronchus intermedius).
► **Bedrohliche Form einer:**
  • Retentionspneumonie.
  • Atelektase.
  • Asphyxie.
  • Ventilüberblähung der Lunge.
► Bronchiale Blutung im einsehbaren Bereich.
► Blutung oder Retentionspneumonie bei zentralem, exophytisch wachsendem operablem Bronchialkarzinom vor dem chirurgischen Eingriff.
► Zentral gelegene Chondrome, Lipome und Leiomyome (kurative Indikation).
► Inoperable, multilokuläre semimaligne Neoplasien (tracheobronchiale Papillomatose).
► Bronchiale Amyloidose.
► Entzündlich/narbig bedingte Stenosen (meist fremdkörperbedingt) bei kurzstreckigen, exophytischen oder pseudomembranösen Befunden.

Kontraindikationen

► Moribunder Patient.
► Beatmeter Patient bei einem $FiO_2 > 0,5$.
► Fehlende Perfusion im zu eröffnenden Lungenabschnitt (z. B. durch Tumorinfiltration der Pulmonalarterie).
► Bronchusstenose mit erhaltener Bronchialschleimhaut (s. Abb. 31.1).
► Unübersichtliche Anatomie (auch nach unterstützender bronchialer Ballondilatation).
► Schwere hämorrhagische Diathese (Thrombozyten < 50 000/µl, PTT > 50 s).
► Endgradige Sekundärerkrankung (Herzinsuffizienz, Leberinsuffizienz).

Voruntersuchungen

► **Allgemein:**
  • Anamnese und klinischer Befund.

Endobronchiale Interventionen

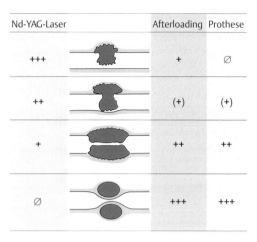

Nd-YAG-Laser		Afterloading	Prothese
+++		+	∅
++		(+)	(+)
+		++	++
∅		+++	+++

Abb. 31.1 • Wahl des Interventionsverfahrens nach Stenosetyp bei bronchialen Tumoren.

- Intensive Patientenaufklärung (außer in Notfallsituationen).
- Thoraxchirurg in erreichbarer Nähe.
- ► **Labor:** Blutbild, Gerinnung, Leberwerte, Nierenretentionswerte.
- ► **Eingehende Fiberbronchoskopie** durch den Operateur.
- ► **Bildgebung:**
  - Röntgenaufnahme der Thoraxorgane in zwei Ebenen.
  - Bei unübersichtlicher Anatomie Thorax-CT.
  - Bei Atelektase Lungenperfusionszintigramm oder besser Pulmonalisangiografie in DSA-Technik.
- ► **Funktionsdiagnostik:** Lungenfunktionprüfung (falls möglich), BGA.

Durchführung

- ► **Narkoseeinleitung** im Endoskopieraum (Durchleuchtungsmöglichkeit!): Intravenöse Narkose (z. B. mit Disoprivan) und Relaxation; Intubation und Beatmung mit dem starren Rohr.
- ► Eine Hochfrequenz-Jet-Ventilation verbessert die Arbeitsbedingungen (s. S. 489).
- ► Sorgfältige Tamponade des Rachens.
- ► Rücknahme des FiO$_2$ auf < 0,5 (Laserapplikationen ≤ 3 s) oder < 0,4 (Laserapplikationen > 3 s).
- ► **Laserapplikation** über das starre Bronchoskop oder in kombinierter Technik über den Arbeitskanal eines flexiblen Bronchoskopes:
  - Zunächst großflächige Koagulation mit niedriger Dosisleistung zur tiefen Gefäßkoagulation.
  - Anschließend Entfernung des avitalen Tumors mit großmäuligen Zangen oder Karbonisation mit mittlerer Leistung (s. o.).
  - ◻ *Hinweis:* Hohe Dosisleistung vermeiden (Komplikationsgefahr!).
  - Schrittweise Abtragung des Fremdgewebes mit wiederholten Koagulationen.
  - Bei umfangreichem Befund zunächst Wiedereröffnung der am meisten ventilationsrelevanten Bronchusanteile.
  - Laserresektion bis maximal in Schleimhautniveau.
- ► **Extubation** in Bluttrockenheit und nach sorgfältigem Absaugen der Lungenperipherie beidseits mittels Fiberendoskop.
- ► **Überwachung, Kontrolluntersuchungen:**
  - Nachbeobachtung für 24 h auf der Intensivüberwachungsstation.
  - Rebronchoskopie (flexibel) 3–7 d post interventionem.

Komplikationen

- ► **Letalität:** 0,2–1,6 %, im Mittel 1 % der Interventionen. Meist aufgrund schwerer kardiopulmonaler Kompromittierung, seltener durch direkte verfahrensbedingte Komplikationen.
- ► **Blutungen:** Wichtigste Komplikation, vor allem bei Anwendung mittlerer bis höherer Dosisleistungen → Tamponade, erneute Koagulation.
- ► Perforation, Mediastinitis (s. S. 442).
- ► Wiedereröffnungslungenödem (selten): Beatmung mit PEEP.
- ► Asthmaanfall (durch Schmauch; s. S. 138).
- ► Entflammung oder Verpuffung durch zu lange Einzelapplikation und/oder zu hohen FiO_2 → Raumluftventilation.
- ► Stenosierende Fibrinmembranen auf der endobronchialen Wundfläche (innerhalb der ersten 3 d): Endoskopische Abtragung mittels Zange.
- ► Zerstörung des Lichtleiters (kein berührungsfreies Arbeiten).
- ► Zerstörung des Applikationsbronchoskopes.
- ► Schädigung des Untersuchers (Augen) oder der umstehenden Personen durch falsche Anwendung des Laserlichtes (Polarisationsschutzbrillen sind zu tragen).

Ergebnisse

- ► Verbesserung der Lebensqualität bei 70 % der Patienten (Anstieg des Aktivitätsindex nach Karnofsky um 10–40 %).
- ► Wiedereröffnungsraten tracheal > 90 %, in Hauptbronchien 70 %, Bronchus intermedius 60 %, Lappen- oder Segmentbronchien < 50 %.
- ► Wiedereröffnungsdauer im Mittel 8–16 Wochen.
- ► Lebensverlängerung im Mittel 3–6 Monate bei inoperablen Malignomen.

31.2 Argon-Plasmakoagulation (APC) ⊙

Grundlagen

- ► **Definition**: Thermisches Hochfrequenzverfahren zur therapeutischen Gewebekoagulation.
- ► **Prinzip:** Von einer kleinflächigen Elektrode des Instrumentes im Bronchiallumen fließt elektrischer Strom in das Gewebe und von dort über eine großflächige Neutralelektrode auf der Haut des Oberschenkels des Patienten zurück zum Hochfrequenzgerät. Bei der APC wird der Strom nicht im direkten Gewebekontakt, sondern über einen ionisierten Argon-Gasstrahl in Form eines Funkens übertragen. Dies führt zu einer gezielten Gewebeerwärmung mit Proteindenaturation (Koagulation). Der Argon-Plasmastrahl richtet sich entsprechend den Gesetzen der elektrischen Felder auf das leitfähigste Material, in der Regel die Tracheobronchialschleimhaut. Weniger leitfähige Strukturen (Bronchoskop, Beatmungstubus) werden umgangen. Das Edelgas funktioniert dabei unter anderem als Schutzgas, indem es das hoch erwärmte Gewebe mit einer inerten Gasatmosphäre umgibt und gleichzeitig kühlt (s. Abb. 31.2). In sauerstoffreicher Atmosphäre entweicht ein leicht brennbares Gas-/Schmauch-Gemisch.
- ► **Anwendung**: Oberflächliche Elektrokoagulation von Fremdgewebe im Tracheobronchialsystem bis zu einer Tiefe von 2 mm.

Indikationen

- ► Blutstillung nach Biopsien, Verletzungen, bei Tumorblutungen.
- ► Abtragung kleinerer, benigner oder maligner, zentraler Tumoren bis zu einer Größe von etwa 1–2 cm.
- ► In-Stent-Tumorwachstum (optimaler Stent-Schutz).

Kontraindikationen

- ► Kontinuierliche Sauerstoffpflichtigkeit.
- ► Tracheobronchiale Fisteln, submuköse Tumoren.

Endobronchiale Interventionen

Endobronchiale Interventionen

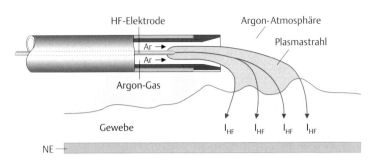

Abb. 31.2 • Funktionsprinzip der Argon-Plasmatherapie (Ar = Argon, IHF = Hochfrequenzstrom, HF = Hochfrequenz, NE = Neutralelektrode).

► Unübersichtliche Endoskopiebefunde, keine Sicht auf das distale Ende des APC-Applikators.

◻ *Beachte:*
  • Kein Lachgas zur Narkose verwenden (instabil und brennbar bei 300°C). Andere Inhalationsanästhetika sind unproblematisch (Halothan, Enfluran, Isofluran).
  • Generell ist eine i. v.-Narkose vorzuziehen.

Durchführung

► Tiefe Sedierung des Patienten und potente antitussive Therapie (APC-Applikation ist schmerzhaft und induziert Husten), Allgemeinanästhesie zur Intervention ist nicht notwendig.
► Sicherstellung der Neutralelektrode, des Argonflusses und der Unversehrtheit der APC-Sonde.
► Führung der Sonde in die Nähe des zu koagulierenden Befundes etwa 1 cm vor das Ende des Bronchoskopes, berührungsfreies Arbeiten.
► Einstellung der Ausgangsleistung mit der dünnen Sonde (1,5 mm) auf 40 Watt mit einer Einzelschussdauer von 1–5 s. Mit der Normalsonde (2,0 mm) 50–60 Watt, Einzelschussdauer 1–5 s, im Verlauf der Intervention kann die Leistung auf bis zu 80 Watt (Normalsonde) erhöht werden.
► Stufenweise Abtragung von Tumoren mit Zangenabtragung des nekrotischen Gewebes (evtl. in starrer Technik).

Komplikationen

► Brandgefahr, Explosionsgefahr bei Missachtung der Vorsichtsmaßnahmen.
► Schleimhautläsionen, Fistelbildung oder Defekte der Tracheobronchialwand, Mediastinitis.
► Blutung bei Gefäßarrosion.
► Bronchospasmus durch Schmauch.

Ergebnisse

► Zuverlässige und bequeme endoskopische Blutstillung, auch adhoc anwendbar.
► Erfolgreiche Entfernung kleinerer Tumoren in Lokalanästhesie. Bei Tumoren ab einem Durchmesser von 1,5–2 cm ist die Lasertherapie effizienter.
► Methode der Wahl bei In-Stent-Tumorwachstum.

31.3 Photodynamische Therapie

Grundlagen

► **Definition:** Diagnostische und therapeutische Anwendung eines Argon-Lasers (Wellenlänge 630 nm) 1–2 d nach systemischer Gabe eines Photosensibilisators (Chromophore wie Protoporphyrinderivat, Dihämatoporphyrinester).

▶ **Therapeutische Anwendung:** Tumorselektive und zuverlässig zytotoxische Zellschädigung bis zu einer Tiefe von 1–2 mm.

▶ **Diagnostische Anwendung:** In der Frühdiagnostik präneoplastischer oder neoplastischer Schleimhautareale (farboptische Darstellung bei exzitatorischer Wellenlänge im Violettbereich nach Gabe des Photosensibilisators).

Indikationen

▶ Diagnose präneoplastischer und frühneoplastischer Schleimhautläsionen im fiberoptisch einsehbaren Bereich (s. o.).

▶ Therapie inoperabler Frühneoplasien (bei funktioneller Inoperabilität, Zweit-Frühkarzinome, multilokuläre Frühkarzinome).

▶ Kombinierte Anwendung mit anderen Verfahren.

Kontraindikationen

▶ Operable Frühkarzinome.

▶ Tiefergehende, invasive Karzinome.

▶ Periphere Karzinome.

Durchführung

▶ **Abschirmung des Patienten** gegenüber Sonnenlicht für mindestens zwei Wochen, stationäre Behandlung.

▶ **Systemische Gabe des Photosensibilisators,** am zweiten Tag danach im Rahmen einer Bronchoskopie Bestrahlung der Läsion mittels Argon-Laser.

▶ **Kontrolluntersuchungen:** Bronchoskopie nach zwei Wochen, danach $^1/_4$-jährlich.

▶ Bei Lokalrezidiv wiederholte Anwendung.

Komplikationen

▶ **Phototoxizität** bei Exposition des Patienten gegenüber Sonnenlicht in den ersten Wochen bis hin zu bullösen Hautveränderungen.

▶ **Unverträglichkeit** gegenüber Photosensibilisatoren (Allergie).

▶ **Risiken** der Bronchoskopie (s. S. 89).

Ergebnisse

▶ Komplette Elimination zentraler bronchialer Frühneoplasien in 80–100 % der Fälle.

▶ Trotz positiver Berichte keine Alternative zur radikalen Resektion.

   ▫ *Beachte:* Die photodynamische Therapie operabler Neoplasien gilt trotz positiver Fallberichte als Kunstfehler

31.4 Endobronchiale Brachytherapie

Grundlagen

▶ **Prinzip:** Die Verwendung des γ-Strahlers ^{192}Iridium (maximale Aktivität 740 GBq, $T_{1/2} = 74$ d) erlaubt die Minimierung von Strahlenquellen auf einen Durchmesser von 0,8 mm und damit die Applikation therapeutischer ionisierender Strahlen im Nahfeld bis zu 4 cm Abstand vom Strahler. Je nach Bewegung der Strahlenquelle im Applikator werden kugelförmige, ellipsenförmige oder birnenförmige Strahlenfelder mit scharfem Isodosenabfall erzeugt.

▶ **Dosis, Bestrahlungsdauer:** Typische Herddosen sind 15 Gy in 5 mm und 6 Gy in 10 mm Abstand von der Quellenachse (maximale Verweilzeit der Strahlenquelle: 4 min).

▶ **Voraussetzung:** Fiberendoskopische Positionierung des nasobronchialen oder orobronchialen tubulären Strahlenapplikators.

Indikationen

▶ Inoperable, kleinvolumige Tracheobronchialmalignome, zentral gelegen bis hin zum Lappenbronchus.

▶ Laserchirurgisch oder mittels endobronchialer Prothese vorbehandelte zentrale bronchiale Malignome zur Konsolidierung des Behandlungsergebnisses.

- ► Mäßig stenosierende Tumoren der Trachea oder der großen Bronchien können allein durch Kleinraumbestrahlung therapiert werden.
- ► Transkutan vorbestrahlte, sekundär zentral stenosierend wachsende Malignome.
- ► Kombinierte Anwendung mit perkutaner Bestrahlung bei zentralen, stenosierenden Tumoren mit einem Volumen ≥ 5 cm.
- ► Die Differenzialindikationen sind in Abb. 31.1 (s. S. 502) skizziert.

Kontraindikationen

- ► Tracheobronchial stenosierende, benigne Prozesse.
- ► Exophytisch wachsende, zentrale Malignome mit geringem extramuralem Anteil (relative Kontraindikation).
- ► Operable Bronchialtumoren.
- ► Periphere Tumoren (Grenze: Lappenbronchus).

Durchführung

- ► Zur Indikationsstellung Darstellung des Tumorbefundes mittels Fiberbronchoskopie und Computertomografie.
- ► **Mindestvoraussetzungen:**
  - Geschätzte Lebenserwartung > 3 Monate nach interventioneller Therapie.
  - p_aO_2 > 50 mmHg, p_aCO_2 < 50 mmHg.
  - Thrombozyten > 50 000 µl, PTT < 50 s.
- ► **Vorbehandlung:**
  - *Lasertherapie* bei stark stenosierenden, exophytischen Tumoren.
  - *Implantation eines bronchialen Stents* bei stark stenosierenden Tumoren mit intakter Schleimhaut oder infiltrativen Befunden.
- ► **Eigentliche Bestrahlung:**
  - *Fiberoptische Einlage der Applikatorsonde* (in Lokalanästhesie), am besten nasobronchial mit sicherer Fixierung der Sonde am Nasenausgang. Bei karinanahem Befund Einlage von zwei Applikatoren in beide Hauptbronchien.
  - *Sichere Kontrolle der genauen Position* mittels Fiberbronchoskop und/oder Bildverstärker mit Photodokumentation mithilfe eines eingelegten Kalibrators mit röntgendichter Zentimeterangabe (s. Abb. 31.3).
  - *Ankopplung der Strahlenquelle.*
  - *Einführen der stahldrahtgeführten Strahlenquelle* in den tracheobronchialen Applikator (geschützt im getrennten Behandlungsraum).
  - Die gewünschte Dosisverteilung wird mittels computerberechneter Bewegung der Strahlenquelle im Applikator je nach Aufenthaltsdauer, Ausgangsaktivität und Quellenbewegung erreicht.
  - *Angestrebte Gesamtdosis:* 35–45 Gy, fraktioniert auf 4–6 Einzelsitzungen im Abstand von 7–14 d.
  - *Entfernung des Applikators* nach Rückzug der Strahlenquelle in den Aufbewahrungsbehälter.

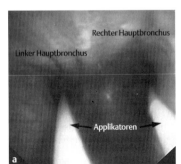
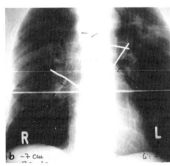

Abb. 31.3 • a u. b Brachytherapie: a) Endoskopischer Blick auf eine Brachytherapie in beiden Hauptbronchien bei diffus wachsendem, zentralem Adenobronchialkarzinom; b) Röntgendokumentation der Brachytherapie beim gleichen Patienten.

► **Kontrolluntersuchungen:** Bronchoskopie anlässlich der folgenden Sitzung sowie 4 Wochen nach Bestrahlungsende, danach vierteljährlich.

Komplikationen

► Mechanische Tumorblutung oder Tumorfistel durch Verletzung mit dem Applikator (selten).

► Tumorarrosionsblutungen in etwa 10 % der Fälle, meist nach Bestrahlungsende.

► Tracheoösophageale oder bronchiale (z. B. bronchoperikardiale) Fisteln bei etwa 5 % der Patienten.

Ergebnisse

► Bei nicht kleinzelligem Bronchialkarzinom (Hauptindikation, s. S. 268):
  - Lokale Vollremisison in 0–20 %.
  - Lokale Teilremission (Verkleinerung des Tumorvolumens von > 50, < 100 %) in 40–60 %.
  - Kein Ansprechen oder Tumorprogression in 20–40 %.

31.5 Kryotherapie ☉

Grundlagen

► Gewebezerstörung durch Schockgefrieren (–90°C) mittels einer flexiblen oder starren Sonde. Die Temperatur entsteht mit N_2O als Kühlmittel aufgrund des Jule-Thomson-Effektes.

Indikationen

► Palliative Ablation zentraler Tumoren (wie bei Nd:YG-Lasertherapie).

► Zerstörung inoperabler Frühkarzinome in kurativer Absicht.

► Behandlung von Tumoren mit In-Stent-Wachstum.

► Fremdkörperextraktion.

► Abtragung benigner Tumoren.

► **Diagnostische Indikation:** Gewinnung großer Tumorbiopsien aus dem zentralen Tracheobronchialsystem.

Durchführung

► In flexibler oder starrer Technik.

► Die Kryosonde wird an den Befund geführt und soll diesen berühren. Steuerung und Dosierung über die Kryokonsole durch Regulation des Gasflusses und der Applikationsdauer (Fußpedal). Gefrorenes, exophytisches Gewebe kann mitsamt der Sonde weitgehend blutungsfrei entnommen werden (Biopsie, Kryoextraktion).

► Die therapeutische Wirkung flächiger Behandlungen tritt verzögert ein, sodass die Technik meist nicht zur Notfalltherapie geeignet ist.

► Die Kryotherapie ist gut kombinierbar mit der APC.

Komplikationen

► Häufigkeit: 5–15 % der Behandlungen.

► Blutungen aus der Wundfläche.

► Transmurale Schleimhautläsionen (Mediastinitis).

► Eröffnung bronchialer Fisteln.

► Schmerzhaftigkeit bei Anwendung in Lokalanästhesie.

Ergebnisse

► **Palliation:** Bronchoskopische Tumorrückbildung in etwa 80 %; Verbesserung der Lungenfunktion in etwa 60 %.

► **Eradiktion von Frühkarzinomen:** Vollremission nach einem Jahr 90 %, Lokalrezidivquote nach 4 Jahren 30 %.

31.6 Bronchusprothesen (Stents) ⊙

Grundlagen

▸ **Definition:** Endobronchiale Aufdehnung von Bronchusstenosen durch elastische (aktive) oder plastische (passive) tubulär geformte Bronchusprothesen.

▸ **Prothesentypen:**
- *Aktive Stents:* Elastische Metalllegierungen, z.B. Nitinol (s. Abb. 31.4) (Metall, das unter Körpertemperatur den Solldurchmesser erreicht), Silikon, Stahl oder andere Legierungen.
- *Passive Stents:* Dilatierbarer Metall-Stent mit Gitterdesign nach Palmaz-Schatz (s. Abb. 31.5).
- *Für tracheale Applikation geeignete Stents:* Dumon-Stent (s.Abb. 31.6 und Abb. 31.7), Gianturco-Stent (s.Abb. 31.5), Montgomery-Stent (s.Abb. 31.6) (nur bei Tracheostoma), Dynamic-Stent (s. Abb. 31.7).

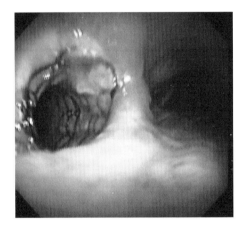

Abb. 31.4 • Strecker-Nitinol-Stent in situ im linken Hauptbronchus.

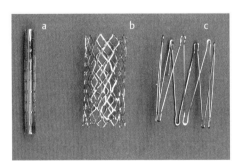

Abb. 31.5 • Stents aus Stahl; a) Palmaz-Schatz (nativ); b) Palmaz-Schatz (dilatiert); c) Gianturco.

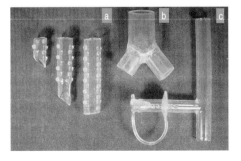

Abb. 31.6 • Tracheobronchiale Stents aus Silikon; a) Dumon; b) Y-Hood; c) T-Montgomery.

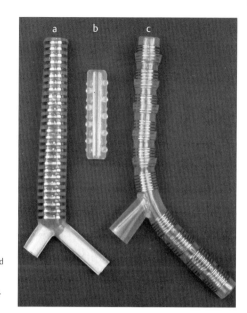

Abb. 31.7 • Tracheobronchiale Stents aus Silikon bzw. Silikon und Stahl; a) Freitag(Dynamic-)Stent (Silikon/Stahl); b) Dumon-Stent (Silikon); c) Orlowski-Y-Stent (Silikon/Stahl).

- • *Geschlossene Stents* (Hindurchwachsen von Tumorgewebe unmöglich): Dumon-Stent (s. Abb. 31.6 und Abb. 31.7), Montgomery-Stent, Dynamic-Stent (s. Abb. 31.7).
- ► **Auswahlkriterien:**
  - • Je nach Lage, Ausdehnung, Dignität und mechanischen Eigenschaften der tracheobronchialen Stenose.
  - • Es müssen stets unterschiedliche Stent-Typen vorrätig sein.
  - • Beachtung der Zulassung. Viele Stents sind nur für maligne Stenosen zugelassen.
  - • Tab. 31.1 gibt eine Übersicht über die Stent-Typen als Entscheidungshilfe zur Auswahl.
- ► **Art der Platzierung:**
  - • *Nur mit starrem Instrumentarium:* Dynamic-Stent, Dumon-Stent, Y-Hood, Montgomery, Alveolus, Leufen.
  - • *Flexibel:* Strecker, Palmaz-Schatz.

Indikationen

- ► Zentrale extraluminale Atemwegsstenosen (Trachea, Carina, Hauptbronchus, Bronchus intermedius), bedingt durch komprimierend oder infiltrierend wachsende Bronchialkarzinome (palliativ).
- ► Tracheomalazie.
- ► Dynamischer, atemabhängiger Kollaps zentraler Atemwege.
- ► Tracheobronchiale Strikturen benigner Genese.
- ► Vorbereitung der tracheobronchialen Brachytherapie.
- ► Die Differenzialindikationen sind in Abb. 31.1 (s. S. 502) skizziert.

Kontraindikationen

- ► Operable Atemwegsstenosen.
- ► Moribunder Patient.
- ► Schwere Ateminsuffizienz ($p_aO_2 < 50$ mmHg, $p_aCO_2 > 50$ mmHg) unabhängig von der Bronchusstenose, drohende Beatmungspflicht bei maligner Grunderkrankung.
- ► Exophytisch wachsender Bronchialtumor ohne vorbereitende Lasertherapie (Blutungsgefahr!).
- ► Periphere Bronchusstenose ab Lappenebene (kein Funktionsgewinn).
- ► Geringgradige Bronchusstenosen.
- ► Hämorrhagische Diathese (PTT > 50 s, Thrombozyten < 50 000/µl).

Tab. 31.1 • Typen bronchialer Stents.

Typ/Hersteller	Material	Expansions-kraft	Platzierung	Besonderheiten
Dumon-Stent (Fa. Medisyst)	Silikon, geschlossen	+ +	Spezialapplikator, starr	selbstexpansiv, dick-wandig, behindert Ex-pektoration
Wall-Stent (Fa. Schnei-der)	Metallgitter, offen	+	Applikationshülse über Führungs-draht	selbstexpansiv, nicht vor Dislokation sicher
Gianturco-Stent (Fa. Cook)	Metallgitter, offen	+ + +	Applikationshülse über Führungs-draht	selbstexpansiv, Stent-Bruch beobachtet
Strecker-Stent (Fa. Boston Scientific)	Metall (Nitinol)-Maschen, offen	+ +	über Führungs-draht	selbstexpansiv
Mont-gomery-Stent (Fa. Rüsch)	Silikon, geschlossen	+ +	manuell	T-förmig, Tra-cheaschienung bei Tracheotomie
Dynamic-Stent (Fa. Rüsch)	Metall/Kunststoff, geschlossen	Trachea: + + + Bronchus: +	Spezialzange, starr	selbstexpansiv, behin-dert Expektoration gering
AlveolUS	Nitinol/Kunststoff, geschlossen	+ + +	Applikator, starr	selbstexpansiv
Leufen-Stent (Fa. Leufen)	Nitinol/Kunststoff geschlossen	+ + +	Aplikator, starr	selbstexpansiv, indivi-duelle Fertigung mög-lich (Fa. Micro-Tech, Nanjing)

Durchführung

► Indikationsstellung mittels Fiberbronchoskopie, im Einzelfall auch mit zusätzlicher Computertomografie.
► **Vorgehen:**
• Platzierung unter Durchleuchtungsbedingungen.
• Bei Risikopatienten, blutungsgefährdetem Lokalbefund, inkooperativen Patien-ten in Narkose mit starrer Bronchoskopie.
• Genaue Markierung der Atemwegsstenose auf der Körperoberfläche mit Metall via Fiberbronchoskop.
• Spezielle Einlagetechnik – abhängig vom Stent-Typ – beachten.
• Nach Platzierung fiberbronchoskopische Kontrolle der Stent-Lage und -Öffnung.
• Gegebenenfalls Verbesserung des Ergebnisses durch Ballondilatation.
► **Überwachung, Kontrolluntersuchungen:**
• Bei Risikopatienten Intensivüberwachung für 24 h postinterventionell.
• Bronchoskopische Kontrolle des Ergebnisses am 4.–7.d (s. Abb. 31.4).

Komplikationen

► **Häufigkeit:** Gesamt ca. 25 %, bedrohlich 2–5 %.
► **Foetor ex ore:** Bei Sekretretention und Superinfektion.
► **Schleimverlegung:** Sehr häufig bei passiven, starren Stents und funktionell schlech-ter Lunge peripher des Stents (geringe Effektivität des Hustenstoßes). Alle Stents beeinträchtigen die mukoziliare Clearance. Hohes Risiko bei fortgesetztem Rau-chen!
► **Dislokation:** Bei mangelnder Größenanpassung und geringer Expansionskraft so-wie bei Tracheomalazie oder Bronchusinstabilität als Grunderkrankung.
► **Atelektase:** Bei Schleimverlegung oder erfolgloser Wiedereröffnung.
► **Bronchialwandulzeration:** Bei starrem Stent und/oder schlechter Schleimhaut-durchblutung.
► **Stent-Bruch:** Materialermüdung durch Husten.

➤ **Mediastinitis:** Sekundärkomplikation nach Bruch.

➤ **Tracheobronchiale und/oder Stimmlippenverletzungen** bei Stent-Einlage.

➤ **Schleimhautreizung:** Bei trachealen Stents innerhalb der ersten Tage.

Ergebnisse

➤ Die primäre Wiedereröffnung von Bronchien gelingt in 80–90 % der Fälle.

➤ **Die Wiedereröffnungsdauer ist stark abhängig von der Grunderkrankung und dem Stent-Typ:**
  • Bei benigner Stenose meist dauerhaftes Ergebnis. Limitierung durch Stent-Lebensdauer.
  • Bei maligner Stenose im Mittel Wiedereröffnung für 2–10 Monate.

➤ Das Ergebnis wird durch kombinierte Behandlung (z. B. Kleinraumbestrahlung) verbessert.

➤ Passive Stents haben sich im Tracheobronchialsystem nicht bewährt.

31.7 Bronchusokklusion

Grundlagen

➤ **Definition, Prinzip:** Gezielte, temporäre Verlegung eines Bronchiallumens zur Therapie bronchialer Blutungen oder Fisteln.

➤ **Techniken:**
  • *Prinzip des Fogarty-Katheters:* Lumenverschließender, kugelförmiger Katheterballon.
  • *Univent-Tubus:* Zweilumiger Endotrachealtubus mit mobilem, bronchoskopisch führbarem Okklusionsballonkatheter im Zweitlumen.

Indikationen, Kontraindikationen

➤ **Indikationen:**
  • Hämoptoe, Blutungsquelle im nicht einsehbaren Bereich des Bronchialsystems.
  • Bronchiale (meist bronchopleurale) periphere Fistel.

➤ **Kontraindikationen:**
  • Bronchiale Blutungen im bronchoskopisch einsehbaren Bereich (dann Laserbehandlung – Neodym-YAG-Laser, Argon-Beamer).
  • Diffuse alveoläre Hämorrhagie.
  • Chirurgisch behandelbare tracheobronchiale Fisteln (außer zur Überbrückung vor operativer Sanierung).

Durchführung

➤ **Allgemeine Voraussetzungen:**
  • Endotracheale Intubation oder starre Bronchoskopie mit Blutungstamponade.
  • Sedierende und antitussive Therapie, in aller Regel Analgosedierung mit maschineller Ventilation.

➤ **Lokalisationsdiagnostik:**
  • *Blutung:* Fiberbronchoskopie, Computertomografie.
  • *Fistel:* Fiberbronchoskopie, Bronchografie.

➤ **Möglichkeiten für das Einbringen des Okklusionsballons:**
  1. Über einen durch den Arbeitskanal des Bronchoskopes eingebrachten Führungsdraht unter bronchoskopischer Sicht in das vorgewählte Segment/Subsegment.
  2. Umintubation mit Univent-Tubus; die Platzierung des integrierten Ballonkatheters im betroffenen Segment kann *a)* direkt fiberbronchoskopisch mit der Biopsiezange oder *b)* über einen Führungsdraht erfolgen (im Lumen des integrierten Ballonkatheters).
  ▢ *Achtung:* Auf eine sichere externe Fixierung des Univent-Tubus oder Ballonkatheters achten!

➤ **Füllen des Okklusionsballons:**
  • *Füllung:* 1:1 verdünntes wässriges Kontrastmittel (zur Röntgenkontrolle).
  • *Druckbegrenzung* durch angeschlossenes Manometer (Ballondruck bis 25 mmHg).

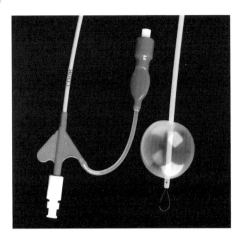

Abb. 31.8 • Bronchusblocker nach Arndt zur akuten Blutstillung. (Mit freundlicher Genehmigung durch Cook Medical, Bloomington,IN).

- ► **Liegedauer:** Maximal 24 h, danach Entblocken des Ballons unter direkter endoskopischer Sicht (Kontrolle der Hämostase oder der bronchialen Fistel durch Inspektion).
- ► **Bronchoskopie:**
  - • Kontrolle der Bronchialschleimhaut im Ballonbereich (Nekrosezeichen?).
  - • Bei Blutungsrezidiven, persistierendem Luftleck und fehlender Schleimhautnekrose erneute Ballonokklusion für weitere 24 h.
- ► **Entfernung des Okklusionsballons** ebenfalls unter direkter fiberendoskopischer Sicht.
- ► **Begleitmedikation:** Antibiotikaprophylaxe (Retentionspneumonie!), z. B. mit Clindamycin 600 mg/8 h i. v. + Ceftriaxon 2 g/24 h i. v.
- ► **Weiteres Vorgehen:**
  - • Tägliche endoskopische Kontrolle der Blutungsaktivität oder des Luftlecks.
  - • Kleinere periphere Blutungen sistieren nach Tamponade oft spontan.
  - • *Indikationen zur chirurgischen Therapie nach Notfallokklusion:*
    - – Einmalige große Blutung (> 50 ml/h).
    - – Blutungsrezidiv nach 24 h Okklusion.
    - – Tumorblutung.
    - – Kavernenblutung.
    - – Große bronchiale Fistel (Luftleck > 20 % des Atemzeitvolumens).
  - • *Indikationen zur definitiven Behandlung durch Fibrinklebung/Spongiosaplastik (autolog aus dem Beckenknochen)*
    - – Inoperabler Patient.
    - – Rezidivierendes kleines, peripheres Luftleck.

Komplikationen

- ► Verletzungen und Blutungen bei der Implantation.
- ► Rezidivierende Blutung oder rezidivierendes Luftleck bei nicht komplett geblocktem Ballon.
- ► Schleimhautnekrose mit Pneumonie, Atelektase oder Fistel durch zu lange Liegedauer oder zu hohen Ballondruck.
- ► Retentionspneumonie.

Ergebnisse

- ► Lokalisierte Blutungen oder Luftlecks jenseits der Lappenbronchusebene lassen sich zuverlässig überbrückend kontrollieren.
- ► Prospektive, kontrollierte Untersuchungen liegen nicht vor.

31.8 Fremdkörperentfernung

Grundlagen

► **Definition:** Entfernung solider Aspirate mittels Bronchoskop.
► **Prinzipien bei der Entfernung:**
  • Komplette Bergung des Fremdkörpers.
  • Schonung der Bronchialschleimhaut bei der Fremdkörpermobilisation.
  • Schonung der Stimmbänder bei der Extraktion.
► **Häufige Fremdkörper:**
  • *Kinder:* Spielzeugteile, Erdnüsse, Murmeln, Milchzähne.
  • *Erwachsene:* Zahnersatzbestandteile, Nahrungsbestandteile.

Indikationen, Kontraindikationen

▢ *Hinweis:* Jeder aspirierte Fremdkörper ist frühestmöglich zu entfernen!
► **Indikationen:**
  • *Notfallindikation:* Akute Fremdkörperaspiration mit plötzlicher Luftnot bis hin zur Asphyxie.
  • *Elektive Indikationen:*
    – Subakute Fremdkörperaspiration: Atelektase, Retentionspneumonie oder Obstruktionsemphysem (selten) einige Tage nach Fremdkörperaspiration.
    – Chronische Aspiration: Entzündliche/granulomatöse Reaktion auf sessilen Fremdkörper mit sekundärer, entzündlicher Stenose (tumoröser Aspekt).
► **Kontraindikationen:** Chronische, granulomatös ummauerte Aspirate ohne Chance der Mobilisierung (dann Indikation zur Thorakotomie).

Faktoren zur Therapieplanung

► **Art der Gefährdung:** Bei akut vitaler Bedrohung (Stridor, Zyanose, Ruhedyspnoe, „Silent-Chest") nach erfolglosem Heimlich-Griff unmittelbare Notfallintubation mit starrem Rohr.
► **Fremdkörpergröße:** Auswahl des Intubationsrohrs und der Endoskopiemethode (starr/flexibel) nach dem Fremdkörperdurchmesser.
► **Fremdkörperbeschaffenheit:** Instabiles Material (z. B. Erdnuss) starr und am besten mittels Fangkorb entfernen.
► **Fremdkörperoberfläche:** Spitze Fremdkörper mit der spitzen Seite nach kaudal entfernen.
► **Ausmaß der Schleimhautreaktion:** Vorsichtige Präparation mit blutstillenden Maßnahmen bei chronischer Aspiration.

Methoden

► **Starre Methode:**
  • *Indikation:* Methode der Wahl im Notfall, bei Kindern, bei großen Fremdkörpern (> 3 mm), bei chronischer Aspiration, bei instabilen Fremdkörpern, bei spitzen Fremdkörpern.
  • *Vorgehen:*
    – Intubation mit dem starren Rohr.
    – Inspektion mit dem Fiber- oder starren Bronchoskop.
    – Bergung mit Fremdkörperfasszange, Korb, Schlinge über das starre Rohr.
    – Nur ausnahmsweise bei großen Fremdkörpern Bergung am Rohrende während der Extubation (Gefahr der Stimmlippenverletzung).
► **Flexible Methode:**
  • Nur ausnahmsweise direkte Entfernung mittels Fiberbronchoskop (kleiner, gut fassbarer, stabiler, aber nicht spitzer Fremdkörper).
  • Ansonsten endotracheale Intubation mit flexiblem Tubus in tiefer Sedierung oder Allgemeinanästhesie.
  • Fremdkörperextration mit der Fasszange oder nach Ansaugen über den Instrumentierkanal durch den Endotrachealtubus.

Vorgehen bei Notfallindikation

► Intravenöse Narkoseeinleitung und Relaxation und sofortige starre Intubation in halb sitzender Position („Crush-Intubation").
► Sicherstellung einer Minimalventilation mit dem starren Rohr durch Dislokation, Wendung, Sofortextraktion oder Zertrümmerung des Fremdkörpers.
► Prophylaxe einer Rezidivaspiration durch Platzierung einer Endogastralsonde (Heber-Drainage).
► Fremdkörperentfernung mit starrem Instrumentarium durch das starre Rohr.
► Versorgung der verletzten Bronchialschleimhaut, Blutstillung, Ausschluss eines Schleimhautdefektes.
► In der Regel flexible Umintubation und Nachbeatmung für einige Stunden.

Vorgehen bei elektiver Indikation

► Zunächst flexible Bronchoskopie zur Planung der Extraktion.
► Elektive Allgemeinanästhesie in Relaxation, Extraktion mit geeignetem Instrumentarium.
► *Bei chronischer Aspiration:* Sorgfältige Blutungsprophylaxe (Instillation und Injektion von Noradrenalin oder Einsatz des Argon-Beamers um das Aspirat), vorsichtiges Präparieren mittels Zange und schonende Extraktion bei bereitliegender Bronchustamponade. Bei starker Blutung evtl. einseitige Intubation.
► *Nachbehandlung:*
  • Blutstillung mit Noradrenalin, Verschorfung mittels Argon-Beamer oder Nd-YAG-Laser.
  • Therapeutische Lavage der atelektatischen oder pneumonisch infiltrierten Lunge.
► **Überwachung, Kontrolluntersuchung:** Die primäre Extubation ist meist möglich; danach eintägige Intensivüberwachung, nach 3–7 d fiberbronchoskopische Kontrolle.

Medikamentöse Infektionsprophylaxe

► **Indikation, Dauer:** Routinemäßig für 3 d bei fehlenden Pneumoniezeichen, 10–20 d bei vorliegender Retentionspneumonie.
► **Wirkstoffe:**
  • Aminopenicillin + Betalaktamaseinhibitor (z. B. Ampicillin/Sulbactam 1,5 g/8 h i. v.).
  • *Oder:* Clindamycin (600 mg/8 h i. v.) + Cephalosporin der 2. Generation (z. B. Cefuroxim 1,5 g/8 h i. v.).

Komplikationen (selten)

► Intubationstrauma, Bronchusperforation, Mediastinitis, Blutung.
► Stimmlippen-/Larynxverletzungen durch das starre Rohr bei Extraktion ohne Schutz.
► Retentionspneumonie/Lungenabszess.
► Entzündliche Bronchusstenose nach verzögerter Extraktion.
► Bronchiektasen nach Retentionspneumonie.

Ergebnisse

► Die Fremdkörperextraktion nach akuter oder subakuter Aspiration gelingt fast immer.
► Bei chronischer Aspiration Fehlversuche in etwa 5 % (durch Einwachsen). Eine Thorakotomie ist dann unvermeidlich.

32 Pleurale Interventionen

32.1 Pleurapunktion

Grundlagen

▶ **Definition:** Einführen einer transthorakal eingeführten Hohlnadel oder eines Katheters zur Entfernung von Flüssigkeit oder Luft aus dem Pleuraraum durch Anlegen eines Soges (manueller Zug am Spritzenkolben oder kontinuierlicher Sog).

▶ **Pleurapunktion + Pneumothoraxgefahr:** Pleurale Flüssigkeitsansammlungen führen zu einem intrapleuralen Druckanstieg von im Mittel $-5\,cmH_2O$ auf bis zu $+20\,cmH_2O$. Das Risiko eines Pneumothorax durch die Punktion reduziert sich mit zunehmendem Ergussvolumen. (Aber auch bei größeren Ergüssen besteht keine absolute Sicherheit, z. B. bei Husten.)

▶ **Mögliche Folgen bei Entfernung größerer Ergussmengen:**
- Rascher Abfall des intrapleuralen Druckes.
- Abfall des intrapulmonalen Druckes.
- Anstieg des bronchialen Volumens.
- Anstieg der Gasaustauschfläche.
- Abfall des pulmonalarteriellen Druckes.
- Abnahme der Atemarbeit.
- Anstieg des p_aO_2.
- Verlust intravasaler Flüssigkeit bei nachlaufendem Erguss.

▶ **Risikofaktoren:**
- Unerfahrener Untersucher.
- Koagulopathie.
- Mangelnde Patientenkooperation.
- Thoraxwandinfektion.
- Hypoxämie.
- Aspiration großer Flüssigkeitsmengen (> 1–1,5 l).
- Chronisch obstruktive Atemwegserkrankung.

Indikationen

▶ **Zur Diagnostik:**
- Analyse des Pleuraergusses.
- Beurteilung der durch Erguss zuvor komprimierten Lunge.

▶ **Zur Therapie:**
- Verbesserung von Ventilation und Gasaustausch.
- Wiederausdehnung der Lunge bei Pneumothorax.

Kontraindikationen

▶ Mangelnde Patientenkooperation und Unruhe.

▶ Blutungsdiathese (Quick < 50 %, PTT > 60 s, Fibrinogen < 100 mg/dl, Thrombozyten < 50 000/µl).

▶ Ergussvolumen < 300 ml (kein therapeutischer Nutzen).

▶ **Absolute Kontraindikation** stellt lediglich die Thrombolysetherapie dar.

Notwendige Voruntersuchungen

▶ **Klinischer Befund:** Thorakale Perkussion und Auskultation.

▶ **Bildgebung:**
- Röntgenbild der Thoraxorgane p.-a. und seitlich (besser liegend-seitlich).
- Oder: Thoraxsonografie (optimales bildgebendes Verfahren, s. S. 81). Befund eines organisierten bzw. teilorganisierten Pleuraergusses (s. Abb. 32.1a u. b).
- *Oder:* Thorax-Computertomografie (s. S. 70).
- *Oder:* Thorax-Magnetresonanztomografie (s. S. 75).

▶ **Labor:** Blutbild mit Thrombozytenzahl, Prothrombinzeit oder partielle Thromboplastinzeit.

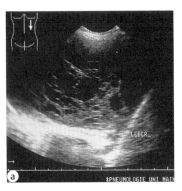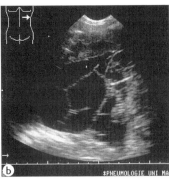

Abb. 32.1 • a u. b Sonografischer Befund eines Pleuraergusses; a) organisierter Pleuraerguss; b) teilorganisierter Pleuraerguss.

Technische Voraussetzungen

► Ruhiger, gut beleuchteter, verdunkelbarer Untersuchungsraum.
► Wünschenswert: Ultraschallgerät, B-Bild (Frequenz 3,0–7,5 MHz).
► Lokalanästhetikum (Lidocain 1 oder 2 %, 10 ml).
► Serummonovette, Blutbildröhrchen, Zytologiebehälter mit Fixationslösung.
► Tupfer, Kompressen, Pflaster, Hautdesinfektionslösung.
► Steriles Lochtuch (selbstklebend).
► Jeweils 2 Kanülen (Größe 14, 21, 22, 25), 2 × 10-ml-Spritzen, 2 × 50-ml-Spritzen.
► 2 Kulturgefäße.
► Einmal-Punktionssystem mit Auffangbehälter (Glas oder besser Beutel) mit Auffangvolumen bis zu 1,5 l.

Patientenvorbereitung

► **Position:**
  • *Mobile Patienten:* Gerade, aufrecht sitzend, mit dem Rücken zum Untersucher, Unterstützung des Unterarms (z. B. auf einem Hocker vor der Untersuchungsliege sitzend). Durch aufrechte Position sammelt sich der Erguss im dorsalen kostophrenischen Rezessus.
  • *Bettlägerige, beatmete Patienten:* Liegend auf der Seite des Ergusses mit dem Rücken am Bettrand. Der Erguss sammelt sich am tiefsten Punkt im Bereich der Axillarlinien.
► **Monitoring:** Anwesenheit einer Hilfsperson; bei Risikopatienten (s. o.) Pulsoximeter mit Sauerstoffsättigung und Pulsfrequenz, Blutdruckmessung, EKG-Monitor.
► **Prophylaktische Maßnahmen bei Risikopatienten (s. o.):**
  • Bei $p_aO_2 < 55$ mmHg Sauerstoff über Nasensonde (0,5–12 l/min).

Punktionsort

► **Klinisch:**
  • *Palpation:* Lokaler Verlust des Stimmfremitus.
  • *Perkussion:* Absolute Dämpfung.
  • *Auskultation:* Aufgehobenes Atemgeräusch.
► **B-Bild-Sonografie** (wenn immer möglich zur Kontrolle): Markierung des Punktionsortes (obligat bei kleinen Ergussvolumina < 500 ml).

Technik

► **Allgemein:**
  • Kontrolle der diagnostischen Voraussetzungen.
  • Patientenaufklärung über Ziel, Alternativmethoden und Risiko; Einverständniserklärung.
► **Vorbereitung der Punktionsstelle:**
  • Säuberung der Hautoberfläche, gegebenenfalls Rasur.

- Markierung (im Sitzen zwischen hinterer Axillarlinie und Paravertebrallinie, im Liegen zwischen hinterer und vorderer Axillarlinie oder nach sonografischer Markierung), Beibehalten der Patientenposition.
- Kontrolle des vorbereiteten, sterilen Instrumententisches mit dem Punktionsset.
- Hautdesinfektion.
- Abdecken mit selbstklebendem Lochtuch.

► **Lokalanästhesie:**
- Mit dünner Nadel am Rippenoberrand einstechen (zum Schutz der unter der Rippe liegenden A. und N. intercostalis).
- Infiltrationsanästhesie der Thoraxwand, Probeaspiration zum Ausschluss einer Blutung und zum Nachweis der intrapleuralen Lage.
- Vermeiden einer weiteren Lokalanästhesie bei Rückzug der Nadel (Gefahr der Streuung von eventuell vorhandenen Tumorzellen).

► **Eigentliche Punktion:**
- *Einführen der Nadel/des Katheters* durch den Punktionskanal bei unveränderter Patientenposition.
- *Aspiration des Ergusses,* dabei Rückzug der Nadel bis unmittelbar vor die Pleura parietalis (Versiegen des Flusses), Katheter können weiter im Pleuraraum belassen werden.
- Optimal ist das simultane Monitoring des Restergusses durch Ultraschall (bei Nadelpunktion Belassen eines Restergusses, sonografisch Lamelle von > 2 cm, bei Verwendung eines Katheters komplette Ergussentfernung).
- *Punktionsvolumen*
  - In der Regel maximal 1,5 l, Stopp bei Hustenreiz, Blutigwerden der Flüssigkeit, Entwicklung von Luftnot, vasovagaler Reaktion.
  - Volumina > 1,5 l sind nur bei simultaner Messung des Pleuradrucks (Abfall < 20 cmH$_2$O) möglich.
- Entfernung der Nadel/des Katheters.
- Kompression der Punktionsstelle mit sterilem Tupfer, Abdeckung mit zwei Kompressen, Fixierung mit Pflaster.

► Abschließende klinische und sonografische Untersuchung des Thorax, Kontrolle der Vitalparameter.
► **Postinterventionelle Röntgenuntersuchung** (Thorax p.-a. in maximaler Exspiration): Bei symptomatischen Patienten sofort, ansonsten 6–24 h später.

Komplikationen

◻ *Hinweis:* Bei erfahrenem Untersucher und Beachtung der Risikofaktoren treten Komplikationen in weniger als 2 % auf. Lebensbedrohliche Komplikationen sind eine Rarität (< 1‰).
► Pneumothorax (s. S. 414).
► Schmerzen an der Punktionsstelle (Nervenverletzung).
► Pleuritische Schmerzen (selten).
► Husten.
► Pleuraempyem (s. S. 421).
► Hypovolämie (selten).
► Reexpansionslungenödem (selten).
► Hämatothorax (s. S. 425).
► Verletzung von Leber oder Milz.
► Vasovagale Reaktion mit Blutdruckabfall und Bradykardie.

Ergebnisse

► Die weitgehende Entfernung eines symptomatischen Ergusses führt zur Abnahme der Dyspnoe und der Atemarbeit, Anstieg des p$_a$O$_2$ und Verbesserung des Allgemeinbefindens.
► Bei weiterbestehender Exsudation ist das Ergebnis nur vorübergehend (Tage). In diesem Fall keine Wiederholung der Punktion, sondern Einlage einer Pleuradrainage.

32.2 Pleura- und Abszessdrainagen

Grundlagen

▶ **Definition:** Kontinuierliche Entfernung von Flüssigkeit oder Luft aus der Pleurahöhle oder einem intrapulmonalen Hohlraum über einen flexiblen, transthorakal eingelegten Katheter.

▶ **Ziele:**
- Komplette Entleerung der Pleurahöhle.
- Entfernung oder Spülung von Empyemen oder Abszessen.
- Evakuierung eines Pneumothorax.
- Vorbereitung einer Pleurodese.
- Zugang für intrapleurale Medikamenteninstillation.

Indikationen

▶ **Pneumothorax:**
- Mediastinalverlagerung zur Gegenseite.
- Pneumothoraxlamelle > 3 cm.
- Bronchopleurale Fistel.

▶ **Pleuraerguss:**
- Aktives Exsudat, Hämatothorax, Chylothorax, Pleuraempyem.
- Vor Pleurodese.
- Nach Thorakotomie, Thorakoskopie.

▶ **Lungenabszess:**
- Größe > 5 cm.
- Keine Rückbildung nach konservativer Therapie > 3 Wochen.

Kontraindikationen

▶ Es gelten alle Kontraindikationen der Pleurapunktion (s. S. 515).

▶ **Pleuraerguss:**
- Arterielle Blutung (Indikation zur Thorakotomie).
- Schwere Thoraxinfektion.
- Älterer, multipel septierter Erguss.

▶ **Lungenabszess:**
- Unreifer Abszess (Blutungsgefahr bei nicht abgegrenzter Abszessmembran), Größe < 5 cm.
- Fehlender Pleurakontakt (Indikation zur Thorakotomie oder inneren Drainage).
- Tuberkulöse Kavernen.
- Echinokokkus-Zysten.
- Aktinomykose, Nokardiose.
- Schwieriger Zugang (z. B. präskapulär).

▶ **Spülbehandlung:** Bronchusanschluss (Luft-/Flüssigkeitsspiegel).

Notwendige Voruntersuchungen, technische Voraussetzungen

▶ Siehe unter Pleurapunktion S. 515.

▶ Vorangehende Pleurapunktion zur Beurteilung der Beschaffenheit von Erguss-/Abszessinhalt.

▶ Bei Pneumothorax wird auf die Probepunktion verzichtet.

▶ Mehrdimensionale Durchleuchtung mit C-Bogen, alternativ Computertomografie.

Empfehlungen zum Drainagetyp (s. Abb. 32.2 und Abb 32.3)

▶ **Pneumothorax, Pleuratranssudat/-exsudat, Chylothorax:**
- Trokardrainage, Durchmesser 14–20 Charriere (Ch.).
- Dünnlumige Katheter (z. B. „Matthys-Katheter") nur bei absehbarer Verweildauer von < 24 h.

▶ **Refraktärer maligner Erguss** (> 200 ml Erguss/d, nach erfolgloser Pleurodese)**:**
- Getunnelte Dauerdrainage (PleurX, s. Abb. 32.3).

▶ **Empyem, Hämotothorax:**
- 2 Trokardrainagen, Durchmesser > 20 Ch.
- *Oder:* Trokardrainage mit Spüllumen (28 Ch.).

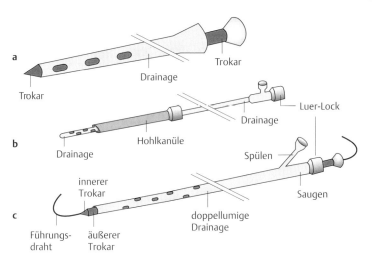

Abb. 32.2 • Typen von Pleuradrainagen. a) Trokardrainage; b) dünnlumige Drainage mit hohler Einführungskanüle nach Matthys; c) doppellumige Spüldrainage mit Einführungstrokar oder wahlweise Einführungsdraht nach Van Sonnenberg.

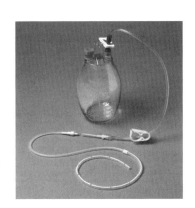

Abb. 32.3 • Getunnelter Pleurakatheter (PleurX) zur Langzeittherapie chronischer Pleuraergüsse. (Mit freundlicher Genehmigung der Firma ewimed. Deutschland, alle Rechte vorbehalten.)

► **Lungenabszess:** Van Sonnenberg-Drainage (Durchmesser 14 Ch.).

Wahl des Zugangsweges (s. Abb. 32.4)

► Am einfachsten unter Thorakoskopie-/Thorakotomiebedingungen.
► **Standardzugangswege:**
  1. *Bei großen Ergüssen, Pneumothorax:* Tief-lateraler Zugang (5.–7. ICR zwischen vorderer und hinterer Axillarlinie).
  2. *Bei Pneumothorax:* 2. ICR Medioklavikularlinie.
  3. *Bei Lungenabszess:* Mithilfe der Thoraxsonografie (beweist den Pleurakontakt, erlaubt Markierung des Eingangsortes) und mit C-Bogen (simultane Kontrolle der Drainagelage bei der Intervention).

Patientenlagerung

► **Standardvorgehen:** Rückenlagerung, C-Bogen mit dorsoventralem Strahlengang.
► **Großer Pneumothorax:** Sitzende Lagerung, ohne Röntgenkontrolle.
► **Bei gezieltem Vorgehen:** Der Patient liegt und wird so gelagert, dass der Befund lateral im dorsoventralen Strahlengang randbildend wird.
► Patientenmonitoring wie bei der Pleurapunktion (s. S. 515).

Pleurale Interventionen

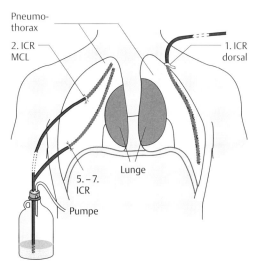

Abb. 32.4 • Zugangswege für Pleuradrainagen (nach Loddenkemper).

Technik

▶ **Vorbereitung der Punktionsstelle:**
- Steriler Instrumententisch mit Drainageset.
- Lagerung des Patienten, Markierung des Einführungsortes auf der Hautoberfläche.
- Abschließende Durchleuchtungskontrolle mit Markierung durch Metallgegenstand (Abszess).
- Hautdesinfektion, steriles Abdecken mit Lochtuch.

▶ **Lokalanästhesie:** Großzügig mit 10–20 ml (Haut, Subkutanraum, Thoraxwand und Pleura).

▶ **Eigentliche Punktion:**
- *Großzügige Stichinzision* mit spitzem Skalpell im Bereich des Rippenoberrandes.
- *Einführen der Drainage:*
  - Eine Hand übt sanften Druck aus, die andere Hand kontrolliert hautnah die Drainage.
  - C-Bogen-Kontrolle des Einführungsvorganges bei schwierigen Bedingungen.
  - Nach Passieren der Thoraxwand/Abszessmembran Nachlassen des Widerstandes. Dann die flexible Drainage unter Belassen des Trokars vorschieben, dann den Trokar zurückziehen.
  - Lagekontrolle, gegebenenfalls Korrektur (Spitze am tiefsten Punkt, bei Pneumothorax ventroapikal, Drainageöffnungen komplett im Hohlraum).
  - Bei korrekter Position Fixation der Drainage durch dickes, geflochtenes Nahtmaterial über Luftknoten.
  - Abschließende Hautdesinfektion.
  - Abdecken mit mehreren Lagen Schlitzkompressen, selbstklebender Hautverband.

▶ Röntgenbild der Thoraxorgane p.-a. und seitlich zur abschließenden Lagekontrolle.

▶ Manuell absaugen oder an (Spül-)Saugvorrichtung anschließen.

▶ **Technik der getunnelten Dauerdrainage (PleurX):**
- Pleurale Einlage eines Führungsdrahtes (weiches Ende nach innen!) über eine Punktionskanüle. Über den Draht wird eine Führungshülse nach intrathorakal eingeführt.
- Von ventral wird (nach ausreichender Lokalanästhesie) ein etwa 5 cm langer, subkutaner Tunnel mit einem mitgelieferten Stift erstellt. Der Stift zieht die da-

ran angebrachte Drainage durch den Tunnel. Sie wird bis zur Markierung subkutan durchgezogen.

- Nach Abschneiden des Stiftes wird die Drainage über die Führungshülse intrathorakal positioniert. Danach kann die längs spaltbare Hülse entfernt und die Wunde über der eintauchenden Drainage mit einer Hautnaht verschlossen werden.
- Durch Anschluss einer Unterdruckflasche kann jederzeit über beliebig lange Zeit Erguss gefördert werden (Erfahrungen bis zu > 2 Jahre).

Einstellung des Soges

► **Pneumothorax:** Sog –5 bis –10 cmH$_2$O bei normaler pulmonaler Compliance. Bei reduzierter Compliance (Infiltrat, Karzinom, Fibrose) –10 bis –25 cmH$_2$O, bei bronchopleuraler Fistel Sog = 0.
► **Pleuraerguss:** Sog 0 bis –10 cmH$_2$O (je nach pulmonaler Compliance).

Spülung von Empyem oder Abszess

► **Patientenlagerung:** Der Prozess sollte sich am tiefsten Punkt befinden.
► **Bei fehlendem Bronchusanschluss:** Spülung mit isotoner, steriler NaCl-Lösung (1 000 ml/d mit passivem Abfluss, z. B. in sterilen Urinbeutel).
► **Bei Bronchusanschluss:** Keine kontinuierliche Spülung, allenfalls diskontinuierliche Spülung (2 ×/d) mit geringem Volumen.
► **Medikamenteninstillation (Spülung unterbrechen!):** Bei Kammerung Instillation von Uro-/Streptokinase 1 ×/d für bis zu 14 d. (Dosierungen s. Tab. 32.1).
► **Dauer:** Je nach klinischem Verlauf zwischen 1–2 Wochen nach Reinigung und beginnender Fibrosierung der Höhle.

Komplikationen

► Komplikationen der Pleurapunktion (s. S. 515).
► Schmerzen bei Wiederentfaltung der Lunge (vor allem bei Pneumothorax, bei ansonsten gesunder Lunge).
► Weichteilemphysem.
► Verletzungen von Lunge, Herz und anderen benachbarten Organen (selten).
► Infektionen (häufiger als bei der Pleurapunktion).

Tab. 32.1 • **Medikamente zur intrapleuralen Applikation.**

Medikament	Dosis	Besonderheiten
Pleurodese		
Tetracyclin	500–1 000 mg/30 ml	Schmerzprophylaxe (Prämedikation mit Morphinderivat, Auflösung in Lidocain 1 % 20 ml)
Fibrinkleber	10 ml Konzentrat + 10 ml Thrombin/Aprotinin (5 000 IE/ 30 000 IE)	schmerzlos, hohe Kosten
Bleomycin	60 mg/100 ml	nur bei malignem Erguss, keine Wiederholung, hohe Kosten
Talkum[*]	5–10 g	Puder im Rahmen einer Thorakoskopie/ -tomie, ansonsten Suspension, Schmerzprophylaxe!
Polyvidon-Jod (Kalium-Jodid in Äthanol)	20 ml	Schmerzprophylaxe (s. o.)!
Pleuraempyem		
Urokinase	100 000 IE/50 ml 0,9 % NaCl	
Streptokinase	250 000 IE/50 ml 0,9 % NaCl	*cave* Allergie!

[*]*z. B. Suspension bestehend aus Talkum (5,0 g), Glycerol 65 % (3,75 g), Aqua dest. (3,55 g). Vor Gebrauch kräftig schütteln.*

Ergebnisse

➤ Ein frei auslaufender Pleuraerguss kann vollständig entfernt werden.
➤ Die komplette Evakuierung des Pleuraraums bei Pneumothorax gelingt, wenn *a)* keine bronchopleurale Fistel und *b)* keine schwere pulmonale Compliance-Störung besteht (Infiltration, Atelektase).
➤ **Drainagebehandlung des Pleuraempyems:** Erfolgsraten von 60–70 %.
➤ Die Pleurolyse des Empyems ist nur erfolgreich, wenn die Organisation nicht zu weit fortgeschritten ist.
➤ **Drainagebehandlung von Lungenabszessen:** Erfolgreiche Verödung bei 3 von 4 konservativ erfolglos behandelten Abszessen (sonst muss chirurgisch behandelt werden).

32.3 Pleurodese

Grundlagen

➤ **Definition:** Verödung des Pleuraspaltes auf chemischem oder chirurgischem Weg.
  • *Chemische Pleurodese:* Verklebung beider Pleurablätter durch Entzündungsreiz (niedriger pH, Zytostatika, Fremdkörper).
  • *Chirurgische Pleurodese:* Partielle oder komplette Pleurektomie der parietalen Pleura.
➤ **Ziel:**
  • Prophylaxe bei rezidivierendem Pneumothorax.
  • Rezidivprophylaxe bei Pleuraerguss.

Indikationen

➤ Pneumothorax nach dem zweiten Rezidiv.
➤ Nach erstem Pneumothorax bei Risikopatienten (z. B. Pilot, Fallschirmspringer).
➤ Protrahierter Pleuraerguss (Rezidiv nach therapeutischer Punktion oder erfolgloser medikamentöser Therapie).
➤ **Häufigste Indikation:** Maligner Pleuraerguss.

Kontraindikationen

➤ Geplante Lungentransplantation.
➤ Erster bis dritter Pneumothorax bei Nichtrisikopatienten.
➤ Therapiealternativen, z. B. chemosensibler Tumor mit Pleurakarzinose, Herzinsuffizienz, Leberzirrhose.
➤ Starke Ergussproduktion ($\gg$200 ml/d), geringe Erfolgsaussichten.

Durchführung

➤ Einbringen einer Pleuradrainage (s. S. 518).
➤ Komplette Entleerung der Pleurahöhle, Kontrolle durch Röntgenaufnahme in Exspiration, besser noch durch Sonografie.
➤ **Fibrinkleber:**
  • Verwendung eines doppelläufigen Spezialkatheters.
  • Herstellung des Instillats, Auflösung in 30 bis maximal 100 ml Volumen.
➤ **Tetrazyklin/Polyvidon-Jod:** Kostengünstige Alternative, zentralwirksame Analgesie mit z. B. Piritramid 7,5–22,5 mg i. v. notwendig.
➤ Instillation, danach Abklemmen.
➤ Lageänderung des Patienten („Rollkur") in 15-minütigen Intervallen für 2 h.
➤ Danach erneut Anschluss der Saugdrainage.
➤ Bei einer Ergussproduktion > 50–100 ml/d Wiederholung der Pleurodese (bei Tetrazyklin und Polyvidon möglich), bei Sistieren der Ergussproduktion (Nettoausfuhr < 50 ml/d) Abschluss der Pleurodese.
➤ Entfernung des Drainageschlauches, Röntgenkontrolle.
➤ Kontrolle des Therapieerfolges nach 4 Wochen durch Röntgen oder Sonografie.
➤ **Chirurgische Pleurodese** s. S. 522.

► **Talkumsuspension:**
- Kostengünstig, effizient, Anwendung nur bei malignen Ergüssen oder im Alter > 50 Jahre (enthält Spuren von Asbest). Herstellung der schwer löslichen Suspension durch Anwärmen und Schütteln über 5–10 min. Präventive Gabe zentral wirksamer Analgetika!
- Vorgehen wie bei Tetrazyklin, keine Wiederholung.

Komplikationen

► Parapleurale Instillation (kritisch, vor allem bei Zytostatika).
► Entwicklung einer Pleuraschwarte (häufig).
► Periinterventionelle Schmerzen (Talkum > Tetrazyklin = Polyvidon-Jod > Zytostatika > Fibrinkleber).
► Resorption von Zytostatika mit Leukopenie, Übelkeit, Durchfall.
► Pleuraempyem (durch Verunreinigung).

Ergebnisse

► Vollremissionsrate (keine weitere Ergusspunktion notwendig, kein Pneumothoraxrezidiv) der chemischen Pleurodese 70–90 %. Tetrazyklin 60–100 %, Fibrinogen 75 %, Bleomycin 65–90 %, Talkum (ohne Pleurektomie) 75–100 %. Bei Tetrazyklin-Pleurodese sistiert die Exsudation im Mittel nach 7 d.
► Die chirurgische Pleurodese hat eine Erfolgsrate (Vollremission, s. o.) von 95–100 % (Pleurektomie ± Talkum).
► Teilremission: Reduzierung der Punktionsfrequenz um mindestens 50 %.

33 Thorakoskopie/Pleuroskopie

33.1 Videoassistierte Thorakoskopie

Grundlagen

► **Definition:** Minimal invasives, chirurgisches Verfahren zur erweiterten Diagnostik und interventionellen Behandlung im Bereich der inneren Thoraxwand, der pleuralen Mediastinaloberfläche und der Lunge. Mit ihr sind auch Lungenresektionen ohne das Trauma der Thorakotomie möglich.

► **Technik:** Voraussetzung zur Entwicklung der videoassistierten Thorakoskopie (VATS) war die Entwicklung hochauflösender Chip-Kameras und Kaltlichtquellen mit hohem Farbechtheitsgrad und verbessertes Instrumentarium.

► **Voraussetzungen:**
  • Erfahrungen in der offenen Thoraxchirurgie.
  • Jederzeitige Möglichkeit zum „Umsteigen" zur offenen Chirurgie.
  • Seitengetrennte Beatmung (Doppellumentubus).
  • Erfahrungen im Umgang mit dem zweidimensionalen Bild und dem methodenbedingt fehlenden Tastsinn.
  • Anlage eines Pneumothorax.
  • Über Trokare Zugang im 4. ICR für die Videokamera und meist zwei Arbeitskanälen (> 10 mm dick), eingebracht am Ort des Interesses.

► Gebogene oder bajonettförmige Instrumente und Winkeloptiken ermöglichen Interventionen an der inneren Thoraxwand.

► Parenchymresektionen erfolgen mit dem automatischen Klammernahtgerät (Endogia) luftdicht.

Indikationen (s. Tab. 33.1)

► **Lungengerüsterkrankungen:** Die videoassistierte Thorakoskopie hat die Minithorakotomie in der Diagnostik abgelöst.

► **Tumoren:**
  • Mediastinal und pleural (meist gut erreichbar).
  • *Pulmonal:* Mit dem Tastinstrument bis zu einer maximalen Tiefe ≤ 1 cm unter der Pleura visceralis erfassbar. Pleuraständige Lungentumoren können instrumentell mittels Teilresektion entfernt werden. Auch die anatomische Resektion (Lobektomie bis zur Pneumonektomie) ist möglich.

Kontraindikationen

► Hämorrhagische Diathese.

► Stark eingeschränkte Lungenfunktion: $FEV_1 < 30\%$ Soll, Hyperkapnie. Ausnahmen gelten für funktionsverbessernde Eingriffe bei schwerem Lungenemphysem.

► Herzinfarkt, der weniger als 3 Monate zurückliegt.

► Manifeste Herzinsuffizienz, maligne Rhythmusstörungen.

► Maligne Tumoren (bei kurativer Indikation offenes Vorgehen).

Durchführung

► **Voraussetzungen:**
  • HR-Computertomogramm des Thorax.
  • Übliche präoperative Risikounterschung (klinische Untersuchung, Lungenfunktionsprüfung, Labor, EKG).
  • Operationssaal in Thorakotomiebereitschaft.
  • Intubation mit Doppellumentubus.

► **Vorgehen** (Operationssitus s. Abb. 33.1 S. 526):
  • Nach Hautschnitt Präparation mit dem Trokar (stumpf) bis zum Erreichen der Pleurahöhle (5.–7. ICR).
  • Anlegen eines Pneumothorax mit Luft oder CO_2.
  • Ventilation der kontralateralen Lunge, Entlüftung der ipsilateralen Lunge.
  • Einführung von zwei weiteren Arbeitstrokaren, sodass zwischen der Kamera und den Arbeitsinstrumenten ein Dreieck entsteht.

Tab. 33.1 • **Indikationen zur videoassistierten Thorakoskopie.**

Indikation	Diagnostik	Therapie
Lungengerüsterkrankung	Keilresektion	
Lungenemphysem		Volumenreduktionsplastik
pulmonaler Tumor (pleuranah)	Keilresektion	Keilresektion, Lobektomie, Pneumonektomie
mediastinaler Tumor	Biopsie	Exstirpation
Pleuratumor	Biopsie	Exstirpation
Brustwandtumor	Biopsie	Exstirpation
rezidivierender Pneumothorax	Pleuroskopie	Bullektomie, Adhäsiolyse, Lungenspitzenresektion, Pleurektomie
gekammerter Pleuraerguss	Pleuroskopie	Adhäsiolyse, Schwartenabtragung, Pleurektomie
rezidivierender Pleuraerguss	Pleuroskopie	Pleurektomie, Talkumpleurodese
Pleuraempyem		Adhäsiolyse, Dekortikation
Hämatothorax		Blutstillung, Ausräumung
pleuraler Fremdkörper		Fremdkörperentfernung
rezidivierender Perikarderguss		Perikardfensterung
Hyperhidrosis		Sympathektomie
Ösophaguserkrankungen	Ösophagusbiopsie	Divertikelabtragung, Myotomie, Verschluss bei Perforation
Zwerchfellriss		Verschluss
Chylothorax		Ductus-thoracicus-Verschluss
bronchopleurale Fistel		Fistelverschluss

- Kameraführung durch die Assistenz mit direkter Sicht auf das Arbeitsfeld.
- Bei tangentialem Arbeiten müssen Winkeloptiken sowie halbflexible oder gebogene Arbeitsinstrumente verwendet werden.
- Biopsie, Resektion oder maschinelle Naht dürfen nur unter direkter Sicht erfolgen.
- Bergung von Befunden im „Laparobag" zur Prophylaxe einer Kontamination der Pleurahöhle und der Thoraxwand.
- Bei Nachweis eines malignen Tumors im Schnellschnitt kann ein „Umsteigen" auf eine offene Thorakotomie mit Lymphknotendissektion und radikaler Resektion erfolgen.
- Entfernung von Blutkoageln und Spülung der Thoraxhöhle mit isotoner NaCl-Lösung.
- Einbringen einer großlumigen Thoraxdrainage.
- Bei langer Op-Dauer (> 120 min) oder Intervention bei vorliegender Infektion Antibiotikaprophylaxe (z. B. Cefuroxim 1,5 g/8 h i. v.).

Komplikationen (6–9 %)

- ► Husten, Fieber, postoperative Schmerzen (gegenüber der Thorakotomie geringer).
- ► Pneumothorax.
- ► Tumoraussaat in die Pleurahöhle.
- ► Ösophagusperforation.
- ► Horner-Syndrom.
- ► Lungenparenchymverletzungen.
- ► Luftembolie.
- ► Pleuraempyem.

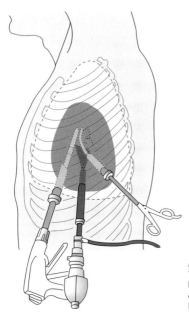

Abb. 33.1 • Operationssitus bei videoassistierter Thorakoskopie. Platzierung der 3 Operationstrokare im Interkostalraum. Die Kamera in der Mitte, daneben Fasszange und Klammerstapler (nach Medical Tribune 13 [1996] S.24).

- Pneumonie.
- Thorakale Hyp- und Dysästhesie oder segmentales Schmerzsyndrom.
- Respiratorische Insuffizienz.
- Herzrhythmusstörungen.
- Hämatothorax.
- Mediastinalemphysem.

Ergebnisse

- Die Reduktion des Operationstraumas und die geringere früh-postoperative pulmonale Funktionseinschränkung führen zur Senkung der periinterventionellen Morbidität und Mortalität.
- Die postoperative Liegedauer wird verkürzt.
- Die diagnostische Trefferquote pleuraler Erkrankungen und pleuranaher Mediastinalerkrankungen sowie Lungenerkrankungen beträgt > 90 %.
- Bullektomie, Pleurodese und Adhäsiolyse haben eine nahezu 100 %ige Erfolgsrate.
- Bei Sympathektomie beträgt die Erfolgsrate 60–90 %.
- Durchschnittliche Op-Dauer 60 min (30–160 min).
- Postoperative Verweildauer im Krankenhaus 1–7 d.
- 30-Tage-Letalität bei maligner Grunderkrankung 1–9 %.
- Befriedigendes kosmetisches Ergebnis.

33.2 Pleuroskopie

Grundlagen

- **Definition:** Überwiegend diagnostisches Verfahren mit Einsatz nur einer Optik zur Inspektion des Pleuraraumes, Entnahme von Gewebeproben und zur Durchführung kleinerer therapeutischer Eingriffe.
- **Starres Verfahren**: Geräteaufbau entspricht einem starren Bronchoskop mit Linsenoptik.
- **Semiflexibles Verfahren**: Geräteaufbau eines digitalen Fiberbronchoskopes. Die Komponenten des Bronchoskopiesystems (Lichtquelle, digitale Bildverarbeitung, Dokumentation) können übernommen werden, (s. Abb. 33.2). Das ansonsten starre Endoskop verfügt über ein 5 cm langes, in einer Ebene abwinkelbares Ende. Damit

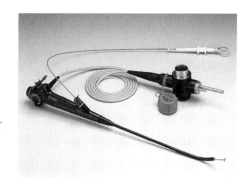

Abb. 33.2 • Semiflexibles Video-
Pleuroskop mit 2,8 mm Arbeits-
kanal und 160°/130° abwinkel-
barem Ende (mit freundlicher
Genehmigung der Olympus
Deutschland GmbH).

Thorakoskopie/Pleuroskopie

werden die Möglichkeiten der Inspektion des Pleuraraumes erweitert. Die Gewebeentnahme erfolgt mit herkömmlichen bronchoskopischen Biopsiezangen. Talkum-
poudrage und Elektrokauterisation sind möglich.

► **Voraussetzungen:**
- Voruntersuchungen, Aufklärung und Patientenvorbereitung wie bei der Bron-
  choskopie (s. S. 188).
- Die Untersuchung kann nach Lokalanästhesie am wachen, sedierten Patienten
  erfolgen.
- Patientenmonitoring: S_pO_2, Puls, Blutdruck.

Indikationen, Kontraindikationen

► **Indikationen:**
- Diagnostik pleuraständiger Tumoren.
- Abklärung von Pleuraergüssen.
► **Kontraindikationen:** Siehe S. 524.

Durchführung

► Es empfiehlt sich ein anästhesiologisches Stand-by.
► Eingehen über einen Trokar routinemäßig etwa im 6. ICR in der mittleren Axillar-
  linie nach sonografischer Kontrolle oder am Ort des Interesses.
► Anlage eines Pneumothorax, gegebenenfalls Absaugen eines Ergusses.
► Die Biopsien und Interventionen können über den Monitor direkt verfolgt und kon-
  trolliert werden.

Komplikationen

► Sie entsprechen denen der VATS.

Ergebnisse

► Die Methode ist gut geeignet zur Abklärung unklarer Pleuraergüsse oder pleuraler
  Raumforderungen.
► Die Möglichkeit der Adhäsiolyse bei Vorliegen kleinerer Verwachsungen und eine
  abschließende Talkum-Pleurodese erweitern die Möglichkeiten.
► Aufgrund eingeschränkter Interventionsmöglichkeiten sollten Manipulationen an
  der Lunge, dem Perikard und in der Nähe großer Gefäße unterbleiben.

34 Begutachtung

34.1 Definitionen, Anforderungen, Sozialversicherung

Grundsätze der gutachterlichen Tätigkeit

▶ **Gutachten:** Eine gutachterliche Tätigkeit ist die Einordnung medizinischer Sachverhalte in rechtliche Voraussetzungen des Sozialversicherungsrechts (Krankenversicherung, Unfallversicherung, Rentenversicherung, soziales Entschädigungsrecht und Schwerbehindertengesetz) und des privaten Versicherungsrechts.

▶ **Ärztlicher Gutachter:** Ein ärztlicher Gutachter ist ein sachverständiger Berater der Träger der gesetzlichen Sozialversicherungen, ggf. auch der privaten Versicherungen. Außerdem kann ein Gutachter durch Aufforderung eines Gerichtes verpflichtet werden, als medizinischer Sachverständiger zu wirken.

▶ **Wechselspiel Gutachter – Auftraggeber:**
- Ein Gutachter trifft keine Entscheidungen, sondern gibt dem Fragesteller eine sachverständige Antwort auf dessen Fragen.
- Der Auftraggeber ist in seiner Bewertung nicht an die Auffassung des Gutachters gebunden.

Anforderungen an den Auftraggeber

▶ **Fragestellung:** Die Fragestellung muss präzise sein (die Antworten können nur so gut und richtig sein wie die Fragestellung).

▶ **Sachaufklärung:** Die Sachaufklärung muss nach Möglichkeit abgeschlossen sein (z. B. Expositionsermittlung am Arbeitsplatz).

▶ **Unterlagen:** Krankheitsrelevante medizinische Befunde (ärztliche Befundberichte, Original-Histologien, Krankenkassenauszüge) müssen dem Gutachter vollständig zur Verfügung gestellt werden. Lungenfunktionsdaten sind mit Messprotokollen vorzulegen.

Anforderungen an den Gutachter

▶ **Qualifikation:** Fachliche Qualifikation, kontinuierliche Weiterbildung auf medizinisch-juristischem Grenzgebiet, möglichst durch curriculare und zertifizierte Kurse der Fachgesellschaften.

▶ **Kompetenzeinschätzung:** Bereitschaft zur unverzüglichen Rückgabe des Gutachtenauftrags, sofern dieser nicht in die eigene Kompetenz fällt.

▶ **Unparteilichkeit und Unabhängigkeit:**
- Der Gutachter darf niemals Interessenvertreter sein. Ein systematischer Denkfehler: „In dubio pro aegroto" (Im Zweifel für den Kranken).
- Sachverständige sind bei der Wahrnehmung ihrer medizinischen Aufgaben nicht an Weisungen gebunden und nur ihrem ärztlichen Wissen und Gewissen unterworfen.

▶ **Einhaltung aller ethischen Prinzipien** der ärztlichen Berufsausübung.

▶ **Einhaltung der Schweigepflicht;** sie ist nur zur Beantwortung der gutachterlichen Fragestellungen gelockert (Ausnahme: Der Gutachtenpatient untersagt die Weitergabe bestimmter Erkenntnisse; hierauf ist dann in der gutachterlichen Beurteilung hinzuweisen bzw. ggf. muss die Begutachtung abgelehnt werden).

▶ **Weitergabe erhobener Befunde:** Die Weitergabe diagnostischer Erkenntnisse (auch von Nebenbefunden, die außerhalb des eigentlichen Gutachtenauftrags gewonnen wurden, z. B. pathologische Laborwerte, Röntgenbefunde) erfolgt an den Patienten bzw. (nach schriftlichem Einverständnis) an dessen Hausarzt, wenn sich präventive, weitere diagnostische oder therapeutische Konsequenzen ergeben.

▷ *Tipp:*
- In zahlreichen sozialmedizinisch-gutachterlichen Verfahren ist der Arzt die einzige Person, die mit dem Versicherten (= Erkrankten) persönlich spricht. Er sollte bedenken, dass bei den Gutachtenpatienten oftmals lebensbegleitend wichtige Entscheidungen anstehen und teilweise juristisch wie medizinisch nicht erfüllbare Wünsche vorliegen. Ein ausführliches Gespräch auch über unausgespro-

chene Vorstellungen der Gutachtenpatienten ist oft hilfreich und vermeidet unnötige, meist aussichtslose Sozialgerichtsverfahren.

- Der gutachterlich tätige Arzt sollte die Grenze zwischen medizinischer und juristischer Argumentation auch dem Gutachten-Patienten klarmachen. Medizinisch plausible Zusammenhänge, die beispielsweise aus sozialpolitischen (nicht medizinisch-wissenschaftlichen!) Gründen eine BK-Anerkennung ausschließen (Beispiel: Rückwirkungsklausel), sollten dem Patienten auch so vermittelt werden.

Anforderungen an das Gutachten

► **Gesicherte medizinische Erkenntnisse:**
- Die Erkenntnisse müssen methodisch erforscht sein, ihr gedanklicher Hintergrund muss plausibel sein und ihre Aussage muss als zutreffend ermittelt worden sein.
- Die Erkenntnisse müssen in der Wissenschaft Allgemeingültigkeit besitzen.

► **Verständliche Sprache:** Das Gutachten muss in einer für medizinische Laien (Verwaltungsfachleute, Juristen) verständlichen Sprache abgefasst sein.

Hinweise zum Zeitaufwand für ein Gutachten

► Eine sachgerechte, lebensbegleitende qualifizierte pneumologisch-arbeitsmedizinische Anamnese eines etwas betagten Patienten kann durchaus Stunden dauern, z. B. bei Krebskrankheiten nach langjährig zurückliegenden Expositionen.

► Hektik in der Praxis, Vielbeschäftigtheit des pneumologischen, als Gutachter persönlich beauftragten Chefarztes, dürfen nicht dazu führen, dass inadäquat wenig Zeit investiert wird.

► Absehbare zeitliche Verzögerungen müssen dem Auftraggeber rechtzeitig mitgeteilt werden.

Sparten der gesetzlichen Sozialversicherung

► **Gesetzliche Krankenversicherung (GKV).**
- *Häufige Fragestellungen:*
  - Liegt Arbeitsunfähigkeit (AU) vor?
  - Notwendigkeit von Vorsorge- bzw. Rehamaßnahmen?
- *Definitionen wichtiger Begriffe:* s. S. 530.

► **Gesetzliche Unfallversicherung (= Berufskrankheitenrecht):**
- *Häufige Fragestellungen:*
  - Liegt eine Berufskrankheit (BK) vor (Liste der BK s. Tab. 34.1)?
  - Liegt eine Minderung der Erwerbsfähigkeit (MdE) nach dem Berufskrankheitenrecht vor? Wenn ja, um wie viel %?
- *Definitionen wichtiger Begriffe:* s. S. 530.

► **Gesetzliche Rentenversicherung (RV).**
- *Häufige Fragestellungen:*
  - Besteht eine Indikationsstellung für ein (stationäres oder ambulantes) Heilverfahren?
  - Erbetene Stellungnahme zu berufsfördernden Rehabilitationsmaßnahmen.
  - Liegt teilweise/volle Erwerbsminderung vor?
  - Liegt Berufsunfähigkeit vor? (Nur noch bei Versicherten, die vor dem 2.1.1961 geboren sind.)
  - Besteht „Arbeit zum Schaden der Gesundheit"?
- *Definitionen wichtiger Begriffe:* s. S. 530.

► **Soziales Entschädigungsrecht:**
- *Definition:* Wer einen Gesundheitsschaden erleidet, für dessen Folgen die staatliche Gemeinschaft in Abgeltung eines besonderen Opfers oder aus anderen Gründen nach versorgungsrechtlichen Grundsätzen einstehen muss, hat ein Recht auf notwendige Maßnahmen zur Erhaltung, Besserung und Wiederherstellung der Gesundheit und Leistungsfähigkeit und eine angemessene wirtschaftliche Versorgung (Nachteilsausgleich).
- *Der Personenkreis leitet sich aus folgenden Gesetzen ab:* Bundesversorgungsgesetz (Soldaten 2. Weltkrieg), Soldatenversorgungsgesetz, Zivildienstgesetz, Häftlings-

hilfegesetz, strafrechtliches Rehabilitierungsgesetz, Bundesseuchengesetz, Opferentschädigungsgesetz.

- *Häufige Fragestellungen:*
  - Stellungnahme zum ursächlichen Zusammenhang zwischen einer Einwirkung und einem Gesundheitsschaden (Wahrscheinlichkeit).
  - Stellungnahme zu etwaiger „Kannversorgung" (s. S. 535).
  - Quantifizierung des Körperschadens nach den Anhaltspunkten für die ärztliche Gutachtertätigkeit im sozialen Entschädigungsrecht (MdE) und nach dem Schwerbehindertengesetz (GdB, s. S. 535).
- *Definitionen wichtiger Begriffe:* s. S. 535.

▶ **Schwerbehindertenrecht (SchwbR):**

- *Definition:* Alle Schwerbehinderten, unabhängig von der Ursache der Behinderung, haben Rechtsanspruch auf Hilfe bei der Eingliederung in Arbeit, Beruf und Gesellschaft sowie unter Umständen auf vielfältige soziale Nachteilsausgleiche. Abhängig von der Höhe der anerkannten Behinderung gibt es unterschiedliche Vorteile z. B. bei verschiedenen Steuerarten (Lohn- und Kfz-Steuer), Wohngeld/ Wohnungsbauförderung, Kindergeld, Pflegegeld, Freifahrt im öffentlichen Personennahverkehr u. a.
- *Häufige Fragestellungen:*
  - Beschreibung und Bewertung vorliegender Behinderungen inkl. Grad der Behinderung (GdB).
  - Stellungnahme zu Voraussetzungen für die Inanspruchnahme von Nachteilsausgleichen („Merkzeichen").

▫ *Hinweis:* Die Klärung der Kausalität eines Körperschadens ist erforderlich für das Berufskrankheitenrecht und für das soziale Entschädigungsrecht, sie ist nicht erforderlich für das Recht der gesetzlichen Krankenversicherungen, das Rentenrecht und das Schwerbehindertenrecht.

Gesetzliche Krankenversicherung

▶ **Arbeitsunfähigkeit:** Der Versicherte kann nicht oder nur unter Gefahr der Verschlimmerung seiner Krankheit die zuletzt ausgeübte Tätigkeit weiter verrichten. In die Beurteilung der Arbeits(un)fähigkeit gehen die Anforderungen der beruflichen Tätigkeit ein.

▶ **Vorsorge- und Rehabilitationsmaßnahmen:** Sie können ambulant oder stationär stattfinden. Rehamaßnahmen kommen andernorts nur in Frage, wenn die Behandlung am Wohnort ausgeschöpft ist.

Gesetzliche Unfallversicherung: Definitionen

▶ **Anzeigepflicht:** Haben Ärzte oder Zahnärzte den begründeten Verdacht, dass bei Versicherten eine Berufskrankheit besteht, müssen sie dies dem Unfallversicherungsträger oder der für den medizinischen Arbeitsschutz zuständigen Stelle (staatlicher Gewerbearzt/Landesgewerbearzt, Adressen im Internet) unverzüglich anzeigen (Formular im Internet unter www.dguv.de). Inhalt und Adressat der Anzeige werden dem Versicherten mitgeteilt (zweckmäßigerweise Kopie). Das Einverständnis des Versicherten ist nicht erforderlich (Meldepflicht = gesetzliche Offenbarungsbefugnis steht höher als die Schweigepflicht).

▶ **Berufskrankheit:**

- *Definition:* Eine Berufskrankheit ist eine Krankheit, die in der Anlage zur Berufskrankheitenverordnung aufgeführt ist und die ein Versicherter infolge einer versicherten Tätigkeit erlitten hat. Die Träger der gesetzlichen Unfallversicherung sind für die Prävention und für die Kompensation von Berufskrankheiten zuständig. Daneben gibt es sog. „Quasi-Berufskrankheiten", s. Öffnungsklausel.
- *Liste der Berufskrankheiten* s. Tab. 34.1.

▶ **Öffnungsklausel** (§ 9 [2] SGB VII):

- Gesetzliche Regelung für Krankheiten, die nicht in der BK-Liste stehen und über welche seit der letzten Novellierung der BKV neue wissenschaftliche Erkenntnisse gewonnen wurden, insbesondere was den Zusammenhang zwischen Belastung und Erkrankung betrifft („Quasi-Berufskrankheit").

Tab. 34.1 • **Auszug aus der Liste der Berufskrankheiten (entsprechend pneumologischer Relevanz).**

Num-mer	Krankheit
1	*durch chemische Einwirkungen verursachte Krankheiten*
11	Metalle oder Metalloide (BK 1 101–1 110)
12	Erstickungsgase (BK 1 201–1 202)
13	Lösemittel, Schädlingsbekämpfungsmittel (Pestizide) und sonstige chemische Stoffe (BK 1 301–1 317; für Begutachtung in der Pneumologie relevant BK 1 315 = Erkrankungen durch Isocyanate, die zur Unterlassung aller Tätigkeiten gezwungen haben, die für die Entstehung, die Verschlimmerung oder das Wiederaufleben der Krankheit ursächlich waren oder sein können)
2	*durch physikalische Einwirkungen verursachte Krankheiten*
21	mechanische Einwirkungen (BK 2 101–2 111)
22	Druckluft (BK 2 201)
23	Lärm (BK 2 301)
24	Strahlen (BK 2 401–2 402)
3	*durch Infektionskrankheiten oder Parasiten verursachte Krankheiten sowie Tropen-krankheiten (BK 3 101–3 104, davon für die Begutachtung in der Pneumologie relevante BK 3 101 = Infektionskrankheiten, wenn der Versicherte im Gesundheitsdienst, in der Wohlfahrtspflege oder in einem Laboratorium tätig war oder durch eine andere Tätigkeit der Infektionsgefahr in ähnlichem Maße besonders ausgesetzt war und BK 3 102 = von Tieren auf Menschen übertragbare Krankheiten)*
4	*Erkrankungen der Atemwege und der Lungen, des Rippenfells und Bauchfells*
41	Erkrankungen durch anorganische Stäube
4101	Quarzstaublungenerkrankung (Silikose)
4102	Quarzstaublungenerkrankung in Verbindung mit aktiver Lungentuberkulose (Siliko-Tuberkulose)
4103	Asbeststaublungenerkrankung (Asbestose) oder durch Asbeststaub verursachte Erkran-kung der Pleura
4104	Lungenkrebs oder Kehlkopfkrebs – in Verbindung mit Asbeststaublungenerkrankung (Asbestose) – in Verbindung mit durch Asbeststaub verursachter Erkrankung der Pleura oder – bei Nachweis der Einwirkung einer kumulativen Asbestfaserstaub-Dosis am Arbeits-platz von mindestens 25 Faserjahren (25×10^6 [Fasern/m^3] × Jahre)
4105	durch Asbest verursachtes Mesotheliom des Rippenfells, des Bauchfells oder des Perikards
4106	Erkrankungen der tiefen Atemwege und der Lungen durch Aluminium oder seine Verbindungen
4107	Erkrankungen an Lungenfibrose durch Metallstäube bei der Herstellung oder Verarbeitung von Hartmetallen
4108	Erkrankungen der tiefen Atemwege und der Lungen durch Thomasmehl (Thomasphos-phat)
4109	bösartige Neubildungen der Atemwege und der Lungen durch Nickel oder seine Verbindungen
4110	bösartige Neubildungen der Atemwege und der Lungen durch Kokereirohgase
4111	chronische obstruktive Bronchitis oder Emphysem von Bergleuten unter Tage im Steinkohlebergbau bei Nachweis der Einwirkung einer kumulativen Dosis von in der Regel 100 Feinstaubjahren ([mg/m^3] × Jahre)
4112	Lungenkrebs durch die Einwirkung von kristallinem Siliziumdioxid (SiO_2) bei nachge-wiesener Quarzstaublungenerkrankung (Silikose oder Siliko-Tuberkulose)
42	*Erkrankungen durch organische Stäube*
4201	exogen-allergische Alveolitis
4202	Erkrankungen der tieferen Atemwege und der Lungen durch Rohbaumwoll-, Rohflachs-oder Rohhanfstaub (Byssinose)
4203	Adenokarzinome der Nasenhaupt- und Nasennebenhöhlen durch Stäube von Eichen- oder Buchenholz

Begutachtung

Tab. 34.1 • Fortsetzung

Num-mer	Krankheit
43	*obstruktive Atemwegserkrankungen*
4301	durch allergisierende Stoffe verursachte obstruktive Atemwegserkrankungen (einschließlich Rhinopathie), die zur Unterlassung aller Tätigkeiten gezwungen haben, die für die Entstehung, die Verschlimmerung oder das Wiederaufleben der Krankheit ursächlich waren oder sein können
4302	durch chemisch-irritative oder toxisch wirkende Stoffe verursachte obstruktive Atemwegserkrankungen, die zur Unterlassung aller Tätigkeiten gezwungen haben, die für die Entstehung, die Verschlimmerung oder das Wiederaufleben der Krankheit ursächlich waren oder sein können
5	*Hautkrankheiten* (BK 5 101–5 102)
6	*Krankheiten sonstiger Ursache* (BK 6 101)

- Der Ärztliche Sachverständigenbeirat „Berufskrankheiten" hat dem Arbeitsminister empfohlen, folgende Erkrankungen in die Liste der Berufskrankheiten aufzunehmen (bei Drucklegung noch nicht übernommen, jedoch Anerkennung und Entschädigung über § 9 (2) SGB VII im Einzelfall unproblematisch):
  - Lungenkrebs durch polyzyklische aromatische Kohlenwasserstoffe bei Nachweis der Einwirkung einer kumulativen Dosis von mindestens 100 Benzo[a]-pyren-Jahren [(μg/m^3) × Jahre].
  - Lungenkrebs durch das Zusammenwirken von Asbestfaserstaub und polyzyklischen aromatischen Kohlenwasserstoffen.
  - „Lungenfibrose durch extreme und langjährige Einwirkung von Schweißrauchen und Schweißgasen – (Siderofibrose)"

► **Arbeitsplatzgrenzwert (AGW):**
  - Im deutschen Rechtssystem regelt die Gefahrstoffverordnung vom 23.12.2004 (BGBl I S.3758), wie vor Aufnahme von Tätigkeiten mit Gefahrstoffen eine Beurteilung der Arbeitsbedingungen (**Gefährdungsbeurteilung**) vorzunehmen ist. Hierbei sind die Gefährdungen durch Einatmen (inhalativ), durch Hautkontakt (dermal) und durch physikalisch-chemische Wirkungen von Gefahrstoffen zu berücksichtigen. Bisher hatte der Staat für Stoffe und Gemische sog. Technische Grenzwerte nach dem Konzept der Technischen Richtkonzentrationen (TRK) für Krebs erzeugende Stoffe aufgestellt, wenn Schwellenwerte nicht abgeleitet werden konnten. Diese Vorgehensweise ist mit der Gefahrstoffverordnung von 2004 aufgegeben worden. Zukünftig müssen Grenzwerte als sog. **Arbeitsplatzgrenzwerte (AGW)** arbeitsmedizinisch-toxikologisch begründet sein. Ein solcher AGW ist der Grenzwert für die zeitlich gewichtete durchschnittliche Konzentration eines Stoffes in der Luft am Arbeitsplatz in Bezug auf einen gegebenen Referenzzeitraum. Er gibt an, bei welcher Konzentration eines Stoffes akute oder chronische schädliche Auswirkungen auf die Gesundheit im Allgemeinen **nicht** zu erwarten sind.

► **MAK-Wert** (**M**aximale **A**rbeitsplatz-**K**onzentration):
  - *Definition:* Höchstzulässige Konzentration eines Arbeitsstoffes als Gas, Dampf oder Schwebstoff in der Luft am Arbeitsplatz, die nach dem gegenwärtigen Stand der Kenntnis auch bei wiederholter und langfristiger, in der Regel täglich 8-stündiger Exposition, jedoch bei Einhaltung einer durchschnittlichen Wochenarbeitszeit von 40 Stunden im allgemeinen die Gesundheit der Beschäftigten nicht beeinträchtigt und diese nicht unangemessen belästigt.
  - *Bedeutung für pneumologische Begutachtung:* Unterschreitung des MAK-Wertes bedeutet nicht zwingend eine fehlende „Haftungsbegründung" für BK, wenn besondere Suszeptibilität vorliegt oder Verschlimmerung eines anlagebedingten Leidens. Überschreitung des MAK-Wertes bedeutet nicht zwingend, dass eine BK abzuleiten ist.

► **BAT-Wert** (**B**iologischer **A**rbeitsstoff-**T**oleranz-Wert):
  - *Definition:* Die beim Menschen (seit 2007 neu: als Mittelwert mehrerer Messungen) höchstzulässige Menge eines Arbeitsstoffes bzw. Arbeitsstoffmetaboliten

oder die dadurch ausgelöste Abweichung eines biologischen Indikators von seiner Norm, die nach dem gegenwärtigen Stand der wissenschaftlichen Kenntnis im Allgemeinen die Gesundheit der Beschäftigten auch dann nicht beeinträchtigt, wenn sie durch Einflüsse des Arbeitsplatzes regelhaft erzielt wird.

- *Bedeutung für pneumologische Begutachtung:* Die mehrfache BAT-Wert-Überschreitung ist als gesicherte Dokumentation relevanter Exposition zu deuten.

▶ **Ehemaliger TRK-Wert und EKA-Wert:**
- Für krebserzeugende und keimzellmutagene Arbeitsstoffe können keine MAK-Werte aufstellt werden, da die Unbedenklichkeit eines Toleranzwertes praktisch nicht wissenschaftlich zu belegen ist. Bestimmte Arbeitsstoffe sind aber technisch unvermeidlich. Der Ausschuss für Gefahrstoffe stellte daher bis 2004 **TRK-Werte** (Technische Richtkonzentrationen) auf, die die Konzentration eines gefährlichen Stoffes am Arbeitsplatz angeben, die nach dem Stand der Technik nicht überschritten werden darf. Die Einhaltung des (ehemaligen) TRK-Wertes sollte das Risiko für die Gesundheit vermindern, ohne es aber vollständig ausschließen zu können. Eine Aktualisierung des TRK-Konzepts wird derzeit nicht vorgenommen.
- In Analogie zu den BAT-Werten wurden für krebserzeugende Stoffe im biologischen Material (Blut oder Urin) **EKA-Werte** (Expositionsäquivalente für krebserzeugende Arbeitsstoffe) angegeben, da kein als unbedenklich anzusehender BAT-Wert benannt werden konnte. Diese gaben an, welche innere Belastung sich bei ausschließlich inhalativer Stoffaufnahme bei den benannten Luftkonzentrationen für einen Stoff ergeben würde. Eine Aktualisierung des EKA-Konzepts wird derzeit nicht vorgenommen

▶ **Biologischer Leitwert (BLW):**
- Der 2002 von der Deutschen Forschungsgemeinschaft neu eingeführte **B**iologische **L**eit-**W**ert (BLW) ist die Quantität eines Arbeitsstoffes beziehungsweise Arbeitsstoffmetaboliten (oder die dadurch ausgelöste Abweichung eines biologischen Indikators von seiner Norm), die als Anhalt für die zu treffenden Schutzmaßnahmen heranzuziehen ist. **Biologische Leitwerte werden nur für solche gefährlichen Stoffe benannt, für die keine arbeitsmedizinisch-toxikologisch begründeten BAT-Werte aufgestellt werden können.** Der BLW orientiert sich an den arbeitsmedizinischen und arbeitshygienischen Erfahrungen im Umgang mit dem gefährlichen Stoff unter Heranziehung toxikologischer Erkenntnisse.
- Bei Einhaltung des biologischen Leitwertes ist das Risiko einer Beeinträchtigung der Gesundheit nicht ausgeschlossen.

▶ **Haftungsbegründende Kausalität:** Hierunter verstand man den Zusammenhang zwischen einer versicherten Tätigkeit und der schädigenden Einwirkung. Eine hinreichende Wahrscheinlichkeit (s. S. 534) ist ausreichend für die Annahme einer Ursächlichkeit berufsbedingter Schadstoffexpositionen. (Begriff inzwischen juristisch ungebräuchlich.)

▶ **Haftungsausfüllende Kausalität:** Hierunter verstand man den Zusammenhang zwischen schädigender Einwirkung und Erkrankung. Eine hinreichende Wahrscheinlichkeit ist ausreichend für die Annahme einer Ursächlichkeit der Krankheitsentstehung durch berufsbedingte schädigende Einwirkung. Beispiel: Eine obstruktive Atemwegserkrankung hat zwei Teilursachen, einmal außerberuflich (Rauchen) und zum anderen beruflich (Isocyanatexposition). Eine Haftungsausfüllung ist auch dann zu bejahen, wenn Teilursachen annähernd gleichwertig zur Atemwegserkrankung beigetragen haben. (Begriff inzwischen juristisch ungebräuchlich.)

▶ **Leistungsfall:** Begründung von Leistungsansprüchen aus der gesetzlichen Unfallversicherung. Voraussetzung ist die Bejahung des Versicherungsfalls. Als Leistungen bei BK kommen insbesondere in Frage: Verletztengeld, Übergangsgeld, BK-Rente, Pflegegeld, Medizinische Rehabilitation, Teilhabe am Arbeitsleben, Teilhabe am Leben in der Gemeinschaft, Leistungen an Hinterbliebene.

▶ **Versicherungsfall:** Der Versicherungsfall einer Berufskrankheit kann nur eintreten, wenn folgende Voraussetzungen gegeben sind: Vorliegen einer versicherten Tätigkeit, eine zur Verursachung der Krankheit geeignete, dem BK-Tatbestand entsprechende Einwirkung aus der versicherten Tätigkeit (Vollbeweis, s. S. 534 gefordert), eine Krankheit im medizinischen Sinn (regelwidriger Körperzustand, Vollbeweis gefordert) und Verursachung der Krankheit durch diese Einwirkungen (mit Wahrscheinlichkeit).

▶ **Vollbeweis:** Die an Sicherheit grenzende Wahrscheinlichkeit des Vorliegens einer Tatsache. Das heißt eine derart hohe Wahrscheinlichkeit, dass kein vernünftiger, die Lebensverhältnisse klar überblickender Mensch noch Zweifel am Vorliegen dieser Tatsache hat. Im Unfallrecht muss für die Bejahung einer Berufskrankheit für folgende Tatsachen Vollbeweis gegeben sein: Versicherte Tätigkeit, schädigende Einwirkung (Exposition), Krankheitsbild (Schaden).

▶ **Wahrscheinlichkeit, hinreichende:** Mehr spricht für als gegen das Vorliegen einer Tatsache oder eines Zusammenhangs. Im Unfallrecht ist der Nachweis des ursächlichen Zusammenhangs zwischen schädigender Einwirkung und Erkrankung schon dann erfüllt, wenn die für den Kausalzusammenhang sprechenden Tatsachen so stark überwiegen, dass die Entscheidung darauf gestützt werden kann.

▶ **Minderung der Erwerbsfähigkeit:**

- *Definition:* Die MdE richtet sich nach dem Umfang der sich aus der Beeinträchtigung des körperlichen und geistigen Leistungsvermögens ergebenden verminderten Arbeitsmöglichkeiten auf dem gesamten Gebiet des Erwerbslebens. Vor Eintritt der BK beträgt die Erwerbsfähigkeit 100 %. Die Differenz zwischen diesem Ausgangswert und dem bei vorliegendem vermindertem Leistungsvermögen ermittelten Wert ergibt die MdE.
- *Systematik zur Ermittlung:*
  - Welche Tätigkeiten konnte der Versicherte entsprechend seinem Gesundheitszustand vor Eintritt der BK auf dem Gebiet des wirtschaftlichen Lebens leisten? Welche Funktionen, die für die Leistungsfähigkeit im Erwerbsleben bedeutsam sein können, sind durch die anerkannten Erkrankungsfolgen in welchem Ausmaß beeinträchtigt?
  - Inwieweit werden die festgestellten Funktionseinbußen den Leistungsanforderungen im **gesamten** Erwerbsleben nicht gerecht?
  - Welchen Anteil haben die Tätigkeiten, mit denen die nicht mehr erfüllbaren Anforderungen verbunden sind, am gesamten Erwerbsleben?
- *Beachten des Grundsatzes „Prävention vor Rehabilitation":* § 3 Abs. 1 BKV als Beschreibung dieses Grundsatzes gibt Maßnahmen zur Gefahrenabwehr Vorrang, um der versicherten Person die Fortsetzung der bisher ausgeübten Tätigkeit zu ermöglichen. Der Unfallversicherungsträger hat auf Grund der spezifisch-individuellen Verhältnisse am Arbeitsplatz und in der Person des Versicherten zu entscheiden, welche konkreten Maßnahmen zu treffen sind und wie ihre Wirkung zu kontrollieren ist. In eine insoweit unbedingt empfohlene Beratung des Versicherten soll auch der Gutachter einbezogen werden. Folgende Maßnahmen kommen in Betracht:
  - Technische und organisatorische Maßnahmen (z. B. Ersatz gefährlicher Arbeitsstoffe durch andere, Änderungen der Arbeitsabläufe/der Arbeitsweise; technische Schutzvorrichtungen).
  - Persönliche Schutzmaßnahmen (z. B. Maske, gebläseunterstützter Atemschutzhelm).
  - Medizinische Maßnahmen (ambulante und stationäre Heilbehandlung, spezielle therapeutische Maßnahmen, Umstellung der Medikation).
  - Sonstige Maßnahmen (z. B. Gesundheits- oder Verhaltenstraining).
  - ☐ *Hinweis:* Die MdE wird bei den obstruktiven Atemwegserkrankungen frühestens mit dem Tag nach Ausübung der letzten schädigen Arbeitsschicht relevant, da der Versicherungsfall einer BK 1 315, 4 301 oder 4 302 nach den gesetzlichen Bedingungen die Aufgabe der gefährdenden Tätigkeit voraussetzt. (Sie ist außerdem nur dann von Bedeutung, wenn sie über die 26. Woche nach Eintritt des Versicherungsfalles andauert.)

Gesetzliche Rentenversicherung: Definitionen

▶ **Teilweise Erwerbsminderung** liegt vor bei Versicherten, die wegen Krankheit oder Behinderung auf nicht absehbare Zeit außerstande sind, unter den üblichen Bedingungen des allgemeinen Arbeitsmarktes mindestens 6 h täglich erwerbstätig zu sein.

➤ **Volle Erwerbsminderung** liegt vor bei Versicherten, die … außerstande sind, … mindestens 3 h täglich erwerbstätig zu sein.

Soziales Entschädigungsrecht: Definitionen

➤ **Kannversorgung:** Eine Gesundheitsstörung kann im sozialen Entschädigungsrecht auch dann als Schädigungsfolge anerkannt werden, wenn die zur Anerkennung einer Gesundheitsstörung als Folge einer Schädigung erforderliche Wahrscheinlichkeit nur deshalb nicht gegeben ist, weil über die Ursache des festgestellten Leidens in der medizinischen Wissenschaft Ungewissheit besteht (z. B. Sarkoidose).

➤ **Minderung der Erwerbsfähigkeit:** Auswirkungen der Schädigungsfolge, nachzuschlagen in den „Anhaltspunkten für die ärztliche Gutachtertätigkeit im sozialen Entschädigungsrecht und nach dem Schwerbehindertengesetz", (Internetversion 2008).

Schwerbehindertenrecht: Definitionen

➤ **Behinderung:** Auswirkung einer nicht nur vorübergehenden Funktionsbeeinträchtigung, die auf einem regelwidrigen körperlichen, geistigen oder seelischen Zustand beruht und einen Grad der Behinderung (GdB) um wenigstens 10 bedingt.

➤ **Grad der Behinderung:** Ausmaß der Behinderung im Schwerbehindertenrecht, s. „Anhaltspunkte für die ärztliche Gutachtertätigkeit im sozialen Entschädigungsrecht und nach dem Schwerbehindertengesetz", (Internetfassung 2008).

➤ **Heilungsbewährung:** Anhebung des Grades der Behinderung bei schweren, zu Rezidiven neigenden Erkrankungen wie Malignomen. Hier soll die meist 5-jährige Heilungsbewährung dem Risiko und der psychischen Belastung Rechnung tragen. Nach einer bestimmten Anzahl rezidivfreier Jahre orientiert sich dann der GdB am tatsächlichen Funktionsschaden und dessen klinischen Auswirkungen.

34.2 Das pneumologische Gutachten

Systematik zur Prüfung, ob eine BK vorliegt

➤ **Praktisches Vorgehen:**
- 1. Prüfen der Exposition.
- 2. Prüfen des Vorliegens der Erkrankung.
- 3. Prüfen des Kausalzusammenhangs = Zusammenhangsbeurteilung.

➤ **Anforderungen für das Vorliegen einer BK nach dem BK-Recht:**
- Für die versicherte Tätigkeit, die schädigende Einwirkung und das Vorliegen der Erkrankung muss ein Vollbeweis (s. S. 534) gegeben sein.
- Für den Zusammenhang zwischen versicherter Tätigkeit und schädigender Einwirkung (= Haftungsbegründung) einerseits und schädigender Einwirkung und vorliegender Erkrankung (= Haftungsausfüllung) andererseits reicht eine hinreichende Wahrscheinlichkeit (s. S. 534).

Mustergutachten

➤ Eine Art „Mustergutachten" finden Sie am Ende des Kapitels (ab S. 562).

➤ Sie finden dort alle notwendigen Bestandteile eines Gutachtens in geeigneter Reihenfolge aufgelistet. Die aufgeführten diagnostischen Maßnahmen beziehen sich exemplarisch auf eine Fragestellung bzgl. berufsbedingtem allergischen Asthma bronchiale.

34.3 Obstruktive Atemwegserkrankung: Liegt BK 4301 vor?

ad 1: Prüfen der Exposition

➤ BK 4301 = durch allergisierende Stoffe verursachte obstruktive Atemwegserkrankungen (einschließlich Rhinopathie), die zur Unterlassung aller Tätigkeiten gezwungen haben, die für die Entstehung, die Verschlimmerung oder das Wiederaufleben der Krankheit ursächlich waren oder sein können.

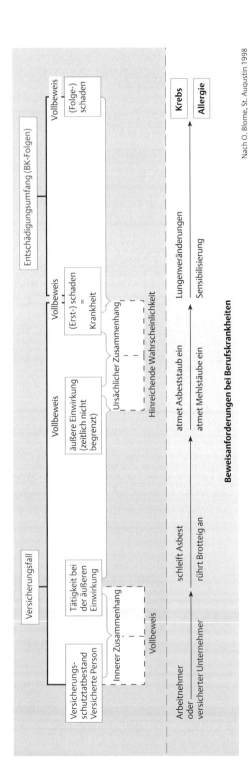

Beweisanforderungen bei Berufskrankheiten

Nach O. Blome, St. Augustin 1998

Abb. 34.1 • Beweisanforderungen bei Berufskrankheiten (Quelle: Kroidl RF, Nowak D, Seysen U. Bewertung und Begutachtung in der Pneumologie. 3. Aufl. Stuttgart:: Thieme 2009).

Tab. 34.2 • **Tätigkeiten, die für die Versicherungsträger bzgl. BK 4301 gefährdende Tätigkeiten darstellen.**

Tätigkeiten	Einwirkungen
Abwasserbehandlung, Wertstoff-, Müllsortierung	schimmelpilzhaltiger Staub
Bäcker, Konditoren	Getreidemehlstäube (Weizen, Roggen, Soja), enzymhaltige Stäube, vorrats- milbenhaltiger Staub
Floristen	Zierpflanzenbestandteile
Friseure	Haarstaub von Menschen, Haarfärbemittel, naturgummilatex-haltiger Staub
Futtermittelindustrie, Mühlen-arbeiter	Futtermittel- und Getreidestäube, schimmelpilzhaltiger Staub, vorratsmilbenhaltiger Staub, zuckmückenhaltiger Staub, Fischproteine
Herstellen und Verarbeiten von Kunststoffen, Klebstoffen und Gummi	Dicarbonsäureanhydride als Härter in Mehrkomponenten-kunstharzen (Phthalsäureanhydrid, Maleinsäureanhydrid, Tri-mellitsäureanhydrid), Acrylate (Methylmetacrylat, Cyanacrylat), naturgummilatexhaltiger Staub
Herstellen von Katalysatoren, Edelmetallscheidereien	Platinverbindungen (Chloroplatinate), Nickelverbindungen in atembarer Form
Herstellung von Pharmaka	Pharmaka, enzymhaltige Stäube, Labortierstaub
Herstellung von Waschmitteln	enzymhaltige Stäube
Krankenpfleger, Krankenhelfer, Ärzte	naturgummilatexhaltiger Staub
Labortechnische Assistenten	naturgummilatexhaltiger Staub
Lackierer (Fahrzeug-, Geräte- oder Möbelindustrie)	Dicarbonsäureanhydride als Härter in Mehrkomponenten-kunstharzen (Phthalsäureanhydrid, Trimellitsäureanhydrid), Acrylate (Methylmethacrylat, Cyanacrylat)
Löter, Elektroniker	Kolophonium, Acrylate, Dicarbonsäureanhydride als Härter in Mehrkomponentenkunstharzen (Phthalsäureanhydrid, Malein-säureanhydrid, Trimellitsäureanhydrid)
Metallarbeiter, Galvaniker	Kobalt, Chrom und Nickel in atembarer Form, Metallkleber, die Acrylate oder Dicarbonsäureanhydride als Härter enthalten
Nahrungsmittelindustrie	Getreidemehlstäube (Weizen, Roggen, Soja), enzymhaltige Stäube, Gewürzstäube, Rohkaffeestaub, schimmelpilzhaltiger Staub, vorratsmilbenhaltiger Staub
Pflanzenproduktion	Pflanzenbestandteile, Heu, Stroh, schimmelpilzhaltiger Staub, Insekten, vorratsmilbenhaltiger Staub, Holzstäube
Physikalische Therapeuten	Massageöle, Badezusätze
Reinigungskräfte	naturgummilatexhaltiger Staub
Textilindustrie, Färberei, Gerberei	pflanzliche Stäube (Wolle, Baumwolle), naturgummilatexhalti-ger Staub
Tierhaltung	Tierstaub (Labor- und Nutztiere: Tierhaare, -epithelien, -federn), Futtermittel- und Getreidestäube, Heu- und Heu-inhaltsstoffe, Stroh, schimmelpilzhaltiger Staub, naturgummi-latexhaltiger Staub
Tischler, Zimmerer, Parkettleger	Holzstäube (Abachi, Mahagoni, Teak, Eiche, Esche, Ahorn), schimmelpilzhaltiger Staub
Zahntechniker, Zahnarzthelfer	naturgummilatexhaltiger Staub, Acrylate (Methylmethacrylat, Cyanacrylat)

► Die Unfallversicherungsträger gehen von einer gefährdenden Tätigkeit aus, wenn der Versicherte eine in der in der Tab. 34.2 (S. 537 ff) aufgeführten Tätigkeiten/Berufe in Verbindung mit den zugeordneten Einwirkungen ausübt oder ausgeübt hat.

ad 2: Prüfung des Vorliegens der Erkrankung

► **Arbeitsanamnese:**
- Jetzige Tätigkeitsbeschreibung.
- Frühere Tätigkeitsbeschreibungen lückenlos ab Schulabgang einschließlich Wehrdienst, nicht-versicherten Zeiten (Schwarzarbeit, Auslandseinsätzen etc.).
- Für alle Zeiträume Auflistung der Arbeitsvorgänge und -stoffe (Schemazeichnung/Fotos sind oft hilfreich).
- Nachbarschaftsexposition?
- Unfallartige Expositionen in der Vorgeschichte (z. B. bei Betriebsstörungen Austreten von Dämpfen, Verschütten größerer Chemikalienmengen)?

► **Symptome:**
- *Art:* Husten, Kurzatmigkeit, Pfeifen, Giemen, Rhinorrhoe, Konjunktivitis, systemische Symptome (Fieber, Arthralgien, Myalgien aus differenzialdiagnostischen Überlegungen)
- *Zeitlicher Verlauf:* Wie lange nach Beginn einer bestimmten Tätigkeit? Nach Verfahrenswechsel? Nach Wechsel eines Arbeitsstoffs? Beschwerdebeginn unmittelbar bei Exposition/ nach Arbeitsende? Verzögerter Beschwerdebeginn 4–12 Std. nach Tätigkeitsaufnahme, teilweise erst nach Arbeitsende? Duale Reaktion? Beschwerdefreiheit an arbeitsfreien Tagen, im Urlaub?

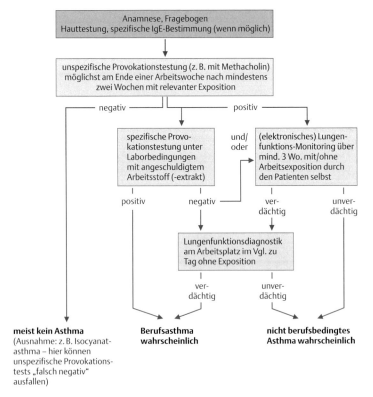

Abb. 34.2 • Diagnostischer Algorithmus zur Abklärung berufsbedingter obstruktiver Atemwegserkrankungen (vor allem des Berufsasthmas).

- *Weitere Risikofaktoren:* Raucheranamnese, allergische Rhinitis/Asthma in der Vorgeschichte, allergische Erkrankungen in der Familienanamnese.
- ► **Diagnostik:**
- Diagnostischer Algorithmus: s. Abb. 34.2.
- *Lungenfunktionsdiagnostik* (s. S. 10 ff):
  - Eine frühzeitige Dokumentation der Obstruktion und Bestimmung der unspezifischen Atemwegsempfindlichkeit ist essenziell.
  - Die Diagnose eines Asthma bronchiale setzt praktisch regelhaft das Vorliegen einer gesteigerten unspezifischen Atemwegsempfindlichkeit voraus.
  - ❑ *Cave:* Isocyanatasthma und einige wenige andere Asthmaformen können mit normaler unspezifischer Atemwegsempfindlichkeit einhergehen.
  - Entscheidende Informationen liefert oft die longitudinale Dokumentation der Lungenfunktion, konventionell als serielle spirometrische Untersuchung vor und nach den angeschuldigten Arbeitsstoffexpositionen über einen längeren Zeitraum, oder als vom Patienten selbst mehrfach täglich durchzuführende Lungenfunktionsuntersuchung mit Hilfe portabler elektronischer Kleinspirometer, ggf. orientierend zunächst auch nur als Peak-flow-Messung.
  - Die longitudinale Bestimmung der Methacholinempfindlichkeit kann entscheidende diagnostische Hinweise geben, z. B. wenn die unspezifische Atemwegsempfindlichkeit nach einer Arbeitswoche mit einem sensibilisierenden Arbeitsstoff höher ist als nach einer längeren expositionsfreien Zeit.
  - Die Dokumentation des longitudinalen Lungenfunktionsverlaufs zur Abklärung des Berufsasthma erfolgt wie in Tab. 34.4.
- *Goldstandard* der Sicherung der Diagnose eines allergischen Asthma bronchiale auf Arbeitsstoffe: Bronchiale Provokationstestung (s. S. 47, s. a. im Internet verfügbare AWMF-Leitlinie der Deutschen Gesellschaft für Arbeitsmedizin und Umweltmedizin: Arbeitsplatzbezogener Inhalationstest).
- *Sicherung der allergischen Rhinopathie:*
  - Mindestens eines der folgenden Symptome: Niesen, nasaler Juckreiz, nasale Verstopfung oder Naselaufen.
  - Spezifischer IgE-Immunmechanismus.

Tab. 34.3 • Sensibilisierungsnachweis gegenüber dem angeschuldigten Arbeitsstoff.

Test	Anmerkung
Hauttestung	
Pricktest, sofern verfügbar	stets Positiv- und Negativkontrolle dokumentieren
stets Pricktest mit ubiquitären Allergenen	zur Dokumentation des Atopiestatus
ggf. Intrakutantestung (z. B. Hölzer, Pilze)	bei Prick- und ic-Testung nach Möglichkeit mit kommerziellen Extrakten beginnen, bei V. a. falsch negative Ergebnisse Stoffe vom Arbeitsplatz in irritationsfreier Konzentration verwenden
ggf. orientierend Reibtest	z. B. Tierepithelien, für welche keine standardisierten Extrakte zur Verfügung stehen
Epikutantestung	bei Abklärung von fraglich beruflich verursachten Atemwegserkrankungen nur dann eine Indikation, wenn es um die Auslösung durch niedermolekulare Substanzen wie Persulfate, Nickelsulfat und Chromate geht. Ablesung erfolgt bei diesem modifizierten Epikutantest nach 20 Minuten
Bluttest	
spezifische IgE-Bestimmung (RAST/CAP/EAST etc.)	kann insbesondere bei Kontraindikationen für eine Hauttestung Schlüsselfunktion beim Sensibilisierungsnachweis haben (schwere Hautveränderungen im Testareal; Einnahme von Antihistaminika oder Antidepressiva mit falsch negativen Hauttestbefunden; Urticaria factitia mit falsch positiven Hauttestbefunden; Allergene, die in allergenwirksamer Konzentration zu irritativ-toxischen Hautreaktionen führen)

Tab. 34.4 • **Darstellung des longitudinalen Lungenfunktionsverlaufs für die Dokumentation bei berufsbedingten obstruktiven Atemwegserkrankungen.**

Parameter	Dimension	Datum 1	Datum 2	Datum 3	...
Vitalkapazität$_{max}$	l				
Einsekundenkapazität FEV$_1$	l				
Atemwegswiderstand	kpa/l/s				
spez. Atemwegswiderstand	kPa/s				
intrathorakales Gasvolumen	l				
unspezifische Atemwegsempfind-lichkeit PD$_{100}$SRaw, PD$_{20}$FEV$_1$*)	mg Methacholin				
Ruhe-pO$_2$	mmHg				
Diffusionskapazität	ml/min/mmHg				
Exposition (was? wie viel? wobei?)					
Therapie (Name, Dosis, Uhrzeit)					

) PD = diejenige Provokationsdosis eines unspezifischen Bronchokonstriktors (z. B. Methacholin), die zu einem 100 %igen Anstieg des spezifischen Atemwegswiderstands SRaw oder zu einem 20 %igen Abfall der Einsekundenkapazität führt. Ein niedriger PD-Wert entspricht somit einer hohen Atemwegsempfindlichkeit

- Goldstandard: Nasale Provokationstestung mit angeschuldigtem Arbeitsstoff unter rhinomanometrischer Kontrolle bei adäquatem Ausschluss hyperreflektorischer Rhinopathie.

ad 3: Zusammenhangsbeurteilung

▶ **Zusammenhänge, die zur Anerkennung als BK notwendig sind:** Siehe Abb. 34.2. Eine wesentliche Säule zur Beurteilung des Kausalzusammenhangs ist der Längsschnitt der Erkrankung, s. Tab. 34.4. Eine alleinige Beurteilung von Befunden eines Untersuchungstermins – zumal im beschwerdefreien Intervall – ist oft nicht ausreichend.

▶ **Abgrenzung konkurrierender Bedingungen:**
- Außerberufliche Ursachen überwiegen eindeutig (berufliche Einwirkung = Gelegenheitsursache) → BK ablehnen.
- Berufliche Ursachen überwiegen eindeutig → BK anerkennen.
- Berufliche Faktoren und außerberufliche Faktoren sind annähernd gleichrangig (dies kann sogar auch dann der Fall sein, wenn der berufliche Anteil an der Gesamt-Kausalität nur etwa ⅓ beträgt) → (damit wird die berufliche Ursache zur wesentlichen Teilursache) → BK anerkennen, jedoch zur Frage der MdE beachten:
  - Eine berufliche Verschlimmerung ist gesondert abgrenzbar und einzuschätzen (besonders gelagerte und gut begründete Tatbestände) → Aufteilung des MdE-Anteils; ausschließlich der berufliche Anteil geht unter Berücksichtigung eines etwaigen Vorschadens zu Lasten der BK.
  - Eine berufliche Verschlimmerung kann nicht abgegrenzt werden und bewirkt richtunggebende Verschlimmerung → der gesamte Körperschaden geht zu Lasten der BK.

▶ **Wesentliche Schwierigkeiten der Zusammenhangsbeurteilung ergeben sich oft unter folgenden Konstellationen:**
- Die Sicherung der Diagnose im Vollbeweis gelingt nicht, wenn keine oder keine validen aktenkundigen Lungenfunktionsaufzeichnungen vorliegen.
- Das Krankheitsbild ist so schwer und multifaktoriell, dass eine Abgrenzung beruflicher (z. B. Mehl, Backhilfsstoffe) von außerberuflichen Ursachen (z. B. Pollen- und Milbenallergene) nur schwerlich gelingt.
- Letztlich hilft in solchen Fällen nur die integrierende Synopsis aller Befunde unter besonderer Berücksichtigung des Krankheitsverlaufs (vgl. longitudinaler Krankheitsverlauf, s. Tab. 34.4, s. o.).

Begutachtung

34.4 Obstruktive Atemwegserkrankung: Liegt BK 4302 vor?

ad 1: Prüfen der Exposition

► BK 4 302 = durch chemisch-irritative oder toxisch wirkende Stoffe verursachte obstruktive Atemwegserkrankungen, die zur Unterlassung aller Tätigkeiten gezwun-

Tab. 34.5 • **Tätigkeiten, die für die Versicherungsträger bzgl. BK 4302 gefährdende Tätigkeiten darstellen.**

Tätigkeiten	Einwirkungen
Bauarbeiter (auch Straßenbau, Tiefbau), Betonsanierer	Polyesterharze, Aminhärter (Zweikomponenten-Epoxidharze), Lösungsmittel
chemische Grundstoffindustrie	Dicarbonsäureanhydride (Phthalsäureanhydrid, Maleinsäureanhydrid, Trimellitsäureanhydrid), Formaldehyd, Acetaldehyd, Epichlorhydrin, Halogene und halogenentwickelnde Stoffe, Sulfurylchlorid, Thionylchlorid, Ammoniak, Schwefeldioxid, konzentrierte Säuren und Basen, aliphatische Amine, Persulfate
Friseure	Dauerwellenmittel (Thioglycolsäure), Blondiermittel (Persulfate), Haarspray, p-Phenylendiamin, Parabene u. a. Färbemittel
Galvaniker	Chromate, Aerosole von konzentrierten Säuren und Basen
Gerberei	Ameisensäure, Ammoniak, Formaldehyd
Heil- und Pflegeberufe, medizinisches Personal	Lösungsmittel, Desinfektionsmittel, Formaldehyd, Röntgenchemikalien
Herstellung von Anstrichstoffen, Mitteln zur Oberflächenbehandlung und Klebemittel	Lösungsmittel
Holzbearbeiter, Tischler, Zimmerer	Formaldehyd (Formaldehydharze in der Spanplattenherstellung), Lösungsmittel
Landwirtschaft	Gülle (Ammoniak und endotoxinhaltige Aerosole in hohen Konzentrationen), Schwefelwasserstoff (H_2S)
Löter, Elektroniker	Flussmittel (aliphatische Amine)
Maler, Lackierer und Fußbodenleger	Lösungsmittel, Polyesterharze, Aminhärter (Zweikomponenten-Epoxidharze), Formaldehyd (Phenol/Formaldehydharze), Acrylate
Metallarbeiter, Schweißer	Schweißrauche, nitrose Gase, Ozon, Formaldehyd (Phenol-/Formaldehydharze in der Kernmacherei), Furfurylalkohol (Furanharze in der Kernmacherei), Lösungsmittel, Kühlschmierstoffe
Textilveredelung, Färberei	Essigsäure, Ameisensäure, Wasserstoffperoxid, Formaldehyd, Salzsäure, Natriumhydroxid, Natriumdithionit (Hydrosulfit)
Thermoplastische Verarbeitung folgender Kunststoffe: Polyoxymethylen (POM), Polyvinylchlorid (PVC) und fluorhaltige Polymere	Formaldehyd, Fluorwasserstoff, Chlorwasserstoff
Vulkanisieren von Reifen und technischen Gummiartikeln	Vulkanisationsdämpfe
Verarbeitung von Kunststoffen und Klebstoffen	Dicarbonsäureanhydride (Phthalsäureanhydrid, Trimellitsäureanhydrid), Formaldehyd (Phenol/Formaldehydharze), Acrylate (Methylmethacrylat, Cyanacrylat), Aminhärter (Zweikomponenten-Epoxidharze)
Reinigungsberufe	Lösungsmittel, Desinfektionsreiniger, Sanitärreiniger, Formaldehyd
Zahntechniker, Zahnarzthelferin	Acrylate (Methylmethacrylat, Cyanacrylat), Desinfektionsmittel

gen haben, die für die Entstehung, die Verschlimmerung oder das Wiederaufleben der Krankheit ursächlich waren oder sein können.

► Die Unfallversicherungträger gehen von einer gefährdenden Tätigkeit aus, wenn der Versicherte einen der in der Tab. 34.5 aufgeführten Tätigkeiten/Berufe in Verbindung mit den zugeordneten Einwirkungen ausübt oder ausgeübt hat.

ad 2: Prüfung des Vorliegens der Erkrankung

► **Unter der BK-Nummer 4302 werden pathophysiologisch heterogene Krankheitsbilder anerkannt:**

- *Asthma bronchiale (nicht-allergisch),* Diagnostik s. S. 143.
- *Reactive Airways Dysfunction Syndrome (RADS)* als eine durch eine irritative Noxe verursachte Unterform des nicht-allergischen Asthma bronchiale. Diagnostische Kriterien: Vorbestehende respiratorische Beschwerdefreiheit, Beginn der Symptome nach einer einmaligen definierten Exposition, die Exposition erfolgte gegenüber einem Gas, Rauch, Dampf oder Aerosol mit irritativen Eigenschaften, wobei die Substanz in sehr hohen Konzentrationen vorhanden war, Symptombeginn binnen 24 h und Persistenz für mindestens 3 Monate, Symptome ähnlich den Symptomen des Asthma (Husten, Pfeifen/Brummen, Luftnot), Atemwegsobstruktion kann vorhanden sein oder fehlen, Methacholinprovokation sollte positiv sein, andere Atemwegserkrankungen sollten ausgeschlossen werden.

  ▫ *Anmerkung:* Die UV-Träger fragen vielfach primär nach BK 4302, auch wenn RADS als Arbeitsunfall vorliegt. Vorteil der Anerkennung als Arbeitsunfall für den Patienten: Kein Zwang zur Aufgabe der gefährdenden Tätigkeit!

- *Chronisch-obstruktive Bronchitis,* Diagnostik s. S. 155.
- *Lungenemphysem* (meist auf dem Boden einer chronisch-obstruktiven Bronchitis), Diagnostik s. S. 175.

► **Hinweise zu „spezifischen" Provokationstests bei BK 4302:**

- Bronchiale Provokationstestungen mit niedermolekularen beruflichen Auslösern einer BK 4302 führen oft zu isolierten Spätreaktionen oder biphasischen Reaktionen. Gelegentlich treten kontinuierliche asthmatische Reaktionen auf, bei denen die Normalisierung der Lungenfunktion zwischen Sofort- und verzögerter Reaktion fehlt.
- Bei einer Provokationstestung mit stark irritativem Stoff ist die Möglichkeit einer unspezifischen Reaktion zu bedenken.
- Bei Provokationstestungen mit chemisch-irritativen Arbeitsstoffen stets darauf achten, dass die Konzentrationsverhältnisse bekannt sind.
- Beim Reactive Airways Dysfunction Syndrome spielt aufgrund des unfallartigen Entstehungscharakters eine arbeitsplatzsimulierende Provokationstestung keine Rolle.
- Siehe auch hier AWMF-Leitlinie „Arbeitsplatzbezogener Inhalationstest".

▫ *Beachte:* Die Diagnose einer durch chemisch-irritative Stoffe ausgelösten obstruktiven Atemwegserkrankung ist oftmals weitaus schwieriger als die Diagnose eines berufsbedingten allergischen Asthma oder einer allergischen Rhinopathie. Umso stärker rücken anamnestische Angaben und die longitudinale Beurteilung des Lungenfunktionsverlaufs in den Vordergrund der Beurteilung.

ad 3: Zusammenhangsbeurteilung s. BK 4301 S. 540

34.5 Obstruktive Atemwegserkrankung: Liegt BK 4111 vor?

Systematik zum Praktischen Vorgehen (s. S. 535 f)

ad 1: Prüfen der Exposition

► BK 4111 = chronische obstruktive Bronchitis oder Emphysem von Bergleuten unter Tage im Steinkohlebergbau bei Nachweis der Einwirkung einer kumulativen Dosis von in der Regel 100 Feinstaubjahren ($[mg/m^3] \times$ Jahre).

► Haftungsbegründend ist eine untertägige Tätigkeit im Steinkohlenbergbau mit einer kumulativen Feinstaubexposition von in der Regel mindestens 100 Feinstaubjahren (mg/m³ × Jahre).
► Für andere Tätigkeiten (übertägig, Braunkohlenbergbau etc.) fehlen bislang die epidemiologischen Nachweise der Überhäufigkeit der entsprechenden Krankheitsbilder.

ad 2: Prüfen des Vorliegens der Erkrankung

► **Der Nachweis eines der beiden Krankheitsbilder ist erforderlich:**
   • Chronisch obstruktive Bronchitis mittels Anamnese (s. S. 1), Lungenfunktion (s. S. 10).
   • Lungenemphysem mittels Anamnese (s. S. 1), Lungenfunktion (s. S. 10), CT (s. S. 70).
▢ *Hinweis zur Datierung des Versicherungsfalls:* Unter praktischen Aspekten besteht wissenschaftlicher Konsens, dass die Datierung eines Versicherungsfalls bei einer BK 4111 nicht in jedem Fall eine Lungenfunktionsprüfung voraussetzt, wenn die anamnestischen Angaben des Versicherten über Atembeschwerden, insbesondere unter körperlicher Belastung, in Verbindung mit stützenden Hinweisen eine Datierung des Versicherungsfalles möglich machen. Solche stützenden Hinweise können auf aktenkundigen klinischen Befunden und/oder den Ergebnissen bildgebender Verfahren basieren.

ad 3: Zusammenhangsbeurteilung

► Orientierung am Konsenspapier: Die Zusammenhangsbeurteilung orientiert sich am sog. Konsenspapier in der Pneumologie 50 (1996) 652–654.
► **Prüfen der „Silikose-Akte":** Sofern vorhanden, stets die „Silikose-Akte" (BK 4101/ 4102) vom Unfallversicherungsträger besorgen lassen. Sie ist v. a. wichtig für die Datierung des Versicherungsfalls.
► **Stichtagsregelung:** Die Stichtagsregelung sieht vor, dass eine BK-Anerkennung nur möglich ist, wenn der Versicherungsfall nach dem 1.1.1993 eingetreten ist.
► **Konkurrierende Expositionen:**
   • Der Versicherungsfall muss zumindest rechtlich wesentlich durch die berufliche Tätigkeit mit verursacht worden sein.
   • Konkurrierendes Rauchen ist bei Erreichen des Belastungsgrenzwertes von in der Regel 100 Feinstaubjahren versicherungsrechtlich unerheblich.
► **Zeitlicher Zusammenhang zwischen Exposition und Erkrankung:** Ein zeitliches Intervall zwischen Beendigung der Staubbelastung und dem Auftreten der Erkrankungssymptome schließt die berufliche Verursachung, insbesondere des Emphysems, keineswegs aus. Allerdings ist es bei Feststellung eines beschwerdefreien Intervalls von z. B. mehr als etwa 20 Jahren nach pathophysiologischen Erkenntnissen gutachterlich schwierig, eine chronische obstruktive Bronchitis selbst im Sinne einer wesentlichen Teilursache auf die Staubexposition unter Tage zu beziehen → der Kausalzusammenhang ist dann besonders kritisch zu prüfen.

34.6 Obstruktive Atemwegserkrankung und MdE (nach BK-Recht)

Empfehlungen zur MdE-Bemessung

▢ *Wichtig:*
► *Keine Momentaufnahme:* Die Höhe der MdE sollte sich nicht an Momentaufnahmen und Einzelwerten orientieren. Sie kann fundiert nur aufgrund einer integrierenden synoptischen Bewertung anamnestischer, klinischer und funktionsanalytischer Daten festgelegt werden.
► *Die Therapie muss berücksichtigt werden:*
   • Keine Funktionsuntersuchung ohne Dokumentation der Dauertherapie und aktuellen Tagestherapie! Auch bei retrospektiver Beurteilung der aktenkundigen Lungenfunktionsbefunde die jeweilige Therapie stets berücksichtigen!

- Eine milde nebenwirkungsfreie inhalative Therapie wird sich regelhaft nicht auf die MdE auswirken.
- Sofern ein bestimmter klinischer und funktionsanalytischer Zustand nur unter intensiver aufwendiger und mit Nebenwirkungen (z. B. Steroid-Osteoporose, ggf. osteodensitometrische Zusatzuntersuchung) behafteter Therapie erzielen lässt, wird sich dieses erhöhend auf die MdE auswirken.

Empfehlung des Reichenhaller Merkblatts (vorrangig für BK 4301, 4302, 1315, weitgehend anwendbar auch auf BK 4111)

▶ Eine wesentliche Standardisierung der Begutachtung obstruktiver Atemwegserkrankungen nach den Nummern 4301, 4302 und 1315 ist durch das Reichenhaller Merkblatt (2005) erfolgt, welches im Internet abrufbar ist.

❑ *Anmerkung:* Eine Überarbeitung des Reichenhaller Merkblatts wurde von der Deutschen Gesellschaft für Pneumologie und Beatmungsmedizin und der Deutschen Gesellschaft für Arbeitsmedizin und Umweltmedizin 2008 angeregt. Die wesentlichen Änderungsvorschläge beinhalten:

▶ **Kapitel 3 Diagnostik:**
- *Lungenfunktionsuntersuchungen mit/ohne Medikation (neu):* Die Lungenfunktionsdiagnostik sollte unter Fortsetzung der aktuellen Medikation erfolgen. Liegen hierbei normale Lungenfunktionswerte vor und belegen valide aktuelle Vorbefunde keine Bronchialobstruktion, so muss nach Absetzen der Bronchodilatatoren und antiinflammatorischen Pharmaka die Untersuchung wiederholt werden.
- *Referenzwerte/Schweregradeinteilung (FEV$_1$) (neu):* Im Allgemeinen → „leicht-, mittel- und hochgradig". FEV$_1$ > 70 % → leicht, FEV$_1$ 60–69 % → mäßig, FEV$_1$ 50-59 % → mittelschwer, FEV$_1$ 35–49 % → schwer, FEV$_1$ < 35 % → sehr schwer.
- *Blutgasanalyse:* Neuer Hinweis zur Berechnung des Standard-p$_a$O$_2$: p$_a$O$_2$ aktuell– $1{,}6 \times (40 - p_a CO_2)$.
- *Belastungsuntersuchungen:*
  - Stufenverfahren: Mind. 4 min pro Stufe, submaximale Belastung, angestrebt werden ca. 80 % der in Tabellen angegebenen Maximalbelastung.
  - Rampenverfahren: Max. Belastungsverfahren, Spiroergometrie, kein Steadystate.
- *Weitere Untersuchungsverfahren* (neu): Ggf. CT, Echokardiografie, FeNO, Atemkondensat, Zytologie).

▶ **Kapitel 5 Versicherungsrechtlicher Tatbestand des Unterlassungszwangs.**
▶ **Kapitel 6 MdE-Tabelle:** Medizinisch-funktioneller Anteil neu; mit stärkerer Gewichtung spiroergometrischer Parameter.

34.7 Obstruktive Atemwegserkrankung und BU, Reha, MdE bzw. GdB

Hinweise zu obstruktiver Atemwegserkrankung und BU, Erwerbsunfähigkeit/Erwerbsminderung, und Reha (Rentenrecht)

▶ **Berufsunfähigkeit** („Altfälle", anerkannt nach altem Recht oder geboren vor 2.1.1961):
- Bei den obstruktiven Atemwegserkrankungen ist die BU definiert durch ein Missverhältnis zwischen der Art und Schwere der Erkrankung und den auf sie einwirkenden Bedingungen des berufsspezifischen Arbeitsumfeldes (Stäube, Rauche, Gase, Dämpfe, Witterungseinflüsse).
- Kann dieses Missverhältnis nicht durch Arbeitsschutzmaßnahmen oder durch Therapie (inkl. Reha-Maßnahmen) ausreichend beseitigt werden, liegt eine BU vor.

▶ **Erwerbsunfähigkeit/Erwerbsminderung ja/nein?**
- Diese Entscheidung kann bei obstruktiven Atemwegserkrankungen am ehesten durch die Längsschnittbeurteilung des Krankheitsbildes auf der Basis der Dokumentation aller Befunde, auch der durch den Hausarzt/Facharzt erhobenen, beantwortet werden.

Tab. 34.6 • **MdE-Empfehlung des Reichenhaller Merkblatts, 2005.**

Anamnese	Klinik	Lungenfunktion (Spirometrie, Bodyplethysmografie)	Belastungsuntersuchung	Therapie	MdE in %
– geringe Beschwerden, unter Therapie keine Beschwerden	Normalbefund	Grenzbereich	Normoxämie	keine oder gelegentlich Broncho-dilatatoren u./o. inhalative Korti-koide, gelegentlich Antihistaminika, täglich	10
– keine völlige Beschwerdefreiheit unter Therapie – geringgradige Belastungsdyspnoe – periodisch auftretende Asthmaanfälle	Giemen unterschiedlichen Grades	geringgradige Veränderungen überwiegen	Normoxämie oder andere Insuffi-zienzkriterien	täglich inhalative Kortikoide und Bronchodilatoren	20
			Hypoxämie oder andere Insuffizienz-kriterien bei hoher Belastung		30
		mittelgradige Veränderungen überwiegen			40
– mittelgradige Belastungsdyspnoe (z. B. Pause nach 2–3 Stockwerken), – tägliche Atembeschwerden, geringe nächtliche Beschwerden	Cor pulmonale ohne Insuffizienz-zeichen		Hypoxämie oder andere Insuffizienz-kriterien bei mittlerer Belastung	zusätzliche orale Kortikoide/sonstige Medikation notwendig	50
	Cor pulmonale mit reversiblen Zeichen der Rechtsherzinsuffi-zienz				60
– hochgradige Belastungsdyspnoe (z. B. Pause nach 1 Stockwerk), – tägliche Asthmaanfälle, regelmäßig nächtliche Atemnotzustände		hochgradige Veränderungen überwiegen	Hypoxämie oder andere Insuffizienz-kriterien bei leichter Belastung	zusätzliche orale Kortikoide/sonstige Medikation notwendig	70
			Hypoxämie oder andere Insuffizienz-kriterien in Ruhe bei Normokapnie		80
– Gehstrecke ohne Pause < 100 m oder < 8 Stufen	Cor pulmonale mit irreversibler Rechtsherzinsuffizienz				90
– Ruhedyspnoe (Hilfe beim Essen u./o. Kleiden notwendig), wiederholt lebens-bedrohliche Asthmaanfälle		forcierte Atemmanöver nicht möglich	Hypoxämie oder andere Insuffizienz-kriterien und Hyperkapnie in Ruhe	trotz optimaler Therapie nicht beherrschbares Asthma	100

Beachte: Es ist der MdE-Wert anzunehmen, für den die Mehrheit der Angaben/Befunde sprechen; so rechtfertigt z. B. die tägliche (prophylaktische) inhalative Kortikoid-Medikation alleine keinesfalls eine MdE von 40 % oder mehr.

Begutachtung

- Vollständige Erwerbsminderung liegt vor, wenn bei ausgeschöpfter Therapie Luftnot und Lungenfunktionsbehinderung überwiegend mittelschwer bis schwergradig vorhanden sind. Diese Definition ist bei allen pneumologischen Krankheitsbildern anwendbar, die mit Obstruktion einhergehen.

  ▫ *Hinweis:* Gehäufte respiratorische Entgleisungen (Globalinsuffizienz) haben eine vorzeitige Mortalität zur Folge. Die Erwerbsminderung beinhaltet somit in diesen Fällen auch eine Schutzfunktion.

➤ **Reha-Maßnahmen ja/nein?**
- Der Gutachter erörtert und schlägt Reha-Maßnahmen vor, ggf. mit dem Ziel der Vermeidung einer Erwerbsminderung.
- Die Reha-Maßnahmen sind nur in pneumologisch spezialisierten Reha-Kliniken sinnvoll. Eine Mitwirkung des Versicherten (z. B. Tabakrauchkarenz, Teilnahme an Patientenschulung u. a.) ist zu fordern.

Hinweise zu obstruktiver Atemwegserkrankung und MdE (Soziales Entschädigungsrecht)

➤ Wie im Unfallrecht kommt es hier zunächst auf den Kausalitätsnachweis des Schadensereignisses an (s. S. 529). Die Bemessung des Schadens erfolgt nach den „Anhaltspunkten für die ärztliche Gutachtertätigkeit im sozialen Entschädigungsrecht und nach dem Schwerbehindertengesetz".

➤ Bemessung der MdE bei chronischer Bronchitis (und Bronchiektasen) und Asthma bronchiale s. Tab. 34.7.

Hinweise zu obstruktiver Atemwegserkrankung und GdB (Schwerbehindertenrecht)

➤ Ohne (!) Berücksichtigung der Kausalität richtet sich der GdB nach den Auswirkungen nicht nur vorübergehender Funktionsbehinderungen. Entsprechend bieten die „Anhaltspunkte für die ärztliche Gutachtertätigkeit im sozialen Entschädigungsrecht und nach dem Schwerbehindertengesetz" Richtlinien für die Einschätzung des GdB.

➤ Für die obstruktiven Atemwegserkrankungen ist die Tab. 34.7 zugrunde zu legen.

34.8 Tuberkulose und AU bzw. Reha

Hinweise

➤ Die Dauer der Arbeitsunfähigkeit folgte bis vor wenigen Jahren noch häufiger einer traditionellen Beurteilung als sachlichen Gesichtspunkten, sie war (und ist teilweise immer noch) oft länger als sachlich gerechtfertigt.

➤ Eine medikamentöse Therapie für sich allein begründet keine Arbeitsunfähigkeit.

➤ Eine gering ausgedehnte, nicht ansteckungsfähige Tuberkulose muss keine Arbeitsunfähigkeit nach sich ziehen.

➤ Bei einer extrapulmonalen Tuberkulose ist eine Arbeitsunfähigkeit nur zur Isolierung nicht erforderlich (auch nicht bei Urogenital-Tbk, auch Gemeinschaftstoiletten können benutzt werden).

Begründung der Arbeitsunfähigkeit und Dauer

➤ **Begründung:**
- *Sicher begründet* bei speziellen Beschwerden (Hämoptoe, Fieber) und bei Ansteckungsfähigkeit.
- *Möglicherweise begründet* bei allgemeiner Leistungsminderung, Einschränkung der Lungenfunktion (selten) und Medikamentennebenwirkungen (INH-bedingte Müdigkeit und Konzentrationsstörungen können Probleme bereiten → abendliche Einnahme kann hilfreich sein).
- *Nur unsicher begründet* bei evtl. Beeinflussung des Krankheitsverlaufs durch körperliche Belastungen. Bei wirksamer Chemotherapie spielt eine Schonung für den Krankheitsverlauf keine evidenzbasierte Rolle mehr. Häufige schwere, erschöpfende körperliche Belastungen zu vermeiden, scheint jedoch nicht abwegig.

34.8 Tuberkulose und AU bzw. Reha **34**

Begutachtung

Tab. 34.7 • **Bemessung der MdE nach dem sozialen Entschädigungsrecht (SER).**

Schweregrad der Erkrankung	MdE-Be-reich
chronische Bronchitis (und Bronchiektasen)	
– **ohne** dauernde Einschränkung der Lungenfunktion:	
– *in leichter Form* (symptomfreie Intervalle über mehrere Monate, wenig Husten, geringer Auswurf)	0–10 %
– *in schwerer Form* (fast kontinuierlich ausgiebiger Husten und Auswurf, häufige akute Schübe)	20–30 %
– **mit** dauernder Einschränkung der Lungenfunktion:	
– *geringen Grades:* Bei mittelschwerer Belastung (z. B. forsches Gehen [5–6 km/h], mittelschwere körperliche Arbeit) wird das gewöhnliche Maß an Atemnot überschritten; statische und dynamische Messwerte der Lungenfunktionsprüfung sind bis zu ⅓ niedriger als die Sollwerte; Blutgaswerte im Normbereich	20–40 %
– *mittleren Grades:* Bei alltäglicher leichter Belastung (z. B. Spaziergehen [3–4 km/h], Treppensteigen bis zu einem Stockwerk, leichte körperliche Arbeit) wird das gewöhnliche Maß an Atemnot überschritten; statische und dynamische Messwerte der Lungenfunktionsprüfung sind bis zu ⅔ niedriger als die Sollwerte; respiratorische Partialinsuffizienz	50–70 %
– *schweren Grades:* Atemnot tritt bereits bei leichtester Belastung oder in Ruhe auf; statische und dynamische Messwerte der Lungenfunktionsprüfung sind um mehr als ⅔ niedriger als die Sollwerte, respiratorische Globalinsuffizienz	80–100
Asthma bronchiale bei Erwachsenen	
– **ohne** dauernde Einschränkung der Lungenfunktion:	
– Hyperreagibilität mit seltenen (saisonalen) und/oder leichten Anfällen	0–20 %
– Hyperreagibilität mit häufigen (mehrmals pro Monat) und/ oder schweren Anfällen	30–40 %
– Hyperreagibilität mit Serien schwerer Anfälle	50 %
– **mit** dauernder Einschränkung der Lungenfunktion ggf. entsprechend höhere Bewertung s. vorstehend	
Asthma bronchiale bei Kindern	
– *geringen Grades:* Hyperreagibilität mit seltenen (saisonalen) und/oder leichten Anfällen, keine dauernde Einschränkung der Atemfunktion, nicht mehr als 6 Wochen Bronchitis im Jahr	20–40 %
– *mittleren Grades:* Hyperreagibilität mit häufigeren und/oder schweren Anfällen, leichte mittelgradige ständige Einschränkung der Atemfunktion, etwa 2–3 Monate kontinuierliche Bronchitis im Jahr	50–70 %
– *schweren Grades:* Hyperreagibilität mit Serien schwerer Anfälle, schwere Beeinträchtigung der Atemfunktion, mehr als 3 Monate kontinuierliche Bronchitis im Jahr	80–100 %

► **Dauer der Arbeitsunfähigkeit:** Länger als 1–3 Wochen nach der Krankenhausentlassung in der Regel bei komplikationsfreiem Verlauf nicht gerechtfertigt, außer bei Schwer-, Akkord- oder Schichtarbeit.

Hinweise zur Berücksichtigung der Ansteckungsfähigkeit

► Ansteckungsfähigkeit begründet Arbeitsunfähigkeit. Bei initialer Ansteckungsfähigkeit ist meist wenige Wochen nach Beginn einer regelrechten Behandlung Zahl und Virulenz der ausgeschiedenen Keime derart reduziert, dass unabhängig von dem färberischen oder kulturellen Nachweis nicht mehr von Ansteckungsfähigkeit auszugehen ist. Aus Gründen der Sicherheit ist jedoch die Sputumnegativierung abzuwarten.

◻ *Hinweis:* Diskrepante Auffassungen, wann keine Ansteckungsfähigkeit mehr vorliegt, können sich aus der unterschiedlichen Bewertung eines „Restrisikos" und aus einem anderen Blickwinkel beim Abwägen eines Infektionsrisikos gegenüber den Interessen des Betroffenen ergeben (Güterabwägung!).

► Aus Sicht des Deutschen Zentralkomitees zur Bekämpfung der Tuberkulose reichen drei färberisch negative Sputen nach Beginn einer wirkungsvollen Therapie aus.

Das Abwarten negativer Sputumkulturen folgt mehr einer Strategie der Konfliktvermeidung als sachlichen Gesichtspunkten.

► Ratsam ist ein Konsens zwischen behandelndem Arzt, Arzt des Gesundheitsamts und, falls beteiligt, dem Medizinischen Dienst der Krankenversicherung (MdK).

Berufsausübungsverbot und andere Regelungen

► **Tätigkeitsverbot:**

• Die zuständige Behörde kann Kranken, Krankheitsverdächtigen, Ansteckungsverdächtigen und Ausscheidern die Ausübung bestimmter beruflicher Tätigkeiten ganz oder teilweise untersagen. Das Vorstehende gilt auch für sonstige Personen, die Krankheitserreger so in oder an sich tragen, dass im Einzelfall die Gefahr einer Weiterverbreitung besteht (§ 31 Infektionsschutzgesetz).

• Personen, die an ansteckungsfähiger Lungentuberkulose erkrankt oder dessen verdächtig … sind, dürfen in … Gemeinschaftseinrichtungen keine Lehr-, Erziehungs-, Pflege-, Aufsichts- oder sonstige Tätigkeiten ausüben, bei denen sie Kontakt zu den dort Betreuten haben, bis nach ärztlichem Urteil eine Weiterverbreitung der Krankheit … durch sie nicht mehr zu befürchten ist (§ 34 Infektionsschutzgesetz).

• Praktiziert wird dies auch bei anderen Personen, welche beruflich Umgang mit Kindern und Jugendlichen haben. Gleiches gilt sinngemäß für die Besucher der Einrichtungen selbst.

► **Empfehlungen des Robert-Koch-Instituts:**

• Der initial Ansteckungsfähige unter antituberkulöser Therapie ist mindestens 3 Wochen von Gemeinschaftseinrichtungen auszuschließen.

• Voraussetzung für ein Aufheben des Verbots ist die Rückbildung evtl. vorhandener klinischer Krankheitszeichen und nicht mehr vorliegende Ansteckungsfähigkeit (anzunehmen bei 3 färberisch negativen Untersuchungen aus Sputum, Bronchialsekret oder Magensaft; radiologische Regredienz wird nicht gefordert; bei Kindern kann bei deutlicher klinischer Besserung auf Sputumuntersuchungen verzichtet werden).

Medizinische Reha-Maßnahmen

▢ *Hinweis:*

• Dem Klimafaktor wurde früher eine wesentliche Rolle im Ablauf einer Tuberkulose zugeschrieben (Konsequenz: Heilstättenbewegung mit stadtfern gelegenen Sanatorien).

• Bei Durchführung einer Chemotherapie ist allerdings von klimatischen Maßnahmen kein zusätzlicher Effekt zu erwarten, weswegen solche medizinischen Reha-Maßnahmen nicht generell erforderlich sind.

► Reha-Indikation besteht z. B. bei durch abgelaufene Tuberkulose stark geschädigter Lunge mit Bronchiektasen und chronischer Bronchitis.

34.9 Tuberkulose: Liegt BK 3101, 3102 oder 4102 vor?

Unfallversicherungsrechtliches Vorkommen der Tuberkulose

► Als BK 3101 bei Tätigkeiten im Gesundheitsdienst, in der Wohlfahrtspflege, im Labor (Mensch → Mensch).

► Als BK 3102 im wesentlichen Rinder-Tuberkulose, Neuerkrankungen jetzt ungewöhnlich (Tier → Mensch).

► Als BK 4102 in Form der Silikotuberkulose.

► Als Arbeits-/Dienstfall.

Systematik zum praktischen Vorgehen s. S. 535 f

ad 1: Prüfen der Exposition

► BK-Nummern 3101, 3102 und 4102 beziehen sich auf einen bestimmten Personenkreis (s. Tab. 34.1) mit beruflich besonders hoher Infektionsgefährdung.

34.10 Tuberkulose und MdE (nach BK-Recht, RV bzw. SER) **34**

Begutachtung

◻ *Hinweis:* Tuberkulinkonversion bei diesem Personenkreis sollte als BK-Verdachtsfall gemeldet werden.

► Wenn sowohl die Voraussetzungen einer BK als auch eines Arbeitsunfalls vorliegen, hat die Anerkennung als BK Vorrang.

► „Tuberkulose als Arbeitsunfall" ist bei allen Berufen mit Publikumsverkehr denkbar, wobei die Ansteckung „innerhalb einer Arbeitsschicht" stattgefunden haben muss. Es steht dieser Annahme aber nicht entgegen, wenn es tatsächlich mehrere Arbeitsschichten gewesen sein können. Bei „Tuberkulose als Arbeitsunfall" muss die Infektionsquelle konkret benannt werden können.

ad 2: Prüfen des Vorliegens der Erkrankung

► Diagnostik der Tuberkulose s. S. 238.

► Die in den letzten Jahrzehnten deutlich abnehmende Durchseuchung an Tuberkulose hat zur Folge, dass heute im Unfallrecht überwiegend tuberkulöse Primärinfektionen zur Begutachtung kommen.

ad 3: Zusammenhangsbeurteilung

► Die Infektionsquelle muss im Bereich der Berufstätigkeit gegeben sein.

► Es muss nachgewiesen sein, dass die Berufstätigkeit mit besonderen, über das verkehrsübliche Maß hinausgehenden Infektionsgefahren verbunden war.

◻ *Ausnahme:* Bei Tätigkeit im Gesundheitsdienst und in der Wohlfahrtspflege ist der Nachweis der tatsächlichen individuellen Infektionsquelle nicht immer erforderlich, wenn der Erkrankte beispielsweise auf einer Tuberkulosestation einer Lungenklinik tätig war (im Gegensatz zur Tuberkulose als Arbeitsunfall bei Personen, die in der BK-Definition nicht genannt sind).

► Bei Primärinfektion als BK oder als Arbeitsunfall ist zu fordern, dass bei Einstellung keine Tuberkulose bestand und der erhobene Befund für eine Neuansteckung spricht. Dabei muss der zeitliche Zusammenhang schlüssig erscheinen (Latenzzeit mindestens 6–8 Wochen, bei Latenzzeit von mehr als 24 Monaten sind Brückensymptome zu fordern).

► Bei Reaktivierung und Superinfektion der Tuberkulose sind die Anforderungen an den Kausalitätsnachweis erhöht.

► Ein Narbenkarzinom (oft Adenokarzinom), lokalisiert in einem Bereich älterer narbiger Veränderungen nach beruflich akquirierter Tuberkulose, kann bei rechtlicher Nachrangigkeit anderer bedeutender Ursachen BK-Folge sein.

► Nicht-tuberkulöse Mykobakteriosen (MOTT) erfüllen regelhaft nicht die Voraussetzungen nach BK 3101, da Kontaktinfektionen Raritäten sind. Ausnahmen existieren z. B. bei Laborinfektionen im Falle gesteigerter Empfänger-Disposition.

34.10 Tuberkulose und MdE (nach BK-Recht, RV bzw. SER)

BK-Recht – siehe Tab. 34.8

Rentenrecht

► Beurteilung in Anlehnung an Obstruktive Atemwegserkrankungen im Rentenrecht s. S. 544.

► Die Erwerbsminderung orientiert sich an einer Lungenfunktionseinbuße oder anderen Folgeerscheinungen. Die vollständige Erwerbsminderung kann (selten) gegeben sein, z. B. bei chronischen Bakterienausscheidern.

Soziales Entschädigungsrecht

► Die MdE bei Tuberkulose ist – wie im Unfallrecht – von der Ansteckungsfähigkeit und den Folgeerscheinungen abhängig, s. Tab. 34.9:

► **„Heilungsbewährung"** (s. S. 535) ist bei neu aufgetretenen Primärtuberkulosen, die sachgerecht behandelt werden, nicht mehr anzunehmen. Bei bestimmten Krankheitsverläufen kann sie jedoch in Betracht gezogen werden (schwere Verlaufsformen, ungewöhnliche Befindlichkeitsstörungen bei langfristiger Chemotherapie).

Tab. 34.8 • **Bemessung der Minderung der Erwerbsfähigkeit bei Tuberkulose nach dem BK-Recht.**

Einteilungskriterium	MdE
bestehende Ansteckungsfähigkeit (Bakterienausscheidung)	100 %
nach Sputumkonversion	die MdE ist nach Defektwert und „Befindensstörung durch die Chemotherapie" einzuschätzen; oftmals um 20 %
nach Beendigung der Behandlung	eine bleibende MdE kann begründet sein bei – Defektheilung (Pleuraschwarte, Bronchiektasen, Zustand nach Resektion) – Therapienebenwirkungen (Hepatitis, Hör- und Gleichgewichtsschäden, Sehstörung u. a.)

Tab. 34.9 • **Bemessung der Minderung der Erwerbsfähigkeit bei Tuberkulose nach dem Sozialen Entschädigungsrecht.**

Einteilungskriterium	MdE
tuberkulöse Pleuritis	die MdE richtet sich nach den Folgeerscheinungen
Lungentuberkulose	
– ansteckungsfähig (mehr als 6 Monate andauernd)	100 %
– nicht ansteckungsfähig ohne Einschränkung der Lungenfunktion	0 %
– mit Einschränkung der Lungenfunktion	s. obstruktive Atemwegserkrankungen, soziales Entschädigungsrecht S. 546

► **Besondere Patientengruppen:**
  • *Kollektiv der Tuberkulose-Erkrankten aus dem 2. Weltkrieg:* Eine rückwirkende Erstanerkennung ist wegen des langen Zeitintervalls jetzt nur noch sehr selten zu erwarten. Exazerbationen oder Spätkomplikationen (Reaktivierung, Spätempyeme, vorzeitige atemmechanische Insuffizienz) kommen noch zur Beurteilung.
  • *Kollektiv der Bundeswehrangehörigen* (heute fast ausschließlich Primärtuberkulosen): Es muss nachgewiesen werden, dass die Tuberkulose während des Wehrdienstes unter sonst nicht gewohnten, wenn gleich für den Wehrdienst typischen körperlichen Belastungen erworben wurde. Dies bedeutet weitgehenden Ausschluss anderer Infektionsquellen.
▢ *Hinweis zum Schwerbehindertenrecht:* Die GdB-Bemessung erfolgt analog Tab. 34.9, bei Funktionsschaden analog Tab. 34.7.

34.11 Parenchymerkrankungen – liegt BK vor?

Asbestose, auch asbeststaubbedingte Pleuraveränderung (BK 4103)

► Häufigkeit in der BRD unbekannt; ca. 3 700 neue Fälle/Jahr Erst-Anerkennungen BK 4103 aufgrund vorrangig pleuraler Veränderungen.
► **Prüfen der Exposition:** Serpentinasbest (Chrysotil) und Amphibolasbest (Krokydolith, Amosit und Anthophyllit); Fasern = Länge/Dicke ≥ 3/1. Mahlen, Vertrieb, Isolierung, Herstellung/Verwendung von Asbesttextilien, -zement, -papier, Werftindustrie etc.
► **Prüfen des Vorliegens der Erkrankung,** Diagnostik s. S. 363, Untersuchungsschema s. Abb. 34.3, wünschenswerter funktionsanalytischer Standard s. Tab. 34.10, S. 552.
► **Zusammenhangsbeurteilung:**
  • Der Verdacht des Vorliegens einer durch Asbeststaub verursachten Veränderungen der Lunge ist begründet (d. h. Meldepflicht) bei: s. Tab. 34.11, S. 552.

Begutachtung

P r i m ä r   o h n e   K o n t r a s t m i t t e l

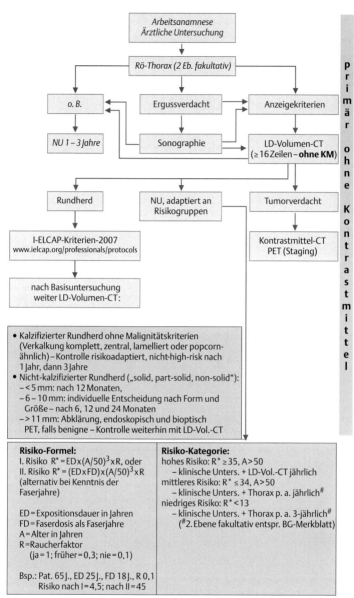

Arbeitsanamnese
Ärztliche Untersuchung

Rö-Thorax (2 Eb. fakultativ)

o. B.   Ergussverdacht   Anzeigekriterien

NU 1 – 3 Jahre   Sonographie   LD-Volumen-CT
(≥ 16 Zeilen – **ohne KM**)

Rundherd   NU, adaptiert an
Risikogruppen   Tumorverdacht

I-ELCAP-Kriterien-2007
www.ielcap.org/professionals/protocols   Kontrastmittel-CT
PET (Staging)

nach Basisuntersuchung
weiter LD-Volumen-CT:

- Kalzifizierter Rundherd ohne Malignitätskriterien
  (Verkalkung komplett, zentral, lamelliert oder popcorn-
  ähnlich) – Kontrolle risikoadaptiert, nicht-high-risk nach
  1 Jahr, dann 3 Jahre
- Nicht-kalzifizierter Rundherd („solid, part-solid, non-solid"):
  - < 5 mm: nach 12 Monaten
  - 6 – 10 mm: individuelle Entscheidung nach Form und
    Größe – nach 6, 12 und 24 Monaten
  - > 11 mm: Abklärung, endoskopisch und bioptisch
    PET, falls benigne – Kontrolle weiterhin mit LD-Vol.-CT

Risiko-Formel:
I. Risiko $R^* = ED \times (A/50)^3 \times R$, oder
II. Risiko $R^* = (ED \times FD) \times (A/50)^3 \times R$
(alternativ bei Kenntnis der
Faserjahre)

ED = Expositionsdauer in Jahren
FD = Faserdosis als Faserjahre
A = Alter in Jahren
R = Raucherfaktor
(ja = 1; früher = 0,3; nie = 0,1)

Bsp.: Pat. 65 J., ED 25 J., FD 18 J., R 0,1
Risiko nach I = 4,5; nach II = 45

Risiko-Kategorie:
hohes Risiko: $R^* \geq 35$, A > 50
– klinische Unters. + LD-Vol.-CT jährlich
mittleres Risiko: $R^* \leq 34$, A > 50
– klinische Unters. + Thorax p. a. jährlich[#]
niedriges Risiko: $R^* < 13$
– klinische Unters. + Thorax p. a. 3-jährlich[#]
([#]2. Ebene fakultativ entspr. BG-Merkblatt)

kursiv = arbeitsmedizinische Vorsorge, Normalschrift = BK-Verfahren
NU = Nachuntersuchung, LD-Vol.-CT = Low-Dose-Volumen-Computertomographie

Abb. 34.3 • Untersuchungsschema zur Diagnostik asbestassoziierter Lungenerkrankungen (nach
Hering, Hofmann-Preiß, Kraus 2008, Quelle: Das M, Mühlenbruch G, Mahnken AH, Hering KG, Sirbu H,
Zschiesche W, Knoll L, Felten MK, Kraus T, Günther RW, Wildberger JE. Asbestos Surveillance Program
Aachen (ASPA): initial results from baseline screening for lung cancer in asbestos-exposed high-risk
individuals using low-dose multidetector-row CT. Eur Radiol. 2007 May; 17(5):1193-9. Epub 2006 Sep
20.).

Begutachtung

Tab. 34.10 • Wünschenswerter funktionsanalytischer Standard bei Diagnostik und Überprüfung der BK 4103, 4104 und 4105.

	BK 4103					BK 4104	BK 4105
	Asbestose		Plaques		Pleurafibrose	Lungenkrebs	Mesotheliom***
	ohne Restriktion	mit Restriktion	ohne Restriktion	mit Restriktion			
Spirometrie	●▲	●▲	●▲	●▲	●▲	●▲	●▲
Bodyplethysmografie	●▲	●▲	●▲	●▲	●▲	●▲	●▲
Broncholyse	bei Obstruktion	bei Obstruktion	bei Obstruktion	bei Obstruktion	bei Obstruktion	bei Obstruktion	bei Obstruktion
unspez. Provokation	bei Verdacht	bei Verdacht	bei Verdacht	bei Verdacht	bei Verdacht	bei Verdacht	Ø
BGA Ruhe	●▲	●▲	●▲	●▲	●▲	●▲	●▲
BGA Bel.	●▲	●▲	●▲	●▲	●▲	●▲	Ø
Compliance	■■	Ø	■■	■■	■■	Ø	Ø
DLCO	●▲	●▲	●▲	●▲	●▲	?*	Ø
Spiroergo	■■	?*	●▲	■■*	■■	?*	Ø
EKG	●▲	●▲	●▲	●▲	●▲	●▲	●▲
Echo	?**	?**	?**	?**	?**	?**	?**

Zeichenerklärung: ●▲ = Routineuntersuchung ■■ = differenzialdiagnostisch sehr hilfreich Ø = verzichtbar ? = je nach Fragestellung sinnvoll

* Die Spiroergometrie dient der Differenzierung von Atemnot (kardial, pulmonal sonstige) und der verbliebenen Leistungsfähigkeit beziehungsweise Belastbarkeit.

** Die Echokardiografie erfolgt bei Verdacht auf pulmonale Hypertonie, Cor pulmonale, Herzinsuffizienz oder kardial bedingte Atemnot.

*** Beim Mesotheliom ist die Bemessung der MdE unabhängig vom Grad der Funktionseinschränkung 100 %. Die Funktionsdiagnostik dient lediglich der Erkennung behandelbarer Funktionsstörungen zwecks Verbesserung der Lebensqualität.

Tab. 34.11 • Kriterien, die das Vorliegen einer Asbestose wahrscheinlich machen (BK-Meldekriterien).

Röntgenbefund der Lungen nach ILO-Klassifikation		Auskultations- bzw. Lungenfunktionsbefund
Dichte der Schatten	*Form*	
a. 1/0	s,t bzw. u	Knisterrasseln und/oder VK$_{ist}$ 80 % des mittleren EGKS-Sollwerts 1983/1993
b. 1/1 und mehr	s,t bzw. u	auch wenn klinisch ohne Auffälligkeiten und keine Einschränkung der VK$_{ist}$ messbar ist

Tab. 34.12 • Kriterien, die das Vorliegen einer Asbestose nicht begründen, aber eine vorgezogene Nachuntersuchung notwendig machen.

Röntgenbefund der Lungen nach ILO-Klasifikation		Auskultations- bzw. Lungenfunktionsbefund
Dichte der Schatten	*Form*	
0/1	s,t bzw. u	mit Knisterrasseln
0/1	s,t bzw. u	VK$_{ist}$ > 80 % des mittleren EGKS-Sollwerts 1983/1993
1/0	s,t bzw. u	ohne Befund

- Der Verdacht des Vorliegens einer Asbestose der Lunge ist nicht begründet (keine Meldepflicht), es besteht jedoch die Notwendigkeit einer frühzeitigen Nachuntersuchung: s. Tab. 34.12, S. 552.
- Der Verdacht des Vorliegens von durch Asbeststaub verursachten Veränderungen der Pleura („Pleuraasbestose") ist begründet bei (Meldepflicht):
  - Pleuraplaques (hyalin), in der Regel ab 3 mm Dicke röntgenologisch erkennbar und/oder einer Verbreitung von > 2 cm Gesamtlänge im Bereich der Brustwand (insbesondere doppelseitig), des Zwerchfells, Mediastinums und/oder Herzbeutels.
  - Pleuraplaques (verkalkt), bei Hinweisen auf Asbeststaubexposition(en) in der Vorgeschichte sollen auch Kalkplaques geringerer Dicke und Verbreitung angezeigt werden.
  - Hyalinosis complicata bzw. Pleuraerguss, Pleuritis mit Folgezuständen, ein- oder doppelseitig, auch Rollatelektase.
  - Pleuraverdickungen (doppelseitig, diffus), in der Regel ab 3 mm Dicke speziell im Bereich der Mittel- und Unterfelder.
- ☐ *Beachte:* Bei der Differenzialdiagnose in Bezug auf die Asbeststaubgenese ist zu beachten:
  - Gegen die Diagnose sprechen Hinweise insbesondere auf tuberkulöse Pleuritis oder Infarktpleuritis, traumatische, entzündliche, tumoröse oder sonstige pleurale Begleitprozesse.
  - Für die Diagnose sprechen Auftreten oder wesentliche Zunahme der Befunde mehrere Jahre nach Beginn der Asbeststaubgefährdung.

Silikose, Bergarbeiter-Pneumokoniose (BK 4101)

- ▶ **Häufigkeit in der BRD:** Ca. 800 neue Fälle/Jahr.
- ▶ **Prüfen der Exposition:** Freie kristalline Kieselsäure (Quarz = SiO_2) in Kohlenbergbau, Steinbruch-, Keramik-, Glasindustrie, Stahl- und Eisenindustrie, Gießereien; Stollenarbeiter, Mineure.
- ▶ **Prüfen des Vorliegens der Erkrankung**, Diagnostik s. S. 360.
- ▶ **Meldekriterien:**
  - *BK 4101:* Eine Anzeige wegen des Verdachts auf das Vorliegen einer BK 4101 ist begründet, wenn nach entsprechender Arbeitsanamnese röntgenologisch rundliche Schattengebungen (p, q, r) mindestens das Ausmaß 1/1 erreichen.
  - *BK 4102 (Silikotuberkulose):*
    - ☐ *Beachte:*
      - Eine Silikose erleichtert das Ausbrechen einer Tuberkulose und eine aktive Silikotuberkulose beruht heute meist auf der Exazerbation alter tuberkulöser Herde.
      - Bei eindeutigen silikotischen Veränderungen (Streuung mindestens 1/1 nach ILO und/oder Eierschalenhili und/oder silikotische Schwielen) sind die Bedingungen zur Anerkennung einer BK 4102 erfüllt, wenn gleichzeitig ein aktiver tuberkulöser Lungenprozess vorliegt (d. h. mikroskopischer oder kultureller Tuberkulosebakteriennachweis aus Sputum, Bronchialsekret oder Magenspülwasser; histologische Aktivitätszeichen, auch aus Pleurastanze bzw. mediastinalen Lymphknoten, möglichst mit Tuberkulosebakterien-Kultur; indirekter Nachweis über röntgenologisch nachweisbare Dynamik).

Siderose

- ▶ **Häufigkeit in der BRD:** Unbekannt, Einzelfälle, Dunkelziffer.
- ▶ Die Siderose ist formal keine BK, begründet aber Präventionsmaßnahmen zur Vermeidung einer Erkrankung nach § 9 (2) SGB VII („Lungenfibrose durch extreme und langjährige Einwirkung von Schweißrauchen und Schweißgasen – (Siderofibrose)!
- ▶ **Prüfen der Exposition:** Eisen beim Elektro-Schweißen.
- ▶ **Prüfen des Vorliegens der Erkrankung:** Allenfalls Symptome einer Bronchitis (s. S. 137), Normalbefund in der Lungenfunktion, röntgenologisch rundliche kleine Fleckschatten ähnlich einer unkomplizierten Silikose, die Prognose ist sehr gut,

d. h., die Erkrankung ist nach Expositionskarenz reversibel, sofern die Exposition reduziert wird, selten resultiert eine Siderofibrose.

▶ **Zusammenhangsbeurteilung:**
- Siderose tritt nach meist langjährigem Schweißen unter ungünstigen lüftungstechnischen Bedingungen auf, ist unter Expositionskarenz reversibel und führt nicht zu Funktionsschäden.
- Siderose ist ein Indikator unzureichender arbeitstechnischer Verhältnisse → unter Präventivaspekten Information an Gewerbeaufsicht, ggf. auch Meldung einer drohenden Quasi-BK an den Unfallversicherungsträger (Einverständnis des Versicherten erforderlich, da hierfür gegenwärtig keine Rechtsgrundlage).

Siderofibrose

▶ **Häufigkeit in der BRD:** Unbekannt, Einzelfälle, Dunkelziffer.

▶ **Der Ärztliche Sachverständigenbeirat „Berufskrankheiten" hat dem Bundesminister für Arbeit und Soziales empfohlen, eine neue Berufskrankheit in die Liste der Berufskrankheiten aufzunehmen:** „Lungenfibrose durch extreme und langjährige Einwirkung von Schweißrauchen und Schweißgasen – (Siderofibrose) (Bundesministerium für Arbeit und Soziales, IVa 4-45222-4113, Bundesarbeitsblatt 10/2006). Damit sind Meldungen (derzeit unbegrenzter Rückwirkung) und Anerkennungen über die Öffnungsklausel (§ 9 (2) SGB VII) möglich.

▶ **Prüfen der Exposition:** Extreme und langjährige Einwirkung von Schweißrauchen und Schweißgasen, typischerweise übermäßig viel Eisen beim Elektro-Schweißen. In der Arbeit von Buerke et al. (2002) wurde erstmals für alle Erkrankten eine kumulative Schweißrauchdosis abgeschätzt. Die Erkrankten hatten im Mittel 30 Jahre (Range 16–39 Jahre) mindestens halbschichtig (im Mittel $6,9 \pm 1,9$ h) unter beengten Verhältnissen geschweißt. Das kumulative Dosismaß lag bei den Patienten, die als Fallserie die wissenschaftliche Grundlage für die Begründung einer neuen BK bildeten, im Median bei 221 mg/m^3 × Jahre (Range 106–4 350 mg/m^3 × Jahre). Hieraus ein „Abschneidekriterium" abzuleiten, ist jedoch nicht zulässig.

▶ **Prüfen des Vorliegens der Erkrankung:** Belastungsdyspnoe, Husten, Restriktion in der Lungenfunktion, röntgenologisch retikulonoduläres Muster, in aller Regel ist die Histologie zu fordern. Die Prognose ist heterogen.

▶ **Zusammenhangsbeurteilung:** In ungünstigen Fällen und unter extrem ungünstigen Expositionsbedingungen kann die Siderose zu einer Siderofibrose führen → Meldung des Verdachts einer Quasi-BK an den Unfallversicherungsträger (Einverständnis des Versicherten erforderlich, da hierfür gegenwärtig keine Rechtsgrundlage). Anerkennung und Entschädigung ist über § 9 (2) problemlos möglich, nach Änderung der Berufskrankheitenliste wohl als BK 4113.

Exogen-allergische Alveolitis (EAA) (BK 4 201)

▶ **Häufigkeit in der BRD:** Ca. 50 neue Fälle/Jahr, Dunkelziffer.

▶ **Prüfen der Exposition:** Verschimmelte Futter- und Einstreumittel, Druckereien, sehr vielfältige Expositionen.

▶ **Prüfen des Vorliegens der Erkrankung,** Diagnostik s. S. 322.

▶ **Zusammenhangsbeurteilung:** Die wesentliche Differenzialdiagnose ist das Organic Dust Toxic Syndrome (s. u.), es ist klinisch oft nur schwierig differenzierbar. Ein größerer Teil von Patienten mit vermuteter EAA mit guter Prognose trotz weiterer Exposition hat vermutlich „nur" ein ODTS. Anhaltspunkte zur Abgrenzung ergeben sich aus s. Tab. 34.13.

Organic Dust Toxic Syndrome, Drescherfieber

▶ **Häufigkeit in der BRD:** Wesentlich häufiger als EAA.

▶ **Exposition:** Organische Stäube, endotoxinhaltig.

▶ **Prüfen des Vorliegens des Krankheitsbildes:** Symptome sind ähnlich denen der akuten EAA, systemische Reaktion, Myalgien, Montagssymptomatik (s. S. 366), d. h. Tachyphylaxie, normal oder leichte transiente Diffusionsstörung und Restriktion in der Lungenfunktion, röntgenologisch meist unauffällig. Prognose: Langfristig wohl vermehrt obstruktive Atemwegserkrankungen.

Tab. 34.13 • **Anhaltspunkte zur Abgrenzung zwischen EAA und ODTS.**

	ODTS	exogen-allergische Alveolitis
Inzidenz	10–190/10 000	2–30/10 000
Cluster	häufig	selten
Raucherstatus	Nichtraucher > Raucher	Nichtraucher > Raucher
Exposition	organische Stäube, schimmelige(s) Getreide, Silage, Heu, Holzschnitzel. Symptomatik kann bei der 1. Exposition beginnen	wiederholte Exposition gegenüber dem Auslöser
Auslöser	Endotoxine, Mykotoxine? andere?	Antigene von thermophilen Aktinomyceten, Aspergillen etc.
Latenz	4–12 h	4–8 h
Symptome	Husten, Frösteln, Fieber, Krankheitsgefühl, Myalgien, Engegefühl über dem Brustkorb, Kopfschmerzen	Fieber, Frösteln, Krankheitsgefühl, Husten, Luftnot
Auskultation	normal, ggf. vereinzelte Rasselgeräusche	endinspiratorisch beidseits basal Rasseln
Blutgasanalyse	normal, ggf. leicht Hypoxie	Hypoxie
Lungenfunktion	normal, ggf. leichte Restriktion	Restriktion, Diffusionsstörung, später oft Obstruktion
Präzipitine	meist negativ	meist positiv
bronchoalveoläre Lavage	Neutrophilie	akut Neutrophilie, chronisch Lymphozytose

► **Zusammenhangsbeurteilung:** s. Tab. 34.13. Keine BK, aber Indikator erhöhter Exposition gegenüber organischen Aerosolen.

34.12 Parenchymerkrankungen und MdE (nach BK-Recht)

Allgemeiner Hinweis
. . . .
► Die MdE orientiert sich überwiegend am Beschwerdebild (z. B. Husten, Thoraxschmerzen), an der Lungenfunktionseinschränkung und an der konsekutiven Rechtsherzbelastung.

Asbestose
. . . .
► Ein „Falkensteiner Merkblatt" zur Asbestosebegutachtung ist seit Jahren in Arbeit. Es soll eine wissenschaftlich fundierte neue Grundlage für die Asbestosebegutachtung liefern.
► Einen bislang viel verwendeten Anhaltspunkt für die MdE-Bemessung bei Asbestosen gibt bis auf weiteres die auf einer Konsensuskonferenz (1987) entstandene Tabelle 34.14.

Silikose
. . . .
► Ende der „Moerser Konventionen": Aufgrund einer langjährigen Konvention wurde jahrzehntelang eine (meist obstruktive) Ventilationsstörung erst oberhalb eines radiologischen Streuungsgrades ≥ 3/2 (p/q/r nach ILO) (nur bei Pinhead-Silikosen auch bei geringeren Streuungen) oder bei Vorhandensein mindestens einer A-Schwiele als der Silikose kausal zuordnungsfähig angesehen und mit einer MdE bemessen.
► Re-Analysen der alten Daten, die dieser Konvention zugrunde liegen sowie neuere Daten zeigen jedoch, dass diese Konvention dringend aktualisierungsbedürftig ist und Funktionseinschränkungen bereits bei niedrigeren Streuungsgraden gehäuft auftreten. Daher haben die wissenschaftlichen Fachgesellschaften (Deutsche Gesellschaft für Pneumologie, Deutsche Gesellschaft für Arbeitsmedizin und Umwelt-

Tab. 34.14 • **Anhaltspunkt für MdE-Bemessung/Lungenfunktionsstörung bei Asbestosen (nach Konietzko et al.).**

Messwert	fehlt	leicht	mittel	schwer
IVC	>80%	≤80%	<60%	<40%
CL$_{stat}$*	>70%	<70%	<50%	<30%
p$_a$O$_2$ bei Belastung, bezogen auf Mindestsoll	über	um	unter	stark unter
MdE (%)	<20%	20–30%	40–60%	>60%
erwartbare ILO 80 Gesamtstreuung (**)	0–1/1	0/1–1/1	1/2–2/3	>2/2

*) Die hier zugrunde liegenden Sollwerte werden allgemein als zu hoch angesehen.
**) Die Erwähnung der ILO-Gesamtstreuung ist nur zur Darstellung häufiger Befunde zu verstehen, nicht als Rat zur MdE-Festsetzung

medizin) im Jahre 2008 unter Mitwirkung der UV-Träger eine (bei Drucklegung noch unveröffentlichte) S 2-Leitlinie nach AWMF-Kriterien entworfen, die eine Entschädigung der Funktionsschäden oberhalb einer radiologischen Streuung nach ILO von 1/1 wissenschaftlich begründet.

Silikotuberkulose

► Bei positivem Tuberkulosebakteriennachweis im Sputum ist MdE von 100% anzusetzen.

► Bei rückläufigen tuberkulösen Veränderungen wird die MdE im Verlauf je nach verbleibendem Funktionsschaden reduziert. Inaktivität kann bei dieser Erkrankung nicht in einem Zeitraum von weniger als zwei Jahren nach Behandlungsbeginn angenommen werden.

34.13 Tumorerkrankungen – liegt BK vor?

Prüfen der Exposition

► Im BK-Recht existieren folgende „Listenkrankheiten" berufsbedingter Lungenkrebserkrankungen: Siehe Tab. 34.15

Zusammenhangsbeurteilung bei Lungenkrebs generell

► Krebs der Atmungsorgane muss histologisch oder zytologisch gesichert sein. Ausnahme: Bei Anerkennung ohne diese Sicherung z. B. durch Verlaufsmerkmale bei nicht mehr zumutbarer Diagnostik kann ggf. im Einzelfall der „Vollbeweis" (s. S. 534) auch anders gesichert werden.

► Lungenmetastase eines anderen Primärtumors muss mit zumutbaren Maßnahmen ausgeschlossen sein.

Zusammenhangsbeurteilung Lungenkrebs bei Asbeststaubexposition

► **Die drei BK-Kriterien gelten alternativ, d. h. nur eines muss erfüllt sein:**
  • 1. Asbestose (des Lungenparenchyms).
  • 2. Durch Asbeststaub verursachte Erkrankung der Pleura (Pleuraplaque – verkalkt oder unverkalkt – diffuse Pleurafibrose, Asbestpleuritis, ggf. mit Einrollatelektase).
  • 3. Kumulative Asbestfaserstaub-Dosis am Arbeitsplatz von mindestens 25 Faserjahren.

► **Zusätzlich: Neue BK-Empfehlung „Lungenkrebs durch das Zusammenwirken von Asbestfaserstaub und polyzyklischen aromatischen Kohlenwasserstoffen", Verdachtsmeldung und Anerkennung über:**
  • *Nativ-radiologischer Nachweis der Asbestose:* Eine verbindliche Definition der radiologischen Mindestmerkmale der Asbestose, die zu einer Anerkennung des Asbestkrebses qualifizieren, ist vom Verordnungsgeber nicht festgelegt. Eine Orientierung erfolgt daher an den Eingangskriterien über die BK-Verdachtsmeldung (s. Tab. 34.11, S. 552).

Tab. 34.15 • **Berufsbedingte Lungenkrebserkrankungen im BK-Recht.**

Noxe	Prävention (MAK-Kategorie)	Kompensation (BK-Nummer)
Asbest	K1	BK 4104, 4105 mit Benzo(a)pyren s. neue BK[1]
Quarz	K1	BK 4101, BK 4112
ionisierende Strahlung	(Strahlenschutz-verordnung)	BK 2402
Arsenverbindungen	K1	BK 1108
Dichlordimethylether	K1	BK 1310
Zinkchromat	K1	BK 1103
Dichlordiethylsulfid (LOST)	K1	BK 1311
Nickel, -verbindungen	K1	BK 4109
Pyrolyseprodukte aus org. Material	K1	BK 4110, Erweiterung wurde empfohlen, § 9(2) SGB VII[2]
polyzyklische aromatische Kohlenwasserstoffe	K1	„100 Benzo(a)pyren-Jahre", derzeit § 9(2) SGB VII[2] Synkanzerogenese mit Asbest s. neue BK[1]
Passivrauchen am Arbeitsplatz	K1	Anerkennung in gut begründeten Einzelfällen ggf. über § 9(2) SGB VII möglich
Dieselmotoremissionen	K2	keine
Beryllium, -verbindungen	K1	fällt ggf. unter BK 1110 und neue wissenschaftliche Erkenntnisse
Cadmium, -verbindungen	K1	fällt ggf. unter BK 1104 und neue wissenschaftliche Erkenntnisse
Hartmetalle (wolframcarbid- und cobalthaltig)	K1	Anerkennung über § 9(2) SGB VII möglich

K1:Stoffe, die beim Menschen Krebs erzeugen (Effekt epidemiologisch belegt)
K2:Stoffe, die als krebserzeugend für den Menschen anzusehen sind (Ergebnisse aus Langzeit-Tierversuchen, oder Hinweise aus Tierversuchen und Hinweise aus epidemiologischen Untersuchungen, ggf. auch aus Informationen zum Wirkmechanismus)
[1] *Empfehlung einer Berufskrankheit (Ärztlicher Sachverständigenbeirat „Berufskrankheiten" beim BMAS, Bundesarbeitsblatt 4/1998 S.54–61): „Lungenkrebs durch polyzyklische aromatische Kohlenwasserstoffe bei Nachweis der Einwirkung einer kumulativen Dosis von mindestens 100 Benzo[a]pyren-Jahren [(µg/m3)xJahre]"*
[2] *Empfehlung einer Berufskrankheit (Ärztlicher Sachverständigenbeirat „Berufskrankheiten" beim BMAS, Gemeinsames Ministerialblatt 23/2007, S.473–496): „Lungenkrebs durch das Zusammenwirken von Asbestfaserstaub und polyzyklischen aromatischen Kohlenwasserstoffen"*

- *Computertomografische Kriterien der Asbestose* sind gut definiert und machen bei etwas fortgeschritteneren Fibrosestadien eine histomorphologische Absicherung der Fibrose nicht erforderlich. Pleura- und alveolar-septaler Befund ist im HRCT allerdings erst dann fassbar, wenn er mindestens auf das 5–10-Fache der Norm verändert ist.
  Computertomografisch sind fünf wesentliche Charakteristika zu nennen:
  - Betonte retikuläre interstitielle Zeichnung mit inter- und intralobulären Verdickungen.
  - Curvilineare subpleurale Zeichnungsvermehrung parallel (< 1 cm) zur Brustwand, entspricht frühen Veränderungen einer intralobulären Fibrose.
  - Milchglasartige Trübungsbereiche mit weiterhin vorhandener Sichtbarkeit der Gefäße und Bronchialwände.
  - Ggf. (Traktions-)Bronchiektasen und Bronchioloektasien.
  - Honigwabenmuster mit zystenähnlicher Konfiguration, aber verdickten Wänden. *Verteilung:* Peripher subpleural, dorsal basal betont; häufig bilateral symmetrisch.

Zusätzliche, fakultative CT-Charakteristika:

– Parenchymbänder von 2–5 cm Ausdehnung mit Pleurakontakt.
– Rundatelektasen nahe pleuraler Verdickung, vielfach mit „Kometenschweif"
  von Gefäßen und Atemwegen.

► **Nachweis einer Minimalasbestose** (in aller Regel radiologisch nicht sichtbar):

• *Definition:* Eine Minimalasbestose entspricht Grad I der Asbestose entsprechend
  der Definition des Pneumokoniose-Komitees des Kollegs Nordamerikanischer
  Pathologen.

• *Diagnostik:*

  – Eine Minimalasbestose liegt vor bei lichtmikroskopischem Nachweis minima-
    ler Fibrosierungsherde im Bereich der Bronchioli respiratorii und der beglei-
    tenden Gefäße mit Einstrahlung maximal in die direkt angrenzenden Alveo-
    larsepten und mit in diesen Fibrosierungsarealen eingelagerten Asbestkör-
    pern.

  – Bei der Minimalasbestose findet man nach der Kaltveraschung eines Lungen-
    würfels von 1 cm Kantenlänge regelhaft mehr als 1 000 Asbestkörperchen
    (dies ist allerdings kein staubanalytischer Grenzwert für die Minimalasbesto-
    se.)

  – Die raschere Eliminationskinetik von Chrysotil (Halbwertszeit ca. 1 Jahr) im
    Vergleich zu Amphibolasbesten, speziell Krokydolith (Halbwertszeit 10–20
    Jahre) ist zu bedenken („Faserfluchtphänomen").

  – Eine negative licht- und elektronenmikroskopische Lungenstaubanalyse stößt
    eine qualifizierte Arbeitsanamnese (25 Faserjahre! s. Faserjahr-Report der
    DGUV) nicht um. Die Ermittlung der 25 Faserjahre ist Aufgabe des Unfallver-
    sicherungsträgers und nicht des gutachterlich tätigen Arztes, der Gutachter
    sollte aber eine kritische Aufmerksamkeit diesbezüglich an den Tag legen, vor
    allem hinsichtlich zunächst nicht berücksichtigter Zeiträume! Diese führen
    mitunter zur Neuberechnung der Faserdosis und Überschreitung der kriti-
    schen Schwelle.

  – In Fällen mit ausgeprägten entzündlichen oder tumorbedingten Veränderun-
    gen bzw. bei bereits im Lungengewebe abgelaufenen autolytischen Prozessen
    können die eiweißhaltigen Hüllstrukturen der Asbestkörper abgebaut sein.
    Asbestfasern können sich dann der lichtmikroskopischen Analyse entziehen.
    Die Diagnosestellung einer Minimalasbestose kann unter diesen Umständen
    mit ausschließlich lichtoptischen Methoden erschwert sein. Es liegt dann eine
    Indikation zu elektronenmikroskopischen Zusatzuntersuchungen vor.

Zusammenhangsbeurteilung Pleuramesotheliom, Peritonealmesotheliom, Perikardmesotheliom

► **Kriminalistische Anamnese** notwendig, da die Erkrankungen überwiegend asbest-
  induziert sind, vielfach nach nur vergleichsweise geringer kurzzeitiger Expositionen.

► **Histologische Sicherung:** Sie gehört zu den schwierigsten morphologischen Diffe-
  renzialdiagnosen überhaupt. Immunhistochemie ist erforderlich. Ratsam ist eine
  Beurteilung durch das Deutsche Mesotheliomregister, Institut für Pathologie, BG-
  Kliniken Bergmannsheil, Bürkle-de-la-Camp-Platz 1, 44 789 Bochum.

Zusammenhangsbeurteilung Lungenkrebs bei Quarzstaubexposition

► **BK 4101 (silikotisches „Narbenkarzinom"):** Der Zusammenhang eines Lungenkreb-
  ses mit der Silikose im Sinne des Narbenkarzinoms ist mit Wahrscheinlichkeit dann
  gegeben, wenn als Ausgangspunkt des Tumors bei der Autopsie oder im Resek-
  tionspräparat eine silikotische Schwiele, eine silikotisch verursachte Kaverne oder
  ein Lungenbezirk mit besonders zahlreichen silikotischen Knötchen festgestellt
  werden kann.

► **BK 4112 (Lungenkrebs durch Siliziumdioxid):**

• Eine BK liegt vor, wenn ein Versicherter nach Tätigkeiten mit einer Exposition
  gegenüber alveolengängigem Staub mit kristallinem Siliziumdioxid an Silikose
  (radiologisch festgestellte Silikose der ILO-Kategorie ≥ 1/1) bzw. Silikotuberkulose und außerdem an Lungenkrebs erkrankt ist.

- Lungenkrebs in Verbindung mit Silikose bei Steinkohlenbergleuten und bei Berg-leuten im Uranerzbergbau ist beim gegenwärtigen Wissensstand von dieser Empfehlung ausgenommen. (Es ist zu prüfen, inwieweit neue wissenschaftliche Erkenntnisse vorliegen, durch welche auch diese Gruppen ggf. in eine Erweite-rung des BK-Tatbestandes aufzunehmen wären.)
- Hohe kumulative Dosis von eingeatmetem Siliziumdioxid allein ohne Zeichen ei-ner Lungenfibrose ist nicht als ursächlich für Lungenkrebs anzusehen.

Zusammenhangsbeurteilung Lungenkrebs bei ionisierender Strahlung (unter BK 2402)

▸ **Maß der kumulativen Exposition** ist die WLM = working level month (bezogen auf 170 h/Monat). Ein working level entspricht $1,3 \times 10^5$ MeV potenzieller Alphaenergie durch Radonzerfallprodukte/l Luft. Multipliziert mit der Anzahl der Expositions-monate ergibt sich die kumulative WLM.

▸ **Empfehlung für die Bearbeitung von Berufskrankheiten infolge von Tätigkeiten bei der SDAG Wismut:**
- Strahlenexposition > 200 WLM → Anerkennung kann nach fachärztlicher Stel-lungnahme ohne Einzelfallbegutachtung erfolgen.
- Strahlenexpositionen < 200 WLM → aufwendigere Risikoabschätzung, Einzelfall-begutachtung.

Zusammenhangsbeurteilung Lungenkrebs bei weiteren Expositionen

▸ **Exposition gegenüber Arsen/-verbindungen:** Exposition (Altfälle) durch Ansetzen der Spritzbrühe zur Schädlingsbekämpfung im Weinbau, beim Spritzen selbst so-wie in der Schwefeldioxid-Produktion (Rösten sulfidischer Erze).

▸ **Exposition gegenüber Dichlordimethylether:**
- Exposition (Altfälle) meist bei Chlormethylierungen (Reaktion von Paraformal-dehyd und Schwefelsäure).
- Außerdem sieht die Konvention zur Einzelfallentschädigung bei Lungenkrebs nach Exposition gegenüber 2,3,7,8-TCDD die Anerkennung vor bei: Hoher Expo-sition (belegt durch Chlorakne, Schadstoffanalyse im Blut oder Betriebskataster), Latenzzeit von nicht wesentlich unter 20 Jahren und fehlender oder im Verhält-nis zur Höhe der Exposition unwesentlicher konkurrierender Faktoren.

▸ **Exposition gegenüber Chromaten:** Exposition gegenüber 6-wertigen Cr-Verbindun-gen in der Chromat herstellenden Industrie in früheren Jahrzehnten sowie auch bei der Herstellung von Zinkchromat, bei der Bearbeitung von zinkchromathaltigen Produkten (Farbgrundlagen, Autolacken, Kfz-Reparaturbetriebe).
  - ▱ *Hinweis:* 3-wertige Chromverbindungen und metallisches Chrom sind nicht krebserzeugend.

▸ **Exposition gegenüber Dichlordiethylsulfid (LOST):** Exposition (Altfälle) durch Her-stellung (1939–1945) und Transport/Entsorgung von Kampfgas (Senfgas, Gelb-kreuz, benannt nach den Herstellern Lommel und Steinkopf).

▸ **Exposition gegenüber Nickel-, -verbindungen:** Exposition vorrangig im Bereich der Nickelraffination (Carbonyl-Verfahren oder elektrolytische Aufarbeitung), vor allem in den Jahren zwischen 1900 und 1930.

▸ **Exposition gegenüber Pyrolyseprodukten aus organischem Material:** BK 4110 (ein-schließlich Larynx): Exposition gegenüber Kokereirohgasen, vorrangig bei Ofen-blockarbeitern der Gaswerken (Füllwagenfahrer, Einfeger, Steigrohrreiniger, Teer-schieber, Druckmaschinenfahrer, Kokskuchenfügungswagenfahrer, Koksüberlei-tungsmaschinist, Löschwagenfahrer, Türmann, Rampenmann), dort auch bei Hand-werkern, aushelfenden Platzarbeitern u.a. Früher an Retorten, später an Schrägkammeröfen, schließlich an Horizontalkammeröfen.

▸ **Exposition gegenüber polyzyklischen aromatischen Kohlenwasserstoffen:** BK 4110 (einschließlich Larynx) bei Exposition gegenüber Kokereirohgasen. Nachweis der Einwirkung einer kumulativen Dosis von mindestens 100 Benzo[a]pyren-Jahren [(Mikrogramm/m^3) × Jahre] (ausschließlich Larynx); neben Kokereiarbeitern Expo-sition auch in Teerraffinerien, in der Elektrografitindustrie, der Aluminiumherstel-lung, der Eisen- und Stahlerzeugung, in Gießereien, im Straßenbau, bei Dachde-ckern und Schornsteinfegern. Meldung (mit Einverständnis des Erkrankten(!), da derzeit noch keine Listen-BK) und Anerkennung über Öffnungsklausel (§ 9 (2) SGB VII) möglich.

➤ **Exposition gegenüber Passivrauch:** Meldung bei beruflich Hochexponierten (Gaststättengewerbe in Innenräumen mit extremer Belastung, z.B. Schankkellner) ratsam, sofern der Betroffene lebenslang nie geraucht hat. Gutachterliche Bewertung entsprechend neuester internationaler Literatur kann ggf. Anerkennung nach § 9 (2) SGB VII) möglich machen.

34.14 Tumorerkrankung und MdE

Bemessung der Minderung der Erwerbsfähigkeit bei Lungenkrebs im Unfallrecht

➤ Krebserkrankung der Lunge begründet nach langjährig praktizierter Einschätzung zunächst regelhaft eine MdE von 100 %. Bei Patienten mit kurativ therapiertem Karzinom kann nach (2–)5 Jahren die MdE herabgesetzt werden. Sie wird nach den Auswirkungen der verbliebenen (funktionellen und psychischen!) Beeinträchtigungen angepasst.

➤ Neuere, kritisch beurteilte und in der Diskussion befindliche Vorschläge differenzieren bereits initial zwischen Tumorstadien (z.B.: T 1N0M0 und T 2N0M0 1.-3. Jahr bis 80 %).

➤ Heilungsbewährung ist kein Begriff des Unfallrechts, daher hier unpassend. Der Begriff der Genesungszeit kann hingegen sozialversicherungsrechtlich adäquat sein. Neben reinem Lungenfunktionsschaden und objektivierbaren, quantifizierbaren somatischen Auswirkungen kann allerdings eine psychische Beeinträchtigung/ reaktive Depression gleichwohl erheblich MdE-erhöhend angesetzt werden.

34.15 Gutachten bei schlafbezogenen Atmungsstörungen

Schlafbezogene Atmungsstörungen und AU

➤ Eine gut behandelbare Schlafapnoe mindert die Arbeits- und Erwerbsfähigkeit grundsätzlich nicht wesentlich.

➤ **Bedeutsam für die Leistungsfähigkeit sind:**
  • Direkte Folgen wie Tagesmüdigkeit, allgemeine Leistungsminderung, psychische Veränderungen oder respiratorische Insuffizienz.
  • Oft vergesellschaftete Veränderungen wie Hypertonie, Herzinsuffizienz und andere kardiovaskuläre Erkrankungen. Unfallrecht

Schlafbezogene Atmungsstörungen und Unfallrecht (BK?)

➤ Bei schlafbezogenen Atmungsstörungen liegt sehr selten eine BK vor.

➤ **Mögliche Ursachen:**
  • Posttraumatische muskuloskelettale oder zentrale schlafbezogene Atmungsstörungen.
  • Schlafbezogene Atmungsstörungen durch Lösemittelexposition werden gelegentlich diskutiert, der Zusammenhang ist nicht gesichert.

Schlafbezogene Atmungsstörungen und Rentenrecht (s. o. AU)

Schlafbezogene Atmungsstörungen und soziales Entschädigungsrecht

➤ Vgl. Unfallrecht S. 561.
➤ MdE s. Schwerbehindertenrecht S. 561.

Schwerbehindertenrecht

➤ Der Nachweis des Vorliegens der Erkrankung erfolgt im Schlaflabor.

➤ **Der GdB bei obstruktivem oder gemischtförmigem Schlaf-Apnoe-Syndrom beträgt:**
  • Ohne Notwendigkeit einer kontinuierlichen nasalen Überdruckbeatmung: 0–10.
  • Mit Notwendigkeit einer kontinuierlichen nasalen Überdruckbeatmung: 20.
  • Bei nicht durchführbarer nasaler Überdruckbeatmung: Wenigstens 50.

Begutachtung

- Folgeerscheinungen oder Komplikationen (z. B. Herzrhythmusstörungen, Hypertonie, Cor pulmonale) sind zusätzlich zu berücksichtigen.

34.16 Gutachten bei Defektzuständen, Arbeitsunfällen

Zugehörige Krankheitsbilder

- ▶ **Pleurale Veränderungen** (einschl. Thoraxwand):
  - Posttraumatisch.
  - Pleuraschwarten mit und ohne Einbeziehung des Zwerchfells einschließlich Zustand nach Hämatothorax.
  - Idiopathisch und symptomatisch nach Pneumothorax mit kompliziertem Verlauf.
  - Entzündliche Erkrankungen anderer Ursache einschließlich der Empyeme.
  - Asbestinduzierte Veränderungen.
  - Folgen einer Tbc (Pneumothoraxtherapie, Pneumolysen, Ölplomben, Thorakoplastik).
- ▶ **Pulmonale Veränderungen** (interstitiell und bronchiolär):
  - *Lokalisiert:* Nach Verletzungen, Aspirationen, Abszedierung, nach lokalisierten Entzündungen, Kontusionen (Coup und Contrecoup).
  - *Disseminiert* nach Inhalationsintoxikationen (NOx, Pyrolyseprodukte, Isocyanate u. a.) nach überstandenem ARDS.
- ▶ **Große Atemwege:**
  - Direkte Verletzungen (Bronchus- und Trachealruptur).
  - Intubationsfolge mit Trachealstenose.
  - Recurrensparese (nach Operationen).
- ▶ **Zustand nach Resektionen:** Teilresektion, Lobektomie, Pneumonektomie, Thoraxfensterung einschließlich postoperativer Komplikationen.
- ▶ **Neuromuskuläre Erkrankungen:**
  - Als Verletzungsfolge (Höhe C 3–C 5).
  - Im Rahmen neurologischer Krankheitsbilder.

Defektzustände/Arbeitsunfälle und AU bzw. Reha

- ▶ Die Folgen für die Erwerbsfähigkeit bemessen sich am Ausmaß des Funktionsschadens (Restriktion, ergometrische Belastbarkeit, evtl. pulmonale Hypertonie, Rechtsherzinsuffizienz).
- ▶ Medizinische Reha-Maßnahmen können zur Atemtherapie und bei Bronchiektasen ratsam sein.

Defektzustände/Arbeitsunfälle und Unfallrecht

- ▶ Zunächst ist eine Kausalitätsbeurteilung des Arbeitsunfalls erforderlich.
- ▶ Die MdE basiert auf dem Beschwerdebild und dem Funktionsdefekt (primär Restriktion, bei Pleuraveränderungen und konsekutiven Infekten oft auch Obstruktion).

Defektzustände/Arbeitsunfälle und Rentenrecht (s. obstruktive Atemwegserkrankung und Rentenrecht S. 544)

Defektzustände/Arbeitsunfälle und soziales Entschädigungsrecht bzw. Schwerbehindertenrecht

- ▢ *Hinweis:* Veränderungen von Form und Dynamik des Brustkorbs und des Zwerchfells infolge von Krankheiten, Verletzungen oder Operationen sind selten für sich allein, sondern meist zusammen mit der Beeinträchtigung der inneren Brustorgane zu beurteilen.
- ▶ **GdB:**
  - Brüche und Defekte der Knochen des Brustkorbs (Rippen, Brustbein, Schlüsselbein) ohne Funktionsstörungen verheilt, je nach Ausdehnung des Defektes: 0-10.
  - *Rippendefekte mit Brustfellschwarten:*
    - Ohne wesentliche Funktionsstörung: 0–10.

– Bei sehr ausgedehnten Defekten einschließlich entstellender Wirkung: 20.
- Brustfellverwachsungen und -schwarten ohne wesentliche Funktionsstörung: 0–10.
- Fremdkörper im Lungengewebe oder in der Brustkorbwand reaktionslos eingeheilt: 0.

34.17 „Mustergutachten"

1. Allgemeine Hinweise zur Vorbereitung und zu Formalien

▶ **Jeder Gutachten-Patient sollte vorab folgende Erklärung unterschreiben:** „Ich, Felix Mustermann, geb. am 31.10. 1974, erkläre mich hiermit einverstanden, dass Herr Prof. Dr. Ferdinand Begutachter bzw. ein von ihm beauftragter Arzt berechtigt ist, alle für meine Begutachtung ärztlich als erforderlich angesehenen Unterlagen beizuziehen. Sollten bei der gutachterlichen Untersuchung auffällige Befunde erhoben werden, bin ich mit einer Benachrichtigung meines Hausarztes bzw. meines behandelnden Facharztes einverstanden. Ich bin außerdem damit einverstanden, dass Herr Prof. Dr. Ferdinand Begutachter über den Verlauf meines Verfahrens informiert werden kann."

▶ **Auf der ersten Seite des Gutachtens sollten enthalten sein:**
- *Personalien:* Briefkopf des Gutachters, Adresse des Auftraggebers, Erstellungsdatum, Betreff (Rechtsstreit/BK-Sache), Personalien des Patienten, Bezugnahme auf den Auftrag (Anschreiben vom 13.01.2003, Aktenzeichen), Bezeichnung des Gutachtens als (wissenschaftlich begründetes) pneumologisches Fachgutachten, einleitender Satz: „Auf Veranlassung des (Auftraggeber) erstatte ich im Folgenden in der oben angeführten BK-Sache/im oben angeführten Rechtsstreit über den als Bäckermeister tätigen Felix Mustermann, geb. am 31.10.1974, wohnhaft …, ein ausführliches, schriftliches, wissenschaftlich begründetes Fachgutachten."
- *Aufführung der zu Grunde liegenden Unterlagen:* Genaue Nennung von Art und Anzahl der zugrunde liegenden Akten und der vom Patienten mitgebrachten Unterlagen, inklusive Röntgenaufnahmen/CT-Aufnahmen/Kernspintomogramme des Thorax (jeweils mit Datum).
- *Aufführung der vorliegenden Ergebnisse klinisch ambulanter Untersuchungen* mit Datum, Ort und untersuchender Personen. *Hinweis:* Aktenauszüge sollen straff und fokussiert formuliert sein, keine weitschweifigen Auslassungen über für die anhängige Fragestellung irrelevante Begleiterkrankungen; lediglich kurze Nennung derselben mit Nennung der jeweiligen Akte und Seitenangabe.
- *Hinweis,* dass sich das Fachgutachten auf die wissenschaftlich anerkannte Literatur stützt.

▶ **Konkrete Formulierung der Fragestellung.**
  ▫ *Wichtig:* Alle Fragen sollten so wie im Auftragsschreiben formuliert wiedergegeben werden, auch wenn dieses von einigen Auftraggebern ausdrücklich nicht gewünscht wird. Es macht Jahre später ungeahnte Schwierigkeiten, wenn in den Antworten nur „ja" oder „nein" steht und nicht erkennbar ist, welche Frage hiermit beantwortet wurde.

▶ **Evtl. formaler Anlass des BK-Verfahrens:** Falls Anzeige über Vorliegen einer BK gestellt wurde.

2. Darstellung des Erkrankungsverlaufs

▶ **Chronologische Darstellung:**
- Wichtig ist die chronologische Darstellung der angezeigten Erkrankung(en) unter Berücksichtigung von Vorgutachten und Ergebnissen ambulanter und stationärer Untersuchungen in zusammenhängenden Sätzen oder gut gegliedert stichwortartig jeweils mit Aktenbezug.
- Handelt es sich um mehrere, voneinander unabhängige Krankheitsbilder, diese – jedes für sich – getrennt chronologisch aufarbeiten.

▶ **Zitieren von Diagnosen:** Wenn Diagnosen zitiert werden, muss erkenntlich sein, auf welcher Befunderhebung und auf welchen apparativen Zusatzuntersuchungen diese beruhen. *Beispiel:* Nicht schreiben „Herr Dr. XY in Musterhausen diagnostizierte ein Asthma bronchiale", sondern es muss Bezug genommen werden auf die Grundlagen dieser Diagnose (Anamnese/Peak-Flow-Messungen/Spirometrie/Ganzkörperplethysmografie vor/nach Arbeitsexposition, mit/ohne Therapie, unspezifische/spezifische Provokationstestungen, etc.). Sonst können (evtl. falsche) Annahmen früher behandelnder Ärzte nie mehr tatsächlichen Sachverhalten/Messwerten zugeordnet werden.

3. Prüfen und Aufführen betrieblicher und technischer Angaben

► **Chronologische Darstellung** betrieblicher Angaben über Arbeitszeiten und mögliche Einwirkungen mit Aktenbezug.
► **Darstellung der Ermittlungsergebnisse des Technischen Aufsichtsdienstes (TAD)** des Unfallversicherungsträgers:
  • U.a. Expositionszeiten, Messergebnisse, ggf. Expositionsabschätzung mit Aktenbezug. Bezugnahme auf die bei der anhängigen Fragestellung relevanten aktenkundigen Sicherheitsdatenblätter, ggf. mit qualitativer und quantitativer Angabe der chemischen Zusammensetzungen.
  • Stellungnahmen des TAD zur Frage der „Haftungsbegründung" (s. S. 533) sind wichtig und zu zitieren. Stellungnahmen zur Frage der „Haftungsausfüllung" (s. S. 533) sind hingegen nicht zu beachten (da definitionsgemäß nicht sachverständig) und nicht zu übernehmen (z. B. „… aus technischer Sicht erscheint es unwahrscheinlich, dass die angeschuldigte Krankheit auf der beruflichen Exposition beruht").

4. Angaben des Versicherten über Beschwerden und von ihm vermutete Zusammenhänge mit seiner beruflichen Tätigkeit

► **Familienanamnese** (kurz): Vornehmlich bezogen auf die zu beurteilende Erkrankung.
► **Berufsanamnese** (sehr ausführlich):
  • *Beispiel:* Nach dem Volksschulabschluss im Jahre 1960 habe Herr Mustermann zunächst im elterlichen Betrieb eine landwirtschaftliche Lehre absolviert. Dort seien etwa 50 Milchkühe, 10 Mastbullen und etwa 100 Mastschweine gehalten worden. Im Jahr 1962 habe er die Gesellenprüfung abgelegt. Von April 1963 bis September 1964 habe er Wehrdienst geleistet und sei beim Marinebataillon in Musterstadt ganz überwiegend in der Schreibstube eingesetzt gewesen. Anschließend habe er als Landwirt in einem Betrieb in Musterdorf gearbeitet. Hierbei handelte es sich um einen reinen Ackerbaubetrieb. Zu seinen Aufgaben gehörte es … …. Hier erfolgt evtl. die Schilderung des normalen Tagesablaufs (ggf. zu verschiedenen Jahreszeiten).
  • Möglichst versuchen, quantitative Angaben von den Versicherten zu erhalten (z. B. die Fütterungsarbeiten im Stall hätten morgens meist etwa 1 h, nachmittags etwa ½ h betragen. *Oder:* Von 1962 bis 1968 habe Herr Mustermann im Lager der Firma Muster und Co etwa 80 × pro Arbeitsschicht Säcke von etwa 50 kg von der Laderampe auf eine etwa 2 m hohe Stellage schaffen müssen. *Oder:* Für das Leeren eines 20-Tonners, welcher mit 50-kg-Säcken von Futtermittel gefüllt war, benötigte Herr Mustermann mit einem Kollegen etwa 2 h).
  • Angaben zur letzten Tätigkeit.
► **Allgemeine Anamnese** (kurz):
  • Ggf. Telegrammstil, sofern für die anhängige Fragestellung unerheblich.
  • Relevante Kinderkrankheiten, Krankenhausaufenthalte, Unfälle.
► **Spezielle Anamnese** (ausführlich): Beispiel: Erstmals in seinem Leben habe Herr Mustermann im Jahre 1965 während des Fütterns von Schweinen arbeitsplatzbezogene Atembeschwerden in Form von Husten, Luftnot sowie pfeifenden und brummenden Atemgeräuschen bemerkt. Die Lunge sei „wie zugeschnürt" gewesen (ggf. wörtlich zitieren, wenn Angabe relevant). An der frischen Luft hätten sich die Symptome rasch gebessert. Einen Arzt habe er wegen dieser Beschwerden nicht aufgesucht.
► **Jetzige Beschwerden:** (Beispiel): Herr Mustermann klagte über Atemnot bei geringer körperlicher Belastung (10 Treppenstufen), weiterhin über chronischen Husten (spontan angegebene Beschwerden entsprechend dem subjektiven Leidensdruck,

ggf. systematische Darstellung weiterer auf Befragen angegebener Beschwerden, soweit relevant).

▶ **Raucheranamnese:**
- *Beispiel:* Vom 15. bis zum 28. Lebensjahr 20 Zigaretten pro Tag, anschließend 10 Jahre Karenz, seit dem 38. Lebensjahr bis zum Untersuchungszeitpunkt 10 Zigaretten pro Tag.
- *Hinweis:* Nicht zwischen Lebensjahren (16.–21.) und Kalenderjahren (1970–1990) hin und her springen. Die Angaben zum Rauchverhalten müssen quantitativ sein und die Berechnung von Pack-years erlauben (Zahl der gerauchten Schachteln pro Tag × Zahl der Jahre).

▶ **Alkoholanamnese:** Möglichst quantitativ (nicht „1 Bier", sondern „½ l oder 1 l oder eine Maß Bier/pro Tag").

▶ **Derzeitige Medikation:**
- *Name, ggf. Indikation* als Verständnishilfe für den Sachbearbeiter, z. B. bei der BG. *Hinweis:* Darauf achten, dass ein Bezug zwischen Medikation und Vorgeschichte/Diagnosen besteht. Beispielsweise verwirrt die Angabe einer hochdosierten antidepressiven Therapie im Abschnitt „derzeitige Medikation", wenn in der Vorgeschichte nie von einer Depression die Rede war.
- Mengenangabe.
- Weiterhin Angaben, wann zuletzt das Medikament eingenommen wurde (besonders wichtig bei antiobstruktiven Medikamenten, auch bei antihistaminisch wirksamen Antidepressiva).

5. Klinischer Untersuchungsbefund, Laborergebnisse und Ruhe-EKG

▶ **Klinischer Untersuchungsbefund:** Alter, Größe, Gewicht. Für jedes Organsystem eine kurze Beschreibung, Fokussierung auf Lunge/Herz-Kreislaufsystem.

▶ **Laborergebnisse:** Angabe des Labors, Datum der Untersuchungen. Zur Vermeidung von Abschreibfehlern Labor-Datensatz möglichst direkt in den Text kopieren. Sehr kurze, zusammenfassende Bewertung der Laborbefunde.

▶ **Ruhe-EKG:** Beschreibung inklusive Beurteilung, Bei Fragen der Rechtsherzbelastung (z. B. schweres Asthma) oder Linksherzbelastung (z. B. ausgeprägter Hypertonus) Rechts-Sokolow und Links-Sokolow ausrechnen und beurteilen.

6. Radiologische Diagnostik

▶ **Röntgenuntersuchung der Thoraxorgane in 2 Ebenen** (p.-a. und linksanliegend, digitale Technik): Beschreibung und Beurteilung.

▶ **Evtl. CT-, MRT-Aufnahmen:** Beschreibung und Beurteilung.

▶ **Röntgenaufnahmen der Nasennebenhöhlen:** Beschreibung und Beurteilung.

☐ *Hinweis:* Röntgenbilder, CT- und MRT-Aufnahmen immer zuerst selbständig und zunächst in Unkenntnis des vom Radiologen angefertigten Befundes beurteilen! Systematisch alle Bildstrukturen nacheinander ansehen. Die sorgfältige Betrachtung eines Röntgenbildes der Thoraxorgane darf auch bei „Routineuntersuchungen" für erfahrene Radiologen niemals unter 3 min liegen. Es ist wichtig, in der radiologischen Befundbeschreibung ggf. auf die Fragestellung einzugehen, beispielsweise: „Radiologische Anhaltspunkte für eine Überblähung bestehen nicht". Niemals den radiologischen Befundbericht unbesehen übernehmen.

7. Lungenfunktion

▶ **Spirometrie und Ganzkörperplethysmografie:** Datums- und Uhrzeitenangabe der Untersuchung, vorangegangene Medikation, Untersuchungsmethodik und Sollwerte, Ergebnisse, Beurteilung.

▶ **Diffusionskapazität:** Datumsangabe, Untersuchungsmethodik und Sollwerte, Ergebnis in mmol/min/kPa, entsprechend % vom mittleren Soll, Beurteilung.

▶ **Blutgase in Ruhe:** Datumsangabe, Methodik (z. B. Messung der Blutgase aus dem hyperämisierten Ohrläppchen, Blutgasanalysator der Firma XY), Sollwerte, Ergebnisse, Beurteilung.

▶ **Inhalative Provokation mit Methacholin:** Datum, Methodik, Ergebnisse, Beurteilung.

Tab. 34.16 • **Dokumentation der Spiroergometrieergebnisse.**

Parameter	Dimension	Ruhe	4 min 100 Watt	8 min 125 Watt	12 min 150 Watt	4 min nach Belastung
Atemfrequenz	/min					
Atemminutenvolumen	l/min					
O_2-Aufnahme	ml/kg/min					
RQ						
Atemäquivalent O_2						
pO_2	mmHg					
pCO_2	mmHg					
pH						
BE	mmol/l					
Herzfrequenz	Schläge/min					
Blutdruck (syst./ diast.)	mmHg					
ST-Senkung	mV					
Rhythmusstörung						
Atemnotempfinden nach Borg	Skala von 0–10					

► **Spirometrie und Ganzkörperplethysmografie unmittelbar nach Durchführung der Ergometrie sowie 10 min nach Inhalation von 2 Hub (200 μg) Berotec:** Datum, Methodik, Sollwerte (EGKS 1993), Ergebnisse, Beurteilung.

► **Spiroergometrie:**
  • Datum, Methodik (z. B. Fahrradspiroergometrie mit stufenförmig – oder rampenförmig, Protokoll nennen! - ansteigender Belastung im Sitzen; Ableitung des Belastungs-EKGs mit 6 Brust- und 4 Extremitätenelektroden; Messung der ventilatorischen Größen mit dem Oxycon-Alpha; Messung der Blutgase aus dem hyperämisierten Ohrläppchen [Kapillarblut] mit dem Blutgasanalysator; Blutdruckmessung nach Riva-Rocci), Normwerte, WHO-Mindestsollleistung (in Watt).
  • *Ergebnisse* (s. Tab. 34.16), Beurteilung bzgl. Leistungsfähigkeit, pulmonalem Gasaustausch, Atemmechanik, Blutdruck, Belastungs-EKG.

► **Zusammenfassung** (der gesamten Spiroergometrie):
  • *Beispiel:* Die Belastbarkeit ist mit mehr als 75 % des WHO-Solls nicht eingeschränkt. Die anaerobe Schwelle als Zeichen der Ausbelastung wird deutlich überschritten. Auskultationsbefund und Peak-Flow-Verhalten geben Hinweise auf eine belastungsinduzierte Zunahme der bronchialen Obstruktion.
  • *Hinweis:* Gründe für den Belastungsabbruch angeben (z. B. Schmerzen im rechten Unterschenkel, ventrikuläre Extrasystolen entsprechend Lown-Klassifikation, Luftnot entsprechend der Borg-Skala, alle Darstellungen möglichst quantitativ und nachvollziehbar).

8. Inhalative Provokation mit Roggenmehl/Arbeitsstoff XY

► **Datumsangabe, Beschreibung der Methodik bzw.** genaue Beschreibung der Expositionssituation für einen arbeitsplatzsimulierenden Expositionstest. Bei irritativen Arbeitsstoffen ist die Angabe der Arbeitsstoffkonzentration (ggf. Leitsubstanz) in der Raumluft zu fordern.

► **Ergebnisdarstellung:** s. Tab. 34.17.

► **Beurteilung.**

Begutachtung

Tab. 34.17 • Dokumentation der inhalativen Provokationstestung.

Parameter	Uhrzeit	R	spez. R	ITGV	FEV$_1$	Bermerkung (Klinik, Auskultation)
Dimension		kPa × s/l	kPa × s	l	l	*Pulmo: VAG, sonor beidseits*
Ruhe						
Kontrolle						
1:1 000						
1:100						
1:10						
1:1						
nach 10 min						
nach 20 min						
nach 30 min						
nach 1 h						
nach 2 h						
nach 3 h						
nach 4 h						
nach 5 h						
nach 6 h						
nach 7 h						
nach 8 h						

9. Bestimmung der quasi-statischen Compliance und Bestimmung von CO in der Ausatemluft

▸ **Bestimmung der quasi-statischen Compliance**: Methodik, Messung des Ösophagusdruckes mittels Ballon-Katheter, Volumenmessung mittels Pneumotachograf; Ergebnisse und Beurteilung.

▸ **Bestimmung von CO in der Ausatemluft:** Datum, Methodik, Raucheranamnese, Ergebnis und Beurteilung.

10. Rhinomanometrie und intranasale Provokation

▸ **Erheben des Symptomstatus** Rhinorrhoe? Behinderte Nasenatmung? Niesattacken? Fernsymptome?
  • Ohne Applikation einer Lösung.
  • Nach Kontrolllösung (physiologische NaCl-Lösung).
  • Nach Allergenapplikation.
▸ **Spekulumbefund:**
  • Vor Allergenapplikation.
  • Nach Allergenapplikation.
▸ **Rhinomanometrie:**
  • Basisflow (ml/s) rechts und links.
  • Änderung nach Kontrolllösung : Abfall/Zunahme rechts um X%, links um Y%.
  • Änderung nach Allergenapplikation: Max. Abfall/Zunahme rechts um X% nach min, links um Y% nach min.
▸ **Gesamtbeurteilung.**

11. Allergologische Untersuchungen

► **Hauttestungen:**
  • *Prick-Test:* Getestete Substanzen und Ergebnisdarstellung s. Tab. 34.18; Beurteilung.
  • *Intracutantest:* Darstellung vgl. Tab. 34.18; die Beschreibung der Reaktion möglichst konkret und quantitativ (Erythem, Quaddel in mm).
► **Bluttests:**
  • *Gesamt-IgE im Serum* in IU/ml (Normbereich bis 100 IU/ml) inkl. Beurteilung.
  • *Bestimmung Antigen-spezifischer IgE-Antikörper* im Serum inkl. Beurteilung.
  • *Bestimmung Antigen-spezifischer IgG-Antikörper* im Serum inkl. Beurteilung.
► **Gesamtbeurteilung der allergologischen Unterschungen.**

12. Zusammenfassung evtl. vorliegender Zusatzgutachten

13. Aufführung der Diagnosen

► Die Diagnosen werden nach Wichtigkeit geordnet, wobei die Diagnosen, auf die sich die Fragestellung bezieht, vorne stehen.
► Diagnosen bitte stets exakt mit Verwendung einschlägiger Stadieneinteilungen, z. B. für Herzinsuffizienz oder arterielle Verschlusskrankheit.
► Keine „Bagatelldiagnosen" wie „Zustand nach Appendektomie 1941" oder „Nagelmykose dritter Zeh rechts".

14. Beurteilung

► Zusammenfassung und Beurteilung der Exposition, in aller Regel unter Bezugnahme auf den TAD-Bericht.
► Kurze Zusammenfassung und Beurteilung des Verlaufs der Erkrankung.
► Darstellung der jetzigen Beschwerden.
► Kurze Zusammenfassung und Beurteilung der erhobenen Befunde unter Berücksichtigung der Beschwerden, Begründung der Diagnose.
► **Abwägende, sorgfältige, ausführliche Diskussion der Zusammenhangsfrage:**
  • Hierbei völlig freie Gestaltung, keine grobschlächtige Argumentation, wie z. B. „kann nicht vorkommen".

Tab. 34.18 • **Dokumentation der Ergebnisse der allergologischen Untersuchung.**

Allergen	Reaktion
Standard:	
– phys. Kochsalzlösung A (Kontrolle)	negativ
– Histamin (Kontrolle)	+ + +
– Berufsallergene	
– Hausstaubmilben	
– Mischungen	
– Schimmelpilze	
– Tiere	
ggf. Aufschlüsselung:	
– Milben	
– Blumen	
– Bäume/Sträucher	
– Bäume I (Frühblüher)	
– Bäume II (Mittelblüher)	
– Gräser/Getreide	
– Kräuter	

Begutachtung

34

- Kritisch, sorgfältig abwägend diejenigen Argumente anführen, die **für** einen Kausal-Zusammenhang zwischen der einwirkenden Noxe und der angeschuldigten Erkrankung sprechen, danach diejenigen, die **dagegen** sprechen, schließlich eine Bewertung vornehmen und zu einer Schlussfolgerung kommen. Nichts verschweigen.
- Außer bei sehr einfachen Fragestellungen (z. B. asbestbedingte Pleuraveränderungen ohne MdE) wird meist in begrenztem Umfang zielgerichtet Literatur zu zitieren sein, hierbei keine Trivialitäten, sondern fallbezogen ganz gezielt Originalarbeiten, Übersichten, ggf. Kasuistiken.
- Keine weitschweifigen Erörterungen, die nicht zur Sache gehören. Die Zusammenhangsbeurteilung muss nicht nur auf wissenschaftlich hohem Niveau einwandfrei sein, sondern sie muss auch für den medizinischen Laien (Sachbearbeiter der Berufsgenossenschaft, Richter) nachvollziehbar sein. Daher ggf. kurze Ergänzung ausgefallener medizinischer Termini.

15. Beantwortung der eingangs aufgeführten Fragestellung(en)

16. Zusammenfassung

17. Literaturangabe

18. Anlage(n), z. B. Longitudinal-Lungenfunktionstabelle

Sachverzeichnis

Halbfette Seitenzahlen = Hauptfundstellen

Bildnachweis

▸ aus **Möller TB, Reif E: Diagnostische Radiologie des Thorax,** Stuttgart: Georg Thieme; 1997: Abb.7 = **3.3**; Abb.38 = **3.22**

▸ aus **Krahe T: Bildgebende Diagnostik von Lunge und Pleura,** Stuttgart: Georg Thieme; 1998: Abb. 13.5a-c = **3.4**; Abb. 8.7c = **3.19**; Abb. 5.23 = **3.26**; Abb. 7.11 = **7.14**

▸ aus **Thurn P, Bücheler E, Lackner KJ, Thelen M: Einführung in die radiologische Diagnostik;** 10. Aufl., Stuttgart, Georg Thieme; 1998: Abb. 4 103a,b = **3.32**

▸ aus **Rummeny E, Reimer P, Heindel W: Ganzkörper-MR-Tomographie;** Stuttgart: Georg Thieme; 2002: Abb. 3.52a-c = **3.33**

▸ aus **Burgener FA, Kormano M: Röntgenologische Differenzialdiagnose;** 2. Aufl., Stuttgart: Georg Thieme Verlag 1993: Abb. 23.12 = **6.2**; Abb. 20.5 = **8.13**; Abb. 22.10 = **8.19**

▸ aus **Kornietzko N, Loddenkemper R: Tuberkulose;** Stuttgart: Georg Thieme; 1999: Abb. 7.11 und Abb. 7.12 = **6.3**

▸ aus **Lissner J, Fink U: Radiologie II;** 3. Aufl., Stuttgart: Enke 1990: Abb. 5.51a und b = **21.1**

▸ aus **Hahn JM, Checkliste Innere Medizin;** 3. Aufl., Stuttgart: Georg Thieme; 2002: Abb. 63 = **3.17**; Abb. 81 = **8.12**

▸ aus **Thiemes Innere Medizin;** 1. Aufl., Stuttgart: Georg Thieme; 2000: Abb. 7.60 = **3.24**

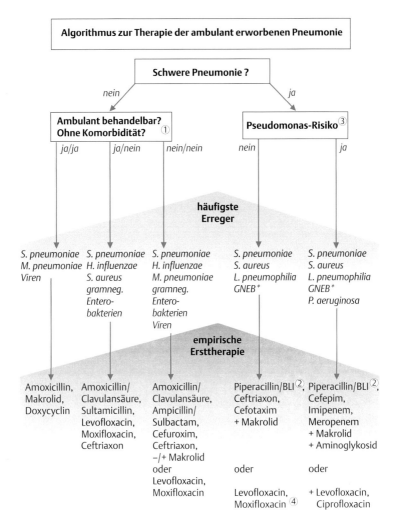

Algorithmus zur Therapie der ambulant erworbenen Pneumonie

Schwere Pneumonie ?

nein   ja

Ambulant behandelbar?
Ohne Komorbidität? ①

Pseudomonas-Risiko ③

ja/ja   ja/nein   nein/nein   nein   ja

häufigste Erreger

S. pneumoniae	S. pneumoniae	S. pneumoniae	S. pneumoniae	S. pneumoniae
M. pneumoniae	H. influenzae	H. influenzae	S. aureus	S. aureus
Viren	S. aureus	M. pneumoniae	L. pneumophilia	L. pneumophilia
	gramneg.	gramneg.	GNEB*	GNEB*
	Entero-	Entero-		P. aeruginosa
	bakterien	bakterien		
		Viren		

empirische Ersttherapie

Amoxicillin,	Amoxicillin/	Amoxicillin/	Piperacillin/BLI ②,	Piperacillin/BLI ②
Makrolid,	Clavulansäure,	Clavulansäure,	Ceftriaxon,	Cefepim,
Doxycyclin	Sultamicillin,	Ampicillin/	Cefotaxim	Imipenem,
	Levofloxacin,	Sulbactam,	+ Makrolid	Meropenem
	Moxifloxacin,	Cefuroxim,		+ Makrolid
	Ceftriaxon	Ceftriaxon,		+ Aminoglykosid
		–/+ Makrolid		
		oder	oder	oder
		Levofloxacin,		
		Moxifloxacin	Levofloxacin,	+ Levofloxacin,
			Moxifloxacin ④	Ciprofloxacin

① Herz-/Leber-/Niereninsuffizienz, Antibiotikatherapie/Krankenhausaufenthalt in den letzten 4 Wochen, Pflegeheimbewohner

② BLI: Betalaktamaseinhibitor (Sulbactam, Tazobactam)

③ schwere strukturelle Bronchialerkrankung, vorangegangener Pseudomonas-Nachweis

④ Monotherapie nicht bei schwerer Sepsis

* GNEB: Gramnegative Enterobakterien

Antibiotikapräparate inkl. Dosierung zur Therapie der ambulant erworbenen Pneumonie (vgl. Abb. 8.5).

Antibiotikagruppe	Beispiele	Dosierung
Tetrazykline	Doxycyklin	0,1 g/12 h p. o. oder i. v.
Makrolid	Erythromycin	1 g/8 h i. v.
neue Makrolide	Roxithromycin	0,3 g/24 h p. o.
	Clarithromycin	0,5 g/24 h p. o. oder i. v.
	Azithromycin	0,5 g/24 h p. o. oder i. v.
Aminopenicillin	Amoxicillin	0,5–1 g/8 h p. o. oder i. v.
Aminopenicillin + β-Laktamase-Inhibitor	Amoxicillin/Clavulansäure	2,2 g/8 h i. v. bzw. 1,0 g/8 h p. o.
	Ampicillin/Sulbactam	3 g/8 h i. v. bzw. 0,75 g/12 h p.o
Ureidopenicillin	Piperacillin	4 g/8 h i. v.
Cephalosporin II	Cefuroxim	1,5 g/8 h i. v.
	Cefuroxim-axetil	0,5 g/12 h p. o.
Cephalosporin IIIa	Ceftriaxon	1–2 g/24 h i. v.
	Cefpodoxim-proxetil	0,2 g/12 h p. o.
Cephalosporin IIIb	Ceftazidim	2 g/8 h i. v.
	Cefepim	2 g/8 h i. v.
Lincosamid	Clindamycin	0,6 g/8 h i. v. oder 0,3 g/8 h p. o.
Fluorchinolon II	Ciproflaxacin	0,4 g/12 h i. v. oder 0,5 g/12 h p. o.
Fluorchinolon III	Levofloxacin	0,5 g/12–24 h i. v. oder 0,5 g/24 h p. o.
Fluorchinolon IV	Moxifloxacin	0,4 g/24 h i. v. oder p. o.